呼吸与危重症医学

冀　霞　杨胜军　彭　宁　主编

中国出版集团公司
世界图书出版公司
广州 · 上海 · 西安 · 北京

图书在版编目（CIP）数据

呼吸与危重症医学 / 冀霞，杨胜军，彭宁主编. --
广州：世界图书出版广东有限公司，2022.5
ISBN 978-7-5192-9266-9

Ⅰ. ①呼… Ⅱ. ①冀… ②杨… ③彭… Ⅲ. ①呼吸系统疾病－险症－诊疗 Ⅳ. ①R56

中国版本图书馆 CIP 数据核字（2021）第 274765 号

书　　名	呼吸与危重症医学 HUXI YU WEIZHONGZHENG YIXUE
主　　编	冀　霞　杨胜军　彭　宁
责任编辑	曹桔方
装帧设计	天顿设计
责任技编	刘上锦
出版发行	世界图书出版有限公司　世界图书出版广东有限公司
地　　址	广州市新港西路大江冲 25 号
邮　　编	510300
电　　话	020-84460408
网　　址	http://www.gdst.com.cn
邮　　箱	wpc_gdst@163.com
经　　销	各地新华书店
印　　刷	三河市嵩川印刷有限公司
开　　本	787mm × 1092mm　1/16
印　　张	33.75
字　　数	797 千字
版　　次	2022 年 5 月第 1 版　2022 年 5 月第 1 次印刷
国际书号	ISBN 978-7-5192-9266-9
定　　价	288.00 元

咨询、投稿：020-84460408　gdstcjf@126.com

主编简介

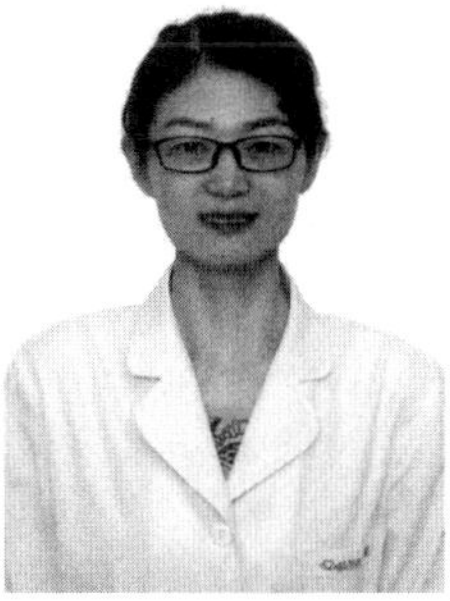

冀霞，任职于临沂市人民医院呼吸内科主治医师，从事呼吸内科临床工作10余年，擅长复杂肺部感染及肺部肿瘤的呼吸内镜下介入治疗。

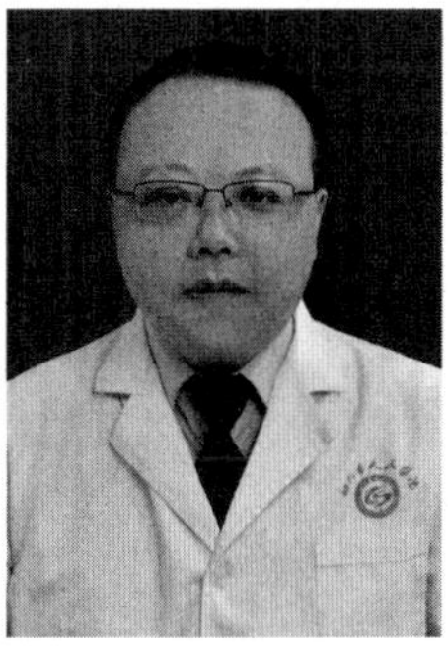

杨胜军，贵州省铜仁市人民医院呼吸内科副主任医师，兼任单位三甲复审专员并主持完成院感管理、传染病管理等工作。擅长呼吸内科各种疾病的诊治，熟悉操作经皮肺穿刺检查。

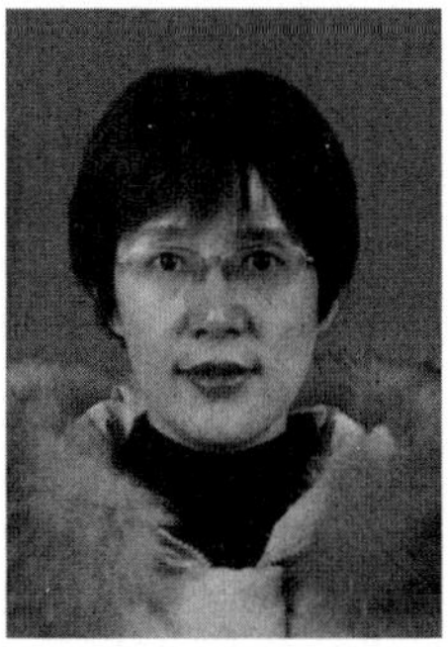

彭宁，贵阳市第一人民医院呼吸与危重病科副主任医师。从事呼吸内科临床工作20余年，对呼吸与危重病科各种常见病、多发病的诊断与治疗有丰富经验。

编 委 会

主　编

冀　霞　杨胜军　彭　宁

副主编

盛巧妮　张　维　姚红军　蔡元培
郭　彬　吕　蒙　刘艳霞　刘旭玲
丁文婷　王　洋

编　者（以姓氏笔画为序）

丁文婷　洛阳市偃师人民医院
王　洋　河南中医药大学第一附属医院
王增玉　淄博市临淄区妇幼保健院（齐都医院）
吕　蒙　云南省曲靖市中医医院
刘旭玲　河北省枣强县人民医院
刘艳霞　河南省禹州市人民医院
杨胜军　贵州省铜仁市人民医院
张　红　山东省公共卫生临床中心
张　维　贵阳市第三人民医院
赵宛亭　内乡县人民医院
姚红军　空军军医大学唐都医院
徐　琛　沧州市中心医院
徐志伟　中国人民解放军联勤保障部队第九二〇医院
高履萍　晋中市第二人民医院
郭　彬　济宁市嘉祥县人民医院
盛巧妮　西南医科大学附属中医医院
彭　宁　贵阳市第一人民医院
韩长缨　邹平市人民医院
蔡元培　盐城市中医院
薛雨松　普洱市人民医院
冀　霞　临沂市人民医院

前　言

近年,呼吸系统领域的诊疗发展迅速,尤其是在临床诊断技术、治疗方法上正在发生重要的变化。国内外近年推荐的各种呼吸系统疾病的诊治指南、新的诊疗思路和治疗方案等,对呼吸科医师提出了更高的要求。为了及时反映当前我国呼吸系统疾病的现代诊疗水平及学术动态,并适应临床医疗工作的需要,特编写了本书。

全书以呼吸系统常见病诊疗为主体,详细介绍了呼吸系统疾病的病因、临床表现、诊断和治疗等方面的内容。内容上概念清楚、结构严谨、层次分明、逻辑性强,将循证医学的思想贯穿其中,旨在培养临床医师的创新思维和实践能力,以期在临床工作中为患者选择最佳的治疗方案。

由于编者编写经验不足,书中可能存在不足之处,敬请广大读者提出宝贵的修改建议,以期再版时修正完善。

目　录

第一章　呼吸道感染性疾病

第一节　急性上呼吸道感染

上呼吸道的解剖范围包括鼻腔-鼻旁窦、咽(鼻咽、口咽、喉咽)、喉和中耳以及隆嵴以上的气管,因此凡是这些部位的感染统称为上呼吸道感染。

急性上呼吸道感染是最常见的呼吸道感染性疾病,它主要由病毒引起,其次是细菌、真菌及螺旋体,显然它不是由一个单独的病原体引起的疾病。它也不是一个疾病诊断,而是一组疾病。其发病不分年龄、性别、职业和地区,每年发病人数约占急性呼吸道疾病的半数以上。某些病种或病原体感染如流行性感冒尚具有很强的传染性。临床可以表现为温和的鼻炎到广泛的播散,甚而致命性的肺炎。其发病率高,部分患者可继发支气管炎、鼻窦炎,甚至肾炎、风湿病等。同时它也是引起慢性支气管炎急性发作的常见原因之一。另外,某些急性传染病的早期常表现为上呼吸道感染的症状,若不仔细辨认,易造成误诊。故正确认识本病非常重要。

急性上呼吸道感染绝大部分是由病毒引起的,占 70%～80%,由细菌引起者仅占一小部分。健康人的鼻咽部常有微生物寄生,正常情况下不引起炎症,但一旦机体抵抗力降低,如受寒、淋雨或局部循环发生障碍等情况下,这些局部寄生的病毒或细菌就可生长繁殖,感染致病。

一、普通感冒

普通感冒是最常见的上呼吸道病毒感染,主要病原体是病毒,临床表现为急性鼻炎和上呼吸道卡他症状。

(一)病因

根据抗原分型,感冒病毒有上百种,主要病原体为鼻病毒,其他为流感病毒、副流感病毒(1、3 型)、呼吸道合胞病毒、腺病毒、冠状病毒和肠道病毒中的柯萨奇病毒 A_7 和 A_{21} 型、埃可病毒(5 型)。此外,尚有 5～10 种感冒病毒是由肺炎霉浆菌引起。

(二)流行病学

主要是通过飞沫传播,也可由手接触病毒而传染。1/3 的鼻病毒和 2/3 的冠状病毒的感染者无临床症状。鼻病毒感染后病毒复制 48 小时达到高峰浓度,传播期则持续 3 周。个体易感性与营养健康状况和上呼吸道异常(如扁桃体肿大)及吸烟等因素有关,发病以冬季多见,与气候变化、空气湿度和污染,以及年龄、环境有关。寒冷本身并不会引起感冒,而寒冷季节感冒多见的部分原因与病毒类型有关,也可能与寒冷导致室内家庭成员或人群聚集增加及拥挤有关。感染症状受宿主生理状况影响，过劳、抑郁、鼻咽过敏性疾病、月经期等均可加重症状。

（三）发病机制

1.基本发病机制

普通感冒的病原体主要是鼻病毒，以鼻病毒为例，鼻腔或眼部是其进入机体的门户，鼻咽部是最先感染的部位。腺体淋巴上皮区域的M细胞含有鼻病毒细胞间黏附分子-1（ICAM-1）受体，病毒首先在此黏附，并借鼻腔的黏液纤毛活动到达后鼻咽部。此时病毒迅速复制，并向前扩散到鼻道。鼻腔上皮细胞活检及鼻腔分泌物的研究表明，炎症介质（缓激肽、前列腺素）、白介素-1（IL-1）和白介素-8（IL-8）等分泌增加，可能与感冒的部分临床症状有关。组胺的作用尚不清楚，尽管组胺鼻内滴入可引起感冒症状，但抗组胺药治疗感冒的效果并不肯定。副交感神经阻滞剂对解除感冒症状有效，表明神经反射机制在感冒发病机制中可能也存在着一定的作用。免疫反应（IgA、干扰素产生）通常是短暂的，加上病毒抗原的多样性及漂移。所以人一生中可反复多次感冒。

2.非典型发病机制

感冒病毒侵入鼻旁窦、中耳、支气管、消化道可引起相应部位的炎症反应，而出现非典型的感冒症状。

（四）病理和病理生理

细胞的病理变化与病毒的毒力及鼻腔的感染范围有关。呼吸道黏膜水肿、充血，出现大量的漏出液和渗出液，但细胞群并未发生任何重要变化，修复较为迅速，并不造成组织损伤。不同病毒可引起不同程度的细胞增殖及变性，鼻病毒及肠道病毒较黏液性病毒更为严重。当感染严重时，连接呼吸道的鼻旁窦、中耳管道可能被阻塞，发生继发感染。

机体的抵抗力，生理状态如疲乏、全身状况、血管舒张神经的反应性、有无鼻炎等都影响机体的免疫力。鼻分泌液是第一道保护屏障，黏液的流动对呼吸道上皮有一定的保护作用，同时鼻分泌液含有IgG、IgA，IgA是主要的局部免疫球蛋白。受呼吸道病毒感染后，细胞能产生干扰素，从而抑制病毒的繁殖。

（五）临床表现

1.症状

（1）常见症状：起病急骤，潜伏期短，临床表现个体差异很大。早期有咽部干燥、喷嚏，继以畏寒、流涕、鼻塞、低热。咳嗽、鼻分泌是普通感冒的特征性症状，开始为清水样，以后变厚、黄脓样、黏稠。鼻塞4～5天。如病变向下发展，侵入喉部、气管、支气管，则可出现声音嘶哑，咳嗽加剧或有小量黏液痰，1～2周消失。全身症状短暂，可出现全身酸痛、头痛、乏力、胃纳差、腹胀、便秘或腹泻等，部分患者可伴发单纯性疱疹。

（2）非典型症状：从病原分型发现感冒病毒有上百种，不同病毒感染，必然引起不同的临床表现，包括病程长短及程度轻重，但从临床上很难区分，加之个体的易感性不同，使得这些不同的微生物不可能引起固有的或特异的临床表现。因此，在诊断方面应对非典型的临床表现加以重视，以防漏诊或误诊。以下列举几种类型的不典型表现。

1）流行性胸痛：潜伏期为2～5天，主要表现为发热和阵发性胸痛，本病有自限性。

2）急性阻塞性喉-气管-支气管炎（哮吼）：儿童多见，可出现痉挛性咳嗽，有大量分泌物，以致造成不同程度的呼吸道阻塞、哮喘和呼吸困难。呼吸道合胞病毒感染在幼儿中常表现为发热、咳嗽、气促、发绀和呼吸困难，需及时进行抢救，病死率为1%～5%。

2.常见体征

体检鼻和咽部的黏膜充血水肿。

3.并发症

（1）鼻窦炎及中耳炎：在鼻旁窦及中耳液中可发现鼻病毒。但在治疗中应注意合并细菌感染所起的作用。

（2）急性心肌炎：流感病毒、柯萨奇病毒和埃可病毒的感染可损伤心肌或进入人体繁殖而间接作用于心肌，引起心肌局限性或弥散性炎症。一般在感冒1～4周内出现心悸、气急、呼吸困难、心前区闷痛、心律失常，于活动时加剧。

（六）实验室检查

白细胞计数正常或稍增，淋巴细胞稍升高。必要时进行病毒分离。

（七）器械检查

鼻旁窦及中耳、胸部X线摄片可协助诊断。心电图检查可出现心动过速、期前收缩、房室传导阻滞等。

（八）诊断

根据病史及临床症状，并排除其他疾病如过敏性鼻炎、癌性感染、急性传染病前驱期的上呼吸道炎症症状，如脑炎、流行性脑膜炎、伤寒、斑疹伤寒等，进行密切观察辅以必要的化验，诊断并不困难。病原的确定需进行病毒分离，由于病毒培养和免疫血清学诊断需要一定的设备，费时耗材，因此在临床工作当中，分离出特异性病毒并不实际，只有在确定流行病因和鉴别继发性细菌感染和真菌感染时才做病毒分离。

（九）鉴别诊断

1.常见表现的鉴别诊断

（1）流行性感冒（见 P_6）。

（2）鼻炎：

1）过敏性鼻炎：临床上很像伤风，所不同的是其起病急骤，持续时间短，常突然痊愈。主要表现为喷嚏频作，鼻涕多且呈清水样，鼻腔水肿、苍白，分泌物中有较多嗜酸性粒细胞，经常发作，常伴有其他过敏性疾病如荨麻疹等。

2）血管舒缩性鼻炎：无过敏史，以鼻黏膜间歇性血管充盈、打喷嚏和流清涕为特点，干燥空气能使症状加重。根据病史以及无脓涕和痂皮等可与病毒性或细菌性感冒相鉴别。

3）萎缩性鼻炎：鼻腔通畅异常，黏膜固有层变薄且血管减少，嗅觉减退并有痂皮形成及臭味，容易鉴别。

4）鼻中隔偏曲、鼻息肉：鼻镜检查可明确诊断。

（3）急性传染病前驱期：麻疹、脊髓灰质炎、流行性脑膜炎、伤寒、斑疹伤寒、人类免疫缺陷病毒（HIV）等在患病初期常有上呼吸道炎症症状。在这些病的流行区及流行季节应密切观察，并进行必要的化验检查以便鉴别。

2.非典型表现的鉴别诊断

(1)白喉:起病较缓,咽部有灰白色伪膜,不易拭去,剥离后易出血,但局部疼痛不剧烈。咽拭子培养与锡克试验、亚碲酸钾快速诊断结合流行病学资料等可协助诊断。

(2)樊尚咽峡炎(奋森咽峡炎):咽部有污灰色坏死组织形成的假膜,剥离后可见出血和溃疡。全身症状一般不重,可有中度发热,但局部疼痛较重。伪膜涂片检查可见梭形杆菌与樊尚螺旋体。

(3)支气管哮喘:急性喉-气管-支气管炎主要表现为吸气性呼吸困难和特征性哮吼声。而支气管哮喘患儿可有家族过敏史,主要表现为发作性呼气性呼吸困难,典型体征为呼气哮鸣音,与呼吸困难同时出现与消失。β_2 受体激动剂和氨茶碱治疗后可迅速缓解,借此得以鉴别。

(4)其他:在感冒期间出现急性心肌炎并发症时,应除外甲状腺功能亢进症、二尖瓣脱垂综合征及影响心肌的其他疾病如风湿性心肌炎、中毒性心肌炎、冠心病、结缔组织病、代谢性疾病以及克山病(克山病地区)等。如有条件必须进行上述任何一项病原学检查。

(十)治疗

1.常用对症治疗药物

(1)抗感冒药:各种抗感冒药大多含有下述几种成分,但不同品种所含成分或剂量有差别,应根据临床症状特点选用相应品种。

1)伪麻黄碱。作用于呼吸道黏膜 α 肾上腺素能受体,缓解鼻黏膜充血,对心脏和其他外周血管 α 受体作用甚微。可减轻鼻塞,改善睡眠。

2)抗组胺药。第一代抗组胺药物如马来酸氯苯那敏(扑尔敏)对减少打喷嚏和鼻溢有效,非镇静作用的抗组胺药缺少抗胆碱能作用,效果不肯定。

3)解热镇痛药。发热和肌肉酸痛、头痛患者可选用。阿司匹林反复应用增加病毒排出量,但改善症状轻微,不予推荐。

4)镇咳药。为保护咳嗽反射一般不主张应用,但剧咳影响休息时可酌情应用,以右美沙芬应用较多。

(2)注意事项:

1)运用感冒药对症治疗旨在控制症状,防止疾病进一步发展。但抗感冒药中所含成分的不良反应对各种不同人群有着不同的影响,如伪麻黄碱在收缩鼻黏膜血管、减轻鼻塞的同时有可能使人出现较轻的兴奋、失眠、头痛等症状。抗组胺药如氯苯那敏在减轻打喷嚏及鼻溢的同时有引起嗜睡的作用,最近研究还发现有影响血液系统的改变,如血小板减少性紫癜等。解热镇痛药如对乙酰氨基酚(扑热息痛),长期使用或超量使用存在肾功能损害及慢性肾功能衰竭的风险。镇咳药如右美沙芬在止咳的同时也使痰不易咳出。有吸烟、支气管哮喘、慢性阻塞性肺疾病等基础疾病者往往痰多黏稠,使用含有右美沙芬成分的感冒药,有可能引起痰液阻塞。

2)选用感冒药应因人因症而异,即根据感冒的症状、抗感冒药的组成和感冒患者的年龄、生理特征、职业、并发症、基础病、伴随用药等多方面因素综合考虑。凡驾驶机动车船或其他机械操作、高空作业者在工作期间均应禁用含氯苯那敏的抗感冒药,以免引起嗜睡、头昏而肇事。小儿、老年人、有出血疾病的患者,应慎用感冒通。高血压、心脏病、甲亢、青光眼、糖尿病、前列腺肥大患者,慎用含有伪麻黄碱成分的酚麻美敏(泰诺)、白加黑等感冒药。哺乳期妇女慎用速效伤风胶囊，以免引起闭乳，孕期头 3 个月禁用抗感冒药，全程避免使用速效伤风胶囊。有溃疡病的患者不宜选用含有阿司匹林、双氯芬酸等成分的药物，以免引起或加重溃疡出血。痰多不易咳出者可采取多饮水，使呼吸道炎性分泌物黏稠度降低，易于痰液的咳出，并注意室内温度和湿度；也可蒸汽吸入或超声雾化吸入，湿化痰液，有利于排痰；使用祛痰药，如氨溴索（沐舒坦）等稀释痰液。

2.抗病毒药物的治疗

利巴韦林（病毒唑）对流感和副流感病毒、呼吸道合胞病毒有一定的抑制作用，临床应用仅限于儿童下呼吸道感染、呼吸道合胞病毒时。对鼻病毒和其他呼吸道病毒目前尚无有效的抗病毒药物。

注意事项：

1）利巴韦林最主要的毒性作用是溶血性贫血，在口服治疗后最初 1～2 周内出现血红蛋白下降，其中约 10％的患者可能伴随心肺方面不良反应。已经有报道伴随有贫血的患者服用利巴韦林可引起致命或非致命的心肌损害，并对肝、肾功能有影响，对胎儿有致畸作用。药物少量经乳汁排泄，对乳儿有潜在的危险。因此，应定期进行血常规（血红蛋白水平、白细胞计数、血小板计数）、血液生化（肝功能、甲状腺刺激素）检查，尤其血红蛋白检查（包括在治疗开始前，治疗第 2 周、第 4 周）。对可能怀孕的妇女每月进行怀孕测试。不推荐哺乳期妇女服用利巴韦林。

2）严重贫血患者慎用，有珠蛋白生成障碍性贫血（地中海贫血）、镰刀细胞性贫血患者不推荐使用利巴韦林。有胰腺炎症状或明确有胰腺炎患者不可使用利巴韦林。有心脏病史或明显心脏病症状患者不可使用利巴韦林。如使用利巴韦林出现任何心脏病恶化症状，应立即停药给予相应治疗。

3）肝肾功能异常者慎用。肌酐清除率＜50mL/min 的患者，不推荐使用利巴韦林。老年人肾功能多有下降，容易导致蓄积，应慎用。

4）利巴韦林对诊断有一定干扰，可引起血胆红素增高（可高达 25％），大剂量可引起血红蛋白降低。

3.抗细菌治疗

婴幼儿患者、年老伴有慢性疾病患者或有继发细菌感染时，则可考虑选用适当的抗菌药物治疗。一项安慰剂对照的研究表明，鼻喉冲洗物培养有肺炎链球菌、流感嗜血杆菌或卡他莫拉菌生长。因此，在有细菌定植、呼吸道分泌物中粒细胞增加，以及出现鼻窦炎、中耳炎等并发症，有慢性阻塞性肺病（COPD）基础疾病和病程超 1 周者可适当选用针对肺炎链球菌、流感嗜血杆菌、卡他莫拉菌的药物治疗。强调积极用药的必要性的同时带来不少不良用药甚至抗生素滥用之间的矛盾。造成抗生素滥用的原因在于对病原学的研究重视不够，盲目的经验性用药或对抗生素的应用缺乏必要的知识和训练。呼吸道吸入抗生素治疗虽可提高局部药物浓度，克服血液支气管肺屏障造成的呼吸道药物浓度不足，但局部应用易诱导耐药。使用抗生素应参考流行病学和临床资料，推测可能的病原体，有针对地选择抗生素，不主张不加区别地普遍采取联合用药和无选择地应用“高级别”的抗生素。联合用药旨在通过药物的协同或相加作用，增强抗菌能力。根据药代学及药动学（PK/PD）的原理制订治疗方案。不推荐呼吸道局部吸入抗生素。

二、流行性感冒

流行性感冒(简称流感)是一种由流行性感冒病毒引起的急性呼吸道疾病。这种疾病可侵犯上呼吸道和(或)下呼吸道,常伴随发热、头痛、肌痛和乏力等全身症状和体征。几乎每年暴发一次,变异率高、病情重,患病率高,在高危人群中其死亡率显著增加,多死于肺部并发症。

(一)病原体

流感病毒属于正粘病毒科,根据其核蛋白(NP)和基质(M)蛋白的抗原性不同,可将流感病毒分为A、B、C三型。根据病毒表面的血凝素(H)和神经氨酸酶(N)的抗原性的差异可将A型流感病毒分为不同的亚型。流感毒株是按照分离地区、毒株编号、分离的年代以及H和N亚型进行命名,比如A型流感病毒/加利福尼亚/07/2009(H1N1)。A型流感病毒有16种H亚型和9种N亚型,其中H1、H2、H3、N1、N2与人类流感有关。B型和C型流感病毒采用相似的方式命名,但是不包含H和N亚型的命名,因为B型流感病毒的变异性较小,而C型流感病毒一般不发生变异。

A型和B型流感病毒是人类流感的主要病原体,也是研究最广泛的正粘病毒。两型流感病毒形态相似,为形状不规则的球形颗粒,直径为80～120nm,表面有一层脂质包膜,由血凝素H和神经氨酸酶N构成。血凝素是病毒颗粒与细胞膜唾液酸受体结合的作用位点,而神经氨酸酶负责解离唾液酸受体,将病毒从已开始复制的感染细胞中释放。流感病毒通过受体介导的内吞作用进入细胞,形成核内体。血凝素介导核内体膜和病毒包膜的融合,病毒核蛋白进入胞质。H抗原的免疫反应是防止病毒侵入宿主细胞的主要决定因素,而N抗原的免疫反应限制了病毒的传播和感染。此外,A型流感病毒的脂质包膜包含M蛋白M1和M2,与脂质包膜的稳定性和病毒装配有关。此型病毒颗粒还包括与病毒基因组有关的核蛋白(NP)和参与RNA转录合成的三种聚合酶(P)蛋白。两种非结构蛋白(NS):NS1对干扰素有拮抗作用并调控转录后蛋白合成;NS2控制核输出,又名核输出蛋白(NEP)。

A型和B型流感病毒基因组包含8条单链RNA片段,编码结构和非结构蛋白。由于基因节段性特点,基因重排率很高,且常发生于一种以上A型流感病毒混合感染的细胞。

(二)流行病学

据记载,每年都有流感暴发,范围和严重程度差异大。局部地区流行间期不同,通常为1～3年。全球流感大流行的发生频率远低于大流行间期的流感暴发(表1-1-1)。

表1-1-1　引起流感大流行或流感暴发的A型流感病毒亚型

年份	亚型	暴发程度
1889—1890	H2N8[a]	严重大流行
1900—1903	H3N8[a]	适度大流行
1918—1919	H1N1[b](原名 H_{SW}N1)	严重大流行
1933—1935	H1N1[b](原名H0N1)	轻微流行

续表

年份	亚型	暴发程度
1946—1947	H1N1	轻微流行
1957—1958	H2N2	严重大流行
1968—1969	H3N2	适度大流行
1977—1978[c]	H1N1	轻微流行
2009—2010[d]	H1N1	流行

注：a.通过对在世当事人的回顾性血清学调查测得（“血清考古学”）；

b.血凝素曾经称作 H_{SW}，H0 现已归类为 H1 的变异体；

c.从这个时期到 2009 年，H1N1 和 H3N2 病毒交替循环或同时出现。

d.新型 A/H1N1 流感病毒的出现导致这次流感大流行。

1.A 型流感病毒

(1)抗原变异性和流感流行及暴发：范围最广、最严重的流感是由 A 型流感病毒引起的，部分是由于 H 和 N 抗原很强的周期性变异性。抗原性转变是指抗原发生大幅度变异，只见于 A 型流感病毒，可能与流感大流行有关。小幅度变异称为抗原性漂移。抗原性转变可以仅是血凝素抗原变异，也可以是血凝素和神经氨酸酶抗原同时发生变异。一次包含血凝素和神经氨酸酶变异的抗原性转变发生在 1957 年，A 型流感病毒亚型从 H1N1 转变为 H2N2，这次转变导致了世界性大流行，仅在美国就引起 7 万人死亡（较不发生流感的死亡预计值增加的额外死亡人数）。1968 年，只涉及血凝素变异的抗原性漂移（H2N2 转变为 H3N2）引起流感流行，其严重程度远小于 1957 年。1977 年，H1N1 病毒出现，主要感染 1957 年以后出生的年轻人。如表 1-1-1 所示，H1N1 病毒在 1918—1956 年循环出现，因此 1957 年以前出生的人可能获得了对 H1N1 的一定程度的免疫力。2009—2010 年 A/H1N1 病毒引起大流行，虽然在 1950 年以前出生的一部分老年人对此病毒有某种程度的免疫力，但大部分人无此种免疫保护。

在大部分的 A 型流感病毒流行中，一次只有一种亚型循环。然而，自 1977 年 H1N1 和 H3N2 同时循环，导致不同严重程度的流行。在一些流行中，B 型流感病毒可以和 A 型流感病毒同时循环存在。2009—2010 年，几乎只有 A/H1N1 病毒发生感染循环。

(2)A 型禽流感病毒：1997 年，中国香港发生大规模禽流感，人类感染的 A 型 H5N1 禽流感病毒被首次分离出来。人可感染禽流感，但至今未发现该病毒造成人与人之间的有效传播。该病毒感染的死亡率很高（60%），临床表现不同于流感的典型症状。A 型 H7N7 禽流感病毒可以直接从家禽传播到人类宿主，包括荷兰的流行，主要导致结膜炎和一些呼吸道疾病。在中国香港儿童中出现 A 型 H9N2 禽流感病毒的流行，主要引起轻度呼吸道疾病。由于缺乏对 H5、H7、H9 的广泛免疫力，家禽到人的传播可能导致大流行毒株的出现，始终令人担忧。

流行的 A 型流感病毒株的起源部分可以通过分子病毒技术明确。1957 年和 1968 年的毒株来自人类和禽类流感病毒新型表面糖蛋白（H2N2，H3）的基因重排。2009—2010 年流行的 A 型 H1N1 病毒是来自在北美和欧亚大陆循环的猪流感病毒、禽流感病毒和人流感病毒的四源基因重排。近代最严重的一次流感暴发（1918—1919 年）是由 A 型 H1N1 病毒引起，提示禽流感病毒逐渐适应变异，具有感染人类的能力。

(3)大流行和大流行间期A型流感特点：大流行A型流感的影响最显著。然而，大流行间期流感的发病率和死亡率也很高，且持续时间长。在美国，1976—1990年每个流感季节至少有19 000人额外死亡，1990—1999年季节性流感造成约36 000人死亡，1979—2001年平均每年有226 000人因流感住院。

循环流行的A型流感病毒发生H抗原的抗原性漂移，源自编码血凝素的RNA片段的点突变，最常发生于5个高突变区。高流行性毒株(即具有大规模流行潜力的毒株)表现为血凝素分子中至少两个主要抗原位点的氨基酸突变。由于两个点突变同时发生的可能性小，抗原性漂移可能是由于在人与人之间传播的过程中连续发生的点突变引起的。从1977年开始的H1N1病毒和1968年开始的H3N2病毒，它们的抗原性漂移几乎每年发生。

大流行间期A型流感通常突然暴发，2～3周达高峰，持续2～3个月，症状迅速消退。相反，流感大流行可能在几个地区快速扩散，感染率高，无季节性，在大流行前后出现多个小流行。大流行间期流感的首发迹象是因发热性呼吸系统疾病求医的儿童数量增加。随后成年人中流感样疾病的患病率增加，最后因为肺炎、充血性心力衰竭恶化和慢性肺部疾病加重的患者住院率增加。这个期间，旷工率和旷课率也有所上升。肺炎和流感引起的死亡人数增加在流感暴发中是一个远期观察。大流行间期流感的患病率差异较大，但普遍在总人口的10%～20%范围内。

大流行流感可以全年发生，但大流行间期流感在北半球和南半球的温带地区几乎只发生在冬季。在这些地区，其他季节很难检测到A型流感病毒，即使血清抗体效价提高，甚至在温暖的季节暴发流感。然而，流感病毒感染在热带地区全年发生。温带地区A型流感病毒在暴发间期的生存之道目前尚未可知。可能的解释是病毒在全球范围内通过人与人之间的传播生存，大样本研究支持流行间期病毒的低水平传播。另一种解释是人类病毒可以在动物宿主体内生存。目前，尚没有支持任何一种观点的有力证据。现代社会，交通的便利可能有利于病毒在世界各地的传播。

引起A型流感病毒流行发生和终止的因素尚未完全阐明。流感流行范围和严重程度的主要决定因素是易感人群的免疫水平。一种新型抗原的流感病毒出现在免疫力低或没有免疫力的人群中，可能导致大规模流行的暴发。如果全球范围内人群缺乏此种免疫力，可能引起全球范围的流感大流行。这种大流行浪潮可以持续数年，直至人群的免疫力达到一个较高水平。在流感大流行之后的几年，即使人类对早期循环毒株产生较高免疫力，由于病毒的抗原性漂移，仍然导致不同程度的流感暴发，这种情况一直持续，直至另一种新型抗原毒株出现为止。此外，虽然庞大的人群持续易感，流感流行终将终止。研究发现，某些A型流感病毒可能本身毒性弱，即使在未接触过该抗原的人群，其毒性比其他亚型致病力低。这种情况下，已存在的免疫力水平之外的某些未明确因素在流感流行中发挥了重要作用。

2.B型和C型流感病毒

B型流感病毒引起的流感流行较A型范围小，且疾病严重程度较轻，其原因在于B型流感病毒的血凝素和神经氨酸酶的变异频率和幅度较小。B型流感病毒流行常发生在学校和军营，在老年人居住场所也时有发生。B型流感病毒感染的最严重并发症是瑞氏综合征。

与A型和B型流感病毒不同，C型流感病毒较少引起人类疾病。C型流感患者表现普通感冒样症状，偶发下呼吸道疾病。此种病毒的血清抗体的广泛检出表明隐性感染很常见。

（三）发病机制和免疫应答

来源于急性感染患者呼吸道分泌物的病毒颗粒首先感染呼吸道上皮。病毒可以通过咳嗽及打喷嚏产生的气溶胶、手与手的接触、其他接触方式，甚至污染物等传播。研究表明通过小颗粒气溶胶（颗粒直径<10μm）传播的病毒感染比大颗粒效率更高。最初，病毒感染纤毛柱状上皮细胞，也侵犯其他呼吸道细胞包括肺泡细胞、黏液腺细胞和巨噬细胞。在感染后4～6小时病毒在细胞中复制，随后从细胞中释放感染邻近细胞。通过这种方式，病毒在几小时之内迅速蔓延至大量的呼吸道细胞。在实验诱导的流感病毒感染中，培养时间长达18～72小时，与病毒培养基的大小有关。组织病理学显示，受感染的纤毛细胞出现退行性变，包括颗粒化、空泡形成、肿胀和细胞核固缩，这些细胞最终坏死脱落，部分柱状上皮被扁平细胞和鳞状上皮替代。疾病的严重程度与分泌物中病毒的含量有关，病毒本身复制能力也是发病机制中一个重要影响因素。虽然流感通常伴随全身症状和体征，比如发热、头痛和肌痛，但是病毒很少在肺外组织（包括血液）中检出。研究表明，流感全身症状与气道分泌物和血液中病毒诱导的某些细胞因子有关，尤其是肿瘤坏死因子α（TNF-α）、干扰素α（IFN-α）、白介素6（IL-6）和白介素8（IL-8）。

流感病毒刺激宿主产生的免疫反应包括体液抗体、局部抗体、细胞免疫、干扰素和其他宿主防御的复杂的相互作用。病毒感染第2周，可以通过一系列实验技术检测血清抗体：红细胞凝集抑制试验（HI）、补体结合（CF）、中和反应、酶联免疫吸附试验（ELISA）、抗神经氨酸酶抗体试验。血凝素抗体是免疫反应中最重要的介质，红细胞凝集抑制滴度≥40与免疫保护有关。呼吸道分泌的抗体主要是IgA类抗体，发挥重要的免疫保护作用，其中和滴度≥4提示机体有免疫力。细胞介导的免疫反应（包括抗原特异性和抗原非特异性）可以在感染早期检测，且取决于宿主感染前的免疫状态。细胞免疫反应包括T细胞增殖、T细胞毒性和自然杀伤细胞活性。$CD8^+$人类白细胞抗原限制性细胞毒T淋巴细胞（CTLs）是针对内部蛋白（NP、M和P）的保守区域和表面蛋白H、N。干扰素可以在病毒开始排出之后在呼吸道分泌物中检出，干扰素滴度的升高与病毒排出减少有关。

影响停止病毒排出和流感终止的宿主防御因素尚不清楚。病毒排出通常在首发症状出现的2～5天后终止，此时常规的实验技术通常无法检出血清和局部抗体（采用高敏感技术可能检出升高的抗体，尤其是在曾获得此种病毒免疫力的患者）。研究发现干扰素、细胞介导的免疫反应和（或）非特异性炎症反应都与流感终止相关。其中，细胞毒T淋巴细胞可能尤其重要。

（四）临床表现

流感发病初期，迅速出现全身症状，如头痛、发热、寒战、肌痛、精神萎靡等，常常伴随咳嗽和咽喉痛等呼吸道症状。大多数患者发病急骤，可以清楚回忆起发病的确切时间。临床表现的严重程度差异较大，可以表现为轻度、无发热的普通感冒样症状或缓慢发生或者骤发，也可以表现为严重虚脱，伴较少的呼吸系统症状体征。大部分患者因发热就诊，体温高达38～41℃。通常情况下，在发病后的24小时内，患者体温迅速升高，在之后的2～3天缓慢降至正常,偶尔发热可以持续1周。患者感觉发热和畏寒,但很少出现寒战。全头痛或者额部头痛常给患者造成困扰。肌痛可以涉及身体的任何部位,最常见于腿和腰骶部。患者可出现关节痛。

随着全身症状减轻,呼吸系统症状逐渐明显。很多患者表现为咽喉痛或连续性咳嗽,可持续1周以上,常伴随胸骨后不适。眼部症状和体征包括眼睛运动疼痛、畏光和烧灼感。

非复杂性流感的体检阳性结果通常较少。疾病的早期,患者表现为面色潮红,皮肤干热,有时表现为大量出汗和四肢出现斑点,老年患者尤其明显。虽然患者有严重的咽喉痛,咽部的检查结果可能很不明显,不过有些患者可以出现黏膜充血和后鼻道卡他症状。可触及颈部淋巴结轻度肿大,尤其是年轻患者。非复杂性流感患者的胸部检查结果大多数为阴性,不同流感流行中患者出现干啰音、喘息、散在湿啰音的频率差异较大。患者出现呼吸困难、呼吸深快、发绀、弥散性湿啰音和肺实变体征表明合并肺部并发症。非复杂性流感患者可以出现轻度通气功能障碍和肺泡毛细血管弥散梯度增加,因此,亚临床肺部表现可能比认识到的更常见。

非复杂性流感的病程通常持续2～5天,大部分患者在1周内痊愈,但是咳嗽可能持续1～2周。极少数患者(尤其是老年人)的乏力或者倦怠的症状可能持续数周,对期望迅速恢复正常活动水平的患者造成困扰。乏力的发病基础尚不清楚。肺功能异常可能持续数周。

(五)并发症

流感并发症最常发生于65岁以上或者伴发慢性疾病的患者,包括心肺疾病、糖尿病、血红蛋白病、肾功能不全、免疫抑制等。妊娠中晚期易出现流感并发症。5岁以下儿童(尤其是婴儿)也是流感并发症发生的高危人群。

1.肺部并发症

(1)肺炎:流感最常见的并发症是肺炎,包括原发性流感病毒性肺炎、继发性细菌性肺炎和病毒细菌混合感染性肺炎。

1)原发性流感病毒性肺炎:原发性流感病毒性肺炎是最少见却是最严重的肺部并发症。急性起病,表现为流感未得到控制反而进展,出现持续发热、呼吸困难,引起发绀。痰少,可出现痰中带血。疾病早期,较少出现阳性体征。随着疾病进展,可出现弥散性湿啰音,X线胸片显示弥散性间质浸润,伴或不伴急性呼吸窘迫综合征。一些患者血气分析结果显示严重缺氧。呼吸道分泌物和肺实质可培养出高滴度病毒,尤其是样本取自疾病早期。原发性病毒性肺炎死亡病例的病理组织学显示肺泡间隔水肿和显著的炎症反应(淋巴细胞、巨噬细胞浸润,偶见浆细胞和不同数量的中性粒细胞)。肺泡毛细血管可见纤维蛋白血栓、坏死和出血。肺泡和肺泡导管可见嗜酸性透明膜形成。

原发性流感病毒性肺炎多见于心脏病患者,特别是二尖瓣狭窄患者,也有报道在健康年轻人和老年慢性肺部疾病患者中发生。在一些流感大流行(特别是1918年和1957年)中,怀孕增加了原发性流感病毒性肺炎的发病风险。随后的流感暴发导致怀孕妇女住院率显著升高,尤其是2009—2010年的流感大流行。

2)继发性细菌性肺炎:继发性细菌性肺炎继发于急性流感。起病2～3天后,患者再次出现发热,伴随细菌性肺炎的临床症状和体征,包括咳嗽、咳脓痰、肺实变的体症和影像学表现。最常见的细菌病原体是肺炎链球菌、金黄色葡萄球菌和流感嗜血杆菌,这些病原体可以定植于鼻咽部,在支气管肺防御功能减退时引起感染。细菌病原体可以通过革兰染色和痰标本培养明确。继发性细菌性肺炎常见于慢性心肺疾病高危患者和老年人。继发性细菌性肺炎患者需及时给予抗生素治疗。

3)病毒细菌混合感染肺炎：病毒细菌混合感染肺炎是流感最常见的肺部并发症。患者可表现为急性疾病缓慢进展或者迅速缓解后症状加重，最终出现细菌性肺炎的临床表现。痰培养结果为A型流感病毒和之前描述的细菌病原体中的一种。斑片状浸润或者肺实变的区域可以通过体格检查和X线胸片检查明确。病毒细菌混合感染肺炎的病变范围通常较原发性病毒性肺炎小，且细菌感染对敏感抗生素治疗有效。病毒细菌混合感染肺炎常见于慢性心肺疾病患者。

(2)其他肺部并发症：其他与流感相关的肺部并发症包括慢性阻塞性肺疾病、慢性支气管炎和哮喘的加重。

2.肺外并发症

除了肺部并发症外，流感患者可以出现大量肺外并发症。其中，瑞氏综合征是儿童流感的严重并发症，与B型流感有关，与A型流感及水痘-带状疱疹病毒感染有一定的相关性。流行病学调查显示瑞氏综合征和先前病毒感染使用阿司匹林有关，随着全球警告儿童急性病毒性呼吸道感染慎用阿司匹林，瑞氏综合征的发病率显著降低。

肌炎、横纹肌溶解和肌红蛋白尿是流感的偶见并发症。虽然肌痛是流感的常见症状，但是肌炎少见。急性肌炎患者受感染肌肉有明显触痛，即使是轻微的压力(比如床单的碰触)也无法耐受，常见受累部位为腿，较严重病例可见肌肉的海绵样水肿。血清肌酸磷酸激酶和醛缩酶水平显著升高，肌红蛋白尿偶可发展为肾衰竭。文献报道受感染肌肉可检测到流感病毒，但流感相关肌炎的发病机制尚不清楚。

1918—1919年流感大流行病理组织学检查显示心肌炎和心包炎与流感相关，之后这类并发症的报道较少见。心脏病患者发生急性流感常出现心电图变化，多由于基础心脏病的加重而非流感病毒感染心肌所致。

流感相关的中枢神经系统疾病包括脑炎、横贯性脊髓炎和吉兰-巴雷综合征。流感病毒与这些中枢神经系统疾病之间的病因学关联尚不清楚。急性流感后金黄色葡萄球菌和A组链球菌的感染可引起中毒性休克综合征。

除了以上描述的特定器官发生的并发症之外，老年人和高危患者发生流感后出现心血管、肺和肾功能的逐渐恶化，可引起不可逆的改变，最终导致死亡，增加A型流感相关的额外死亡率。

儿童流感可以表现为格鲁布性喉头炎。流感也会引起鼻窦炎和中耳炎，后者常见于儿童。

3.禽流感并发症

A型H5N1流感病毒引起的流感可合并肺炎(发病率>50%)及肺外表现，比如腹泻和中枢神经系统症状。患者多死于多器官功能障碍，包括心力衰竭和肾衰竭。

(六)实验室检查和诊断

流感急性期，可采集喉拭子、鼻咽拭子或含漱液、痰检出病毒。采用组织培养或鸡胚培养(较少见)，在接种后48～72小时可以分离出病毒。最常见的实验室快速诊断方法是通过免疫学或酶技术检测病毒抗原。这类方法特异性尚可，敏感度随检查技术和拟检出病毒的种类不同而不同。一些快速检查可以鉴别 A 型和 B 型流感病毒，但是血凝素亚型的鉴别需借助特异亚型的免疫学技术。体外检测流感病毒灵敏度和特异度最好的检查是反转录聚合酶链反应(RT-PCR)，由于其他快速抗原检测方法敏感性差，在 2009—2010 年的 A 型 H1N1 流感病毒引起的大流行中，RT-PCR 发挥了重要作用。血清学方法需要比较急性期和起病后 10～14 天的血清中抗体的滴度，主要用于回顾性诊断。通过红细胞凝集抑制或补体结合方法检测出抗体滴度升高 4 倍以上或者 ELISA 方法检测有显著的升高可以诊断流感病毒急性感染。其他的实验室检查诊断价值不大。白细胞计数通常在疾病早期较低、之后正常或轻度升高。重度白细胞减少常见于严重的病毒或细菌感染，继发性细菌感染白细胞计数可>15 000 个/μL。

（七）鉴别诊断

社区范围内的流感流行时，患者表现为典型发热性呼吸系统疾病时，临床诊断相对明确。未发生流感暴发时(即散在或孤立病例)，流感与呼吸道病毒或肺炎支原体引发的急性呼吸系统疾病很难鉴别。严重的链球菌咽炎或细菌性肺炎早期可以表现为急性流感症状，但细菌性肺炎病程为非自限性，革兰染色检测痰液中的细菌病原体是细菌性肺炎的重要诊断方法。

（八）治疗

治疗流感使用特异性抗病毒药物：A 型和 B 型流感可以使用神经氨酸酶抑制剂扎那米韦、奥司他韦和帕拉米韦；A 型流感还可以使用金刚烷胺类药物金刚烷胺和金刚烷乙胺。如果在起病后 2 天内起连续使用奥司他韦或扎那米韦 5 天可以将非复杂性流感的病程减少 1～1.5 天。扎那米韦可以加重哮喘患者的支气管痉挛。奥司他韦可以引起恶心、呕吐等不良反应，吃饭时服用可以降低不良反应发生率。儿童服用奥司他韦还可以引起神经精神症状。帕拉米韦是一种可静脉使用的神经氨酸酶抑制剂，是扎那米韦的静脉制剂。这些药物可以在美国食品药品监督管理局应急探索性新药申请程序中找到。

如果在起病后 2 天内起使用金刚烷胺或金刚烷乙胺可以将 A 型流感病毒敏感毒株引起的非复杂性流感的病程缩短一半。5%～10%使用金刚烷胺的患者可以出现轻度的中枢神经系统不良反应，主要是神经过敏、焦虑、失眠、精力难以集中。治疗停止不良反应可以迅速消失。金刚烷乙胺与金刚烷胺疗效相近，但中枢神经系统不良反应更少。成年人服用金刚烷胺或金刚烷乙胺的剂量是 200mg/d，疗程 3～7 天。由于两种药物是通过肾脏代谢，老年人或者肾功能不全的患者的剂量需降至 100mg/d 或以下。

流感抗病毒药物耐药的流行病学特征是选择药物至关重要的因素。2005—2006 年，大部分 A 型 H3N2 病毒(包括 90%以上的美国分离株)对金刚烷胺类药物耐药，但对神经氨酸酶抑制剂敏感。相反，2008—2009 年循环流行的季节性 A 型 H1N1 病毒对金刚烷胺类药物敏感但对奥司他韦耐药(仍对扎那米韦敏感)。2009—2010 年循环流行的大流行 A 型 H1N1 病毒对金刚烷胺类药物耐药，对扎那米韦敏感，大多数毒株对奥司他韦敏感，少数分离株耐药。

利巴韦林是一类体外抗 A 型和 B 型流感病毒的核苷类似物。利巴韦林抗流感病毒感染的有效给药方式是雾化吸入，口服利巴韦林治疗流感无效。其对 A 型或 B 型流感的疗效尚不明确。

流感抗病毒药物的疗效主要基于年轻人群中非复杂性流感的研究。这些药物对治疗或预防流感的并发症的效果尚不清楚。观察性研究的汇总分析和一些药效研究显示，奥司他韦可以降低下呼吸道并发症的发病率和住院率。原发性流感病毒性肺炎的治疗以改善低氧为主，患者需入住重症监护病房，根据需要给予呼吸和血流动力学支持。

急性流感合并细菌感染（如继发性细菌性肺炎）时需给予抗菌药物。抗生素的选择以革兰染色和呼吸道分泌物（如痰）的培养结果为指导。如果细菌性肺炎患者的呼吸道分泌物检查无法明确病原体，应选择针对常见病原体（肺炎链球菌、金黄色葡萄球菌和流感嗜血杆菌）的经验性抗生素治疗。

对于不伴合并症的非复杂性流感患者，可不使用抗病毒药物，采用对症治疗。对乙酰氨基酚或非甾体类抗炎药可用于缓解头痛、肌痛和发热症状，但水杨酸类药物可能引起瑞氏综合征，所以 18 岁以下儿童需慎用。咳嗽是自限性症状，可以不使用止咳药物，当咳嗽给患者造成严重困扰时可使用含有可待因的药物。流感患者在急性期应充分休息、多饮水，在疾病治愈后活动水平恢复缓慢，尤其是病情较重的患者。

第二节　急性气管-支气管炎

一、概述

急性气管-支气管炎是由生物、物理、化学刺激或过敏等因素引起的气管-支气管黏膜的急性炎症。临床主要症状有咳嗽和咳痰。常见于寒冷季节或气候突变时。也可由急性上呼吸道感染蔓延而来。

二、病因

1.微生物

可由病毒、细菌感染致病。常见病毒为腺病毒、流感病毒（甲、乙）、冠状病毒、鼻病毒、单纯疱疹病毒、呼吸道合胞病毒和副流感病毒。常见细菌为流感嗜血杆菌、肺炎链球菌、卡他莫拉菌等，衣原体和支原体感染有所增加。也可在病毒感染的基础上继发细菌感染。

2.物理、化学因素

过冷空气、粉尘、刺激性气体或烟雾（如二氧化硫、二氧化氮、氨气、氯气等）的吸入，对气管-支气管黏膜引起急性刺激和损伤。

3.过敏反应

常见的吸入致敏原包括花粉、有机粉尘、真菌孢子等；或对细菌蛋白质的过敏，引起气管-支气管炎症反应。

三、发病机制

气管、支气管的黏膜有纤毛并分泌黏液，具有清除异物的功能。气道分泌物中尚有非特异性的酶，如干扰素，能抑制病毒的复制。乳铁蛋白有抑菌作用。气管黏膜的浆细胞和淋巴细胞还能分泌分泌型 IgA,在补体和溶酶体存在下,有灭菌和中和病毒的作用。

当人体遇寒、受凉和过度疲劳时,可削弱呼吸道的生理性防御功能和机体的免疫功能而发病。

近年来有人注意到急性支气管炎与气道高反应性之间的关系。在复发性急性支气管炎的患者其哮喘轻度发作较正常人群为多。反之,急性支气管炎患者既往亦多有支气管哮喘或特异质病史,提示支气管痉挛可能是急性支气管炎患者咳嗽迁延不愈的原因。

四、病理

气管、支气管黏膜发生急性炎症,黏膜充血、水肿、黏液腺体肥大,分泌物增加并有淋巴细胞、中性粒细胞浸润,纤毛上皮细胞损伤、脱落,炎症消退后,气管、支气管黏膜的结构和功能可恢复正常。

五、临床表现及辅助检查

(一)临床表现

咳嗽是急性气管-支气管炎的主要表现。发病初期常常表现为上呼吸道感染症状,患者通常有鼻塞、流清涕、咽痛、头疼等临床表现。而全身症状较为轻微,但可出现发热、寒战、周身乏力等,并有刺激性咳嗽及胸骨后疼痛。早期痰量不多,痰液不易咳出,2～3 天后痰液可由黏液性转为黏液脓性。如果患者受凉、吸入冷空气或刺激性气体往往可使咳嗽加剧或诱发咳嗽。患者在晨起时或夜间咳嗽常常较为显著。咳嗽也可为阵发性,有时呈持久性咳嗽。咳嗽剧烈时常常伴有恶心、呕吐及胸部、腹部肌肉疼痛。如伴有支气管痉挛,可有哮鸣和气急。一般而言,急性气管-支气管炎的病程有一定的自限性,全身症状可在 4～5 天内消退,但咳嗽和咳痰可延续 2～3 周才消失。肺部体检可发现两肺呼吸音粗,黏液分泌物在较大支气管时可闻及粗的干、湿啰音,部位不固定,咳嗽后啰音消失。支气管痉挛时可闻及哮鸣音。

(二)辅助检查

1.外周血象

多数病例的白细胞计数和分类无明显改变,细菌感染时白细胞总数和中心粒细胞可增多。

2.痰液检查

痰涂片和培养可发现致病菌。

3.胸部 X 线

多数表现为肺纹理增粗,少数病例无异常表现。

六、诊断和鉴别诊断

(一)诊断依据

急性气管-支气管炎的诊断主要依靠病史、咳嗽和咳痰等临床症状,两肺闻及散在干、湿啰音,结合外周血象和胸部 X 线检查结果,可对本病做出临床诊断。对于导致急性气管-支气管炎的病原微生物,一般采用病毒分离、血清学检测以及痰液分析进行明确,但是鉴于本病的自然转归周期一般不做常规推荐。但是对于疑似流感和百日咳患者，必须行相关病原微生物检测。

（二）鉴别诊断

鉴别诊断如表 1-2-1 所示。

表 1-2-1　急性气管-细支气管炎鉴别诊断

疾病名称	疾病特点
支气管哮喘急性发作	哮喘病史，起病急，有过敏原接触史
慢性阻塞性肺疾病急性发作	慢性阻塞性肺疾病病史，呼吸困难重，中老年抽烟患者多见
流行性感冒	起病急，全身中毒症状重，伴发热，气道症状较轻
充血性心力衰竭急件发作	心脏病史，有劳累、感染诱因、端坐呼吸、粉红色泡沫痰
胃食管反流性咳嗽	泛酸、嗳气、食欲减退、夜间熟睡后症状明显
肺炎	胸部影像学异常
鼻后滴漏综合征	鼻部卡他倒流感明显，鼻部病史
鼻窦炎	鼻部症状明显伴鼻塞、鼻部压痛等

（1）应与急性上呼吸道感染相鉴别：流行性感冒的症状与急性气管-支气管炎颇相似，但从流感的广泛性流行、急骤起病、全身明显的中毒症状、高热和全身肌肉酸痛等鉴别并不困难，病毒分离和补体结合试验可以确诊。此外，鼻咽部症状明显；一般无显著的咳嗽、咳痰；肺部无异常体征；胸部 X 线正常。急性支气管炎的病程初期难以同上呼吸道感染鉴别，但前者常表现为咳嗽时间更长（大于 5 天），且肺功能检测显示异常，即 FEV_1 小于预计值的 80%，气道反应性增高，激发试验阳性，但在随后的 5～6 周会恢复正常。

（2）急性气管-支气管炎应与小气道的急性炎症、哮喘及毛细支气管炎相鉴别，后两者常表现为进行性咳嗽并伴有喘息、气急、呼吸窘迫及低氧血症；支气管扩张则表现为慢性咳嗽及支气管的永久扩张。

（3）其他肺部疾病如肺结核、肺癌、肺脓肿、麻疹、百日咳等在发病时均可能出现类似急性气管-支气管炎的临床症状，应根据这些疾病的临床特点逐一加以鉴别。

七、治疗及预后

（一）治疗

一般患者无须住院治疗。有慢性心肺基础疾病者，流感病毒引起的支气管炎导致严重通气不足时，需住院接受呼吸支持和氧疗。

剧烈干咳或少痰者，可适当应用镇咳剂，如右美沙芬、喷托维林。咳嗽有痰或痰不易咳出者可用盐酸氨溴索、桃金娘油提取物化痰。若咳嗽持续不缓解，可考虑应用可待因或吸入糖皮质激素缓解症状。伴有支气管痉挛、气流受限时可用 β_2 受体激动剂沙丁胺醇、氨茶碱。

大多数急性支气管炎的患者都接受抗生素治疗。但国外应用抗生素治疗急性气管-支气管炎的六项对照研究表明，抗生素并无明显的治疗效果，研究表明，抗生素与支气管扩张剂的疗效是一致的，对缓解症状并无显著性差别。因此，临床医师在治疗急性气管-支气管炎患者时应避免滥用抗生素。盲目应用抗生素会导致耐药菌的产生、二重感染等一些严重后果。但如果患者出现发热、脓性痰和重症咳嗽，则是应用抗生素的指征。肺炎支原体、衣原体和百日咳杆菌感染推荐阿奇霉素治疗5天(第一天500mg，每天1次。第2～5天250mg，每天1次)，流感病毒A型感染可予以奥司他韦(75mg，每天2次)治疗5天。全身不适及发热为主要症状者应卧床休息，多饮水，服用阿司匹林、对乙酰氨基酚等退热剂。

在流行性感冒流行期间，如有急性气管-支气管炎的表现应该应用抗流感的治疗措施。

(二)预后与预防

1.预后

多数患者的预后良好，但少数治疗延误或者不当、反复发作的患者，可因病情迁延发展为慢性支气管炎。

2.预防

积极锻炼，增强体质，避免过度劳累。冬季注意保暖，避免上呼吸道感染。戒烟。做好环保工作，治理空气污染。改善劳动卫生条件，生产车间要防止有害气体、酸雾和粉尘的外逸。

八、诊治精要

(1)起病较急，病程较短，有一定的自限性。

(2)主要由生物性因素如感染和非生物因素如物理化学刺激、过敏等引起，85%～95%是由呼吸道病毒直接损害引起的气管、支气管黏膜的急性炎症反应。

(3)咳嗽、咳痰是急性气管-支气管炎的主要表现。

(4)对于病毒感染者，白细胞计数不增高，淋巴细胞可稍高；细菌感染时则白细胞总数和中性粒细胞比例均升高。

(5)胸部X线检查无异常或仅有肺纹理加深。

(6)该病治疗原则系注意休息、多饮水等一般性治疗与祛痰、镇咳、解痉、抗过敏等对症治疗；当患者有使用抗生素的指征，可选择抗感染治疗。

第三节 肺 炎

一、社区获得性肺炎

肺炎是肺部出现炎症，为呼吸系统的多发病、常见病。社区获得性肺炎(CAP)是以发热、呼吸困难、咳嗽、咳脓性痰为特征的肺实质感染。尽管CAP是常见病种，但老年患者仍常因此而导致较高的致残率和致死率。据统计，在美国因为CAP而住院治疗的所有患者和年龄≥65岁的患者，分别为每100 000人中258人和962人。

(一)CAP病原学

研究表明，导致CAP的病原菌在全球范围内基本一致，区别在于其发生率及对抗生素的敏感性。所分离出的 CAP 病原菌为以下四类：①细菌，为 40%～60%，包括肺炎链球菌 10%～15%、流感嗜血杆菌 2%～10%及卡他莫拉菌 0～5%等；②非典型病原体，为 10%～30%，包括肺炎支原体 1%～10%、肺炎衣原体 5%～15%以及嗜肺军团菌 0～15%等；③其他致病原，为 2%～25%，包括病毒 2%～15%、肺孢子菌 0～10%及结核分枝杆菌 0～10%；④不明病原菌，为 30%～60%。由此可见，肺炎链球菌仍为 CAP 患者最常见的致病菌，与以往非典型病原体在年轻患者中多见的观点不同，目前认为其在各年龄段 CAP 中均常见。更有很多 CAP 患者为病毒及非典型病原菌合并肺炎链球菌感染，而存在混合感染的患者较单一病原菌感染预后差。

由青霉素耐药肺炎链球菌（PRSP）所致 CAP 目前在全球较为普遍。在美国，CAP 患者中分离出的青霉素中敏和耐药的肺炎链球菌，特别是对青霉素高水平耐药的菌株[最小抑菌浓度（MIC）＞2μg/mL，2003 版美国感染病协会（IDSA）指南则将其 MIC 定为≥4μg/mL]正逐年增加，PRSP 感染的高危因素包括年龄＜6 岁或＞65 岁、近期使用过抗生素、存在合并症或基础疾病、近期或正在住院、居住在护理院。

（二）临床表现

1.发热

绝大多数 CAP 可出现发热，甚至高热，多呈急性起病，并可伴有畏寒或寒战。

2.呼吸道症状

咳嗽是最常见的症状，大多伴有咯痰；病情严重者可有呼吸困难，病变累及胸膜时可出现胸痛，随深呼吸和咳嗽加重，少数患者出现咯血，多为痰中带血或少量咯血。一般细菌引起的肺炎咯痰量较多，且多为黄脓痰，并可伴有异味，而病毒和非典型病原体引起的肺炎多为干咳。真菌引起的肺炎咯血较其他病原菌常见，且可出现大咯血。个别 CAP 患者可完全没有呼吸道症状。

3.其他症状

常见症状包括头痛、乏力、纳差、肌肉酸痛、出汗等。相对少见症状有咽痛、恶心、呕吐、腹泻等。老人肺炎呼吸道症状少，而精神不振、神志改变、活动能力下降、食欲减退、心悸、憋气及血压下降多见。

4.体征

常呈热性病容，重者有呼吸、脉搏加快，甚至出现发绀及血压下降。典型者胸部检查可有患侧呼吸运动减弱、触觉语颤增强、叩诊浊音、听诊闻及支气管呼吸音或支气管肺泡呼吸音，可有湿啰音。如果病变累及胸膜可闻及胸膜摩擦音，出现胸腔积液则有相应体征。胸部体征常随病变范围、实变程度、是否累及胸膜等情况而异。CAP 并发中毒性心肌炎或脑膜炎时出现相应的异常体征。

（三）检查

1.实验室检查

（1）血常规：白细胞总数及嗜中性粒细胞计数多升高，可出现红细胞沉降率加快、C 反应蛋白升高，细菌引起的 CAP 血清降钙素原（PCT）多升高。部分患者可出现心肌酶、肝酶增高、肌酐、尿素氮升高及电解质紊乱。

(2)病原学检查:CAP 患者的病原学检查应遵循以下原则。

1)门诊治疗的轻、中度患者不必普遍进行病原学检查,只有当初始经验性治疗无效时才需进行病原学检查。

2)住院患者应同时进行常规血培养和呼吸道标本的病原学检查。凡合并胸腔积液并能够进行穿刺者,均应进行诊断性胸腔穿刺,抽取胸腔积液行胸液常规、生化及病原学检查。

3)侵袭性诊断技术,包括经支气管镜或人工气道吸引的下呼吸道标本,保护性支气管肺泡灌洗标本(BALF),保护性毛刷下呼吸道采集的标本(PSB)和肺穿刺活检标本,仅选择性地适用于以下 CAP 患者:经验性治疗无效或病情仍然进展者,特别是已经更换抗菌药物 1 次以上仍无效时;怀疑特殊病原体感染,而采用常规方法获得的呼吸道标本无法明确致病原时;免疫抑制宿主罹患 CAP 经抗菌药物治疗无效时;需要与非感染性肺部浸润性病变鉴别诊断者。

有关 CAP 病原体检测的标本、采集方法、送检、实验室检测方法及结果判定请参考中华医学会呼吸病学分会制定的社区获得性肺炎诊断和治疗指南。值得提出的是,呼吸道标本,尤其是痰标本容易受到口咽部细菌的污染,且不同的病原菌对培养基及培养方法的要求也不同,培养的阳性率也差别很大,故普通培养结果应密切结合临床进行判断。此外,考虑病毒和非典型病原体(肺炎支原体、军团菌及肺炎衣原体)感染者应进行急性期和恢复期双份血清抗体检测,怀疑真菌感染者应进行 1,3-β-D 葡萄糖抗原检测试验(G 试验)和半乳甘露糖抗原检测试验(GM 试验)。

2.辅助检查

影像学形态表现为肺部浸润性渗出影,呈片状或斑片状,实变及毛玻璃样阴影,个别患者可出现球形阴影,伴或不伴有胸腔积液,出现实变征者实变影内可见支气管充气征。其他 X 线表现尚可有间质性改变、粟粒或微结节改变、团块状改变、空洞形成等,但均少见。不同病原体所致肺炎其 X 线可以有一些不同的表现,但缺乏特异性,不能作为病原学诊断的依据。CAP 病变范围不一,轻者仅累及单个肺段或亚段,重者整个肺叶或多肺叶受累,甚至累及双侧肺脏;个别白细胞缺乏及严重肺气肿、肺大泡患者肺部可没有浸润影。

(四)诊断标准

1.CAP 的临床诊断依据

(1)新近出现的咳嗽、咯痰或原有呼吸道疾病症状加重,并出现脓性痰,伴或不伴胸痛。

(2)发热。

(3)肺实变体征和(或)闻及湿性啰音。

(4)WBC$>10\times10^9$/L 或$<4\times10^9$/L,伴或不伴细胞核左移。

(5)胸部 X 线检查显示片状、斑片状浸润性阴影或间质性改变,伴或不伴胸腔积液。

以上 1~4 项中任何 1 项加第 5 项,并除外肺结核、肺部肿瘤、非感染性肺间质性疾病、肺水肿、肺不张、肺栓塞、肺嗜酸性粒细胞浸润症及肺血管炎等后,可建立临床诊断。

2.CAP 病情严重程度的评价及治疗场所选择

满足下列标准之一,尤其是两种或两种以上条件并存时病情较重,建议住院治疗。

(1)年龄≥65 岁。

(2)存在以下基础疾病或相关因素之一。

1)慢性阻塞性肺疾病。

2)糖尿病。

3)慢性心、肾功能不全。

4)恶性实体肿瘤或血液病。

5)获得性免疫缺陷综合征(AIDS)。

6)吸入性肺炎或存在容易发生吸入的因素。

7)近1年内曾因CAP住院。

8)精神状态异常。

9)脾切除术后。

10)器官移植术后。

11)慢性酗酒或营养不良。

12)长期应用免疫抑制剂。

(3)存在以下异常体征之一。

1)呼吸频率≥30次/分。

2)脉搏≥120次/分。

3)动脉收缩压<90mmHg(1mmHg=0.133kPa)。

4)体温≥40℃或<35℃。

5)意识障碍。

6)存在肺外感染病灶如败血症、脑膜炎。

(4)存在以下实验室和影像学异常之一。

1)WBC>20×10^9/L或<4×10^9/L或中性粒细胞计数<1×10^9/L。

2)呼吸空气时PaO_2<60mmHg,PaO_2/FiO_2<300或$PaCO_2$>50mmHg。

3)血肌酐(Scr)>106μmol/L或血尿素氮(BUN)>7.1mmol/L。

4)血红蛋白<90g/L或红细胞压积(HCT)<30%。

5)血浆白蛋白<25g/L。

6)有败血症或弥散性血管内凝血(DIC)的证据,如血培养阳性、代谢性酸中毒、凝血酶原时间(PT)和部分凝血活酶时间(APTT)延长、血小板减少。

7)X线胸片显示病变累及1个肺叶以上、出现空洞、病灶迅速扩散或出现胸腔积液。不具备上述条件的患者为轻、中度肺炎,可门诊治疗,以节约医疗资源。

出现下列征象中1项或以上者可诊断为重症肺炎,病死率高,需密切观察,积极救治,有条件时,建议收住ICU治疗:意识障碍;呼吸频率≥30次/分;PaO_2<60mmHg,PaO_2/FiO_2<300,需行机械通气治疗;动脉收缩压<90mmHg;并发感染性休克。

3.CAP耐药菌或特定病原菌感染的危险因素

(1)耐青霉素的肺炎链球菌易发生于下列患者:年龄<65岁;近3个月内应用过β-内酰胺类抗生素治疗;酗酒;多种临床合并症;免疫抑制性疾病(包括应用糖皮质激素治疗);接触日托

中心的儿童。

(2)军团菌属感染多见于吸烟、细胞免疫缺陷(如器官移植)、肾功能衰竭或肝功能衰竭、糖尿病及恶性肿瘤患者。

(3)肠道革兰阴性菌感染多发生于居住在养老院,有心、肺基础病,有多种临床合并症,近期应用过抗生素治疗的患者。

(4)结构破坏性肺疾病(如支气管扩张、肺囊肿、弥散性泛细支气管炎等),应用糖皮质激素(泼尼松>10mg/d),过去 1 个月中广谱抗生素应用>7 天,营养不良,外周血中性粒细胞计数<1×10^9/L 的患者容易感染铜绿假单胞菌。

(5)接触鸟类者应想到鹦鹉热衣原体、新型隐球菌感染的可能。

(6)有吸入因素者多合并厌氧菌感染。

(五)治疗原则

1.初始经验性抗菌治疗

经验性抗菌药物治疗应覆盖 CAP 常见病原菌,并根据患者年龄、有无基础疾病及病情的严重性,结合本地、本医院常见病原菌及对抗菌药物的敏感性合理选药。中华医学会呼吸病学分会推荐 CAP 经验性抗菌药物治疗原则见表 1-3-1。CAP 的诊断确定后应尽快给予抗菌药物治疗。对于需要住院或入住 ICU 的中、重度患者,入院后 4～6 小时内开始治疗可提高临床疗效,降低病死率,缩短住院时间。

2.针对性抗菌治疗

明确 CAP 感染的病原菌后,应参考体外抗菌药物敏感试验结果及时调整抗菌药物。由于呼吸道标本易受口咽部定植菌的污染,培养结果应密切结合临床,如初始经验性治疗效果显著,即使培养出的细菌对所选抗生素耐药,也不应更改治疗方案。

表 1-3-1　不同人群 CAP 初始经验性抗感染治疗的建议

不同人群	常见病原体	初始经验性治疗的抗菌药物选择
青壮年、无基础疾病患者	肺炎链球菌、肺炎支原体、流感嗜血杆菌、肺炎衣原体等	①青霉素类(青霉素、阿莫西林等);②多西环素(强力霉素);③大环内酯类;④第一代或第二代头孢菌素;⑤呼吸喹诺酮类(如左旋氧氟沙星、莫西沙星等)
老年人或有基础疾病患者	肺炎链球菌、流感嗜血杆菌、需氧革兰阴性杆菌、金黄色葡萄球菌、卡他莫拉菌等	①第二代头孢菌素(头孢呋辛、头孢丙烯、头孢克洛等)单用或联用大环内酯类;②β-内酰胺类/β-内酰胺酶抑制剂(如阿莫西林/克拉维酸、氨苄西林/舒巴坦)单用或联用大环内酯类;③呼吸喹诺酮类
需入院治疗,但不必收住 ICU 的患者	肺炎链球菌、流感嗜血杆菌、混合感染(包括厌氧菌)、需氧革兰阴性杆菌、金黄色葡萄球菌、肺炎支原体、肺炎衣原体、呼吸道病毒等	①静脉注射第二代头孢菌素单用或联用静脉注射大环内酯类;②静脉注射呼吸喹诺酮类;③静脉注射β-内酰胺类/β-内酰胺酶抑制剂(如阿莫西林/克拉维酸、氨苄西林/舒巴坦)单用或联用注射大环内酯类;④头孢噻肟、头孢曲松单用或联用注射大环内酯类

续表

不同人群	常见病原体	初始经验性治疗的抗菌药物选择
需入住 ICU 的重症患者		
A 组：无铜绿假单胞菌感染危险因素	肺炎链球菌、需氧革兰阴性杆菌、嗜肺军团菌、肺炎支原体、流感嗜血杆菌、金黄色葡萄球菌等	①头孢曲松或头孢噻肟联合静脉注射大环内酯类；②静脉注射呼吸喹诺酮类联合氨基糖苷类；③静脉注射β-内酰胺类/β-内酰胺酶抑制剂（如阿莫西林/克拉维酸、氨苄西林/舒巴坦）联合静脉注射大环内酯类；④厄他培南联合静脉注射大环内酯类
B 组：有铜绿假单胞菌感染危险因素	A 组常见病原体＋铜绿假单胞菌	①具有抗假单胞菌活性的β-内酰胺类抗生素（如头孢他啶、头孢吡肟、哌拉西林/他唑巴坦、头孢哌酮/舒巴坦、亚胺培南、美罗培南等）联合静脉注射大环内酯类，必要时还可同时联用氨基糖苷类；②具有抗假单胞菌活性的β-内酰胺类抗生素联合静脉注射喹诺酮类；③静脉注射环丙沙星或左旋氧氟沙星联合氨基糖苷类

3.其他治疗

在抗菌治疗的同时应给予休息、对症支持治疗，痰液黏稠不易咳出者应给予祛痰药，并发呼吸、循环衰竭者应给予相应治疗。

4.疗效评价

初始治疗后 48～72 小时应对治疗效果进行评价，治疗后一般状况改善，体温下降，呼吸道症状好转，白细胞总数及嗜中性粒细胞计数逐渐恢复表明治疗有效，X 线胸片病灶吸收一般出现较迟。凡症状明显改善，不一定考虑痰病原学检查结果如何，仍可维持原有治疗。症状显著改善后，胃肠外给药者可改用同类或抗菌谱相近或对致病原敏感的制剂口服给药，采用序贯治疗。初始治疗 72 小时后症状无改善或一度改善又恶化，视为治疗无效，其常见原因和处理如下。

(1)药物未能覆盖致病菌或细菌耐药，结合实验室痰培养结果并评价其意义，审慎调整抗感染药物，并重复病原学检查。

(2)特殊病原体感染，如分枝杆菌、真菌、肺孢子菌，包括 SARS 和人禽流感在内的病毒或地方性感染性疾病。应重新对有关资料进行分析并进行相应检查，包括对通常细菌的进一步检测，必要时采用侵袭性检查技术，明确病原学诊断并调整治疗方案。

(3)出现并发症（脓胸、迁徙性病灶等）或存在影响疗效的宿主因素（如免疫损害），应进一步检查和确认，进行相应处理。

(4)CAP 诊断有误时，应重新核实 CAP 的诊断，明确是否为非感染性疾病。

5.疗程及出院标准

CAP 治疗的疗程取决于患者的基础疾病、病情严重性及致病菌，不宜将肺部阴影完全吸收作为停用抗菌药物的指征。对于普通细菌性感染，如肺炎链球菌感染，用药至患者热退后

72 小时即可；对于金黄色葡萄球菌、铜绿假单胞菌、克雷伯菌属或厌氧菌等容易导致肺组织坏死的致病菌所致的感染，建议抗菌药物疗程≥2 周。对于非典型病原体，疗程应略长，如肺炎支原体、肺炎衣原体感染的建议疗程为 10～14 天，军团菌属感染的疗程建议为 10～21 天。经有效治疗后，患者病情明显好转，同时满足以下六项标准时，可以出院(原有基础疾病可影响到以下标准判断者除外)。

(1)体温正常超过 24 小时。

(2)平静时心率≤100 次/分。

(3)平静时呼吸≤24 次/分。

(4)收缩压≥90mmHg。

(5)不吸氧情况下，动脉血氧饱和度正常。

(6)可以接受口服药物治疗，无精神障碍等情况。

(六)预防

合理饮食、锻炼身体、增强体质、避免过度劳累和受凉，以及健康的生活方式，如戒烟、避免酗酒有助于减少肺炎的发生。预防接种肺炎链球菌疫苗可减少肺炎链球菌肺炎的发生，接种流感疫苗可减少流感及并发肺炎的可能性。

二、院内获得性肺炎

(一)概述

(1)院内(或医院)获得性肺炎(HAP)：是指患者入院时不存在也不处于潜伏期，而于入院 48 小时及以上发生的肺炎。呼吸机相关性肺炎(VAP)是医院获得性肺炎的重要类型，是指发生于气管插管 48 小时以后的肺炎。

(二)发病机制

HAP、VAP 感染的主要途径是微量吸入已定植于口咽部(或胃肠道)的微生物，气管插管有可能加重这一风险。呼吸机管道及其他呼吸机装置的污染，也是感染常见的机制。

HAP 最重要的危险因素是机械通气，其他重要危险因素包括年龄＞70 岁、慢性肺疾病、意识水平下降、误吸等。

(三)常见病原体

HAP、VAP 常见的病原体包括革兰阴性需氧杆菌(如大肠埃希菌、肺炎克雷伯菌、肠杆菌属、铜绿假单胞菌、不动杆菌属)和革兰阳性球菌[如金黄色葡萄球菌，包括耐甲氧西林金黄色葡萄球菌(MRSA)；链球菌属]。除免疫功能受损的患者以外，由病毒或真菌引起的院内肺炎不多见。

致病微生物的种类与患者住院时间、合并症、既往抗生素应用史、环境中致病菌的流行状况等相关。应警惕多重耐药(MDR)病原体感染的风险。在国内，应警惕超广谱 β-酰胺酶(ESBL)阳性的革兰阴性菌，多重耐药的铜绿假单胞菌、不动杆菌以及 MRSA、肠球菌的感染。宿主感染 MDR 病原体的危险因素包括：①既往 90 日内接受过抗生素治疗；②当前住院时间≥5 日；③社区或医院特定病房中抗生素耐药性的发生率较高；④罹患免疫抑制性疾病和(或)

接受免疫抑制治疗；⑤重度脓毒性休克。

（四）诊断标准

由于临床的复杂性，HAP 的诊断比较困难，迄今为止，并无公认的金标准。主要根据临床症状、影像学资料、实验室检查，以及下呼吸道分泌物细菌培养结果，并分析多重耐药致病菌（MDR）感染的风险，寻求合理的临床和病原学诊断策略，目的是尽早给予足量恰当的抗菌药物治疗，同时根据微生物学培养和患者的临床治疗效果，及时降阶梯治疗，将疗程缩短到最短有效时间，从而避免过量使用抗菌药物。

1.临床表现

（1）急性起病为主，但因应用糖皮质激素/免疫抑制剂或因基础疾病导致机体反应性削弱者，起病可以比较隐匿。

（2）呼吸道症状咳嗽、脓痰为基本症状，但也常因咳嗽反射受抑制而很少表现咳嗽和咯脓痰。在接受机械通气（MV）患者可以仅表现为发绀加重、人机不协调等。

（3）全身症状和肺外症状发热最常见，亦因人而异。重症 HAP 患者并发急性肺损伤和急性呼吸窘迫综合征以及合并左心衰竭、肺栓塞等。在接受 MV 患者一旦发生肺炎容易并发间质性气肿、气胸。

（4）体征 HAP 患者可有肺实变体征和湿啰音，但视病变范围和类型而定。VAP 患者则因人工通气的干扰致体征不明显或不典型。

2.辅助检查

（1）血常规：常 WBC＞10×10^9/L，中性粒细胞百分比增高，伴或不伴核左移。

（2）胸片：出现新的或渐进性渗出影，有的仅表现为支气管肺炎。VAP 患者可以因为 MV 肺泡过度充气使浸润和实变阴影变得对比不强，也可以因为合并肺损伤、肺水肿或肺不张等而变得难以辨认，故需结合临床综合考虑。

（3）争取在抗菌药物治疗前收集下呼吸道分泌物进行培养。

3.诊断要点

（1）初步临床诊断：目前并无公认的金标准。

1）胸片提示新出现的或渐进性渗出灶。

2）体温＞38℃。

3）近期出现的咳嗽、咯痰或原有呼吸道症状加重，并出现脓痰。

4）肺部实变休征和（或）湿性啰音。

5）WBC＞10×10^9/L，中性粒细胞百分比增高，伴或不伴核左移。

临床诊断标准：1）＋2）～5）任何 2 条，是开始抗菌药物经验治疗的指征。

1）肺部实变体征和（或）湿啰音对于 VAP 的诊断意义较小。

2）X 线征象诊断 HAP 特异性较低，同时正压通气模式对肺部影像学表现可能产生一定不良影响。

3）接受 MV 患者出现气道脓性分泌物而 X 线阴性，临床上不一定诊断肺炎，可诊断为化脓性气管-支气管炎。

(2)病原学诊断：

1)下呼吸道分泌物定量培养有助于明确肺炎诊断及病原菌：疑似 VAP 者均应采取下呼吸道标本进行培养，并除外肺外感染，才能进行抗菌治疗。

2)如高度怀疑肺炎，无论下呼吸道标本涂片是否发现细菌，需要积极抗菌治疗。延迟初始抗菌治疗可增加 HAP 的病死率，因此不能为了明确诊断而延误治疗。

4.分析是否存在多重耐药致病菌(MDR)感染的危险因素

MDR 主要包括：铜绿假单胞菌、不动杆菌、克雷伯杆菌、肠杆菌、耐甲氧西林金黄色葡萄球菌。

(1)近 3 个月内使用过抗菌药物。

(2)住院时间≥5 天。

(3)所在社区或医院病房存在高发耐药菌。

(4)有医疗机构相关性肺炎(HCAP)的危险因素，包括以前 90 天内有过≥2 天的住院、居住在护理院或长期疗养院中、家庭输液治疗(包括抗菌药物)、30 天内有长期透析、家庭伤口护理、家庭成员携带 MDR。

(5)免疫抑制(疾病或药物所致)。

(五)治疗原则

1.经验性抗菌治疗

由于延迟初始适当抗菌药物治疗将增加 HAP 的病死率，而不适当治疗除增加病死率和延长住院时间外，还可能造成细菌耐药，所以一旦高度怀疑 HAP，无论是否有细菌学结果，都应尽早开始经验性治疗。

选择抗菌药物时主要考虑以下几方面的因素：

(1)患者是否存在 MDR 病原菌感染的危险因素。

(2)对于晚发 HAP/VAP/HCAP 以及有 MDR 病原菌感染危险因素者，应使用广谱抗生素。

(3)无 MDR 病原菌感染危险因素的患者考虑使用窄谱抗菌药物。

2.针对性抗菌治疗

(1)铜绿假单胞菌：主张联合用药。传统的联合抗菌方案是抗假单胞菌 β-内酰胺类(包括不典型 β-内酰胺类)联合氨基糖苷类。如果有效，5～7 天即可停用氨基糖苷类。另一种联合用药方案是抗假单胞菌 β-内酰胺类联合抗假单胞菌的喹诺酮类。喹诺酮类药物在安全范围内可适当提高剂量。由于容易产生耐药，喹诺酮类在医院感染治疗中不宜作为一线用药，也不应单一使用。泛耐药菌株可选择黏菌素或多黏菌素。

(2)不动杆菌比较有效的抗菌药物是亚胺培南、美罗培南、含舒巴坦的氨苄西林/舒巴坦、头孢哌酮/舒巴坦复方制剂、多黏菌素或黏菌素。对于耐亚胺培南耐药或泛耐药不动杆菌所致 VAP 可选择含舒巴坦制剂联合氨基糖苷类，亦推荐黏菌素或多黏菌素，后者需要警惕其肾毒性，在全身应用受限时亦可经呼吸道雾化吸入。此外，新上市的替加环素为四环素类衍生物，对耐碳青霉烯酶不动杆菌有确定疗效，可单用或联合应用，但需注意其消化道不良反应。

(3)产 ESBLs 肠杆菌科细菌最有效的治疗药物是碳青霉烯类(包括无抗假单胞菌的帕尼

培南和厄他培南），头霉素类亦有一定作用。

（4）MRSA 治疗 MRSA 肺炎可考虑使用标准剂量的万古霉素和利奈唑胺。

3.疗程

已接受适当初始治疗、无非发酵菌革兰阴性感染证据且无并发症的 HAP、VAP 或 HCAP，若治疗效果良好者推荐短程治疗（7 天），但需注意，对于铜绿假单胞菌或不动杆菌属菌则短疗程治疗的复燃率较高。

4.对症处理

包括退热、止咳、化痰、吸氧或机械通气等处理。

5.合并症的处理

对肺脓肿、胸腔积液等并发症的处理，积极穿刺抽液体。

6.经验治疗无效的常见原因

表现为类似肺炎的非感染性疾病（如肺不张、肺栓塞、肺出血或肿瘤等）；未知病原或耐药病原菌；抗菌药物剂量不足；并发肺外感染，如脓胸、肺脓肿等并发症。

7.预防

（1）强化医院感染控制措施。

（2）开展 ICU 医院感染监测。

（3）减少口咽部和上消化道细菌定植与吸入（优选经口气管插管，做好口腔护理，半卧位，声门下分泌物引流等）。

（4）维护胃黏膜完整性与功能（尽可能采用肠内营养，应用胃黏膜保护剂预防消化道应激性溃疡，治疗休克和低氧血症等）。

（5）减少外源性污染。

（6）控制高血糖，合理输血。

三、细菌性肺炎

（一）概述

细菌性肺炎是感染性肺炎中最常见的类型，也是最常见的感染性疾病之一。在抗生素发现之前的年代，细菌性肺炎曾是人类健康的主要威胁之一。抗生素问世后使得细菌性肺炎的病死率下降，预后显著改善。然而，随着人口老龄化的发展以及细菌耐药率的升高，即使有大量广谱或超广谱抗生素投入临床，但肺炎的发病率及病死率并没有持续下降。甚至一些研究显示由于后续新型抗菌药物开发和临床应用严重不足甚至匮乏，细菌性肺炎死亡率出现了回升趋势。此外，在呼吸机相关肺炎的研究中发现对常用抗生素全部耐药的细菌时有发生，甚至出现小范围的暴发。根据世界卫生组织（WHO）发布的全球疾病负担报告显示，在全球范围内，下呼吸道感染占人口死因第三位，而在低收入国家则位居首位。老年人或免疫功能低下人群（如肿瘤、应用免疫抑制剂、糖尿病、尿毒症、艾滋病、器官移植、药瘾、嗜酒或是久病卧床者）并发肺炎时，易感染耐药菌、非典型病原菌，治疗困难，病死率高。

在不同因素导致机体免疫防御功能损伤后，病原菌侵入下呼吸道，引起肺毛细血管充血、水肿，肺泡腔内纤维蛋白渗出及细胞浸润。细菌性肺炎临床可表现为咳嗽、咳痰、发热、气促、胸痛、咯血等，肺部可出现呼吸音粗、湿啰音等体征以及出现相应的胸部影像学改变。病情严重者可出现气体交换障碍，并发呼吸功能衰竭。大多类型的细菌性肺炎治愈后不遗留瘢痕，结构以及功能均可恢复如前。肺炎临床症状多样化、病原谱复杂化以及细菌耐药普遍化是目前细菌性肺炎的重要特点。合理应用抗生素、提高病原学诊断水平、避免或延缓耐药菌的产生是细菌性肺炎临床诊治中迫切需要强调和解决的问题。

（二）病因及发病机制

因宿主年龄、基础疾病、免疫功能状态、流行区域、获得方式（社区获得性肺炎、医院获得肺炎）不同，肺炎的病原体也有较大差异。如社区获得性肺炎常见致病菌包括肺炎链球菌、肺炎支原体、流感嗜血杆菌、肺炎衣原体、金黄色葡萄球菌、肺炎克雷伯杆菌、流感病毒等，少见致病菌包括铜绿假单胞菌或其他革兰阴性杆菌、厌氧菌等。而医院获得性肺炎常见致病菌为革兰阴性杆菌，包括铜绿假单胞杆菌、大肠埃希菌、肺炎克雷伯菌、不动杆菌等。此外，吸入性肺炎中厌氧菌感染较为多见。而骨髓移植、粒细胞缺乏、免疫功能缺陷等人群，曲霉菌、巨细胞病毒感染比例明显升高。

通常正常的免疫防御机制可使下呼吸道保持相对无菌状态。免疫功能短暂性或持续性受损（如受凉、饥饿、吸烟、疲劳、酗酒、昏迷、低氧血症、慢性结构性肺病、肺水肿、尿毒症、糖尿病、营养不良、吸入有毒物质、肿瘤放化疗、病毒感染以及应用糖皮质激素、人工气道、鼻胃管等）或进入下呼吸道的病原菌载量较多或毒力较强时，病菌可在下呼吸道大量繁殖，突破机体的免疫防御机制，引起肺炎。在整个病理生理过程中，病原菌及其代谢产物激活免疫防御系统，机体借助固有免疫、体液免疫、细胞免疫等通过吞噬作用、募集炎性细胞、产生中和抗体、释放炎性介质、补体调理等作用，消灭病原菌。但在这一过程中，常有过多的炎性介质大量释放，并引起炎症性肺损伤。不同病原菌导致的细菌性肺炎发病机制基本一致，但又各具特点。

细菌的入侵方式主要包括口咽部定植菌误吸和带菌气溶胶吸入，前者在肺炎发病机制中占最重要的地位，特别是在医院获得性肺炎中，主要引起革兰阴性杆菌肺炎。一般情况下，细菌直接种植、邻近部位感染扩散或其他部位经血道播散者较为少见。

（三）病理生理和病理

肺炎链球菌肺炎典型的病理变化分为四期：早期主要为水肿液和浆液渗出；中期为红细胞渗出；后期有大量白细胞和吞噬细胞聚集，肺组织实变；最后为肺炎吸收消散。具体病理变化如表 1-3-2 所示。

在抗菌药物的及时应用后，典型的大叶性肺炎已经不多见，而代之以肺段性炎症。病理特点为整个病变过程中没有肺泡壁和其他肺结构的破坏或坏死，炎症消散后肺组织可以完全恢复正常结构而不留纤维化等肺损伤。

有的细菌性肺炎虽也有上述类似的病理变化和过程，但大多数都伴有不同程度的肺泡壁损伤。例如，金黄色葡萄球菌肺炎中，以细支气管为中心的化脓性炎症是其主要的病理学特点。细菌产生的凝固酶还可以在菌体外形成保护膜以拮抗吞噬细胞的杀灭作用，且各种酶和代谢产物的释放可导致肺组织坏死和脓肿形成。革兰阴性菌肺炎则多为双侧小叶性肺炎，常有多发坏死性空洞或脓腔，部分患者可出现脓胸。炎症消散吸收往往不完全，可引起纤维增生或支气管扩张等。

表 1-3-2 肺炎链球菌肺炎的典型病理变化

大体观	镜下观			
	充血水肿期	红色肝样变期	灰色肝样变期	溶解消散期
整个肺叶体积增大，实变，重量增加，呈灰色或白色；肺膜纤维素样渗出	肺泡间隔毛细血管弥散性扩张充血；肺泡腔内多量浆液性渗出。混有少量红细胞，中性粒细胞和巨噬细胞；渗出液中可检出肺炎链球菌	肺泡间隔内毛细血管扩张充血；肺泡腔内充填大量纤维素及大量红细胞，夹杂少量中性粒细胞和巨噬细胞；纤维素丝连接成网，穿过肺泡间隔与相邻肺泡纤维素网相连	肺泡腔很少见到红细胞；纤维素渗出增多，相邻肺泡纤维素丝连接更为明显，纤维素网中有大量的中性粒细胞	肺泡腔内中性粒细胞变性坏死，释放大量蛋白水解酶溶解渗出物中的纤维素。肺内实变病灶消失

（四）临床表现及辅助检查

1.临床表现

（1）起病多急骤，部分老年性肺炎、革兰阴性杆菌肺炎、医院获得性肺炎起病可较隐匿，常有受凉、劳累等诱因或伴慢性结构性肺疾病、心血管疾病、糖尿病、免疫缺陷或不全等基础疾病。

（2）部分患者有上呼吸道感染史。

（3）主要以呼吸道症状为主，可表现为发热（高热多见）、寒战、咳嗽、咳痰、胸痛、气促等，痰液量不一，多为脓性，少许患者痰中可见血丝或少量咯血。

（4）金黄色葡萄球菌肺炎的痰液一般为黄色脓痰，肺炎链球菌常为铁锈色痰，肺炎克雷伯菌肺炎为砖红色黏冻样痰，铜绿假单胞菌痰可为淡绿色，厌氧菌感染常伴有恶臭。

（5）可出现全身中毒症状，如乏力、头痛、肌肉酸痛、恶心、呕吐、腹泻等症状，严重者可出现嗜睡、意识障碍、精神异常等，也可出现休克、低血压，甚至多器官功能损害。

体格检查患者一般为急性面容，呼吸浅快，常有不同程度的发绀和心动过速，部分患者出现鼻翼翕动。早期肺部体征可无或仅有少许湿啰音。随着疾病的进展，可以出现较典型的体征。可见患侧呼吸运动减弱、叩诊浊音或实音，肺部听诊患侧呼吸音降低，可闻及湿啰音，部分患儿可出现肺部哮鸣音。实变体征常常提示为细菌性感染。免疫损害宿主肺炎、老年性肺炎、革兰阴性杆菌肺炎等多同时累及双侧，体格检查时可发现双下肺湿啰音。

2.辅助检查

（1）血常规见白细胞总数升高、中性粒细胞比例增高、核左移并有中毒颗粒，可有血沉增快，C-反应蛋白增高、降钙素原（PCT）等炎性指标升高。老年体弱、免疫缺陷者白细胞计数可无明显变化。症状、肺部体征显著，但白细胞计数不增高常提示严重感染。动脉血气分析常提示氧分压下降，也可见肝肾功能、凝血功能异常等。

（2）胸部影像学：①X 线：早期胸片可正常，局部纹理增多或肺野透亮度降低，病情进展可表现为非特异性的斑片状肺实质浸润影；②CT：可表现为密度不均的条纹状、斑片状、絮片状阴影，也可见磨玻璃影。病情进展一般出现均匀实变，部分可见支气管气像，可合并胸腔积液、肺不张等，通常治疗后实变影渐渐吸收消散，影像学消散往往晚于临床症状改善。

（五）诊断和鉴别诊断

1.肺炎病原学诊断

肺炎病原学诊断非常重要，有利于指导临床用药和判断预后。但是，由于经口咽部的咳痰常受到正常菌群污染，未经筛选的单次普通痰培养并不可靠。痰涂片镜检有助早期初步判断病原学类型，并可借此剔除口咽部菌群污染严重的“不合格”痰标本而选取“合格”标本（每低倍视野鳞状上皮细胞＜10 个、白细胞＞25 个或鳞状上皮细胞：白细胞＜1：2.5）进行检查。涂片上见呈短链状或双个排列的革兰阳性球菌（肺炎链球菌）或多形短小革兰阴性杆菌（流感嗜血杆菌可能）极具诊断意义。此外，痰定量或半定量培养是提高痰培养结果正确率的有效方法，若痰中浓度超过 10^7 CFU/mL 或（＋＋＋＋），则培养到的细菌多为肺炎的病原菌，而低于 10^4 CFU/mL 或（＋），则可能为污染菌。普通咳痰标本分离到的表皮葡萄球菌、除流感嗜血杆菌外的嗜血杆菌属细菌、除诺卡菌外的其他革兰阳性杆菌、肠球菌、微球菌、厌氧菌、念珠菌属，通常均无临床意义。对于建立人工气道的患者，可以经气管插管吸引物（ETA）送检，最大程度避免污染。为了取得精确的病原学结果，可权衡利弊采用下呼吸道直接采样，如防污染样本毛刷采样（PSB）、支气管肺泡灌洗液（BALF）等。一般认为，上述采样的标本培养分离到细菌浓度（ETA）≥10^6 CFU/mL，PSB≥10^3 CFU/mL，BALF≥10^3 CFU/mL，具有临床意义。血、胸水污染机会较小，在病原学诊断方法中不可忽略。近年来，免疫学和分子生物学方法可用于部分感染病原学的诊断，特别是传统培养方法烦琐又不能在短期内检测出的病原菌，如肺炎支原体、肺炎衣原体、军团菌等。

2.诊断标准

（1）满足肺炎的诊断，即具备下述前四项中任何一项加上第 5 项，并除外肺结核、肺部肿瘤、非感染性肺间质性疾病、肺水肿、肺不张、肺栓塞等：①新近出现的咳嗽、咳痰或原有呼吸道疾病症状加重，伴或不伴脓痰、胸痛、呼吸困难及咯血；②发热；③肺实变体征和（或）闻及湿性啰音；④外周血白细胞＞10×10^9/L 或＜4×10^9/L，伴或不伴细胞核左移；⑤胸部影像学检查显示新出现的斑片状浸润影、叶或段实变影、磨玻璃影或间质性改变，伴或不伴胸腔积液。

（2）病原学检查结果支持细菌感染。

3.鉴别诊断

少数非感染性疾病可有肺炎类似的症状和影像学表现，如急性呼吸窘迫综合征（ARDS）、肺栓塞、充血性心力衰竭、过敏性肺泡炎、肺泡蛋白沉积症、结缔组织疾病累及肺部、放射性肺炎、肿瘤性疾病肺部浸润或转移等。因细菌性肺炎临床症状、体征及辅助检查结果缺乏特异性，在治疗过程中应反复评估诊断和治疗效果，避免漏诊、误诊。

（六）治疗及预后

1.治疗原则

（1）抗菌治疗是决定细菌性肺炎预后的关键，正确选择并及时使用抗菌药物可以有效降低病死率、致残率。

（2）抗生素的选择需要结合当地流行病学、细菌耐药情况，以及不同人群、药物的药动力学/药效学差异、肺炎获得场所和严重程度等。

（3）可应用吸氧、止咳、祛痰、解痉等药物对症治疗。

(4)除了积极治疗肺炎、控制感染外，还要针对不同并发症采用不同的对症处理方法。

2.治疗方法及具体措施

在起始治疗阶段，通常抗菌药物选择缺乏病原学资料，多根据临床症状、体征和影像学检查结果做出临床推断，及时送检病原学标本后，即可予以经验性抗生素治疗。随后，往往需要根据病原学检查及药敏结果，选择针对性的窄谱抗生素。

抗感染治疗后48～72小时应该对病情和诊断进行评价。若治疗有效，机体反应首先表现为精神好转、体温下降，呼吸道症状可以有所改善，咳嗽、痰量减少，痰色由脓性转为非脓性，气促好转，肺部啰音减少或消失，提示方案正确，维持治疗不变。若症状改善显著，可选择静脉制剂同类或相似的口服药物或根据病原学药敏试验选择口服制剂。

初始治疗72小时后症状无改善或一度改善又再次恶化，视为治疗无效，可能原因和处理如下：①药物未能覆盖致病菌或细菌耐药，需根据药敏试验调整抗生素。无病原学依据时，应该再次分析症状、体征及辅助检查，重新审视肺炎可能的病原菌，进行新一轮经验性抗感染治疗。②特殊病原菌感染，如病毒、结核分枝杆菌、真菌等。应该进行更深入的检查，必要时采用有创检查以获得更多临床信息。③出现并发症，如脓胸、迁徙性病灶或存在影响疗效的宿主因素，如糖尿病、免疫功能不全、慢性结构性肺病等。在抗感染治疗的同时，及时治疗并发症或去除宿主因素，并予以对症支持治疗，必要时采用联合抗生素治疗。④非感染性疾病被误诊为肺炎。应详细询问病史，完善检查，重新评估诊断及鉴别诊断。

轻中度肺炎总疗程可于症状控制如体温转为正常后3～7天结束，病情较严重的总疗程为10～14天；易引起组织坏死的金黄色葡萄球菌、肺炎克雷伯菌等病原菌所致肺炎，可以延长到2～3周，免疫抑制患者肺炎需要适当延长抗生素治疗时间；吸入性肺炎或肺脓肿总疗程应该为数周至数月，肺脓肿疗程常推荐为6～8周。

3.预后

抗菌药物应用后，细菌性肺炎的死亡率有了明显改善，但在老年、伴有基础疾病、存在免疫抑制的患者中，肺炎预后较差。并且，随着耐药菌的增多，如MRSA、广泛耐药的铜绿假单胞菌和不动杆菌、产ESBLs或碳青霉烯类耐药的肺炎克雷伯杆菌等所致的肺炎增多，死亡率仍居高不下，特别是近年来产金属酶等“超级细菌”的产生，给抗感染领域带来了更大的挑战。因此，在肺炎治疗中，应尽可能避免过度使用抗生素或滥用。合理地使用抗生素，采用有效覆盖、非广谱的个体化的抗感染治疗策略。

4.预防

戒烟，增强体质，保持口腔健康，避免上呼吸道感染，尽量采用无创通气而少用人工气道等，是预防肺炎的重要方法。此外，预防接种肺炎链球菌疫苗可以减少特定人群罹患肺炎的风险。建议接种人群：①年龄≥65岁；②年龄＜65岁，但伴有慢性肺部疾病、慢性心血管疾病、糖尿病、肾功能不全、慢性肝病、免疫功能低下等；③长期居住在养老院或其他医疗机构；④长期吸烟者。除了可接种肺炎链球菌疫苗外，还可接种流感疫苗。其不仅可预防流感发生或减轻流感相关症状，还对流感病毒肺炎和流感继发细菌性肺炎有一定预防作用。联合应用肺炎链球菌疫苗和流感疫苗可降低老年性肺炎死亡率。

（七）诊治精要

（1）细菌性肺炎是感染性肺炎中最常见的类型。

（2）细菌性肺炎通常起病急骤，常有上呼吸道感染病史，症状主要以高热、咳嗽、咳痰、胸痛、气促等为主，可伴有全身中毒症状，肺部体征常可闻及湿啰音。

（3）常规血液检查提示白细胞、中性粒细胞增高，CRP 或 PCT 等炎性指标增高，胸部影像学表现多为斑片影、实变影，可伴有支气管气象、胸腔积液等。

（4）合格痰标本之外，送检不同类型标本的病原学检查对诊断和抗生素选择十分重要。

（5）经验性抗感染初始治疗应在建立肺炎诊断后及时开展，并积极治疗合并症及并发症，动态评估其是否有效，且关注与其他疾病的鉴别诊断。

（6）对高危人群可以选择性使用疫苗以预防呼吸道感染。

四、肺炎支原体肺炎

（一）概述

肺炎支原体肺炎是由肺炎支原体引起的呼吸道和肺部的急性炎症。常同时有咽炎、支气管炎和肺炎。秋冬季节发病较多，但季节性差异并不显著。临床主要表现为发热、咽痛、咳嗽及肺部浸润，肺部 X 线征象可较明显，体征相对较少。

本病约占非细菌性肺炎的 1/3 以上或各种原因引起的肺炎的 10%，常于秋季发病。患者以儿童和青年人居多，婴儿有间质性肺炎时应考虑支原体肺炎的可能性。

本病潜伏期和呼吸道带菌时间长，但病死率较低，约为 1.4%。

肺炎支原体肺炎过去称“非典型肺炎”，该名称首次应用于 1938 年，描述一种常见的气管-支气管炎及症状。病原体于 1944 年由 Eaton 等首先自非典型肺炎患者的痰中分离，但直到 1961 年才被 Chanock 鉴定为肺炎支原体。

（二）病理生理

支原体是一组原核细胞型微生物，介于细菌和病毒之间，是能在无细胞培养基上生长的最小微生物之一；无细胞壁，仅有三层结构的细胞膜，基本形态为杆状，长 1～2μm、宽 0.1～0.2μm，能在含有血清蛋白和甾醇的琼脂培养基上生长，2～3 周后菌落呈煎蛋状，中间较厚，周围低平。

首次感染肺炎支原体后，病原体可在呼吸道黏膜内常驻，时间可长达数月（在免疫低下患者甚至可达数年），成为正常携带者，另外肺炎支原体可进入黏膜下和血流，并播散至其他器官。

肺炎支原体吸入呼吸道后，在支气管周围可有淋巴细胞和浆细胞浸润及中性粒细胞和巨噬细胞聚集，向支气管和肺蔓延，呈间质性肺炎或斑片融合性支气管肺炎。而且支原体通常存在于纤毛上皮之间，不侵入肺实质，通过细胞膜上神经氨酸受体位点，吸附于宿主呼吸道上皮细胞表面，抑制纤毛活动与破坏上皮细胞。

肺炎支原体致病性还可能与患者对病原体或其代谢产物的过敏反应有关。肺外器官病变的发生，可能与感染后引起免疫反应、产生免疫复合物和自身抗体有关。

肺炎支原体可附着并破坏呼吸道黏膜纤毛上皮细胞。在显微镜下，可见间质性肺炎、支气管炎和细支气管炎。支气管周围有浆细胞和小淋巴细胞浸润。支气管腔内有多形核白细胞、巨噬细胞、纤维蛋白束和上皮细胞碎片。

由于大环内酯类抗生素是临床上治疗支原体感染的首选药物，此类药物的广泛使用，导致支原体对大环内酯类抗生素耐药形势严峻。日本学者 Morozumi 等发现，2002 年肺炎支原体对大环内酯类耐药为 0，2003 年耐药为 5%，2004 年为 12.5%，2005 年为 13.5%，2006 年上升至 30.6%。而另一日本学者报道在 2000—2003 年上呼吸道感染患者分离的肺炎支原体中，有约 20%对大环内酯类耐药。我国辛德莉等将 2004 年 1 月至 2005 年 7 月期间北京友谊医院临床确诊的肺炎支原体感染 260 例患儿留取鼻咽分泌物或咽拭子，经培养和鉴定阳性 13 例，分离的 13 例阳性株中有 9 株耐药，占 69.2%，而且耐药株同时对阿奇霉素和交沙霉素耐药。可见肺炎支原体对大环内酯类耐药的形势十分严峻。

（三）流行病学

血清流行病学显示全球范围的肺炎支原体感染率较高。支原体肺炎以儿童及青年人居多，主要通过呼吸道飞沫传播。支原体肺炎冬季高发，症状持续 1～3 周。

在普通人群中，肺炎支原体感染常呈家庭内传播。在大中小学校和集体单位可引起小范围的暴发和流行。儿童支原体肺炎有一定的流行规律，一般每 3～4 年流行一次。支原体肺炎占小儿肺炎的 15%～20%，占成人肺炎的比例可高达 15%～50%。40 岁以下的人群是支原体肺炎高发人群。

支原体肺炎的传染源是支原体肺炎患者和支原体携带者，主要通过口、鼻的分泌物在空气中传播，引起散发的呼吸道感染或者小流行。

（四）临床表现

1.症状

大多数感染者仅累及上呼吸道。潜伏期为 2～3 周，起病缓慢。潜伏期过后，表现为畏寒、发热，体温多在 38～39℃，伴有乏力、咽痛、头痛、咳嗽、食欲减退、腹泻、肌肉酸痛、全身不适、耳痛等症状。发热可持续 2～3 周，体温恢复正常后可能仍有咳嗽。偶伴有胸骨后疼痛。少数患者有关节痛和关节炎症状。

咳嗽是肺炎支原体感染的特点，咳嗽初期为干咳，后转为顽固性剧烈咳嗽，无痰或伴有少量黏痰，特别是夜间咳嗽较为明显，偶可有痰中带血。由于持续咳嗽，患者可因肌张力增加而发生胸骨旁胸腔疼痛，但真正的胸膜疼痛较少见。

病情一般较轻，有时可重，但很少死亡。发热 3 天至 2 周，咳嗽可延长至 6 周左右。可有血管内溶血，溶血往往见于退热时或发生于受凉时。

2.体征

体检示轻度鼻塞、流涕，咽中度充血、水肿。耳鼓膜常有充血、水肿，约 15%有鼓膜炎。颈淋巴结可肿大。少数病例有斑丘疹、红斑或唇疱疹。胸部一般无明显异常体征，约半数可闻干性或湿性啰音，10%～15%病例发生少量胸腔积液。

3.并发症

可并发皮炎、鼓膜炎或中耳炎、关节炎等；中枢神经受累者，可见脑膜炎、脑炎及脊髓炎病变；可伴有血液（急性溶血、血小板减少性紫癜）或雷诺现象（受冷时四肢间歇苍白或发绀并感疼痛），此时病程延长。心包炎、心肌炎、肝炎也有发现。

（五）诊断

（1）X线胸片：显示双肺纹理增多，肺实质可有多形态的浸润影，以下叶多见，也可呈斑点状，斑片状或均匀模糊阴影。约1/5有少量胸腔积液。肺部病变表现多样化，早期间质性肺炎，肺部显示纹理增加及网织状阴影，后发展为斑点片状或均匀的模糊阴影，近肺门较深，下叶较多。约半数为单叶或单肺段分布，有时浸润广泛、有实变。儿童可见肺门淋巴结肿大。少数病例有少量胸腔积液。肺炎常在2～3周内消散，偶有延长至4～6周者。

（2）血常规：血白细胞总数正常或略增高，以中性粒细胞为主。

（3）尿液分析可有微量蛋白，肝功能检查可有转氨酶升高。

（4）病原学检查：可采集患者咽部分泌物、痰、支气管肺泡灌洗液等进行培养和分离支原体。肺炎支原体的分离，难以广泛应用，无助于早期诊断。痰、鼻和咽拭子培养可获肺炎支原体，但需时约3周，同时可用抗血清抑制其生长，也可借红细胞的溶血来证实阴性培养。此项检查诊断可靠，但培养技术难度大，烦琐费时，无助于本病的早期诊断。

（5）血清学检查：血清学检查是确诊肺炎支原体感染最常用的检测手段，如补体结合试验、间接荧光抗体测定、间接血凝试验、酶联免疫吸附试验（ELISA）及生长抑制试验等。酶联免疫吸附试验最敏感，免疫荧光法特异性强。血清学方法可直接检测标本中肺炎支原体抗原，用于临床早期快速诊断。肺炎支原体IgM抗体阳性可作为急性感染的指标，尤其是在儿科患者。在成人，IgM抗体阳性是急性感染的指标，但阴性时不能排除肺炎支原体感染，因为再次感染时IgM抗体可能缺如。

（6）冷凝集试验：是临床上沿用多年的一种非特异性血清学诊断方法，由于冷凝集抗体出现较早，阳性率较高，下降也快，故在目前仍不失为一项简便、快速、实用和较早期的诊断方法，但其他微生物也可诱导产生冷凝素，故该试验不推荐用于肺炎支原体感染的诊断，必须结合临床及其他血清学检测进行判断。

如果血清病原抗体效价＞1∶32；链球菌MG凝集试验，效价≥1∶40为阳性，连续两次4倍以上增高有诊断价值。

（7）单克隆抗体免疫印迹法、多克隆抗体间接免疫荧光测定、固相酶免疫测定技术（ELISA法）等可直接从患者鼻咽分泌物或痰标本中检测支原体抗原而确立诊断。此法快速、简便，但敏感性、特异性和稳定性尚待进一步提高。

（8）核酸杂交技术及PCR技术等：具有高效、特异而敏感等优点，易于推广，对早期诊断肺炎支原体感染有重要价值。

（六）鉴别诊断

1.气管-支气管炎

大多数感染肺炎支原体的患者症状很轻，起始时主要表现为上呼吸道症状，肺部也没有体征，白细胞通常是正常的，此种情况下容易误诊为急性气管和支气管炎，但通过胸部影像学的检查一般不难鉴别。对于不易诊断的可做胸部CT确诊。

2.传染性非典型肺炎(SARS)

本病主要表现为发热等病毒感染的非特异性症状,实验室检查白细胞不升高或降低,特别表现为淋巴细胞数量的下降。由于 SARS 是新出现的一个疾病,易与支原体肺炎混淆。但 SARS 有很强的传染性,重症发生率高,对抗生素治疗无效,病情进展快。对于鉴别有困难的,可通过实验室检查进行鉴别。

3.肺嗜酸性粒细胞浸润症

多数支原体肺炎感染特征不是很明显,影像学特征又不具特异性,很容易与肺嗜酸性粒细胞浸润症、过敏性肺炎等混淆,但非感染性肺疾病一般在病理学上有其相应特征,及时进行检查有助于鉴别。

4.细菌性肺炎

临床表现较肺炎支原体肺炎重,X 线的肺部浸润阴影也更明显,且白细胞计数明显高于参考值上限。

5.流感病毒性肺炎或流感后并发细菌性肺炎

发生于流行季节,起病较急,肌肉酸痛明显,可能伴胃肠道症状。

6.腺病毒肺炎

尤其多见于军营,常伴腹泻。

7.军团菌肺炎和衣原体肺炎

临床不易鉴别,明确诊断必须借助于病原的分离鉴定培养和血清学检查。

(七)治疗

(1)早期使用适当抗生素可减轻症状,缩短病程至 7～10 天。

大环内酯类抗生素是肺炎支原体感染的首选药物,红霉素、克拉霉素、多西环素治疗有效,可缩短病程。喹诺酮类(如左氧氟沙星、莫西沙星等)也用于肺炎支原体肺炎的治疗。疗程一般 2～3 周。因肺炎支原体无细胞壁,青霉素或头孢菌素类等抗生素无效。若继发细菌感染,可根据痰病原学检查结果,选用针对性的抗生素治疗。

推荐剂量:红霉素 0.5 克/次,每 6 小时 1 次;克拉霉素的胃肠道反应轻,其他不良反应少,效果与红霉素相仿,用量 0.5g/d,口服;多西环素 0.1g/d,口服。治疗须继续 2～3 周,以免复发。罗红霉素、阿奇霉素的效果亦佳,且不良反应少。如果不能排除军团菌肺炎,应选用红霉素。如果不能排除衣原体肺炎,推荐多西环素。

对于耐药的肺炎支原体,可选用替利霉素和利福霉素。替利霉素属于酮内酯类,是新一代大环内酯类抗生素,该类抗生素由 14 元环大环内酯衍生而成,因在菌体内有更广泛的结合位点,具有更强的抗菌活性。利福霉素具有抗菌谱广、作用强、吸收快、局部浓度高、不良反应小、耐药率较低等优点,对于耐阿奇霉素肺炎支原体引起的下呼吸道感染选用联合利福霉素治疗,有明显的疗效。

支原体耐药与抗生素的使用密切相关,在临床治疗支原体感染时,应结合药敏试验足量使用敏感药物,并使疗程尽可能短,避免低浓度药物与支原体长期接触,人为造成“抗生素压力”,使原来占优势的敏感株被抑制或杀灭,诱导或选择出耐药菌株并使之繁衍成抗菌药物主要作用对象,造成治疗失败。

(2)对剧烈呛咳者,应适当给予镇咳药。

(八)预后

本病预后良好。但在老年患者和已有慢性病,如 COPD 的患者或继发其他细菌性肺炎患者,预后较差。

本病有自限性,部分病例不经治疗可自愈。注意事项:家庭中发病应注意隔离,避免密切接触。抗生素预防无效。支原体肺炎疫苗的预防效果尚无定论。鼻内接种减毒活疫苗的预防尚在研究中。

(九)预防

预防支原体肺炎,一定要多到户外活动,以增强体质;外出回来及用餐前一定要用洗手液或肥皂洗手;咳嗽或打喷嚏时用手绢或纸掩住口鼻,尽量减少飞沫向周围喷射,以免传染他人。

五、肺炎衣原体肺炎

肺炎衣原体肺炎是由肺炎衣原体引起的呼吸道和肺实质感染。四季均可流行,流行时间可长达 5～8 个月。肺炎衣原体肺炎在 CAP 病原中占有重要地位(约 10%),多合并细菌或病毒感染而呈混合感染。

(一)病因和发病机制

肺炎衣原体是一种专性细胞内寄生菌,人类是肺炎衣原体的唯一宿主,主要通过呼吸道的飞沫传播。年老体弱、营养不良、COPD 患者、免疫功能低下者易被感染。感染后免疫力很弱,易于反复。

(二)临床表现

1.症状

可轻可重,与其他肺炎相比无特异性。

(1)起病多隐匿,早期表现为上呼吸道感染症状如咽痛、声嘶、流涕和与此相应的咽炎、喉炎及鼻窦炎,其中以咽痛最常见。

(2)1～4 周后出现 CAP 最常见的症状发热和咳嗽,咳嗽以干咳为主。

2.体征

胸部听诊可有湿啰音。

(三)辅助检查

1.血常规

血白细胞计数正常或稍高。

2.病原学检查

痰、咽拭子、咽喉分泌物、支气管肺泡灌洗液中直接分离肺炎衣原体。可用 PCR 方法对呼吸道标本进行 DNA 扩增。

3.特异性抗体检查

早期可检测血清 IgM,急性期血清标本如 IgM 抗体滴度≥1∶16 或急性期和恢复期的双份血清 IgM 或 IgG 抗体有 4 倍以上的升高。再感染者 IgG 滴度≥1∶512 或 4 倍增高或恢复期 IgM 有较大的升高。咽拭子分离出肺炎衣原体是诊断的金标准。

4.胸部 X 线片

无特异性，单侧下叶肺部的片状阴影和网状浸润为最常见的影像学表现，也可出现肺叶大片阴影，类似于典型的细菌性肺炎，严重者呈广泛双侧肺炎。可出现胸腔积液。胸部病灶的吸收一般需 2～4 周。

（四）诊断

肺炎衣原体感染缺乏特异的临床表现，确诊主要依据有关病因的特殊实验室检查，如病原体分离和血清学检测。应结合呼吸道症状和全身症状、X 线检查、病原学和血清学检查做综合分析。

（五）治疗

1.抗感染治疗

有效的抗菌药物包括大环内酯类和氟喹诺酮类。大环内酯类中以阿奇霉素和克拉霉素效果较好；氟喹诺酮类推荐新氟喹诺酮类中的左氧氟沙星、莫西沙星。衣原体是胞内菌，由于缺乏细胞壁，对 β-内酰胺类抗生素无效。疗程一般为 10～14 天。

2.对症治疗

发热、干咳、头痛等可对症治疗。

六、军团菌肺炎

军团菌肺炎是由革兰阴性嗜肺军团菌引起的肺部感染，也称军团菌病。本病主要累及肺，亦可产生多系统损害。发病率占成年人肺炎的 5%～10%，占 HAP 的 30%。特点为肺炎伴全身毒血症状，重者出现呼吸衰竭和周围循环衰竭。

（一）病因

军团菌病是由革兰染色阴性的嗜肺军团杆菌引起的一种以肺炎为主的全身性疾病，1976 年被确认。嗜肺军团菌是引起军团菌肺炎最重要的一种。军团菌存在于水和土壤中，常经供水系统、空调和雾化吸入而被吸入，引起呼吸道感染，亦可呈小的暴发流行。中老年人以及有慢性心、肺、肾病、糖尿病、血液病、恶性肿瘤、艾滋病或接受抑制剂者易发本病。这类以机会感染发病者的病死率高达 45%。

（二）发病机制

发病机制仍不十分明确，可能是通过污染水的气雾传播，细菌被直接吸入。军团菌含有多种外毒素与内毒素，可引起出血、细胞溶解坏死和血细胞功能异常等损伤。细菌侵入肺组织后病变主要位于肺泡，可由肺泡逆行至呼吸性细支气管，再到较大的小支气管及大气道，也可扩展至肺间质、胸膜、淋巴管，也可随淋巴管进入循环而形成全身性感染。

（三）临床表现

临床表现多样，轻者仅有流感样症状，重者则表现为以肺部感染为主的全身多脏器损害。

1.症状

潜伏期为 2～10 天，发病初期有全身不适感、肌痛、胸痛、干咳、痰液含血丝、高热、呼吸困难，精神神经系统症状为精神错乱、定向力障碍、昏迷，消化道症状为腹痛、呕吐和水泻或黏液便、无脓血。

2.体征

热病容，呼吸急促，早期常有双肺散在湿啰音，偶有少量胸腔积液，随后多出现肺实变体征。

（四）辅助检查

1.X线片表现

早期多为单侧弥漫片状阴影，典型为致密的大叶实变，以多形态病变、多叶多段分布为特征。约1/3患者合并胸腔积液，部分可出现空洞和肺脓肿改变，特别是使用大量糖皮质激素或其他免疫功能低下者。影像学的动态变化一般迟于临床症状的变化，且临床症状好转或消失时影像学异常仍可继续存在甚至加重。影像学异常吸收较为缓慢，并可留下不同程度的纤维化病变。

2.血常规

白细胞总数及中性粒细胞增加。

3.血生化检查

可有肝功异常、低钠血症和低磷血症，低钠血症最为突出，为本病的重要特征性表现之一。

4.病原学检查

痰、血液和胸腔积液常规培养均为阴性。

（五）并发症

可出现心肌炎、心内膜炎、心包炎、心力衰竭、急性肾衰竭、休克、DIC、闭塞性细支气管炎（BO）或闭塞性细支气管炎伴机化性肺炎（BOOP）。

（六）诊断

由于本病临床表现缺乏典型特征，难与其他肺炎相区别，诊断可参考以下几点：①暴发性流行。②流行病学对散发病例有参考意义。③持续高热与相对脉缓，呼吸系统症状相对较少而精神神经系统症状较多。④早期消化道症状明显，尤其是水样腹泻。⑤低钠血症（血清钠＜130mmol/L）。⑥肾功能损害。⑦氨基糖苷类及β-内酰胺类抗生素治疗无效。

凡具有以下①～②项加③～⑥项中的任何一项即可诊断为军团菌肺炎：①临床表现有发热、寒战、咳嗽、胸痛等症状。②X线胸片有炎症阴影。③呼吸道分泌物血性痰或胸腔积液在活性酵母浸膏琼脂培养基（BCYE）或其他特殊培养基培养军团菌生长。④呼吸道分泌物用荧光抗体检查军团菌阳性。⑤血间接荧光法检查相隔2～4周采集的两次标本IgG抗体滴度升高或下降4倍或IgG抗体滴度持续≥1∶128。⑥尿抗原测定阳性。

（七）鉴别诊断

本病应与其他细菌性肺炎、支原体肺炎、衣原体肺炎、真菌性肺炎、肺结核等疾病相鉴别。

（八）治疗

军团菌为胞内感染，体外药敏结果不能反映体内的情况。最有效的药物是能渗入肺泡巨噬细胞和单核细胞内并能在呼吸道分泌物中保持良好的通透性。首选药物为红霉素，疗程2～3周。严重感染、免疫抑制患者或单用红霉素效果不佳者可加用利福平，为减少耐药性，利福平一般不单独应用。目前推荐新大环内酯类和氟喹诺酮类药物治疗军团菌病，疗效确切，不良反应少。

七、传染性非典型肺炎（急性冠状病毒肺炎）

传染性非典型肺炎（SARS）是由一种新型冠状病毒感染所引起的、具有明显传染性的肺部炎症性疾病。可累及多个脏器系统，病死率高。

2002 年 11 月广州地区出现首例，继而在广州、北京等地区出现疫情，在中国香港地区、越南、加拿大、新加坡等亦先后发生本病传播，截至 2003 年 8 月 7 日 WHO 公布的疫情，全球共报告 8422 例，死亡 916 例，波及 32 个国家和地区。2003 年底，及 2004 年初，又有少数病例报告。WHO 将本病命名为严重急性呼吸窘迫综合征（SARS）我国称为传染性非典型肺炎。近 2 年多来已无新发病例报导。

（一）病因

在 2002 年 11 月发现本病及其后的传播以后，经全球 9 个国家、13 个网络实验室多方面研究，认为 SARS 的病因是一种新型冠状病毒，并将其命名为 SARS 冠状病毒（SARS-CoV）。

经典冠状病毒包括三个群，第一、二群主要为哺乳动物冠状病毒，第三群主要为禽类冠状病毒。研究表明，SARS-CoV 的基因与已知的三个群经典冠状病毒均不相同。第一群病毒血清可与 SARS-CoV 反应，但 SARS 患者血清却不能与已知冠状病毒反应。因此 SARS-CoV 被归为第四群。

SARS-CoV 属冠状病毒科冠状病毒属，为有包膜病毒，并且直径多为 60～120nm，包膜上有放射状排列的花瓣样或纤毛状突起，形似王冠。利用 Vero-E6 或 Vero 细胞（绿猴肾细胞）很容易对 SARS-CoV 进行分离培养。室温 24℃下病毒在痰液和粪便中能存活 5 天以上，在血液中可存活约 15 天。

（二）流行病学

SARS 的主要传染原为 SARS 患者，其传染性随病程而逐渐增强，在发病第 2 周最具传染力。SARS-CoV 感染以显性感染为主。

与患者近距离接触，吸入含有病毒颗粒的飞沫是 SARS 传播最重要的途径。气溶胶传播被高度怀疑为严重流行疫区中医院和个别社区暴发的传播途径之一。手接触传播是另一重要的传播途径。

人群普遍对 SARS 易感，和 SARS 患者，尤其与具有症状的 SARS 患者密切接触者是 SARS 的高危人群，如医护人员、患者家属等。儿童的感染率较低。

感染 SARS-CoV 后，可产生体液免疫。

本病患者以青壮年为主，发病年龄大多在 20～60 岁之间，占 85%，其中 20～29 岁所占比例最高，达 30%，9 岁以下儿童发病率最低。

空气流通不良、人群聚集的室内有利于 SARS 传播，从影响 SARS 传播的社会因素看，主要有：人口密度大、流动性大，卫生条件差以及不良卫生习惯等。

（三）病理改变

SARS 主要累及肺和免疫器官如脾和淋巴结，其他心、肾、肾上腺、脑等也具有不同程度的损害。

大体观察肺脏明显膨隆、肿大，重量增加，切面多数呈均匀实变，可累及全肺各叶，为红褐色或暗紫色似大叶肺炎肝样变期。肺血管可见血栓。光镜下主要呈弥散性肺泡损伤改变，按病变发展的时期不同，其病变表现不同。在病程 10 天左右时，主要表现为：肺水肿、纤维素渗出，透明膜形成，以及肺泡腔内巨噬细胞聚集和增生的Ⅱ型肺泡上皮细胞脱落到肺泡内所形成的脱屑性肺炎及灶性肺出血等病变。部分增生的肺泡上皮相融合，呈合体状多核巨细胞。在增生的肺泡上皮及渗出的单核细胞胞质内可见病毒包涵体。病程超过 3 周者可见到肺泡内渗出物机化，透明膜机化和肺泡间隔的成纤维细胞增生。二者不断融合，最终形成肺泡的闭塞和萎缩，导致全肺实变。肺内小血管常可见到纤维素性微血栓。

部分 SARS 病例脾可肿大，部分缩小。显微镜下脾小体不清，脾白髓萎缩，淋巴细胞稀疏、数量减少；红髓充血、出血、坏死明显；组织细胞增多。淋巴结在部分病例肿大，淋巴滤泡均有不同程度的萎缩或消失。

（四）临床表现

SARS 的潜伏期通常限于 2 周内，一般 8～10 天。急性起病，发病后 2～3 周内病情进展。

发热多为首发症状，体温多高于 38℃，持续不退，可伴畏寒、肌肉酸痛、头痛、乏力。发热后或同时有咳嗽、胸闷等呼吸道症状。咳嗽多为干咳，严重者症状进展发生呼吸困难，表现为呼吸急促，甚至出现呼吸窘迫。少部分患者有咽痛。呼吸困难和低氧血症多于发病 6～12 天发生。此外，部分患者有腹泻、恶心、呕吐等消化道症状。

SARS 患者肺部体征常不明显，部分胸部听诊可闻及少许湿性啰音或有肺实变体征。偶有胸腔少量积液体征（如局部呼吸音减低）。

根据疾病的发展过程，临床可将 SARS 分为以下三期：

1.早期

多为发病 1～7 天；主要表现为发热等临床表现，部分患者有干咳等症状。

2.进展期

多发生在病程 8～14 天，除发热等感染中毒症状外，肺部病变进展，有气促、胸闷、呼吸困难。X 线胸片显示肺部阴影进展迅速。少数（10%～15%）出现急性呼吸窘迫综合征而危及生命。

3.恢复期

多数患者经 2 周以上逐渐恢复，但肺部炎症阴影吸收需较长时间。

（五）实验室检查

1.外周血象

白细胞计数一般正常或降低。淋巴细胞可减少，中性粒细胞相对增加。淋巴细胞计数低于 $0.9\times10^9/L$ 有利于 SARS 诊断。部分患者血小板减少。

2.T 淋巴细胞亚群计数

于发病早期即可出现 $CD4^+$、$CD8^+$ 细胞计数降低，两者比值正常或降低。

3.SARS-CoV 血清特异性抗体检测

发病 10 天后免疫荧光试验可检测到 SARS-CoV 特异性抗体；如以酶联免疫吸附试验法，

则常在21天后方可检测到特异性抗体。从SARS进展期至恢复期血清抗体阳性或抗体滴度4倍以上升高，具有病原学诊断意义。应在疾病早期及时采取首份血清标本，以便以后进行比较。

4.SARS-CoV RNA检测

采用RT-PCR方法，在排除污染及技术问题条件下由呼吸道分泌物、血液中检出SARS-CoV RNA，尤其是多次、多种标本和多种试剂盒测得阳性结果，对SARS病原学诊断有重要诊断意义。

（六）胸部影像检查

初期胸部X片出现不同程度的片状、斑片状磨玻璃样密度较低影，少数为实变影，单发多见，少数为多发。3～7天内，小片状影进行性加重；2～3周可进入最严重阶段，X线和CT显示病变发展为大片状、由单发进展为多发或弥散性病变，可由一侧发展到双侧。

（七）并发症

1.急性呼吸窘迫综合征（ARDS）

严重SARS患者，可发生ARDS，最终出现多器官功能紊乱综合征，是SARS最终死亡的主要原因。患者出现严重呼吸困难——呼吸窘迫、低氧血症、两肺出现大片状浸润阴影。

2.纵隔气肿、气胸、皮下气肿

重症SARS在病程中可发生纵隔气肿、气胸及皮下气肿，有些发生在机械通气过程中，应及时发现并给予处理。

3.继发感染

SARS重症患者，由于病情重，且应用糖皮质激素治疗，可继发一般细菌及真菌感染，以致肺部炎症病变扩大、恶化。

（八）诊断与鉴别诊断

具有明确流行病学史、有症状、肺部影像改变并排除其他肺炎性疾病，可做出SARS临床诊断。

在临床诊断基础上，若气道分泌物SARS-CoV RNA阳性或血清SARS-CoV抗体阳性或抗体滴度4倍及以上增高，可确诊为SARS。

SARS临床诊断时，应认真进行鉴别诊断，需要鉴别诊断的疾病包括普通感冒、流行性感冒、一般细菌性肺炎、军团菌肺炎、支原体肺炎、衣原体肺炎、真菌性肺炎、艾滋病及其他免疫抑制疾患（如器官移植后）合并肺部感染，其他病毒性肺炎等。

（九）治疗

目前尚无针对SARS病因的有效治疗。主要为对症支持治疗和针对并发症的治疗。

1.一般治疗

卧床休息，注意维持水、电解质平衡。应早期给予鼻导管吸氧。

呼吸支持治疗：多数SARS患者，经对症支持治疗后可缓解，但约30%属于重症患者，其中部分可进展至急性肺损伤或ARDS，并导致死亡。对这些重症患者必须加强监护、给予氧疗，无创正压人工通气（NIPPV）或有创正压人工通气治疗。NIPPV可改善呼吸困难症状，改善肺的氧合功能，有利于度过危险期。不能耐受NIPPV或效果不好者，应行有创人工通气。

2.对症治疗

包括退热、镇咳、祛痰、适当补液及纠正电解质紊乱等。对体温超过 38.5℃或全身酸痛明显者,可给予解热镇痛药。高热不退时,也可进行温湿敷、降温毯等物理降温。

3.应用糖皮质激素:

可抑制异常的免疫病理反应,减轻全身炎症反应,从而改善机体一般状况、减轻肺的炎症渗出及损伤。在以下情况下可考虑使用:①有严重中毒症状,持续高热不退,对症治疗 3 天以上仍 39℃以上;②X 线胸片呈多发或大片阴影,进展迅速;③达到急性肺损伤或 ARDS 诊断标准。

成人可考虑每日甲泼尼松龙 40～320mg,静脉给药。具体用量应根据病情及个体差异决定,用药时间不宜过长(一般在 4 周以内),剂量不宜过大,需注意避免糖皮质激素所致不良反应。

4.抗菌药物治疗

抗菌药物对 SARS 没有治疗效果。当 SARS 继发细菌感染时,应及时给予抗菌药物。常见致病菌有革兰阴性杆菌、耐药革兰阳性菌、真菌、结核分枝杆菌等,应针对性地给予相应抗菌药。此外,对疑似 SARS、不能排除其他社区获得性肺炎患者,亦需给予抗菌药物,以免延误治疗,也有鉴别诊断意义。

(十)预防

主要采取管理传染源、预防控制医院内传播为主的综合防治措施。努力做到早发现、早报告、早隔离、早治疗。

第四节　肺部真菌病

肺部真菌感染即肺真菌病,是由真菌引起的最常见内脏真菌病。由于近年来广谱抗生素、皮质激素、免疫抑制剂的应用,真菌感染率及病死率升高,其中肺部真菌感染居首位。真菌广泛存在于自然界,与人类关系密切,致病菌以念珠菌、曲霉菌最多见,而组织胞质菌、新型隐球菌、球孢子菌、放线菌、奴卡菌和毛霉菌较少见,健康人体对真菌具有较强的抵抗力,但在一定条件下仍可发生肺部真菌感染,严重者可经血循环至全身。常见的致病条件如长期大量使用广谱抗生素、皮质激素或免疫抑制剂,以及放疗、化疗或患者存在各种基础病或使用导管、插管、静脉营养等。

一、肺念珠菌病

肺念珠菌病是念珠菌引起的急性或慢性呼吸道感染,为常见的肺真菌病。

(一)病因

致病菌主要为白色念珠菌,它广泛存在于自然界,亦寄殖于人体口咽、皮肤、阴道、肠道等部位,10%～20%的健康人痰中可查见。感染途径为经呼吸道或皮肤、黏膜入侵。当患者长期大量应用广谱抗生素、皮质激素、免疫抑制剂和放疗、化疗等致机体防御系统破坏及功能失调或患者原有支气管-肺疾病等各种基础疾病，念球菌即可侵入呼吸系统引起继发性感染。

（二）病理

早期病变以急性化脓性炎症或多发性小脓肿形成为主，周围有菌丝及巨噬细胞浸润。慢性感染则呈纤维性组织增生及肉芽肿病变，其内可找到菌丝和孢子。

（三）诊断

1.临床表现

依病情发展可表现为两种类型：

(1)支气管炎型：患者全身情况良好，有咳嗽、咳白色黏痰或胶冻样小块状物，内有菌丝，多无发热，似慢性支气管炎。体检可见口咽黏膜被覆散在点状白膜如“鹅口疮”，X线表现为两中、下肺野纹理增多。本型多见。

(2)肺炎型：大多见于免疫抑制或全身情况衰弱患者，病情较重，呈急性肺炎表现，出现畏寒、发热、剧咳、咳带血脓痰或胶冻样痰，呈酵母臭味。X线表现为两中、下肺野弥散性斑点或片状阴影，甚至波及整个肺叶，短期内发展迅速。慢性病常有广泛纤维组织增生及肺气肿表现。重者可经血行播散至全身多个器官。预后不良。

以上两型可混合存在。

2.诊断要点

(1)患者有各种易感染因素，如长期使用广谱抗生素、激素或免疫抑制剂等。

(2)原有肺部感染，在抗生素治疗下病情恶化，要警惕真菌感染可能。

(3)具有上述临床表现及X线征象，但无特异性。

(4)多次痰涂片或痰培养见念珠菌菌丝或培养出同一菌种有参考价值，标本要新鲜，久置会自然产生菌丝体。

(5)经环甲膜穿刺或用电子支气管镜防污染毛刷采取集下呼吸道分泌物以及血、尿等涂片及培养阳性即可确诊。

(6)皮肤敏感试验意义不大。血清学检查仅有参考价值。

(7)组织活检可以确诊。

总之，念珠菌肺部感染临床表现轻重不一，缺乏特异性，早期诊断较难，确诊依据病原菌的发现，因此，老弱患者及免疫缺陷、抵抗力降低患者，发现肺部感染应考虑真菌感染可能。

3.鉴别诊断

需与支气管炎、肺结核、肺炎、肺癌、肺脓肿及其他真菌病相鉴别。

（四）治疗

(1)消除诱因，治疗原发病及基础病，提高机体抗病能力，较轻者可自然好转或痊愈，严重感染需积极治疗。

(2)抗真菌药物治疗：

1)氟康唑：口服或静脉滴注200mg/d，首剂加倍，病重者可用400mg/d或者用至6～12mg/(kg·d)。轻者用5～7天，重者应延长至痊愈。不良反应小，偶有恶心、腹泻，故常首选。

2)伊曲康唑:口服200mg/d,不良反应偶有肝、肾功能损害,胃肠道不适。

3)两性霉素B脂质复合体:多用于重症病例,将两性霉素B由0.1mg/(kg·d)开始渐增至0.7mg/(kg·d),避光静脉滴注,总剂量1～3g。

4)5-氟胞嘧啶:口服50mg/(kg·d),重者疗程1～3个月。不良反应有胃肠道不适,药物热,骨髓抑制及肝功能损害。本品也可气雾吸入。

5)大蒜制剂:90～150mg/d静脉滴注;或口服40mg,每日3次,可试用。

(3)辅助及支持疗法:应用免疫球蛋白、输血、增加营养、加强支持疗法。

(五)预防

避免滥用广谱抗生素、皮质激素等。重症患者行口腔护理。

二、肺曲菌病

肺曲菌病是由曲霉菌所致的肺部慢性疾病,曲霉菌可侵犯全身多个器官。

(一)病因

病原体为曲霉属中多种曲霉菌,主要是烟曲霉菌,可发生在有基础肺病的患者或有免疫功能低下者,长期应用皮质激素或免疫抑制剂可助长曲菌病发生。曲霉菌分布广泛,如发酵食品、饲养鸟禽、发霉谷物等。常因大量吸入曲霉菌孢子而致病。

(二)病理

主要改变为急性坏死性出血性炎症反应,伴多发脓肿形成。慢性时为非特异性肉芽肿。亦可引起呼吸道Ⅰ型、Ⅲ型变态反应或在空腔内聚集形成团块而成为曲菌球。

(三)检查与诊断

1.临床表现

临床表现可有三种类型。

(1)侵袭性曲菌病:本型最常见。常继发于全身或局部抵抗力降低的患者,而引起支气管肺炎。病情严重,发热,咳嗽,咯血,咳棕黄色痰,呼吸困难。体检肺部可闻及干、湿啰音。X线片示以胸膜为基底的多发的楔形阴影或空洞。CT示早期为晕轮征,即肺结节影(水肿或出血)周围环绕低密度影(缺血),后期为新月体征。

(2)曲霉肿:又称曲菌球,多发生在支气管囊状扩张、肺结核空洞、慢性肺脓肿等腔内,由繁殖的曲霉菌与纤维蛋白、黏膜细胞凝聚形成。临床可无症状或有反复咯血。痰少,常找不到曲霉菌。典型X线示在原有的慢性空洞内有一团球影,随体位改变而在空腔内移动。

(3)变应性支气管肺曲菌病(ABPA):一般发生在特异性体质患者,大量吸入孢子后表现为“支气管哮喘”或“过敏性肺泡炎”症状,数小时内出现喘鸣、低热、咳嗽,痰黏稠呈棕黄色,有时带血。体检两肺满布哮鸣音,浸润部位有湿啰音。血液中IgE或IgG增高,嗜酸性粒细胞增多。X线显示短暂游走性肺部浸润或肺段、叶不张,但无叶间裂移位。如患者脱离接触以上表现可自行消退,应用皮质激素则短期内消失,再次接触可反复发作。晚期则出现肺纤维化及肺气肿。

2.诊断要点

(1)常见于饲养鸟禽、接触发霉稻谷或从事酿造等职业者,以及有基础病和抵抗力低下者。

(2)支气管深部吸出分泌物或中段尿培养阳性,结合临床有一定意义。

(3)典型曲菌病X线征象有助于诊断。

(4)皮试及血清学检查仅供参考。

(5)活体组织检查及组织培养有确诊价值。

(6)发作性哮喘、血嗜酸性粒细胞增多、IgE增多、X线示肺部游走性浸润灶,经电子支气管镜吸出物发现菌丝,反复培养有曲霉菌生长等可诊断为过敏性曲菌病。

3.鉴别诊断

同上述肺念珠菌病。肺曲菌球尚应与肺结核球、癌性空洞、肺包虫囊肿鉴别。

(四)治疗

(1)应用抗真菌药物:曲菌病是抗真菌药物最难治疗的真菌病之一。首选两性霉素B脂质复合体,5mg/(kg·d)。也可选用5-氟胞嘧啶50～100mg/(kg·d),分3次口服,连续1～3个月。伊曲康唑,第1、2天每次200mg,每12小时1次,约1小时静脉滴注完毕;以后每次200mg,每日1次。其他对曲霉菌有效的还有伏立康唑和卡泊芬净等。

(2)过敏反应者应脱离接触,同时用支气管扩张剂及皮质激素治疗哮喘发作。也可雾化吸入抗真菌药。

(3)肺曲菌球若有症状,如反复咯血、合并感染者可手术切除感染病灶。支气管内和脓腔内注入抗真菌药或口服伊曲康唑可能有效。

三、肺孢子菌肺炎

肺孢子菌肺炎(PCP)是由卡氏肺孢子菌(PC)引起的急性肺炎,为一种发生于免疫功能低下患者的严重肺部机会性感染,是导致免疫低下宿主(如AIDS)肺炎的重要病原体。

(一)病因和发病机制

肺孢子菌是一种广泛存在于动物和人的机会性病原微生物,它的自然栖息地是肺,肺孢子菌在肺泡内完成其生活史。人体肺泡内存在的肺孢子菌大量迅速繁殖,引起炎症反应,肺泡上皮细胞增生和炎症细胞浸润,肺泡间质增厚,肺泡腔内充满泡沫样渗出物,造成肺泡-毛细血管阻滞,氧的弥散功能严重障碍。

健康人感染后一般不发病,带菌状态可持续多年。在营养不良以及某些有导致免疫功能缺陷的疾病或药物作用下,原无症状潜伏性感染转变为显性感染。患者和带菌者可能是本病的传染源。

传播途径主要有两种:空气传播和体内潜伏状态肺孢子菌的激活。也可通过胎盘传播。潜在性感染患者可将病原体传给免疫功能缺陷者而引起显性感染。

(二)临床表现

正常人感染呈亚临床经过,免疫抑制宿主感染后出现症状。潜伏期4～8周,AIDS患者较长。临床分为两型。

1.流行性婴儿型(经典型)

起病缓慢,先有厌食、腹泻、低热,以后逐渐出现咳嗽、呼吸困难,症状进行性加重。

2.儿童-成人型(现代型)

起病较急,开始时干咳,迅速出现高热、气促、发绀,肺部体征甚少,可有肝、脾大。从起病到诊断,典型病程为1～2周。接受大剂量激素治疗者,病程短促,可于1周内死亡。AIDS患者病程较为缓慢,先有体重下降、盗汗、淋巴结肿大,继而出现上述呼吸道症状,可持续数周至数月。肺部体征较少,部分患者可闻及散在干、湿啰音。

(三)诊断

诊断条件:①患者免疫功能低下,伴有干咳、呼吸困难、低氧血症。②体格检查:体征较少,可闻及散在干、湿啰音或呼吸音减低。③痰、气管内分泌物找到肺孢子菌。④电子支气管镜刷检、灌洗液或组织活检找到PC。具备第①、第②、第③项或第①、第②、第④项即可确诊。

(四)辅助检查

1.影像学检查

胸部CT最常见的表现为急性期呈弥散性均匀分布或斑片状阴影,随着时间的进展,逐渐以间质网状改变为主,呈现毛玻璃样阴影。如图1-4-1所示。

2.血常规

白细胞正常或升高,多数在(15～20)×10^9/L,分类正常或有核左移、嗜酸性粒细胞轻度增加,淋巴细胞绝对值减少。

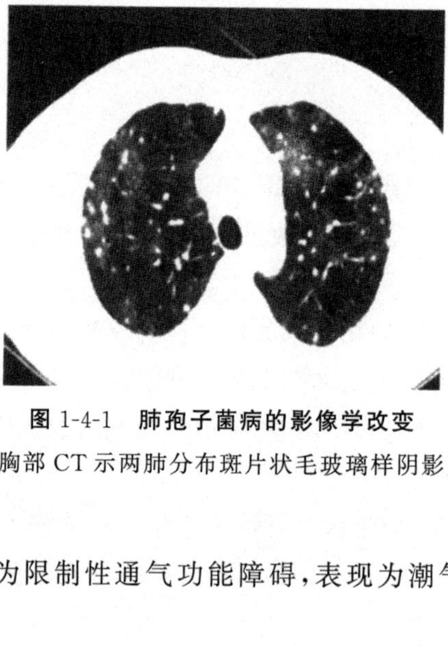

图1-4-1　肺孢子菌病的影像学改变

(胸部CT示两肺分布斑片状毛玻璃样阴影)

3.肺功能和血气分析

PCP典型的肺功能改变为限制性通气功能障碍,表现为潮气量、肺总量和弥散量下降。血气分析提示低氧血症。

(五)鉴别诊断

1.AIDS合并卡波西肉瘤

进行性呼吸困难,常不发热。皮肤、腭面的卡波西肉瘤病变常比肺部病变出现早。X线和CT表现与PCP相比,结节状损害和末梢支气管血管影增多比肺间质异常更多见。在多数病例中,胸部X线片出现明显气管支气管管道影是特征性改变。

2.病毒性肺炎

持续性高热、气急和发绀,严重者出现急性呼吸窘迫综合征,胸部X线显示双肺弥散性点片状和小结节性浸润影，有时与PCP相似，鉴别有赖于病原学检查。

3.粟粒性肺结核

胸部X线显示结核病灶呈两肺弥散性分布的粟粒状或结节状阴影，急性者病灶分布均匀，亚急性与慢性者病灶多以两上肺为主，很少融合成片状，结核菌素试验阳性，抗结核治疗有效。而肺孢子菌病很少累及肺尖与肺底部，病灶易融合，常有严重呼吸困难与发绀，不难鉴别。

4.细菌性肺炎

常有高热、咳嗽，痰液较多甚至为脓痰，呼吸困难多不明显，病变部位常可闻及啰音，胸部X线检查多在单侧，两侧病变者多为肺下野内、中带，沿肺纹理分布的不规则、小片或斑点状边缘模糊阴影，一般抗生素治疗有效，预后一般良好。

5.心源性肺水肿

可有呼吸困难及X线呈蝶翼状改变，但患者常有冠状动脉粥样硬化性心脏病、风湿性心脏病及心肌病等病史，一般无发热，常有泡沫样痰，呼吸困难与体位无关，肺底部可闻及明显水泡音，强心、利尿等治疗有效。

（六）治疗

1.急性重症患者（呼吸空气时动脉血氧分压（PaO_2）≤70mmHg）

磺胺甲噁唑（SMZ）与甲氧苄啶（TMP）按SMZ 75mg/（kg·d）＋TMP 15mg/（kg·d）静脉滴注，分2次给药，每次滴注6～8小时，疗程21天。SMZ-TMP给药前15～30分钟开始使用糖皮质激素，可口服泼尼松40mg，每日2次，连用5天；随后40mg/d，连用5天；然后20mg/d，连用11天或等效剂量静脉激素制剂。

2.非急性轻、中症患者（呼吸空气时PaO_2＞70mmHg）

SMZ-TMP 2片，每8小时口服1次，连用21天；或氨苯砜100mg每日1次顿服，TMP 15mg/kg分每日3次口服，连用21天。

（七）注意事项

（1）影像学检查约1/3的PCP患者可呈不典型X线征象，肺部浸润呈不对称分布或融合成结节；囊样改变或原有结节部位空洞形成；间质性肺气肿；胸腔积液；纵隔气肿或气胸。10％～25％的PCP患者胸部改变属于正常或极轻微改变。随着AIDS患者接受预防性喷他脒雾化吸入，PCP的不典型X线表现发生率明显上升。

（2）PCP患者恢复后，机体仍处于免疫缺损状态，仍有PCP复发的危险性。

四、肺隐球菌病

肺隐球菌病（PC）是一种由隐球菌感染引起的急性或亚急性肺部真菌病。好发于免疫功能低下者。

（一）病因和发病机制

致病菌主要是新生隐球菌，是一种有荚膜的酵母菌，广泛存在于自然界。人通过吸入空气中的孢子而感染。主要侵犯肺和中枢神经系统，也可以侵犯骨骼、皮肤、黏膜和其他脏器。

正常人吸入隐球菌后，引起肺内感染，很少出现症状，常有自愈倾向。

因过度劳累或有免疫缺损的慢性病患者(如晚期恶性肿瘤、白血病、长期接受大剂量激素、广谱抗生素及抗癌药等治疗)吸入后,在肺内形成病灶,可经血行播散至全身,引起脑膜炎等其他脏器病变。该病多见于中年男性。

(二)临床表现

无特异性,症状多样、轻重不一。根据临床表现的轻重缓急可以分为下列三种情况。

1.无症状

常见于免疫功能健全患者,大多数是在接受胸部X线检查时偶然发现非特异性的影像学改变。

2.慢性型

常为隐匿性起病,表现为咳嗽、咳痰、胸痛、发热、夜间盗汗、气急、体重减轻、全身乏力和咯血等。查体一般无阳性发现。罕见症状有肺尖肿瘤综合征(Pancoast 综合征)、霍纳(Horner)综合征等。

3.急性型

多见于AIDS患者,可导致急性呼吸衰竭,临床上表现为高热、显著的气促和低氧血症。查体有气促和发绀,有时双肺可闻及细湿啰音,极少数患者并发胸腔积液。

(三)诊断

(1)中年患者,尤其男性免疫受损患者,有轻微的咳嗽、发热、胸痛症状。

(2)胸部影像学检查:可见周边孤立性团块影、大片阴影、单发或多发结节影或多发斑片状浸润影。

(3)微生物学或组织病理学检查:痰、胸腔积液、支气管肺泡灌洗液、气管镜病灶刷片、经皮肺穿涂片、脑脊液直接涂片加墨汁于光镜下检查或培养发现隐球菌,间接免疫荧光法在血液中可找到隐球菌循环抗体。必要时行胸腔镜及开胸活检。

(四)鉴别诊断

1.肺癌

肺门或周围类圆形阴影,密度较高。如发生癌症性空洞,其特点为空洞壁较厚,多偏心,内壁不规则,凹凸不平,一般无液平。而肺隐球菌病结节影,一般密度较低,空洞壁一般较光滑,位于胸膜下的结节一般不引起胸膜凹陷。

2.肺结核

多位于结核好发部位,其内可有钙化点。肺隐球菌病结节内一般无钙化的特点,有助于与结核鉴别。

(五)治疗

(1)轻症患者可用两性霉素B(0.5~1mg/kg)或氟康唑400mg,每日1次,持续8~10周。

(2)播散型肺隐球菌病或病变虽然局限但宿主存在免疫损害时,推荐两性霉素B(0.5~1mg/kg)联合氟胞嘧啶(100mg/kg)或氟康唑治疗,疗程6~10周。

(3)不伴脑膜炎的非艾滋病患者可选择伊曲康唑口服液400mg/d,疗程视病情适当延长。

(4)肺部原发病灶经内科治疗无效或肺部肿块影与肿瘤不能鉴别时,可考虑手术切除,术后给予氟康唑预防复发。疗程过短有可能出现颅内播散,故应强调“足疗程”治疗的必要性。

（六）注意事项

（1）有的患者常以脑脊髓膜炎表现就诊，而没有呼吸道症状，容易造成肺部病变的漏诊。

（2）患者原有症状经治疗后很快消失并不能成为终止治疗的指标，需用药至肺部病灶完全消失。艾滋病患者，建议给予小剂量氟康唑（每日200mg）长期治疗，以防病变复发或播散。

五、肺放线菌病

肺放线菌病系由厌氧的放线菌感染肺部引起的慢性化脓性肉芽肿疾病。可发生于各个年龄组，以青壮年发病率最高，男、女患病比约为3∶1。

（一）病因和发病机制

（1）放线菌属为兼性厌氧菌，常寄生于人类或动物口腔龋齿、扁桃体隐窝，上呼吸道、胃肠道和泌尿生殖道（女性外生殖器）。致病菌多为衣氏（以色列）放线菌，少见有内氏放线菌、龋齿放线菌等。多为吸入感染，少数由面颊部、腹腔、肝放线菌穿越深部组织或经膈肌入肺部引起感染。

（2）放线菌感染常引起慢性肺部炎症反应，形成肉芽肿和肺脓肿。组织病理学示病灶组织内可见急性炎症包绕在纤维肉芽组织外，可见特征性“硫黄颗粒”。

（3）肺放线菌病发病部位多变，病程复杂。放线菌可从支气管蔓延到肺，先引起支气管炎，后形成化脓性肉芽肿和多发性小脓肿，并可侵犯胸膜、胸壁软组织或肋骨，亦可侵犯至其他器官。血行播散少见。

（二）临床表现

1.症状

（1）肺部慢性炎症表现多见，呈进展性，伴低热或不规则热、咳嗽、咯血、咳脓性黏液痰、胸痛、体重减轻等症状，合并其他细菌感染，痰液为黄色。典型者可咳黄色颗粒（即所谓的“硫黄颗粒”）。

（2）肺部形成多发性脓肿时，症状加重，可出现高热、剧咳、大量黏液脓性痰，且痰中带血或大咯血，伴乏力、盗汗、贫血及体重减轻。

（3）病变延及胸膜可引起剧烈胸痛，侵入胸壁有皮下脓肿及瘘管形成，经常排出混有菌块的脓液。瘘管周围组织有色素沉着，典型者脓液和瘘管周围可见“硫黄颗粒”。瘘管口愈合后在其附近又可出现瘘管。

（4）纵隔受累，可致呼吸或吞咽困难，严重者可导致死亡。

2.体征

①急性炎症期，肺部可闻及干、湿啰音；②多发性脓肿及肉芽肿形成时，肺部呼吸音明显较低；③胸腔积液和肋骨破坏及瘘管或皮下脓肿时，出现相应的体征。

（三）诊断

早期临床和X线片无特征性改变，故较难诊断。主要依据临床表现，确诊主要依靠微生物及组织病理学检查。

（1）有拔牙或口腔炎症等病史。

(2)发病缓慢,有低热或不规则发热,咳嗽,咳黏液脓痰或血痰,有时有胸痛等症状。可有肺实变等体征,部分患者累及胸膜则有脓胸壁窦道改变。

(3)胸部 X 线检查示肺部有单侧或双侧散在、不规则的浸润,可融合成实变,内有透亮区。

(4)痰及脓液找到"硫黄颗粒"、镜检为革兰阳性放线菌者或厌氧培养出放线菌者可确诊。

(四)鉴别诊断

1.肺奴卡菌病

常侵犯中枢神经系统,很少形成胸壁瘘管,且痰内无硫黄颗粒,属需氧菌。

2.肺结核

好发于结核好发部位,如上叶的尖后段及下叶的背段,其内可有钙化点。肺放线菌病无此特点,且肺结核损伤组织中无"硫黄颗粒"形成。

(五)治疗

青霉素 G 为治疗的首选药物,但治疗方案应个体化,一般推荐剂量为:最初每天给予青霉素(1800~2400)万 U 静脉注射,持续 2~6 周后继续给予青霉素或阿莫西林口服维持治疗6~12 个月。

对青霉素过敏者可改用克林霉素、红霉素替代,效果确切。孕妇可换用红霉素,克林霉素也可选择。

胸壁脓肿或脓胸必须切开引流。久治不愈的放线菌性肺肉芽肿、纤维化、支气管扩张、胸壁或肋骨病变、瘘管等可采用手术切除。

(六)注意事项

(1)由于经常合并普通细菌感染,常使痰液中"硫黄颗粒"检出率不高。且常规细菌培养常发现普通细菌生长,从而掩盖放线菌感染征象,造成痰检阳性率低,诊断困难。

(2)由于放线菌感染治疗用药与普通细菌有重叠,如青霉素、红霉素、磺胺类及头孢菌素类药物等,治疗往往有效,易误诊为细菌性感染,而放线菌感染疗程长,致疗程不够,导致疾病迁延。

第五节　肺结核

一、概述

肺结核(PTB)是由结核分枝杆菌复合群[主要包括结核分枝杆菌(Mtb)、牛分枝杆菌、非洲分枝杆菌]引起的一种以慢性肉芽肿性炎(尤其是干酪坏死性肉芽肿性炎)为病理特征的慢性传染病,约占所有结核病例的 80%。绝大部分因吸入感染的飞沫而传播。根据最新的(2016 年)世界卫生组织(WHO)全球结核报告估计,世界上有 20 亿~30 亿人感染了 Mtb。2015 年估计有 1040 万新发病例,其中有 48 万新发耐多药肺结核(MDR-TB)(感染的病原菌至少对异烟肼和利福平耐药),尚有要按照 MDR-TB 治疗的 10 万新发耐利福平肺结核。我国

2015年肺结核发病率为67/10万，新发病例91.8万，位于印度及印度尼西亚后名列第三位；耐药结核病约为7万余例。

持续不缓解的咳嗽是肺结核最常见症状，高达95%；其他主要症状包括发热、体重下降及盗汗三联征，分别占有症状者的75%、55%及45%。大约20%活动性肺结核无明显症状。

肺结核是可治愈性疾病，如果不给予治疗，涂阳患者10年死亡率为70%，培阳（涂阴）患者10年死亡率则为20%。根据WHO全球报告，初发结核成功治疗率为83%，我国高于全球水平，达94%。我国利福平耐药结核病（RR-TB）及MDR-TB成功治疗率仅仅55%，与全球水平55%持平。广泛耐药结核病（XDR-TB）（感染的病原菌至少对异烟肼和利福平耐药，同时对任何一个氟喹诺酮类药物耐药，以及至少对一个可注射性二线抗结核药物耐药）预后极差，全球成功完成治疗者为28%，我国较低，为22%。

二、病因及发病机制

（一）病因

结核病是由结核分枝杆菌复合群（包括Mtb、牛分枝杆菌、非洲分枝杆菌）所引起，复合群的其他成员田鼠分枝杆菌、海豹分枝杆菌和羊分枝杆菌很少引起人类疾病。确定分枝杆菌属的主要表型特征是“抗酸性”，即苯酚品红或碱性槐黄着色后抵抗酸-醇混合物脱色作用的能力。

1.传染源

痰涂片阳性患者每毫升痰中含有5000～10 000个Mtb，是主要传染源；痰涂片阴性者也造成约25%的人群感染。传染源的传染性与下列因素有关。

（1）呼出气中可培养病原体的存在，呼出气中病原体的变化极大，与痰涂片结果不相关。

（2）肺中所含病原体的数目，这可以从疾病的严重程度和影像学形态来推断，可更直接地从痰液显微镜检查估计。

（3）抗结核联合化疗的使用，2周有效化疗可以降低痰中Mtb99%以上，甚至高达99.9%。

（4）菌株差异，例如，耐异烟肼的菌株比完全敏感的菌株致病力弱。

2.传播途径

Mtb通过含该菌的气溶胶传播。咳嗽是产生气溶胶的最有效机制，并由此产生飞沫，非咳嗽的其他用力呼气动作，如打喷嚏、大喊大叫、唱歌、大声说话，在或多或少的程度上，都涉及气流突然加速，扰乱液体表面或黏液丝，可产生气溶胶粒子。简单的动作，如咳嗽时盖住口，可以通过改变气流中液滴的方向而减少飞沫核的形成。Mtb的传播受下列因素的影响：传染源的特征，特别是细菌负荷；传染源与潜在受者的接近程度以及他们所共享空气的情况；病原体的传染性，即在新宿主肺或其他部位生存的能力。

3.易感人群

获得Mtb感染的易感性是高度可变的。多数结核接触者调查报告显示，40%～60%的结核病例密切接触者受到感染，可通过结核菌素皮肤试验（TST）的转阳或γ-干扰素（IFN-γ）释放试验由阴转阳证实。但有研究表明，足够长的暴露时间，可使所有被暴露者感染。

4.环境因素

除了Mtb自然死亡,正常情况下影响飞沫核中Mtb传染性的唯一因素是通过通风或过滤移除Mtb,以及使其暴露于紫外线而杀灭。

(二)发病机制

结核病的病理反应与宿主对入侵Mtb的反应密切相关。大多数感染Mtb者,宿主固有免疫或适应性免疫机制限制病原体的生长,从而限制感染。有两个阶段:感染的获得和随后结核病的后续发展。结核病可从感染到疾病的早期直接进展而来(感染后第1年内3%～10%的概率发病),也可能在感染多年后晚期进展而发病(感染1年之后有近5%的人在今后一生中某个时点可能进展为活动性结核病)。HIV感染人群的结核发病概率更是远高于普通人群,感染结核者发生结核病的风险如表1-5-1所示。

表1-5-1　结核感染人群进展到活跃结核的危险因素

危险因素	相对危险度/风险比[a]
新近感染(<1年)	12.9
纤维性病变(自然愈合)	2～20
合并症及医源性原因	
HIV感染	21～30
硅肺	30
慢性肾衰竭及血透	10～25
糖尿病	2～4
静脉使用成瘾药物	10～30
免疫抑制治疗	10
应用肿瘤坏死因子α抑制剂	4～5
胃切除术	2～5
空肠回肠改道术	30～60
移植后期(心、肾)	20～70
吸烟	2～3
营养不良、重度体重下降	2

注:a.陈旧感染=1。

1.Mtb的胞内运输

研究揭示致病性分枝杆菌得以在宿主体内吞噬细胞(包括巨噬细胞)生存和复制的机制在于干扰吞噬体的成熟过程,而吞筮体可与溶酶体发生融合从而杀灭和消化病原菌。

2.早期分泌抗原6kD分泌系统1(ESX-1蛋白分泌系统)

早期分泌抗原6kD(ESAT-6)分泌系统1(ESX-1)是首先被发现的细菌Ⅶ型分泌系统,也是Mtb的重要毒力因素。Mtb ESX-1系统分泌的所有蛋白中,ESAT-6和培养滤液蛋白10kD(CFP-10)是目前研究得最为完善的。BCG中不含这些蛋白,因而使用这些蛋白作为刺激物可增加 IFN-γ 释放试验诊断潜伏性结核感染的特异性。ESX-1 分泌蛋白具有多种功能，而最具特征性的功能在于它们可破坏宿主细胞内膜的完整性。

3. Ⅰ型干扰素的诱导

结核病发病的一个重要机制是诱导Ⅰ型干扰素[IFN-α 和(或)IFN-β]的分泌。研究结核病差异表达基因的全血转录组发现了干扰素应答基因为主导的转录标签，并且另外的队列验证了上述结论。干扰素转录标签的表达强度与疾病的严重程度相关，且在有效的化疗开始后得到迅速逆转。

4. 具有生物活性的分枝杆菌脂质

长期以来 Mtb 被认为富含脂质，其中包括具有多达 90 个碳原子的酰基链的分枝菌酸。然而，分枝杆菌脂质并非仅仅是作为“蜡状涂层”发挥对药物和其他极性分子的屏障作用，它还能与宿主相互作用参与致病过程。

5. 调节凋亡

作为兼性胞内病原体，Mtb 能改变周围环境从而利于其生存和生长。机制之一为抑制细胞凋亡(程序性细胞死亡)，延长感染细胞的寿命，使感染细胞内细菌在传播到相邻区域的细胞之前数量增多。

三、病理生理和病理

(一)肉芽肿

由巨噬细胞聚集体构成，通常包含多核巨细胞和“上皮样”巨噬细胞以及不同数量的淋巴细胞，是结核病的典型病理表现之一。肉芽肿有时也包含不同数量的坏死细胞和显微镜及肉眼可见的坏死中心；有的还呈现出干酪样坏死(特征地表现为组织结构的完全丧失和类似奶酪样的纹理)，并可发生钙化。典型结核肉芽肿如图 1-5-1 所示，中央坏死伴周围多核巨细胞、上皮样细胞及淋巴细胞，抗酸染色阳性。肉芽肿传统上被认为是对宿主具有保护意义的结构，隔离细菌，防止播散。然而上述保护性作用适用于后期发生纤维化和钙化的肉芽肿，早期肉芽肿实际上是通过易化巨噬细胞聚集体内细胞之间的传播，导致细菌数量剧增，从而促进感染。此外，活体显微镜显示肉芽肿内的巨噬细胞和淋巴细胞是动态的，表现为淋巴细胞自由游走于密切排列的巨噬细胞之间。总之，这些研究和其他研究均提示肉芽肿是一种动态结构，随着感染阶段的不同既可能促进病原体传播，也可能对宿主发挥保护作用。

(二)潜伏/休眠与复燃

潜伏感染的状态是结核病最重要特征之一，原因在于大多数人感染后都会呈现潜伏感染状态，并有在某个时间点发生复燃，进展为活动性结核病的可能。虽然宿主因素(后述)会影响潜伏状态的建立和维持，细菌同样具有高度进化的机制影响潜伏和复燃。近来有大量的研究聚焦于 Mtb 内存在的低氧诱导表达并影响潜伏状态的基因(以细菌的休眠状态作为潜伏感染的研究模型，在这种状态下大部分的细菌群体均未呈分裂活跃状态)。某些 Mtb 的基因表达由转录因子 dosR 调控，在低氧时可被迅速诱导而表达，而其他基因统称为持久性缺氧应答(EHR)元件，被选择性调节。连同复氧可逆转基因表达的证据，以上这些发现为了解 Mtb 如何能可逆地适应环境并改变其代谢和生长状态提供了范例。此外，证据表明T细胞对这些“休眠”基因编码的蛋白质的应答在潜伏性感染而非活动性结核病的个体更为常见，这提示前面所阐述的机制是潜伏性结核感染时才发挥作用的。

相比于影响潜伏感染状态，目前对细菌因素对潜伏感染后复燃的影响了解得较少。然而，Mtb基因组可编码5种蛋白，这类蛋白与复苏促进因子(RPfs)家族具有同源性，后者可促进培养时处于生长停滞状态的细菌的生长。尽管RPfs在其他细菌中的作用主要是参与细胞间通讯，迄今为止Mtb特征性的RPfs-肽聚糖糖苷酶则似乎仅仅参与细胞壁重塑。

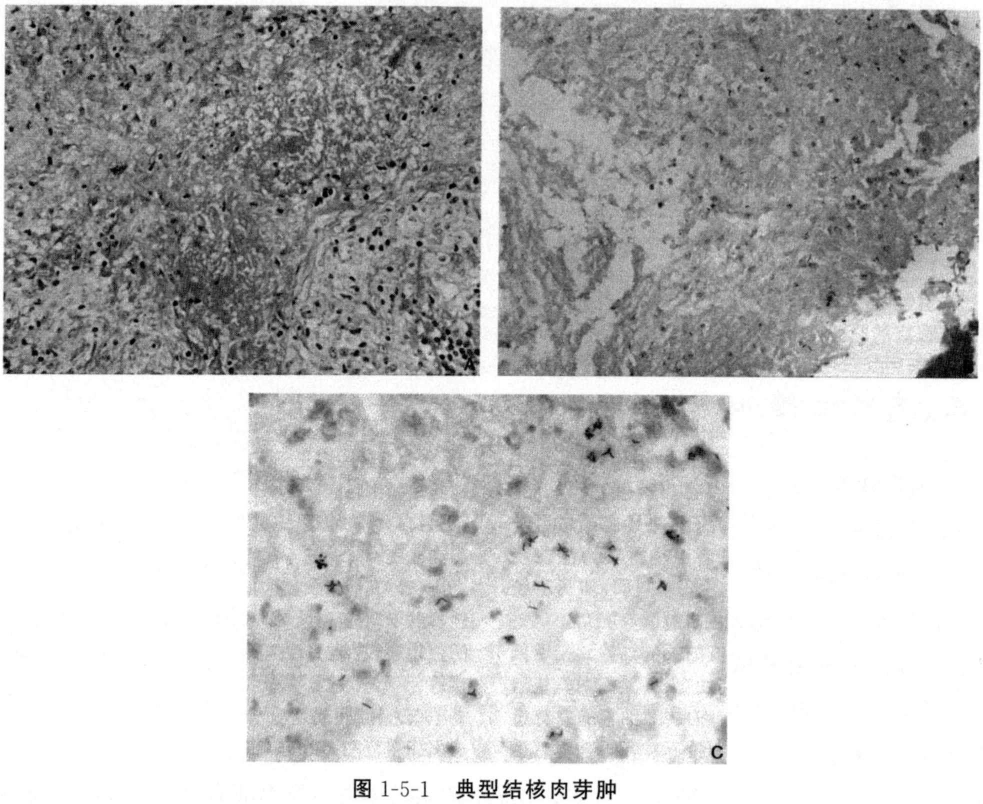

图1-5-1　典型结核肉芽肿

A.中央坏死伴周围多核巨细胞、上皮样细胞及淋巴细胞；B、C.抗酸染色阳性

(三)免疫

宿主延缓结核从感染到发病进程的一系列反应是其对抗Mtb的高度进化的致病机制的重要环节。尽管决定受暴露个体是否会发生感染的机制尚未明确，但影响结核感染后结局的机制却日益清晰。

1.对抗Mtb的固有免疫机制

虽然固有免疫应答在结核病中起重要作用，有关HIV个体的研究以及基于动物模型的研究均提示仅仅依赖固有免疫不足以控制Mtb的感染。参与结核病的固有免疫细胞包括单核巨噬细胞、中性粒细胞、树突状细胞、天然杀伤T细胞(NKT)和固有T淋巴细胞等。结核病固有免疫的分子介质：Mtb诱发生成的细胞因子中，肿瘤坏死因子(TNF)在人类结核病的免疫应答中是必不可少的。类风湿关节炎和其他需要阻断TNF活性进行治疗的疾病的患者相较于对照人群,其发生结核病的风险增高达25倍,且也更易发生播散性感染。IFN-γ在结核病的免疫控制中具有重要作用。IFN-γ缺陷或IFN-γ受体缺陷小鼠更易死于快速进展的Mtb感染。而在IFN-γ受体突变的患者中结核病的临床症状尤其严重[播散型和(或)复发]。白细胞介素-12(IL-12)为另一个参与结核病固有免疫反应的细胞因子。IL-12最具特征性的作用为介导 $CD4^+$ T细胞分化为可分泌IFN-γ且有助于控制结核病的1型T辅助细胞(Th1)。维生素D可促进对结核的免疫。一项前瞻性研究发现,家庭中接触了传染性肺结核患者的人,维生素D基线水平较低者更易进展为活动性疾病。

2.对抗Mtb的适应性免疫机制

(1) $CD4^+$ T细胞是结核免疫的关键细胞。在小鼠中,去除 $CD4^+$ T细胞或干扰其发育(去除MHCⅡ型分子,因为它可结合抗原肽,是 $CD4^+$ T细胞的发育过程的关键分子)显著加速感染的致死进程。合并感染HIV的患者中, $CD4^+$ T细胞的进行性消耗常伴随结核发病风险增加,且抗反转录病毒治疗在恢复 $CD4^+$ T细胞的同时也降低了结核病的风险。除了增加结核病本身风险,HIV感染所造成的 $CD4^+$ T细胞的大量消耗也会改变结核病的临床特点,表现为肺外疾病的频率较高而空洞肺部病变的频率较低。

(2) $CD8^+$ T细胞在人类结核病中的作用尚不明确,但它在实验感染的牛和小鼠中却被证明能一定程度控制Mtb生长。使用抗TNF抗体即英夫利西单抗治疗类风湿性关节炎会增加结核病的风险,并减少 $CD8^+$ T细胞一个特定亚群的数量,而后者在体外试验中被证实对Mtb具有杀菌作用。除了具有对活动性疾病的保护作用,T细胞对Mtb抗原的应答反应也是结核菌素皮肤试验(TST)和IFN-γ释放试验的基础。

(四)外源性与内源性感染

存在于结核病的一个历史性争议是其发病究竟是最近吸入外源性致病菌(例如,来源于环境)导致的新发感染,还是多年来一直潜伏于机体内处于休眠或生长受限状态的致病菌的重新激活。这个概念的重要性在于目前结核病控制工作很大程度上基于这样一种认识,即低发区的结核病患者的发病主要是内源性激活的结果。因此,结核病的预防需要发现感染者并对其进行异烟肼预防性治疗。

自20世纪90年代早期开始,Mtb的基因分型已被成功地用于确定结核病究竟是起因于外源性还是内源性感染。基于不同的基因分型标志物和方法的Mtb DNA指纹识别技术已被用于追踪某个社区中Mtb的特定菌株。

四、临床表现及辅助检查

(一)临床表现

各型肺结核临床表现的共同之处有:

1.持续性咳嗽

以干咳为主,可伴有咳痰和咯血。

2.发热

开始多为低热,随着疾病进展,可出现高热。早上体温多正常,午后或晚上体温逐渐达高峰,夜间体温下降。

3.盗汗

多见于夜间。与咳嗽和发热一起,构成肺结核的三联征。

4.呼吸困难

多见于广泛肺实质病变、伴有胸腔积液或气胸时。

5.其他症状

乏力、食欲减退、体重减轻、育龄女性月经不调或闭经。少数患者可有结核变态反应引起的过敏表现:结节性红斑、疱疹性结膜炎和结核风湿症等。

6.体征

缺乏特异性,病变范围小时,常无体征;渗出病变范围大时可有肺实变体征;纤维病变大量形成时,可出现气管向患侧偏移、患侧胸廓塌陷;伴胸膜炎时可出现胸腔积液体征。

(二)临床分型

各型结核临床表现各有其特点,结核病分为原发型肺结核、血行播散性肺结核、继发型肺结核、结核性胸膜炎和其他肺外结核 5 型。

1.原发型肺结核

含原发综合征及胸内淋巴结结核。多见于儿童,常有结核病家庭接触史,无症状或症状轻微,结核菌素试验多为强阳性。原发综合征的 X 线直接征象主要表现由肺内原发病灶、淋巴管炎和胸内肿大淋巴结组成"双极像"或称"哑铃像"。胸内淋巴结结核,X 线上主要表现为三种类型:①肿瘤型:肿大淋巴结呈团块状阴影,密度高而均匀,边界较清楚(图 1-5-2);②炎症型:肿大淋巴结及其周围炎融合成片状影,中心密度较周围高,边界模糊;③隐匿型:胸片上肿大淋巴结被纵隔、心脏、大血管所遮盖。

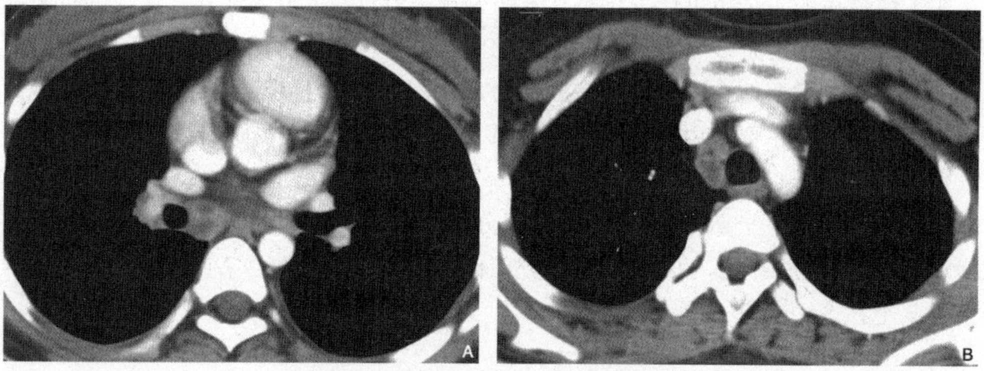

图 1-5-2 纵隔及右肺门淋巴结结核

右肺门及纵隔淋巴结肿大,中心液化坏死,周围环状强化。A.纵隔淋巴结结核;B 右肺门淋巴结结核

2.血行播散型肺结核

含急性血行播散型肺结核(急性粟粒型肺结核)及亚急性、慢性血行播散型肺结核。急性粟粒型肺结核多见于婴幼儿和青少年,多同时伴有原发型肺结核。成人急性粟粒型肺结核多由病变中和淋巴结内的结核分枝杆菌侵入血流所致。起病急,持续高热,中毒症状明显,约一半以上患者合并结核性脑膜炎。呼吸道症状可不明显,全身浅表淋巴结肿大、肝脏和脾脏肿大,可出现皮肤淡红色粟粒疹。部分患者结核菌素试验阴性,随病情好转可转为阳性。急性者

X线胸片上显示病灶常需3周以上，表现为散布于两肺野，分布较均匀、密度均匀和大小均匀的“三均匀”表现，直径1～3mm的粟粒状阴影，透视检查不易发现。早期胸片不能清晰显示，仅显示为肺纹理增加，肺实质透光度降低或肺野呈毛玻璃样改变。如做薄层高清晰度CT扫描（HRCT），可显示粟粒状病灶，有助于早期诊断（图1-5-3）。亚急性和慢性血行播散型肺结核粟粒大小不等和密度不均，病灶新旧不一，渗出与增殖性改变相互混杂，病灶多见于两上中肺野。

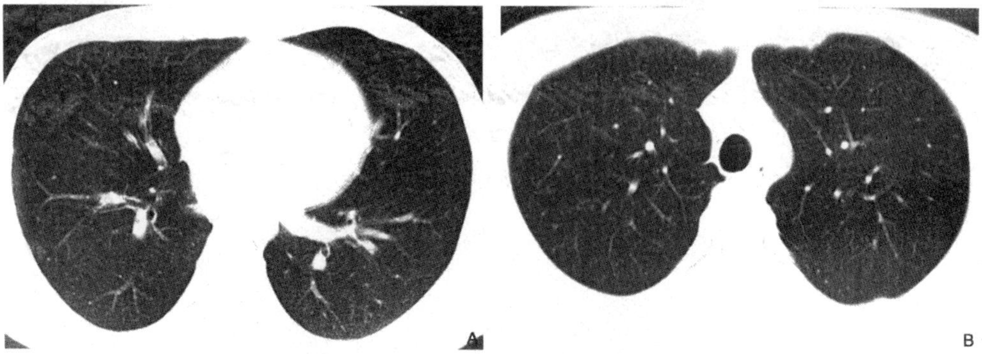

图1-5-3　急性粟粒型肺结核

双肺弥漫分布粟粒结节，病灶分布均匀，大小及密度近似

3.继发型肺结核

多发生在成年人，病程长，易反复。其渗出性病变可发生干酪样坏死、液化、空洞形成和支气管播散；同时又可出现病变周围纤维组织增生，使病变局限化并致瘢痕形成。渗出型病变、干酪样坏死和增生型病变共存。病变多发生在肺上叶尖后段、肺下叶背段，但目前下叶基底段结核也不少见。多肺段病变常见，少数患者病变较局限。胸部影像可呈多形态表现（即同时呈现渗出、增殖、纤维和干酪性病变），也可伴有钙化。易形成空洞，内侧端可有引流支气管征，可伴有支气管播散灶。呈球形病灶时（结核球）直径多在3cm以内，密度多较高，边缘多光滑，可单个或多个，周围或其他肺野可有卫星病灶。可伴有胸腔积液、胸膜增厚与粘连。病变吸收多较慢（1个月以内变化较小）。概括而言，肺结核典型影像学有“三多三少”的表现：三多即多灶性、多态性（即多阶段，在同一次CT片上可出现不同演变时期的多种形态）、多钙化性；三少即少肿块性、少结节堆聚性、少增强性（增强前后CT值差＜30Hu）（图1-5-4）。继发型肺结核含浸润性肺结核、纤维空洞性肺结核、结核球和干酪样肺炎等。

4.结核性胸膜炎

虽然胸膜腔位于胸廓内，然而结核性胸膜炎被认为是肺外结核（图1-5-5），详见“结核性胸膜炎”章节。

5.其他肺外结核

结核可发生于肺外多种器官组织，以淋巴结结核最为常见，可高达肺外结核的40％以上；其他种类的肺外结核包括泌尿生殖道、骨关节、中枢神经系统、腹部和心包的结核病，其影像学表现各不相同，图1-5-6为结核性脑膜炎的MRI影像。

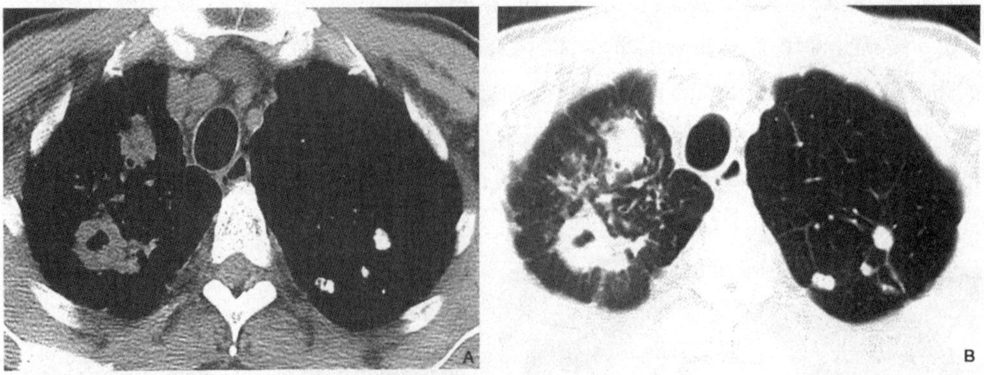

图 1-5-4 继发型肺结核

双肺上叶多发斑片、结节、条索影及钙化灶，右肺上叶病灶内见厚壁空洞

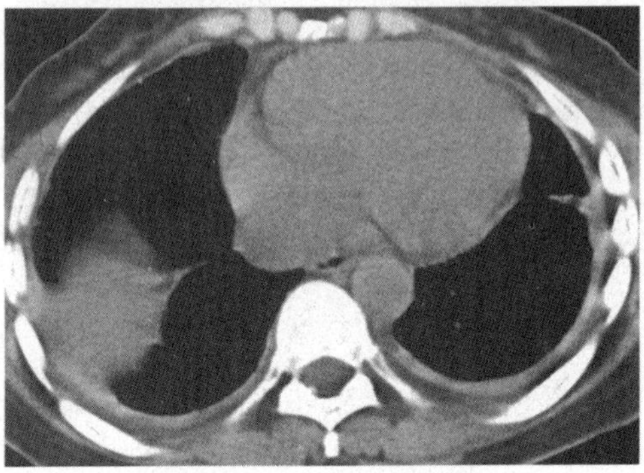

图 1-5-5 结核性胸膜炎

双侧胸膜增厚、粘连

（三）辅助检查

1.胸部影像学表现

不同类型肺结核表现不同，详见上述临床分型。

2.病原学检查

WHO 年度报告将肺结核分为细菌学证实结核病例和临床诊断结核病例。前者是指患者的生物标本显微镜涂片或培养或 WHO 认可的快速检测阳性；后者指除细菌学证实结核病外的诊断为结核病的病例，该类患者任何时点出现细菌学阳性均划为细菌学证实结核病例。

(1)涂片抗酸染色显微镜检查：除了痰液，来自肺部的生物学标本还包括胃液、经电子支气管镜吸取物、电子支气管镜活检物、咽拭子等。建议送 3 份晨痰或每份痰采取至少相隔 8 小时；3 次痰涂片的敏感性与一次痰培养相当；清晨的第一口痰，不用防腐剂；每份痰液标本至少 8mL；晨痰的阳性率比及时痰高 10%～100%；发光二极管荧光显微镜检查可提高阳性率 10%；无痰液者可行痰诱导术；3 次痰涂片阴性者，经电子支气管镜检查后病原学阳性率显著提高。

(2)Mtb 培养：Mtb 培养仍是目前诊断的“金标准”。尤其是药敏试验结果在指导临床用药及耐药性检测等方面具有重要作用，是鉴定是否为活菌的可靠方法。传统的固态培养法：需要 4～6 周才能检测到 Mtb 的生长，而且阳性率也只有 30%～40%；特异性差，各种分枝杆菌均可生长。要确定是否为结核分枝杆菌，需结合分枝杆菌菌种鉴定，必要时行药物敏感试验。分枝杆菌快速液体培养技术：如 BD 公司推出的 BACTEC-MGIT960 全自动分枝杆菌培养、鉴定/药敏系统，操作简便，阳性标本检出时间平均为 9 天，鉴定、药敏试验时间平均为 4 天，阳性标本检出率比传统固体培养提高 10%左右。

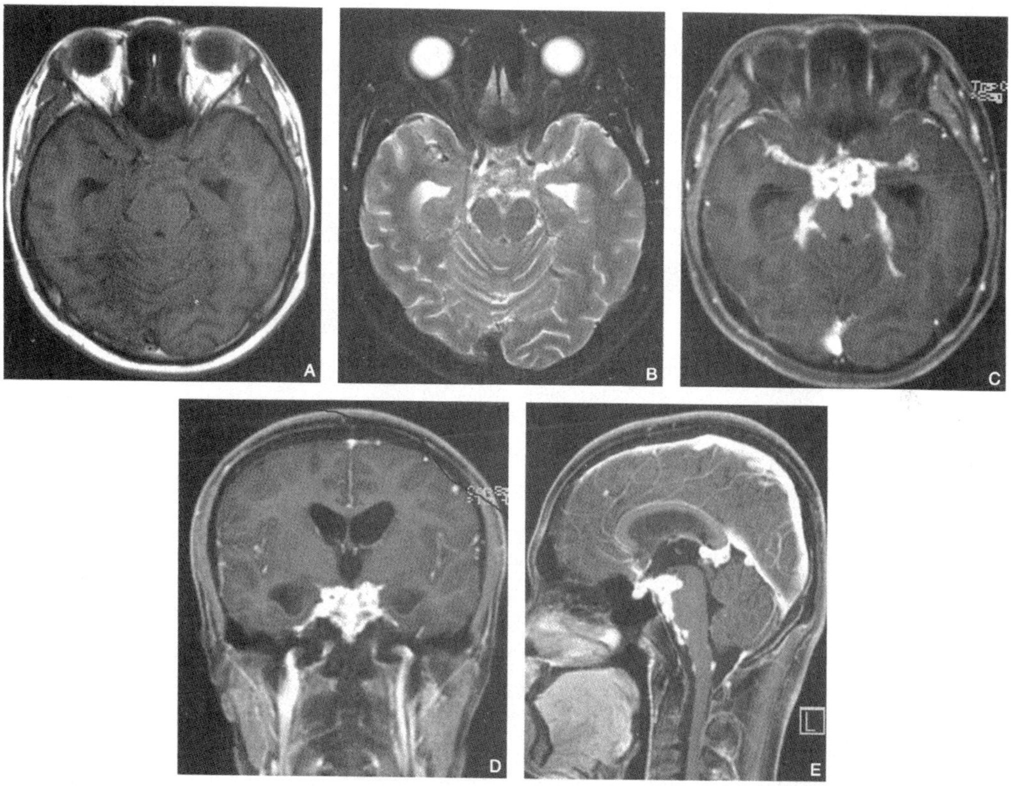

图 1-5-6　结核性脑膜炎 MRI 影像

脑膜增厚，以基底池脑膜明显，增强扫描可见明显强化伴多发结节样环状强化，幕上脑池扩张。A.MRI 平扫，T_1 加权像；B.MRI 平扫，T_2 加权像；C.MRI 增强，横断面图像；D.MRI 增强，冠状位图像；E.MRI 增强，矢状位图像

（3）结核分枝杆菌核酸检测：分子生物学技术如 Xpert MTB/RIF 检测法已成为诊断肺结核的重要手段。Xpert MTB/RIF 技术是集痰标本处理、DNA 提取、核酸扩增、Mtb 特异核酸检测、利福平耐药基因 rpoB 突变检测于一体的结核病和耐药结核病快速诊断方法，全过程只需 105 分钟。由于整个过程在封闭的腔室内自动化完成，无须生物安全需求，2010 年 12 月 WHO 批准了 Xpert MTB/RIF 的应用，该技术也被 WHO 誉为结核病诊断中革命性的突破。线性探针测定法（LPA）可同时检测异烟肼和利福平耐药基因的突变，用于 MDR-TB 的诊断，其优点为所需时间短仅 24～48 小时，可直接检测涂片阳性痰标本，方法较为简单。

3.肺结核的非病原学实验检查

（1）结核菌素皮肤试验：是判断机体是否受到 Mtb 感染的重要手段。当呈现强阳性表示机体处于超敏状态，发病概率高，可作为临床诊断结核病的一项参考指标。不能鉴别结核与卡介苗预防接种及非结核分枝杆菌感染。

(2)γ-干扰素释放试验(IGRAs):在活动性肺结核的辅助诊断中具有一定的价值,尤其是对于儿童、老年人以及免疫受损时。虽可鉴别结核与卡介苗预防接种及非结核分枝杆菌感染,但不能鉴别结核潜伏感染与活动性肺结核。

(3)结核抗体检测:血清学诊断是通过检测结核患者或受感染者血液中相应抗体来进行诊断,该法快速廉价,易于操作,且避免了生物安全问题,用于结核病的辅助诊断已有近40年的历史。鉴于血清学试验的高假阳性和假阴性率,WHO于2011年强烈建议其不能用于结核病的诊断。

4.肺结核侵入性检查

主要目的是获取生物标本进行结核病原学检查。

(1)电子支气管镜检:获取电子支气管镜吸取物、电子支气管镜刷片、电子支气管镜活检物、肺泡灌洗液进行结核病原学相关检测。

(2)经胸壁针刺肺活检:对于电子支气管镜不能到达的肺周围性病变的诊断价值大。

(3)支气管内超声引导针吸活检术(EBUS-TBNA)、胸腔镜及纵隔镜检查:目的仍然是获取病变组织进行诊断。

(4)电磁导航支气管镜(ENB)技术:是电子支气管镜检的特殊类型,近年在国内推广使用,对于肺周围性病变诊断率达80%以上。

五、诊断

1.临床症状

全身症状主要有发热、盗汗和消瘦等;呼吸系统症状主要有咳嗽、咯血、胸痛和呼吸困难等。

2.体征

若病变较轻常无症状。渗出明显或有空洞可闻及中小水泡音。空洞靠近胸壁或病变范围大可闻及病理性管状呼吸音。慢性纤维空洞性肺结核可有相应体征。

六、鉴别诊断

(一)肺炎

肺炎与肺结核之间从症状、体征到胸部X线表现都有共同之处,是临床上经常遇到的问题。若排菌的肺结核患者,只要能考虑到结核的可能,行痰涂片抗酸染色检查,通常可及时做出鉴别。如果结核病变不典型极似肺炎或为菌阴肺结核时则鉴别相对困难,此时结核菌素试验价值较大,若无因宿主原因导致结素阴性的因素存在,结素阴性之于排除结核或结素强阳性之于诊断结核的意义极大。在表现为片状浸润阴影很难立即对两者进行鉴别时,临床上通常的做法是在尽快完善必要检查的同时进行抗感染治疗,动态观察疗效。如在短时间内病变吸收或消失,则肺炎诊断成立;如无效、加重或等待的辅助检查结果支持肺结核诊断,则可进行抗结核治疗。至于两者间临床表现与X线的不同,已如前述,此不赘言。

（二）肺癌

肺结核合并肺癌之特点和异同，可见前述。此处要强调的是肺癌与结核之鉴别应依赖于病理学依据。临床上两者之鉴别需经纤支镜或经皮活检，故有条件者尽快行活检，避免将胸部X线片辗转多家医院反复会诊，以免延误诊断。

（三）肺脓肿

肺脓肿多有高热、起病急和大量脓性痰临床表现，且痰多有臭味。胸部X线示脓肿壁厚且其外缘与肺组织边界不清。而结核常缓慢起病、低热盗汗，除非合并感染否则少有大量脓性痰。其X线表现之空洞壁相对较薄，空洞内外缘均清晰。

（四）支气管扩张

典型的支气管扩张为反复发生咳嗽、咳痰或咯血。病史可追溯至数年或更长。病变以下肺尤以左下肺多见。除非病情较重，普通胸部X线检查常无明显实质性阴影。胸部高分辨CT（HRCT）对支气管扩张的诊断具有极为重要价值，现认为可代替支气管造影。

（五）其他发热性疾病

临床许多疑难性原因不明发热疾病，如伤寒、败血症、亚急性细菌性心内膜炎、淋巴瘤、血管炎等都涉及与结核病的鉴别诊断。问题难在结核病并非罕见疾病，当它以一种不典型表现出现时，虽然医生在例行鉴别诊断分析时会想到本病，但往往因其支持点不多，在考虑到它之后又将其排除，去寻找其他病因。这种努力必定落空，但这一弯路又似乎常常在诊断过程中重复，文献里和临床上不乏这样的教训可鉴。所以以不典型表现出现的常见病作为疑难病例要较少见病作为疑难病的诊断更为困难和普遍。

七、肺结核的化学治疗

（一）治疗的理论基础

结核病灶中的菌群不均一，初治结核菌中大部分对一线抗结核药物敏感，但有少量天然耐药菌，耐利福平发生的概率为10^{-8}，异烟肼、链霉素和乙胺丁醇为10^{-6}，如使用单一抗结核药物，敏感菌被杀灭，耐药菌大量生长而取代成为主要菌群，会造成临床耐药病例。联合用药具有交叉杀灭细菌的作用，可有效防止耐药的产生。此外，病灶中的结核菌的代谢状态也可影响化疗的结果。现在普遍认为，结核病灶中存在4种不同状态的菌群，A群为持续生长繁殖菌，B群为间断繁殖菌，C群为酸性环境中半休眠状态菌，D群为完全休眠菌。一线抗结核药物并非对所有代谢状态的细菌有效，如链霉素对C群菌完全无效，只有吡嗪酰胺对此菌群作用最强。B、C群结核菌可保持在体内很长时间，化疗药物应使用足够的疗程才能杀灭。因此，如果使用的化疗药物不当或者疗程不够，B、C群结核菌不能被消灭，很容易造成复发。

（二）治疗原则

肺结核的治疗以化学治疗为主，其原则为：早期、规律、全程，适量、联合。

（三）抗结核药物

1.一线抗结核药物

（1）异烟肼（INH）：INH是最强的抗结核药物之一，是治疗结核病的基本药物，其作用机制可能是通过细菌内触酶——过氧化酶的活化作用，抑制敏感细菌分枝菌酸的合成而使细胞壁破裂。抑制细菌叶酸的合成。此药能杀死细胞内外生长代谢旺盛和几乎静止的结核菌，是一种全效杀菌剂。

INH 口服后迅速自胃肠道吸收，并分布于全身组织和体液中，并可穿过胎盘屏障。蛋白结合率仅 0～10%。口服 1～2 小时血药浓度可达峰值；4～6 小时后血药浓度根据患者的乙酰化快慢而不一，快乙酰化者 $t_{1/2}$ 为 0.5～1.6 小时，慢乙酰化者为 2～5 小时，肝、肾功能损害者可能延长。本品主要在肝脏中乙酰化代谢而成无活性化谢产物，主要经肾（约 70%）在 24 小时内排出，相当量的 INH 可经血液透析与腹膜透析清除。

(2)利福平（甲哌利福霉素，RFP）：RFP 为半合成广谱杀菌剂，与依赖于 DNA 的 RNA 多聚合酶的 β 亚单位牢固结合，抑制细菌 RNA 的合成，防止该酶与 DNA 连接，从而阻断 RNA 转录过程。与异烟肼一样，本品属于全效杀菌剂，能杀死细胞内外生长代谢旺盛和几乎静止的结核菌。

RFP 在胃肠道中吸收良好，吸收后可弥散至全身大部分组织和体液中，当脑膜有炎症时脑脊液内药浓度增加。$t_{1/2}$ 为 3～5 小时，进食后服药可使达峰时间延迟和峰浓度减低。蛋白结合率为 80%～91%。本品在肝脏中可被自身诱导微粒体氧化酶的作用而迅速去乙酰化，成为具有抗菌活性的代谢物 25-去乙酰基利福平，水解后形成无活性的代谢物由尿排出。本品主要经胆和肠道排泄，可进入肠肝循环，但其去乙酰活性代谢物则无肠肝循环。肾功能减退的患者中本品无积聚。RFP 不能经血液透析或腹膜透析清除。

对氨基水杨酸盐可影响 RFP 的吸收，导致 RFP 血药浓度减低；患者服用对氨基水杨酸盐和 RFP 时，两药之间至少相隔 6 小时。

(3)链霉素（SM）：SM 属于氨基糖苷类抗生素，其抗菌机制为抑制细菌蛋白质的合成，对结核菌有较强的抗菌作用。SM 主要通过干扰氨基酰-tRNA 和核蛋白体 30S 亚单位结合，抑制 70S 复合物形成，从而抑制肽链的延长，影响合成蛋白质，最终导致细菌死亡。但本品只能杀灭细胞外的结核菌，在 pH 中性时起作用，不易通过血脑屏障及透入细胞内，属于半效杀菌剂。

本品注射后 2 小时后可达血药峰浓度，并渗入各浆膜腔，如胸膜腔等。本品可透过胎盘，但不能透过血脑屏障，尽管脑膜炎症时脑脊液中药物浓度略有增加，但尚难达到有效浓度。蛋白结合率为 20%～30%。$t_{1/2}$ 为 3～5 小时。注射本品后 50%～60% 于 24 小时内由尿中排出。

(4)吡嗪酰胺（PZA）：本品为烟酰胺的衍生物，具有抑菌或杀菌作用，取决于药物浓度和细菌敏感度。本品仅在 pH 偏酸时（pH≤5.6）有抗菌活性，为半效杀菌剂。

口服后在胃肠道内吸收迅速而完全。广泛分布于全身组织和体液中，包括肺、脑脊液、肾、肝及胆汁；脑脊液内药浓度可达同期血药浓度的 87%～105%。蛋白结合率 10%～20%。口服 2 小时后血药浓度可达峰值，$t_{1/2}$ 为 9～10 小时，肝、肾功能减退时可能延长。主要在肝中代谢，水解成吡嗪酸，为具有抗菌活性的代谢物，继而羟化为无活性的代谢物，经肾小球滤过排泄。24 小时内以代谢物排出 70%（其中吡嗪酸约 33%），3% 以原形排出。血液透析 4 小时可减低 PZA 血药浓度的 55%，血中吡嗪酸减低 50%～60%。

(5)乙胺丁醇(EMB):本品为合成抑菌抗结核药。其作用机制尚未完全阐明,可能为抑制RNA合成。有研究认为可以增加细胞壁的通透性,渗入菌体内干扰RNA的合成,从而抑制细菌的繁殖。本品只对生长繁殖期的结核菌有效。

本品口服后经胃肠道吸收75%～80%。广泛分布于全身各组织和体液中(除脑脊液外)。红细胞内药浓度与血浆浓度相等或为其2倍,并可持续24小时;肾、肺、唾液和尿液内的药浓度都很高;但胸水和腹水中的浓度则很低。本品不能渗入正常脑膜,但结核性脑膜炎患者脑脊液中可有微量。其分布容积为1.6L/kg。蛋白结合率为20%～30%。口服2～4小时血药浓度可达峰值,$t_{1/2}$为3～4小时,肾功能减退者可延长至8小时。主要经肝脏代谢,约15%的给药量代谢成为无活性代谢物。经肾小球滤过和肾小管分泌排出:给药后约80%在24小时内排出。乳汁中的药浓度约相当于母体血药浓度。相当量的EMB可经血液透析和腹膜透析从体内清除。

(6)氨硫脲(结核胺,TB_1):本品为抑菌剂,作用机制尚不十分清楚。由于不良反应大,我国已不生产此药。

2.二线抗结核药物

(1)对氨基水杨酸(PAS):PAS对结核杆菌有抑制作用。本品为对氨基苯甲酸(PABA)的同类物,通过对叶酸合成的竞争性抑制作用而抑制结核菌的生长繁殖。目前国内只有本品的静脉用制剂(对氨基水杨酸钠)。

(2)丙硫异烟胺(PTH):本品为异烟酸的衍生物,化学结构类似于氨硫脲(TB_1),弱杀菌剂,作用机制尚不明确,可能对肽类合成具抑制作用。本品对结核菌的作用取决于感染部位的药物浓度,低浓度时仅具抑菌作用,高浓度具杀菌作用。

口服迅速吸收,达80%以上,广泛分布于全身组织体液中,在各种组织中和脑脊液内浓度与同期血药浓度接近。本品可穿过胎盘屏障。蛋白结合率约10%。服药后1～3小时血药浓度可达峰值,有效血药浓度可持续6小时,$t_{1/2}$:约为3小时。主要在肝内代谢,经肾排泄,1%为原形,5%为有活性代谢物,其余均为无活性代谢产物。

(3)阿米卡星(丁胺卡那霉素,AMK):属于氨基糖苷类药物,在试管中对结核菌是一种高效杀菌药。AMK的作用机制是与30S亚单位核糖体结合,干扰蛋白质的合成而产生抗菌作用。对耐SM的菌株仍然有效。

AMK用药后1.5小时达血峰浓度,维持12个小时。本品可广泛分布于组织和体液中,但不能透过血脑屏障。用药后24小时内94%～98%经肾脏由尿中排出。

(4)卷曲霉素(CPM):CPM是从卷曲链霉菌属中获得的一种杀菌剂,为多肽复合物,是有效的抗结核药物,对耐SM、卡那霉素(KM)或AMK的细菌仍然有效。作用机制与氨基糖苷类药物相同。

本品很少经胃肠道吸收,须肌内注射或静脉滴注。本品在尿中浓度甚高,也可穿过胎盘,不能渗透进入脑脊液(CSF)。肌内注射后1～2小时血药浓度达峰值,血药峰浓度平均28～32mg/L(范围20～47mg/L)。$t_{1/2}$为3～6小时,肌内注射1g后尿中平均浓度1680mg/L。主要经肾小球滤过以原形排出,给药12小时内以原形排出50%～60%;少量可经胆汁排出。

(5)利福喷丁(环戊哌利福霉素,RPE,RPT):利福类药物,作用机制与RFP相同。试管中的抗菌活力比 RFP 高 2～10 倍，在小鼠体内的抗结核作用也优于 RFP，消除半衰期时间亦较 RFP 延长 4～5 倍。所以，RPE 是一种高效、长效抗结核药物。

RPE 在胃肠道的吸收缓慢也不完全，但其微晶生物利用度可提高。本品蛋白结合率＞98％，口服本品 5～15 小时后血药浓度可达高峰。体内分布广，尤其肝组织中分布最多，其次为肾，其他组织中亦有较高浓度，但不易透过血脑屏障。主要在肝内酯酶作用下去乙酰化，成为 25-去乙酰基利福平；RPE 在肝脏内去乙酰化比 RFP 慢，其蛋白结合率显著降低，它水解后形成无活性的 3-甲酰基利福霉素。利福喷丁存在肝、肠循环，故由胆汁排入肠道的原药部分可被再吸收。本品及其他代谢产物主要经胆汁入肠道随粪排出，仅部分由尿中排出。

(6)利福布汀(RFB，RBU)：利福类药物，作用机制与 RFP 相同，是由 S 类利福霉素衍生而来的半合成的抗生素。耐 RFP 的结核菌可能同时耐 RBU，但有研究结果表明，耐 RFP 结核菌对本品仍有 31％的敏感度。

口服 300mg RBU 后，血药峰浓度为 375±267ng/mL(141～1033ng/mL)，达峰时间(t_{max})为 3.3±0.9 小时(2～4 小时)，生物利用度为 85％。高脂肪餐使胶囊的吸收减慢但并不影响吸收总量。药代动力学研究显示本品呈剂量依赖型。RBU 具有高亲脂性，因此分布广，在组织细胞内易吸收。RBU 在人、鼠体内组织细胞的分布水平高于血浆，口服用药 12 小时肺-血浓度比例约 6.5。85％的药物与血浆蛋白以浓度非依赖的形式相结合，其浓度波动于 0.05～1μg/mL 之间，而且这种结合并不影响肝肾功能。RBU 在血浆中缓慢清除，$t_{1/2}$ 为 45±17 小时。53％的口服用药从尿道排出，30％从粪便排出。健康成年人口服一次后全身平均清除率为 0.69±0.32U/(kg・h)，未代谢药物在肾的清除率约占总清除率的 5％。

(7)目前国内没有生产的二线抗结核药物：

1)异烟腙：本品为异烟肼衍生物，其作用机制与异烟肼相似，但抗菌作用稍差。口服后吸收慢，血药浓度低，结核菌对本品和异烟肼有交叉耐药性。

2)乙硫异烟胺(ETH)：本品和 PTH 一样，均为异烟酸的衍生物，其作用机制和抗结核作用均同 PTH，但后者的药物不良反应要少于前者。

口服后迅速从胃肠道吸收，生物利用度约为 100％。广泛分布于全身组织体液中，在各种组织中和脑脊液内浓度与同期血药浓度接近。本品可穿过血-胎盘屏障。蛋白结合率约 10％。口服后 1.8 小时血药浓度可达高峰，$t_{1/2}$ 为 2～3 小时。主要在肝内代谢，先代谢为亚砜，仍有部分活性；然后成无活性代谢产物。本品主要经肾排泄，1％为原形，5％为有活性代谢物，其余均以无活性代谢产物排出。

3)环丝氨酸(CYC)：CYC 的化学结构类似 D-丙氨酸。本品干扰细菌细胞壁合成的早期阶段，它通过竞争性抑制 L-丙氨酸消旋酶和 D-丙氨酸合成酶抑制细胞壁的合成。

本品口服给药后从胃肠道迅速吸收，其吸收相当完全(70％～90％)。本品可广泛分布于多数体液和组织，包括脑脊液、乳汁、胆汁、痰、淋巴组织、肺、胸水、腹水及滑膜液中，通过胎盘。脑脊液中药浓度接近血清中浓度。尿药浓度高。口服本品后 3～4 小时血药浓度可达高峰，肾功能正常者 $t_{1/2}$ 为 10 小时，肾功能减退者延长。本品由肾小球滤过从肾脏清除，在 12 小时内以原形排出 50％，24～72 小时内排出 65％～70％。少量从粪便排出。肾功能减退患者本品可蓄积。代谢可通过血液透析清除。

4)特立齐酮:同 CYC。

5)多肽类:如紫霉素(VIO)、恩维霉素(结核放线菌素 N)等。

3.氟喹诺酮类药物在肺结核治疗中的应用

第三代氟喹诺酮类药物中有不少具有较强的抗结核分枝杆菌活性(表 1-5-2),氟喹诺酮类药物的主要优点是易经胃肠道吸收,消除半衰期较长,组织穿透性好,分布容积大,不良反应相对较小,适用于长程给药。这类化合物通过抑制结核菌旋转酶而使其 DNA 复制受阻,导致 DNA 降解及细菌死亡。目前国内较常用于肺结核治疗的氟喹诺酮类药物主要有氧氟沙星(OFLX)、左氧氟沙星(LVFX)、加替沙星(GAFX)和莫西沙星(MXFX)等,效果上以 MXFX 和 GAFX 最佳,然后依次为 LVFX 和 OFLX。此外,还有抗结核疗效与 OFLX 相似的环丙沙星(CPFX)(MIC 约 0.5～2μg/mL)和疗效可与 MXFX 和 GAFX 相媲美的司氟沙星(SPFX)。但 CPFX 胃肠吸收差,生物利用度只有 50%～70%,体内抗结核活性弱于 OFLX,且有研究证明,该药在试管内和 RFP 有拮抗作用,与茶碱类药物同时使用时易使后者在体内蓄积;光敏反应则限制了 SPFX 的应用。

国外发达国家已将氟喹诺酮类药物用于各种类型的肺结核,根据我国实际,氟喹诺酮类药物主要用于以下几种情况:①耐药肺结核,尤其是耐多药肺结核(MDR-PTB);②肺结核患者因种种原因不能耐受传统抗结核药物者。考虑到氟喹诺酮类药物间的交叉耐药性,只要条件许可,氟喹诺酮类药物可用至最高级,以求达到最佳的抗结核效果,对于 MDR-PTB 尤应如此。

表 1-5-2　氟喹诺酮类药物的抗结核活性比较(μg/mL)

	MIC	MIC50	MIC90	MBC
CPFX	0.5～2.0	0.5～2.0	0.5～4	1～2
OFLX	0.5～2.0	0.5～2.0	0.5～4	1～2
LVFX	0.25～0.5	0.25～0.5	1.0	1.0
SPFX	0.125～0.5	0.25	0.5	0.25
MXFX	0.12～0.5		0.5	
GAFX	0.25			

4.复合制剂

复合制剂有杀菌剂与抑菌剂、杀菌剂与增效剂以及物理组合和化学组合等多种形式,一般是两药复合,也有三药复合的情况。物理组合的复合制剂的药效仅仅是单药累加效应,目的是提高患者的依从性。化学组合的复合制剂不仅提高了依从性,也起到了增进药物疗效的作用。

(1)固定剂量复合制剂(FDC):属于物理组合的复合制剂。根据化疗方案的要求将几种不同的抗结核药物按一定剂量配方制成复合的抗结核药片或胶囊是为了提高患者的依从性、防止单一药物治疗结核病的最主要方法之一。常用的有 RFP、INH、PZA 固定剂量复合制剂和 RFP、INH 固定剂量复合制剂。

(2)杀菌剂+增效剂的复合制剂:利用脂质体或单克隆抗体作载体,使药物选择作用于靶位,增加药物在病变局部或细胞内的浓度,以增进疗效。文献早已报道了脂质体包埋的 INH 和 RFP 对实验鼠结核病的治疗取得良好效果。有人以携有吞噬刺激素的 RFP 脂质体治疗实验鼠结核病，使小鼠肺脏活菌数下降的效果明显强于游离 RFP。

(3)化学组合形式的复合制剂：对氨基水杨酸异烟肼片(Pa)是这类药物的成功品种，其化学名为 4-吡啶甲酰肼-4-氨基水杨酸盐，是 INH 与 PAS 的化学分子结合形式。疗效不仅高于单剂 INH，亦明显高于以物理方式混合的 INH 加 PAS。对耐 INH 或 PAS 的菌株仍然有效。口服后崩解快速而完全，最终以分子化合物的形式被肠绒毛吸收，肺内外分布较好，能够很轻易地到达骨骼、淋巴和脑脊液等部位。而且毒性低、耐受性良好、耐药发生率低。由于其小剂量片剂、服用方便和较低的不良反应，更适合在儿童肺结核患者中应用。

5.抗结核药物研发

由于 MDR-TB 的蔓延和流行，尤其是广泛耐药结核病(XDR-TB)的出现，急待寻找具有抗结核作用的药物或研发新型抗结核药。

(1)抗结核疗效尚不确切的抗生素：目前国内外正在尝试使用的主要有利奈唑胺、阿莫西林/克拉维酸(AU)、克拉霉素(CTM)、罗红霉素(RTM)、阿齐霉素(ATM)、泰利霉素和氯苯吩嗪(氯法齐明，CFM)等。

(2)正在研发的抗结核新药：

1)利福拉吉(RFZ)：RFZ 为苯并噁嗪利福霉素类衍化物之一，属利福霉素类药物。本品比 RFP 的 MIC 低 16～32 倍，较 RFP 有更强的杀菌作用，对耐 RFP 的结核菌仍有一定的杀菌活性。但也有研究结果表明，RFZ 对结核菌的杀菌活性并不优于 INH 和 RFP。

2)二芳基喹啉类：最具代表性的是 R207910，化学名为 1-(6-溴基-2-甲氧基-喹啉-3-基)-4-二甲氨基-2-萘-1-基-1-苯基-丁烷-2-苯。R207910 的作用机制是抑制细菌的 ATP 合成酶，从而使 ATP 耗竭。研究表明，R207910 抗结核菌的 MIC 值为 0.03～0.12μg/mL，对敏感菌株和耐药菌株(包括耐 SHREZ 和氟喹诺酮类药物)具有同等的抗菌活性。该药口服易吸收，$t_{1/2}$ 长达 43.7～64 小时，组织内为 28.1～92 小时。观察发现，R207910 与 HRZ(INH＋RFP＋PZA)中的任何两种药物联合使用较 HRZ 标准方案更有效。R207910 部分Ⅰ期临床试验结果显示，随着给药剂量的增加其达峰浓度 C_{max} 和 AUC 值也同步增加。

3)硝基咪唑并吡喃类药物：在此类药物中代表性的当属 PA-824，它是一种新的硝基咪唑并吡喃类药物，分子量为 359Pa，对结核菌敏感菌株的 MIC 值为≤0.015～0.25μg/mL，与 INH 相仿(0.03～0.06μg/mL)。对非繁殖期结核分枝杆菌或持存菌和耐药菌株均有较强的抗菌活性，与传统的抗结核药物之间无交叉耐药性。亦有研究发现，PA-824 对敏感和耐药结核菌临床分离株均显示同等的抗菌活性，MIC 值为 0.039～0.531μg/mL。

4)吡咯类化合物：该类化合物中 BM212[化学名：1,5-二芳基-2-甲基-3-(4-甲基哌嗪-1-基)甲基-吡咯)]抗结核菌敏感菌株的 MIC 值为 0.7～1.5μg/mL，与 INH 和 SM 相仿；对耐药菌株(包括耐多药)也同样具有抑菌作用。

5)二胺类药物：SQ109[化学名为 N-金刚烷基-2-基-N′-(3,7-二甲基-辛-2,6-二烯)-乙烷-1,2-二胺]，是在 EMB 的基础上发展起来的二胺类药物，但其结构和细胞内作用靶位均与 EMB 有所不同，其作用机制可能为作为一种细胞壁的抑制剂，诱导启动子 Rv0341，但其作用的特异性靶位还不清楚。SQ109 抗结核菌的 MIC 值为 0.1～0.63μg/mL，动物实验研究也显示 SQ109 能明显降低结核病鼠肺和脾组织中的细菌负荷数，其作用与 INH 和 EMB 相仿。耐药突变发生率低(2.18×10^{-9})。口服后血药达峰时间为0.31小时,C_{max}为$0.135\mu g/mL$,$t_{1/2}$为5.2小时,口服生物利用度较低为4%,但该药能高浓度广泛分布于各种组织中,其在肺组织中浓度最高达MIC值120倍以上,其次为脾和肾,这种组织高浓度可维持10小时以上。

(四)用药方法

1.顿服法

抗结核药物的服用方法原本和大多数药物一样,也是每日多次服药,当时的理论依据是:抗结核药物对结核菌的作用与药物在血液中的持续血浓度有关。后经研究认为,抗结核药物的杀菌作用不在于经常维持一定水平的药物浓度,而在于短时间较高的血药峰浓度。抗结核药物服用1~2小时,血液内药物浓度达高峰,若欲提高血中的高峰浓度,需增加药物的一次服用剂量。血中药物峰浓度越高,接触结核菌的时间越长,杀菌或抑菌效果越好。印度马德拉斯化疗研究中心曾就此进行过对比研究,发现异烟肼每日分次服用的临床治疗效果不如每日剂量一次顿服,前者初治排菌患者治疗一年的痰菌阴转率只有58%,后者却高达73%。每日药物一次顿服的优点不仅在于疗效得到提高,而且药物的不良反应并未因此增加。但并非所有抗结核药物都可以采用顿服法,如二线抗结核药物中的PTH仍只能每日分次服用。

2.两阶段用药法

两阶段用药法是根据实践经验和科学实验中发现的事实而提出的,是一种将化疗全程分为强化和巩固两个治疗阶段的用药方法,又称为二步治疗。两阶段用药法的理论基础是在强化期抓住结核菌大量繁殖、药物最能发挥杀菌效能的有利时机,采取强有力的化疗方案,尽快地杀死繁殖期菌群,使菌量急剧减少,可防止或减少继发性耐药菌的产生,还有可能杀灭可能存在的原发耐药菌及自然突变耐药菌。多年来的实践证明,开始治疗时杀菌效果愈大,以后产生顽固菌的机会愈小,复发率愈低。而巩固期则主要针对病灶内仍残留的少数代谢低下或半静止状态的结核菌,这部分细菌相对比较顽固,因此该期的化疗所需时间明显长于强化期。与过去的用药方法相比,两阶段用药法的疗效更高、药物的不良反应更少,费用上更加节省。

3.间歇疗法

结核病间歇疗法的产生归结于科学家对结核菌“延缓生长期”的发现,即使用抗结核药物后,一部分结核菌被杀死,另一部分则受到抑制而进入延缓生长期。结果是后一部分结核菌的繁殖减慢或完全终止,并对药物不敏感,即便是每日给药也不见疗效增加,但度过此期后结核菌又开始生长繁殖,并恢复对药物的敏感性。此后再次给药又可致一部分结核菌进入延缓生长期,如此周而复始,残存的结核菌可在免疫功能的协调作用下全部被消灭。每种药物对结核菌能否产生延缓生长期,决定了该药物是否适用于间歇使用。研究结果表明,除TB_1外的其他抗结核药物均有不同程度的延缓生长期(2~10天),其中以SM和RFP最好。TB_1对结核菌无延缓生长期,故不能将其用于间歇疗法。由于药物的种类、浓度和接触时间不同,其延缓生长期的作用亦有所区别。药物浓度越高,细菌产生延缓生长期所需的药物接触时间也就越短。因此,间歇用药时宜适当提高药物的浓度,但以不产生毒副反应为度。由于快速乙酰化的影响,每周一次用药的疗效低,至少应每周用药两次或三次。大剂量RFP间歇治疗可以产生免疫反应,应予以注意。

4.序贯疗法

实施该疗法的前提是需要与口服药物相匹配注射用制剂，多用于重症肺结核、复治或MDR-PTB患者化疗的强化期。如强化期内采用RFP和INH静脉点滴冲击治疗，以后改为口服用药维持。除RFP和INH外，现有用于抗结核治疗的这类相关制剂主要还有氟喹诺酮类药物、PAS+INH与Pa、ATM与CTM或RTM、AU的静脉用制剂及其口服制剂。本法的目的在于通过静脉用药获得最高血药峰浓度，后续又有同药口服制剂的连贯应用，以求达到最佳的杀菌效果。

（五）化疗方案

1.初治涂（菌）阳肺结核方案

总疗程一般为6个月，即2个月的强化期加上4个月的巩固期；用药涉及5种一线抗结核药物，即INH(H)、RFP(R)、PZA(Z)、EMB(E)和SM(S)。常用方案如下。

(1)2S(E)HR2/4H_3R_3：部分间歇用药方案。强化期每日使用INH、RFP、PZA和SM或EMB；巩固期每周3次间歇使用INH和RFP。

(2)2S(E)$H_3R_3Z_3$/4H_3R_3：全程间歇用药方案。强化期每周3次间歇使用INH、RFP、PZA和SM或EMB；巩固期每周3次间歇使用INH和RFP。

(3)2S(E)HR2/4HR：全程每日用药方案。强化期每日使用INH、RFP、PZA和SM或EMB；巩固期每日使用INH和RFP。

2.初治涂（菌）阴肺结核方案

总疗程一般同初治涂（菌）阳方案，但用药仅涉及3种一线抗结核药物，即INH、RFP和PZA。主体方案为2HR2/4HR，同样可分为部分间歇用药、全程间歇用药和全程每日用药等3种用药形式。

3.复治涂（菌）阳肺结核方案

总疗程在初治方案的基础上增加了2个月，即强化期2～3个月/巩固期5～6个月。按照现有国内外标准，用药仍只涉及5种一线抗结核药物，即INH、RFP、PZA、EMB和SM。主体方案为2SHRZE/6HRE和2SHRZE/1HRZE/5HRE，后者延长了1个月的强化期。可间歇用药或每日用药。

4.慢性排菌性肺结核（多重耐药性肺结核）方案

化疗药物的选择要点：在药物敏感试验的基础上，以下要素是值得考虑的。

1)既往用药史：对于我国广大无条件进行药物敏感试验的地区而言，多重耐药肺结核的化疗药物的选择在很大程度上将依赖于患者的既往用药史。详细的既往用药史除了可帮助医生了解患者既往化疗使用药物的种类、量和持续时间，对药物的耐受性以及有无药物过敏等，还可帮助检测药敏试验结果的意义，明确耐药类型，帮助指导化疗药物的选择。

2)交叉耐药性：明确有单向交叉耐药性的药物有AMK、SM、PTH和TB_1。确定有双向交叉耐药性的药物有INH和异烟腙，利福类(RFP、RFE和RBU等)，AMK和卡那霉素(KM)，PTH和丙硫异烟胺(ETH)，氟喹诺酮类(OFLX、LVFX、CPFX、SPFX和MXFX等)，CYC和特立齐酮，紫霉素和恩维霉素等。

3）耐药稳定性：结核菌对不同抗结核药物的耐药稳定性不尽相同，大体可分为以下三类。稳定性强类：a.SM：结核菌对 SM 的耐药性比较稳定。长期排出耐 SM 结核菌者，在停用 SM 1～2 年后，其耐药程度没有多大变化。此时如果使用 INH 或（和）PAS，结核菌耐 SM 的稳定性可受到一定程度的影响，耐药性减弱。b. TB_1：稳定性很好，发生耐药后少见有复敏现象。c.CYC、PTH、ETH：一旦耐药则不易恢复，稳定性强，停药后亦是如此。稳定性中等类：主要的代表性药物为 RFP。耐 RFP 结核菌一般在停药后仍有少部分可恢复对 RFP 的敏感性，复敏率约为 4.2%。稳定性差类：a.INH：结核菌耐 INH 的稳定性在所有已知抗结核药物中最差，耐药性很容易减弱，停止使用 INH 36 周，结核菌对 INH 的复敏率约为 88.5%，结核菌对 INH 耐药性的减弱不但会经常发生在停药后，甚至在用药期间也有可能发生。b.PAS：有研究结果提示，使用 PAS 120 天而形成耐药的患者，在停用一段时间后，绝大多数都恢复其敏感性，复敏率约 83.3%。

4）药物间的交互作用：药物之间的相互作用及其对抗结核治疗的影响不容忽视。比如临床常用的 PAS 可影响 RFP 的吸收，二者合用时应相隔 6～8 小时；RBU 与艾滋病病毒蛋白酶抑制剂合用时，可降低艾滋病蛋白酶抑制剂的血药浓度，并显著增加 RBU 浓度，从而增加 RBU 的毒性反应，影响疗效；氟喹诺酮类药物与茶碱类药物合用可增加后者的血药浓度，并可能增加药物蓄积中毒的危险；新大环内酯类药物（如 RTM）与 INH 或 RFP 合用时有协同作用。

5）个体对药物的耐受性：患者的年龄、基础疾病、营养状况、妊娠、有无药物过敏史或药物性脏器损害史等，均会影响到患者个体对化疗药物的耐受性，应设法了解可能导致不良反应或不能随意使用的任何相关药物。有研究结果表明，LVFX 和 PZA 联用时患者的耐受性往往较差，可有肌肉和骨骼不适、中枢神经系统反应、高尿酸血症、胃肠道反应、皮肤及肝细胞受损等毒性反应。

（1）PDR-PTB 化疗方案：原发性初治耐药者如果耐药数量≤2 种，可以试用标准的初治涂阳方案；如系复治，往往为获得性耐药，但只要方案中保证具有 3 种有效的抗结核药物，标准的复治涂阳化疗方案仍可能有效。值得指出的是能够使用标准初治和复治涂阳化疗方案的患者一般不是慢性排菌性肺结核，后者常常需要酌情调整方案，以确保方案中有 3 种或 3 种以上有效的抗结核药物，疗程亦可适当延长。

（2）MDR-PTB 化疗方案：方案中至少要有 3 种敏感或患者未曾使用过的抗结核药物；强化期 5～6 种药物，巩固期至少 3 种药物联合；痰菌阴转后疗程至少 18 个月，总疗程一般为 18～24 个月；实施每日给药和直接面视下治疗（DOT），静脉用药期间最好住院治疗。

（3）XDR-PTB 化疗方案：XDR-PTB 已初步被认定为“不治之症”，死亡率高，往往是终生服药。对这类患者的化疗方案一般是本着人道主义的原则，多种方法并举，以尽量维持或延续患者的生命。

（六）化学治疗的管理

肺结核化学治疗管理分为住院和不住院两种形式。住院治疗完全处于医务人员 24 小时的监控下，所以重点是不住院治疗患者的管理。在不住院条件下要取得化学疗法的成功，关键在于对肺结核患者实施有效治疗管理，即目前推行在医务人员直接督导治疗(DOT)或直接督导短程化疗(DOTS)或包括二线抗结核药物管理在内(主要是指 PDR-PTB、MDR-PTB 和 XDR-PTB)的直接督导治疗，确保肺结核患者在全疗程中规律、联合、适量和不间断地实施规范化疗，不但能保证患者获得最高的治愈率，还可阻断结核病的传播以及防止耐药的发生或耐药的进一步恶化。

(七)其他治疗方法

如免疫治疗、介入治疗、外科手术和中医中药等，但只能作为辅助治疗手段。对于多重耐药性肺结核，宜强调综合治疗，以提高疗效。

八、肺结核常见并发症及处理

1.咯血

肺结核咯血原因多为渗出和空洞病变存在或支气管结核及局部结核病变引起支气管变形、扭曲和扩张。肺结核患者的大咯血可引起窒息、失血性休克、肺不张、结核性支气管播散和吸入性肺炎等严重合并症。

咯血者应进行抗结核治疗，中、大量咯血应积极止血，保持气道通畅，注意防止窒息和出血性休克发生。一般改善凝血机制的止血药对肺结核大咯血疗效不理想。脑垂体后叶素仍是治疗肺结核大咯血最有效的止血药，可用 5～10U 加入 25%葡萄糖 40mL 缓慢静脉注射，持续 10～15 分钟。非紧急状态也可用 10～20U 加入 5%葡萄糖 500mL 缓慢静脉滴注。对脑垂体后叶素有禁忌的患者(如高血压和脑动脉硬化)可采用酚妥拉明 10～20mg 加入 25%葡萄糖 40mL 静脉注射，持续 10～15 分钟；或 10～20mg 加入 5%葡萄糖 250mL 静脉滴注(注意观察血压)。近年支气管动脉栓塞术介入疗法治疗肺结核大咯血收到近期良好的效果。

2.自发性气胸

肺结核为气胸常见病因。多种肺结核病变可引起气胸：胸膜下病灶或空洞破入胸腔；结核病灶纤维化或瘢痕化导致肺气肿或肺大疱破裂；粟粒型肺结核的病变在肺间质也可引起间质性肺气肿性肺大疱破裂。病灶或空洞破入胸腔，胸腔常见渗出液体多，可形成液气胸、脓气胸。

3.支气管扩张

肺结核病灶破坏支气管壁及支气管周围组织、支气管结核本身也可导致支气管变形和扩张，称为结核性支气管扩张，可伴有咯血。

4.肺部继发感染

肺结核空洞(尤其纤维空洞)、胸膜肥厚、结核纤维病变引起支气管扩张、肺不张及支气管结核所致气道阻塞，是造成肺结核继发其他细菌感染的病理基础。细菌感染常以 G^- 杆菌为主且复合感染多。

肺结核疗程长，由于长期使用抗生素(如链霉素、阿米卡星、利福平等)，部分年老、体弱及同时应用免疫抑制剂病例，常常继发真菌感染。常见在空洞、支气管扩张囊腔中有曲菌球寄生，胸部 X 线呈现空腔中的菌球上方气腔呈“新月形”改变，周围有气带且随体位移动，临床表现可有反复大咯血，内科治疗效果不佳。也有少数患者可继发白色念珠菌感染。继发感染时应针对不同病原采用相应抗生素或抗真菌治疗。

5.心、肺功能衰竭

是肺结核严重的并发症，肺结核治疗无效，形成慢性病变破坏肺组织，形成肺气肿、肺大疱，进而影响肺功能，导致慢性呼吸功能衰竭。气胸和并发感染则可引起急性呼吸功能衰竭。长期缺氧，肺内纤维组织牵拉血管壁，造成肺动脉高压，可继发肺心病、右心功能衰竭。以上均应进行相应的积极处理。

第六节 肺寄生虫病

一、概述

在引起肺部感染性疾病的诸多病原体中，寄生虫也较常见。主要包括蠕虫和原虫，另外某些节肢动物也偶可致肺部疾病。寄生虫感染大多发生于热带和亚热带地区，部分可呈全球性流行。

随着 HIV/AIDS 的流行、自身免疫性疾病的免疫抑制治疗、器官移植的广泛施行，导致人体免疫功能低下，易罹患各类感染，寄生虫的感染也逐渐增多。另外，气候变化和生态环境改变也对寄生虫的传播和地理分布产生了影响。寄生虫感染疾病的临床表现可能并不特异，因此呼吸科医生也应关注寄生虫病可能出现的肺部表现。

寄生虫感染肺部表现有四种模式：①寄生虫专性侵袭肺脏；②寄生虫在人体内生活史中会经过肺脏而引起肺部表现；③寄生虫以胃肠道等其他脏器为主要靶器官，偶尔侵及肺部；④寄生虫呈全身性感染，肺脏仅为其所播散感染的器官之一。

二、常见肺寄生虫病

可引起肺部疾病的寄生虫的常见种类有蠕虫中的线虫、吸虫和绦虫，比如卫氏并殖吸虫(肺吸虫)、细粒棘球绦虫、蛔虫、钩虫等；原虫有溶组织内阿米巴、疟原虫、弓形虫等；医学节肢动物有粉螨、尘螨等。

(一)蠕虫

蠕虫是世界范围流行的寄生虫。可分为三大类：①线虫，主要包括钩虫、蛔虫等肠道蠕虫和粪类圆线虫、旋毛虫及丝虫等；②吸虫，又称裂体吸虫，包括肺吸虫、血吸虫等；③绦虫，包括细粒棘球绦虫、多房棘球绦虫等。蠕虫一般易感染农村卫生条件欠佳的人群。儿童慢性感染容易引起发育迟缓，对身体和智力发育都会造成长期的影响。除粪类圆线虫外，蠕虫一般不会在宿主体内营自生生活，疾病严重程度与蠕虫感染的量(使用每克粪便中虫卵量进行评估)成正比。

蠕虫肺部感染的典型症状是吕弗琉综合征(Loeffler 综合征)，经典表现是由于幼虫移行经肺所造成的一过性间质性肺水肿和嗜酸性粒细胞增多。常常伴随外周血嗜酸性粒细胞增多、支气管痉挛和血清 IgE 的升高。幼虫经肺时可逆行通过气道进入咽部，而后经吞咽到达消化道。但此时幼虫尚未发育为成虫，急性期检查粪便虫卵或成虫没有意义。由于蠕虫的感染、物理侵扰和伴随而来的嗜酸性粒细胞性肺病可导致哮喘样综合征或由于嗜酸性粒细胞释放细胞毒性阳离子蛋白颗粒而造成肺损伤。病理变化主要位于肺间质、肺泡壁及终末细支气管壁，有不规则的嗜酸性粒细胞浸润灶，有时肺泡内可见成堆的嗜酸性粒细胞，极少累及血管。

1.线虫

人类相关的寄生性线虫包括蛔虫、钩虫、旋毛虫和粪类圆线虫，这些线虫在其生活史中均可经过人类下呼吸道。幼虫在到达消化道前需移行经过肺脏。在大多病例中，幼虫移行期常无症状，但部分会出现咳嗽、胸骨后不适和气喘，并可伴随一过性肺部阴影和外周血嗜酸性粒细胞增多(吕弗琉综合征)。

(1)肺蛔虫病：蛔虫是最常见的人体肠道寄生虫，估计全球感染人群大约 1 亿。人类是其已知的唯一宿主。人类在摄入被虫卵污染的水、食物等后被感染。虫卵在小肠孵化为杆状蚴，幼虫穿破肠壁进入肝脏毛细血管和淋巴管中，而后通过右心进入肺脏。当杆状蚴到达肺脏时，穿破肺毛细血管进入肺泡，使肺部出现许多出血点，炎症细胞和嗜酸性粒细胞浸润，若重度感染可出现肺出血、肺水肿和实变。由于幼虫在肺部蜕皮，虫体及产物等刺激可引起过敏性支气管肺炎。

1)临床表现：大部分感染患者无特殊表现。最常见的症状是一些非特异性的腹部不适。有些患者也可感到精神萎靡、发热或荨麻疹。呼吸道症状主要表现为咳嗽、胸痛、气紧、喘息、咯血等。这些呼吸道表现常出现于摄入虫卵后 9～12 天，症状可持续 2～3 周，并且可同时伴有血白细胞增高和嗜酸性粒细胞增多。急性嗜酸性粒细胞性肺炎所致呼吸窘迫和气管插管也有报道，但较为罕见。

2)诊断和治疗：在急性感染期进行肺部影像学检查可能发现肺部单侧或双侧一过性点片状渗出影。但由于在感染 2～3 个月内虫卵尚不会在大便中出现，故而在蛔虫感染急性期较难确诊。此期可出现外周血嗜酸性粒细胞增多，痰或胃内容物中也可能会发现幼虫、嗜酸性粒细胞或者夏科雷登结晶。对肺蛔虫病的治疗应采取抗病原和对症综合治疗，采取止咳、平喘、抗感染、抗过敏反应等综合措施。驱虫首选阿苯达唑，另外甲苯达唑、左旋咪唑等也有抗蛔虫作用。

(2)肺钩虫病：钩虫病是由十二指肠钩口线虫感染所致，主要流行于热带和亚热带地区。钩虫寄生于小肠内，主要导致缺铁性贫血等症状。土壤中钩虫卵逐次孵化丝状蚴，接触人体后钻入皮肤，可造成局部瘙痒和皮疹。幼虫移行至淋巴和静脉系统，随之进入肺循环。幼虫穿破毛细血管进入肺泡腔可出现肺部出血及炎症细胞浸润，出现肺部损伤。

1)临床表现：患者一般有咳嗽、支气管痉挛和一过性肺部渗出影。当感染负荷量大时，可呈肺炎改变，甚至声音嘶哑、痰中带血，并伴有畏寒、发热等全身症状。肺钩虫病的呼吸道症状可在感染后的 3～7 天出现。常伴随外周血和肺部嗜酸性粒细胞增多的现象。

2)诊断和治疗：急性肺钩虫病的诊断较为困难，除非能在呼吸道分泌物、支气管肺泡灌洗液或胃液中检出幼虫。治疗可选择阿苯达唑(400mg，一次顿服)或甲苯达唑。本类药物可杀死成虫，但对移行肺部的幼虫疗效有限。故而治疗幼虫性肺病 1 个月后需再次安排粪便虫卵检查,如果仍阳性则需要重复治疗以清除初次治疗后发育为成虫的钩虫。

(3)粪类圆线虫性肺病:粪类圆线虫的生活史和钩虫的基本相同,也可通过丝状蚴侵入皮肤而感染,侵入部位常见为足底。在丝状蚴经过肺部时也可引起相应呼吸道症状。但与钩虫不同的是,粪类圆线虫的虫卵发育较快,数小时后即可孵化出杆状蚴,并随粪便排出体外。如果宿主排便不畅或免疫力低下,杆状蚴可在宿主体内迅速发育为丝状蚴,经肠黏膜或肛周皮肤再次侵入而产生自体感染。在患者免疫功能低下时,甚至会造成严重的自体感染。丝状蚴在包括肺内的多个脏器弥散性感染甚至引起死亡,称之为过度感染。粪类圆线虫病过度感染被认为是继发于辅助性 T_2 细胞缺乏,因为该细胞可能参与了蠕虫的清除。淋巴瘤、白血病、营养不良、器官移植和 HIV/AIDS,以及免疫抑制药物应用、放疗所造成的免疫低下均是类圆线虫过度感染的易感因素。

1)临床表现:粪类圆线虫病的临床表现取决于虫体感染负荷程度和个体免疫情况。急性感染者除幼虫移行性肺炎外几无其他症状。超过 50%的患者在慢性感染期无症状表现。而 75%以上有症状的患者表现为外周血嗜酸性粒细胞增多和血清 IgE 升高,因此对于有持续性嗜酸性粒细胞增多症的患者必须将粪类圆线虫病作为鉴别诊断加以考虑。

患者可有腹痛、腹泻和体重降低。皮肤症状包括瘙痒、荨麻疹,以及躯干、大腿和臀部皮肤由于幼虫移行所致的明显线形斑疹。对于免疫正常患者,一般肺部表现为一过性肺部阴影,可伴咳嗽咳痰、气紧和支气管哮喘。在高流行区的哮喘和慢性阻塞性肺疾病伴嗜酸性粒细胞增多患者使用皮质激素前,均应排除类圆线虫病,以免造成过度感染。

类圆线虫过度感染典型表现为胃肠道症状,包括腹痛、恶心、呕吐、腹泻和肠梗阻。肺部也是过度感染的重要靶器官。伴随丝状蚴移行经过肺脏,可造成咳嗽、咯血和呼吸衰竭等肺炎表现。并且肠道细菌可随幼虫通过胃肠腔道侵入肠道黏膜内,造成混合性菌血症、细菌性肺炎、急性呼吸窘迫综合征和革兰阴性杆菌性脑膜炎。另外,有报道类圆线虫过度感染可有类似急性特异性肺纤维化的表现。播散型类圆线虫病的病死率可达 90%。

2)诊断:肺部影像学常无特异性。对于过度感染者,可在痰、尿、支气管肺泡灌洗液或其他体液中检出幼虫、虫卵和成虫。而普通感染者确诊较为困难,因为寄生虫负荷量较低,造成常用诊断方法粪便虫卵检查常为阴性。ELISA 或免疫荧光法血清学试验可检测血清中类圆线虫的抗体。但需注意与其他线虫有交叉反应。

3)治疗:治疗首选伊维菌素,可清除超过 90%以上的成虫,相较于阿苯达唑有更明显的疗效。针对严重病例或合并 HTLV-1 感染的慢性患者,如单用伊维菌素无效,推荐联合阿苯达唑治疗。对于过度感染患者,因患者对口服药物的吸收和耐受程度可能受到影响,也可选择伊维菌素兽用剂型进行皮下给药。一些专家建议,在给患者使用皮质类固醇药物或器官移植前(或同时),若有类圆线虫高流行区的居住、旅游史,则均需要筛查类圆线虫血清学。如果呈现阳性,为防止出现过度感染综合征,这些患者均需进行驱虫治疗。

(4)热带肺嗜酸性粒细胞浸润症:热带肺嗜酸性粒细胞浸润症(TPE)是一种独特的临床综合征,患者主要源于淋巴丝虫(班氏丝虫或马来丝虫)感染。大多数患者报道来自南亚、东南亚、非洲大陆部分区域。

1)临床表现:主要见于中年男性(90%)。主要临床表现包括夜间阵发性咳嗽、支气管痉挛、低热、体重下降和淋巴结肿大;甚至部分患者还可有肝脾肿大。血常规显示以嗜酸性粒细胞增多为主的白细胞增高,常见血清 IgE 升高,痰或支气管肺泡灌洗液中也有嗜酸性粒细胞增多表现。胸片通常显示为双侧肺纹理增多、弥散性粟粒性改变或者部分性渗出。肺功能检查提示同时存在限制性和阻塞性肺功能下降。病理标本可见在肺间质和血管周围有嗜酸性粒细胞浸润,嗜酸性脓肿和嗜酸性肉芽肿形成,甚至可见到部分虫体节段。虽然 TPE 是由丝虫所引起,但患者体内常常无法查到微丝蚴。该病发病机制并不十分清楚,目前认为与微丝蚴进入肺部所造成的免疫反应有关。

2)诊断:需要综合临床症状、影像学、流行病学和实验室检查以诊断,肺活检并非必备条件。一般有夜间发作性呼吸困难,血嗜酸性粒细胞增加、血清 IgE 升高,以及丝虫抗原抗体血清学试验阳性等即可考虑诊断。

3)治疗:由于热带肺嗜酸性粒细胞浸润症可进一步造成慢性限制性肺疾病,所以所有患者均需进行治疗。抗丝虫药乙胺嗪可改善 TPE 的症状体征,并减少嗜酸性粒细胞血症和降低血清 IgE 水平。近期有研究发现多西环素可清除班氏丝虫的细菌性内共生体(沃尔巴克氏菌),有助于杀灭丝虫的成虫和微丝蚴。类固醇药物治疗需要慎重选择,因为 TPE 和粪类圆线虫性肺炎有相似临床表现,而使用类固醇会增加类圆线虫病的发病率和死亡率。

(5)其他肺线虫病:其他如兽类贝蛔虫、弓蛔虫、颚口线虫等由于其生活史特性均可造成内脏幼虫移行症,累及肺部症状包括咳嗽、气促、咯血和哮喘等。这些临床表现源于幼虫对肺的机械损伤和相关的免疫损伤。

另外,犬恶丝虫偶可感染人类,寄生于肺动脉,导致血管炎并在死后形成肺部结节;旋毛虫感染偶有侵犯横膈膜及辅助呼吸肌造成呼吸困难等表现。值得引起临床医生的关注。

上述线虫感染性疾病常为动物源性疾病,偶感染人类。诊断常需血清学或免疫印迹法或活检病理诊断,除犬恶丝虫必须手术外,其余线虫病常选择阿苯达唑等进行抗虫治疗。

2.吸虫

(1)肺吸虫病:病原体为卫氏并殖吸虫或斯氏狸殖吸虫等。人通过食用生的、半熟的或腌制的含有囊蚴的淡水蟹和小龙虾等被感染。幼虫在十二指肠破囊后穿过肠壁进入腹腔,而后再经过横膈进入胸腔和肺实质生长发育为成虫。成虫成对在支气管管腔附近的包囊中生存并产卵。患者症状主要是童虫或成虫在人体组织与器官内移行、寄居造成的机械性损伤,其代谢物也可引起免疫病理反应。

1)临床表现:少数患者可在暴露 2 周左右出现急性期感染症状,包括腹痛、腹泻、发热、胸痛、咳嗽、荨麻疹、外周血嗜酸性粒细胞增多和血清 IgE 升高。而大多数患者在感染后呈隐匿性起病,5~10 年后才出现症状。感染晚期症状表现为咳嗽、咳铁锈色或血痰,痰中可见夏科雷登结晶,可伴或不伴有胸膜炎。部分患者咯血非常明显甚至会被误认为结核。在慢性肺吸虫病患者中可无发热和嗜酸性粒细胞增多,而仅见肺部影像学改变。

胸片可发现局灶渗出或实变等多种改变。一旦有肺吸虫成虫形成病灶可能为空洞性;也可表现为小囊肿和伴或不伴钙化的结节。少数患者也可出现胸腔积液、气胸和胸膜增厚。该病的胸水特点为含有白细胞、大量嗜酸性粒细胞,蛋白和乳酸脱氢酶升高,以及葡萄糖浓度降低。肺组织病理学检查可在支气管或细支气管内发现纤维囊壁包裹的成虫;中间含有虫卵的肉芽肿性改变。可以存在肺炎,支气管扩张和血管炎。急性和慢性的病理改变可共存。

2)诊断:临床怀疑肺吸虫病时,可采集患者的痰、粪便、胃液或组织,查虫卵阳性即可确诊。血性痰更易查见阳性结果。另外,肺吸虫抗原抗体 ELISA 检查方法也有助于诊断。

3)治疗:首选吡喹酮。一般未治疗的肺部吸虫病患者在患病 5～10 年(肺吸虫成虫的寿命)内可自愈,不过慢性感染者可能会出现继发性肺纤维化。预防主要需避免生食淡水蟹、虾及淡水鱼类。

(2)肺血吸虫病:血吸虫病流行于热带和亚热带地区,临床感染人类的常见血吸虫有埃及血吸虫、曼氏血吸虫、日本血吸虫、湄公河血吸虫等数种。国内仅见日本血吸虫。人类在接触含有血吸虫尾蚴的疫水时被其钻破皮肤所感染。尾蚴一旦进入皮肤即脱去尾部,转变为童虫,进一步移行至肺和肝。此时可造成机械损伤及变态反应性改变等急性肺血吸虫病表现。另外,在血吸虫病后期由于门静脉压力升高,门腔静脉侧支循环建立。门静脉系统中的虫卵可通过门-奇静脉分流逆行进入肺部,沉积于肺间质内,引起肺小血管周围炎性嗜酸性脓肿或假结核结节。

1)临床表现:接触疫水后 2～3 天内,当尾蚴行经肺部时,可造成局部小血管出血和炎症,患者可有咳嗽、胸痛、偶见痰中带血丝等。另外未抵达门脉的幼虫被杀死后成为异体蛋白,引起反应而出现低热、荨麻疹、嗜酸性粒细胞增多,以及血清 IgE 水平升高等表现。急性期症状的缓解常需数周,不过也有极少数病例会出现死亡。

慢性肺血吸虫病多源于血吸虫虫卵沉积于肺血管,形成肉芽肿并阻塞血流所致,并且可伴随血管痉挛和炎症。胸部症状常不明显,而被全身症状所掩盖。患者可有咳嗽,胸部可听到干鸣音。气紧、发绀与血痰少见。痰中偶见嗜酸性粒细胞,找不到虫卵。胸片在病变早期表现为两肺纹理增多,以后由于虫卵周围细胞浸润增多,可见弥漫云雾状、雪花状、粟粒样或结节状阴影沿支气管分布,以中下肺野多见。通常,如肝脾血吸虫病未经治疗,多年后约 5% 的患者会出现慢性肺动脉高压。

2)诊断和治疗:血吸虫病的诊断主要依靠在粪便、尿液或直肠活检查见虫卵。但须注意虫卵在感染早期(感染后 6 周内)可能并未产生。几乎所有存在症状的急性血吸虫病患者都有嗜酸性粒细胞增多表现和血清 IgE 的升高。ELISA 和免疫印迹分析可以检测血吸虫抗体,但该检查结果在急性感染期可能为阴性,而在治疗后数年内仍保持阳性。肺活检可发现包裹虫卵的肉芽肿形成。

治疗血吸虫病药物首选吡喹酮。吡喹酮可杀灭成虫,但对幼虫疗效差。一些病例报道经过治疗患者症状可能进一步恶化,推测可能与虫体死后促炎因子的释放有关。另外,血吸虫病性肺动脉高压可因抗寄生虫治疗而加重。

3.绦虫

(1)肺细粒棘球蚴病(肺棘球蚴病):为细粒棘球绦虫的幼虫,我国广泛分布,以西部牧区常见。犬类为其终末宿主,而绵羊是主要的中间宿主。患者均有与狗、羊的接触史。虫卵通过粪便排出,人通过摄入被虫卵污染的食物或饮水而被感染。幼虫在消化过程中从卵中释放出来,通过血流或淋巴系统到达各个器官,20%～40%累及肺部,而 50%～70%侵犯肝脏,偶尔也可移行至肾、骨、脑和脊髓。

1)临床表现:肺棘球蚴病常在进行肺部影像学检查时被偶然发现。肺棘球蚴病患者的临床症状主要是由包囊破裂后导致;少数也可由包囊长大压迫邻近组织所引起。包虫包囊破入支气管可引起突起发热和咳嗽,甚至部分患者痰中会出现肉眼可见的寄生虫虫体节段。破裂后的包囊与气道相通,可出现细菌或真菌继发感染。如包虫破入胸腔会引发包括发热、荨麻疹和哮喘等超敏反应,还可引起化脓性胸膜炎;也可出现全身性过敏,但较少致命。未破裂的包囊长大过程中可侵蚀邻近结构,引起骨骼疼痛,出血或气道受压。

2)诊断:肺棘球蚴病的诊断需要结合影像学、血清学以及显微镜检查。

胸片上,单纯性(未破裂)棘球蚴病病变显示为密度均一的椭圆形或圆形包块影,边界光滑,邻近肺野正常。若包囊破入大气道,包囊部分内容物可随气流排出。包虫囊内液体将完全排空,坍塌的包囊在影像学上可表现为特异的"水百合花"征,但临床较为少见。CT扫描可能发现在较大包虫包囊内存在子囊泡。

针对包虫抗原的抗体ELISA检测有辅助诊断价值,其敏感性约为50%。但需注意与其他蠕虫感染(尤其是囊虫)存在交叉反应。因此其结果需结合其他临床表现和影像学共同分析。

如果包囊破裂,包囊内容物,特别是原头蚴的口器(头节)可在显微镜检查痰液或胸水时被发现。

3)治疗:只要患者情况许可,治疗首选外科手术摘除。推荐术前使用阿苯达唑以减轻术后可能的播散。吡喹酮有杀灭原头蚴的作用而常用于有包囊破裂的患者。手术中在进一步处理包囊至少15分钟前可使用诸如浓盐水或1%甲醛等杀虫剂注入囊内,可以减少囊内容物溢出后所致风险。

对于部分症状过重或较为复杂不能耐受胸部手术的棘球蚴病患者,延长药物治疗时间也许可改善症状,但治愈的可能性极小。阿苯达唑(尤其吸收较好的阿苯达唑混悬液)是目前首选药物;吡喹酮也具有活性,两者联用可能会比单药使用获得更好的疗效。疗效判定必须基于临床表现和影像学检查变化;连续的血清学检查没有意义。

(2)肺多房棘球蚴病(肺泡球蚴病):由多房棘球绦虫感染导致的泡球蚴病较为少见,但有潜在的致命性。常见于我国西北地区。野生犬科动物为终末宿主,肝脏为此寄生虫的最初靶器官,潜伏期可持续很长时间。肺部感染可能是全身感染迁徙播散而来,也可由于肝包囊破裂后通过横膈直接蔓延至胸腔。多房棘球蚴可累及支气管树、胸腔和纵隔结构。本病需要通过血清学或直接病理活检诊断。积极进行根治性切除并继之长时间(≥3年)阿苯达唑治疗是唯一治疗方法。如果无法手术,则可能需要终生服用阿苯达唑。

(二)肺弓形虫病

1.病因

肺弓形虫病是由弓形虫引起的呼吸道感染,包括肺炎、支气管炎及胸膜炎,是全身性弓形虫感染累及肺部的表现。临床除呼吸系统症状外,可伴发热、肌痛、皮疹、淋巴结及肝脾大,脉络膜视网膜炎,脑膜炎等其他系统受累表现。弓形虫是一种原虫,广泛寄生于自然界各种动物中,人类因密切接触家畜而受到感染,但成年人以隐性感染为主,免疫缺陷患者感染率较高。家畜粪中囊殖体及囊合子为传染源,传播途径以消化道为主,胎儿可经胎盘而感染本病。

2.病理

肺部炎症不多见，由滋养体引起间质性肺炎改变最多见，肺泡壁细胞增生、脱落，肺间质有巨噬细胞、浆细胞、淋巴细胞浸润，肺泡充满胶冻状物，其中可见原虫。

3.诊断

(1)临床表现：成年人多为隐性感染，症状轻，预后好。免疫力低下者病情可严重，以脑膜炎、肺炎、心肌炎为突出表现，累及肺脏时出现发热、咳嗽、胸痛、发绀等症状。肺部体检可闻及干、湿啰音及胸膜摩擦音。根据弓形虫侵犯肺脏后不同时期的表现分为亚临床型、支气管炎型、间质性肺炎型、坏死性肺炎型、大叶性肺炎型、肉芽肿性肺炎型及弓形虫胸膜炎型。先天性感染可较严重，可致早产、流产、死胎。婴儿出生后逐渐出现神经系统异常症状，如脑积水、瘫痪、眼疾等，死亡率高。

(2)实验室检查：

1)外周血白细胞检查正常或略增加，淋巴细胞及嗜酸性粒细胞稍增多，可有异常淋巴细胞。血沉常增快。

2)病原学检查为确诊依据，如显微镜检、动物接种及培养，但检出率不高。

3)血清免疫学检查是较重要的方法，尤以染色试验为其独特试验方法。

(3)X线检查示两中、下肺野不规则斑片状阴影，脑部X线检查示点状钙化灶。

(4)诊断要点：根据患者有接触史，典型临床表现，某些神经系统表现，可提示本病，确诊有赖于实验室检查病原体的发现。

(5)鉴别诊断：需与传染性单核细胞增多症、巨细胞病毒感染、支原体肺炎相鉴别。

4.治疗

病原治疗，大多对滋养体有效，对包囊无效。

(1)乙胺嘧啶与磺胺嘧啶(SD)、磺胺甲基嘧啶(SM1)、磺胺二甲基嘧啶(SM2)有协同作用。其中乙胺嘧啶50mg/d(首剂加倍)，SD 4～6g/d，两者联用1个月为1个疗程，免疫力低下者可适当延长，AIDS患者可长期使用。孕妇4个月内忌用。

(2)大环内酯类抗生素：螺旋霉素2～4g/d，3周为1个疗程。罗红霉素、阿奇霉素等也可选用。

(3)其他：如克林霉素、双氢青蒿素、吡曲克辛、三甲曲沙、甲氧苄啶、阿普西特、喷他脒(戊脘脒)及γ-干扰素等也可选用。

5.预防

勿与猫、犬等密切接触，防止水及食物被其粪便污染。禁食未煮熟的肉、蛋，尤其是孕妇更需注意。对血清学检查阳性孕妇需做预防性治疗。

(三)肺疟疾

1.病因

肺疟疾病是由疟原虫对肺部损害从而引起一系列呼吸系统症状。以恶性疟多见。疟疾患者及带虫者为传染源，以蚊传播为主。

2.病理

主要因疟原虫产生细胞毒物质引起机体炎症反应，微血管阻塞和凝血，并出现肺水肿，肺组织缺氧坏死。

3.诊断

(1)临床表现:肺疟疾是疟原虫全身损害的肺部表现。主要有哮喘型、支气管炎型、肺炎型及肺水肿型。常在疟疾发作时发作,肺水肿仅限于恶性疟疾。胸片可见肺水肿斑片状炎性阴影等。

(2)实验室检查:

1)血常规检查:血红蛋白及红细胞减少,白细胞偏低。其中单核细胞增多,嗜酸性粒细胞正常。

2)外周血、骨髓、痰涂片找到疟原虫可确诊。

3)血清学检查:仅对血中疟原虫少而不易找到者有辅助意义。

(3)诊断要点:

1)根据流行病学资料,流行季节中居住于流行地区,输血后1～2周发热,需考虑本病。

2)周期性畏寒、发热、汗出热退及呼吸道症状是临床诊断的有力证据。

3)血、骨髓、痰涂片找到疟原虫,可确诊。

4)抗疟药物治疗有效可诊断,但要审慎。

(4)鉴别诊断:应与流感、败血症、肺结核、肺炎相鉴别。

4.治疗

(1)病因治疗:

1)氯喹:磷酸氯喹2.5g,分3次口服,首剂1g,第2、3天0.75g,不良反应少,故首选。偶有头晕、恶心,极个别出现阿-斯综合征。

2)奎宁:0.9g/d,分3次服,连服3～5天,作用较氯喹差,不良反应有恶心、耳鸣、严重心肌损害。

3)青蒿素:200mg肌内注射,6小时后至第2、3天各100mg肌内注射。为中药制剂,不良反应小。

4)伯氨奎宁:13.2mg,每日3次,用8天。个别病例可发生溶血。

5)其他:如氨酚喹、哌喹、甲氟喹、磷酸咯萘啶(疟乃停)、磺胺甲氧吡嗪、周效磺胺、甲氧苄氨嘧啶及乙胺嘧啶也可选用,其中周效磺胺与乙胺嘧啶的复合制剂凡西达效果较好。

(2)对症处理。

(3)预防:乙胺嘧啶每周25mg。

(四)肺螨病

1.病因

肺螨病是由螨虫经呼吸道吸入引起支气管炎及肺部损害。

2.病理

因螨虫体、虫卵及其代谢产物作为强烈过敏原,使机体产生Ⅰ型及Ⅱ型变态反应,造成肺间质及实质损害,在肺内形成结节及纤维化。

3.诊断

(1)临床表现:起病缓慢,症状大多轻微,主要有咳嗽、痰多、痰中带血、胸闷、气急等呼吸系统症状，胸部可闻及干啰音。尚可有发热、皮疹、腹泻等表现。

(2)实验室检查：

1)外周血白细胞总数正常，嗜酸性粒细胞明显增多。

2)痰涂片找到螨虫或虫卵确诊。

3)血清 IgE 增高，免疫学检查阳性反应，说明有过螨虫感染。

(3)X 线检查：肺门影增大，肺纹理粗乱，两下肺可见散在直径 2～5min 结节状阴影或边缘欠清晰的网状阴影，可有钙化灶。

(4)诊断要点：

1)患者从事接触螨的职业，如粮仓及中草药加工工作人员。

2)具有呼吸道症状。

3)X 线示肺门影大，肺纹理粗乱，有结节状阴影。

4)痰中找到螨虫可确诊。

(5)鉴别诊断：需与慢性支气管炎、哮喘、肺结核、结节病、肺部感染相鉴别。

4.治疗

(1)病原治疗：

1)甲硝唑：是治疗螨虫的首选药物。0.2g，每日 3 次，7 天为 1 个疗程，连用 3 个疗程，每个疗程间隔 7～10 天。

2)替硝唑：2g，每晚 1 次，3 天为 1 个疗程。

3)卡巴胂：0.2g，每日 3 次，10 天为 1 个疗程，但常有不良反应和胃肠道不适、剥脱性皮炎，中毒性肝炎等，故目前已较少使用。

(2)对症处理：如解痉、平喘、脱敏以及抗继发感染等治疗。

第七节　肺脓肿

一、概述

肺脓肿是由于多种病因所引起的肺组织化脓性病变。早期为化脓性炎症，继而坏死形成脓肿。临床特征为高热、咳嗽和咳大量脓臭痰。胸部 X 线显示一个或多个的含有气液平面的空洞，如为多个直径小于 2cm 的空洞则称为坏死性肺炎。多发生于壮年，男性多于女性。自抗生素广泛使用以来，本病的发生率已明显降低。

二、病因与发病机制

急性肺脓肿的感染细菌常为上呼吸道、口腔的定植菌，包括需氧、厌氧和兼性厌氧菌。90％的患者合并有厌氧菌感染，毒力较强的厌氧菌在部分患者可单独致病。常见的其他病原体包括金黄色葡萄球菌(金葡菌)、化脓性链球菌、肺炎克雷伯杆菌和铜绿假单胞菌。大肠埃希

菌和流感嗜血杆菌也可引起坏死性肺炎。根据感染途径,肺脓肿可分为以下类型:

1.吸入性肺脓肿

病原体经口、鼻咽腔吸入,为肺脓肿发病的最主要原因。扁桃体炎、鼻窦炎、齿槽脓溢或龋齿等脓性分泌物,口腔、鼻、咽部手术后的血块,齿垢或呕吐物等,在酒醉、神志昏迷、全身麻醉等情况下经气管被吸入肺内,造成细支气管阻塞,病原菌即可繁殖致病。有一部分病例未能发现明显的吸入性诱因,可能由于受寒、过度疲劳、全身免疫力低下、熟睡等原因,平时可能不引起致病的少量口腔污染分泌物吸入肺内而发病。本型常为单发性,其发生与解剖结构及体位有关。由于右总支气管较陡直,且管径较粗,吸入性分泌物易吸入右肺,故右肺发病多于左肺。在仰卧位时,好发于上叶后段或下叶背段;在坐位时,好发于下叶后基底段;右侧卧位时,好发于右上叶前段和后段形成的腋亚段。病原体多为厌氧菌。

2.血源性肺脓肿

皮肤创伤、感染、疖痈、骨髓炎、产后盆腔感染、亚急性细菌性心内膜炎等所致的败血症和脓毒血症,病原菌(多数为金葡菌)、脓毒栓子,经小循环带至肺,引起小血管栓塞、发炎和坏死,形成脓肿。病变常为多发性,无一定分布,常发生于两肺的边缘部。

3.继发性肺脓肿

在肺部其他疾病基础上,如某些细菌性肺炎(金葡菌、铜绿假单胞菌和肺炎克雷伯杆菌等肺炎)、支气管扩张、支气管囊肿、空洞性肺结核等产生继发感染而发病。支气管肺癌或误吸异物阻塞支气管,诱发引流支气管远端肺组织感染而形成肺脓肿。亦有肺癌本身迅速增长,以致血供不足,发生中央型坏死伴发感染形成脓肿。肺部邻近器官感染病变如膈下脓肿、阿米巴肝脓肿扩散蔓延穿破膈肌进入肺部,引起肺脓肿。此外,肾周围脓肿、脊柱旁脓肿、食管穿孔等,穿破至肺亦可形成脓肿。

三、病理

感染物阻塞细支气管,小血管炎性栓塞,致病菌繁殖引起肺组织化脓性炎症、坏死,形成肺脓肿,继而坏死组织液化破溃到支气管,脓液部分排出,形成有气液平的脓腔,空洞壁表面常见残留坏死组织。病变有向周围扩展的倾向,甚至超越叶间裂波及邻接的肺段。若脓肿靠近胸膜,可发生局限性纤维蛋白性胸膜炎,发生胸膜粘连;如为张力性脓肿,破溃到胸膜腔,则可形成脓胸、脓气胸或支气管胸膜瘘。肺脓肿可完全吸收或仅剩少量纤维瘢痕。如急性肺脓肿治疗不彻底或支气管引流不畅,导致大量坏死组织残留脓腔,炎症迁延 3 个月以上则称为慢性肺脓肿。脓腔壁成纤维细胞增生,肉芽组织使脓腔壁增厚,并可累及周围细支气管,致其变形或扩张。

四、临床表现

(一)症状

1.常见症状

取决于肺脓肿的致病菌是厌氧菌还是非厌氧菌。单纯厌氧菌性肺脓肿患者多有吸入史,患者多有齿、口、咽喉的感染灶或手术、醉酒、劳累、受凉和脑血管意外等病史。在就诊前就可存在数周至数月的症状，表现为不适、乏力、低热、盗汗、食欲减退、咳嗽等，后咳嗽等症状逐渐加重，痰量增加，大量脓臭痰以及消瘦、贫血等，可有咯血或胸膜炎表现。

非厌氧菌感染引起的肺脓肿起病与普通肺炎相似。急性起病，畏寒、高热，体温达 39～40℃，伴有咳嗽、咳黏液痰或黏液脓性痰。炎症累及壁层胸膜可引起胸痛，且与呼吸有关。病变范围大时可出现气促。此外还有精神不振、全身乏力、食欲减退等全身中毒症状。如感染不能及时控制，可于发病后 10～14 天，突然咳出大量脓臭痰及坏死组织，每日可达 300～500mL。痰带臭味多提示合并厌氧菌感染。一般在咳出大量脓痰后，体温明显下降，全身毒性症状随之减轻，数周内一般情况逐渐恢复正常。约有 1/3 患者有不同程度的咯血，偶有中、大量咯血而突然窒息致死。肺脓肿破溃到胸膜腔，可出现突发性胸痛、气急，出现脓气胸。

真菌、奴卡菌属和分枝杆菌引起的肺脓肿起病较缓慢，可仅有一般的呼吸道感染症状，多无胸痛。继发性肺脓肿发病前多伴原发病的临床表现，多起病缓慢，较少咳脓臭痰及咯血。血源性肺脓肿多先有原发灶(肺外感染)引起的畏寒、高热等感染中毒症的表现。经数日或数周后才出现咳嗽、咳痰，痰量不多，极少咯血。

慢性肺脓肿患者常有咳嗽、咳脓痰、反复不规则发热和咯血，持续数周到数月；以及贫血、消瘦等慢性中毒症状重。

阿米巴肺脓肿通常在肺部症状前就有肝脓肿的症状，因肝脓肿向上蔓延，穿透膈肌侵犯肺脏引起，表现为逐渐加重的咳嗽，咳巧克力或果酱样痰，无明显臭味。阿米巴肺脓肿起病隐匿，突然出现剧烈咳嗽伴大量红褐色痰。可追问到腹泻病史和旅行史。

2.非典型表现

随着抗生素的不规范使用或原有慢性基础疾病、免疫功能受抑制，如糖尿病、恶性肿瘤、化疗等肺脓肿患者可缺乏上述典型表现，称为不典型肺脓肿。临床上可无高热、大量脓臭痰，仅表现为低热、反复痰中带血。

(二)体征

1.常见体征

肺部体征与肺脓肿的大小、部位、病情严重程度、有无并发症等有关。早期肺部可无阳性体征或患侧可闻及湿啰音；病变继续发展，出现肺实变体征，可闻及支气管呼吸音；肺脓腔增大时，可出现空瓮音；但现今因抗生素的早期使用，很少能听到空瓮音或空洞性呼吸音。病变累及胸膜可闻及胸膜摩擦音后呈现胸腔积液体征，包括叩诊浊音、纵隔向对侧移位、患侧呼吸音减弱或消失等。慢性肺脓肿常有杵状指(趾)。血源性肺脓肿肺部多无阳性体征。

2.典型体征

可无典型的实变体征。

五、实验室检查

(一)常见表现

1.血常规

急性肺脓肿血白细胞总数明显升高，可达$(20\sim30)\times10^9/L$，中性粒细胞占 90%以上，核明显左移,常有中毒颗粒。慢性患者的血白细胞可稍升高或正常,可有贫血表现,红细胞和血红蛋白减少。

2.病原学诊断

肺脓肿的病原学诊断有赖于微生物学检查,包括痰涂片革兰染色,痰、胸腔积液和血培养(包括需氧培养和厌氧培养),以及抗菌药物敏感试验,如怀疑结核可行痰涂片找抗酸杆菌,如怀疑阿米巴肺脓肿可痰检找虫卵、寄生虫等。详细的微生物学检查有助于确定病原体和选择有效的抗菌药物。但经口咳出的痰液培养并不能很好地明确诊断,因为患者口腔有很多定植菌,致使痰培养的结果不可靠,但对分枝杆菌、真菌、寄生虫或细胞学检查是必需的。结合胸腔积液和血培养阳性时更有意义。必要时经气管穿刺、经支气管镜保护性毛刷、经肺泡灌洗等有创的方法取得的标本,对病原学诊断更有价值。

3.影像学检查

(1)X线检查:早期炎症表现为大片浓密模糊浸润阴影,边缘不清或为团片状浓密阴影,分布在一个或数个肺段。在肺组织坏死、肺脓肿形成后,脓液经支气管排出,脓腔出现圆形透亮区及液气平面,其四周被浓密炎症浸润所围绕。脓腔内壁光整或略有不规则。经脓液引流和抗生素使用后,肺脓肿周围炎症先吸收,逐渐缩小至脓腔消失,最后仅残留纤维条索阴影。慢性肺脓肿脓腔壁增厚,内壁不规则,有时呈多房性,周围有纤维组织增生及邻近胸膜增厚,肺叶收缩,纵隔可向患侧移位。并发脓胸时,患侧胸部呈大片浓密阴影。若伴发气胸可见气液平面。结合侧位X线检查可明确脓肿的部位及范围大小。血源性肺脓肿,病灶分布在一侧或两侧,呈散在局限性炎症或边缘整齐的球形病灶,中央有小脓腔和气液平面。炎症吸收后,亦可能遗留有局灶性纤维化或小气囊阴影。

(2)胸部CT检查:CT能更准确定位及鉴别肺脓肿和有气液平面的局限性脓胸、发现体积较小的脓肿和葡萄球菌肺炎引起的肺气囊腔,并有助于做体位引流和外科手术治疗。

4.电子支气管镜检查

有助于明确病因和病原学诊断,并可用于治疗。如有气道内异物,可取出异物使气道引流通畅。如疑为肿瘤阻塞,则可取病理标本。还可取痰液标本行需氧和厌氧培养。可经电子支气管镜插入导管,尽量接近或进入脓腔,吸引脓液、冲洗支气管及注入抗生素,以提高疗效与缩短病程。

(二)非典型表现

(1)血常规可以正常甚至降低。

(2)影像学检查

1)胸部X线平片:胸部X片见孤立的边缘光滑含液平面的空洞,病灶可出现在左肺。

2)胸部CT:不典型肺脓肿的CT征象按影像形态可分为孤立的团块状或不规则浸润型。常表现为下列几种影像改变:①偏心或中心性局限性溶解或小空洞;②局部充血征;③病灶边缘粗长条索影;④邻近胸膜增厚粘连;⑤病灶边缘局限浸润片状阴影;⑥部分病例可见纵隔淋巴结肿大。孤立团块型还可见边缘细毛刺、棘突征或纵隔淋巴结钙化征象。常需与周围型肺癌或肺结核鉴别。

六、并发症

肺脓肿破入胸腔引起脓胸、胸膜纤维化、肺塌陷、呼吸衰竭、支气管胸膜瘘等。

七、诊断与鉴别诊断

对有口腔手术、昏迷呕吐或异物吸入史，突发畏寒、高热、咳嗽和咳大量脓臭痰的患者，结合影像学表现，可做出急性肺脓肿的诊断。有皮肤创伤感染、疖、痈等化脓性病灶或静脉吸毒者患心内膜炎，出现高热不退、咳嗽、咳痰等症状，X 线胸片显示两肺多发性肺脓肿者，可诊断血源性肺脓肿。痰、血培养，包括厌氧菌培养以及抗菌药物敏感试验，对确定病因诊断、抗菌药物的选用有重要价值。

肺脓肿应与下列疾病相鉴别。

1.细菌性肺炎

早期肺脓肿或坏死性肺炎与普通细菌性肺炎在症状和 X 线表现上很相似，但常见的肺炎链球菌肺炎多伴有口周疱疹、铁锈色痰而无大量脓臭痰，X 线胸片显示肺叶或段性实变，边缘模糊不清，没有空洞形成。当用抗生素治疗后高热不退，咳嗽、咳痰加剧并咳出大量脓痰时应考虑为肺脓肿。

2.空洞性肺结核继发感染

空洞性肺结核是一种慢性病，起病缓慢，病程长，可有长期咳嗽、午后低热、乏力、盗汗、食欲减退或有反复咯血。X 线胸片显示空洞壁较厚，一般无气液平面，空洞周围炎性病变较少，常伴有条索、斑点及结节状病灶或肺内其他部位的结核播散灶，痰中找到结核杆菌。当合并肺炎时，可出现急性感染症状和咳大量脓臭痰，且由于化脓性细菌的大量繁殖，痰中难以找到结核分枝杆菌，此时要详细询问病史。如一时不能鉴别，可按急性肺脓肿治疗，控制急性感染后，X 线胸片可显示纤维空洞及周围多形性的结核病变。痰结核杆菌可阳转。

3.支气管肺癌

支气管肺癌阻塞支气管常引起远端肺化脓性感染，但形成肺脓肿的病程相对较长，因有一个逐渐阻塞的过程，毒性症状多不明显，脓痰量亦较少。阻塞性感染由于支气管引流不畅，抗生素效果不佳。因此对 40 岁以上出现肺局部反复感染且抗生素疗效差的患者，要考虑有支气管肺癌所致阻塞性肺炎的可能，可行痰液癌细胞和电子支气管镜检查，以明确诊断。肺鳞癌也可发生坏死液化，形成空洞，但一般无毒性或急性感染症状，X 线胸片显示空洞壁较厚，多呈偏心空洞，残留的肿瘤组织使内壁凹凸不平，空洞周围亦少炎症浸润，肺门淋巴结可有肿大，故不难与肺脓肿区别。

4.肺囊肿继发感染

肺囊肿继发感染时，囊肿内可见液气平面，周围炎症反应较轻，无明显中毒症状和脓痰。如有以往 X 线胸片作对照，更容易鉴别。

八、治疗

(一)抗生素治疗

肺脓肿的首要治疗是抗生素治疗。为了避免复发,疗程可能需要2～4个月。监测的指标包括体温、痰量及影像学改变等。

1.抗生素的使用

对细菌性肺脓肿而言,经验性抗生素治疗应覆盖临床怀疑的所有可能的病原体。明确社区获得性肺炎病史或住院时肺脓肿形成病史对抗生素的选择非常重要。对于继发于院内感染的肺脓肿患者,抗生素的选择应覆盖克雷伯菌属、肠杆菌属和假单胞菌属。

肺脓肿或坏死性肺炎大多继发于吸入,其主要病原菌是厌氧菌。早期的一线治疗首选青霉素G(240万～1000万U/d),但随着细菌耐药的出现,尤其是产生β-内酰胺酶的革兰阴性厌氧杆菌的增多,青霉素G的治疗效果欠佳,甚至治疗失败。甲硝唑和克林霉素,辅以青霉素G,对严重的厌氧菌肺炎是一种有效的选择(克林霉素600mg静脉滴注,q8h)。青霉素G对某些厌氧球菌的抑菌浓度需达8μg/mL,故所需治疗量非常大(成人需1000万～2000万U/d)。因此目前青霉素G、氨苄西林、阿莫西林不再推荐单独用于中、重度厌氧性肺脓肿或坏死性肺炎的治疗。而对于轻症患者,静脉滴注青霉素,甚至口服青霉素或头孢菌素也能取得令人满意的效果。

大多数厌氧菌对四环素耐药,因此不推荐用作治疗厌氧菌感染。除某些消化性链球菌、变形梭杆菌、产气荚膜杆菌等菌株,克林霉素对大多数厌氧菌有效。但亦有一些数据显示,超过20%脆弱杆菌出现对克林霉素耐药。因此,克林霉素与青霉素G合用,虽可扩大抗菌谱,但可能仍不能覆盖脆弱杆菌。甲硝唑对所有革兰阴性厌氧菌有很好的抗菌效果,包括脆弱杆菌和一些产β-内酰胺酶的细菌。某些厌氧球菌、多数微需氧链球菌、放线菌等对甲硝唑耐药,因此,甲硝唑在治疗厌氧性肺脓肿或坏死性肺炎时,也常需与青霉素G(或红霉素)联用。头孢西丁、羧基青霉素(羧苄西林和替卡西林)和氧哌嗪青霉素对脆弱杆菌属、一些产β-内酰胺酶的拟杆菌、大多数的厌氧菌以及肠杆菌科细菌有效。头孢西丁对金葡菌有效,而哌拉西林对铜绿假单胞菌有很好的抗菌活性。三代头孢菌素对厌氧菌的效果,尤其是对脆弱杆菌的效果不如头孢西丁和半合成青霉素。亚胺培南和美洛培南对所有厌氧菌都有很好的抗菌活性。β-内酰胺/β-内酰胺酶抑制剂,如替卡西林/克拉维酸、氨苄西林/舒巴坦对厌氧菌、金葡菌和很多革兰阴性杆菌有效。氯霉素对大多数厌氧菌,包括产β-内酰胺酶厌氧菌有效。新一代喹诺酮类抗生素对厌氧菌和其他一些病原菌也有较好的效果。

血源性肺脓肿常为葡萄球菌感染,可选用耐青霉素酶的青霉素。当青霉素过敏时,可选择静脉用头孢菌素及万古霉素。万古霉素用于耐甲氧西林金葡菌感染,而青霉素G用于A组葡萄球菌感染。对于肺炎克雷伯杆菌或其他一些兼性或需氧革兰阴性杆菌,氨基糖苷类抗生素是个不错的选择。因庆大霉素的耐药率升高,所以更推荐选用阿米卡星。半合成青霉素、某些新一代头孢菌素、氨曲南以及β-内酰胺/β-内酰胺酶抑制剂也有很好的效果。复方磺胺甲噁唑和新一代喹诺酮对很多非厌氧的革兰阴性杆菌有效,常用于联合治疗。在重症患者,特别是免疫抑制的患者，β-内酰胺类抗生素与氨基糖苷类的组合是个很好的选择。亚胺培南和美洛培南基本能够覆盖除耐甲氧西林金葡菌以外的大部分细菌。

其他抗生素，如红霉素或利福平用于军团菌感染，磺胺类抗生素用于奴卡菌感染。结核杆菌感染应行正规的抗结核治疗。

最近，有研究发现肺炎克雷伯杆菌成为社区获得性肺脓肿的一个重要致病菌（21%），对青霉素及克林霉素耐药的厌氧菌及米氏链球菌感染比例亦明显增加。有鉴于此，有学者推荐β-内酰胺/β-内酰胺酶抑制剂或二代、三代头孢菌素联合克林霉素或甲硝唑作为社区获得性肺脓肿的经验性治疗方案。

2.治疗反应

肺脓肿大多对抗生素治疗敏感，临床改善可表现为抗生素治疗3～4天后体温下降，7～10天体温恢复正常。恶臭痰可在3～10天消失。影像学改变通常较缓慢，往往在第1周浸润阴影有扩大，甚至有新的空洞出现，2～3周浸润病灶边缘清楚，以后可转变为薄壁空洞或残存条索状影。如治疗超过2周后仍存在发热提示治疗失败，应进一步检查以明确治疗失败的原因。

抗生素疗效差的原因包括异物或新生物阻塞支气管；所选抗生素未能覆盖到病原体（如分枝杆菌、真菌）或耐药；空洞范围大（直径超过6cm），出现脓胸、支气管胸膜瘘等并发症，常需要延长疗程或外科介入处理；以往存在的囊肿、肺大疱等的感染可能是抗生素治疗效果欠佳的原因。另外还需考虑是否存在无菌性肺空洞、肺癌、肺栓塞或韦格纳肉芽肿的可能。

（二）脓液引流

肺脓肿患者应行体位引流以促进痰液排出，从而减轻症状，改善气体交换。引流的体位应使脓肿处于最高位，每日2～3次，每次10～15分钟。经纤支镜冲洗及吸引也是引流的有效方法。经皮肺穿刺引流，主要适用于肺脓肿药物治疗失败，患者本身条件不能耐受外科手术，肺脓肿直径＞4cm，患者不能咳嗽或咳嗽障碍不能充分的自我引流；均质的没有液气平面的肺脓肿。CT引导下的经皮肺穿刺可提高成功率，减少其不良反应。

第二章　气管-支气管疾病

第一节　慢性支气管炎

慢性支气管炎是气管、支气管黏膜及周围组织的慢性非特异性炎症。临床以咳嗽、咳痰为主要症状，每年发病持续3个月，连续2年或2年以上。需要进一步排除具有咳嗽、咳痰、喘息症状的其他疾病（如肺结核、尘肺、肺脓肿、心脏病、心功能不全、支气管扩张、支气管哮喘、慢性鼻咽炎、食管反流综合征等疾患）。

一、病因及发病机制

病因尚未完全清楚。一般认为与以下因素有关，可分内因和外因两方面。

（一）外因

1.吸烟

研究证明，吸烟与慢性支气管炎的发生有密切关系。大部分患者均有吸烟史，吸烟时间越长，烟量越大，患病率越高；戒烟后可使病情缓解，甚至痊愈。动物实验证明，吸烟雾可引起以下改变：①副交感神经兴奋，支气管痉挛；②呼吸道上皮纤毛变短、不规则，纤毛运动减弱；③支气管杯状细胞增生、黏液分泌增加，气道净化能力减弱；④支气管黏膜充血、水肿、黏液积聚，肺泡中吞噬细胞功能减弱，易导致感染。

2.感染

感染是慢性支气管炎发生和发展的重要因素，主要为病毒和细菌感染。病毒以鼻病毒、黏液病毒、腺病毒、呼吸道合胞病毒多见。细菌以流感嗜血杆菌、肺炎球菌、甲型链球菌及奈瑟球菌多见。

3.理化因素

刺激性烟雾、粉尖、大气污染（二氧化硫等）的慢性刺激，常为慢性支气管炎的诱发病因。长期吸入硫酸、盐酸蒸汽的工作人员，由于化学性损伤，可患职业性慢性支气管炎。在我国城市和农村，以煤炭和木材为燃料做饭取暖，无排烟设施，造成室内空气污染，也是一个重要的致病因素。

4.过敏因素

据调查，喘息型支气管炎往往有过敏史，如尘埃、尘螨、细菌、真菌、寄生虫、花粉及煤烟、油烟等都可成为抗原而致病。过敏反应可使支气管收缩或痉挛、组织损害和发生炎症反应，继而发生慢性支气管炎。

5.气候

寒冷常为慢性支气管炎发作的重要诱因。寒冷可引起以下改变：①减弱上呼吸道的防御功能；②黏膜血循环障碍；③支气管平滑肌反射性收缩，分泌物排出困难，从而诱发或加重感染。

（二）内因

1.自主神经功能失调

呼吸道副交感神经功能亢进，气道反应性增高，进而出现支气管收缩、痉挛、分泌增加，产生咳嗽、咳痰、喘息等症状。

2.呼吸道防御功能低下

正常人呼吸道始终保持无菌状态，其机制有以下几个方面：①上呼吸道对吸入空气的过滤，加温和湿润作用；②气管、支气管的黏液纤毛运动；③咳嗽反射；④细支气管、肺泡的巨噬细胞吞噬作用；⑤SIgA 的作用。

3.营养因素

维生素 C、维生素 A 缺乏，支气管黏膜上皮修复差，溶菌酶活性降低，也是慢性支气管炎的易患因素。

4.遗传因素

遗传因素也可能是慢性支气管炎的易患因素，但机制尚待研究。

二、病理

早期病变限于气道黏膜上皮，表现为气道上皮细胞的纤毛粘连、倒伏、脱失。上皮细胞空泡变性、坏死、增生，鳞状上皮化生；杯状细胞增多和黏液腺肥大和增生，分泌旺盛，大量黏液潴留；黏膜和黏膜下层充血，浆细胞、淋巴细胞浸润及轻度纤维增生。急性发作时可见大量中性粒细胞浸润及黏膜上皮细胞坏死、脱落。病情较重且病程较久者，炎症由支气管壁向周围组织扩散，黏膜下层平滑肌束断裂、萎缩。病变发展至晚期，黏膜萎缩，支气管周围纤维组织增生，支气管壁中的软骨片可发生不同程度的萎缩变性，造成管腔僵硬、塌陷。病变蔓延至细支气管和肺泡壁，形成肺组织结构破坏或纤维组织增生。

电镜观察可见Ⅰ型肺泡上皮细胞肿胀、变厚，Ⅱ型肺泡上皮细胞增生；毛细血管基底膜增厚，内皮细胞损伤，血栓形成，管腔纤维化、闭塞；肺泡壁纤维组织弥散性增生。

三、病理生理

早期一般没有明显病理生理变化，少数患者可表现为小气道（内径＜2mm 的气道）功能异常。随着病情加重，逐渐出现气道狭窄、阻力增加，常规肺通气功能检查可有不同程度异常。缓解期大多可恢复正常。随着病情发展，气道阻力增加，气流受限可成为不可逆。

四、临床表现

（一）分型和分期

1.分型

可分为单纯型和喘息型。单纯型患者表现为咳嗽、咳痰两项症状；喘息型除咳嗽、咳痰症状外，还有喘息。有人认为喘息型慢性支气管炎实际上是慢支炎合并哮喘。

2.分期

按病情进展分为三期。

(1)急性发作期：指在1周内咳、痰、喘三大症状中任一症状加重或伴发热者。

(2)慢性迁延期：指不同程度的咳嗽、咳痰或喘息状迁延不愈超过1个月者。

(3)临床缓解期：上述症状明显缓解或基本消失，并保持2个月以上者。

（二）症状

1.常见症状

慢性支气管炎的主要症状为咳嗽、咳痰、喘息。多数起病缓慢，病程较长，反复急性发作而加重。

(1)咳嗽：支气管黏膜充血、水肿，管腔内分泌物聚集可引起咳嗽。慢性支气管炎的咳嗽具有长期、反复、逐渐加重的主要特点。开始时仅在冬春气候变化剧烈时或接触有害气体、颗粒时发作，夏季或停止接触有害气体、颗粒后咳嗽减轻或消失。此外可有以下表现：①咳嗽的严重程度与支气管黏膜炎症及痰量多少有关；晨起多，白天较少；临睡前有阵咳或排痰。②咳嗽的声音及连续性：早期清朗有力，单声咳或间歇咳；有痰时咳声重浊，连声阵咳。

(2)咳痰：清晨排痰较多，一般为白色黏液或浆液泡沫性痰，急性发作合并细菌感染时，咳黏液脓性痰，痰量增多。晚期患者支气管黏膜腺体萎缩，咳痰量可以减少，但黏稠不易咳出，给患者带来很大痛苦。

(3)喘息：喘息多由支气管痉挛引起或因支气管黏膜水肿，管壁肥厚和痰液阻塞所致；以喘息型慢性支气管炎多见。喘息可反复发作，并发阻塞性肺气肿时，可有气急，先有活动后气急，严重时稍活动即气急加重。

2.非典型症状

(1)咳、痰、喘症状的不典型：慢性支气管炎的典型表现为咳嗽、咳痰或伴喘息，每年发病持续3个月，连续两年或以上，但临床上部分患者临床表现不典型，缺乏典型的咳嗽、咳痰、喘息这三大表现。另有部分患者虽有咳嗽咳痰病史，但每年连续发病不到3个月，缺乏慢性支气管炎的典型临床症状，但影像检查有慢性支气管炎表现，并可发展到阻塞性肺气肿阶段。

(2)咯血：少数慢性支气管炎患者在病程中可出现咯血。此类患者咯血的特点是常发生于急性发作期，伴随咳嗽、咳痰等其他症状出现，极少单独咯血。咯血量一般为痰中带血或小量咯血。因此，在临床工作中，处于临床缓解期的慢性支气管炎患者出现咯血或急性发作期、慢性迁延期患者出现中量以上咯血，应考虑是否患有可出现咯血的其他疾病。

（三）体征

早期轻症慢性支气管炎可无任何体征。急性发作期可有散在的干、湿啰音，以中、细湿啰音为主，多在肺底部和背部，多少和部位不恒定，咳嗽后可减少或消失。喘息型支气管炎可听到哮鸣音。

五、实验室检查

1.血液检查

急性发作期或并发肺部感染时，白细胞计数及中性粒细胞计数增多。喘息型患者嗜酸性粒细胞可增多。

2.痰液检查

痰涂片及培养可见流感嗜血杆菌、肺炎链球菌、甲型链球菌及奈瑟球菌等；痰涂片中可见大量中性粒细胞、已破坏的杯状细胞，喘息型患者可见较多嗜酸性粒细胞。

六、器械检查

（一）常见表现

1.X 线表现

可见双肺纹理增粗、紊乱，可有斑点状或网状阴影，以双下肺野较明显。

2.呼吸功能检查

早期无异常。小气道阻塞时，最大呼气流速-容积曲线在 75％和 50％容量时流量明显下降，闭合气量和闭合容积明显增加。发展到气道狭窄或阻塞时，1 秒用力呼气容积（FEV_1）减小（＜70％），每分钟最大通气量（MVV）减少（＜预计值的 80％）。

（二）非典型表现

约有 37.1％～46.3％的慢性支气管炎患者胸部 X 线检查无异常改变。只有当支气管炎症波及末梢支气管，导致支气管壁增厚、腔内炎性分泌物阻塞和（或）小叶间隔或/和支气管-血管周围纤维组织增生等，胸部 X 线才能显示非血管性纹理增多、粗乱或/和网织结节影。

七、诊断

多数患者主要根据临床症状做出诊断。

（1）咳嗽、咳痰或伴喘息，每年发病持续 3 个月，连续两年或以上，排除其他心肺疾患时，可做出诊断。

（2）每年发病持续时间不足 3 个月，但有明确的客观检查依据（X 线、肺功能），亦可诊断。

八、鉴别诊断

慢性支气管炎的诊断属排他性诊断，做出诊断前必须首先排除其他可以引起慢性咳嗽、咳痰或喘息的心、肺疾患。

（一）常见表现鉴别诊断

1.肺纤维化

两者均有慢性咳嗽、气短等症状。肺纤维化患者胸片上的网状纹理容易误诊为慢性支气管炎。部分肺纤维患者肺部听诊可在胸部下后侧闻及Velcro啰音，动脉血气分析PaO_2降低，肺功能检查为限制性通气功能障碍。可出现杵状指。胸部CT见间质性结节影和(或)间质性网格影，甚至为纤维条索影，均有助于鉴别。

2.支气管哮喘

单纯型慢支炎与支气管哮喘的鉴别较容易。支气管哮喘常于青年或幼年起病；一般无慢性咳嗽、咳痰史；以发作性哮喘为特征；发作时两肺布满哮鸣音，缓解期无症状。但喘息型支气管炎与已经具有一定程度不可逆性气道阻塞的支气管哮喘的鉴别有时十分困难。有人认为喘息型慢支炎就是慢支炎合并支气管哮喘，因而不需要对二者再进行鉴别，而且此时二者在治疗上有很多相同之处。对咳嗽变异型支气管哮喘须注意与慢支炎进行鉴别，前者多为阵发性干咳，无痰，夜间及清晨症状较重，X线胸片无异常改变，支气管激发试验阳性。

3.嗜酸性粒细胞支气管炎

两者均有慢性咳嗽、胸闷等症状，但嗜酸性粒细胞支气管炎患者常有过敏史，常规肺功能检查正常，支气管激发试验阴性，痰中嗜酸性粒细胞比例增高(超过3%)，这些检查有助于鉴别。

4.矽肺

两者亦均有慢性咳嗽、气短等症状，但矽肺患者有粉尘和职业接触史；胸部X线检查肺部可见矽结节，肺门阴影扩大，较易鉴别。

(二)非典型表现鉴别诊断

1.支气管扩张

与慢支炎相似，支气管扩张也有慢性反复咳嗽、咳痰，但痰量常较慢支炎多，痰的性质多为脓性，合并感染时可有发热、大量脓痰，常有反复咯血；肺部体征以固定性湿啰音为主，部位与病灶位置吻合；病程长者可伴消瘦，可有杵状指(趾)；X线检查常见病变部位纹理紊乱，严重者呈卷发状或蜂窝状；胸部CT(尤其是高分辨率薄层CT扫描)可以明确诊断。

2.肺结核

肺结核患者多有低热、盗汗、乏力、消瘦、纳差等结核中毒症状，约1/3患者有咯血；胸部X线和痰结核菌检查可明确诊断。

3.肺癌

肺癌起病隐匿，早期没有任何特异性临床表现，部分有慢性咳嗽、咳痰表现的肺癌患者可被误诊为慢支炎。肺癌患者年龄常在40岁以上；可为刺激性咳嗽，常伴咯血(多为痰中带血丝)；胸部X线检查可发现肺部块影或结节影；痰脱落细胞及纤支镜活检可明确诊断。对于以往已明确诊断为慢支炎的患者，并不能据此排除罹患肺癌的可能，仍应定期行胸部X线检查，以免漏诊。

九、治疗

采取防治结合的综合措施，目的在于缓解症状，防止肺功能损伤，促进康复。急性发作期和慢性迁延期应以控制感染和祛痰、止咳为主;伴发喘息时,应予以解痉平喘治疗。在缓解期以加强锻炼、增强体质、提高机体抵抗力、预防复发为主。

(一)急性发作期的治疗

急性发作的原因最多见的是细菌或病毒感染,应确定急性发作的原因及病情严重程度,决定门诊或住院治疗。

1.控制感染

应用抗菌药物,可分为经验治疗与目标治疗,经验治疗可给予β-内酰胺类/β-内酰胺酶抑制剂、第二代头孢菌素、大环内酯类或喹诺酮类。如门诊可用阿莫西林/克拉维酸、头孢唑肟0.25g,每日3次。左氧氟沙星0.2g,每日2次。

近年研制开发的氟喹诺酮类,与环丙沙星、左氧氟沙星等相比,具有以下特点:①对革兰阳性球菌的抗菌活性增强,如葡萄球菌属(包括MRSA及MRCNS)、化脓性链球菌、肺炎链球菌(PSSP及PRSP)、粪肠球菌、屎肠球菌等,但耐环丙沙星菌株对之耐药。②对厌氧菌包括脆弱拟杆菌的作用增强。③加强对肺炎支原体、肺炎衣原体、沙星衣原体、鹦鹉热衣原体、军团菌、弓形虫、结膜分枝杆菌及其他分枝杆菌的作用。④对革兰阴性杆菌仍保留良好抗菌活性。新开发的品种有莫西沙星、加替沙星、吉米沙星、西他沙星等,其中莫西沙星被称为专为治疗呼吸道感染的新喹诺酮类药物,对肺炎链球菌的体外活性是环丙沙星的4～16倍,对金黄色葡萄球菌的活性是环丙沙星的16倍,对脆弱拟杆菌亦有较好活性,而抗支原体、衣原体的活性较环丙沙星强66～125倍。可用莫西沙星0.4g,1次/天;或加替沙星0.4g,2次/天。较重者可用头孢曲松钠2.0g加于生理盐水100～250mL静脉点滴,1次/天。或莫西沙星0.4g,静脉点滴,1次/天。目标治疗为根据痰培养及药敏选药。

2.祛痰、镇咳

对痰不易咳出者可应用祛痰镇咳药。常用药物有溴己新,16mg,3次/天;盐酸氨溴索,30mg,3次/天;羧甲司坦0.5g,3次/天。

3.解痉、平喘

(1)茶碱类。茶碱缓释或控释片,0.2g,2次/天。氨茶碱,0.1g,3次/天。

(2)抗胆碱药。异丙托溴铵气雾剂,40～80μg(每喷20μg),雾化吸入,2次/天。噻托溴铵为一种新的抗胆碱类舒张支气管药物,在缓解症状、改善患者肺功能、改善健康状况及减少急性加重频率方面均优于异丙托溴铵。用量为18μg/d。

(3)β_2肾上腺素受体激动剂。沙丁胺醇气雾剂,100～200μg(每喷100μg),雾化吸入,疗效持续4～5小时,每24小时不超过8～12喷。特布他林气雾剂。

(二)缓解期治疗

应注意避免各种致病因素,吸烟者须戒烟。加强锻炼,增强体质,提高机体免疫能力。可冬病夏治,应用一些扶正固本的中药方药,可有一定效果。也可用卡介苗注射液,1mL肌内注射,隔日1次,连用1～2个月,临床上已观察到较好疗效。

十、预后

慢性支气管炎如无并发症，消除诱发因素（如吸烟、寒冷、粉尘等），并积极进行治疗，防止复发，预后良好。如病因持续存在，治疗不彻底，迁延不愈或反复发作，使病情不断发展，易并发阻塞性肺气肿、慢性阻塞性肺疾病，甚至慢性肺源性心脏病，危及生命。

第二节　慢性阻塞性肺疾病

一、病因

（一）吸烟

吸烟有害健康（包括主动吸烟和被动吸烟），这已是众所周知的。为了减少吸烟给人类带来的危害，世界卫生组织（WHO）已将"反吸烟"列为21世纪卫生领域的三大主要行动目标（抗疟疾、反吸烟和助贫困）之一。全球每年死于吸烟的人数约为400万，平均每分钟有6人死于吸烟。据预测，到2030年因吸烟死亡的人数将上升到每年500万左右，其中70%在发展中国家。在工业发达国家，90%的肺癌、75%的慢性阻塞性肺疾病（COPD）和25%的冠心病死亡与吸烟有关。1964年，美国首次提出吸烟是呼吸系统疾病的危险因素，到1984年美国有关吸烟的报道着重于COPD，结论为："吸烟是美国人COPD的主要病因，吸烟对COPD的发病率和死亡率的影响远远超过所有其他的因素。通过纵向研究认为吸烟与肺功能下降有关，损害到一定程度时导致COPD的形成。"

1.人群的吸烟情况

目前公认吸烟是COPD已知危险因素中最重要的危险因素，吸烟与COPD的发生和发展有非常密切的关系。吸烟人群中10%～20%将发生COPD，发病率远远高于不吸烟人群，而80%以上COPD的发生和发展与吸烟有关。国外较多流行病学研究结果表明，与不吸烟人群相比，吸烟人群肺功能异常的发生率明显升高，出现呼吸道症状的人数明显增多，肺功能检查中反映气道是否有阻塞的核心指标第1秒用力呼气容积（FEV_1）的年下降幅度明显增快；而且，经过长期观察，目前已经明确吸烟量与FEV_1的下降速率之间存在剂量-效应关系，即吸烟量越大，FEV_1下降越快。对于已经患有COPD者，吸烟的患者其病死率明显高于不吸烟的患者。在吸烟斗或吸雪茄的人群中，COPD的发病率虽然比吸香烟的人群要低一些，但仍然显著高于不吸烟人群。

2.烟的成分和毒理

吸烟产生的烟雾经呼吸运动进入肺部，香烟的烟雾包括主流烟雾和侧流烟雾两部分，主流烟雾是吸烟者吸入肺部并可被排出的烟雾；侧流烟雾是由香烟燃烧末端所产生的烟雾，它由于燃烧温度比较低，以及不经过吸烟者肺部的过滤，某些毒性物质的浓度比主流烟雾还高。因此，被动吸烟者吸入的烟雾，不仅含有被吸烟者吸入肺部再呼出来的主流烟雾，也含有侧流烟雾,其中侧流烟雾占85%。香烟烟雾中约含4000种成分,其中许多成分是有毒的,香烟燃烧的烟雾分为气体和微粒两部分。气体中含有许多与颗粒状物质成分相同的以挥发形式出现的有机物质和毒性气体,如一氧化碳(CO)、一氧化氮(NO)、氨,还有丙烯醛、酚、SO_2、氰化物等。CO占香烟烟雾的2.8%~4.6%,进入人体内后大部分与红细胞内的血红蛋白结合,形成碳氧血红蛋白,引起缺氧和血管损伤;小部分与血管外的血红素蛋白如肌红蛋白、细胞色素氧化酶等结合,直接抑制细胞内呼吸。颗粒成分中粒子的平均直径约为0.4μm,故吸入后多沉积于小气道。这些颗粒含有许多毒性成分,包括尼古丁和其他生物碱(有机含氮碱),以及亚硝胺、芳香胺、烷烃和链烯、苯类和萘、多核芳香族氢化合物、重金属元素、农用化学品和其他有机化合物等。

3.吸烟对肺功能的影响

许多调查证明,吸烟是气道阻塞性疾病流行的主要因素,长期吸烟造成肺通气功能的损伤,到一定程度后引起明显的临床疾病。正常人FEV_1在25~35岁开始下降,每年大约下降约25mL,而吸烟者FEV_1下降的平均速率要快得多,有些吸烟者每年可下降100mL或更多。

国内的一项调查发现,吸烟人群的FEV_1/身高平方和第1秒用力呼吸气量(FEV_1)(1秒率)/用力肺活量(FVC)(1秒率)的均值均低于不吸烟组,且男性吸烟者各年龄组的FEV_1/身高平方实测值低于相应的预计值。且2~4年后随访复查时,FEV_1/身高平方随年龄下降的速度比预测值快。

林江涛等测定了轻度吸烟者的肺功能变化,发现肺容量指标如肺活量(VC)、功能残气量(FRC)、肺总量(TLC)在吸烟组和非吸烟组之间没有差别。吸烟组与非吸烟组比较,FVC测定值也无明显差异。而吸烟组FEV_1、最大呼气流率(PEFR)和最大呼气中段流量(MMEF)的测定值均明显低于非吸烟组。且吸烟组中有69.1%出现频率依赖性的动态顺应性(FDC)降低,而许多学者认为FDC的测定是检测小气道疾患最敏感的指标。刘从新等研究了吸烟对人通气功能及运动心肺功能的影响。结果发现,健康非吸烟组和无症状吸烟组FVC、残气占肺总量百分比(RV/TLC)无明显差异,但吸烟组的FEV_1、MMEF、气道阻力与非吸烟组比较有显著性差异。

国外学者对COPD发生率的纵向研究证实了肺功能水平低下在预计该病发展中的重要性。Higgins等认为发展成气道阻塞性疾病的预计因素为FEV_1低于预计值的65%和FEV_1/VC低于80%。随着肺功能水平慢慢偏离预计值,部分吸烟者逐渐发展成COPD。

4.吸烟与COPD的发生

吸烟造成的肺蛋白酶-抗蛋白酶失衡是导致肺气肿的重要原因。人体中存在α_1-抗胰蛋白酶(α_1-AT)、α_1巨球蛋白和抗白细胞蛋白酶等蛋白水解酶的拮抗物。碱性磷酸酶(ALP)能够灭活弹性蛋白酶,其合成与排泌均在气管,其作用可能仅与上呼吸道的保护有关。α_1-AT是活性最强的一种,吸烟能引起肺组织α_1-AT活性的下降。Gadek等发现吸烟者肺泡灌洗液中α_1-AT的活性明显低于非吸烟者,表明吸烟者肺α_1-AT的活性仅是非吸烟者的61%。体外研究显示,香烟烟雾的水溶液能阻断血清中α_1-AT对弹性蛋白酶的抑制,用自由基清除剂能恢复α_1-AT的活性,提示香烟中的成分有抑制α_1-AT活性的作用。α_1-AT活性下降与香烟烟雾中的氧化剂有关,当α_1-AT受到氧化剂的作用后,其活性中心的蛋氨酸残基被氧化成硫氧蛋氨酸残基，活性中心的空间结构受到影响，氧化后 α_1-AT 不能和靶酶形成共价键相连的复合物，从而失去蛋白酶抑制剂的作用。人体中存在的蛋白水解酶有木瓜蛋白酶、中性粒细胞蛋白酶和巨噬细胞蛋白酶等，在动物实验研究中，经支气管给予这些蛋白酶，会引起类似于人类肺气肿的实验性肺气肿模型。因此，肺组织含有过量的蛋白水解酶会形成肺气肿。实验和临床研究都证实弹性蛋白酶的重要性。

吸烟引起肺泡巨噬细胞和中性粒细胞的聚集和活化，并释放大量的弹性蛋白酶。正常非吸烟者巨噬细胞本身可释放出较高浓度的弹性蛋白酶，但吸烟者的肺泡巨噬细胞产生的弹性蛋白酶比正常非吸烟者增加 6 倍，且酶活性单核/巨噬细胞数也比非吸烟者显著增高；吸烟者的肺泡巨噬细胞在体外培养的条件下也证实释放较高浓度的弹性蛋白酶，巨噬细胞产生的弹性蛋白酶对肺气肿发生起一定的作用。吸烟者中性粒细胞产生弹性蛋白酶的量比巨噬细胞更多，且中性粒细胞在死亡后也释放一定量的弹性蛋白酶。可见，吸烟引起的中性粒细胞在肺泡腔的聚集、活化在肺气肿的发生中起着更重要的作用。近年来研究发现，除上面提及的蛋白酶外，其他一些蛋白酶，特别是基质金属蛋白酶（MMP）在肺气肿时肺泡壁细胞外基质破坏中起重要作用，基质金属蛋白酶可降解肺泡壁的胶原纤维、弹性纤维、蛋白多糖、层黏连蛋白（LN）、纤维联结蛋白（FN）等几乎所有的细胞外基质成分，从而参与肺气肿的发生和发展。MMP 主要由多种基质细胞和肺巨噬细胞产生和释放。从吸烟伴亚临床肺气肿患者的肺泡灌洗液中发现 MMP8 和 MMP。含量比非吸烟者增多，说明肺气肿患者肺部 MMP 的含量增多。在体外研究发现，从肺气肿患者的肺泡灌洗液获得的巨噬细胞分泌 MMP 的量明显增多。Hautunmki 在小鼠吸烟实验性肺气肿研究中发现，敲除小鼠巨噬细胞金属弹性蛋白酶（MME）基因，小鼠在吸烟 6 个月后并无实验性肺气肿出现，而无敲除 MME 基因的野生型小鼠则出现实验性肺气肿。Cartv 等也证实香烟中的尼古丁及其代谢产物有刺激人血管平滑肌分泌 MMP 的作用。实验结果提示，吸烟诱导的巨噬细胞等细胞释放的 MMP 在肺气肿的形成中起关键作用。

无论是香烟的气体或微粒（主要是焦油）均含有较高浓度的自由基，每口烟雾有超过 1018 种自由基。香烟焦油的自由基至少有 4 种顺磁性物物；而气体中的自由基主要为烷氧基自由基。香烟焦油中的自由基寿命较长，气体中的自由基寿命较短。而肺的抗氧化系统包括酶和非酶系统，主要的抗氧化物酶包括超氧化物歧化酶（SOD）、谷胱甘肽（GSH）氧化还原系统和过氧化氢酶。非酶系统的抗氧化物可能包括维生素 E、维生素 C、维生素 A、β-胡萝卜素、尿酸、胆红素、黄酮类、血浆铜蓝蛋白等。Dutie 发现吸烟者血中红细胞 GSH 活性下降。吸烟者血中 β-胡萝卜素和维生素 C 下降。吸烟造成的氧化剂增多以及抗氧化活性的降低，损害肺组织的 DNA、蛋白质和脂类等，可能加速 COPD 的进展。

另外，无论是成年人的主动吸烟还是儿童的被动吸烟都是呼吸道感染的危险因素，两者呼吸道感染的发病率都明显高于非吸烟者，而反复的气道感染使慢性支气管炎发生发展、病情加重并发展为肺气肿。此外，吸烟使支气管黏膜表面的纤毛细胞减少，而吸烟者支气管肺泡灌洗液中纤毛细胞数及动力蛋白增加，也提示吸烟使气道黏膜上皮脱落增加。另一研究发现香烟中的乙醛通过与纤毛蛋白结合成复合物，抑制纤毛动力蛋白 ATP 酶的活性，而减慢支气管上皮细胞纤毛的摆动。由于纤毛的缺失及摆动功能减弱，黏液分泌增加，痰液易在呼吸道积聚，对已黏附在气道的病原微生物不能有效清除，病原微生物易于繁殖，向下迁移及定植，导致下呼吸道的感染及肺组织的破坏。这些均可能促进 COPD 的发生。

（二）空气污染

空气污染对人类产生的危害是多样性的，大多数空气污染物直接影响呼吸和心血管系统。国内外大量流行病学调查和病因学研究证明，空气污染给人类带来诸多危害，大多数呼吸系统疾病与环境因素有关，尤其与空气污染直接相关。空气污染包括室外空气污染（主要是大气污染）和室内空气污染。长期生活在室外空气受到污染的区域可能是导致 COPD 发病的一个重要因素。对于已经患有 COPD 的患者，严重的城市空气污染可以使病情加重。室内空气污染（如厨房内燃料的烟尘污染）在 COPD 发病中的作用颇受重视；国内已有流行病学研究资料表明，居室环境与 COPD 易患性之间存在联系。

1.大气污染

呼吸系统是空气污染物直接作用的靶器官。有关文献报道，长期接触年平均浓度超过 $100\mu g/m^3$ 的烟尘和 SO_2 的居民，呼吸道疾病症状可能加重。根据我国五大城市 20 个全球大气监测点连续 12 年的 SO_2 和 TSP（总悬浮颗粒物）监测结果，五大城市有 80% 的人生活在 TSP 年平均浓度超过 $200\mu g/m^3$ 的环境中。在重污染的工业区，呼吸道疾病明显增加。在北京进行的两个居住区人群流行病学调查，收集 SO_2 和 TSP 与人群 COPD、肺心病和冠心病死亡率的资料，在控制了可能的混杂因子后，发现 SO_2 与上述 3 种疾病死亡率的相关有显著性意义；而 TSP 仅与 COPD 有显著的相关。Kagana 综述了日本 28 个县的流行病学调查结果，发现成年人咳嗽和咳痰与 NO_2 和 SO_2（年平均浓度分别为 $0.01\sim0.088mg/m^3$ 及 $0.014\sim0.069mg/m^3$）浓度呈正相关关系，其中儿童哮喘症状的发生与 NO_2 浓度的正相关关系具有显著性意义，当 NO_2 浓度大于 $0.064mg/m^3$，儿童哮喘病发生率明显升高。国内对某炭黑厂的气体污染进行了调查，厂区周围大气中 TSP、SO_2（年平均浓度分别为 $0.18\sim0.63mg/m^3$、$0.013\sim0.086mg/m^3$）和附近居民呼吸道异常、咽炎、肺气肿等相关，观察组和对照组比较 $P<0.05$。Roemer 等采用时间序列分析对居住在两个非工业区域（城镇）患慢性呼吸道症状的儿童进行时段急性呼吸道症状发生和就诊登记调查，该时段空气中 BS 和 SO_2 最大日平均浓度为 $0.12mg/m^3$ 和 $0.105mg/m^3$，可吸入颗粒物（PM10）未超标，结果经气温校正后，PM10、BS 和 SO_2 与哮喘和支气管扩张剂的使用呈正相关（$P<0.05$）。

据洛杉矶南加利福尼亚大学的儿童健康 10 年纵向研究报道，长期暴露于二氧化氮和颗粒物等空气污染物可导致儿童肺生长受阻，在空气污染最严重的地区这种影响尤为明显。此项研究对加利福尼亚空气污染水平和类型不同的 12 个社区的 3000 多名 4、7 和 10 年级学生的呼吸系统发育情况进行了追踪研究。这些学生每年在学校做一次肺功能检查。研究者还测定每个社区的臭氧、二氧化氮、直径小于 $10\mu m$ 的颗粒物和酸性蒸汽（汽油和柴油发动机排放是这 4 种污染物的主要来源）。头 4 年收集的资料数据表明，接触二氧化氮、颗粒物和酸性蒸汽对儿童肺生长损害最大，而接触臭氧引起的损害没有统计学显著意义。与生活在污染最轻社区的学生相比，生活在污染最重社区的儿童两项肺功能指标下降：第 1 秒用力呼气量（FEV_1）累计下降 3.4% 和最大呼气中期流量（MMEF）下降 5.0%。FEV_1 能测量肺大气道和中气道的功能，而 MMEF 能测量小气道的功能。研究者认为，尽管肺生长受阻儿童可能没有表现症状，但是成年时患哮喘和肺气肿等慢性呼吸道病的危险性可能增加。在第一个队列研究中发现的这种长期效应现已在第二个队列研究中获得一致结果。在室外活动最多的儿童受到空气污染的危害最大，对其肺功能影响也最大。因此，研究者建议，在严重污染日儿童应尽量减少室外活动。对迁出研究地区的120名儿童的追踪研究发现，迁移到比较清洁环境的儿童的肺功能比迁移到污染更严重地区的儿童的要好。这也验证了此项纵向研究的结果。

肺功能是反映空气污染引起呼吸系统早期生理功能改变的亚临床指标。对重庆市某污染区（大气污染物日 SO_2 平均浓度为 $0.421mg/m^3$；TSP $0.721mg/m^3$；NO_x $0.414mg/m^3$）的174名儿童的肺功能进行了测定，结果其中 V_{25}、V_{50} 与大气污染水平呈显著意义的负相关关系，即大气污染水平增高，肺末梢小气道功能下降。Hock 等观察了在冬季接触空气的 SO_2 为 $0.015mg/m^3$，NO_2 为 $0.037mg/m^3$ 和 PM10 为 $0.045mg/m^3$ 的儿童，肺功能指标 FVC、FEV_1 与 SO_2、NO_2 和 PM10 均呈显著意义的负相关。大气飘尘污染轻而 SO_2 污染程度不同的上海两个地区，50～59岁妇女和10～12岁儿童的肺功能测定显示大气 SO_2 年平均浓度每升高 $60\mu g/m^3$，儿童 FVC 下降 99.48mL，FEV_1 下降 70.15mL；妇女 FVC 下降 61.53mL。Hock 等观察了儿童在冬季接触空气的 SO_2 为 $0.015mg/m^3$、NO_2 为 $0.037mg/m^3$ 和 PM10 为 $0.04mg/m^3$ 时，肺功能 FVC 和 FEV_1 与 SO_2 和 NO_2 以及最大呼气流速（PEF）与 PM10 均呈显著意义负相关。Frisher 等于1991年夏季在某地区进行了调查：从5～11月定期测定 O_3（空气中臭氧）浓度及峰值，并于次日早晨对观察儿童进行鼻腔灌洗检查，比较在低 O_3 浓度日（$O_3 < 140\mu g/m^3$）与高 O_3 浓度日（$O_3 > 180\mu g/m^3$）的灌洗物，发现后者的多形核白细胞、髓过氧化物酶（MPO）及嗜酸性粒细胞阳离子蛋白（ECP）明显高于前者，其差别有显著意义。显示 O_3 可导致上呼吸道炎症，同时还观察到敏感人群在接触较低浓度 O_3（$O_3 < 0.24mg/m^3$）时其肺功能也有改变。

2.室内空气污染

随着社会的发展，室内空气污染逐渐引起人们的注意，室内空气质量已成为研究的热点。研究结果显示，燃料燃烧、烹饪、人类活动、建筑及装饰材料、办公设备、家用电器和通风空调系统等是影响室内空气质量的重要因素。加拿大的环卫组织发现，68%的疾病是由室内空气污染造成的。国内多年的研究表明，室内空气污染程度往往要比室外环境污染程度严重，含有更多的容易引发人体疾病的有害物质。统计表明，我国城市居民每天在室内工作、学习和生活的时间长达21.5小时，占全天时间的90%。

室内空气污染物主要分为以下几种类型：燃料燃烧生成物、烹调油烟；人体体味、吸烟产生的烟雾；家具、建材释放的有毒化学物质；家用电器、办公用品、日用品等产生的有害物质；细菌及微生物等。

煤气、液化石油气和天然气等燃料燃烧时会排出 CO、CO_2、SO_2 和醛类、苯并芘以及烟灰微细尘粒等有毒气体和颗粒。食用油在高温下会发生裂解，不同种类的食用油裂解产物总计达两百多种，主要有醛类、酮类烃、脂肪酸、芳香族化合物和杂环化合物等。食用油在高温下生成的丙烯醛，会使人咽喉干燥，眼睛发涩，鼻痒和分泌物增多；而产生的二烯类凝聚物，可导致慢性呼吸道炎症。有关数据显示，成年人每天呼出约500L CO_2；人体皮肤散发的乳酸等有机物多达271种；人肺可以排出二十余种有毒物质，其中有二甲胺、硫化氢和醋酸等。人在室内活动、呼吸和出汗等散发出的固态和气态污染物可占室内总污染物的13%。此外，据世界卫生组织和我国有关部门调查研究表明，由于现代建筑物普遍采用密封式结构，因此使用装饰材料不当造成室内空气污染而引发疾病的现象相当严重。而家用电器、电脑等办公设备也会产生O_3，O_3具有很强的氧化作用，它对人的呼吸道具有很强的刺激性。室内空气微生物的主要来源是人们在室内的生活和活动。细菌、真菌和螨虫等可在地毯、家具、窗帘、卧具和角落中快速繁殖，引起过敏性肺炎等呼吸道疾病。

损害肺功能的空气污染物主要是飘尘(IP)、SO_2和NO_2。如应用煤气炉家庭，儿童的FVC和FEV_1轻度降低，这些变化由NO_2暴露引起。大气RSP、SO_2浓度升至200～250μg/m^{3}时，肺通气功能和小气道功能当天即下降3%～5%。而上海的一项调查表明，儿童肺功能的下降与家人在家中吸烟呈直线相关，与烹调用煤或用气关系不大。

另外，我国农村人口约占总人口的70%，低质量的煤和生物燃料(柴草、牛羊粪和秸秆)是多数农村地区的主要能源。这些燃料在简陋的炉灶中不完全燃烧，产生大量对健康有害的物质，侵害肺组织深部，造成呼吸系统损害，可以使肺癌及其他严重呼吸道疾病的风险明显增加。呼吸系统疾病是农村居民的主要死因之一。李小茓等报道安徽农村人群中，由于柴草取暖导致的空气污染使得COPD发生的危险度为不用柴草取暖的1.67～2.03倍。Kiraz等报道在土耳其农村，由于采用有机燃料室内供暖，农村居民COPD的发病率明显高于城市居民，分别为12.4%和3.9%。

二、病理生理和病理

对COPD病理生理的认识近年来取得较大的成果，如外周气道炎症和狭窄导致FEV_1降低，肺气肿引起的肺泡间隔破坏导致气流受限和气体交换障碍等。

(一)气流受限和气体陷闭

小气道炎症程度、纤维化和管腔内渗出与FEV_1下降和FEV_1/FVC比值相关，也与COPD急性加重时FEV_1下降有关。外周气道阻塞造成的呼吸相气体陷闭最终导致了肺过度充气。肺气肿对气体交换障碍的影响大于对FEV_1下降的影响，同时也可以引起呼吸相气体陷闭，尤其是在病情严重时肺泡与小气道附着处受到破坏时。肺过度充气可以减少深吸气量从而导致功能残气量增加，这在活动后尤为显著。这些因素使得患者呼吸肌收缩能力受损，呼吸困难症状加重，活动能力受限。目前认为肺过度充气在疾病早期即可出现，是劳力性呼吸困难的主要机制。支气管扩张剂作用于外周气道，可以减少气体陷闭，从而降低肺总量，改善患者症状和活动耐力。

(二)气体交换障碍

气体交换障碍可以导致低氧血症和高碳酸血症。COPD进展过程中气体交换障碍逐渐加重。同时，呼吸驱动减弱也可引起通气减少。这与呼吸肌疲劳、气道阻塞和肺过度充气共同作用导致通气障碍，二氧化碳潴留增加。肺泡通气减少和毛细血管床破坏会进一步加重通气/血流(VA/Q)比例失调。

(三)黏液高分泌

黏液高分泌引起的慢性咳嗽咳痰是慢性支气管炎的特征，但并非所有的COPD患者都有黏液高分泌症状。黏液高分泌是由于气道在香烟烟雾和其他有毒有害气体慢性刺激下，杯状上皮细胞数量增加、黏液下腺增生所引起。一些炎症介质和蛋白酶可以刺激黏液高分泌过程，多是通过表皮生长因子受体(EGFR)激活发挥效应。

(四)肺动脉高压

肺动脉高压在COPD晚期出现。由于低氧性肺动脉收缩引起的肺血管结构改变(内膜增生、平滑肌增生肥厚)，最终导致肺动脉高压形成。

(五)急性加重

细菌或病毒感染、空气污染等诱因均可引起COPD患者呼吸道症状的急性加重。急性加重时肺过度充气、气体陷闭增加、呼气流速降低，导致患者呼吸困难症状加重，同时也可使VA/Q比例失调导致低氧血症。肺炎、肺栓塞、急性心功能不全也可以出现COPD急性加重类似症状，并加重COPD急性加重期病情的严重程度。

(六)全身炎症

现在越来越认识到许多COPD患者有全身合并症存在，并严重影响患者生活质量和生存期。气流受限和肺过度充气影响心脏功能和气体交换。循环中的炎症介质可以导致骨骼肌萎缩、恶病质，促进并加重缺血性心脏病、心功能不全、骨质疏松、贫血、糖尿病、代谢综合征和抑郁症病情。

三、临床表现和辅助检查

COPD特征性症状包括慢性咳嗽、咳痰和进行性加重的呼吸困难。患者在气流受限发生前数年，即可有慢性咳嗽咳痰症状。

(一)临床表现

1.咳嗽

咳嗽多为COPD的首发症状，但通常被患者所忽略，因为常被认为是吸烟和空气污染结果。初始时咳嗽多为间歇性，随着病情进展逐渐出现每天咳嗽。COPD的慢性咳嗽可以有痰或无痰，有些患者在气流受限出现之前甚至完全没有咳嗽的病史。

2.咳痰

COPD患者在咳嗽时通常有少量黏痰。在流行病学定义上，患者反复咳嗽咳痰每年累计3个月，持续2年以上，排除其他病因即考虑慢性支气管炎。但这一定义并没有对痰量情况进行界定。临床上COPD患者痰量通常很难准确评估，但大量咳痰考虑存在支气管扩张，黏痰增多反映肺内炎症介质的增高，尤其是细菌感染诱发COPD急性加重时。

3.呼吸困难

是COPD最重要的症状，是导致患者致残和精神焦虑的主要原因。典型的COPD呼吸困难是指呼吸沉重费力、缺氧的感觉。但由于个体和文化的差异，患者对这一症状的描述通常千差万别。

4.喘息胸闷

喘息胸闷属于非特异性症状，且日常变化较大。吸气相和呼气相的喘息可在胸部查体时发现。胸闷则常在活动后出现，是肋间肌等长收缩的结果。但即使缺乏喘息、胸闷症状也不能排除 COPD。

5.病情严重时的其他表现

疲倦、体重减轻、贫血是极重度 COPD 患者常见的问题。这些症状与预后有相关性，并且可能是其他疾病的征象（如结核、肺癌），因此应该进行长期评估。

（二）辅助检查

1.肺功能检查

肺功能检查是目前评估气流受限最客观、重复性最好的检查方法。肺功能检查需包括 FVC、FEV_1，并计算 FEV_1/FVC 比值。现有指南都推荐以支气管扩张剂后 $FEV_1/FVC<0.7$ 作为判断气流受限的标准，这一标准简单、可靠性好，并且已在无数临床试验中使用，是目前一系列治疗方案推荐的证据基础。但该比值也有一定的局限性，在老年人中可以造成过度诊断，而在 45 岁以下人群，尤其对于轻度 COPD，可能存在诊断不足。峰流速测试敏感性高，但特异性不足，不能单一地用于 COPD 诊断检查。

2.影像学检查

影像学检查不是 COPD 诊断所必需的，但有助于排除其他疾病、筛查合并症，如并存的呼吸疾病（如肺纤维化、支气管扩张、胸膜疾病）、骨骼肌疾病（如脊柱后凸）和心脏疾病（如心脏长大）。与 COPD 相关的胸片征象包括膈肌低平、肺透光度增高、肺纹理稀疏。胸部 CT 不推荐作为 COPD 的常规检查，但当 COPD 诊断存疑时，CT 扫描可以帮助鉴别其他并存的肺部疾病。此外，当考虑外科手术如肺减容术时，需要 CT 扫描确定肺气肿的分布，从而判断患者是否适合手术治疗。

3.血氧检测和动脉血气分析

指脉氧检查可以评估患者氧饱和度以及是否需要进行氧疗。所有 FEV_1 低于预计值 35%以下的稳定期 COPD 患者、有呼吸衰竭或右心功能不全的 COPD 患者，均需进行指脉氧监测。如指脉氧检查提示氧饱和度小于 92%，需进行动脉血气分析检查。

四、诊断和鉴别诊断

（一）诊断

任何患有呼吸困难、慢性咳嗽咳痰等症状且有危险因素暴露史的患者，在临床上都应考虑 COPD 的可能，需要进行肺功能检查。支气管扩张剂吸入之后 $FEV_1/FVC<0.7$，则提示存在气流受限，可诊断为 COPD。

（二）鉴别诊断

COPD 鉴别诊断如表 2-2-1 所示。

表 2-2-1　COPD 鉴别诊断

诊断	鉴别诊断要点
COPD	中年发病
	症状进展缓慢

续表

诊断	鉴别诊断要点
	香烟或其他烟雾暴露史
支气管哮喘	幼年或青年发病 日间症状变化大 夜间或凌晨症状加重 也可有过敏症、鼻炎、湿疹 哮喘家族史
充血性心力衰竭	胸片提示心脏增大、肺水肿 肺功能检查提示限制性通气功能障碍；而不是气流受限
支气管扩张	大量脓痰 通常合并细菌感染 胸片或CT提示支气管扩张、支气管增厚
肺结核	所有年龄均可患病 胸片提示肺部浸润病灶 微生物学检查可确定诊断 有地域性特征(结核高发区)
闭塞性细支气管炎	发病年龄较轻，无吸烟史 可以有类风湿关节炎病史或急性烟雾暴露史 可见于肺或骨髓移植后 呼气相CT扫描可见低密度影
弥散性泛细支气管炎	主要见于亚裔人群 多为男性非吸烟者 几乎所有患者都有慢性鼻窦炎 胸片和CT提示弥散性小叶中央型结节影和过度充气征

(三)病情评估

COPD评估的目的在于确定疾病的严重度，因为疾病严重度决定了患者的健康状况和远期风险(如急性加重、住院或死亡)。COPD的评估是根据患者临床症状、肺功能异常的严重程度、未来急性加重的风险度以及并发症的情况进行的综合评估。评估的最终目的是指导临床治疗。

1.症状评估

呼吸困难是COPD最主要的症状,因此以前通常采用改良英国MRC呼吸困难指数(mMRC)对呼吸困难症状进行评估(表2-2-2)。然而,现在认识到仅对呼吸困难进行评估是不够的,因为还有很多其他症状影响病情。为了更好地评估病情,需要引入更多症状评估体系。现有有一些与疾病相关的生活质量评分系统(如CRQ、SGRQ),但由于太过复杂不适合临床常规使用,因此目前在COPD中仍推荐CAT和CCQ问卷进行评估。

表2-2-2　改良英国MRC呼吸困难指数(mMRC)

mMRC分级	mMRC评估呼吸困难严重程度
mMRC分级0	我仅在费力运动时出现呼吸困难
mMRC分级1	我平地快步行走或爬坡时出现气短
mMRC分级2	我由于气短,平地行走时比同龄人慢或者需要停下来休息
mMRC分级3	我在平地行走100m左右或数分钟后需要停下来喘气
mMRC分级4	我因严重呼吸困难以至于不能离开家或在穿脱衣服时出现呼吸困难

COPD评估测试(CAT)包括8个常见问题,评分范围为0～40分(表2-2-3)。CAT与圣乔治呼吸问卷(SGRQ)相关性很好。

2.气流受限的评估

COPD患者气流受限严重程度的肺功能分级依据患者吸入支气管舒张剂后的FEV_1进行评估(表2-2-4)。

表2-2-3　COPD患者生活质量评估问卷(CAT评分)

我从不咳嗽	□0　□1　□2 □3　□4　□5	我一直在咳嗽
我一点痰都没有	□0　□1　□2 □3　□4　□5	我有很多很多痰
我一点也没有胸闷的感觉	□0　□1　□2 □3　□4　□5	我有很重的胸闷的感觉
当我在爬坡或爬一层楼时我并不感到喘不过气来	□0　□1　□2 □3　□4　□5	当我在爬坡或爬一层楼时我感觉非常喘不过气来
我在家里的任何活动都很不受慢性阻塞性肺疾病的影响	□0　□1　□2 □3　□4　□5	我在家里的任何活动都很受慢性阻塞性肺疾病的影响
每当我想外出时,我就能够外出	□0　□1　□2 □3　□4　□5	因为我有慢性阻塞性肺疾病,所以我从来没有外出过
我睡眠非常好	□0　□1　□2 □3　□4　□5	因为我有慢性阻塞性肺疾病,所以我的睡眠非常不好
我精力旺盛	□0　□1　□2 □3　□4　□5	我一点精力都没有

表 2-2-4 COPD 患者气流受限严重程度的肺功能分级

肺功能分级	气流受限程度	支气管舒张剂吸入后的 FEV_1
GOLD1 级	轻度	$FEV_1 \geq 80\%$ pred
GOLD2 级	中度	$50\% \leq FEV_1 < 80\%$ pred
GOLD3 级	重度	$30\% \leq FEV_1 < 50\%$ pred
GOLD4 级	极重度	$FEV_1 < 30\%$ pred

3.急性加重风险评估

COPD 急性加重是 COPD 过程中的一个急性事件，定义为患者呼吸道症状加重超过日常变异，并需要改变药物治疗方案。目前是根据患者既往病程中发生急性加重的频率和肺功能指标来判断未来发生急性加重的风险。同为 COPD 患者，每个患者急性加重频率差异极大，既往病程中曾发生过频繁急性加重是一个很好的预测指标。气流受限加重与 COPD 急性加重频率和死亡风险增高相关，患者因 COPD 急性加重而住院的次数与也死亡风险相关。现有指南推荐根据患者急性加重病史来评估急性加重的风险，上一年发生 2 次或以上的急性加重(或一次因急性加重住院)提示患者急性加重风险增加。

4.合并症评估

COPD 是一个因长期吸烟引起的疾病，在这个过程中患者常合并其他与吸烟和老化相关的疾病。这些合并症包括心血管疾病、骨质疏松、焦虑和抑郁、肺癌、感染、代谢综合征和糖尿病等。其中最常见的合并症是心血管疾病、抑郁和骨质疏松。此外，COPD 本身也可以引起明显的肺外效应包括体重减轻、营养不良和骨骼肌功能障碍。骨骼肌功能障碍也是导致患者运动耐力和健康状况降低的原因之一。

5.COPD 的综合评估

COPD 的综合评估是根据 COPD 患者临床症状、肺功能分级以及急性加重的风险来进行的综合评估。进行慢性阻塞性肺疾病的综合评估时，需要完善症状评估和急性加重风险两个评估过程。首先应用 mMRC 或 CAT 评估症状。如评估分值在方格的左侧，则为症状较轻的患者(mMRC 0～1 分或 CAT＜10 分，归为 A 或 C 组)；如评估分值在方格的右侧，则为症状较重的患者(mMRC≥2 分或 CAT≥10 分，归为 B 或 D 组)。其次是评估患者急性加重的风险。急性加重风险评估有两个方法：其一是应用肺功能测定气流受限程度，如为 GOLD1 级和 GOLD2 级表明为低风险，如为 GOLD3 和 GOLD4 级表明为高风险；其二是对患者过去 12 个月中发生急性加重的次数进行评估，如发生急性加重为 0 或 1 次为低风险，2 次或 2 次以上则表明为高风险(但如果患者有 1 次因急性加重而住院，也归为高风险)。

五、COPD 的治疗

(一)稳定期 COPD 治疗

通过三种措施——戒烟、对慢性缺氧患者进行氧疗、肺气肿患者行肺减容手术，可影响 COPD 患者的发展进程。近年来有证据表明吸入性糖皮质激素可改善患者病死率(并非肺功能)。其他治疗都是针对改善患者症状、降低急性加重的频率及严重程度。进行治疗时应对患者的症状、潜在风险、费用、治疗的益处等进行评价。治疗后应对治疗效果进行评估，并决定是否继续当前治疗。

1.药物治疗

(1)戒烟：现已证明成功戒烟的中年吸烟患者肺功能下降的速率有明显改善，甚至可恢复至非吸烟患者水平。因此，应鼓励所有 COPD 患者积极戒烟，告知患者戒烟的益处。众多证据表明药物和传统支持疗法联合治疗可增加成功戒烟的概率。主要包括两种方法：应用丁胺苯丙酮(一种抗抑郁药物)和尼古丁替代疗法。后者有胶糖、透皮贴剂、吸入剂、喷雾剂等剂型。美国公共卫生局推荐指南指出所有非怀孕成年吸烟者如无治疗禁忌证，都可通过药物治疗来戒烟。

(2)支气管舒张剂：支气管舒张剂包括抗胆碱能药、β_2 受体激动剂、甲基黄嘌呤类，可用来改善 COPD 患者的症状，吸入剂为首选，因其较注射药物不良反应发生率低。①抗胆碱能药：虽然规律使用强效抗胆碱能药异丙托溴铵，不影响肺功能下降的速率，但可改善患者症状，迅速提高 FEV_1。长效抗胆碱能药物噻托溴铵，可改善症状、减少急性加重。吸入性抗胆碱能药不良反应少，被推荐用于有症状的 COPD 患者。②β_2 受体激动剂：能改善患者症状。主要的不良反应为震颤和心动过速。长效吸入性 β_2 受体激动剂，如沙美特罗比异丙托溴铵疗效好。与短效药物相比，长效剂型使用更加方便。研究显示联合使用 β 受体激动剂和吸入性抗胆碱能药物治疗效果更好。最近对哮喘患者研究显示，部分患者尤其是非洲裔美国人，单独使用长效 β_2 受体激动剂，而不联合使用吸入型糖皮质激素，会因呼吸系统原因而增加死亡率。而 COPD 患者相关数据尚不明确。

(3)糖皮质激素

1)吸入型糖皮质激素：少数研究显示规律使用吸入型糖皮质激素，在改善肺功能下降速率方面并无良好效果。参与研究的包括中重度气流阻塞、当前及既往吸烟者。对吸入型 β_2 受体激动剂有出现明显反应的患者被排除于研究之外。使用吸入型糖皮质激素会增加口腔念珠菌的感染概率，并导致骨密度下降。一些分析结果显示使用吸入型糖皮质激素能使急性加重的频率下降 0～25%。近年来的 meta 分析研究结果也显示可降低 0～25%的死亡率。但关于病死率确定性的结论有待于前瞻性试验研究的结果。我们可对频繁急性加重患者(急性加重≥2 次/年)和使用吸入型支气管舒张剂后气道可逆性明显改善的患者进行吸入型糖皮质激素的研究。

2)口服糖皮质激素：不推荐对 COPD 患者使用口服激素治疗，因其弊大于利。长期服用激素会出现明显不良反应，如骨质疏松、体重增加、白内障、糖耐量减低、感染风险增加等。但近年来的一项研究表明患者服用低剂量泼尼松(0～10mg/d)，对急性加重的频率、生活质量、肺功能并无明显不利影响，而撤药后患者的体重会平均下降 0～4.5kg。

3)茶碱：茶碱可改善中重度 COPD 患者的呼气流量、肺活量、动脉血氧和二氧化碳的水平。恶心是常见的不良反应，心动过速、震颤等也有报道。

(9)其他药物：N-乙酰半胱氨酸被用于 COPD 患者的治疗，它具有化痰、抗氧自由基的作用。前瞻性研究未发现其有改善肺功能下降或减少急性加重的优点。一些患者可行特异性疗法，如静脉补充 α_1-AT 治疗严重 α_1-AT 缺乏症患者。尽管对这种血液制品进行灭菌，也缺乏治疗后病毒感染的报道,但一些医生推荐在进行补充治疗前为患者注射乙肝疫苗。虽然α_1-AT补充治疗的生物有效性已经显现,但一项随机对照试验结果表明并未发现其可减少肺功能下降。α_1-AT补充治疗的适应证为血清α_1-AT水平<11μmol/L(≈50mg/dL)。PiZ患者和其他少见类型的严重缺乏患者也可给予补充治疗。因为只有一部分严重α_1-AT缺乏症患者会发展为COPD,因此α_1-AT补充治疗不推荐用于肺功能和胸部CT检查正常的严重α_1-AT缺乏症患者。

2.非药物治疗

(1)避免诱因:COPD患者应每年注射流感疫苗。也有人推荐使用多价肺炎球菌疫苗,虽然其有效性并未得到证实。

(2)氧疗:吸氧可降低COPD患者的死亡率。休息时低氧血症患者(静息状态下血氧饱和度<88%或血氧饱和度<90%合并肺动脉高压、右侧心力衰竭患者),经吸氧治疗可明显降低死亡率。因病死率的改善和每天的吸氧时间成正比,故对满足上述标准者应给予持续氧疗。目前有多种吸氧装置,如便携式系统,患者可携带至户外活动。

氧疗也通常用来治疗劳力型低氧血症和夜间低氧血症患者。虽然对于该类患者氧疗是由于生理需要,但其好处并未得到证明。

(3)肺康复疗法:是通过指导患者教育及进行心血管系统训练的一种治疗措施。已证实肺康复疗法可改善COPD患者的生活质量、呼吸困难及运动耐力,而且可减少6~12个月的住院时间。

(4)肺减容手术(LVRS):20世纪50年代首次通过外科手术减少肺气肿患者的肺容量,取得了微小的进步,20世纪90年代再次提出。手术可通过传统开胸或胸腔镜下引导的方式来进行。有严重胸膜病变的患者、肺动脉收缩压>45mmHg、充血性心力衰竭及其他严重合并症者不宜采用手术治疗。近年来数据表明FEV_1<20%预计值、CT示弥散性肺气肿或DLCO<20%预计值的患者经LVRS治疗后死亡率增加,因此不宜进行手术治疗。

国际肺气肿治疗试验显示LVRS能改善一部分肺气肿患者的死亡率和症状。肺气肿的解剖分布和治疗后的运动耐量是重要的预后因素。上叶为主的肺气肿及治疗后低活动量的患者最易从LVRS获益。

(5)肺移植:COPD是肺移植的指征。当前推荐的肺移植适应证包括:年龄<65岁,最大药物剂量治疗后效果不佳,无肝、肾、心脏等器官的合并症。与LVRS不同,肺气肿的解剖分布及肺动脉高压并非肺移植的禁忌证。目前COPD患者首选单肺还是双肺移植仍是个悬而未决的问题。

(二)急性加重期COPD治疗

急性加重是COPD自然病程中的主要特点。急性加重期通常表现为呼吸困难、咳嗽加重、咳痰质和量的改变,并伴有其他疾病特点,如发热、肌肉酸痛、咽喉疼痛。与气道阻塞程度相比,患者的生活质量与急性加重的频率更为紧密相关。经济学分析显示>70%的COPD健康相关费用用于急诊和住院治疗,在美国这一部分费用每年超过100亿美元。随着气流阻塞的加重,急性加重的频率也增加。中重度气流受限的患者(GOLDⅢ~Ⅳ级)每年有1~3次急性加重。

患者急性加重期，应评价疾病的严重程度，积极寻找急性加重的诱因，制定合适的治疗措施。

1.急性加重的诱因及减少急性加重的策略

许多刺激物会导致气道炎症反应，加重 COPD 患者的症状。细菌感染最常见，但并非全部原因。近 1/3 的 COPD 急性加重由呼吸道病毒感染所致，少数患者(20%～35%)未发现明确的诱因。

尽管细菌感染是最常见的原因，但抗生素治疗对 COPD 患者并非有益。这与抗生素对严重支气管扩张症患者治疗有效的情况不同。对于囊性纤维化导致的支气管扩张患者，抗生素能降低其住院率。

抗感染治疗减少急性加重发作的研究较少，因此不推荐长期服用糖皮质激素。一些研究显示吸入型糖皮质激素能使急性加重的频率降低 25%～30%，故对于频繁急性加重或合并哮喘的患者(如肺功能检查提示可逆性增加或吸入支气管舒张药后症状明显改善)可考虑使用吸入型糖皮质激素。

2.患者评估

应评估急性加重期患者的严重程度及既往 COPD 病情的严重程度。病情越重的患者，住院的可能性越高。病史采集时应通过询问患者日常活动时出现的喘息症状来判断患者呼吸困难的程度。应询问患者是否有发热，痰液性质的改变，是否接触其他患者，是否有恶心、呕吐、腹泻、肌肉酸痛、寒战等症状。询问患者既往急性加重的频率和严重程度能够提供重要的信息。

体格检查能评估患者的危重程度，包括观察患者是否有心动过速、呼吸急促、使用辅助呼吸机、有无口唇和肢体发绀及患者的意识状态。胸部检查应注意患者有无特殊表现，如胸廓活动度、有无喘息、有无胸部不对称性运动(提示大气道梗阻或气胸)及腹壁矛盾运动。

重度 COPD 患者病情严重或出现上述特征性表现时应行胸部 X 线检查。近 25%的 X 线胸片有异常表现，肺炎和充血性心力衰竭最常见。有高碳酸血症病史、意识状态改变(如意识障碍、嗜睡)的进展期 COPD 患者，以及病情危重的患者，应进行动脉血气分析检查。高碳酸血症($PCO_2>45mmHg$)提示需要及时治疗。与哮喘急性发作时的管理措施不同，肺功能检查对 COPD 急性加重期的诊断和治疗无太大帮助。

目前尚无明确指南提出需对急性加重的患者进行住院治疗。出现呼吸性酸中毒、高碳酸血症、严重低氧血症、有严重合并症或居住环境较差不利于观察及给予药物治疗的患者应收住院治疗。

3.患者治疗

(1)支气管舒张剂：一般多联合给予吸入型 β 受体激动剂和抗胆碱能药物，两者分开或同时使用，并根据急性加重的严重程度决定用药频率。对于初始治疗的患者常采用喷雾剂，因其更方便老年患者及病情危重患者使用，但对患者进行教育和指导后应更换为定量吸入药物，因这种方式更经济、更方便门诊患者使用。其他药物治疗包括甲基黄嘌呤类(如茶碱)，虽然其有效性尚未得到证实。使用后应注意监测血药浓度以减少药物毒性。

(2)抗生素：COPD 患者呼吸道内通常有广泛的病原菌定植，而且很难识别引起特定临床事件的细菌类型。与COPD急性加重相关的细菌有肺炎链球菌、流感嗜血杆菌、卡他莫拉菌。另外，5%～10%的急性加重患者存在支原体或衣原体肺炎。我们应根据上述菌群当地抗菌药物敏感性及患者的临床症状来选择抗生素。即使缺乏明确的病原学依据，大多数临床医师会对中重度急性加重的患者采取抗生素治疗。

(3)糖皮质激素：糖皮质激素能减少住院患者的住院时间，可促进恢复，降低随后6个月内发生急性加重的频率。一项研究显示使用糖皮质激素治疗2周的获益与治疗8周相比并无太大差别，GOLD指南推荐使用口服泼尼松30～40mg/d或等量激素治疗10～14天。血糖升高是糖皮质激素治疗，尤其是在既往有糖尿病病史的患者中最常见的不良反应。

(4)氧疗：给予吸氧治疗以保证动脉血氧饱和度≥90%。缺氧可刺激COPD患者呼吸运动，研究显示急性和慢性高碳酸血症患者，使用氧疗并不能降低每分通气量。对一些患者，吸氧可通过改变肺通气-换气关系而导致动脉血 PCO_2 分压一定程度地升高，但并不能因此而不使用氧疗来纠正低氧血症。

(5)机械通气：对呼吸衰竭患者(PCO_2＞45mmHg)使用无创正压通气(NIPPV)治疗可明显降低死亡率、减少气管插管的需要、减少并发症的治疗及住院天数。NIPPV使用的禁忌证包括血流动力学不稳定、意识障碍、无法配合、气道分泌物过多无法清除、颅脑畸形或创伤导致无法佩戴面罩、极度肥胖和严重烧伤的患者。

经气管插管的有创机械通气，适用于经初始治疗后仍存在的严重呼吸窘迫、危及生命的低氧血症、严重高碳酸血症或酸中毒、明显意识障碍、呼吸停止、血流动力学不稳定及其他合并症患者。机械通气的治疗目标即纠正上述情况。机械通气支持治疗中应考虑的因素包括额外延长患者呼气时间及是否存在内源性PEEP(呼气末正压)，以使患者能够在有通气需求时增加呼吸肌的力量以触发呼吸运动。经机械通气支持治疗的患者死亡率为17%～30%。年龄＞65岁、收入ICU进行治疗的患者，无论是否需要机械通气治疗，下一年内死亡率会成倍增加至60%。

第三节　支气管扩张

支气管扩张是支气管的一种慢性异常的扩张与扭曲，由于支气管壁的弹性和肌性成分破坏导致。通常的临床特征包括：慢性咳嗽、咳大量脓痰和反复咯血。在抗生素前时代，支气管扩张是主要影响年轻患者且病死率高的疾病。随着抗生素的出现，其预后有了较大改善。高分辨率CT的广泛应用使得支气管扩张的诊断更加容易，也使人们对这个疾病也有了新的认识。目前该病仍然是呼吸系统疾病导致死亡的重要病种。有几种因素使得对支气管理解复杂化。一是支气管扩张混入支气管炎这个实体，而后者的常见原因是吸烟。新近的研究显示区分慢性支气管炎和支气管扩张是困难的，大多数患者在诊断支气管扩张前已有慢性支气管炎的症状20多年。抗生素的使用不仅改变了支气管扩张的预后，而且也改变了该病的临床特征。其次是支气管扩张不是一个单一离散实体，而是由许多不同机制导致、以反复呼吸道感染为主要特征的疾病。所以，将支气管扩张看作综合征更为合适。

一、病因及发病机制

(一)病因

支气管扩张症是由多种疾病(原发病)引起的一种病理性改变。作为支气管扩张症患者临床评估的一部分,寻找原发病因,不但有助于采取针对性的诊疗措施,而且还可避免不必要的侵袭性、昂贵或费时的辅助检查。各种病因引起的支气管扩张症的发生率文献报道不一,且不同人种不同。但总体看来,多数儿童和成年人支气管扩张症继发于肺炎或其他呼吸道感染(如结核);免疫功能缺陷在儿童支气管扩张症患者中常见,但成年人少见;其他原因均属少见甚或罕见(表 2-3-1)。

表 2-3-1 支气管扩张症的病因

分类	举例
1.感染	
病毒	麻疹、百日咳、腺病毒、流感病毒
细菌	肺炎克雷伯杆菌、金黄色葡萄球菌、铜绿假单胞菌、流感嗜血杆菌、卡他莫拉菌
分枝杆菌	结核分枝杆菌、非结核分枝杆菌、鸟胞内分枝杆菌复合物
真菌	曲霉菌、荚膜组织胞质菌
2.吸入性损伤	有毒烟雾、气体和粉尘、胃酸、食物
3.先天或遗传因素	
发育异常	支气管软骨缺陷、囊性纤维化、巨大气管-支气管症、α_1-抗胰蛋白酶缺乏、肺隔离综合征、黄甲综合征
黏液清除功能缺损	原发性纤毛不动综合征、杨氏综合征
4.免疫系统疾病	
原发性免疫缺陷	低免疫球蛋白血症、补体缺陷、白细胞功能异常
继发性免疫缺陷	人免疫缺陷病毒(HIV)感染、长期服用免疫抑制剂、慢性淋巴细胞性白血病
免疫过度反应	变态反应性支气管肺曲霉病、炎性肠病、类风湿性关节炎、干燥综合征
5.支气管腔的阻塞	
腔内阻塞	支气管异物、黏液栓塞、支气管内膜结核、支气管肿瘤
腔外阻塞	肺部肿瘤、淋巴结肿大(纵隔淋巴结结核)
6.支气管牵拉性扩张	肺叶切除后、肺结核肺组织毁损

1.既往下呼吸道感染

下呼吸道感染是儿童及成年人支气管扩张症最常见的病因,占 41%～69%,特别是细菌性肺炎、百日咳、支原体及病毒感染(麻疹病毒、腺病毒、流感病毒和呼吸道合胞病毒等)。询问病史时应特别关注感染史,尤其是婴幼儿时期呼吸道感染病史。

2.结核和非结核分枝杆菌感染

支气管结核和肺结核是我国支气管扩张症的常见病因,尤其是肺上叶支气管扩张,应特别注意询问结核病史或进行相应的检查。非结核分枝杆菌感染也可导致支气管扩张,同时支气管扩张症患者气道中也易分离出非结核分枝杆菌,尤其是中老年女性。但气道中分离出非结核分枝杆菌并不表明一定是合并非结核分枝杆菌感染,这种情况下建议由结核专科或呼吸科医生进行评估和随访,明确是定植还是感染。

3.异物和误吸

儿童下气道异物吸入是最常见的气道阻塞的原因,成年人也可因吸入异物导致支气管扩张,但相对少见。文献报道,吸入胃内容物或有害气体后易出现支气管扩张。心肺移植后合并胃食管反流及食管功能异常的患者中,支气管扩张症的患病率也较高。因此,对于支气管扩张症患者均应注意询问有无胃内容物误吸史。

4.大气道先天性异常

对于所有支气管扩张症患者都要考虑是否存在先天性异常,可见于先天性支气管软骨发育不全、巨大气管-支气管症、马方综合征及食管气管瘘。

5.免疫功能缺陷

对于所有儿童和成年支气管扩张症患者应考虑是否存在免疫功能缺陷,尤其是抗体缺陷。病因未明的支气管扩张症患者中有6%～48%存在抗体缺陷。免疫功能缺陷者并不一定在婴幼儿期发病,也可能在成年后发病。最常见的疾病为普通变异性免疫缺陷病(CVID)、X-连锁无丙种球蛋白血症(XLA)及IgA缺乏症。严重、持续或反复感染,尤其是多部位感染或机会性感染者,应怀疑免疫功能缺陷的可能,对于疑似或确定免疫功能缺陷合并支气管扩张的患者,应由相关专科医生共同制订诊治方案。

6.纤毛功能异常

原发性纤毛不动综合征患者多同时合并其他有纤毛部位的病变,几乎所有患者均合并上呼吸道症状(流涕、嗅觉丧失、鼻窦炎、听力障碍、慢性扁桃体炎)及男性不育、女性宫外孕等。上呼吸道症状多始于新生儿期。儿童支气管扩张症患者应采集详细的新生儿期病史;儿童和成年支气管扩张症患者,均应询问慢性上呼吸道病史,尤其是中耳炎病史。成年患者应询问有无不育史。

7.其他气道疾病

对于支气管扩张症患者应评估是否存在变应性支气管肺曲霉菌病(ABPA);支气管哮喘也可能是加重或诱发成年人支气管扩张的原因之一;弥散性泛细支气管炎多以支气管扩张为主要表现,虽然在我国少见,但仍需考虑;欧美国家的支气管扩张症患者,尤其是白色人种,均应排除囊性纤维化,此病在我国则相对罕见。

8.结缔组织疾病

2.9%～5.2%的类风湿关节炎患者肺部高分辨率CT检查可发现支气管扩张,因此对于支气管扩张症患者均要询问类风湿关节炎病史,合并支气管扩张的类风湿关节炎患者预后更差。其他结缔组织疾病与支气管扩张症的相关性研究较少,有报道干燥综合征患者支气管扩张的发生率为59%,系统性红斑狼疮、强直性脊柱炎及复发性多软骨炎等疾病也有相关报道。

9.炎症性肠病

支气管扩张与溃疡性结肠炎明确相关,炎症性肠病患者出现慢性咳嗽、咳痰时,应考虑是否合并支气管扩张症。

10.其他疾病

α_1-抗胰蛋白酶缺乏与支气管扩张症的关系尚有争议，除非影像学提示存在肺气肿，否则无须常规筛查是否存在 α_1-抗胰蛋白酶缺乏。此外对于支气管扩张症患者应注意是否有黄甲综合征的表现。

（二）发病机制

感染和气道炎症恶性循环导致支气管扩张，感染是支气管扩张症最常见原因，也是促使病情进展和影响预后的最主要因素，尤其是儿童，因气管和肺组织结构尚未发育完善，下呼吸道感染将会损伤发育不完善的气道组织，并造成持续、不易清除的气道感染，最终导致支气管扩张。60%～80%的稳定期支气管扩张症患者气道内有潜在致病微生物定植，病情较轻者可以没有病原微生物定植，病情较重者最常见的气道定植菌是流感嗜血杆菌，而长期大量脓痰、反复感染、严重气流阻塞及生活质量低下的患者，气道定植菌多为铜绿假单胞菌。细菌定植及反复感染可引起气道分泌物增加，痰液增多，损害气道纤毛上皮，影响气道分泌物排出，加重气道阻塞，引流不畅并进一步加重感染。另外，气道细菌定植也会造成气道壁和管腔内炎症细胞浸润，造成气道破坏。感染、黏液阻塞等因素使支气管扩张症患者气道存在持续炎症反应，以支气管管腔内中性粒细胞聚集及支气管壁和肺组织内中性粒细胞、单核巨噬细胞、$CD4^+$ 细胞浸润为特征，肥大细胞可能也参与了支气管扩张感染时的炎症反应，支气管扩张患者气道肥大细胞脱颗粒较明显，且与病情严重程度相关。这些炎症细胞释放多种细胞因子，包括 IL-16、IL-8、IL-10、肿瘤坏死因子 α(TNF-α)及内皮素-1 等，进一步引起白细胞，特别是中性粒细胞浸润、聚集，并释放髓过氧化酶、弹性蛋白酶、胶原酶及基质金属蛋白酶等多种蛋白溶解酶和毒性氧自由基，导致支气管黏膜上皮细胞损害，出现脱落和坏死、气道水肿、黏液腺增生和黏液分泌增多，气道纤毛功能受损，黏液排除不畅，气道阻塞，容易发生细菌定植或感染，并可造成支气管壁组织破坏，周围相对正常的组织收缩将受损气道牵张，导致特征性的气道扩张，在病程较长的支气管扩张中，支气管周围的肺组织也会受到炎症破坏，从而导致弥散性支气管周围纤维化。

二、病理及病理生理

（一）支气管扩张的发生部位

支气管扩张可呈双肺弥散性分布，亦可为局限性病灶，其发生部位与病因相关。由普通细菌感染引起的支气管扩张以弥散性支气管扩张常见，并以双肺下叶多见，后基底段是病变最常累及的部位，这种分布与重力因素引起的下叶分泌物排出不畅有关。支气管扩张左肺多于右肺，其原因为左侧支气管与气管分叉角度较右侧为大，加上左侧支气管较右侧细长，并由于受心脏和大血管的压迫，这种解剖学上的差异导致左侧支气管引流效果较差。左舌叶支气管开口接近下叶背段，易受下叶感染波及，因此临床上常见到左下叶与舌叶支气管扩张同时存在。另外，右中叶支气管开口细长，并有 3 组淋巴结环绕，引流不畅，容易发生感染并引起支气管扩张。结核引起的支气管扩张多分布于上肺尖后段及下叶背段。通常情况下，支气管扩张发生于中等大小的支气管。变应性支气管肺曲霉病患者常表现为中心性支气管扩张。

(二)形态学改变

根据支气管镜和病理解剖形态不同,支气管扩张症可分为3种类型:①柱状支气管扩张:支气管管壁增厚,管腔均匀平滑扩张,并延伸至肺周边;②囊柱型支气管扩张:柱状支气管扩张基础上存在局限性缩窄,支气管外观不规则,类似于曲张的静脉;③囊状支气管扩张:支气管扩张形成气球形结构,末端为盲端,表现为成串或成簇囊样病变,可含气液面。兹将三种支气管扩张的特征总结于表2-3-2。支气管扩张形成的过程中,受损支气管壁由于慢性炎症而遭到破坏,包括软骨、肌肉和弹性组织被破坏,纤毛细胞受损或消失,黏液分泌增多,气道平滑肌增生、肥厚,反复气道炎症也会引起气道壁纤维化,炎症亦可扩展至肺泡,引起弥散性支气管周围纤维化瘢痕形成,使正常肺组织减少。

表2-3-2 三种病理类型的支气管扩张的特征

类型	部位	病理特征	痰量	病情程度
柱状	多发生于6~8级支气管	扩张的支气管相对较直,内径增大不明显	痰少,又称"干性支气管扩张"	重度
囊柱状	介于柱状和囊状之间	扩张的支气管呈典型的"串珠状"改变,不规则,末梢气道扭曲,支气管腔可被纤维组织堵塞,远端气道由上皮组织覆盖并充满黏液	痰量较多	中度
囊状	多发生于4级支气管以上	扩张的支气管呈"气球样"改变,空腔内充满脓液,末梢支气管称之为囊泡,鳞状上皮化生常见,支气管壁炎症波及附近支撑结构和肺组织	大量脓痰	轻度

(三)病理生理

支气管扩张症患者存在阻塞性动脉内膜炎,造成肺动脉血流减少,在支气管动脉和肺动脉之间存在着广泛的血管吻合,支气管循环血流量增加。压力较高的小支气管动脉破裂可造成咯血,多数为少量咯血,少数患者可发生致命性大咯血,出血量可达数百甚至上千毫升,出血后血管压力降低而收缩,出血可自动停止。咯血量与病变范围和程度不一定成正比。因气道炎症和管腔内黏液阻塞,多数支气管扩张症患者肺功能检查提示不同程度气流阻塞,表现为阻塞性通气功能受损,并随病情进展逐渐加重。病程较长的支气管扩张,因支气管和周围肺组织纤维化,可引起限制性通气功能障碍,伴有弥散功能减退。通气不足、弥散障碍、通气-血流失衡和肺内分流的存在,导致部分患者出现低氧血症,引起肺动脉收缩,同时存在的肺部小动脉炎症和血管床毁损,使肺循环横截面积减少并导致肺动脉高压,少数患者会发展成为肺心病。

三、临床表现及辅助检查

(一)临床表现

1.症状

咳嗽是支气管扩张症最常见的症状(>90%),且多伴有咳痰(75%~100%),痰液可为黏液性、黏液脓性或脓性。合并感染时咳嗽和咳痰量明显增多，可呈黄绿色脓痰，重症患者痰量可达每天数百毫升。收集痰液并于玻璃瓶中静置后可出现分层现象：上层为泡沫，下悬脓性成分，中层为混浊黏液，最下层为坏死沉淀组织。但目前这种典型的痰液分层表现较少见。72%～83%患者伴有呼吸困难，这与支气管扩张的严重程度相关，且与 FEV_1 下降及高分辨率 CT 显示的支气管扩张程度及痰量相关。半数患者可出现不同程度的咯血，多与感染相关。咯血可从痰中带血至大量咯血，咯血量与病情严重程度、病变范围并不完全一致。部分患者以反复咯血为唯一症状，临床上称为“干性支气管扩张”。支气管扩张患者出现大咯血，用常规药物止血效果不佳时，应警惕有合并纤维素性支气管炎的可能，故对大咯血患者应常规用清水浸泡咯血物，观察有无支气管管型及管型外观。约 1/3 的患者可出现非胸膜性胸痛。支气管扩张症患者常伴有焦虑、发热、乏力、食欲减退、消瘦、贫血及生活质量下降。支气管扩张症常因感染导致急性加重。如果出现至少一种症状加重（痰量增加或脓性痰、呼吸困难加重、咳嗽增加、肺功能下降、疲劳乏力加重）或出现新症状（发热、胸膜炎、咯血、需要抗菌药物治疗），往往提示出现急性加重。

2.体征

听诊闻及湿性啰音是支气管扩张症的特征性表现，以肺底部最为多见，多自吸气早期开始，吸气中期最响亮，持续至吸气末。约 1/3 的患者可闻及哮鸣音或粗大的干啰音。有些病例可见杵状指（趾）。部分患者可出现发绀。晚期合并肺心病的患者可出现右心衰竭的体征。

（二）辅助检查

推荐所有患者进行主要检查，当患者存在可能导致支气管扩张症的特殊病因时应进一步检查。归纳的检查项目如表 2-3-3 所示。

表 2-3-3　支气管扩张症的辅助检查

项目	影像学检查	实验室检查	其他检查
主要检查	胸部 X 线检查，胸部高分辨率 CT 扫描	血炎性标志物，免疫球蛋白（IgG、IgA、IgM）和蛋白电泳，微生物学检查，血气分析	肺功能检查
次要检查	鼻窦 CT 检查	血 IgE，烟曲霉皮试，曲霉沉淀素，类风湿因子，抗核抗体，抗中性粒细胞胶质抗体，二线免疫功能检查，囊性纤维化相关检查，纤毛功能检查	支气管镜检查

1.影像学检查

（1）胸部 X 线检查：疑诊支气管扩张症时应首先进行胸部 X 线检查。绝大多数支气管扩张症患者 X 线胸片异常，可表现为灶性肺炎、散在不规则高密度影、线性或盘状不张，也可有特征性的气道扩张和增厚，表现为类环形阴影或轨道征。但是 X 线胸片的敏感度及特异度均较差，难以发现轻症或特殊部位的支气管扩张。所有患者均应有基线 X 线胸片，通常不需要定期复查。

（2）胸部高分辨率 CT 扫描：可确诊支气管扩张症，但对轻度及早期支气管扩张症的诊断作用尚有争议。支气管扩张症的高分辨率 CT 主要表现为支气管内径与其伴行动脉直径比例的变化，此外还可见到支气管呈柱状及囊状改变，气道壁增厚（支气管内径<80%外径）、黏液

阻塞、树枝发芽征及马赛克征。当CT扫描层面与支气管平行时，扩张的支气管呈“双轨征”或“串珠”状改变；当扫描层面与支气管垂直时，扩张的支气管呈环形或厚壁环形透亮影，与伴行的肺动脉形成“印戒征”；当多个囊状扩张的支气管彼此相邻时，则表现为“蜂窝”状改变；当远端支气管较近端扩张更明显且与扫描平面平行时，则呈杵状改变。根据CT所见支气管扩张症可分为三型，即柱状型、囊状型及囊柱状型。支气管扩张症患者CT表现为肺动脉扩张时，提示肺动脉高压，是预后不良的重要预测因素。高分辨率CT检查通常不能区分已知原因的支气管扩张和不明原因的支气管扩张。但当存在某些特殊病因时，支气管扩张的分布和CT表现可能会对病因有提示作用，如ABPA的支气管扩张通常位于肺上部和中心部位，远端支气管通常正常。尽管高分辨率CT可能提示某些特定疾病，但仍需要结合临床及实验室检查综合分析。高分辨率CT显示的支气管扩张的严重程度与肺功能气流阻塞程度相关。支气管扩张症患者通常无须定期复查高分辨率CT，但体液免疫功能缺陷的支气管扩张症患者应定期复查，以评价疾病的进展程度。

(3)支气管碘油造影：是经导管或支气管镜在气道表面滴注不透光的碘脂质造影剂，直接显示扩张的支气管，但由于此项检查为创伤性检查，现已逐渐被胸部高分辨率CT取代，极少应用于临床。

2.实验室检查

(1)血炎性标志物：血常规白细胞和中性粒细胞计数、ESR、C-反应蛋白可反映疾病活动性及感染导致的急性加重，当细菌感染所致的急性加重时，白细胞计数和分类计数升高。

(2)血清免疫球蛋白(IgG、IgA、IgM)和血清蛋白电泳：支气管扩张症患者气道感染时各种免疫球蛋白均可升高，合并免疫功能缺陷时则可出现免疫球蛋白缺乏。

(3)根据临床表现，可选择性进行血清IgE测定、烟曲霉皮试、曲霉菌沉淀素检测，以除外ABPA。

(4)血气分析：可用于评估患者肺功能受损状态，判断是否合并低氧血症和(或)高碳酸血症。

(5)微生物学检查：支气管扩张症患者均应行下呼吸道微生物学检查，持续分离出金黄色葡萄球菌和(或)儿童分离出铜绿假单胞菌时，需除外ABPA或囊性纤维化；应留取深部痰标本或通过雾化吸入获得痰标本；标本应在留取后1小时内送至微生物室，如患者之前的培养结果均阴性，应至少在不同日留取3次以上的标本，以提高阳性率；急性加重时应在应用抗菌药物前留取痰标本，痰培养及药敏试验对抗菌药物的选择具有重要的指导意义。

(6)必要时可检测类风湿因子、抗核抗体、抗中性粒细胞胞质抗体(ANCA)，不推荐常规测定血清IgE或IgG亚群，可酌情筛查针对破伤风类毒素和肺炎链球菌、B型流感嗜血杆菌荚膜多糖(或其他可选肽类、多糖抗原)的特异性抗体的基线水平。

(7)其他免疫功能检查评估：在以下情况可考虑此项检查：抗体筛查显示存在抗体缺乏时(以明确诊断、发现免疫并发症、制订治疗方案)；抗体筛查正常但临床怀疑免疫缺陷时(合并身材矮小、颜面异常、心脏病变、低钙血症、腭裂、眼皮肤毛细血管扩张症、湿疹、皮炎、瘀斑、内分泌异常、无法解释的发育迟缓、淋巴组织增生或缺失、器官肿大、关节症状等)；确诊或疑似免疫疾病家族史；虽经长疗程的多种抗菌药物治疗，仍存在反复或持续的严重感染(危及生命、需外科干预)，包括少见或机会性微生物感染或多部位受累(如同时累及支气管树和中耳或鼻窦)。

(8)囊性纤维化相关检查：囊性纤维化是西方国家常见的常染色体隐性遗传病，由于我国罕见报道，因此不需作为常规筛查。在临床高度可疑时可进行以下检查：两次汗液氯化物检测及囊性纤维化跨膜传导调节蛋白基因突变分析。

(9)纤毛功能检查：成年患者在合并慢性上呼吸道疾病或中耳炎时应检查纤毛功能，特别是自幼起病者，以中叶支气管扩张为主，合并不育或右位心时无须检查。可用糖精试验和(或)鼻呼出气一氧化氮测定筛查，疑诊者需取纤毛组织进一步详细检查。

3.其他检查

(1)支气管镜检查：支气管扩张症患者不需常规行支气管镜检查，支气管镜下表现多无特异性，较难看到解剖结构的异常和黏膜炎症表现。以单叶病变为主的儿童支气管扩张症患者及成年病变局限者可行支气管镜检查，除外异物堵塞；多次痰培养阴性及治疗反应不佳者，可经支气管镜保护性毛刷或支气管肺泡灌洗获取下呼吸道分泌物；高分辨率 CT 提示非典型分枝杆菌感染而痰培养阴性时，应考虑支气管镜检查；支气管镜标本细胞学检查发现含脂质的巨噬细胞提示存在胃内容物误吸。

(2)肺功能检查：对所有患者均建议行肺通气功能检查(FEV_1、FVC、呼气峰流速)，至少每年复查 1 次，免疫功能缺陷或原发性纤毛运动障碍者每年至少复查 4 次；支气管扩张症患者肺功能表现为阻塞性通气功能障碍较为多见(＞80%患者)，33%～76%患者气道激发试验证实存在气道高反应性；多数患者弥散功能进行性下降，且与年龄及 FEV_1 下降相关；对于合并气流阻塞的患者，尤其是年轻患者应行舒张试验，评价用药后肺功能的改善情况，40%患者可出现舒张试验阳性；运动肺功能试验应作为肺康复计划的一部分；静脉使用抗菌药物治疗前后测定 FEV_1 和 FVC 可以提供病情改善的客观证据；所有患者口服或雾化吸入抗菌药物治疗前后均应行通气功能和肺容量测定。

四、诊断和鉴别诊断

(一)诊断

1.支气管扩张症的诊断

应根据既往病史、临床表现、体征及实验室检查等资料综合分析确定。胸部高分辨率 CT 是诊断支气管扩张症的主要手段。

2.病因诊断

(1)继发于下呼吸道感染，如结核分枝杆菌、非结核分枝杆菌、百日咳、细菌、病毒及支原体感染等，是我国支气管扩张症最常见的原因，对所有疑诊支气管扩张的患者需仔细询问既往病史。

(2)所有支气管扩张症患者均应评估上呼吸道症状，合并上呼吸道症状可见于纤毛功能异常、体液免疫功能异常、囊性纤维化、黄甲综合征及扬氏综合征(无精子症、支气管扩张、鼻窦炎)。

(3)对于没有明确既往感染病史的患者，需结合病情特点完善相关检查。

(二)鉴别诊断

(1)出现慢性咳嗽、咳痰者需要与COPD、肺结核、慢性肺脓肿等鉴别(表2-3-4)。

表2-3-4 以慢性咳嗽、咳痰为主要症状的支气管扩张症的鉴别诊断

诊断	鉴别诊断要点
支气管扩张症	大量脓痰,湿性啰音,可合并杵状指(趾),X线胸片或高分辨率CT提示支气管扩张和管壁增厚
COPD	中年发病,症状缓慢进展,多有长期吸烟史,活动后气促,肺功能有不完全可逆的气流受限(吸入支气管舒张剂后 $FEV_1/FVC<70\%$)
肺结核	所有年龄均可发病,影像学检查提示肺浸润性病灶或结节状空洞样改变,细菌学检查可确诊
慢性肺脓肿	起病初期多有吸入因素,表现为反复不规则发热、咳脓性痰、咯血、消瘦、贫血等全身慢性中毒症状明显。影像学检查提示后壁空洞,形态可不规则,内可有液平面,周围有慢性炎症浸润及条索状阴影

(2)反复咯血者需要与支气管肺癌、结核病以及循环系统疾病进行鉴别(表2-3-5)。

表2-3-5 以咯血为主要症状的支气管扩张症的鉴别诊断

诊断	鉴别诊断要点
支气管扩张症	多有长期咳嗽,咳脓痰病史,部分患者可无咳嗽、咳痰,而仅表现为反复咯血,咯血量由少至多,咯血间隔由长变短,咯血间期全身情况较好
支气管肺癌	多见于40岁以上患者,可伴有咳嗽、咳痰、胸痛。咯血小量到中量,多为痰中带血,持续性或间断性,大咯血者较少见。影像学检查、痰涂片细胞学检查、气管镜等有助于诊断
肺结核	可有低热、乏力、盗汗和消瘦等呼吸系统症状,约半数有不同程度咯血,可以咯血为首发症状,出血量多少不一,病变多位于双上肺野,影像学和痰液检查有助于诊断
心血管疾病	多有心脏病病史,常见疾病包括风湿性心脏病二尖瓣狭窄、急性左心衰竭、肺动脉高压等,体检可能有心脏杂音,咯血量可多可少,肺水肿时咳大量浆液性粉红色泡沫样血痰为其特点

五、治疗及预后

支气管扩张症的治疗原则包括:确定并治疗潜在病因以阻止疾病进展;维持或改善肺功能;减少日间症状和急性加重次数;改善患者的生活质量。

(一)物理治疗

物理治疗可促进呼吸道分泌物排出,提高通气的有效性,维持或改善运动耐力,缓解气紧、胸痛症状。排痰可有效清除气道分泌物,是支气管扩张症患者长期治疗的重要环节,特别是对于慢性咳痰和(或)高分辨率CT表现为黏液阻塞者,痰量不多的支气管扩张症患者也应学习排痰技术,以备急性加重时应用。常用排痰技术如下:

1.体位引流

采用适当的体位,依靠重力的作用促进某一肺叶或肺段中分泌物的引流。一项随机对照

研究结果证实，主动呼吸训练联合体位引流效果优于坐位主动呼吸训练。胸部 CT 结果有助于选择合适的体位。引流的体位如表 2-3-6。

表 2-3-6 体位引流时的体位选择

病变部位		引流体位
肺叶	肺段	
右上	1	坐位
	2	左侧仰卧位，右前胸距床面 45°
	3	仰卧，右侧后背垫高 30°
左上	1+2	坐位，上身略向前，向右倾斜
	3	仰卧，左侧后背垫高 30°
	4,5	仰卧，左侧后背垫高 45°，臀部垫高或将床脚抬高
右中	4,5	仰卧，右侧后背垫高 45°，臀部垫高或将床脚抬高
双肺	6	俯卧，腹部垫高或将床脚抬高，也可取膝胸卧位
	8	仰卧，臀部垫高或将床脚抬高
下叶	9	健侧卧位，健侧腰部垫高或将床脚抬高
	10	俯卧，下腹垫高或将床脚抬高，也可取膝胸卧位
	7(右)	斜仰卧位，左背距床面 30°，抬高床脚

治疗时可能需要采取多种体位，患者容易疲劳，每天多次治疗一般不易耐受，通常对氧合状态和心率无不良影响；体位引流应在饭前或饭后 1～2 小时内进行；禁忌证包括无法耐受所需的体位、无力排出分泌物、抗凝治疗、胸廓或脊柱骨折、近期大咯血和严重骨质疏松者。

2.震动拍击

腕部屈曲，手呈碗形在胸部拍打或使用机械震动器使聚积的分泌物易于咳出或引流，可与体位引流配合应用。

3.主动呼吸训练

支气管扩张症患者应练习主动呼吸训练促进排痰。每次循环应包含三部分：①胸部扩张练习：即深呼吸，用力呼气，放松及呼吸控制，尤其是深吸气，使气流能够通过分泌物进入远端气道；②用力呼气：可使呼气末等压点向小气道一端移动，从而有利于远端分泌物清除；③呼吸控制：即运动膈肌缓慢呼吸，可避免用力呼气加重气流阻塞。

4.辅助排痰技术

包括气道湿化（清水雾化）、雾化吸入盐水、短时雾化吸入高张盐水、雾化吸入特布他林以及无创通气；祛痰治疗前雾化吸入灭菌用水、生理盐水或临时吸入高张盐水并预先吸入 β_2 受体激动剂，可提高祛痰效果；喘憋患者进行体位引流时可联合应用无创通气；首次吸入高张盐水时，应在吸入前和吸入后 5 分钟测定 FEV_1 或呼气峰流速，以评估有无气道痉挛；气道高反应性患者吸入高张盐水前应预先应用支气管舒张剂。

5.其他

正压呼气装置通过呼气时产生震荡性正压，防止气道过早闭合，有助于痰液排出，也可采用胸壁高频振荡技术等。患者可根据自身情况选择单独或联合应用上述祛痰技术，每天1～2次，每次持续时间不应超过20～30分钟，急性加重期可酌情调整持续时间和频度。吸气肌训练适用于合并呼吸困难且影响到日常活动的患者。两项小规模随机对照研究结果表明，与无干预组相比，吸气肌训练可显著改善患者的运动耐力和生活质量。

（二）药物治疗

1.抗菌药物治疗

支气管扩张症患者出现急性加重合并症状恶化，即咳嗽、痰量增加或性质改变、脓痰增加和(或)喘息、气急、咯血及发热等全身症状时，应考虑应用抗菌药物。仅有黏液脓性或脓性痰液或仅痰培养阳性不是应用抗菌药物的指征。支气管扩张症患者急性加重时的微生物学研究资料很少，估计急性加重一般是由定植菌群引起，60%～80%的稳定期支气管扩张症患者存在潜在致病菌的定植，最常分离出的细菌为流感嗜血杆菌和铜绿假单胞菌。其他革兰阳性菌如肺炎链球菌和金黄色葡萄球菌也可定植患者的下呼吸道。应对支气管扩张症患者定期进行支气管细菌定植状况的评估。痰培养和经支气管镜检查均可用于评估支气管扩张症患者细菌定植状态，两者的评估效果相当。许多支气管扩张症患者频繁应用抗菌药物，易于造成细菌对抗菌药物耐药，且支气管扩张症患者气道细菌定植部位易于形成生物被膜，阻止药物渗透，因此推荐对大多数患者进行痰培养，急性加重期开始抗菌药物治疗前应送痰培养，在等待培养结果时即应开始经验性抗菌药物治疗。急性加重期初始经验性治疗应针对这些定植菌，根据有无铜绿假单胞菌感染的危险因素：①近期住院；②频繁(每年4次以上)或近期(3个月以内)应用抗生素；③重度气流阻塞(FEV_1＜30%)；④口服糖皮质激素(最近2周每天口服泼尼松＞2周)，至少符合4条中的2条及既往细菌培养结果选择抗菌药物(表2-3-7)。无铜绿假单胞菌感染高危因素的患者应立即经验性使用对流感嗜血杆菌有活性的抗菌药物。对有铜绿假单胞菌感染高危因素的患者，应选择有抗铜绿假单胞菌活性的抗菌药物，还应根据当地药敏试验的监测结果调整用药，并尽可能应用支气管穿透性好且可降低细菌负荷的药物。应及时根据病原体检测及药敏试验结果和治疗反应调整抗菌药物治疗方案，若存在一种以上的病原菌，应尽可能选择能覆盖所有致病菌的抗菌药物。临床疗效欠佳时，需根据药敏试验结果调整抗菌药物，并即刻重新送检痰培养。若因耐药无法单用一种药物，可联合用药，但没有证据表明两种抗菌药物联合治疗对铜绿假单胞菌引起的支气管扩张症急性加重有益。急性加重期不需常规使用抗病毒药物。采用抗菌药物轮换策略有助于减轻细菌耐药，但目前尚无临床证据支持其常规应用。

表2-3-7 支气管扩张症急性加重期初始经验性治疗推荐使用的抗菌药物

高危因素	常见病原体	初始经验性治疗的抗菌药物选择
无假单胞菌感染高危因素	肺炎链球菌、流感嗜血杆菌、卡他莫拉菌、金黄色葡萄球菌、肠道菌群(肺炎克雷伯杆菌、大肠埃希菌等)	氨苄西林/舒巴坦，阿莫西林/克拉维酸，第二代头孢菌素，第三代头孢菌素(头孢三嗪、头孢噻肟)，莫西沙星、左旋氧氟沙星

续表

高危因素	常见病原体	初始经验性治疗的抗菌药物选择
有假单胞菌感染高危因素	上述病原体＋铜绿假单胞菌	具有抗假单胞菌活性的β-内酰胺类抗生素（如头孢他啶、头孢吡肟，哌拉西林/他唑巴坦，头孢哌酮/舒巴坦、亚胺培南、美洛培南等），氨基糖苷类、喹诺酮类（环丙沙星或左旋氧氟沙星）可单独应用或联合应用

急性加重期抗菌药物治疗的最佳疗程尚不确定，建议所有急性加重治疗疗程均应为14天左右。支气管扩张症稳定期患者长期口服或吸入抗菌药物的效果及其对细菌耐药的影响尚需进一步研究。

2.非抗菌药物治疗

（1）黏液溶解剂：气道黏液高分泌及黏液清除障碍导致黏液潴留是支气管扩张症的特征性改变。吸入高渗药物如高张盐水可增强理疗效果，短期吸入甘露醇则未见明显疗效。急性加重时应用溴己新可促进痰液排出，羟甲半胱氨酸可改善气体陷闭。成人支气管扩张症患者不推荐吸入重组人DNA酶。

（2）支气管舒张剂：由于支气管扩张症患者常常合并气流阻塞及气道高反应性，因此经常使用支气管舒张剂，但目前并无确切依据。合并气流阻塞的患者应进行支气管舒张试验评价气道对β_2受体激动剂或抗胆碱能药物的反应性，以指导治疗；不推荐常规应用甲基黄嘌呤类药物。

（3）吸入糖皮质激素（简称激素）：吸入激素可拮抗气道慢性炎症，少数随机对照研究结果显示，吸入激素可减少排痰量，改善生活质量，有铜绿假单胞菌定植者改善更明显，但对肺功能及急性加重次数并无影响。目前证据不支持常规使用吸入性激素治疗支气管扩张（合并支气管哮喘者除外）。

（三）咯血的治疗

1.咯血的紧急处理

预防咯血窒息应视为咯血治疗的首要措施，大咯血时首先应保证气道通畅，改善氧合状态，稳定血流动力学状态。咯血量少时应安抚患者，缓解其紧张情绪，嘱其患侧卧位休息。出现窒息时采取头低足高45°的俯卧位，用手取出患者口中的血块，轻拍健侧背部促进气管内的血液排出。若采取上述措施无效时，应迅速进行气管插管，必要时行气管切开。

2.药物治疗

（1）垂体后叶素：为治疗咯血的首选药物，一般静脉注射后3～5分钟起效，维持20～30分钟。用法：垂体后叶素5～10U加5%葡萄糖注射液20～40mL，稀释后缓慢静脉注射，约15分钟注射完毕，继之以10～20U加生理盐水或5%葡萄糖注射液500mL稀释后静脉滴注0.1U/(kg·h)，出血停止后再继续使用2～3天以巩固疗效；支气管扩张伴有冠状动脉粥样硬化性心脏病、高血压、肺源性心脏病、心力衰竭以及孕妇均忌用。

（2）促凝血药：为常用的止血药物，可酌情选用抗纤维蛋白溶解药物，如氨基己酸（4～6g＋

生理盐水 100mL,15～30 分钟内静脉滴注完毕,维持量 1g/h)或氨甲苯酸(100～200mg 加入 5%葡萄糖注射液或生理盐水 40mL 内静脉注射,2 次/天)或增加毛细血管抵抗力和血小板功能的药物如酚磺乙胺(250～500mg,肌内注射或静脉滴注,2～3 次/天);还可给予血凝酶 1～2kU 静脉注射,5～10 分钟起效,可持续 24 小时。

(3)其他药物:如普鲁卡因 150mg 加生理盐水 30mL 静脉滴注,1～2 次/天,皮内试验阴性(0.25%普鲁卡因溶液 0.1mL 皮内注射)者方可应用;酚妥拉明 5～10mg 以生理盐水 20～40mL 稀释静脉注射,然后以 10～20mg 加于生理盐水 500mL 内静脉滴注。

(4)使用激素:支气管扩张合并纤维素性支气管炎大咯血者,可在治疗原发病的同时,短期加用静脉激素治疗(可用甲基泼尼松龙或琥珀酸氢化可的松静脉滴注,大咯血基本控制后转为激素口服及减量至停用),其疗效明显优于单纯使用止血药物。

3.介入治疗或外科手术治疗

支气管动脉栓塞术和(或)手术是大咯血的一线治疗方法。

(1)支气管动脉栓塞术:经支气管动脉造影向病变血管内注入可吸收的明胶海绵行栓塞治疗,对大咯血的治愈率为 90%左右,随访 1 年未复发的患者可达 70%;对于肺结核导致的大咯血,支气管动脉栓塞术后 2 周咯血的缓解率为 93%,术后 1 年为 51%,2 年为 39%;最常见的并发症为胸痛(34.5%),脊髓损伤发生率及致死率低。

(2)经气管镜止血:大量咯血不止者,可经气管镜确定出血部位后,用浸有稀释肾上腺素的海绵压迫或填塞于出血部位止血或在局部应用凝血酶或气囊压迫控制出血。

(3)手术:反复大咯血用上述方法无效、对侧肺无活动性病变且肺功能储备尚佳又无禁忌证者,可在明确出血部位的情况下考虑肺切除术。适合肺段切除的人数极少,绝大部分要行肺叶切除。

(四)手术治疗

目前大多数支气管扩张症患者应用抗菌药物治疗有效,不需要手术治疗。手术适应证包括:①积极药物治疗仍难以控制症状者;②大咯血危及生命或经药物、介入治疗无效者;③局限性支气管扩张,术后最好能保留 10 个以上肺段。手术的相对禁忌证为非柱状支气管扩张、痰培养铜绿假单胞菌阳性、切除术后残余病变及非局灶性病变。术后并发症的发生率为 10%～19%,老年人并发症的发生率更高,术后病死率<5%。

总之,支气管扩张症是一种常见而难以治愈的慢性呼吸道疾病,患者多处于忍受持久的症状困扰及接受漫长的治疗。虽治疗方法众多,但治疗效果很少令人满意。

六、诊治精要

(1)胸部高分辨率 CT 是诊断支气管扩张症的主要手段。当成年患者出现下述表现时需进行胸部高分辨率 CT 检查,以除外支气管扩张:持续排痰性咳嗽,且年龄较轻,症状持续多年,无吸烟史,每天均咳痰、咯血或痰中有铜绿假单胞菌定植;无法解释的咯血或无痰性咳嗽;COPD 患者治疗反应不佳,下呼吸道感染不易恢复等。

(2)需要强调的是,典型的支气管扩张症患者肺功能检查出现不完全可逆气流受限时,不能诊断为COPD。

（3）支气管扩张患者出现大咯血，用常规药物止血效不佳时，应警惕有合并纤维素性支气管炎的可能，故对大咯血患者应常规用清水浸泡咯血物，观察有无支气管管型。若有支气管管型，应加用激素治疗。

（4）支气管扩张大咯血时，保持呼吸道的通畅至关重要，避免咯血窒息导致患者死亡。

第四节　肺不张

肺不张是指一个或多个肺段或肺叶的容量或含气量减少。由于肺泡内气体吸收，肺不张通常伴有受累区域的透光度降低，邻近结构（支气管、肺血管、肺间质）向不张区域聚集，有时可见肺泡腔实变，其他肺组织代偿性气肿。肺不张可分为先天性或后天获得性两种。先天性肺不张是指婴儿出生时肺泡内无气体充盈，临床上有严重的呼吸困难与发绀，患儿多在出生后死于严重的缺氧。

一、病因

成年患者急性或慢性肺不张的主要原因是支气管腔内阻塞，常见原因为黏稠支气管分泌液形成黏液栓、肿瘤、肉芽肿或异物。肺不张亦可由于支气管狭窄或扭曲或由于肿大的淋巴结，肿瘤或血管瘤等外源性压迫支气管或液体和气体（如胸腔积液和气胸）等外源性压迫肺组织而引起。

二、临床表现

肺不张的临床表现主要取决于病因和肺不张的程度与范围、发生的时间以及并发症的严重程度。发病较急的一侧大叶肺不张，可有胸闷、气急、呼吸困难、干咳等。当合并感染时，可引起患侧胸痛，突发呼吸困难和发绀、咳嗽、喘鸣、咯血、脓痰、畏寒和发热、心动过速、体温升高、血压下降，有时出现休克。缓慢发生的肺不张或小面积肺不张可无症状或症状轻微，如右肺中叶不张。胸部体格检查示病变部位胸廓活动减弱或消失，气管和心脏移向患侧，叩诊呈浊音至实音，呼吸音减弱或消失。弥散性微小肺不张可引起呼吸困难、呼吸浅速、低氧血症，肺顺应性降低，常常是成年人和新生儿呼吸窘迫综合征的一种早期表现。胸部听诊可正常或闻及捻发音、干啰音、哮鸣音。肺不张范围较大时，可有发绀，病变区叩诊浊音，呼吸音减低。吸气时，可听到干性或湿性啰音。

三、检查

1.影像学检查

（1）X线检查：肺不张的X线表现分直接X线征象和间接X线征象两种。①肺不张的直接X线征象：不张的肺组织透亮度降低，均匀性密度增高，恢复期或伴有支气管扩张时可密度不均(囊状透亮区)。不同程度的体积缩小,亚段及以下的肺不张可因有其他侧支的通气而体积缩小不明显。叶段性肺不张一般呈钝三角形,宽而钝的面朝向肋膈胸膜面,尖端指向肺门,有扇形、三角形、带状、圆形等。②肺不张的间接X线征象:叶间裂向不张的肺侧移位,如右肺横裂叶间胸膜移位,两侧的斜裂叶间胸膜移位等;由于肺体积缩小,病变区的支气管与血管纹理聚拢,而邻近肺代偿性膨胀,指使血管纹理稀疏,并向不张的肺叶弓形移位;肺门阴影向不张的肺叶移位;肺门阴影缩小和消失,并且与肺不张的致密影相隔合;纵隔、心脏、气管向患侧移位,特别是全肺不张时明显,有时健侧肺疝移向患侧,而出现纵隔疝;横膈肌升高,胸廓缩小,肋间隙变窄。

(2)CT检查:对诊断价值更大,特别是对明确支气管腔内阻塞性病变的位置甚或性质,探查肿大的纵隔淋巴结,鉴别纵隔包块与纵隔周围的肺不张。

(3)支气管造影:主要用于了解非阻塞性肺不张中是否存在支气管扩张,但目前已基本为CT所取代。如怀疑肺不张由肺血栓所致,可考虑行肺通气-灌注显像或肺血管造影。

(4)其他:对纤维化性纵隔炎所致肺不张的患者,上腔静脉血管造影有一定的价值。心血管疾病引起压迫性肺不张时可选择多种影像学手段。

2.实验室检查

血液常规检查对肺不张的鉴别诊断价值有限。哮喘及伴有黏液嵌塞的肺曲霉菌感染血嗜酸性粒细胞增多,偶尔也可见于霍奇金(Hodgkin)病、非霍奇金(Hodgkin)淋巴瘤、支气管肺癌和结节病。阻塞远端继发感染时有中性粒细胞增多、血沉增快。慢性感染和淋巴瘤多有贫血。结节病、淀粉样变、慢性感染和淋巴瘤可见γ球蛋白增高。

血清学试验检测抗曲霉菌抗体对诊断肺变应性曲霉菌感染的敏感性与特异性较高,组织胞质菌病和球孢子菌病引起支气管狭窄时特异性补体结合试验可为阳性。血及尿中检出5-羟色胺对支气管肺癌引起的类癌综合征有诊断价值。

3.痰与支气管抽吸物检查

因为咳出的分泌物主要来自未发生不张的肺,不能反映引起支气管阻塞的病理过程,所以痰液检查对肺不张的诊断意义很小。应做细菌、真菌和结核杆菌的涂片检查与培养,并常规做细胞学检查。变应性曲霉菌感染有时可培养出曲霉菌,但需注意实验室常有曲霉菌的污染。如果咳出痰栓,并在镜下发现大量的菌丝,即可确立诊断。

支气管肺癌时细胞学检查可有阳性发现,而大多数腺癌和良性肿瘤细胞学检查阴性。偶尔在淋巴瘤患者痰中可查到肿瘤细胞。

4.皮肤试验

皮肤试验对肺不张诊断意义不大。支气管结核所致肺不张时结核菌素、球孢子菌素或组织胞质菌素皮肤试验可为阳性,并为诊断提供线索。如肺不张由肺门淋巴结肿大压迫所致,结核菌素皮试在近期转为阳性,特别在儿童或青少年,有一定的诊断价值。变应性曲霉菌感染时皮肤试验典型的为立即皮肤反应,某些患者表现为双相反应。

5.支气管镜检查

支气管镜检查是肺不张最有价值的诊断手段之一,可用于大部分病例。多数情况下可在镜下直接看到阻塞性病变并取活检。

对于黏液栓引起的阻塞性肺不张，电子支气管镜(纤支镜)下抽吸既是诊断性的也是治疗性的。纤支镜下活检与刷检对引起阻塞的良性和恶性肿瘤、结节病及特异性炎症也有诊断价值。

6.淋巴结活检与胸腔外活检

如果肺不张由支气管肺癌或淋巴瘤所致，斜角肌下与纵隔淋巴结活检对诊断很有帮助，而纤支镜活检常常为阴性。

7.胸腔积液检查与胸膜活检

肺不张时形成胸腔积液有多种原因。胸腔积液可能掩盖肺不张的放射学征象。胸腔积液检查与胸膜活检对恶性病变及某些炎症性病变有诊断价值。血胸见于胸部外伤或动脉瘤破裂，而血性胸腔积液提示肿瘤、肺栓塞、结核或创伤。

四、诊断

肺不张诊断主要靠胸部影像学检查、病因，诊断需结合病史。

五、治疗

肺不张的治疗应根据病因采取不同的治疗措施，尽早去除致肺不张的因素，促使肺复张。

1.阻塞性肺不张

及时清除支气管内的分泌物、异物、血块等，去除梗阻因素。

(1)痰栓引起的肺不张：应有效地湿化呼吸道，稀释痰液，配合体位引流、拍背、深呼吸等手段，促使分泌物排出，肺叶复张。如仍无效可行气管镜吸痰。

(2)异物引起的肺不张：应尽早经支气管镜取出异物。若异物在肺内时间过久或是继发炎症，难以取出时，需手术治疗。

(3)咯血血凝块所致的肺不张：积极进行止血治疗。若无活动性出血，可使用支气管镜轻柔操作予以吸出；若有活动性出血，可将肾上腺素、巴曲酶(立止血)、凝血酶注入出血的肺段支气管或黏膜糜烂出血处。

(4)肿瘤引起的肺不张：依据其不同的细胞类型和分期进行手术切除、化疗或放疗。对于发生在大气道内的肿瘤病变，应尽早放置气管内支架，预防肺不张和呼吸衰竭的发生。气管内治疗方法有微波、激光、高频电刀、氩等离子凝固、局部注药和局部放疗等，它们对缩小肿块、促进肺复张有一定作用。

(5)结核引起的肺不张：全身应用正规抗结核药，可配合局部相应治疗。

2.压迫性肺不张

及时消除病因(如胸腔抽液、抽气或放置引流)后，肺可恢复正常。

3.肺不张合并感染

阻塞性肺不张常有感染等并发症发生，可导致肺脓肿、局限性支气管扩张和纤维化，应及时应用抗生素治疗。

第五节 上气道梗阻

上气道梗阻是一种由多种原因所致的上气道气流严重受阻的临床急症，其临床表现不具特异性，易与支气管哮喘及阻塞性肺病等疾病相混淆。临床上，该症以儿童多见，在成人较为少见。引起上气道梗阻的原因较多，其中以外源性异物所致者最为常见，其余较常见者有喉运动障碍、感染、肿瘤、创伤以及医源性等。对上气道梗阻及时认识和治疗具有极为重要的临床意义，因为大多数患者既往身体健康，经有效治疗后可以完全康复。

一、病因

上气道指从鼻或口腔至气管隆凸的一段呼吸道，包括口、鼻、咽、喉和气管(图 2-5-1)。此解剖区域出现的狭窄或者阻塞，均可能诱发本病。主要见于：①气道腔内病变：以气道异物最为常见，异物可卡在声门上方或者声带之间，落入气管或支气管内，使吸入气流发生障碍；同时，分泌物潴留，如呼吸道出血未能咳出或胃内容物大量吸入，也可阻塞气道，影响通气。②气道壁病变：如由于炎症、过敏或血管神经因素所引起的咽喉软组织肿胀、脓肿，喉或气管肿瘤，声带麻痹、功能障碍，气管自身病变如气管软化、复发性多软骨炎等。③气道外部压迫，周围组织占位性病变如甲状腺癌或来自其他部位的炎症和创伤血流、脓液或空气可在气道周围积聚，迅速压迫气管造成狭窄使呼吸发生障碍。④气管插管或气管切开术后形成的瘢痕狭窄。

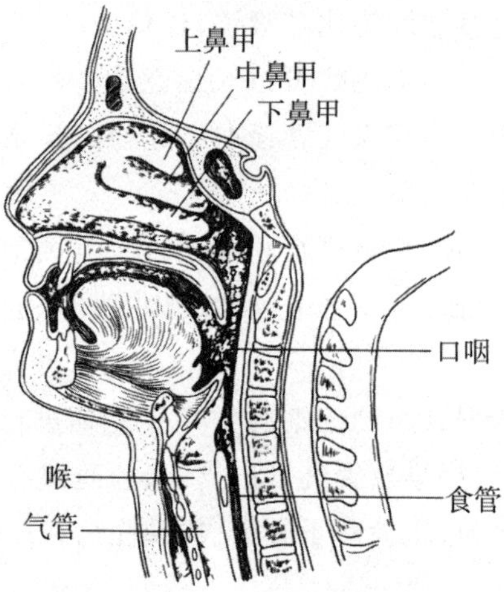

图 2-5-1　上气道解剖简图

(一)成年人与儿童常见的病因

1.咽部及以上部位

(1)面部中段骨折。

(2)舌：巨舌症、舌根脓肿、舌下血肿、舌蜂窝织炎。

(3)扁桃体肥大或腺样体肥大。

(4)咽部脓肿及脓性颌下炎：如咽后脓肿、咽旁脓肿、扁桃体周围脓肿及脓性颌下炎。

(5)口咽、喉咽肿瘤。

(6)异物。

2.喉部

(1)喉部急性炎性疾病:是喉阻塞最常见的原因,也包括喉部特殊感染,如结核、梅毒等。

(2)喉外伤:外伤初期若出现喉部黏膜肿胀或后期瘢痕粘连均可导致。

(3)喉头水肿:多见于血管神经性水肿、药物过敏性或外力刺激性水肿(气管插管或支气管镜检等操作时间过长)。

(4)喉痉挛:当喉异物或气管支气管异物移位刺激声门时易发生。

(5)喉肿瘤:喉部各种良、恶性肿瘤所致的机械阻塞。

(6)声带麻痹:多见于双侧声带外展麻痹。

(7)先天性喉畸形:较少见。

3.气管

(1)～(5)同喉部。

(6)气管软骨软化。

(7)颈深部感染。

(8)颈胸部肿块压迫气道:如甲状腺肿、甲状腺癌、胸腔内甲状腺肿、胸腺肿大以及其他颈胸部原发或转移肿瘤。

(9)血管源性(先天性血管畸形、血管破裂出血)或食管源性(食管异物或食管失迟缓症)。

(10)气管狭窄:多见于气管切开后或长期气管插管后,气管内肉芽组织增生或瘢痕组织形成。

(二)新生儿与婴儿常见的病因

引起新生儿与婴儿出现上气道梗阻的原因较多,但多以以下先天性疾病为主:

(1)吸入羊水或胎粪。

(2)双侧先天性后鼻孔闭锁。

(3)鼻咽部先天性良性肿瘤(如息肉、畸胎瘤、囊肿等)。

(4)先天性小下颌。

(5)先天性舌根囊肿或先天性喉囊肿。

(6)喉的先天性疾病:喉软骨软化、喉蹼、会厌异常松弛症、乳头状瘤、血管瘤等。

(7)先天性气管畸形:气管蹼或纤维组织阻塞、气管软骨环缺如、气管软骨软化、气管食管瘘。

(8)先天性气管周围组织病变:先天性甲状腺肿、甲状舌管囊肿等。

二、病理生理学

上气道以胸腔入口(通常以胸骨上切迹)为界,分为胸腔外上气道和胸腔内上气道。胸腔外上气道的解剖结构包括鼻腔、咽腔、喉部及部分气管。

气流的产生是由于两点间的压力差所致,即气流由压力高处向压力低处流动。人体肺通过呼吸道经口鼻与大气相通，当吸气时，呼吸肌收缩致胸膜腔内压力降低，气道内压力低于大气压力，气流被“压”进入肺内；相反，呼气时呼吸肌松弛，气道内压力高于大气压力，气体从肺内“挤”出。因此，当发生上气道梗阻时，将直接影响肺的通气功能：外界的氧气不能被吸入肺内，同时体内产生的二氧化碳不能排出体外，进而导致严重缺氧以及二氧化碳潴留。如果不能得到及时的解救，可造成患者呼吸衰竭甚至死亡。

气管内外的压力差称为跨壁压[跨壁压＝气管外压(大气压或胸膜腔内压)－气管内压]。跨壁压的大小决定气管的通畅程度：当气管内压小于气管外压，跨壁压为正值，气道趋于闭合；而当跨壁压为负值时，即气管内压大于气管外压，则气管通畅。上气道梗阻的位置、程度、性质(固定型或可变型)和在呼吸气相时压力的变化，可决定患者是吸气气流受限、呼气气流受限或两者都受限(图 2-5-2、图 2-5-3)。

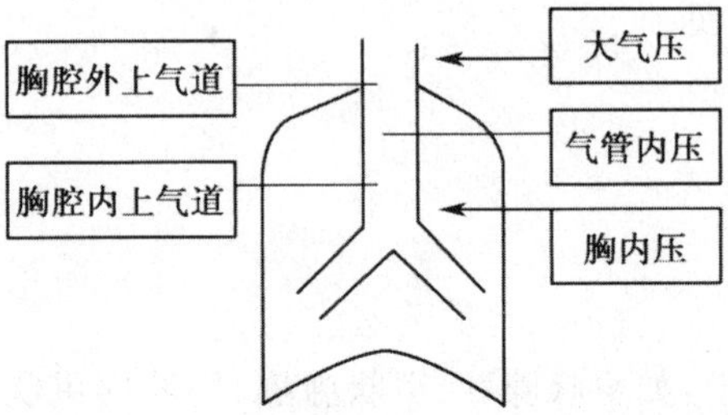

图 2-5-2　影响上气道口径的压力示意

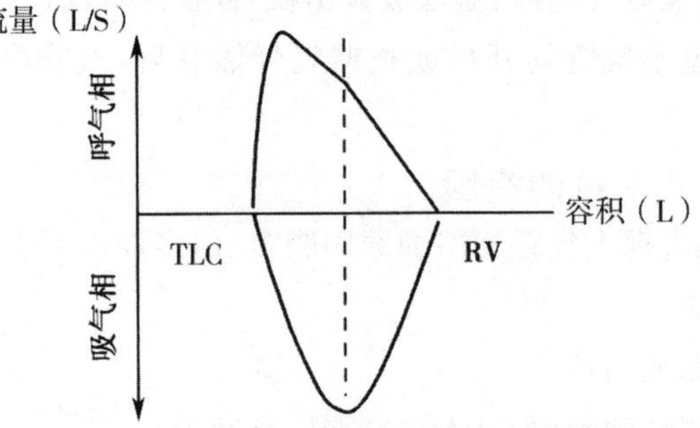

图 2-5-3　肺功能检查示正常流量—容积环

(一)可变型胸外阻塞

可变型阻塞又叫软性阻塞，指梗阻部位气管内腔大小可因气管内外压力的改变而变化。正常情况下，胸腔外上气道的气管外压在整个呼吸周期均为大气压，吸气时气道内压下降，跨壁压增加，趋向于缩窄胸腔外上气道。当存在可变型胸外上气道阻塞(如气管软化、声带麻痹等)，用力吸气时，阻塞远端的气道压力可由于文丘里效应(Venturi 效应)和湍流而出现明显下降，跨壁压增加，梗阻处气道口径进一步缩小，进而吸气气流明显受阻。而在用力呼气时，气管内压力增加，跨壁压力减小，且由于病变部位尚有活动余地，梗阻减轻。因此，胸外型上气道阻塞在流量—容积环上可见吸气流量呈现吸气相特征性的平台样改变，而呼气流量影响不明显。50％肺活量时呼气流速与吸气流速比值($FEF_{50\%}/FIF_{50\%}>1$)(图 2-5-4、图 2-5-5)。

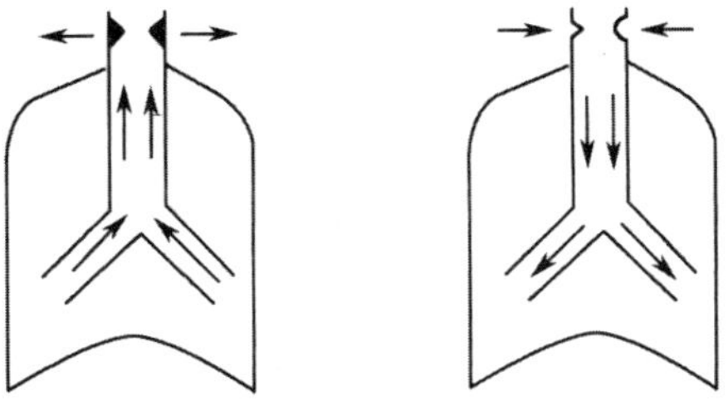

呼气相 气管内压>大气压　　　　吸气相 气管内压<大气压

图 2-5-4 可变型胸外阻塞产生机制

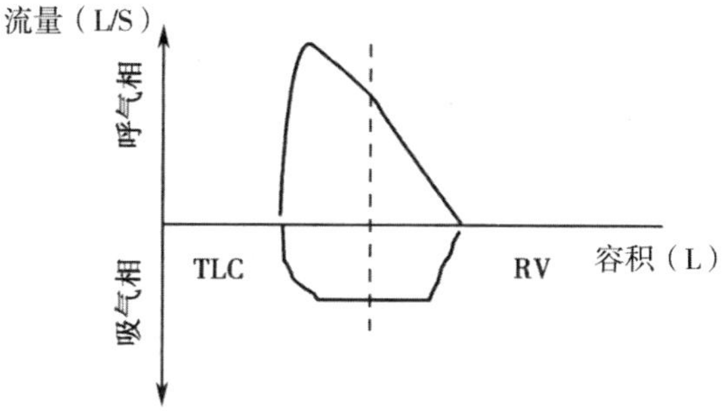

图 2-5-5 可变型胸外阻塞流量—容积环

（二）可变型胸内阻塞

围绕胸腔内上气道的管腔外压力接近于胸膜腔内压，吸气时胸膜腔内压低于气管内压，跨壁压趋向于扩张胸内气道。而当呼气时胸膜腔内压相对于气道内压力为正压，跨壁压趋向于缩窄胸内气道。当存在可变型胸内阻塞时（如胸内气管软化、肿瘤等），用力呼气产生的Venturi效应和湍流降低阻塞近端的管内压力，从而可进一步加重病变处气道狭窄。因此，可变型胸内阻塞患者在流量—容积环上可见与前述胸外阻塞相反的改变，即呼气相明显受限出现呼气平台改变，而对吸气流量下降可不明显，$FEF_{50\%}/FIF_{50\%}<1$（图 2-5-6、图 2-5-7）。

（三）固定型上气道阻塞

固定型上气道阻塞多见于气道瘢痕狭窄以及甲状腺肿瘤压迫。当出现此类病变后，由于病变部位组织僵硬固定，呼吸时的跨壁压变化不能引起梗阻区气道壁的收缩或扩张。流量-容积环上可见吸气和呼吸时气流量均明显受限且下降程度相近，均呈现平台样改变，$FEF_{50\%}/FIF_{50\%}$接近于 1（图 2-5-8、图 2-5-9）。

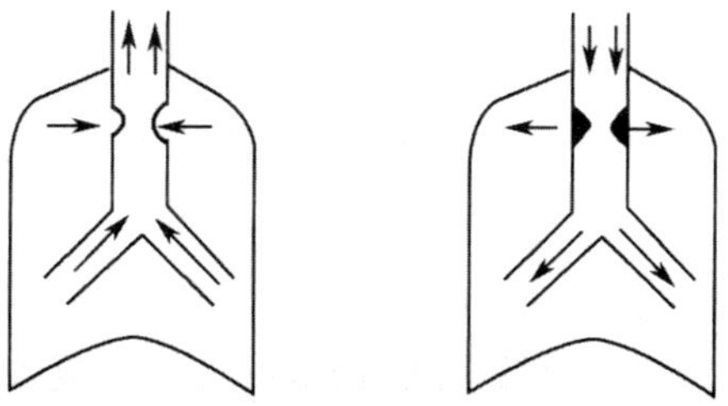

呼气相 气管内压<胸内压　　　　吸气相 气管内压>胸内压

图 2-5-6 可变型胸内阻塞的产生机制

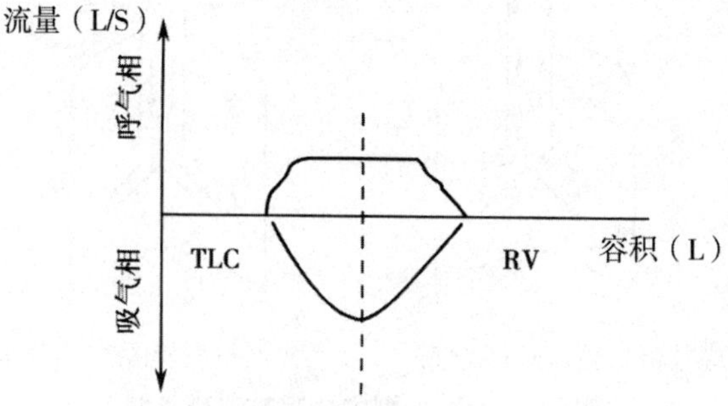

图 2-5-7　可变型胸内阻塞流量－容积环

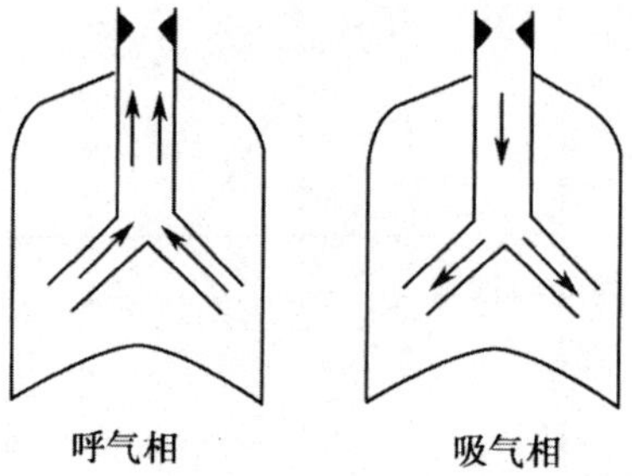

图 2-5-8　固定型上气道阻塞的产生机制

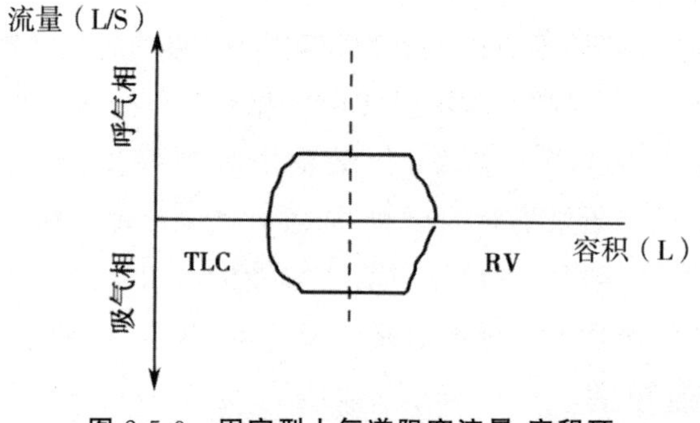

图 2-5-9　固定型上气道阻塞流量-容积环

三、临床表现

临床常见的上气道梗阻多为不完全性阻塞，因此患者的症状和体征与气道阻塞的程度和性质有关。按解剖学特点来讲，上气道属于大气道，能引起其梗阻的疾病并不少见，但上气道梗阻患者临床表现无特异性，主要表现为呼吸困难、喘鸣或周围软组织凹陷征，且活动时症状加重。

（一）呼吸困难

主要以吸气性呼吸困难为主。急性上气道梗阻（如异物吸入，外伤，气道急性炎症如小儿急性喉炎、急性会厌炎、急性喉气管支气管炎等）常常表现为突发性呼吸困难，若为感染因素所致，还可伴发热、疼痛等相关炎症表现。而慢性上气道梗阻（如喉或气管肿瘤、气管软化、瘢痕狭窄等)所引起的呼吸困难在早期可不典型,呈渐进性,有部分患者还可表现为睡眠呼吸暂停综合征(如扁桃体肥大及腺样体肥大)。

(二)吸气性喘鸣

用力吸气时加重,且多于颈部闻及,并强于肺部所闻,此可与哮喘相鉴别。喘鸣多提示梗阻程度严重(气道内径≤5mm),喘鸣声的大小与梗阻程度有关,梗阻越重,喘鸣声越响。而呼吸相喘鸣可帮助判断梗阻位置:吸气相喘鸣多提示梗阻位于声带或声带以上的部位;双重性或呼出相喘鸣往往提示梗阻在声带以下部位;曲颈时喘鸣声音的强度发生变化则提示是胸廓入口处的梗阻。

(三)吸气性软组织凹陷

对于儿童或者阻塞程度重的患者,可出现胸骨上窝,锁骨上、下窝,胸骨剑突下或上腹部,肋间隙的吸气性凹陷,成为四凹征。

(四)声音特征改变

声音的特征改变为一常见而并非必有的症状,但其可为判断病变位置提供重要的线索。声带麻痹(如声门癌、喉返神经损伤)则表现为不同程度的呼吸困难、声音嘶哑以及饮水呛咳等;声音低沉(不伴声嘶)病变往往位于声门上(如会厌炎);口腔含物状声则提示口腔或颌面部脓肿,如咽后脓肿、咽旁脓肿、脓性颌下炎(Ludwig 咽峡炎)等;若病变位于声门下的颈胸段气管,则通常无明显声音改变。

(五)缺氧症状

呼吸困难持续时间长,患者可因缺氧出现坐卧不安、烦躁等,可出现出冷汗、面部苍白或发绀等征象,甚至出现昏迷、大小便失禁、窒息、呼吸心跳停止。

临床上,急性上气道梗阻多为以喉部或其邻近组织的病变,使喉部通道(特别是声门处)发生狭窄或阻塞为常见,引起呼吸困难者,称之为喉梗阻,通常将其引起的呼吸困难分为四度:

一度:安静时无呼吸困难表现,活动或哭闹时,有轻度呼吸困难。稍有吸气性喘鸣及吸气性胸廓周围软组织凹陷。

二度:安静时也有轻度吸气性呼吸困难,吸气性喘鸣和吸气性胸廓周围软组织凹陷。活动时上述症状加重,但饮食、睡眠好,无烦躁不安表现,脉搏尚正常。

三度:吸气性呼吸困难明显,喘鸣声较响,胸骨上窝、锁骨上窝等处软组织凹陷显著。出现烦躁不安、不易入睡、不愿进食、脉搏加快等现象。

四度:呼吸极度困难,坐卧不安、手足乱动、出冷汗,面色苍白或发绀等明显缺氧征象。定向力丧失,脉搏细速,昏迷,大小便失禁,窒息以至呼吸心跳停止。

四、辅助检查

(一)肺功能检查

肺功能检查在临床上具有广泛的用途,主要包括:

(1)诊断或辅助诊断呼吸系统疾病。

(2)评估治疗效果。

(3)外科手术前的风险评估。

(4)职业病患者的劳动力鉴定。

如上所述,流量－容积曲线在上气道阻塞时可发生明显的变化,有一定的诊断价值。根据曲线的形态变化可以估计病变的程度和分类定位:①可变型胸外阻塞:流量－容积曲线表现为吸气流速明显受阻而出现吸气平台,呼气流速基本正常,$FEF_{50\%}/FIF_{50\%}>1$(图 2-5-5);②可变型胸内阻塞:流量－容积曲线表现为呼气流速明显受阻而吸气流速影响较小,$FEF_{50\%}/FIF_{50\%}<1$(图 2-5-7);③固定型阻塞:流量容积曲线表现为用力呼气和吸气流速均明显下降且程度相近,表现为流速恒定的平台而几乎成为一个矩形,$FEF_{50\%}/FIF_{50\%}$近似于1(图 2-5-9)。

当流速－容量曲线呼气部分呈现双峰改变时往往提示阻塞性病变接近胸腔入口处,在呼气过程中阻塞部位从胸腔内移至胸腔外;连续流量－容积曲线可显示阻塞部位移至胸内,然后到胸外;或曲颈时阻塞部位开始在胸内,而伸颈时则移至胸腔入口处。然而,应当注意肺功能检查对上气道阻塞的诊断是相对不敏感的,不能处理急性窘迫的患者。

(二)影像学

颈部及胸部影像学检查是诊断呼吸系统疾病不可缺少的一项重要检查,最常用的是胸片和胸部 CT。尽管影像学检查是一种定性检查,并无特异性,但不同的疾病在平片或 CT 上的表现以及治疗后的变化还是有一定规律可循的,结合临床资料以及其他检查结果可为临床诊断治疗提供依据。

1.X 线摄片

X 线摄片具有简单、价廉和安全的特点,但其易受影像重叠和分辨率不高的限制,其检查准确性较差,故在本病的临床运用中越来越少。

2.CT 扫描

CT 已成为评价颈胸部疾病最主要的影像学技术。CT 可以产生 1～10mm 的薄层横断影像,能够分辨出常规平片不能分辨的病变。气道 CT 扫描有很高的空间和密度分辨能力,可以了解阻塞处病变的大小和形态、气道狭窄的程度及与气道壁的关系。如系肿瘤性病变,还可了解有无气管环的侵犯及附近淋巴结的转移,以及是否有纵隔病变等,增强扫描还有助于明确血供情况。CT 三维成像等后期数字处理系统的运用,可以帮助医生更清晰、直观地了解气道的情况,也让 CT 成为辅助诊断上气道梗阻性疾病最为广泛运用的影像学检查方法(图 2-5-10～图 2-5-13)。

3.磁共振成像(MRI)

MRI 在上呼吸道疾病的客观检查中被视为辅助手段。它的优点包括多平面成像、无电离辐射、不需增强即有很好的软组织分辨能力,在预计气管闭塞的长度和程度、评价纵隔是否受累以及其与血管之间的解剖关系等方面有其独特的优势。但由于 MRI 检查时间较 X 线平片和 CT 长,且抢救设备不能进入扫描室,故不适合危重患者检查。

(三)声学检查

呼吸音频谱分析对气道阻塞的判断,因其无创性,无论是上气道还是下气道,都不失为一种有用的检查方法。正常人呼吸音频分析显示频率谱群和峰值频率主要位于 200Hz 以下。无论是固定型还是可变型的胸外型上气道阻塞的患者,其呼吸音的峰值频率均显著增加,往往大于基线3倍以上，且频率谱群增宽并移向>200Hz的高频区。上述变化吸气相均大于呼气相，且颈部的信号强于胸部。而当出现可变型胸内阻塞时，呼吸音的频谱变化则表现为呼气相大于吸气相，胸部的信号更强，与哮喘的改变类似。声学反射技术也因敏感性高、可提供动态气道图像、非侵入性和快速性的优点，运用于测定气管狭窄的部位、程度和范围，比如小儿喘鸣的声学检查已显示在特异的病理改变，如先天性喘鸣、声门下喉炎和气管狭窄等病变，其与喘鸣的声学改变之间存在着密切的关系。但其缺点在于检查时可过度预计狭窄区域，存在一定误差，故在临床上运用并不十分广泛。

（四）内镜检查

纤维鼻咽喉镜和电子支气管镜可对上气道做直接观察，了解声带的闭合和气管环的改变及用力吸气、呼气时病变部位的动态特征，并可钳取组织进行病理学检查，以明确病变性质。只要患者能够耐受此项检查，若临床考虑为上气道阻塞的诊断，均可考虑进行此项检查，尤其对早期病变更有判断价值。但应注意，严重呼吸困难患者不宜进行此项检查；因血管性疾病引起的上气道阻塞，镜检应严禁活组织检查。

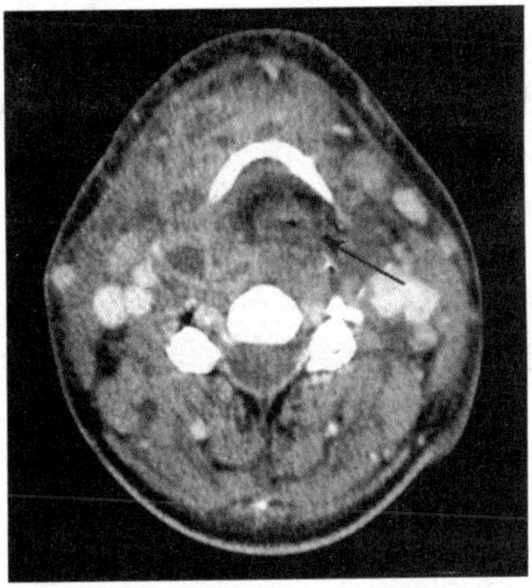

图 2-5-10　颌面颈部多间隙感染致咽腔肿胀、狭窄

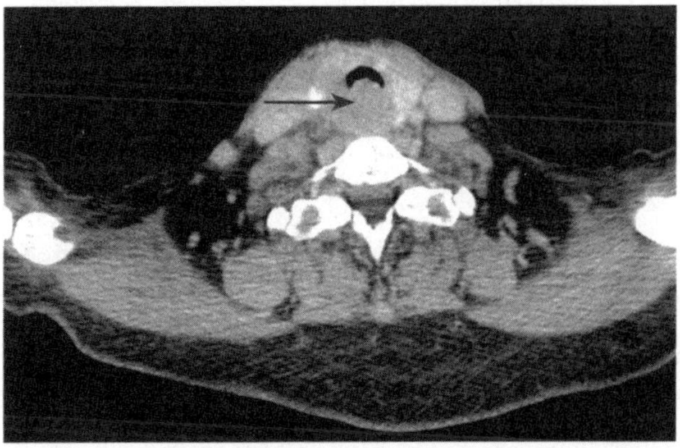

图 2-5-11　食管癌向前凸起致气管狭窄

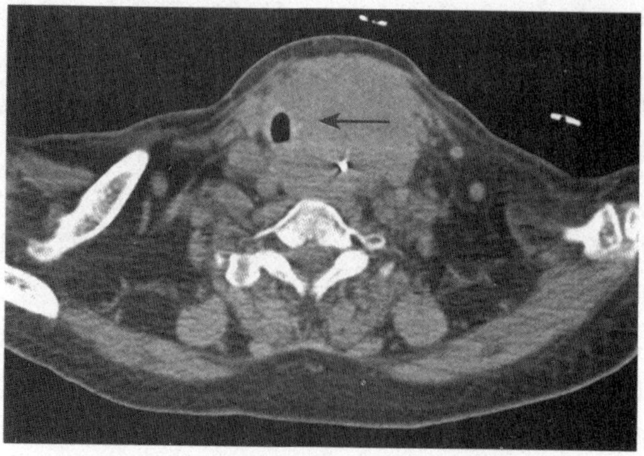

图 2-5-12 甲状腺肿瘤压迫致气管狭窄

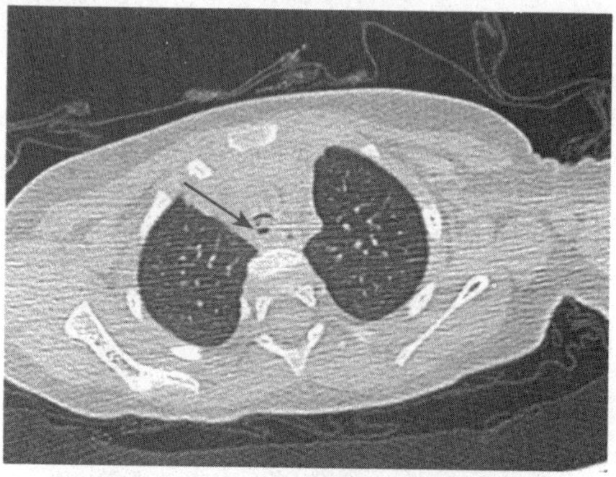

图 2-5-13 异物致主气道堵塞

五、诊断

（一）诊断依据

本病的诊断关键在于对气道阻塞可能性的考虑。根据患者的临床表现，在诊断中考虑到有上气道阻塞的可能，并进行上述实验室检查，多可对上气道梗阻做出正确的判断。临床上凡遇到以下情况应考虑到上气道阻塞的可能，应进一步有关检查以求早期诊断。

（1）患者主诉为气喘、呼吸困难，且运动后明显加重，症状可能和体位有关，应用支气管扩张剂治疗无效者。

（2）有上气道炎症、损伤，尤其是有气管插管或气管切开病史患者更应高度怀疑。

（3）肺功能检查示呼气峰流速（PEFR）、最大通气量（MVV）进行性降低，肺活量（VC）不变，第 1 秒用力呼气量（FEV_1）降低不明显，与 MVV 降低不成比例。

（4）影像学检查提示有相关部位占位致气道狭窄者。

（二）鉴别诊断

由于上气道梗阻是一组综合征的统称，病因繁多，临床表现也不尽相同，但其共同的临床特点主要表现为阻塞性呼吸困难，故在诊断中应首先明确呼吸困难的类型或病因，即为吸气性或呼吸性呼吸困难或者两者兼有的混合性呼吸困难，以判断病变是位于上气道或下气道。表 2-5-1 为几种类型呼吸困难的鉴别要点。

然而，在临床实际工作中，虽然许多医师能及时发现患者的喘鸣，但却常常与下气道疾病，尤其是支气管哮喘、慢性支气管炎、反复发作的肺部感染等相混淆，从而延误诊断，甚至失去了抢救的时机。上气道梗阻在年轻人常易误诊为哮喘，在老年人易误诊为 COPD。呼吸内科常用的肺功能检查可以帮助医生对其进行鉴别诊断。上气道梗阻与 COPD、哮喘、小气道疾病在肺功能检查上的不同如表 2-5-2 所示。

表 2-5-1 几种类型呼吸困难的鉴别要点

病因及临床表现	吸气性	呼气性	混合性
病因	常见于咽、喉、气管上段等部位的狭窄或阻塞性疾病，如咽部脓肿或肿瘤，喉炎、白喉、喉外伤、喉及气管异物或肿瘤等	常见于小支气管狭窄或阻塞性疾病，如支气管哮喘、肺气肿、急性或慢性支气管炎、支气管新生物等	主要由于肺泡呼吸面积缩小或因胸痛等而限制呼吸所致或由于上、下气道同时有狭窄或阻塞病变所致。见于肺炎、肺气肿、肺纤维化、气胸、胸膜腔积液、喉气管支气管炎等
呼吸深度及频率改变	吸气运动加强、延长，显示吸入空气有困难，呼吸频率基本不变或减慢	呼气运动增强、延长，显示呼出空气有困难，吸气运动也稍加强	吸气与呼气均费力，显示空气出入均有困难，呼吸表浅而增快
颈及胸部软组织凹陷	吸气时有明显四凹征（锁骨上窝、胸骨上窝、肋间隙或尚有剑突下窝软组织凹陷）	无明显四凹征	一般无明显四凹征，但以呼气性困难为主者则有之
呼吸时伴发声音	主要在吸气时有喘鸣音	主要在呼气时有哮鸣音	除上气道伴有病变者外，呼吸时一般不伴发明显声音
咽喉部及肺部检查	咽、喉检查，多可发现狭窄或阻塞性病变，肺部有充气不足的体征	咽、喉无狭窄性病变，肺部有充气过多等体征	咽、喉无狭窄性病变，肺部可闻呼吸音粗糙、啰音或支气管呼吸音等

表 2-5-2 阻塞性通气功能障碍的几种疾病的鉴别要点

疾病	FEV_1	FVC	$FEV_1/FVC\%$	支气管扩张试验	小气道功能	肺体积	DLCO	流速－容量环
上气道梗阻	↓	↓	↓	—	正常或异常	正常或↑	正常	异常*
COPD	↓	↓	↓	—	异常	↑	↓	异常
哮喘	↓	↓	↓	↑	异常	↑	正常	异常
小气道疾病	正常	正常	正常	—	异常	正常	正常	正常

注：* 为上气道梗阻的流速－容量环具特征性。

除了与上述呼吸道疾病相鉴别外，本病还需注意与左心衰竭（呼吸急促、劳动后呼吸困难、心慌、下肢水肿，严重者端坐呼吸），以及功能性疾病（如癔症或伴有自觉呼吸困难的神经官能症，辅助检查无阳性发现）相鉴别。

六、治疗

对上气道梗阻患者必须尽快设法解除其呼吸困难，严重者需争分夺秒使患者尽早脱离缺氧状态，以挽救其生命。但由于其病因较多，故治疗方法的选择需结合病因、呼吸困难严重程度、患者一般情况、耐受缺氧的能力和客观条件等全面考虑。

（一）气道炎性水肿

对于喉痉挛或者气管痉挛所导致的上气道阻塞，以及由炎症所引起的黏膜水肿所致的上气道梗阻，药物治疗有一定价值。除应积极使用抗生素外，还可予肾上腺素和糖皮质激素治疗：

1.肾上腺素

肾上腺素有兴奋α肾上腺素受体的作用，α受体兴奋可使气管黏膜小动脉收缩，降低毛细血管的通透性，减轻黏膜水肿厚度而扩大气管直径。雾化吸入肾上腺素对喉支气管炎以及喉头水肿有较好的治疗效果。肾上腺素起效迅速，但维持时间短暂，需多次用药。

2.糖皮质激素

糖皮质激素具有抗休克、抗感染、解痉作用，有助于肿胀的消退，减少呼吸道黏膜反应的作用。此类激素制剂已常用于控制呼吸道病变，尤其是对于急性感染时分泌物较多的喉、气管、支气管病变或伴有支气管痉挛者。应用糖皮质激素可降低哮吼的发病率，并可用于治疗和预防拔管后喉头水肿。对于缓解症状，减少气管切开率有显著的辅助治疗作用。但对于活动性肺结核、心力衰竭、严重高血压、肾衰竭与糖尿病等患者应慎用或禁用。

（二）上气道异物阻塞

1.吸入异物的急救

（1）立即塞一个牙垫或类似牙垫的代用品使其口腔开启，以便从口腔排除异物。

（2）向患者的口腔内伸进检查者的示指达咽部，同时采用海姆立克（Heimlich）手法急速增加患者的上腹部压力，以排出气道内的异物。对清醒直立的患者，抢救者可从后面抱住患者的腰部，右手握拳，拇指朝向剑突直下方，左手紧压右拳，突然迅速地向上向内重按数次。对于仰卧的患者，抢救者可面向患者跪于其双腿两侧，上身前倾，握紧右拳并置于剑突直下方，左掌按压在右拳的背部，突然迅速地向下向前内方重按中上腹。亦可采用胸部手拳冲击法来帮助驱出异物。

（3）采用手法钩取清除异物。

2.硬质或电子支气管镜取异物

对于经上述手法紧急处理无效的上气道异物，应尽快行支气管镜检术。

3.气管插管或气管切开术

虽然气管插管和气管切开术是造成上气道阻塞的原因之一，但许多急性上气道阻塞的急救仍需要紧急进行气管插管或气管切开来建立气体通道，为有效的呼吸、保持气道的通畅和引流及机械通气提供条件，从而为下一步解除上气道阻塞的病因赢得时间。对于需要转院治疗的危重患者，气管插管可明显降低患者的死亡率。气管插管的适应证为：

(1)病情十分紧急，不能承受气管切开术者，可在气管内插管，迅速解除呼吸困难。

(2)估计呼吸困难短期内可缓解而不必做气管切开术者。

(3)婴幼儿行气管切开术前，为方便于手术的正常进行及减少手术的并发症如气胸等，可先行气管插管。

但需注意，若患者喉部水肿较重、喉部烧灼伤、喉部肿瘤或有异物存留者，不宜采用插管术。同时需注意：气管插管套囊压力勿过大，并及时放气，勿使过多活动，插管时间尽量缩短，必要时改用低位气管切开术。若有以下情况者，应考虑行气管切开术：喉部肿瘤；炎症引起的喉梗阻，经保守治疗未见好转或喉梗阻时间较长，全身情况较差时；咽部阻塞而有呼吸困难者，如咽部肿瘤及脓肿等。气管切开术所能解决的上气道梗阻类型有限，尤其对喉梗阻所导致的阻塞性呼吸困难有明显的效果，可以为患者后期手术争取充足的机会与时间，但对于手术切口(一般为第2～4气管环)以下的气道梗阻情况，其作用有限。因此，凡临床确认有施行气管切开术的适应证而无禁忌证，且用其他方法不能长时间维持呼吸道通畅者，均宜早期考虑气管切开术。尽量避免在濒临呼吸衰竭或窒息的状况下仓促手术。

4.外科手术与气道重建

若患者上气道梗阻是由感染性因素所致，如口咽、颈胸部脓肿，手术切开引流、清除脓腔通常能缓解患者呼吸梗阻症状。对于鼻咽、口咽、喉部、气管、气管周围组织的占位性病变所导致的上气道梗阻，传统外科手术切除病变是一种重要的治疗手段。由于上呼吸道占位性病变如舌根肿瘤、喉癌等，患者症状(咽喉部不适、声嘶、气紧)出现相对较早，患者就诊、诊断以及治疗时机均较早。如喉狭窄患者通过病因治疗(肿物切除)、气管切开术、T形管扩张术、气管甲状软骨吻合术等，大多数可获得较好的效果。而气管肿瘤所引起的上气道阻塞，通常起病缓慢，且为渐进性。加之早期症状无特异性，通常当气管管腔缩小20%时才开始有症状，大多数患者表现为与其他肺疾患相似的气短及喘憋，常被误认为哮喘，因此气管肿瘤常到较晚期才得以诊断。此类患者外科手术切除病变后常涉及气管切除重建术，如狭窄段切除端端吻合术等。

5.呼吸内镜治疗

近年来，技术的发展促进了内镜仪器在诊断和治疗中的应用，影像的改善及微型、实用设备的发展使得生长在自近端气道至段支气管的病变都可通过支气管镜得到治疗。对于大气道阻塞者，特别是对于产生狭窄和阻塞的支气管腔内良性病变的治疗效果非常好，可免除患者手术的痛苦和开胸手术带来的肺功能的损失及一些并发症。外科治疗和内镜治疗并不相互排斥，外科治疗的患者也需要从内镜治疗技术中获益，使病变稳定。

(1)良性气道狭窄的处理：相对于肺癌、甲状腺癌、食管癌等直接侵犯组织引起的恶性气道狭窄，良性气道狭窄的种类繁多。从狭窄的形式来分可以有瘢痕挛缩型、内生型、外压型、软化型；还有一种混合狭窄，特点是同时具备前述的2～4种类型。从狭窄的原因分类，包括外伤性狭窄、肿瘤性狭窄、感染性狭窄、炎性狭窄以及先天性狭窄等。

良性气道狭窄容易诊断，但由于早期无症状时容易被忽视，出现呼吸困难症状时往往气道狭窄已经很重，给治疗带来一定的风险和困难。传统的外科手术切除和气道重建，创伤大风险高，且部分患者病变部位解剖学限制（病变区域过长）或身体一般状况差等原因，使得外科手术的适应证非常局限，且在术后仍存在吻合口瘢痕形成再次狭窄的问题。随着激光、冷冻、氩等离子凝固术、硬镜下机械切除、球囊扩张、气管支架等新技术的发展，气管镜下介入治疗已成为处理良性气道狭窄的主要手段。通常，对于瘢痕增生型、内生型以及软化型气道狭窄，运用上述的一种或者多种介入手段相结合的方法，都能取得很好的治疗效果；但对于外压型气道狭窄的治疗原则，则是先置入临时可取出的气道支架解决通气问题，待压迫因素解除后再评估是否需要将临时放置的气道支架取出。总之，良性气道狭窄处理方式的选择依赖于病情的轻重、病变类型、疾病分期、患者的一般情况和医生的经验。经呼吸内镜下的介入治疗技术，虽然可能需要反复治疗，但可以免除许多患者机械通气所带来的痛苦，为下一步治疗赢得机会。

(2)恶性气道狭窄的处理：对于失去手术机会或不能经手术切除的气管、支气管腔内恶性阻塞性气道疾病，并且由于外科手术造成气管的结构变形可能影响后续的介入治疗效果，经气管镜下介入治疗仅被视为首选的姑息性治疗。恶性肿瘤所引起的中央气道阻塞的类型主要有以下三种：腔内型、外压型及管壁型（混合型），其经气道镜下的介入治疗方法是截然不同的。对于外压型以及混合型病变，一般均在气管镜下运用一种或多种“切割”或者“烧灼”方法先对病变进行清除，然后进行气管支架植入术；而对于腔内阻塞型，则仅是对气管腔内的肿物进行清除止血，以缓解通气。由于是一种姑息性治疗方法，应严格掌握适应证，对有外科切除指征的患者，不要盲目选择内镜介入治疗。同处理良性气道狭窄一样，术前应注意患者气道狭窄的类型、病变的部位（声门下、气管、隆突）以及病变的长度、侵及范围、狭窄程度，以选择不同的介入技术和方法。随着大气道肿瘤的不断增多，呼吸内镜介入治疗已经成为一种挽救患者生命，延长患者生存期，提高患者生活质量的微创并且安全、有效的方法。

（三）其他治疗

氦-氧混合气体对于上气道梗阻也有一定治疗效果。80％氦＋20％氧混合气体的密度约为空气的 1/3(0.429∶1.293)，而它的黏稠度仅轻度增加。其作用机制在于由于混合气体的低密度可减少气道对湍流的阻力，从而减少流量阻力功。氦-氧混合气可用于部分上气道阻塞的治疗，如儿童患者气管插管拔管后喘鸣、气管狭窄或管外压迫、哮喘持续状态和血管性水肿。作为暂时的急救手段，本方法可为治疗原发病和采取确切的治疗赢得时间，但是由于使用氦-氧混合气体对于气体成分比例的要求较高，且气体价格昂贵，临床并未广泛应用。

第六节　支气管源性肺癌

一、概述

原发性支气管肺癌简称肺癌，为当前世界各地最常见的恶性肿瘤之一，是一种严重威胁人民健康和生命的疾病。半个世纪以来，世界各国肺癌的发病率和病死率都有明显增高的趋势。世界卫生组织 2000 年报告显示肺癌占恶性肿瘤死亡的 19％，居恶性肿瘤死因的第一位。肺癌发生率一般随年龄增长而增加，以 35～75 岁多见，发病高峰为 55～65 岁。从性别来看，男女发病率比为(2～3)∶1。在癌症死亡中肺癌已是男性的第一死亡原因，女性为第三或第四死亡原因。从地区分布来看，城市高于农村。

二、病因和发病机制

(一)吸烟

吸烟是肺癌已知的主要原因。肺癌患者中约 75%有重度吸烟史，尤其是鳞癌和小细胞癌者往往与吸烟有密切关系。国内的调查表明 80%～90%的男性肺癌与吸烟有关，女性约 19.3%～40%与吸烟有关。吸烟专比不吸烟者肺癌发病率高 10～13 倍。戒烟使患肺癌的危险性随着戒烟年份的延长而逐渐下降，戒烟持续 15 年才与不吸烟者相近。被动吸烟也容易引起肺癌，以腺癌多见。纸烟含有各种致癌物质，其中苯并芘为致癌的主要物质。病理学证明，吸烟与支气管上皮细胞纤毛脱落、上皮细胞增生、鳞状上皮化生、核异形变等密切相关。

(二)大气污染

工业化城市上空的大气中，含有大量工业燃料燃烧及机动车排出的废气，其中苯并芘、SO_2、NO_χ 和飘尘等的含量较高，它们均具有致癌作用。室内用煤、接触煤烟和烹调过程中所释放的油烟雾也可能有致癌作用。

(三)职业危害

几种职业因素，如石棉、铬、镍、砷、铍、煤烟、煤焦油、芥子气、异丙油以及接触电离辐射为肺癌的明确病因，而丙烯、镉、氯乙烯、玻璃纤维、人工纤维及滑石粉等也可能导致肺癌的发生。接触石棉与吸烟在肺癌的发生中有明显的协同作用。世界各地放射性矿区肺癌的发病率升高则说明放射线与肺癌发生相关。

(四)其他因素

营养失调如维生素 E、维生素 B_2、维生素 A、维 A 酸、β-胡萝卜素以及微量元素如锌、硒的缺乏或不足者易发生肺癌。有结核病者患肺癌的危险性是正常人群的 10 倍。此外，病毒感染、真菌毒素、机体免疫功能低下、内分泌失调及家族遗传等因素，对肺癌的发生可能也起一定的综合作用。

三、分类

(一)按解剖学部位分类

1.中央型肺癌

发生在段支气管至主支气管的癌肿称为中央型肺癌，约占 3/4，以鳞状上皮细胞癌和小细胞未分化癌较多见。

2.周围型肺癌

发生在段支气管以下的癌肿称为周围型肺癌，约占 1/4，以腺癌较多。

(二)按肺癌的组织病理学

1.非小细胞肺癌(NSCLC)

主要包括鳞癌、腺癌和大细胞癌，其次还有腺鳞癌、类癌、支气管腺体癌(腺样囊性癌、黏液表皮样癌)等。

2.小细胞肺癌(SCLC)

包括燕麦细胞型、中间细胞型、复合燕麦细胞型。

四、临床表现

与肿瘤大小、类型、发展阶段、所在部位、有无并发症或转移密切相关。有5%～15%的患者常无症状,仅在体检、胸部影像学检查时发现。按表现部位可分为支气管-肺局部表现、肺外胸内扩展表现、胸外转移表现和胸外表现四类。

(一)肿瘤引起的局部临床表现

1.咳嗽

为早期症状,常无痰或少痰的刺激性干咳,当肿瘤引起支气管狭窄后可加重咳嗽,多为持续性,少数表现为高调金属性咳嗽。细支气管肺泡细胞癌可有大量黏液痰。伴感染时痰量增加,且呈黏液脓性。

2.痰血或咯血

多见于中央型肺癌。肿瘤向管腔内生长者可有间断或持续性痰中带血,如肿瘤侵蚀大血管则引起大咯血。

3.呼吸困难或喘鸣

肿瘤向管腔内生长或转移到肺门淋巴结,导致气道阻塞或压迫主支气管和隆突时,可有呼吸困难、气短、喘息,偶可表现为喘鸣,听诊时可发现局限或单侧哮鸣音。

4.不规律发热

肿瘤组织坏死物可引起发热,由肿瘤引起的阻塞性肺炎亦可导致发热,且抗生素治疗效果不佳。

5.体重下降

消瘦为常见症状之一。肺癌发展到晚期,由于肿瘤毒素和消耗的原因,合并感染、疼痛导致食欲减退,可表现为消瘦或恶病质。

(二)肿瘤胸内扩展引起的临床表现

1.胸痛

近半数患者有难以描述的胸痛,由于肿瘤细胞侵犯胸膜所致,也可由阻塞性炎症波及胸膜或胸壁引起。若肿瘤位于胸膜附近,则产生不规则的钝痛或隐痛,于呼吸、咳嗽时加重。肋骨、脊柱受侵犯时可有压痛点,而与呼吸、咳嗽无关。肿瘤压迫肋间神经,疼痛可累及其分布区。

2.声音嘶哑

约5%的患者肿瘤直接压迫或转移至纵隔淋巴结压迫喉返神经(多见左侧),导致声音嘶哑。

3.咽下困难

肿瘤侵犯或压迫食管,可引起咽下困难,尚可引起气管食管瘘。

4.胸腔积液

约10%的患者有不同程度的胸腔积液,通常提示肿瘤转移累及胸膜或肺淋巴回流受阻。

5.上腔静脉阻塞综合征

由上腔静脉被附近肿大的转移性淋巴结压迫或右上肺的原发性肺癌侵犯或者腔静脉内癌栓阻塞静脉回流引起。表现为头面部和上半身淤血水肿，颈部肿胀，颈静脉怒张，患者常诉进行性领口变紧，前胸壁可见扩张的静脉侧支循环。

6.Horner 综合征

肺尖部肺癌又称肺上沟瘤（Pancoast 瘤），易压迫颈部交感神经，导致患侧眼睑下垂、瞳孔缩小、眼球内陷，同侧额部与胸壁少汗或无汗。如肿瘤压迫臂丛神经则以腋下表现为主，向上肢内侧放射的火灼样疼痛，以夜间尤甚。

（三）肿瘤胸外转移引起的临床表现

胸外转移的表现可见于3%～10%的患者。以 SCLC 居多，其次为未分化大细胞肺癌、腺癌、鳞癌。

1.中枢神经系统表现

可引起颅内压升高，包括头痛、恶心、呕吐、精神状态异常。少见癫痫发作、偏瘫、小脑功能障碍、定向力和语言障碍。此外还可有脑病、小脑皮质变性、外周神经病变、肌无力等。

2.骨骼表现

1%～2%的患者由于肿瘤转移到骨骼，引起骨痛和病理性骨折。常见于 SCLC。大多为溶骨性病变，少数为成骨性。肿瘤转移至脊柱后可压迫椎管引起局部压迫和受阻症状。此外，股骨、肱骨和关节的转移也常见，甚至引起关节腔积液。

3.腹部表现

部分 SCLC 可转移至胰腺，表现为胰腺炎或阻塞性黄疸。其他细胞类型的肺癌也可转移到胃肠道、肾上腺和腹膜后淋巴结，多无临床症状，需依靠 CT、MRI 或 PET 协助诊断。

4.淋巴结表现

锁骨上淋巴结是肺癌转移的常见部位，可无症状。典型者多位于前斜角肌区，固定且坚硬，逐渐增大、增多，可融合，多无痛感。

（四）胸外表现

指肺癌非转移性胸外表现或称为副癌综合征。

1.神经肌肉表现

癌性神经肌肉病变是肺癌最常见的非转移性胸外表现，发生率约为15%。研究表明，其中56%为 SCLC，22%为鳞癌，16%为大细胞肺癌，5%为腺癌。半数患者没有其他肺癌症状，且1/3的神经肌肉病变发生在其他症状出现前或肺癌明确诊断前1年。

主要表现异常有：

(1)小脑退行性变：如共济失调、眩晕、构音障碍。

(2)运动神经病变：表现为进行性消耗，虚弱和肌纤维自发性收缩。

(3)多神经炎合并混合的运动和感觉障碍。

(4)感觉性神经病变：常开始于麻木，有时面部肢体疼痛，逐渐失去全身各种感觉，反射减弱，偶出现耳聋。

(5)精神异常：进行性痴呆，时有抑制性精神错乱，木僵或精神不稳定。

(6)肌病:萎缩性轻瘫,特别是肢体肌肉和近端肢体。

(7)多发性肌炎:特别是肌肉和近端肢体肌肉疲劳,如盆部和大腿肌肉,消耗明显且有原发肌纤维变性。

(8)自主神经系统异常:如体位低血压。

(9)骨骼表现:肥大性肺性骨关节病,常见于肺癌,也见于局限性胸膜间皮瘤和肺转移癌(胸腺、子宫、前列腺)。多侵犯上、下肢长骨远端,发生杵状指(趾)和肥大性骨关节病。

2.库欣综合征

最常见的为SCLC或支气管类癌。2%～5%的SCLC患者会有此表现,在肿瘤组织中甚至循环血中可测到促肾上腺皮质激素(ACTH)增高。地塞米松不能抑制ACTH在尿中的终末代谢物17-OHCS。

3.抗利尿激素分泌

可引起畏食、恶心、呕吐等水中毒症状,还可伴有逐渐加重的神经并发症。其特点是低钠(血清钠<135mmol/L)、低渗(血浆渗透压<280mOsm/kg)。

4.类癌综合征

其典型特征是皮肤、心血管、胃肠道和呼吸功能异常。主要表现为面部、上肢躯干的潮红或水肿、瘙痒、胃肠蠕动增强、腹泻、心动过速、喘息和感觉异常。这些阵发性症状和体征与肿瘤释放不同的血管活性物质有关,除了5-羟色胺,还包括缓激肽、血管舒缓素和儿茶酚胺。

5.异位促性腺激素

大部分为大细胞肺癌,主要表现为男性轻度乳房发育和增生性骨关节病。

6.低血糖

见于鳞癌,是胰岛素分泌增加或胰岛素样活动的结果,切除肿瘤后症状可减轻。

7.高钙血症

常见于鳞癌,由骨转移或肿瘤分泌过多甲状旁腺素相关蛋白引起。表现为嗜睡、畏食、恶心、呕吐和体重减轻及精神变化。肿瘤切除后血钙水平可恢复正常。

五、辅助检查

(一)影像学检查

1.正侧位X线胸片

X线平片是诊断肺癌最基本的检查方法。配合支气管体层摄片和左(右)、后斜位体层片及病灶体层片可更明确病灶部位。

(1)中央型肺癌:早期中央型肺癌在胸片上可无异常所见。有异常者主要表现为支气管狭窄的继发改变,如肺含气量不足表现为局部的密度减低,支气管阻塞,引起肺叶或肺段肺不张,阻塞性肺炎引起小斑片状阴影,阻塞性支气管扩张引起条索状影,局限性肺气肿表现为局限性密度减低及肺纹理稀疏。肺癌发展到中晚期后表现为肺门肿块及支气管阻塞改变。肺门肿块呈球形、椭圆形或不规则状,边缘一般清楚,可有分叶。合并阻塞性肺炎及肺不张者边缘毛糙或不清楚。支气管阻塞改变主要为阻塞性肺炎及肺不张,为肺叶、肺段或一侧肺的密度增高阴影。肺不张伴有肺门淋巴结肿大时，下缘可表现为倒S状影像，是中央型肺癌尤其是右上叶中央型肺癌的典型征象。侧位有时可见肺门肿块呈花冠样表现，为小细胞肺癌的典型表现。

(2)周围型肺癌：80%以上的早期周围型肺癌表现为结节阴影，典型的表现为圆形或类圆形病灶，密度较均匀，边缘模糊不规则，可见切迹或呈分叶状，周边有短细、长短不一的毛刺样结构，有胸膜凹陷征。少数病例为浸润阴影、空洞及条索状表现。进展期肺癌表现为较大的结节或肿块阴影，有或无分叶，边缘模糊或清楚，当肿块较大时其内部发生缺血性坏死，可形成癌性空洞。癌性空洞多为偏心性、厚壁、内壁不规则，可见斑片状坏死物或残存的癌组织。鳞癌有时可形成薄壁空洞。如果癌性空洞继发感染可见空洞内出现液平。肿瘤常侵及胸膜和肋骨，引起胸腔积液和肋骨破坏。X线平片显示肿块有钙化约占1%。

(3)细支气管肺泡癌：分结节型和弥漫型两种。结节型与周围型肺癌的圆形病灶不易区分，X线多表现为单个的圆形阴影。弥漫型为双肺大小不等的结节样阴影，边界清楚，密度较高，随病情发展逐渐增多、增大，甚至融合成肺炎样片状阴影。病灶见常有增深的网状阴影，有时可见支气管充气征。

2.电子计算机X线断层显像(CT)

胸部CT具有更高的分辨率，能分辨普通X线不能发现的病变，可显示直径<5mm的小病灶或中央气管内的病灶和第6～7级支气管及小血管，明确病灶与气道及周围血管之间的关系，还包括位于心脏后、脊柱旁沟、肺尖、胸膜下及肋膈窦处的病灶，并可了解病灶对周围组织和脏器侵犯的程度，且能显示肺门及纵隔淋巴结肿大，有助于肺癌的临床分期。CT增强扫描是经肘静脉快速注射造影剂后进行扫描，主要用于明确肺内或纵隔病变与心脏大血管的关系，确定病变为血管性或非血管性，了解病变的血供情况，帮助鉴别病变的良恶性；还可以较平扫更清晰地显示肺门及纵隔淋巴结情况。高分辨率薄层CT(HRCT)可清晰地显示肿瘤分叶、边缘毛刺、胸膜凹陷，甚至钙质分布类型、支气管充气征和空泡征，推荐作为肺磨玻璃结节影的检查方法。低剂量螺旋CT(LDCT)是通过优化参数，改变管电流、管电压和螺距等来降低辐射剂量，可在20～30秒内通过一两次屏气扫描整个胸部，消除了呼吸相不一致的层面不连续，避免了漏诊和重复扫描，减少了心脏和大血管搏动产生的伪影，能精确显示肺内小结节的细微结构和边缘特征。LDCT对肺部筛查有助于发现早期肺癌，特别是周围型非小细胞肺癌，其检出敏感性高于X线胸片及传统CT，大大降低了肺癌患者的死亡率，且因其较少的辐射量，有效降低了医源性辐射引起恶性病变的风险，是早期肺癌筛查的最佳方式。

其中，周围型肺癌早期多呈局限性小斑片状阴影或磨玻璃结节影，边缘不清，密度较淡，易误诊为炎症或结核。随着肿瘤增大，可形成直径0.5～1cm，密度较高，边缘毛糙的小结节状阴影。肿瘤增大至直径2～3cm后，则呈圆形或类圆形结节，密度增高，边界清楚。可表现为分叶状、有脐凹或细毛刺状阴影。如肿瘤向肺门淋巴结蔓延，可见其间引流淋巴管增粗形成条索状阴影伴肺门淋巴结增大。癌组织坏死与支气管相通后，表现为厚壁、偏心、内缘凹凸不平的癌性空洞。继发感染时，空洞内可出现液平面。腺癌的影像学表现多种多样，经支气管播散后可表现为类似支气管肺癌的斑片状浸润阴影；侵犯胸膜可引起胸腔积液；侵犯肋骨可导致骨质破坏。

3.正电子发射型计算机断层显像(PET)

与正常细胞相比,肺癌细胞的代谢及增殖加快,对葡萄糖的摄取增加,注入体内的18-氟-2-脱氧D-葡萄糖(FDG)可相应地在肿瘤细胞内大量聚集,其相对摄入量可以反映肿瘤细胞的侵袭性及生长速度,可用于肺癌及淋巴结转移的定性诊断,诊断肺癌骨转移也有较好的价值。PET对肺癌的敏感性可达95%,特异性可达90%,对发现转移灶也很敏感,但对肺泡细胞癌、结节直接<8mm及孤立性磨玻璃结节的敏感性较差。PET可作为临床上肺癌分期、评价疗效及复发和转移的参考依据。

4.骨γ闪烁显像

可以了解有无骨转移,其敏感性、特异性和准确性分别为91%、88%、89%。若用核素标记促生长素抑制素类似物显像将更有利于SCLC的分期诊断。核素标记的抗CEA抗体静脉注射后的显像,也可提高胸腔内淋巴结的检出率。

5.磁共振显像(MRI)

对明确肿瘤与大血管之间的关系上优于CT,但发现小病灶(<5mm)方面不如CT敏感。

(二)痰细胞学检查

3次以上符合标准的痰标本可使中央型肺癌和周围型肺癌诊断率分别提高到80%和50%。如患者痰少或不易咳出,可吸入加温的10%~15%生理盐水或20%丙二醇进行痰诱导。影响痰细胞学诊断的因素有以下:

(1)痰标本不适当,无肺泡巨噬细胞时常提示痰标本可能不是来自下呼吸道,痰中混有脓性成分可引起恶性细胞液化。

(2)痰标本送检次数少于3次可明显降低阳性检出率。

(3)细胞病理学医生经验,需尽可能仔细地检查痰涂片的全部视野,且应具备丰富的识别恶性细胞的能力。

(三)支气管镜检查

现已广泛应用于肺癌的诊断。对于支气管镜可见的病变可行刷片、取活检、灌洗检查,其刷检诊断率可达92%,活检诊断率可达93%。但其缺点是活检得到的标本量较少,偶尔在处理黏膜下深部病变时活检钳不能夹到恶性细胞,可出现假阴性结果,而此时增加支气管针吸检查可提高诊断率。经支气管镜肺活检(TBLB)可显著提高周围型肺癌的诊断率。对于直径>4cm的病变,诊断率可达50%~80%;但对于直径<2cm的病变,诊断率仅为20%左右。

近年,支气管内超声(EBUS)和自荧光支气管镜(AFB)在肺癌早期诊断中发挥着越来越重要的作用。EBUS将支气管镜和超声联系起来,弥补肉眼不足,提高外周孤立肺结节活检的阳性率,提高对纵隔淋巴结分期的准确度,提高早期支气管内肿瘤(原位癌)检出率,并可指导局部治疗。AFB可实时采集图像,检测出气管支气管黏膜中很小区域的荧光变化,对气管支气管树上异常荧光区域黏膜的活检可增加小的恶变前病灶(发育异常)或早期恶变(原位癌)的检出率。目前,一种新型实时电磁制导系统复合支气管镜检查在临床应用中获得了令人满意的效果,即Super Dimension电磁、影像制导定位和导航系统[电磁导航支气管镜(ENB)]。ENB可帮助标准支气管镜到达不可及的小的可疑肺外围病变并穿刺获取组织学诊断。此系统超出了传统支气管镜检查的范围,提供了微侵入式诊断肺部病变的优选方案,其诊断率为

66%～100%，亦跟病灶大小密切相关。

（四）经胸壁细针穿刺活检

可经皮或经支气管镜进行针吸细胞学检查。还可在超声波、CT或X线引导下进行。

1.浅表淋巴结针吸细胞学检查

在局麻下或不局麻时对锁骨上或腋下肿大浅表淋巴结行针吸细胞学检查。对于质地硬、活动差的淋巴结可得到很高诊断率。

2.经皮针吸细胞学检查

对于病变靠近胸壁者，可在超声引导下针吸活检，病变不近胸壁时，可在CT或透视下穿刺针吸或活检。由于针刺吸去的细胞数量有限，可出现假阴性结果。为提高诊断率，可重复检查。经皮针吸细胞学检查常见并发症是气胸，发生率为25%～30%。发生气胸的主要诱发因素是原有慢性阻塞性肺疾病(COPD)。有研究表明，有COPD患者行经皮针吸细胞学检查后，气胸发生率可达46%，而无COPD患者仅7%。

3.经支气管镜针吸细胞学检查

对于周围型病变和气管、支气管旁淋巴或肿块，可经支气管镜针吸细胞学检查。与TBLB及EBUS合用时，可将中央型肺癌的诊断率提高到95%，弥补活检钳夹不到黏膜下病变时所造成的漏诊。

（五）其他组织检查

手术摘除浅表淋巴结，如锁骨上、前斜角肌或腋下淋巴结做病理检查，可判断有无肿瘤转移及细胞类型。纵隔镜检查可明确有无纵隔淋巴结转移，对判断手术切除肿瘤可能性颇有帮助。胸腔积液性质不明，反复查脱落细胞或疑有胸膜肿瘤或肺转移时，可采用胸膜活检或胸腔镜直视下活检。

（六）剖胸探查

对高度怀疑肺癌、经上述检查方法都未能确诊且可耐受手术的患者，应及时剖胸探查，以免失去手术机会。

（七）肿瘤标志物检查

部分肺癌患者的血清和切除的肿瘤组织中含有一种或多种生物活性物质，如激素、酶、抗原和癌胚蛋白等。其中癌胚抗原(CEA)对肺癌的诊断阳性率为40%～50%，特别在肺腺癌中，阳性率及特异性较高，有研究表明，CEA对诊断肺癌的特异性为82.76%，对腺癌的敏感性为72.73%。鳞癌相关抗原(SCC-Ag)对鳞癌的特异性高于CEA，但敏感性低于CEA，诊断肺鳞癌的阳性率为44.44%。细胞角蛋白19片段(CYRFA21-1)对诊断和鉴别诊断、观察病情变化有一定帮助。神经元特异性烯醇化酶(NSE)、胃泌素释放肽前体(ProGRP)对小细胞癌较敏感。但这些肿瘤标志物敏感性还不够高，往往在肿瘤负荷较重时才显著升高，限制了肺癌早期诊断的临床价值。但多个肿瘤标志物的联合检测可弥补部分不足。胸腔积液肿瘤标志物的诊断价值优势高于血清检查，但已为晚期。

六、诊断

(一)提高早期诊断意识

40 岁以上,吸烟,并具有以下特点者应立即采取相应的检查以便早期诊断:

(1)持续 2 周以上刺激性咳嗽,治疗无效。

(2)原有慢性呼吸道疾病,近期出现咳嗽性质改变。

(3)单侧局限性哮鸣音,不因咳嗽改变。

(4)反复同一部位肺炎,尤其是肺段肺炎,抗生素治疗效果不佳。

(5)原因不明的肺脓肿,无异物吸入史和中毒症状,抗生素治疗效果差。

(6)原因不明的关节疼痛及杵状指(趾)。

(7)影像学发现局限性肺气肿,肺段或肺叶不张,相通支气管可疑狭窄。

(8)短时间内孤立性圆形、类圆形病灶和单侧肺门阴影体积增大、实性成分增多。

(9)原有稳定性肺结核病灶,其他部位出现新病灶,抗结核治疗后病灶反而增大或形成空洞,痰结核分枝杆菌阴性。

(10)不明原因的迁移性、栓塞性下肢静脉炎。

(二)肺癌的早期筛查

2011 年 8 月《新英格兰医学杂志》发表的大规模低剂量 CT(LDCT)对比胸片筛查肺癌的随机对照研究结果表明,对高危人群用 LDCT 筛查肺癌可较胸片降低 20% 的肺癌死亡率($P=0.004$)。基于这一里程碑式研究,美国国家综合癌症协作网络推荐对所有年龄介于 55～74 岁、吸烟≥30 年×包或者年龄≥50 岁、吸烟≥20 年×包并有额外的肺癌危险因素人群进行年度 LDCT 筛查,并制订了详细随访方案。

七、分期

肺癌分期对选择恰当的治疗方法和判断预后具有重要意义。包括原发肿瘤的位置和大小、向肺外生长的情况,以及有无局部、肺门和纵隔淋巴结转移及远处转移。

(一)TNM 分期

国际抗癌联盟(UICC)在第 7 版肺癌 TNM 分期标准的基础上于 2015 年 7 月发布了第 8 版肺癌 TNM 分期(表 2-6-1)。

TNM 与临床分期的关系如表 2-6-2 所示。

表 2-6-1 NSCLC 的 TNM 分期

原发肿瘤(T)	
T_X	未发现原发肿瘤或者通过痰细胞学或支气管灌洗发现癌细胞,但影像学及支气管镜无法发现
T_0	无原发肿瘤的证据
Tis	原位癌

续表

T_1	肿瘤最大径≤3cm，周围包绕肺组织及脏层胸膜，支气管镜见肿瘤侵及叶支气管，未侵及主支气管
T_{1a}(MIA)	肿瘤最大径≤1cm
T_{1b}	肿瘤最大径>1cm，≤2cm
T_{1c}	肿瘤最大径>2cm，≤3cm
T_2	肿瘤最大径>3cm，≤5cm；侵犯主支气管（不常见的表浅扩散型肿瘤，不论体积大小，侵犯限于支气管壁时，虽可能侵犯主支气管，仍为 T_1），但未侵及隆突；侵及脏胸膜；有阻塞性肺炎或者部分肺不张。符合以上任何一个条件即归为 T_2
T_{2a}	肿瘤最大径>3cm，≤4cm
T_{2b}	肿瘤最大径>4cm，≤5cm
T_3	肿瘤最大径>5cm，≤7cm。直接侵犯以下任何一个器官，包括：胸壁（包含肺上沟瘤）、膈神经、心包；同一肺叶出现孤立性癌结节。符合以上任何一个条件即归为 T_3
T_4	肿瘤最大径>7cm；无论大小，侵及以下任何一个器官，包括：纵隔、心脏、大血管、隆突、喉返神经、主气管、食管、椎体、膈肌；同侧不同肺叶内孤立癌结节
区域淋巴结(N)	
N_X	区域淋巴结无法评估
N_0	无区域淋巴结转移
N_1	同侧支气管周围及（或）同侧肺门淋巴结以及肺内淋巴结有转移，包括直接侵犯而累及的
N_2	同侧纵隔内及（或）隆突下淋巴结转移
N_3	对侧纵隔、对侧肺门、同侧或对侧前斜角肌及锁骨上淋巴结转移
远处转移(M)	
M_X	远处转移不能被判定
M_0	没有远处转移
M_1	远处转移
M_{1a}	局限于胸腔内，包括胸膜播散（恶性胸腔积液、心包积液或胸膜结节）以及对侧肺叶出现癌结节（许多肺癌胸腔积液是由肿瘤引起的，少数患者胸液多次细胞学检查阴性，既不是血性也不是渗液，如果各种因素和临床判断认为渗液和肿瘤无关，那么不应该把胸腔积液纳入分期因素）
M_{1b}	远处器官单发转移灶为 M_{1b}
M_{1c}	多个或单个器官多处转移为 M_{1c}

表 2-6-2　TNM 与临床分期的关系

分期	T	N	M
隐匿性癌	Tis	N_0	M_0

续表

分期	T	N	M
ⅠA1期	T_{1a}(MIA)	N_0	M_0
	T_{1a}	N_0	M_0
ⅠA2期	T_{1b}	N_0	M_0
ⅠA3期	T_{1c}	N_0	M_0
ⅠB期	T_{2a}	N_0	M_0
ⅡA期	T_{2b}	N_0	M_0
ⅡB期	$T_{1a\text{-}c}$	N_1	M_0
	T_{2a}	N_1	M_0
	T_{2b}	N_1	M_0
	T_3	N_0	M_0
ⅢA期	$T_{1a\text{-}c}$	N_2	M_0
	$T_{2a\text{-}b}$	N_2	M_0
	T_3	N_1	M_0
	T_4	N_0	M_0
	T_4	N_1	M_0
ⅢB期	$T_{1a\text{-}c}$	N_3	M_0
	$T_{2a\text{-}b}$	N_3	M_0
	T_3	N_2	M_0
	T_4	N_2	M_0
ⅢC期	T_3	N_3	M_0
	T_4	N_3	M_0
ⅣA期	任何T	任何N	M_{1a}
	任何T	任何N	M_{1b}
ⅣB期	任何T	任何N	M_{1c}

(二)SCLC分期

SCLC分期采用的是局部和广泛两期分类法。国际肺癌研究协会(IASLC)经讨论达成共识:局限期指肿瘤局限于单侧胸腔内及其所引流的区域淋巴结、双侧的纵隔淋巴结和锁骨上淋巴结,且无该肺的广泛转移;同侧的胸水、喉返神经受侵及上腔静脉阻塞也列为局限期。一般认为,TNM分期中的Ⅰ～Ⅲ期相当于SCLC的局限期。

八、鉴别诊断

(一)肺结核

(1)肺结核球应与周围型肺癌鉴别(表2-6-3)。结核球多见于年轻患者,病灶多位于结核好发部位，如肺上叶尖后段和下叶背段。一般无症状，病灶边界清楚，密度高，可有包膜，时含钙化点，周围有纤维结节状病灶，多年不变。

(2)粟粒性肺结核应与弥漫型细支气管肺泡癌相鉴别。通常粟粒性肺结核患者年龄较轻，有发热、盗汗等全身中毒症状，呼吸道症状不明显。影像学表现为细小、分布均匀、密度较淡的粟粒样结节。经支气管镜肺活检有助于明确诊断(表 2-6-4)。

表 2-6-3 周围型肺癌与肺结核球的鉴别

	周围型肺癌	肺结核球
发病年龄	40 岁以上多见	40 岁以下多见
部位	不定，上叶多于下叶，右侧多于左侧	好发于上叶尖段和下叶背段
大小	多在 3cm 以上	多在 3cm 以下
边缘	清或不清，多有分叶和毛刺	清楚，较光滑
形态	类圆形或不规则形、结节状	圆或椭圆形
密度	多较均匀，无钙化	不均匀，常见钙化
卫星灶	无	可有可无
空洞	较少见、壁厚、偏心、内缘凹凸不平	壁薄、居中、内缘光滑整齐
生长	较快，3 个月可明显长大	较慢，3 个月可无变化
胸膜反应	无胸膜肥厚，可有侵袭	常见胸膜粘连、肥厚
骨侵蚀	可见，为其特征性改变	罕见
咯血	常见，少量咯血	少见
痰检	可见癌细胞	可见结核分枝杆菌

表 2-6-4 弥散性肺泡癌与粟粒性肺结核的鉴别

	弥散性肺泡癌	粟粒性肺结核
性别	女性多见	男女无差别
年龄	中老年多见	青少年多见
病史	原发性	近期有结核接触史
中毒症状	多无	明显，高热、寒战、头痛、盗汗等，常伴有结核性脑膜炎
咳痰	明显，少数可咳大量水样或黏液样泡沫痰，达 2000mL/d 以上	不明显
咯血	有	多无
胸痛	明显，常为早期主要症状	无
呼吸困难	常为早期症状，大多与肺部病变不相平行	有，极少，多为气短
肝脾肿大	无	可有
血白细胞	无明显改变	血白细胞总数减低或呈类白血病反应

续表

	弥散性肺泡癌	粟粒性肺结核
X线检查	病灶大小不等，分布不均，中下叶较密集，边界清楚、密度较高，随病情发展增多、增大伴网织状阴影增深	早期两肺透光度减低，2周后两肺自肺尖至两底有大小相等、均匀密布的小点状阴影，有时肺野可有原发综合征或支气管淋巴结结核
痰液检查	可发现癌细胞	可发现结核分枝杆菌
结核菌素	（－）	（＋＋＋）
眼底检查	（－）	约50%可见脉络膜结核结节
临床治疗	无效	抗结核治疗有效

(3)肺门淋巴结结核易与中央型肺癌相混淆。多见于儿童、青年。多有发热、盗汗等结核中毒症状。PPD试验常阳性，抗结核治疗有效。

（二）肺炎

约1/4的早期肺癌以肺炎形式表现。若无毒性症状，抗生素治疗后炎症吸收缓慢或同一部位反复发生肺炎时，应警惕肺癌的可能，尤其是段、叶性病灶，伴有体积缩小者。

肺部慢性炎症机化后形成团块状炎性假瘤，也易与肺癌相混淆。但炎性假瘤往往形态不规则，边缘不光滑，有密度较高核心，易伴有胸膜增厚，病灶长期无明显变化。

（三）肺脓肿

癌性空洞继发感染，应与原发性肺脓肿鉴别。原发性肺脓肿起病急，中毒症状严重，多有寒战、高热、咳嗽、咳大量脓臭痰等症状。影像学表现为均匀的大片状炎性阴影，空洞内常见较深液平面。血常规可发现白细胞和中性粒细胞增多。癌性空洞继发感染，常为刺激性咳嗽、反复血痰，随后出现感染、咳嗽加剧。影像学可见癌性肿块影有偏心空洞，壁厚，内壁凹凸不平。结合支气管镜检查和痰脱落细胞检查可助于明确诊断。

（四）结核性胸腔积液

结核性胸膜炎的胸液多为透明，草黄色，有时为血性。癌性胸液则多为血性，但肿瘤阻塞淋巴管时，可有漏出性胸液。胸水常规、结核分枝杆菌和病理检查有助于明确诊断。

（五）结节病

典型的结节病为双侧肺门及纵隔淋巴结对称性肿大，可伴有胸内网状、结节状阴影。组织活检病理证实或符合结节病。

（六）纵隔淋巴瘤

颇似中央型肺癌，常为双侧性，可有发热等全身症状，支气管刺激症状不明显，痰脱落细胞检查阴性。

（七）肺部良性肿瘤

许多良性肿瘤在影像学上与恶性肿瘤难以鉴别。其中尤以支气管腺瘤、错构瘤等更难。

九、治疗

（一）病例1

患者，女，76岁，因“咳嗽、咳痰1年，加重伴胸闷、气憋3个月”收入院，患者1年前始无明显诱因出现咳嗽、咳白色泡沫痰，无发热、咯血、胸痛。2009 年 3 月咳嗽加重，痰量增多，且出现胸闷、气憋，平卧为甚，外院抗感染治疗无效。入院前本院 MRI 提示：左下肺形态不规则块影及邻近肺组织和右上肺内斑片状异常信号，考虑干酪性肺炎可能，双侧少量胸腔积液。既往无慢性病史。入院查体：体温正常，心率 92 次/分，呼吸频率 20 次/分，浅表淋巴结未触及，左下肺呼吸音减弱，叩诊浊音，两肺可闻及湿性啰音，未闻及干性啰音。血 CEA 24.12ng/mL（正常 0～5ng/mL），ESR 11mm/h，3 次痰抗酸染色均阴性，PPD 15mm×20mm。胸片提示双下肺炎症改变，合并炎性肉芽肿可能；胸部 CT 提示两肺多发斑片状阴影，肺门不大，未见积液，考虑两肺肺炎；B 超肝、胆、胰、脾、子宫和附件等均无异常，双侧胸腔无积液。入院后给予中流量吸氧、左氧氟沙星抗炎等治疗，病情未见改善，且精神、食欲较差，明显消瘦，胸闷、气憋逐渐加重，咳出大量白色泡沫痰或浆液样痰，每日达 500～600mL 以上，平卧时尤为明显，以至于不能入睡。入院后第 3 天曾行电子支气管镜检查，因咳大量白色泡沫痰、气憋明显而未能做成，1 周后再次行电子支气管镜检查，镜下发现：左右主支气管及各叶段支气管黏膜大致正常，管腔通畅，但可见大量浆液样分泌物从支气管远端涌出，甚至于来不及吸引。经支气管镜肺活检（TBLB）取左下叶基底段支气管肺组织，病理结果显示：瘤组织呈大小不等腺样结构，瘤细胞排列紊乱，异型性明显，可见病理性核分裂相，诊断“支气管肺腺癌”。

1.用药方法

肺癌的治疗应根据患者的情况、病变分期、肿瘤大小和范围及组织病理类型等因素制订合理的治疗方案。治疗方法有手术治疗、放射治疗（简称放疗）、化学药物治疗（简称化疗）、中医中药及免疫治疗相结合的综合治疗。

NSCLC 治疗原则：手术为首选治疗方案，根据情况术后再加其他治疗。隐性肺癌应严格追踪观察，争取尽早定位后给予治疗。Ⅰ期应做肺叶切除，可取得较好疗效。Ⅱ期应做肺叶和肺门淋巴结清扫，术后可行放疗和化疗。Ⅲa 期最好先做非手术治疗后再手术，术后根据情况再行其他治疗。Ⅲb 期和Ⅳ期应采取以全身治疗为主的综合治疗。该患者 TNM 分期为Ⅲb，无手术治疗指征。患者两肺多发斑片状阴影，放射治疗因病灶不局限，放疗剂量腺癌大（60～70Gy），且放疗的常见不良反应有白细胞减少、放射性肺炎、放射性肺纤维化和放射性食管炎等导致不考虑放疗。该例病例是否选择化疗？

（1）化疗原则。化疗在 NSCLC 患者的应用分为术后辅助化疗、术前诱导化疗和晚期患者的姑息性化疗。术后辅助化疗的价值基本肯定。Ⅰ期术后是否化疗尚有争论，一般认为，有高危复发因素者应进行化疗；Ⅱ～Ⅲ期术后辅助化疗结合放疗是必要的，一般术后给予 4～6 个周期化疗，不宜超过 8 个周期；而术后残端阳性者，术后应首先给予局部放疗，然后再辅以全身化疗，可减少或推迟手术或放疗后的局部复发和远处转移。术前辅助化疗主要应用于Ⅲa 期患者，病变已侵犯到胸内其他器官或淋巴结，潜在的远处转移机会大，且手术很难完全切除。Ⅲb 期和Ⅳ期患者已失去手术机会，化疗在这些患者是姑息性的，但也有延长生存期、缓解症状和提高生存质量的作用。

（2）常用药物。NSCLC 化疗常用药物有顺铂（DDP）、环磷酰胺（CTX）、阿霉素（ADM）、长春新碱（VCR）、卡铂（CBP）、鬼臼乙叉苷（VP-16、足叶乙苷）、丝裂霉素（MMC）、长春地辛（VDS）、表阿霉素（EPI）、异环磷酰胺（IFO）、氟胞苷（Gemcitabine）（健择 Gemzar）、紫杉醇

(TAX)、泰素帝、拓扑异构酶Ⅰ抑制剂如喜树碱衍生物(CPT-11)和拓扑替肯、去甲长春花碱(诺维本,NVB)等。

(3)联合化疗。一般认为,应采用多药联合化疗。多数研究表明,多药联合化疗优于单个药物治疗。目前对NSCLC有效的方案如下。

1)一线方案:CAP(CTX+ADM+DDP)、MVP(MMC+VDS+DDP)、NP(NVB+DDP)等。

2(二线方案:TP(TAX+DDP)、CT(TAX+CBP)、Texotere-I-DDP、GC(Gemzar+DDP)、CIE(CBP+IFO+VP-16)等。

3)解救方案,在其他方案耐药时可应用,如:Gemzar+TAX、MNP(MMC+NVB+DDP)等。

上述治疗NSCLC方案中,目前以NP、TP、GC为较好的方案。

2.治疗矛盾

患者为高龄晚期肺癌患者,对是否行化疗治疗和能否耐受化疗存在担忧。反对化疗的理由是:①全身各器官的功能下降,以肾功能、骨髓功能和心脏功能下降尤为明显,从而降低了对化疗的耐受性。②高龄患者寿命短,本人及其家属治疗不积极。③合并疾病多,如糖尿病、心血管疾病等。④生理及心理调节能力差。赞成化疗的理由是:①迄今为止,尚无证据表明年龄是影响肺癌治疗效果、生存期和耐受性的决定因素。②有的高龄患者一般状况较好,很少体重下降。③一般状况才是选择是否化疗的重要因素。对此,一些研究已经开展。

3.对策

目前研究显示,老年患者不能耐受化疗的理论并不能成立。也就是说,对于晚期NSCLC的老年患者,年龄本身不是影响治疗计划的唯一因素。治疗方案应根据化疗毒性、合并症和患者获益及PS分值综合评价进行选择,而不应过分强调年龄界限。支持治疗可限于那些PS分值极差以及不愿意或不能耐受化疗的患者。

适当的化疗可以延长老年NSCLC患者的生存时间,改善生活质量,针对老年性NSCLC的治疗目的是缓解症状,延长生存期,分析表明一般状况是影响疗效和生存的重要因素,而与年龄无相关性。单药化疗可以提高生存率,改善生活质量,老年患者多优先选择毒副反应温和的新一代化疗药物,如健择或诺维本,虽然含铂方案化疗可以使晚期优患者的死亡率降低,年生存率提高,但含铂方案治疗老年患者目前仍处于争议状态,卡铂较顺铂耐受性好。靶向治疗在老年患者中显示出广阔的前景。总之,高龄不是患者化疗效果的影响因素,对于一般状况较好、无脏器功能损害的老年患者应推荐应用以铂类为主的联合化疗;但对于一般状况较差、共病状态严重的患者,应给予单药化疗。此外,免疫治疗、中医、中药治疗也有益于患者。

(1)化疗方案:

1)单药治疗:单药化疗曾一度成为老年性晚期NSCLC治疗的标准治疗模式。常用第三代细胞毒性药物,诺维本或健择可作为老年性晚期治疗的一线治疗。紫杉醇(泰素帝、泰素)方案亦可耐受。

2)联合化疗:一些研究结果显示含铂方案能显著提高有效率,对一般状况较好的老年患者可采用这类方案，如泰素与卡铂联合、诺维本＋健择的联合、健择与卡铂联合。然而，含顺铂的方案由于毒副反应较大，老年患者难以耐受，其在老年肺癌中的作用尚有待于进一步的研究验证。

3）二线化疗：培美曲塞毒性反应低于多西紫杉醇，降低了毒副反应。

靶向治疗：针对表皮生长因子酪氨酸激酶的抑制剂已广泛应用于晚期 NSCLC 二线或三线治疗，不良反应轻，耐受性好，是老年晚期 NSCLC 治疗选择之一。特罗凯、吉非替尼、恩度都可以根据经济情况为备选药物。

（2）免疫治疗及其他治疗。为增强机体免疫功能，提高化疗耐受性，改善生活质量，可试用免疫调节剂，如干扰素、白介素、转移因子和肿瘤坏死因子等，对肺癌的治疗能提高一定的疗效。

此外，肺癌的其他治疗还包括基因治疗（如 p53 基因、p21 基因、反义基因、免疫基因、自杀基因等）及电化学治疗等。

（3）中医、中药治疗。中药对肺癌的治疗常以清热解毒为主，清热化痰为辅。可在一定程度上减轻患者的症状。配合化疗放疗，可提高放疗和化疗效果并减少不良反应，提高机体抗病能力。对巩固疗效、促进机体功能恢复是有帮助的。

（二）病例 2

患者，男性，77 岁，因“反复咳嗽，咳痰 30 年，气促伴痰中带血半年”入院。患者反复咳嗽，咳痰 30 年，早晨咳嗽较重，咯白色黏稠痰，秋冬季好发，每年发作累计 3 个月以上，近 5 年出现活动后气促，并逐渐加重，开始登三楼要休息，后平地活动也气促。半年来气促明显加重，咳嗽咳痰症状加重，痰中带血。患者 40 年前曾患“左上肺结核”，10 年前结核复发，经过正规抗结核治疗；吸烟史 50 年，平均每天 10 支。查体：神清，浅表淋巴结不肿大，胸廓呈桶状，叩诊过清音，两肺底可听到细湿啰音。入院肺功能检查：FVC 72％，FEV_1/FVC 78％。2006 年 9 月胸部 CT：右下肺大片浸润致密阴影，肺气肿，左上陈旧性肺结核，纵隔腔静脉后及主动脉窗淋巴结肿大。鳞癌相关抗原 0.70μg/L（正常），痰找脱落细胞 3 次阴性，但 CA199 63 195U/mL，较正常升高（正常＜37U/mL）；予以抗感染（头孢哌酮、左旋氧氟沙星）、解痉祛痰（舒氟美、沐舒坦）等治疗，2006 年 10 月和 11 月胸部 CT 与 9 月胸部 CT 基本相同：右下肺仍大片浸润致密阴影，伴纵隔腔静脉后及主动脉窗淋巴结肿大，复查 CA199 95U/mL，其他肿瘤标志物正常。再次痰找脱落细胞 3 次，其中 2 次找到腺癌细胞，遂明确诊断：“右下肺腺癌伴纵隔淋巴结转移；慢性阻塞性肺病，急性加重。”给予 NP 方案进行化疗，化疗第二天下午患者出现剧烈呕吐、恶心，经以甲氧氯普胺（胃复安）治疗后缓解不明显，患者拒绝继续化疗。

1.治疗矛盾

化疗是癌症治疗的重要手段，而恶心、呕吐是化疗过程中最常见也是对患者影响最大的不良反应之一。急性剧烈的恶心、呕吐可能导致患者脱水、营养缺乏和电解质失衡。长期而言，恶心、呕吐会严重干扰患者的正常生活，加重其对化疗的心理恐惧感，降低其对必要治疗措施的依从性，从而影响到化疗的治疗效果，提高治疗成本，贻误控制肿瘤的时机，直接威胁患者的生命。因此，如何尽可能地预防和减轻化疗诱发的恶心、呕吐，改善患者生活质量，提高治疗依从性，是肿瘤化疗过程中亟待解决的问题。

2.对策

化疗诱发的恶心呕吐反应(CINV)按照发生的时间，可分为先期性、急性和迟发性三大类。先期性CINV指先前治疗中出现过难以控制的CINV的患者，在新一轮治疗周期开始前发生恶心呕吐，此类CINV与肿瘤类型和即将进行的化疗方案无关，精神紧张往往是导致此类呕吐发生的主要原因。而且，先期性CINV一旦发生，现有止吐药物基本无效，因此，对患者进行行为调节和系统脱敏，是此类CINV的较好治疗手段。此外，为防止先期性CINV，在化疗中有效防治呕吐、减轻患者心理阴影至关重要。

急性恶心呕吐发生于化疗开始后的24小时内，通常在开始后5～6小时达到高峰，可持续18小时，然后停止呕吐或转变为伴有呕吐的慢性恶心症状。化疗药物的不良反应是导致急性CINV的主要危险因素。如急性症状发生后未能及时有效控制，则会增加迟发性恶心呕吐的发生风险，并增加此后的药物控制难度。

迟发性CINV一般发生于化疗后24～48小时，有时可持续长达1周。其诱发原因与急性CINV一样，主要与化疗药物的类型有关。由于此类CINV发生时间较晚，症状相对于急性CINV较轻，在临床治疗中往往容易被忽视。此外，止吐药物的后继疗效不佳、用药成本过高等因素，会对患者的治疗和生活质量造成长期的负面影响。因此，如何有效地控制此类CINV，一直是近年来止吐药物开发和临床研究的重点方向之一。

随着对CINV作用机制研究的推进，现已开发出不同药理作用的多种止吐药物。早期用于临床的止吐药物主要是多巴胺D_2阻断剂和呕吐中枢抑制剂，代表药物是甲氧氯普胺和氯丙嗪等。但是这类药物严重的神经中枢抑制或锥体外系不良反应，限制了其在临床的广泛应用。

20世纪80年代中期至今，对5-羟色胺及其受体在呕吐发生中的作用深入研究，相继开发了多种高选择性的5-HT_3受体阻断剂，并逐渐发展成为CINV治疗的主流用药。这一类药物的代表品种有昂丹司琼、格拉司琼、托烷司琼、多拉司琼、雷莫司琼等。这类药物对于急性CINV的抑制和预防作用显著，但对迟发性CINV的抑制作用十分有限。此外，多项大规模临床研究还表明，通过和糖皮质激素(如地塞米松)联用，可显著提高5-HT_3受体阻断剂预防急性CINV的疗效。地塞米松常用20mg，但考虑到皮质类固醇可能促进肿瘤生长，减轻对肿瘤的杀伤力，经研究，对于非血液系统肿瘤化疗，推荐8mg的中等剂量与5-HT_3受体拮抗剂联合应用。5-HT_3受体拮抗剂的耐受性好，不良反应小。头痛、眩晕、便秘和腹泻是5-HT_3受体拮抗剂最常见的不良反应，但发作轻微易于控制。血流动力学改变和锥体外系症状不常见，心电图(ECG)改变如Q+T间期间断延长也少见。但健康受试者应用5-HT_3受体拮抗剂后出现ECG的改变，表明其有明显的心脏不良反应，对那些有心脏并发症的患者使用时应慎重。格拉司琼注射不会有ECG的改变，因而有心脏并发症的患者止吐药首选格拉司琼。多拉司琼有心血管反应，那些有心脏传导时间延长的患者要慎用。而昂丹司琼有明显的CNS不良反应，肝损害的患者昂丹司琼的代谢受影响，因此这些患者应调整剂量。由上述临床选用5-HT_3受体拮抗剂应注意个体化。

进入 20 世纪 90 年代，随着对迟发性 CINV 治疗的重视，P 物质及 NK_1 受体成了开发止吐药物的新靶点。NK_1 受体拮抗剂是新一代止吐剂，能特异性地阻滞 NK_1 受体，而 NK_1 受体不但参与急性呕吐而且参与延迟性呕吐。2003 年 Merck 公司研发的新药阿瑞匹坦上市，商品名为 EMEND，标志着新一代化疗止吐药物 NK_1 受体阻断剂正式进入临床应用。临床研究发现，NK_1 受体拮抗剂阿瑞吡坦和 5-HT_3 受体拮抗剂与地塞米松联合应用，使急性呕吐控制率增加 20%，使延迟性呕吐控制率增加 30%～40%。在以后的疗程中阿瑞吡坦没有出现耐药性。适应证为与其他致吐药联用以预防高致吐性化疗（HEC）所致的急性或迟发性 CINV，推荐给药方案为：在化疗前 1 小时口服 125mg，在第 2、第 3 天早晨口服 80mg。本品具有良好的耐受性，不良反应大多是轻微或中强度的，常见的有厌食、虚弱、疲劳、便秘、腹泻和恶心呕吐等，少见的不良反应有面色发红、上呼吸道感染、心动过速、肌无力、骨盆疼痛、肌痛、皮疹、低血钾等。

根据 2006 年版 NCCN 治疗指南和发表于 2006 年 6 月 20 日《临床肿瘤学杂志》（*J Clin Oncol*）美国临床肿瘤学会（ASCO）制定的基于循证医学的肿瘤患者止吐药应用新指南，临床医师应根据患者的呕吐风险分级及其他特征制订相应的止吐方案，如接受高致吐风险药物化疗的患者以及接受蒽环类药物和环磷酰胺联合化疗的患者，推荐联合应用 5-HT_3 受体拮抗剂、地塞米松和阿瑞匹坦三联药物（见表 2-6-5）。

表 2-6-5　NCCN 指南和 ASCO 推荐的止吐治疗方案

致吐风险	呕吐频率/%	急性 CINV（第 1 天）	迟发性 CINV（第 2～5 天）
高度	>90	5-HT_3+DEX+NK_{21}	DEX+NK_{21}
中度	30～90	5-HT_3 + DEX 或 5-HT_3 + DEX +NK_{21}	DEX 或 5-HT_3 或甲氧氯普胺或 DEX +NK_{21}
低度	10～30	DEX	无
极低度	<10	无	无

注：5-HT_3 为 5-HT_3 受体拮抗剂；DEX 为地塞米松；NK_{21} 为 NK_{21} 受体拮抗剂。

十、预后

肺癌的预后取决于能否早期发现、及时正确治疗。隐性肺癌早期切除可获治愈。一般认为鳞癌预后较好，腺癌次之，小细胞未分化癌最差。然而，40 年前 SCLC 还是很难治愈的、恶性程度很高的肿瘤，目前由于 SCLC 生物行为的认识和新药的增多，能治愈的患者已经愈来愈多。SCLC 成为在一定程度上可治愈的肿瘤之一，并正在从“不治之症”变为“可治之症”。NSCLC 治愈率的提高在很大程度上取决于早期发现、早期诊断和早期治疗。毋庸置疑，由于肺癌病因发生、发展以及生物学行为的复杂和不均一性，全面根治肺癌的进程可能需要几代人的共同努力才能完成。

第七节 支气管哮喘

支气管哮喘是由多种细胞(如嗜酸性粒细胞、肥大细胞、T 淋巴细胞、中性粒细胞、气道上皮细胞等)和细胞组分参与的气道慢性炎症为特征的异质性疾病,这种慢性炎症与气道高反应性相关,通常出现广泛而多变的可逆性呼气气流受限,导致反复发作的喘息、气促、胸闷和(或)咳嗽等症状,强度随时间变化。多在夜间和(或)清晨发作、加剧,多数患者可自行缓解或经治疗缓解。支气管哮喘如诊治不及时,随病程的延长可产生气道不可逆性缩窄和气道重塑。

一、病因

1.遗传因素

个体过敏体质及外界环境的影响是发病的危险因素。哮喘与多基因遗传有关,哮喘患者亲属患病率高于群体患病率,并且亲缘关系越近,患病率越高;患者病情越严重,其亲属患病率也越高。

2.变应原

(1)室内外变应原:尘螨是最常见、危害最大的室内变应原,是哮喘在世界范围内的重要发病原因,尘螨存在于皮毛、唾液、尿液与粪便等分泌物里。真菌亦是存在于室内空气中的变应原之一,特别是在阴暗、潮湿以及通风不良的地方。常见的室外变应原:花粉与草粉是最常见的引起哮喘发作的室外变应原,其他如动物毛屑、二氧化硫、氨气等各种特异和非特异性吸入物。

(2)职业性变应原:常见的变应原有谷物粉、面粉、木材、饲料、茶、咖啡豆、家蚕、鸽子、蘑菇、抗生素(青霉素、头孢霉素)、松香、活性染料、过硫酸盐、乙二胺等。

(3)药物及食物:阿司匹林、普萘洛尔(心得安)和一些非皮质激素类抗炎药是药物所致哮喘的主要变应原。此外,鱼、虾、蟹、蛋类、牛奶等食物亦可诱发哮喘。

3.促发因素

常见空气污染、吸烟、呼吸道感染,如细菌、病毒、原虫、寄生虫等感染、妊娠以及剧烈运动、气候转变;多种非特异性刺激如吸入冷空气、蒸馏水雾滴等都可诱发哮喘发作。此外,精神因素亦可诱发哮喘。

二、发病机制

(一)遗传易感性

哮喘是一种复杂的多基因疾病,众多基因影响着个体对哮喘发病的易感性以及哮喘的不同表型。自从 2000 年人类基因组计划完成后,哮喘遗传学研究取得了巨大进展。哮喘遗传学研究方法主要采用连锁分析和候选关联研究以及全基因关联分析(GWAS)。关联研究是基于已知某个候选基因的病理生理特点,采用统计学方法研究候选基因多态性和哮喘以及哮喘表型间的关系。连锁分析在典型的哮喘家系成员中进行,家系成员共享的基因标志物可能位于疾病基因内或疾病基因附近。然后采用关联分析方法进行精细定位，连锁分析主要特点是能够发现新的哮喘基因。哮喘是一种多基因遗传病，目前已陆续发现了数百个哮喘易感基因，这些基因与特应质、气道高反应性、炎症介质（如细胞因子、趋化因子、生长因子等）的产生、Th 细胞分化和平衡等相关，主要包括四类：①先天免疫和免疫调节基因：CD14、TLRs、NODs；②Th2细胞分化和效应功能：GATA3、TBX21、IL-4RA、IL-12B；③与气道上皮生物学和黏膜免疫相关的基因：CCL5、CC16、防御素 β_1；④与哮喘表型（肺功能，气道高反应性，疾病的严重性）关联的基因：ADRB2、TNF、LTC4S。

（二）环境危险因素

哮喘是遗传和环境因素共同作用的结果，具有遗传易感性的个体暴露于环境危险因素，即基因和环境危险因素的相互作用导致哮喘的发病。环境与哮喘发病相关的危险因素包括：

1.宿主因素

（1）年龄：早产和出生低体重儿是哮喘的危险因素。婴儿哺乳方式对哮喘发生的影响尚不确定。

（2）特应质：哮喘患者常伴有过敏的特征，如荨麻疹、过敏性鼻炎等。

（3）性别：在 14 岁以前男性患儿哮喘的发生率是女性的 2 倍，青少年期男女哮喘的发生率差别不大，但成年女性哮喘的发生率则明显高于男性。

（4）肥胖：体重指数＞$30kg/m^2$ 者其哮喘发生率明显高于体重正常者，并且哮喘难以控制。肥胖哮喘患者的肺功能损害以及合并其他疾病的可能性高于体重正常的哮喘患者。其机制包括了炎症、激素、神经以及肥胖对肺动力学影响等多种因素。

2.环境因素

（1）室内过敏原：螨虫、动物皮毛、蟑螂、真菌。

（2）室外过敏原：花粉、真菌。

（3）感染：研究表明婴幼儿期呼吸道合胞病毒感染与儿童喘息以及日后儿童哮喘有密切关系。在成人哮喘，真菌气道定植及致敏与难治性哮喘有关。

（4）职业因素：某些特殊职业，如密切接触有机或无机化学物质等。

（5）吸烟：主动和被动吸烟与哮喘患者肺功能快速下降、哮喘的严重度以及哮喘难以控制高度相关。

（6）空气污染：室内外空气污染也与哮喘的加重相关。

（7）饮食和药物：某些哮喘患者对阿司匹林敏感或不耐受，某些患者对特定食物如花生敏感等。

（三）免疫应答

在获得性免疫反应中，T 辅助细胞（Th）是一种重要的调控细胞，在内外因素的诱导下从 Th0 分化为 Th1 或 Th2。通常个体在幼年的免疫应答模式以 Th2 为主，成年后主要为 Th1 模式。哮喘患者主要表现为 Th2 应答模式，即 Th2 优势分化或 Th1/Th2 的失平衡，从而高表达一系列 Th2 样细胞因子，如 IL-4、IL-5、IL-9、IL-13、IL-33、RANTES 等，促进嗜酸性粒细胞以及肥大细胞、嗜碱性粒细胞的募集、浸润、成熟、激活和介质释放，刺激 B 细胞转化为浆细胞合成释放 IgE 等。在 Th1/Th2 转换过程中，T-bet、GATA3 等核转录因子发挥关键性作用。

近来发现除了 Th1/Th2 免疫应答之外，哮喘的免疫调节机制还涉及调节性 T 细胞和 Th17 途径。此外，天然免疫系统，如树突状细胞(DCs)、模式识别受体(TLRs)和固有淋巴细胞(ILCs)也参与哮喘的免疫和炎症反应。

（四）气道炎症

气道慢性非特异性炎症反应是哮喘发病的“核心”，多种炎症细胞和炎症介质共同作用参与了哮喘的发病和发展过程。炎症细胞释放出多种炎症介质和细胞因子如趋化因子、半胱氨酰白三烯、细胞因子、组胺、一氧化氮、前列腺素等，最终发挥生物学效应。参与哮喘的炎症细胞包括肥大细胞、嗜酸性粒细胞、淋巴细胞、树突状细胞、巨噬细胞、中性粒细胞，气道结构细胞如气道上皮细胞、气道平滑肌细胞、内皮细胞、成纤维细胞和肌成纤维细胞、气道神经细胞也参与了哮喘的慢性过程。哮喘的主要炎症细胞为 $CD4^+$ Th2 淋巴细胞、嗜酸性粒细胞、肥大细胞以及中性粒细胞。嗜酸性粒细胞是哮喘特征性的效应细胞，但并非所有哮喘均表现为嗜酸性粒细胞性炎症。根据痰嗜酸性粒细胞计数(＞3％)，哮喘气道炎症大致可分为 4 种类型：嗜酸性粒细胞性、中性粒细胞性、混合细胞性和少细胞性，其中嗜酸性粒细胞性炎症约占 40％。$CD4^+$ Th2 淋巴细胞主要释放 IL-4、IL-5、IL-13、RANTES、嗜酸性粒细胞活化趋化因子等细胞因子和趋化因子，募集嗜酸性粒细胞、中性粒细胞、肥大细胞、嗜碱性粒细胞浸润到支气管黏膜，释放 ECP、MBP、组胺、白三烯、各种蛋白酶等发挥炎性作用。近年来发现属于天然防御系统的固有淋巴细胞(ILCs)，不需要抗原刺激也能够释放 Th2 细胞因子调控哮喘气道炎症。

（五）气道高反应性

哮喘患者存在气道对各种刺激物的收缩反应增强或提前的现象，称之为气道高反应性(AHR)。AHR 介导支气管平滑肌收缩、气道狭窄和气流受限，是引起哮喘临床症状的根本原因。传统上认为气道炎症是导致 AHR 的主要机制，近来有研究表明炎症本身不足以引起 AHR，提示气道炎症并非 AHR 的唯一机制。有证据提示多种 Th2 细胞因子、CD4 细胞和生化介质导致了哮喘 AHR 的形成。Th2 细胞因子可以通过增加细胞内钙库释放的钙而增加 ASM 等距收缩反应。已被证实其他引起机械性气道阻塞的因素与 AHR 的形成也有关系，如上皮通透性、平滑肌肥大、黏液高分泌和气道重塑等。通过支气管激发试验可以检测气道反应性，吸入的刺激物可以是特异性的如各种抗原提取液；也可以是非特异性的，如乙酰胆碱、组胺、甘露醇、高渗盐水等。在临床上，哮喘患者气道高反应性既可表现为针对特异性的致敏物，也可以表现为非特异性的如烟雾、冷空气、运动等。

（六）气道重构

气道重构，又称气道重塑，是哮喘的重要的病理现象，包括气道上皮损伤、上皮下纤维化和基底膜增厚、黏液腺增生肥大、杯状细胞增生、平滑肌增生肥大、新血管形成等。气道重构可导致：①气道壁增厚，气道壁面积增加，气道管腔进一步狭窄，加重气道阻塞和气流受限，也是导致不可逆气流受限的主要原因；②气道管腔的狭窄和气道平滑肌增生肥厚，导致平滑肌收缩和气道管径的不匹配，即轻微的支气管收缩即可引起显著的管腔狭窄，加重气道高反应性；③对吸入性糖皮质激素和支气管舒张剂的反应性下降，是难治性哮喘的重要机制。气道重构的发生与气道炎症长期没有得到控制，气道上皮细胞持续受损，释放一系列细胞因子和生长因子，如转化生长因子-β(TGF-β)、成纤维细胞生长因子、血管内皮细胞生长因子，引起上皮下细胞外基质胶原沉积、血管生成。国外有学者提出上皮间充质营养单元假说以解释这种细胞外基质转换(EMT)。EMT还涉及蛋白酶与抗蛋白酶,如金属基质蛋白酶(MMPs)及其组织抑制物(TIMPs)的失平衡。也有研究表明,在哮喘的早期如儿童哮喘或炎症反应轻微的哮喘,也存在明显的气道重构,因此有人认为气道重构是独立于气道炎症的病理生理现象,可能受独立的基因调控。

(七)病理学特征

哮喘的病理学特征主要包括:①气道黏液栓形成;②黏膜水肿、黏膜下炎症细胞浸润;③气道上皮脱落;④气道壁增厚;⑤上皮下纤维化;⑥平滑肌细胞数目增加和体积肥大;⑦肌成纤维细胞增生;⑧黏液腺化生。

三、哮喘的临床表现和诊断

哮喘的诊断应当基于详细的个人史、临床表现、体格检查以及肺功能测定。

(一)临床表现

1.病史和症状

反复发作的喘鸣、气短、胸闷和咳嗽,这些症状易发于夜间或凌晨,与广泛且可变的气流阻塞有关,气流阻塞可自发或经药物治疗而缓解。

2.体征

呼气末哮鸣音是哮喘的典型特征,其是由于气体通过狭窄气道产生的湍流所致。但哮喘具有可变性,在很多情况下,双肺听诊正常。但在哮喘发作或未控制的患者,双肺可以听到广泛哮鸣音,但哮鸣音具有可变性。哮喘患者常伴有鼻炎、鼻窦炎和鼻息肉。

(二)实验室检查

1.肺功能测定

反映哮喘患者肺功能的指标,包括:

(1)第1秒用力呼出气量(FEV_1):FEV_1 是一种客观的肺功能测量方法,也是测量气流阻塞的最佳和最标准的方法。FEV_1 的绝对值取决于用力肺活量(FVC),因此 FEV_1 的判读需要同时测定FVC,哮喘患者 FEV_1/FVC通常小于70%。但在重度哮喘中,由于气体陷闭使残气量增加、FVC降低,FEV_1/FVC可能会增加。

(2)呼气流量峰值(最大呼气流速,峰流速,PEF):PEF的测定对于诊断和监测哮喘有很重要的作用,通常未治疗的哮喘患者和哮喘控制不稳定的患者日间PEF的变异率(PEFR)>20%。PEF平均每日昼夜变异率=至少连续7天每日PEF尽夜变异率之和/7。

(3)呼气中段流量(用力呼气流速FEF 25%~75%)在FVC的25%和75%之间进行测定。与 FEV_1 相比,FEF 25%~75%在更低的肺容积时测定,因此FEF 25%~75%能更敏感地检测小气道阻塞。FEF 25%~75%缺乏公认的标准值,其临床应用有较大局限性。

(4)支气管舒张试验:在使用支气管扩张剂后 FEV_1 改善超过12%和200mL表明可逆性气流阻塞,即支气管舒张试验阳性,对哮喘的诊断有较高的提示价值。准确的测定要求停用长效 β_2 激动剂(LABA)至少12小时,停用短效支气管扩张剂至少6小时。基础FEV正常或轻度降低者(FEV_1>70%预计值)对支气管舒张剂反应不大,不推荐做支气管舒张试验。此外,支气管扩张试验阳性包括抗感染治疗 4 周肺功能改变较治疗前 FEV_1 增加≥12%,且 FEV_1 增加绝对值≥200mL。

(5)支气管激发试验:气道激发试验反映了哮喘患者在吸入非特异性刺激物或特异性抗原后气道的敏感性,即是否存在气道高反应性。根据刺激物的种类分为特异性和非特异性刺激,非特异性刺激又分为直接刺激和间接刺激。直接刺激是指用已知的能够引起支气管收缩的物质吸入气道内而直接作用于平滑肌,是最广泛使用的评估气道高反应性的方法。吸入性乙酰胆碱是支气管激发最常使用的刺激物,通过倍增量给药直到 FEV_1 下降超过 20%。引起 FEV_1 下降 20%的乙酰胆碱浓度称为 PC20,引起 FEV_1 下降 20%的乙酰胆碱累计剂量称为 PD20。PC20 和 PD20 既能定性,也在一定程度上反映气道高反应性(AHR)的程度。PC20<16mg/mL 属于轻度 AHR,PC20<4mg/mL 属于中度 AHR,而 PC20<1mg/mL 属于重度 AHR,即 PC20 越低通常对应更严重的哮喘。间接刺激也可以诱发支气管收缩,如冷空气、运动,以及吸入高渗盐水、甘露醇和单磷酸腺苷。间接刺激通过引起气道细胞释放炎症介质与气道平滑肌(ASM)相互作用而诱发支气管收缩。本方法不易评估刺激的剂量反应,但间接刺激与哮喘症状的相关性较强。例如,在怀疑有运动诱发的支气管收缩的运动员,与采用物理活动的间接激发相比,直接激发试验不容易发现支气管收缩。采用特异性抗原如尘螨提取液进行激发试验目前没有标准化的操作流程,可诱发哮喘急性发作,仅用于研究目的。

气道激发试验对哮喘的诊断敏感性较高,但存在一定非特异性,如 COPD、支气管扩张、支气管感染后患者也可表现为气道高反应性,在临床解释时应充分考虑。

2.炎症标志物

目前诱导痰细胞计数和呼出气一氧化氮(FeNO)检测已在临床上普遍开展,其他的技术如呼出气冷凝液(EBC)检测、呼出气一氧化碳检测、外周血及尿液检测主要用于研究目的。

(1)FeNO 检测:FeNO 测定可以作为评估气道炎症和哮喘控制水平的指标,也可以用于判断吸入激素治疗的反应。美国胸科学会推荐 FeNO 的正常参考值:健康儿童 5~20ppb,成人 4~25ppb。FeNO>50ppb 提示激素治疗效果好,<25ppb 提示激素治疗效果差。但是 FeNO 测定结果受多种因素的影响,连续测定、动态观察 FeNO 的变化其临床价值更大。英国 NICE 指南(2015)推荐 FeNO 诊断哮喘的阳性标准:16 岁的成人和青年,如果肺功能正常,以及以下两者之一的情况:16 岁及以上者 FeNO≥40ppb、5~16 岁儿童患者 FeNO≥35ppb。

(2)痰液细胞分类计数:诱导痰细胞分类计数可作为评价哮喘气道炎性标准之一,也是评估糖皮质激素治疗反应性的敏感指标,对于指导哮喘治疗也有一定价值。嗜酸性粒细胞>3%可判定为嗜酸性粒细胞性炎症,中性粒细胞≥67%可判定为中性粒细胞性炎症,两者均增高可判定为混合性炎症。

3.过敏原检测

分为:①体外试验:测定外周血总 IgE 和抗原特异性 IgE;②体内试验:采用常见过敏原做皮肤点刺或划痕试验。过敏原检测能够了解个体是否为特应质,筛查可能与哮喘有关的过敏原,对哮喘的诊断价值不大,但可以指导脱敏治疗和避免接触的措施。

4.其他生物标志物

骨膜蛋白是一种新发现的生物标志物，由支气管上皮细胞和成纤维细胞在 IL-4 和 IL-13 作用后分泌。部分哮喘患者血清中可检测到骨膜蛋白，其水平与气道嗜酸性粒细胞水平相关，预测嗜酸性粒细胞性炎症的价值优于外周嗜酸性粒细胞和 FeNO，且血清骨膜蛋白水平变动很少，不受激素治疗的影响。目前血清骨膜蛋白主要用于预测抗细胞因子抗体等的生物制剂的治疗反应，在哮喘的个体化治疗中具有很大的应用前景。

（三）诊断

全面的病史采集对于哮喘的诊断和评估至关重要。大多数哮喘患者诉间断发作的咳嗽、气紧和（或）高调的呈乐音性的喘息症状。哮喘症状可以持续几分钟或几天。咳嗽是哮喘患者经常抱怨的症状，可能伴有或不伴有咳痰，可能在夜间或活动后加重，也可能在接触变应原后发作。气紧和喘息通常发生在呼气时，常常在急性加重时发作，可由感染、冷空气、活动、接触化学气味或其他空气刺激物、动物毛发、真菌、尘螨或其他变应原触发。此外，部分患者在急性发作时还可能出现胸闷。锐痛和刀割样疼痛在哮喘中很少出现，若出现这些症状临床医生应考虑其他诊断。症状在周末或假期好转，而在工作时加重，应怀疑是否存在职业性哮喘和（或）工作所致哮喘加重。职业性哮喘是指由于特定的职业环境所致的新发哮喘，而工作所致哮喘加重则是指工作环境导致已知的哮喘加重。

哮喘患者在发作间歇期体格检查常常是正常的，若在正常呼吸时出现喘息和（或）呼气相延长则可能提示哮喘。用力呼气时出现喘息并非哮喘所特有，但提示气道阻塞或陷闭。除了呼吸异常外，哮喘患者常常合并过敏的相关体征，以及鼻腔炎症和（或）鼻息肉、扁桃体肥大所致的上呼吸道炎症和阻塞的表现。皮肤检查时发现湿疹、荨麻疹或过敏性皮炎可支持哮喘的诊断。

在做出哮喘诊断前，应考虑患者是否具有以下临床特点：

（1）是否有反复的喘鸣？

（2）是否有夜间咳嗽？是否运动后喘鸣或咳嗽？

（3）是否接触过敏原后有喘鸣、胸闷或咳嗽？

（4）患者是否感冒累及肺部或 10 天以上才能康复？

（5）症状是否能为抗哮喘治疗缓解？

1.诊断标准

（1）典型哮喘的临床症状和体征：

1）反复发作的喘息、气急，伴或不伴胸闷或咳嗽，夜间及晨间多发，常与接触变应原、冷空气、物理、化学性刺激以及病毒性上呼吸道感染、运动等有关。

2）急性发作或重度哮喘患者双肺可闻及散在或弥散性、以呼气相为主的哮鸣音，呼气相延长。

3）上述症状和体征可经治疗缓解或自行缓解。

（2）可变性气流受限的客观检查：

1）支气管舒张试验阳性（吸入支气管扩张剂后，FEV_1 增加≥12%，且 FEV_1 绝对值增加≥200mL)。

2)支气管激发试验阳性。

3)呼气流量峰值(PEF)平均日变异率≥10%。

符合上述症状和体征,同时具备气流受限客观检查中的任一条,并除外其他疾病所引起的喘息、气急、胸闷和咳嗽,可以诊断为哮喘。

2.鉴别诊断

许多疾病与哮喘相似,可以引起部分或全部哮喘症状,在诊断哮喘时需要与以下疾病鉴别:声带功能障碍、慢性阻塞性肺疾病(COPD)、囊性纤维化、左心衰竭引起的呼吸困难、中央气道阻塞、支气管结核、变态反应性支气管肺曲菌病(ABPA)、支气管扩张、肺栓塞、药物相关的咳嗽支气管扩张、睡眠呼吸暂停、结节病以及心身疾病。特别强调诊断与鉴别诊断中,胸片或胸部CT是必需的检查手段。

(四)哮喘的分期和分级

根据临床表现哮喘可分为急性发作期和非急性发作期。哮喘急性发作是指喘息、气促、咳嗽、胸闷等症状突然发生或原有症状加重,并以呼气流量降低为其特征,常因接触变应原、刺激物或呼吸道感染诱发。

哮喘病情严重程度分级标准如表2-7-1所示。

表2-7-1　哮喘病情严重程度分级标准

分级	临床特点
间歇状态	症状<每周1次
(第1级)	短暂出现
	夜间哮喘症状≤每月2次
	FEV_1 占预计值%≥80%或PEF≥80%个人最佳值,PEF或 FEV_1 变异率<20%
轻度持续	症状≥每周1次,但<每天1次
(第2级)	可能影响活动和睡眠
	夜间哮喘症状>每月2次,但<每周1次
	FEV_1 预计值%≥80%或PEF≥80%个人最佳值,PEF或 FEV_1 变异率20%~30%
中度持续	每天有症状
(第3级)	影响活动和睡眠
	夜间哮喘症状≥每周1次
	FEV_1 占预计值60%~79%或PEF为60%~79%个人最佳值,PEF或 FEV_1 变异率>30%
重度持续	每天有症状
(第4级)	频繁出现
	经常出现夜间哮喘症状
	体力活动受限
	FEV_1 占预计值<60%或PEF<60%个人最佳值,PEF或 FEV_1 变异率>30%

哮喘急性发作时程度轻重不一，可在数小时或数天内出现，偶尔可在数分钟内即危及生命，故应对病情做出正确评估，以便给予及时有效的紧急治疗。哮喘急性发作时病情严重程度的分级如表 2-7-2 所示。

表 2-7-2 哮喘急性发作病情严重程度的分级标准

临床特点	轻度	中度	重度	危重
气短	步行、上楼时	稍事活动	休息时	
体位	可平卧	喜坐位	端坐呼吸	
讲话方式	连续成句	单词	单句	不能讲话
精神状态	可有焦虑，尚安静	时有焦虑或烦躁	常有焦虑、烦躁	嗜睡或意识模糊
出汗	无	有	大汗淋漓	
呼吸频率	轻度增加	增加	常>30 次/分	
辅助呼吸肌活动及三凹征	常无	可有	常有	胸腹矛盾呼吸
哮鸣音	散在，呼吸末期	响亮、弥散	响亮、弥散	减弱，乃至无
脉率(次/分)	<100	100～120	>120	脉率变慢或不规则
奇脉	无，<10mmHg	可有，10～25mmHg	常有，10～25mmHg(成人)	无，提示呼吸肌疲劳
最初支气管舒张剂治疗后 PEF 占预计值或个人最佳值%	>80%	60%～80%	<60%或 100L/min 或作用时间<2 小时	
PaO_2（吸空气，mmHg)	正常	≥60	<60	<60
$PaCO_2$(mmHg)	<45	≤45	>45	>45
SaO_2(吸空气，%)	>95	91～95	≤90	≤90
pH				降低

（五）哮喘的评估

1.评估内容

（1）评估患者是否有合并症，如变应性鼻炎、鼻窦炎、胃食管反流、肥胖、阻塞性睡眠呼吸暂停综合征、抑郁和焦虑等。

（2）评估哮喘的触发因素，如职业、环境、气候变化、药物和运动等。

（3）评估患者药物使用的情况：哮喘患者往往需要使用支气管扩张剂来缓解喘息、气急、胸闷或咳嗽症状，支气管扩张剂的用量可以作为反映哮喘严重程度的指标之一，过量使用这类药物不仅提示哮喘未控制，也和哮喘频繁急性发作以及死亡高风险有关。此外，还要评估患者药物吸入技术和长期用药的依从性。

(4)评估患者的临床控制水平：正确地评估哮喘控制水平，是制订治疗方案和调整治疗药物以维持哮喘控制水平的基础。根据患者的症状、用药情况、肺功能检查结果等复合指标可以将患者分为哮喘症状良好控制（或临床完全控制）、部分控制和未控制，以及评估患者有无未来哮喘急性发作的危险因素（表 2-7-3）。

表 2-7-3　哮喘控制水平分级

A.哮喘症状控制			哮喘症状控制水平		
过去 4 周，患者存在：			良好控制	部分控制	未控制
日间哮喘症状>2 次/周？	是□	否□			
夜间因哮喘憋醒？	是□	否□			
使用缓解药次数>2 次/周	是□	否□			
哮喘引起的活动受限	是□	否□	无	存在 1～2 项	存在 3～4 项
B.哮喘预后不良的危险因素					
诊断明确后要定期评估危险因素，尤其对有过哮喘急性发作的患者					
开始治疗时测定 FEV_1，使用控制药物后 3～6 个月记录患者最佳肺功能值，并定期进行危险因素的评估					

(5)评估患者有无未来哮喘急性发作的危险因素：哮喘未控制、接触变应原、有上述合并症、用药不规范、依从性差以及过去 1 年曾有哮喘急性发作急诊或住院等都是未来哮喘急性发作的危险因素。

2.*评估的主要方法*

(1)症状：哮喘患者的喘息、气急、胸闷或咳嗽等症状昼夜均可以出现。当患者因上述症状出现夜间憋醒往往提示哮喘加重。

(2)肺功能：临床上用于哮喘诊断和评估的通气功能指标主要为 FEV_1 和 PEF。FEV_1 和 PEF 能反映气道阻塞的严重程度，是客观判断哮喘病情最常用的评估指标。峰流速仪携带方便，操作简单，患者可以在家自我监测 PEF，根据监测结果及时调整药物。

(3)哮喘控制量表：哮喘控制测试（ACT）问卷。ACT 是一种评估哮喘患者控制水平的问卷（2-7-4）。ACT 得分与专家评估患者的哮喘控制水平具有较好的相关性。ACT 不要求测试患者的肺功能，简便、易操作，适合在缺乏肺功能设备的基层医院推广应用。临床上也可使用包含肺功能检查项目的哮喘控制问卷（ACQ）来评估哮喘控制水平。

表 2-7-4　ACT 问卷及其评分标准

问题	1	2	3	4	5
在过去 4 周内，在工作、学习或家中，有多少时候哮喘妨碍您进行日常活动？	所有时间	大多数时间	有些时候	极少时候	没有
在过去 4 周内，您有多少次呼吸困难？	每天不止 1 次	1 天 1 次	每周 3～6 次	每周 1～2 次	完全没有

续表

问题	1	2	3	4	5
在过去4周内，因为哮喘症状（喘息、咳嗽、呼吸困难、胸闷或疼痛），您有多少次在夜间醒来或早上比平时早醒？	每周4个晚上或更多	每周2～3个晚上	每周1次	1～2次	没有
过去4周内，您有多少次使用急救药物治疗（如沙丁胺醇）？	每天3次以上	每天1～2次	每周2～3次	每周1次或更少	没有
您如何评估过去4周内您的哮喘控制情况？	没有控制	控制很差	有所控制	控制良好	完全控制

注：ACT评分的意义：评分20～25分，代表哮喘控制良好；16～19分，代表哮喘控制不佳；5～15分，代表哮喘控制很差。

四、药物和其他治疗方法

（一）药物治疗

治疗哮喘的药物可以分为控制性药物和缓解药物：①控制性药物：需要每天使用并长时间维持的药物，这些药物主要通过抗炎作用使哮喘维持临床控制，其中包括吸入性糖皮质激素（ICS）、全身性激素、白三烯调节剂、长效 β_2 受体激动剂（LABA）、缓释茶碱、色甘酸钠、抗IgE抗体及其他有助于减少全身激素剂量的药物等；②缓解药物：又称急救药物，这些药物在有症状时按需使用，通过迅速解除支气管痉挛从而缓解哮喘症状，包括速效吸入和短效口服 β_2 受体激动剂、全身性激素、吸入性抗胆碱能药物、茶碱等。

1.糖皮质激素

糖皮质激素是最有效的控制哮喘气道炎症的药物。给药途径包括吸入、口服和静脉应用等，吸入为首选途径。

（1）吸入给药：ICS局部抗感染作用强，药物直接作用于呼吸道，所需剂量较小，全身性不良反应较少。大量研究已充分证实长期使用ICS可有效控制气道炎症、降低气道高反应性、减轻哮喘症状、改善肺功能、提高生活质量、减少哮喘发作的频率和减轻发作时的严重程度，降低病死率。对那些需要使用大剂量ICS来控制症状或预防急性发作的患者，应当特别关注ICS相关的不良反应。ICS在口咽局部的不良反应包括声音嘶哑、咽部不适和念珠菌感染。吸药后应及时用清水含漱口咽部，选用干粉吸入剂或加用储雾器可减少上述不良反应。ICS全身不良反应的大小与药物剂量、药物的生物利用度、在肠道的吸收、肝脏首过代谢率及全身吸收药物的半衰期等因素有关。哮喘患者长期吸入临床推荐剂量范围内的ICS是安全的，但长期高剂量吸入激素后也可能出现全身不良反应。临床上常用ICS及其剂量换算如表2-7-5所示。

表 2-7-5　临床上常用的 ICS 及其剂量换算关系

成人和青少年(12 岁及以上)药物	每天剂量(μg)		
	低剂量	中剂量	高剂量
二丙酸倍氯米松(CFC)	200～500	>500～1000	>1000
二丙酸倍氯米松(HFA)	100～200	>200～400	>400
布地奈德(DPI)	200～400	>400～800	>800
环索奈德(HFA)	80～160	>160～320	>320
丙酸氟替卡松(DPD)	100～250	>250～500	>500
丙酸氟替卡松(HFA)	100～250	>250～500	>500
糠酸莫米松	110～220	>220～440	>440
曲 pv 奈德	400～1000	>1000～2000	>2000

注:CFC—氯氟烃(氟利昂)抛射剂;DPI—干粉吸入剂—HFA:氢氟烷烃抛射剂。

吸入药物的疗效不仅取决于药物本身,也取决于肺内沉积率,而肺内沉积率受药物剂型、给药装置、吸入技术等多种因素影响。一般而言,干粉吸入装置肺内沉积率高于气雾剂,超细颗粒气雾剂高于普通气雾剂。

(2)口服给药(OCS):适用于轻中度哮喘急性发作、大剂量 ICS 联合 LABA 仍不能控制的慢性持续性哮喘以及作为静脉应用激素治疗后的序贯治疗。一般使用半衰期较短的激素(如泼尼松、泼尼松龙或甲泼尼龙等)。对于激素依赖型哮喘,可采用每天或隔天清晨顿服给药的方式,以减少外源性激素对下丘脑-垂体-肾上腺轴的抑制作用。泼尼松的每天维持剂量最好≤10mg。长期口服激素可以引起骨质疏松症、高血压、糖尿病、下丘脑-垂体-肾上腺轴抑制、肥胖症、白内障、青光眼、皮肤菲薄导致皮纹和瘀斑、肌无力等。对于伴有结核病、寄生虫感染、骨质疏松、青光眼、糖尿病、严重抑郁或消化性溃疡的哮喘患者,应慎重给予全身激素治疗并密切随访。

(3)静脉给药:中重度哮喘急性发作时,应通过静脉给予琥珀酸氢化可的松(400～1000mg/d)或甲泼尼龙(80～160mg/d)。无激素依赖倾向者可在短期(3～5 天)内停药;有激素依赖倾向者应适当延长给药时间。哮喘症状控制后可采用序贯疗法,改为口服给药,并逐步减少激素用量。

2.β_2 受体激动剂

此类药物较多,可分为短效(维持时间 4～6 小时)和长效(维持时间 12 小时)β_2 受体激动剂。后者又可分为快速起效的长效 β_2 受体激动剂如福莫特罗,缓慢起效的长效 β_2 受体激动剂如沙美特罗。

短效 β_2 受体激动剂(简称 SABA):常用药物如沙丁胺醇和特布他林等。吸入给药:可供吸入的 SABA 包括气雾剂、干粉剂和溶液等。这类药物能够迅速缓解支气管痉挛,通常在数分钟内起效,疗效可维持数小时,是缓解轻至中度哮喘急性症状的首选药物,也可用于预防运动性哮喘。这类药物应按需使用,不宜长期、单一、过量应用。不良反应包括骨骼肌震颤、低血钾、心律失常等。口服给药:如沙丁胺醇、特布他林、丙卡特罗等,通常在服药后 15～30 分钟起效，疗效维持 4～6 小时。使用虽较方便，但心悸、骨骼肌震颤等不良反应比吸入给药时明显，不推荐用于哮喘的长期维持治疗。缓释和控释剂型的平喘作用维持时间可达 8～12 小时，特布他林的前体药班布特罗的作用可维持 24 小时，可减少用药次数，适用于夜间哮喘患者的预防和治疗。注射给药：虽然平喘作用较为迅速，但因全身不良反应的发生率较高，不推荐使用。

长效 β_2 受体激动剂（简称 LABA）：LABA 舒张支气管平滑肌的作用可维持 12 小时以上。目前在我国临床使用的吸入型 LABA（均为与 ICS 的复合剂型）有沙美特罗、福莫特罗和茚达特罗等，可通过气雾剂、干粉剂或碟剂装置给药。福莫特罗起效快，也可作为缓解药物按需使用。长期单独使用 LABA 有增加哮喘死亡的风险，不推荐长期单独使用 LABA。

ICS/LABA 复合制剂：ICS 和 LABA 具有协同的抗感染和平喘作用，可获得相当于或优于加倍剂量 ICS 的疗效，并可增加患者的依从性、减少大剂量吸入激素的不良反应，尤其适合于中至重度持续哮喘患者的长期治疗。目前在我国临床上应用的复合制剂有不同规格的布地奈德/福莫特罗干粉剂、沙美特罗/替卡松干粉剂和倍氯米松/福莫特罗气雾剂。

3.白三烯调节剂

包括半胱氨酰白三烯受体拮抗剂（LTRA）和 5-脂氧合酶抑制剂，是 ICS 之外唯一可单独应用的长期控制性药物，可作为轻度哮喘的替代治疗药物和中重度哮喘的联合用药。目前在国内主要使用 LTRA。LTRA 可减轻哮喘症状、改善肺功能、减少哮喘的恶化，但其抗感染作用不如吸入激素。LTRA 服用方便，尤其适用于伴有变应性鼻炎、阿司匹林哮喘、运动性哮喘患者的治疗。

4.茶碱

具有舒张支气管平滑肌及强心、利尿、兴奋呼吸中枢和呼吸肌等作用，低浓度茶碱具有一定的抗感染作用。对吸入 ICS 或 ICS/LABA 仍未控制的哮喘患者，可加用缓释茶碱作为哮喘的维持治疗。茶碱的不良反应有恶心呕吐、心律失常、血压下降及多尿等，个体差异大，临床应用应注意监测。多索茶碱的作用与氨茶碱相同，但不良反应较轻。双羟丙茶碱的作用较弱，但不良反应较少。

5.抗胆碱药物

吸入型抗胆碱药物如异丙托溴铵和噻托溴铵，具有一定的支气管舒张作用，但较 β_2 受体激动剂弱，起效也较慢，但长期应用不易产生耐药性，心血管不良反应较少。本品可通过气雾剂、干粉剂和雾化溶液给药。本品与 β_2 受体激动剂联合应用具有互补作用。妊娠早期女性和患有青光眼、前列腺肥大的患者应慎用此类药物。

6.抗 IgE 治疗

抗 IgE 单克隆抗体适用于血清 IgE 水平增高的过敏性哮喘患者。全球多项临床及上市后研究显示，抗 IgE 单克隆抗体可显著改善哮喘患者的症状、肺功能和生活质量，减少口服激素和急救用药，降低哮喘严重急性发作率，降低住院率，且具有良好的安全性和耐受性。在我国的注册临床研究显示，抗 IgE 单克隆抗体（奥马珠单抗）在中国人群中的有效性和安全性与全球数据一致。

7.变应原特异性免疫疗法（AIT）

通过皮下注射常见吸入变应原（如尘螨、猫毛、豚草等）提取液，可减轻哮喘症状和降低气道高反应性，适用于变应原明确，且在严格的环境控制和药物治疗后仍控制不良的哮喘患者。其远期疗效和安全性尚待进一步研究与评价，变应原制备的标准化也有待加强。AIT 存在过敏反应的风险，应在医师指导下进行。舌下给药(SLIT)较皮下注射简便，过敏反应发生率较低，但长期疗效尚待进一步验证。

8.生物治疗

除了前述抗 IgE 治疗外，目前正在开展针对哮喘炎症反应主要细胞因子和介质的生物靶向治疗(表 2-7-6)，如针对 IL-4、IL-5、IL-13、TNF-α 的单克隆抗体，临床试验证实部分细胞因子疗法能够改善哮喘控制、减少急性发作，但疗效限于特定的表型，因此有必要采用适当的生物标志物以筛选最可能获益的哮喘人群。

表 2-7-6 已上市和研发中的哮喘生物治疗

细胞因子治疗	TNF-α 拮抗剂：可溶性 TNF-α 受体融合蛋白单克隆抗 TNF-α 抗体(英利昔)
	GM-CSF 拮抗剂：单克隆抗 GM-CSF 抗体
	IL-4 拮抗剂：可溶性 IL-4 受体、IL-4 受体 α 拮抗剂
	IL-13 拮抗剂：可溶性 IL-13 受体、抗 IL-13 单抗
	IL-5 拮抗剂：IL-5 生成抑制剂(细胞因子、转录因子、反义单核苷酸)
	IL-5 受体拮抗剂：抗 IL-5 单抗(可溶性 IL-5 受体 α 拮抗剂)
趋化因子受体抑制剂	CCR3 拮抗剂
	CXCR2(IL-8 受体)拮抗剂 SB265610
黏附分子抑制剂	整合素 VLA-4 单克隆抗体\抑制剂：Antegren，BIO-1211，TR-14035，ZD-7349
	选择素拮抗剂：Cylexin，重组可溶性 P 选择素糖化蛋白配体-1，TBC1269
	ICAM-1 和 VCAM-1 拮抗剂：单克隆抗体、反义分子复合物、可溶性受体
转录因子干预剂	转录因子激动剂：PPAR-γ 激动剂转录因子抑制剂：NF-KB 抑制剂、STATA6 抑制剂、MAPK 抑制剂
基因治疗	反义寡核苷酸(ASONs)：ASON 与靶 mRNA 通过碱基配对结合形成 ASON-mRNA 复合物或干扰 RNA 的组装，导致功能改变或激活 RNase H 诱导 RNA 降解，从而抑制其编码的蛋白的合成
	√呼吸性反义寡核苷酸(RASONs)可直接吸入肺部
	核酶治疗　以序列特异的方式清除目标 RNA
	基因治疗　载体介导的基因转染治疗
	√基因转染过度表达细胞因子：IL-12、IFN-γ
	√基因转染过度表达 GR 和 I-κB
	√基因转染抗 TGF-β

9.其他治疗哮喘药物

第二代抗组胺药物(H_1 受体拮抗剂)如酮替芬、氯雷他定、阿司咪唑、氮卓斯汀、特非那定，其他口服抗变态反应药物如曲尼司特、瑞吡司特等，在哮喘治疗中作用较弱，主要用于伴有变应性鼻炎的哮喘患者。某些免疫调节剂(甲氨蝶呤、环胞素、金制剂等)、某些大环内酯类抗生素和静脉应用免疫球蛋白,可能会减少口服激素的剂量,主要用于激素依赖或激素抵抗性哮喘。某些中药单方或组分可能具有一定的平喘作用,但大多数临床试验的样本量偏少,疗程较短,观察指标客观性差,需要设计严谨的多中心随机双盲临床研究加以验证。

(二)非药物治疗措施

气道平滑肌的过度收缩被认为是哮喘气道高反应性形成的关键的决定性因素。多数研究证实哮喘患者的气道平滑肌存在增生肥大和收缩力增强,同时气道平滑肌发生表型的转换,主动参与炎症反应。支气管热成形术(BT)首次将介入技术应用于哮喘,目前已被多个国家批准为针对重度哮喘的非药物治疗方法。支气管热成形术通过射频导管应用可控的热能以减少平滑肌体积。一项热成形术治疗中重度哮喘的研究证实,热成形术可以减少吸入支气管收缩剂引起的气道反应性并改善肺功能,患者的症状和生活质量也得到改善,急救药物使用有所减少。支气管热成形术需要连续做3次支气管镜操作,存在手术的风险,迄今尚缺乏长期不良反应的数据,因此,2014年ERS/ATS重症哮喘指南不推荐在临床上广泛开展支气管热成形术。

五、哮喘慢性持续期治疗方案

(一)哮喘治疗的目标与一般原则

哮喘作为一种慢性疾病,需要进行长期的维持治疗,其目标在于达到哮喘症状的良好控制,维持正常的活动水平,同时尽可能减少急性发作、肺功能不可逆损害和药物相关不良反应的风险。经过适当的治疗和管理,绝大多数哮喘患者能够达到这一目标。哮喘慢性持续期的治疗原则是以哮喘患者病情严重程度和控制水平为基础,选择相应的治疗方案。基于哮喘控制水平的治疗策略已经得到大量循证医学证据的支持。应为每例初诊患者制订书面的哮喘防治计划,定期随访、监测,并根据患者控制水平及时调整治疗以达到并维持哮喘控制。

哮喘治疗方案的选择既有群体水平的考虑也要兼顾患者的个体因素。在群体水平上需要关注治疗的有效性、安全性、可获得性和效价比,目前世界各国基本上均采用GINA推荐的长期治疗方案(阶梯式治疗方案)(表2-7-7),这一方案有大量随机对照临床试验和观察性研究得到的群体水平证据的支持,适用于多数哮喘患者,作为优选方案可以获得更好的症状控制、更好的安全性、更低的费用负担以及更低的急性发作风险。而在患者个体水平上需要考虑以下因素:患者的临床特征或表型、可能的疗效差异、患者的喜好、吸入技术、依从性,以及经济能力和医疗资源等实际状况。

表2-7-7　哮喘患者长期(阶梯式)治疗方案

	1级	2级	3级	4级	5级
优先选择控制药物		低剂量ICS	低剂量ICS/LABA	中/高剂量ICS/LABA	加其他治疗,如抗IgE单克隆抗体

续表

	1级	2级	3级	4级	5级
其他选择控制药物	低剂量ICS	白三烯受体拮抗剂(LTRA)、低剂量茶碱	中/高剂量ICS,低剂量ICS/LTRABA(或加茶碱)	中/高剂量ICS/LABA加噻托溴铵,高剂量ICS/LTRA或加茶碱	加噻托溴铵加低剂量OCS
缓解药物	按需使用SABA		按需使用SABA或低剂量布地奈德/福莫特罗或倍氯米松/福莫特罗		

(二)哮喘的长期维持治疗

一旦确立了哮喘的诊断,尽早开始规律的控制性治疗对于取得最佳的疗效至关重要,有证据表明:①早期开始ICS治疗,哮喘患者肺功能改善更明显,而在哮喘症状出现数年以后才开始治疗者,往往需要更大剂量的ICS,肺功能改善的程度也不如早期治疗;②未接受ICS治疗的患者,急性发作的次数更多,肺功能下降更快;③对职业性哮喘,早期脱离环境致敏物质,尽早开始治疗,可以增加痊愈的机会。

根据哮喘的严重程度和控制水平,哮喘长期维持治疗方案分为五级。整个哮喘治疗过程中需要连续对患者进行评估、调整并观察治疗反应。控制性药物的升降级应按照阶梯式方案选择。哮喘控制维持3个月以上可以考虑降级治疗以找到维持哮喘控制的最低有效治疗级别。

1.第一级治疗

按需吸入缓解药物。

(1)优先推荐:按需吸入短效β_2受体激动剂(SABA)。SABA能够迅速而有效地缓解哮喘症状,但单独使用SABA存在安全性隐患,因此仅限用于偶有短暂的白天症状(每月少于2次,每次持续数小时),没有夜间症状,肺功能正常的患者。症状超出上述程度或存在任何急性发作危险因素(如FEV_1<80%预计值或个人最佳值)或过去1年有急性发作病史,均需要规律使用控制性药物。

(2)次选推荐:对存在危险因素的患者,除按需使用SABA外,应考虑规律使用低剂量ICS。

(3)不推荐:吸入抗胆碱能药物(如异丙托溴铵)、口服SABA或短效茶碱也能缓解哮喘症状,但这类药物起效慢,口服SABA和茶碱不良反应较大,不推荐单独使用。快速起效的LABA如福莫特罗能够和SABA一样迅速缓解哮喘症状,但其长期单独使用有可能增加急性发作的风险,故不推荐单独使用。

2.第二级治疗

低剂量控制性药物加按需使用SABA。

(1)优先推荐:低剂量ICS加按需使用SABA。

(2)次选推荐:LTRA可用于不能够或不愿意接受ICS治疗、对ICS不良反应不能耐受或合并过敏性鼻炎的患者的初始治疗,但其作用比ICS弱。对于从未使用过控制性药物的患者,低剂量ICS/LABA作为初始治疗能够更快地控制症状、改善肺功能,但没有证据表明能够进一步减少急性发作的风险,费用也较高。对于单纯的季节性哮喘(如对花粉过敏),可在症状出现时立即开始ICS治疗,持续到花粉季节结束后4周。

(3)不推荐:缓释茶碱平喘作用较弱,不良反应常见,一般不推荐单独使用。色甘酸(尼多考米钠、色甘酸钠)安全性好,但作用弱,且使用不便,也不推荐使用。

3.第三级治疗

一种或两种控制性药物加按需使用SABA。

(1)优先推荐:成人/青少年哮喘选择低剂量ICS/LABA复合制剂作为维持治疗,加SABA作为缓解治疗或低剂量ICS(布地奈德或倍氯米松)/福莫特罗作为维持加缓解治疗。

含有福莫特罗的ICS/LABA复合制剂可以采用维持加缓解治疗。在相同剂量的ICS基础上联合LABA,能够更有效地控制症状、改善肺功能、减少急性发作的风险。

(2)次选推荐:对成人和青少年哮喘,其他的选择包括增加ICS到中等剂量,但疗效不如联合LABA。其他选择有低剂量ICS联合LTRA或缓释茶碱。

4.第四级治疗

两种或以上控制性药物加按需使用缓解药物。

(1)优先推荐:对成人和青少年哮喘,低剂量ICS/福莫特罗维持加缓解治疗或中等剂量ICS/LABA复合制剂加按需使用SABA。第四级治疗的选择取决于此前第三级治疗是否能够控制哮喘。在升级治疗前,需要检查吸入技术、依从性、环境暴露等问题,并明确症状是否因其他原因所致。对于使用低剂量ICS/LABA加按需使用SABA哮喘控制不佳的患者,应升级到中剂量ICS/LABA。

(2)次选推荐:成人和青少年哮喘如果采用中等剂量ICS/LABA控制不佳,可以考虑再增加一种控制性药物,如LTRA、缓释茶碱以及长效抗胆碱能药物。亦可使用高剂量ICS/LABA,但增加ICS剂量获益有限,而不良反应显著增加。对中剂量ICS/LABA和(或)加用第三种控制性药物仍不能取得良好控制的哮喘患者,可用高剂量ICS/LABA进行3～6个月的治疗试验。

第四级的其他选择包括增加ICS到中等或高剂量,但其作用不如联合LABA、LTRA或缓释茶碱。对于中等或高剂量布地奈德,每天使用4次可以增强疗效。其他ICS仍以每天两次为宜。

5.第五级

较高水平的治疗和(或)叠加治疗。

(1)优先推荐:转诊给哮喘专科医生,考虑叠加治疗。采用第四级治疗,且吸入技术正确,依从性良好,而仍有持续的哮喘症状或急性发作的患者,需要转诊到哮喘专科医生按重症哮喘处理。

(2)第五级治疗考虑采用的其他选择包括:

1)抗胆碱能药物:部分重症哮喘可以考虑在ICS/LABA基础上加用长效抗胆碱能药物(LAMA),能够进一步提高肺功能,改善哮喘控制。

2)抗 IgE 治疗:抗 IgE 单克隆抗体推荐用于第四级治疗不能控制的中重度过敏性哮喘。

3)生物标志物指导的治疗:对使用大剂量 ICS 或 ICS/LABA 仍症状持续、急性发作频繁的患者,可根据诱导痰嗜酸性粒细胞(>3%)调整治疗。对重症哮喘,这种策略有助于减少急性发作和(或)减少 ICS 剂量。FeNO 与嗜酸性粒细胞气道炎症关系密切,部分研究表明根据 FeNO 调整治疗能够降低哮喘急性发作的风险,但需要更多临床试验的验证。

4)支气管热成形术:对某些成人重症哮喘患者可以考虑行支气管热成形术,现有证据有限,长期疗效尚待观察。

5)叠加低剂量口服激素(泼尼松≤7.5mg/d 或其他等效剂量的口服激素):对部分难治性哮喘有效,但不良反应常见,仅限于第四级治疗不能控制,且吸入技术正确、依从性良好的成年患者。应当严密监测口服激素的不良反应,对预期使用超过 3 个月的患者需要预防骨质疏松。

(三)调整治疗方案

哮喘治疗方案的调整策略主要是根据症状控制水平和风险因素水平(主要包括肺功能受损的程度和哮喘急性发作史)等,按照哮喘阶梯式治疗方案进行升级或降级调整,以获得良好的症状控制并减少急性发作的风险。各治疗级别方案中都应该按需使用缓解药物以迅速缓减症状,规律使用控制药物以维持症状的控制。多数患者数天内症状得到缓解,但完全控制往往需要 3～4 个月,而重症和长期未有效治疗者通常需更长时间。

治疗方案的实施过程是由患者哮喘控制水平所驱动的一个循环,必须进行持续性的监测和评估来调整治疗方案以维持哮喘控制,并逐步确定维持哮喘控制所需的最低治疗级别,保证治疗的安全性,降低医疗成本。需要对哮喘患者定期进行评估,随访频率取决于初始治疗级别、治疗的反应性和患者自我管理能力。通常起始治疗后每 2～4 周需复诊,以后每 1～3 月随访 1 次。如发生急性发作则 1 周内需要复诊。

1.升级治疗

当目前级别的治疗方案不能控制哮喘[症状持续和(或)发生急性发作],应给予升级治疗,选择更高级别的治疗方案直至哮喘达到控制为止。升级治疗前需排除和纠正下列影响哮喘控制的因素:①药物吸入方法不正确;②依从性差;③持续暴露于刺激因素(如变应原、烟草、空气污染、β 受体阻滞剂或非甾体消炎药等);④存在合并症所致呼吸道症状及影响生活质量;⑤哮喘诊断错误等。

哮喘的升级治疗分为以下三种方式:

(1)持久升级治疗:适用于在当前治疗级别不能取得控制的哮喘患者,且排除了上述影响哮喘控制的因素。推荐选择高一级治疗方案当中的优先选择方案,2～3 个月后进行评估,如疗效不佳,可考虑其他推荐方案。

(2)短程加强治疗:适用于部分哮喘患者出现短期症状加重,如发生病毒性上呼吸道感染或季节性变应原暴露时,可选用增加维持用药剂量 1～2 周的方法。

(3)日常调整治疗:用于使用布地奈德/福莫特罗或倍氯米松/福莫特罗同时作为维持治疗和缓解治疗的哮喘患者,可在布地奈德/福莫特罗或倍氯米松/福莫特罗每天维持用药的基础上,根据患者哮喘症状情况按需增加布地奈德/福莫特罗或倍氯米松/福莫特罗的用量作为缓解用药治疗。

2.降级治疗

当哮喘症状得到控制并维持至少3个月，且肺功能恢复并维持平稳状态，可考虑降级治疗。关于降级的最佳时机、顺序、剂量等方面的研究甚少，降级方法则因人而异，主要依据患者目前治疗情况、风险因素、个人偏好等。如降级过度或过快，即使症状控制良好的患者，其发生哮喘急性发作的风险也会增加。完全停用ICS有可能增加急性发作的风险，激素减量时气道高反应性和痰嗜酸性粒细胞计数可预测症状失控的风险。

降级治疗原则：①哮喘症状控制且肺功能稳定3个月以上，可考虑降级治疗。如存在急性发作的危险因素，如SABA用量每月＞1支(200喷/支)、依从性或吸入技术差、FEV_1＜60%预计值、吸烟或暴露于变应原、痰或血嗜酸性粒细胞高、存在合并症(鼻窦炎、肥胖)或有重大心理或社会经济问题或存在固定性气流受限等，一般不推荐降级治疗。确需降级也应在严密的监督和管理下进行。②降级治疗应选择适当时机，需避开患者呼吸道感染、妊娠、旅行期等。③每3个月减少ICS剂量25%～50%通常是安全可行的。④每一次降级治疗都应视为一次试验，有可能失败，需要密切观察症状控制情况、PEF变化、危险因素等，并按期随访，根据症状控制及急性发作的频率进行评估，并告知患者一旦症状恶化，需恢复到原来的治疗方案。

推荐的药物减量方案的选择通常是首先减少激素用量(口服或吸入)，再减少使用次数(由每天2次减至每天1次)，然后再减去与激素合用的控制药物，以最低剂量ICS维持治疗直到最终停止治疗。

六、哮喘急性发作期的处理

哮喘急性发作是指患者喘息、气急、胸闷、咳嗽等症状在短时间内出现或迅速加重，肺功能恶化，需要给予额外的缓解药物进行治疗的情况。哮喘发作的常见诱因有接触变应原、各种理化刺激物或上呼吸道感染等，部分哮喘发作也可以在无明显诱因的情况下发生。哮喘发作多见于治疗依从性差、控制不佳的患者，但也可见于控制良好的患者。哮喘发作的程度轻重不一，病情发展的速度也有不同，可以在数小时或数天内出现，偶尔可在数分钟内危及生命。识别具有哮喘相关死亡高危因素的患者非常重要，包括：①曾经有过气管插管和机械通气濒于致死性哮喘的病史；②在过去1年中因为哮喘而住院或急诊；③正在使用或最近刚刚停用口服激素；④目前未使用吸入激素；⑤过分依赖SABA，特别是每月使用沙丁胺醇(或等效药物)超过1支的患者；⑥有心理疾病或社会心理问题，包括使用镇静剂；⑦对哮喘治疗计划不依从；⑧有食物过敏史。

哮喘发作的治疗取决于哮喘加重的严重程度以及对治疗的反应。治疗的目的在于尽快缓解症状、解除气流受限和改善低氧血症，同时还需要制订长期治疗方案以预防再次急性发作。

(一)轻中度哮喘发作的处理

1.家庭自我处理

轻度和部分中度急性发作的哮喘患者，如果掌握了必要的疾病知识和应对技巧，有一定的自我管理经验，可以在家庭中进行自我处理。若在家中自我处理后症状无明显缓解或者症状持续加重，应立即至医疗机构就诊。SABA 是缓解哮喘症状最有效的药物，可以根据病情轻重每次使用 2～4 喷，直到症状缓解，同时增加控制药物如 ICS 的剂量。增加的 ICS 剂量至少是基础剂量的两倍。如果基础治疗是含有福莫特罗的联合制剂如布地奈德/福莫特罗，则可以直接加吸布地奈德/福莫特罗 160μg/4.5μg 1～2 吸，但一次给药不能超过 6 吸，每天的最大剂量不能超过 12 吸。

口服激素的使用：经上述治疗 2～3 天后症状缓解不明显或继续加重或患者既往有突发重症哮喘急性发作史，应口服激素（泼尼松龙 0.5～1mg/kg 或等效剂量的其他口服激素）5～7 天。

2.急诊和住院处理

反复使用吸入性 SABA 是基础治疗措施。在第 1 小时可每 20 分钟吸入 4～10 喷。随后根据治疗反应，轻度急性发作可调整为每 3～4 小时吸入 2～4 喷，中度急性发作每 1～2 小时重复吸入 6～10 喷 SABA。

口服激素治疗：对 SABA 初始治疗反应不佳或在控制性治疗基础上发生的急性发作的患者。推荐使用泼尼松龙 0.5～1mg/kg 或等效剂量的其他全身激素口服 5～7 天。症状减轻后迅速减量或完全停药。

吸入激素：在急性发作早期增加 ICS 剂量（2～4 倍基础剂量），疗效优于单用支气管扩张剂，能降低需要住院治疗率和口服激素的使用率。

（二）中重度急性加重的处理

中重度急性加重的患者在自我处理的同时应尽快到医院就诊。经急诊室处理 2～3 天症状改善不佳应及时收入院。已经发生呼吸衰竭的患者应直接收入重症监护病房（ICU）。

1.支气管舒张剂的应用治疗

可用压力定量气雾剂经储雾器给予 SABA 或使用 SABA 雾化溶液经喷射雾化装置给药。两种给药方法改善症状和肺功能的作用相似。初始治疗既可间断（每 20 分钟）也可连续雾化给药，症状缓解后可以每 4 小时给药 1 次。短效抗胆碱能药物（SAMA）仅推荐用于急性重症哮喘或经 SABA 治疗效果不佳的患者。成人哮喘急性发作时，在 SABA 治疗的基础上联合氨茶碱并无额外的治疗作用。对规律服用茶碱缓释制剂的患者，静脉使用茶碱应尽可能监测茶碱血药浓度。伴有过敏性休克和血管性水肿的哮喘可以肌内注射肾上腺素治疗，但一般的哮喘急性加重不推荐使用。

2.糖皮质激素

中重度哮喘急性发作应尽早使用全身激素，特别是对 SABA 初始治疗反应不佳或疗效不能维持，以及在口服激素基础上仍然出现急性发作的患者。首选口服给药，推荐用法：泼尼松龙 0.5～1.0mg/kg 或等效的其他激素。严重的急性发作患者或不宜口服激素的患者，可以静脉给药。推荐用法：甲泼尼龙 80～160mg/d 或氢化可的松 400～1000mg/d 分次给药。静脉给药和口服给药的序贯疗法可减少激素用量和不良反应，如静脉使用激素 2～3 天，继之以口服激素 3～5 天。

对全身使用激素有禁忌的患者，如胃十二指肠溃疡、糖尿病等患者可以采用激素的雾化溶液雾化给药。大剂量雾化吸入激素可以部分替代全身激素。雾化吸入激素的患者耐受性良好，可以减少全身激素的不良反应发生。

3.氧疗

对有低氧血症（氧饱和度＜90％）和呼吸困难的患者可给予控制性氧疗，使患者的氧饱和度维持在93％～95％。

4.其他药物

对于重度急性发作或对初始治疗反应不良者，可考虑静脉应用硫酸镁制剂。白三烯受体拮抗剂治疗急性哮喘的作用有待评估。哮喘急性加重期需要严格避免镇静剂的使用，因为大多数抗焦虑、镇静催眠药物均有呼吸抑制作用。大多数哮喘急性发作并非由细菌感染引起，应严格控制抗菌药物使用指征，除非有明确的细菌感染的证据，如发热、脓痰或肺炎的影像学依据等。

5.机械通气

急性重度和危重哮喘患者经过上述药物治疗，临床症状和肺功能无改善甚至继续恶化，应及时给予机械通气治疗，其指征主要包括：意识改变、呼吸肌疲劳、$PaCO_2 \geqslant 45mmHg$ 等。可先采用经鼻（面）罩无创机械通气，若无创通气无效应尽早行气管插管有创机械通气。哮喘急性发作患者机械通气时需要较高的吸气压，可使用适当水平的呼气末正压（PEEP）治疗。如果需要过高的气道峰压和平台压才能维持正常通气容积，可试用允许性高碳酸血症通气策略以减少呼吸机相关性肺损伤。

6.治疗评估和后续处理

经初始足量的支气管扩张剂和激素治疗后，如果病情继续恶化需要进行再评估，考虑是否需要转入ICU治疗。初始治疗症状显著改善，PEF或FEV_1占预计值％恢复到个人最佳值60％以上者可回家继续治疗，PEF或FEV_1为40％～60％预计值者可以在监护下回家庭或社区继续治疗，治疗前PEF或FEV_1＜25％预计值或治疗后＜40％预计值者应入院治疗。在出院时应当为患者制定详细的治疗计划，审核患者是否正确使用药物、吸入装置和峰流速仪，找出急性发作的诱因并去除诱因或避免接触过敏原。严重的哮喘急性发作意味着过去的控制治疗方案不能有效地预防哮喘加重，需要调整治疗方案。凡是有过急性发作的哮喘均需密切监护、定期随访，并进行严格的管理和教育。

七、哮喘的管理和预防

尽管哮喘尚不能根治，但通过有效的管理，通常可以使哮喘病情得到满意控制。哮喘管理的长期目标是：①达到良好的症状控制并维持正常活动水平；②最大程度降低急性发作、固定性气流受限和不良反应的未来风险。在与患者制订哮喘管理的共同目标时，要考虑到不同的医疗体系、药物的可及性、文化差异和个人喜好等因素。

建立医患之间的合作关系（伙伴关系）是实现有效的哮喘管理的首要措施。医务人员与哮喘患者或其家人建立良好的合作关系，有助于患者获得疾病知识、自信和技能，在哮喘管理中发挥主要作用。应鼓励患者参与治疗决策，表达他们的期望和关心的问题。合作关系的模式还要因人而异；种族、文化程度、卫生知识、对哮喘疾病和药物的认识，以及医疗体系等，都可能影响患者进行自我管理的意愿和能力。

患者教育是患者长期管理的核心环节，其主要内容包括：①哮喘常识传授：哮喘常识教育的内容包括哮喘的诊断、基本治疗原则、缓解药物与控制药物的差别、潜在的药物不良反应、预防症状及急性发作、如何认识哮喘恶化，应该采取什么措施、何时/如何寻求医疗服务、管理并发症。②提高患者治疗依从性：依从性高低与哮喘的转归密切相关，依从性提高可显著提高哮喘控制水平。需要判断患者依从性状态，分析导致患者依从性差的原因，根据存在的问题制定针对性的解决方案，以提高其依从性。③正确使用吸入装置技巧的培训：为确保有效使用吸入装置，要基于不同药物、不同患者和花费选择适合的吸入装置，反复对患者进行吸入技术教育可提高正确使用率。④由医护人员指导的哮喘自我管理培训：由健康教育团队（包括医生、药师和护士）有效指导的哮喘自我管理可大大降低哮喘的致残率，能减少 1/3～2/3 的哮喘相关住院率、急诊就诊和非预期就医、误工/误学时间及夜间憋醒等。哮喘行动计划有助于提高哮喘控制率。书面的哮喘行动计划由医生帮助患者制订，包括自我监测、对治疗方案和哮喘控制水平进行周期性评估、在症状和峰流速（PEF）提示哮喘控制水平变化时如何及时调整治疗方案以达到并维持哮喘控制，以及如何及时接受治疗等。⑤病情自我监测和管理：控制哮喘的关键环节是患者的自我管理。正确使用峰流速仪和准确记录哮喘日记是哮喘患者自我管理的重要内容之一，可有效地预防和减少哮喘发作的次数。

哮喘的预防：哮喘是由内因（遗传）和外因（环境）共同作用所致，多种环境因素包括生物因素和社会因素，可能对哮喘发生起重要作用，如营养、过敏原、污染（特别是环境中的烟草）、微生物和社会心理因素等。遗传和环境的相互作用可以发生在生命早期甚至胎儿期，在孕期或生命早期可能存在环境因素影响哮喘发生的“时机窗”。母乳喂养能降低儿童喘息发生，但是否能够预防哮喘发病尚无充分的证据。多项研究结果提示，孕期进食富含维生素 D 和维生素 E 的食物，可以降低儿童喘息的发生。婴儿期避免过敏原暴露可以预防童年哮喘和过敏症发生，预防作用可以持续到成年。乙酰氨基酚可能与成人和儿童哮喘相关，孕妇口服对乙酰氨基酚可导致后代哮喘增加。孕妇吸烟是产前烟草暴露最常见和直接的途径，产前烟草暴露对年幼儿影响大，而产后母亲吸烟与年长儿的哮喘发生相关。控制相关的暴露因素有可能降低易感个体罹患哮喘的风险。

第三章　肺血管疾病

第一节　肺水肿

肺水肿是各种原因导致的肺血管外液体增多甚至渗入肺泡内而引起的生理功能紊乱。

一、病因和发病机制

1.高压性肺水肿

又称为心源性肺水肿、高静水压性肺水肿或继发性肺水肿，是微血管屏障正常时发生的肺水肿，因此，也称之为屏障功能正常的肺水肿。

(1)心源性肺水肿：充血性心力衰竭是高压性肺水肿最常见的病因。①常见的原因有左心功能不全(如急性心肌梗死、心律失常、心肌病、缩窄性心包炎、主动脉瓣狭窄或关闭不全、二尖瓣关闭不全、腱索或室间隔破裂及体循环高血压)。②左心室流出道梗阻(如二尖瓣狭窄、左心室黏液瘤)。③左心房压力及肺微血管压力因容量负荷加重而升高，导致肺血管床过度灌注，引起液体滤过量超过淋巴系统清除能力。

(2)高原肺水肿：是指高海拔地区发生的肺水肿，易发生在 3000m 以上的高原，过量运动或劳动为诱发因素，多见于 25 岁以下的年轻人。发病机制尚不清楚，可能与缺氧性肺血管收缩有关。

(3)气道阻塞所致的肺水肿：发生在上呼吸道阻塞，如喉痉挛、气管插管阻塞、吸入异物及自缢或绞刑等。气道阻塞时需要用力吸气，产生很大的胸腔负压，可致微血管旁静水压降低，促使液体滤入肺泡。

(4)复张性肺水肿：胸腔穿刺排气或抽液速度过快、量过多时，可骤然加大胸腔负压，降低微血管周围静水压，增加滤过压力差而引起。

2.高通透性肺水肿

由肺血管内皮屏障对液体和蛋白质的通透性增加所致。又称为非心源性或原发性肺水肿，由此导致的临床综合征称为急性肺损伤或急性呼吸窘迫综合征(ALI 或 ARDS)。

原因：①感染、脓毒血症和炎症反应(特别是革兰阴性杆菌败血症和出血性胰腺炎)可损害毛细血管内皮和肺泡上皮，增加通透性引起肺水肿。②吸入有害气体、化学物质以及高浓度氧气，吸入淡水(溺水)，高温(大火、爆炸引起的肺实质灼伤)和机械性损伤(肺挫裂伤)等理化因素可直接引起肺损伤，导致肺血管通透性增加，引起肺水肿。③血浆胶体渗透压降低(如肝、肾疾病)可引起低蛋白血症,常伴有微血管周围的胶体渗透压下降,很少产生肺水肿。只有同时伴有微血管内静水压力升高时,才诱发肺水肿。

肺淋巴回流障碍可诱发肺间质甚至肺泡水肿。

二、临床表现

1.高压性肺水肿

通常由心力衰竭引起,多伴有心脏病史。

(1)肺水肿间质期:症状常有咳嗽、胸闷、轻度呼吸急促、劳力性呼吸困难及夜间阵发性呼吸困难。肺底可闻及细小湿啰音或哮鸣音,无发绀或轻度发绀,相关心脏病体征,PaO_2 和 $PaCO_2$ 均轻度降低,本期易漏诊。

(2)肺泡水肿期:表现为面色苍白,发绀,严重呼吸困难,咳大量白色或血性泡沫痰,两肺满布湿啰音。血气分析提示低氧血症加重,甚至出现 CO_2 潴留和混合性酸中毒。晚期出现低血压、休克、心率快及少尿等情况。

2.高通透性肺水肿

有或无心脏病史。ALI 或 ARDS 临床表现可以差别很大,取决于潜在疾病和受累器官的数目与类型,而不取决于正在发生的肺损伤。

(1)急性肺损伤:病因可从患者的暴露史(有毒气体或化学物质、药物、溺水、创伤及高海拔)及临床疾病(脓毒血症、肺炎、误吸及胰腺炎)中获得提示。

(2)呼吸窘迫:ALI/ARDS 主要表现为气急和呼吸次数增加,多在 25～50 次/分,甚至伴有吸气时鼻翼翕动或“三凹征”等呼吸困难体征。

三、诊断

1.诊断要点

①有引起肺水肿的基础疾病或病史。②起病急、进展快。③常有咳嗽、胸闷,呼吸困难甚至发绀,严重者咳大量白色或血性泡沫痰,两肺满布湿啰音;晚期出现低血压、休克。④X 线片提示肺淤血。

2.胸部影像学检查

X 线平片是诊断肺水肿最实用的方法,无创,廉价方便,但对于早期肺水肿不敏感,且不能鉴别高压性肺水肿和高通透性肺水肿。

(1)肺水肿前期:双上肺纹理增粗增多,肺门影模糊增大。

(2)肺间质水肿期:①肺纹理和肺门阴影边缘模糊。②肺血流重新分布现象,即由正常时上肺血管比下肺血管细变为上肺野血管增粗。③支气管“袖口征”,支气管轴位投影可见管壁环形厚度增宽,边缘模糊,称为“袖口征”。④间隔线阴影,其病理基础是小叶间隔水肿。可分为 KerleyA、B、C 线,以 B 线最常见,长度$<$2cm,与胸膜垂直。⑤胸膜下水肿,类似胸膜增厚,不随体位改变而变化。叶间胸膜下水肿表现为叶间裂增厚。⑥常合并心影增大,可有少量胸腔积液。

(3)肺泡性肺水肿:①肺泡实变阴影,早期呈结节状阴影,0.5～1cm 大小,边缘模糊,很快融合成斑片或大片状阴影,有含气支气管影像,密度均匀。②分布和形态呈多样性,可呈中央型、弥漫型和局限型。中央型表现为两肺中内带对称分布的大片状阴影,肺门区密度较高,形如蝶翼称为蝶翼征。局限型,可见于一侧或一叶,多见于右侧。除片状阴影外,还可呈一个或数个较大的圆形阴影,轮廓清楚,似肿瘤改变。③肺水肿最初发生在肺下部、内侧及后部,很快向肺上部、外侧及前部发展,病变常在数小时内有显著变化。④胸腔积液较常见,多为少量积液,呈双侧性。⑤心影增大。

3.血气分析

早期常见低氧低碳酸血症,肺泡水肿期低氧血症加重,甚至出现二氧化碳潴留。

4.肺功能

肺顺应性下降,弥散功能下降,小气道闭合容积可能增加。

5.血流动力学监测

可用来鉴别肺水肿的病因,心源性肺水肿肺毛细血管楔压＞15mmHg,5～10mmHg 为非心源性肺水肿,并可指导补液。但测量肺血管压力的检查昂贵且有创伤性,可能伴有并发症或病死率增加。

四、鉴别诊断

(1)与其他引起喘息的疾病鉴别,如支气管哮喘、慢性阻塞性肺疾病。

(2)与其他引起劳力性呼吸困难的疾病鉴别,如肺栓塞、肺动脉高压。

(3)两种肺水肿的鉴别诊断:根据病史、症状、体征和 X 线表现常可对高压性肺水肿和高通透性肺水肿做出明确诊断。

五、治疗

(一)治疗原则

针对病因治疗;呼吸支持以纠正低氧血症;改善心脏功能、减少循环血量;减少血管渗出,促进水肿消散;预防肺栓塞。

(二)治疗方法

1.病因治疗

病因的治疗是最重要的措施之一,有气道梗阻的患者应立即解除气道梗阻,纠正低氧血症;毒气吸入者需立即停止接触毒物并给予解毒素;使用药物引起肺水肿者应立即停止使用可疑药物,输液速度过快者立即停止或减慢速度,患者无血容量减少的情况下可考虑使用利尿剂减轻肺水肿,尿毒症患者需透析治疗,感染诱发者立即应用恰当抗生素,毒气吸入者立即脱离现场并给予解毒素,麻醉剂过量摄入者立即予以洗胃和对抗药。

2.体位

患者需固定特殊体位,若患者出现口腔或鼻腔有水肿液喷出时需采取侧卧位;若出现意识丧失或心源性休克时,需将患者固定于仰卧位。

3.氧疗

肺水肿患者持续低氧血症通常需要吸入较高浓度氧气才能改善,最好用湿化器内置75%~95%酒精或10%硅酮有助于消除泡沫。

4.吗啡

可减轻焦虑,还可通过中枢性交感抑制作用降低周围血管阻力,舒张呼吸道平滑肌,改善通气,减少呼吸运动的能量消耗。对心源性肺水肿效果最好,但禁用于休克、呼吸抑制和慢阻肺合并肺水肿者,每剂5~10mg皮下或静脉注射。

5.强心剂

主要适用于快速心房颤动或心房扑动诱发的肺水肿。两周内未使用过洋地黄类药物者,可用毒毛花苷K 0.25mg或毛花苷丙0.4~0.8mg溶于葡萄糖内缓慢静脉注射。对于心源性休克或高容量状态下收缩压<90mmHg时,也可选用多巴酚丁胺、多巴胺等β受体激动剂和米力农、依诺昔酮等磷酸二酯酶抑制剂。

6.利尿剂

可迅速利尿,减少循环血量、减轻循环血量、减轻心脏负荷,升高血浆胶体渗透压,减少微血管滤过液体量,并有一定的扩血管效果。但对于血容量不足者不宜使用,且若无明显液体超负荷的情况应避免使用本药。呋塞米20~80mg静脉推注,对静脉注射呋塞米反应不明显的容量超负荷患者,也可使用螺内酯25~50mg口服。

7.血管舒张剂

对肺水肿有效的血管舒张剂分别是静脉舒张剂、动脉舒张剂和混合舒张剂。静脉舒张剂代表药物为硝酸甘油,以10~15μg/mL的速度静脉给药,每3~5分钟增加5~10μg的剂量直到平均动脉压下降(通常>20mmHg)、肺血管压力达到一定的标准、减轻难以忍受的头痛或心绞痛。混合性舒张剂为硝普钠,通常以10μg/min的速度静脉给药,每3~5分钟增加5~10μg的剂量直到达到理想效果。动脉舒张压不应小于60mmHg,收缩压峰值应该高于100mmHg,多数患者在50~100μg/min剂量时可以获得理想的效果。

8.β_2受体激动剂

雾化吸入长、短效β_2受体激动剂,如特布他林或沙美特罗可能有助于预防肺水肿或加速肺水肿的吸收和消散。

9.肾上腺皮质激素

能减轻炎症反应和微血管通透性,促进表面活性物质合成,增强心肌收缩力和降低外周血管通透性和稳定溶酶体膜。可应用于高原型肺水肿、中毒性肺水肿和心肌炎合并肺水肿。通常用地塞米松20~40mg/d或氢化可的松400~800mg/d静脉滴注连续2~3天。使用时需注意其不良反应,且不适合长期应用。

10.低分子量肝素

早期使用伊诺肝素可预防可能出现的静脉血栓栓塞,每天皮下注射40mg。

11.减少肺循环血量

患者取坐位,双腿下垂或四肢扎缚静脉止血带,每20分钟轮番放松肢体5分钟,可减少静脉回心血量。适用于输液超负荷或心源性肺水肿,禁用于休克和贫血患者。

12.机械通气

出现低氧血症和(或)CO_2潴留时,可经面罩或人工气道机械通气,辅以3～10cmH_2O呼气末正压。但SBP<90mmHg、意识模糊或休克者慎用。

(三)预后

非心源性肺水肿病因病情不同预后差异大。而心源性者其病情变化尤其快,预后因原发病及治疗情况不同而异。

第二节　肺血栓栓塞症

肺血栓栓塞症(PTE)为来自静脉系统或右心的血栓阻塞肺动脉或其分支所致疾病,以肺循环和呼吸功能障碍为其主要临床和病理生理特征,因PTE是PE最常见的类型,占PE中的99%以上,故通常所称的PE即指PTE。肺动脉发生栓塞后,若其支配区的肺组织因血流受阻或中断而发生坏死,称为肺梗死(PI)。深静脉血栓(DVT)是引起PTE的主要血栓来源,DVT多发于下肢或骨盆深静脉,脱落后随血流循环进入肺动脉及其分支,PTE常为DVT的合并症。由于PTE与DVT在发病机制上存在相互关联,是同一疾病病程中两个不同阶段的临床表现,因此统称为静脉血栓栓塞症(VTE)。

急性PTE造成肺动脉较广泛阻塞时,可引起肺动脉高压,至一定程度导致右心失代偿、右心扩大,出现急性肺源性心脏病。未经合理治疗的急性PTE死亡率高达25%～33%,合理治疗后则可降到2%～8%。急性PTE后血栓不能完全溶解或者是DVT反复脱落继发反复多次栓塞肺动脉,可能发展为慢性血栓栓塞性肺动脉高压(CTEPH)。

一、发病机制与危险因素

DVT和PTE具有共同的危险因素,即VTE的危险因素。早在1856年Vichow就提出静脉血栓形成三要素:静脉血液瘀滞、血液高凝状态和静脉系统内皮损伤,任何可以导致上述三种状态的因素,均是VTE的危险因素,这些因素包括遗传性(原发性)和获得性(继发性)两类(表3-2-1)。

表3-2-1　VTE的危险因素

先天性因素	获得性外科因素	获得性内科因素
蛋白C缺乏	30分钟以上全身麻醉的大型	既往VTE病史
蛋白S缺乏	胸部、腹部及颅脑手术	高龄(>60岁)
抗凝血酶缺乏	髋关节置换术	恶性肿瘤
V因子Leiden突变	膝关节置换术	充血性心力衰竭
凝血酶原G20210A变异	膝关节镜手术	心肌梗死
高同型半胱氨酸血症	下肢骨折	严重的肺部疾病

续表

先天性因素	获得性外科因素	获得性内科因素
异常纤维蛋白原血症	严重创伤	脑卒中
家族性纤溶酶原缺乏	开放性前列腺切除术	肾病综合征
血栓调节因子异常	脊髓损伤	雌激素替代治疗
抗磷脂抗体综合征	中心静脉置管	辅助生育治疗
纤溶酶原激活物抑制因子过量	介入检查及治疗	妊娠和产褥期
Ⅻ因子缺乏		肥胖
		下肢静脉曲张
		长期制动
		狼疮抗凝物
		炎症性肠病
		阵发性睡眠性血红蛋白尿症
		骨髓异常增生综合征
		贝赫切特综合征

1.VTE 的遗传性危险因素

西方人群中，最常见的遗传性危险因素为Ⅴ因子 Leiden 突变和凝血酶原基因 G20210A 变异。在我国人群中，蛋白 S 缺乏是 VTE 发生最常见的遗传性危险因素，据北京协和医院报告，发生率为 14.9%，男女均可发病。此外在我国还可见蛋白 C 基因、抗凝血酶基因突变等引起的 VTE。最近的研究表明，β_2 肾上腺素能受体（ADRB2）、脂蛋白酯酶（LPL）基因多态性、纤维蛋白原 Thr312Ala 及 G-455A 多态性、亚甲基四氢叶酸还原酶（MTHFR）C677T 及 A1298C 多态性可能与 VTE 发生相关。

2.VTE 的获得性危险因素

VTE 的获得性危险因素主要来自于创伤、外科手术和某些内科疾病，因此 VTE 最常见于近期手术或因严重疾病住院的患者。主要的获得性危险因素如表 3-2-1 所示。年龄是独立的危险因素，随着年龄的增长，DVT 和 PTE 的发病率逐渐增高。

上述危险因素既可以单独存在，也可以同时存在、协同作用，并且不同危险因素具有的风险程度也不相同，所以应对患者进行个体化的风险评估。近年来逐渐提倡运用个体化的风险评估量表预测评估患者的 VTE 风险，如适用于外科手术患者的 Caprini 量表、Roger 量表，以及适用于内科住院患者的 Padua 量表等，量化的风险因素评估结果有利于指导预防干预措施的种类和强度。临床上对于存在危险因素，特别是同时存在多种危险因素的病例，应加强预防和及时识别 DVT 和 PTE 的意识。

二、病理和病理生理

急性 PTE 的病理生理改变取决于肺动脉内血栓在纤溶系统作用下溶解、移位、机化和血流再通的结果，而患者的基础心肺功能和神经体液反应对发病过程也有重要影响。PTE后在栓塞部位继发血栓形成可能也参与发病过程。肺栓塞的转归是血栓溶解或肺梗死，也可能因休克病情严重而死亡或产生CTEPH或复发性PTE。

1.急性PTE血栓栓子的来源

引起PTE的血栓可以来源于下腔静脉径路、上腔静脉径路或右心腔，其中大部分来源于下肢深静脉，特别是从腘静脉上端到髂静脉段的下肢近端深静脉（占50%～90%）。局限于小腿的DVT大部分血栓较小，可自溶或退缩使血流再通，因此很少因血栓脱落发生有临床意义的PTE，但如不进行治疗，33%有症状的小腿DVT血栓可增大并顺流向上延伸至腘静脉、髂静脉甚至下腔静脉，引起下肢近端DVT。下肢近端DVT的血栓较大，很少自行发生完全溶解，因此容易使静脉管腔狭窄，局部血流停止形成新血栓，突入管腔内较大不稳定的新鲜血栓如不治疗，约50%可因血流冲击或下肢活动挤压脱落发生有症状的急性PTE。DVT未完全溶解的血栓，发生机化可引起静脉管腔狭窄或闭塞和静脉瓣功能不全，从而发生血栓栓塞后综合征或复发性VTE。盆腔静脉丛亦是血栓的重要来源。颈内和锁骨下静脉内插入、留置导管和静脉内化疗，使来源于上腔静脉径路的血栓较以前增多。右心腔来源的血栓所占比例较小。下肢浅静脉血栓因常伴静脉管壁炎变增厚，血栓与管壁紧贴不易脱落，很少发生PTE。

2.急性PTE对循环功能的影响

血栓栓子堵塞肺动脉及其分支后，通过机械阻塞作用，加之神经体液因素和低氧引起的肺动脉收缩，导致肺循环阻力增加、肺动脉压力升高。

肺循环阻力升高是影响循环的始动因素。早期，通过右心室做功和交感兴奋可维持血流动力学相对稳定。随着肺动脉阻力的进一步增加，右心室后负荷增大，做功增加，右室扩大。右心衰竭发生与肺动脉阻塞程度和患者是否存在基础心肺疾病有关，当肺循环阻力显著增加，在右心室收缩压＞50mmHg才能维持足够心排血量时，可迅速导致右心室扩大和运动幅度降低、右心排血量下降，发生急性肺源性心脏病。右心扩大导致室间隔左移，由于心包的限制，使舒张末期容积减少和左心室舒张期充盈功能减弱，而右心排血量下降，左心充盈减少，使心搏量下降，其结果是体循环低血压或休克；主动脉低血压和右心房压升高，使冠状动脉灌注压下降，而同时存在的右心室室壁张力升高，导致右冠状动脉血流量进一步减少，特别是右心室内膜下心肌处于低灌注状态，加之PTE时右心室心肌耗氧增加，可出现心肌缺血，诱发心绞痛，甚至心肌梗死。心排血量的急剧降低使大脑血流灌注减少，可引起晕厥。

在一些特殊情况下，如存在解剖性右向左分流性疾病的患者（如房室间隔缺损、卵圆孔未闭等）或平时无右向左分流的患者，当PTE导致右心房压力明显升高时，生理性闭合的卵圆孔重新开放，此时静脉系统的血栓可进入体循环，并引起体循环重要脏器如心、脑、肾等发生栓塞，称为矛盾性PTE。

若急性PTE后肺动脉内血栓未完全溶解或在DVT反复脱落的基础上继发反复多次肺动脉栓塞，导致肺循环阻力和压力持续或进行性升高，可形成慢性血栓栓塞性肺动脉高压（CTEPH），继而出现右心室代偿性肥厚和右心衰竭，发生慢性肺源性心脏病。

3.急性PTE对呼吸功能的影响

(1)肺泡无效腔增大：血栓阻塞肺动脉时，导致相应肺组织血流显著减少，通气血流比值严重失调，无效腔增大，呼出气二氧化碳浓度降低，出现不同程度的低氧血症。

(2)通气异常：血栓释放的炎症介质 TXA2、内皮素、5-HT、组胺、缓激肽和血小板活化因子(PAF)等均可以诱发支气管痉挛。无效腔增大导致的呼出气二氧化碳浓度降低也可诱发气道痉挛。为了满足机体代谢需求，分钟通气量增大，以排除足够的二氧化碳，临床上出现低碳酸血症。呼吸功增加，加重呼吸困难。

(3)V/Q 比例失调和低氧血症：上述肺泡无效腔增大和通气异常改变，加上右房压升高可引起功能性闭合的卵圆孔开放，产生心内右向左分流，同时由于肺内原闭合的血管直接通路开放，产生肺内右向左分流，均可导致通气比例失调，引起肺泡动脉血氧分压差增大、低氧血症、代偿性过度通气(低碳酸血症)，甚至呼吸功能不全。

(4)肺不张：肺栓塞时出现的病变区域血流量减少，合并低氧血症，致使肺泡Ⅱ型上皮细胞产生的肺泡表面活性物质减少。同时由于多种炎症介质的释放导致肺毛细血管通透性增加，引起肺泡水肿。这些都加剧了肺萎陷和肺不张的产生，由于通透性增加，可以出现出血性肺不张，此时肺组织并未坏死，当血流恢复后局部组织可以完全恢复正常的形态和功能，区别于肺梗死的不可逆性。

(5)肺梗死：肺组织通过肺动脉、支气管动脉双重循环以及广泛的侧支循环代偿，外加氧气由肺泡内直接弥散至肺组织，因此具有多重氧供，所以肺组织不易发生梗死。但是合并严重的心肺疾病多重氧供受到影响导致肺组织缺血梗死(发生率<15%)。梗死的肺组织，多位于肺周，肉眼观呈暗红色，多呈尖端指向肺门的楔形。

(6)胸腔积液：肺梗死若累及胸膜，可出现胸腔积液，原因主要是肺梗死局部肺组织中的血管活性物质及其他炎性介质的作用可波及胸膜，使其出现充血、血肿，同时血管通透性增加，胸膜渗出，产生胸腔积液。在局部炎症反应的基础上，右心功能不全、体循环淤血导致血管内静水压升高，使胸腔积液进一步加重。

急性 PTE 所致病情的严重程度并不一定与栓塞面积成正比，而是以上病理生理机制的综合作用。栓子的大小和数量、多个栓子的递次栓塞时间、是否同时存在其他心肺疾病、个体反应的差异及血栓溶解的快慢，对发病过程和预后有重要影响。

三、临床表现

1.PTE 有 5 个基本临床症候群

(1)急性肺源性心脏病。突然发作的呼吸困难，濒死感、发绀、右心功能不全、低血压、肢端湿冷等，常见于突然栓塞 2 个以上肺叶的患者。

(2)出血性肺不张和肺梗死：突然发作的呼吸困难、胸痛、咯血、胸膜摩擦音和胸腔积液。

(3)不能解释的呼吸困难。栓塞面积相对较小，是提示无效腔增加的唯一症状。

(4)慢性血栓栓塞性肺动脉高压。起病缓慢，可有间断发作性呼吸困难，但多较轻或被误诊，发现较晚，主要表现为重症肺动脉高压和右心功能不全，是一种进行性发展的临床类型。

(5)猝死。另外也有少见的矛盾性栓塞和非血栓性肺栓塞，前者多有与肺栓塞同时存在的脑卒中等，由肺动脉高压、卵圆孔开放、静脉栓子达到体循环系统引起；后者可能是由长骨骨折引起的脂肪栓塞综合征或与中心静脉导管有关的空气栓塞。

2.临床 PTE 分型

(1)大面积 PTE:临床上以休克和低血压为主要表现,即体循环压<90mmHg 或较基础值下降幅度≥40mmHg,持续 15 分钟以上,须除外新发的心律失常、低血容量或感染中毒症所致的血压下降。

(2)非大面积 PTE:不符合以上大面积 PTE 标准的患者。此型患者中,一部分人的超声心动图表现有右心室运动功能减弱或临床上表现右心功能不全表现,归为次大面积 PTE 亚型。大面积 PTE 和次大面积 PTE 属于危重症和重症 PTE,临床上一般需要积极采取合理治疗方案进行治疗。

3.肺栓塞的常见症状

(1)呼吸困难:呼吸频率>20 次/分,伴或不伴发绀,是肺栓塞最常见的症状,占 80%~90%,多于栓塞后即刻出现,尤以活动后明显,静息时缓解。有时很快消失,数日或数月后可重复发生,系肺栓塞复发所致,应予重视。呼吸困难可轻可重,特别要重视轻度呼吸困难者。

(2)胸痛:包括胸膜炎性胸痛和心绞痛样胸痛。胸膜炎性胸痛发生率为 40%~70%,程度多为轻到中度,有时胸痛可十分强烈,主要与局部炎性反应程度、胸腔积液量和患者的痛觉敏感性有关系。与患者病情转归并无明显关联,相反胸痛却往往提示栓塞部位比较靠近外周,预后可能较好。心绞痛样胸痛发生率为 4%~12%,发生时间较早,往往在栓塞后迅速出现,严重者可出现心肌梗死样剧烈胸痛,持续不缓解。

(3)咯血:发生率约占 30%。其原因除了肺梗死外,可能更多的是由于出血性肺不张引起。多于栓塞后 24 小时左右出现,量不多,鲜红色,数日后可变成暗红色。慢性栓塞性肺动脉高压患者,可由于支气管黏膜下代偿性扩张的支气管动脉系统血管破裂引起出血。

(4)惊恐:发生率约为 55%,原因不清,可能与胸痛或低氧血症有关。临床上对于有忧虑和呼吸困难者不要轻易诊断为癔症或高通气综合征。

(5)咳嗽:约占 37%,多为干咳或有少量白痰,也可伴有喘息,发生率约 9%。

(6)心悸:发生率为 10%~18%,多于栓塞后即刻出现,主要由快速心律失常引起。

(7)晕厥:占 11%~20%,其中约 30%的患者表现为反复晕厥发作。主要表现为突然发作的一过性意识丧失,多合并有呼吸困难和气促。可伴有晕厥前症状,如头晕、黑蒙、视物旋转等。多数患者在短期内恢复知觉。晕厥往往提示患者预后不良,有晕厥症状的 PTE 患者病死率高达 40%,其中部分患者可发生猝死。

(8)腹痛:肺栓塞有时有腹痛发作,可能与膈肌受刺激或肠缺血有关。

(9)猝死:主要表现为突发严重呼吸困难,极度焦虑和惊恐,濒死感强烈。部分患者在数秒至数分钟内即出现意识丧失,心跳、呼吸停止。

4.体格检查

常有低热,占 43%。可持续 1 周左右,也可发热达 38.5℃以上。70%呼吸频率增快,最高可达 40~50 次/分;19%出现发绀,病变部位叩诊呈浊音;15%可听及哮鸣音和湿啰音,也可闻及肺血管性杂音及胸膜摩擦音;30%~40%出现心动过速,P2 亢进,也可听到右心房性奔马律(24%)和室性奔马律(3%)。可出现颈静脉充盈,肝脏增大,肝颈静脉反流征阳性和下肢水肿。

四、监护

对肺栓塞、肺梗死患者进行循环呼吸监护，这是及时发现和处理病情变化的保证，从而可提高疗效，防止并发症的发生。

1.临床监测

(1)一般生命体征监测：

1)体温：PTE后常有低热，可持续1周左右。约2%的患者体温可大于38.9℃。栓塞继发肺部感染及严重肺梗死或继发肺炎时，可出现高热，应注意体温的观察。

2)呼吸频率：自主呼吸频率是反映病情变化的一个敏感指标。呼吸急促、呼吸频率＞20次/分，是PTE最常见的症状，可随着呼吸困难的缓解而消失，可也作为疗效的监测指标。但观察时，应注意除外神经精神因素的影响，如大面积PTE时，随着意识状态和循环功能的恶化，呼吸频率和幅度均可逐渐减低，但此时呼吸频率减慢非。

3)脉搏：脉搏的快慢、节律是否规则和脉搏的强弱等都可初步判断心功能和循环情况。如心律不齐、血容量不足等均可出现脉搏的快慢、节律和强弱的变化。

4)血压：血压是重要的生命体征之一，血压的测定除采用常规方法外，必要时可行动脉穿刺留置导管，连接压力传感器直接连续监测血压。动脉内留置导管，也便于随时采取标本测定血气。部分PTE患者在栓塞早期血压可一过性升高，但随着神经反射作用的逐渐减弱或消失，血压可恢复正常。大面积PTE患者可出现血压下降、低血压状态，甚至出现休克。

(2)物理检查：在肺栓塞、肺梗死治疗的过程中，应经常检查患者颈静脉充盈、肺部啰音、呼吸音、胸膜摩擦音、心音、心率、心律、肝脏大小、肝颈静脉反流征、下肢水肿和下肢静脉曲张等体征，据此了解病情进展、及时发现病情变化或并发症的发生。

(3)实验室检查：根据病情需要，进行必要的实验室检查，包括血常规、红细胞沉降率、肝肾功能、心肌酶、纤维蛋白原降解产物和D-二聚体等，有助于对病情的掌握。

(4)心电图检查：肺栓塞患者多在发病后数小时出现心电图异常，常于数周内消失，因此要做动态观察。最常见的改变是窦性心动过速，T波倒置和ST段下降。比较有意义的改变是$S_{I}Q_{II}T_{III}$型，需与冠心病心肌缺血或心肌梗死相区别。

(5)影像学检查：是了解患者胸部病情进展的常用检查方法。包括X线胸部平片、胸部CT、CTA、核素肺扫描及超声心动图检查，对观察病情变化和考核疗效有重要价值。

2.血流动力学监测

机体是一个统一协调的整体，气体变换功能的顺利完成，有赖于循环系统的密切配合，因此应充分了解PTE对血流动力学的影响。正确分析各种血流动力学参数，为临床治疗提供正确指导。血压、脉搏、尿量的测定是最基本的血流动力学监测手段。在病情需要及条件具备时，尚可进行更详尽的血流动力学检测。在肺动脉内插入并留置带有4个气腔的漂浮导管，可测得右心房压力、右心室压力、肺动脉压、平均肺动脉压、肺动脉关闭压，脉动脉关闭压(PAOP)也称为肺毛细血管楔压(PCWP)及心输出量等。同时，也可以得到混合静脉血标本，测定出混合静脉血氧分压和血氧饱和度。通过以上测定，又可以进一步计算出氧消耗量、氧输送能力、肺内血液分流率及肺血管阻力等重要参数。

PAOP 近似于左心房压，而左心房压又近似于左心室舒张末期压，因此，PAOP 又与左心室舒张末期容积相关，临床上常用 PAOP 来反映左心室的前负荷，但应注意只有在左心室的顺应性正常或固定不变时 PAOP 才能真正反映左心室前负荷变化。PAOP 对判断肺水肿的原因有很大帮助，因充血性心力衰竭引起的心源性肺水肿，PAOP 明显增高；而因通透性增高引起的肺水肿，PAOP 并不增高。如血压偏低时，PAOP＜7.5mmHg，是补充血容量的指征；如无血压下降趋势，PAOP＞15～19mmHg 则为应用利尿剂的指征。

混合静脉血的氧分压或血氧饱和度，能较好地反映组织器官的氧合情况。

CVP 主要用来反映右心室的充盈，然而右心室的前负荷是由舒张末期容量决定的，因此孤立的 CVP 值不能反映心室的顺应性。由于心脏顺应性个体差异很大，且同一患者不同时间也不一样，因此 CVP 的动态变化比绝对值更有用。

3.气体交换功能的监测

(1)血氧分压的监测：

1)动脉血氧分压(PaO_2)的监测：PaO_2 是在动脉血液中以物理状态存在的 O_2 的压力，其大小与年龄及体位有关：坐位 PaO_2(mmHg)＝104.2－0.27×年龄(岁)；卧位 PaO_2(mmHg)＝103.5－0.42×年龄(岁)。PaO_2 是反映动脉血氧合程度的指标，但不能说明动脉的氧含量，PaO_2 受肺通气量、血流量、V/O 比值、心排血量、混合静脉血氧分压、组织耗氧量和吸氧浓度等多因素影响。最常用的监测方法为动脉采血进行血气分析，其缺点为不能连续动态监测。而且该方法为创伤性，反复动脉穿刺易造成局部血肿。近年来，有人采用动脉内留置导管，以便于随时采取标本，同时还可连续监测血压，但有一定的并发症，在我国还较少用。

2)动脉血氧饱和度(SaO_2)的监测：SaO_2 反映血红蛋白和氧结合的程度和机体的氧合状态，受 PaO_2 和氧解离曲线的影响。目前监测 SaO_2 有两种方法：其一是采取动脉血标本经血气分析仪测出；其二是用测氧仪通过红外线来测定氧合血红蛋白含量。测氧仪测得的氧饱和度与血分析测得的动脉血氧饱和度相关性较好，绝对值也十分接近，但随动脉氧分压改变而略有变化，可用公式表示：

测氧仪测得值＝100.8%SaO_2　(PaO_2＞80mmHg)

＝101.9%SaO_2　(80mmHg＞PaO_2＞60mmHg)

＝103.3%SaO_2　(PaO_2＞60mmHg)

此外，测定局部如有色素沉着、黄疸等会影响测氧仪测定结果，局部血流灌注不良时，误差也会增大。

3)混合静脉血氧分压(PvO_2)和混合静脉血氧含量(CvO_2)及混合静脉血氧饱和度(SvO_2)：PvO_2、SvO_2 和 CvO_2 在一定程度上是反映组织供氧情况的指标，代表组织细胞水平氧的情况，PvO_2 和 SvO_2 可通过右心导管直接取右心的血样测定。CvO_2 可根据 SvO_2 及血红蛋白求得。

根据 $VO_2 = QT \times (CaO_2 - CvO_2)$

$CvO_2 = CaO_2 - VO_2/QT$

可见 CvO_2 受动脉血氧含量(CaO_2)、氧利用量(VO_2)和心排血量(QT)的影响，因此，

PvO_2、SvO_2 和 CvO_2 不仅与组织供氧、氧耗有关，而且还反映了循环功能状态。

(2)二氧化碳监测：

1)动脉血二氧化碳分压($PaCO_2$)：体内代谢所产生的 CO_2 通过肺排出，肺泡内 CO_2 分压($PACO_2$)受到体内 CO_2 产生量(VCO_2)和肺泡通气量(V_A)影响。$PACO_2 = VCO_2 \times 0.863/V_A$。

CO_2 的弥散能力较强，肺泡毛细血管中的 CO_2 很快进入肺泡，直至与肺泡内 CO_2 达到平衡。因此，动脉-肺泡内 CO_2 分压差[$P_{(A\text{-}a)}CO_2$]应等于零。可见 $PaCO_2$ 可基本上代替 P_ACO_2。

$PaO_2 = PACO_2 = VCO_2 \times 0.683/V_A$

一般情况下，VCO_2 较为稳定。故 $PaCO_2$ 直接反映了 V_A 的变化。因此 $PaCO_2$ 实际上是反映通气功能的重要指标，也是判断酸碱平衡的重要指标。

2)经皮二氧化碳分压($PtcCO_2$)：其是将局部皮肤加热至44℃左右，血液中氧和二氧化碳经皮下组织毛细血管弥散到皮肤表面，在该处用电极测定其分压，并连续显示监测结果。仪器可输入同时所测定的 $PaCO_2$ 进行校正，一般情况下 $PaCO_2 = PtcCO_2/1.55$。在末梢循环不良时，$PaCO_2$ 与 $PtcCO_2$ 的相关性将会降低，临床上使用时应考虑到循环状态，必要时做血气分析对其进行再校正。

3)呼气末二氧化碳分压($PETCO_2$)：$PETCO_2$ 与 $PaCO_2$ 相关性较好，在自主呼吸时二者几乎相等；而在肺梗死、休克、心力衰竭时，$PETCO_2$ 与 $PaCO_2$ 差值可明显增大。

4.肺功能检测

肺功能检测包括通气量、肺容量、肺顺应性、气道阻力等指标，对病情判断、考核疗效和指导治疗有重要意义。

五、治疗

1.一般处理

确诊PTE的患者，应进行监测呼吸、心率、血压、静脉压、心电图及血气的变化，对大面积PTE可收入重症监护治疗病房(ICU)；为防止栓子再次脱落，要求绝对卧床，保持大便通畅，避免用力；对于有焦虑和惊恐症状的患者应予安慰并可适当使用镇静药；胸痛者可予止痛药；对于发热、咳嗽等症状可给予相应的对症治疗。

2.积极抗休克，改善呼吸、纠正低氧血症，呼吸循环支持治疗

(1)纠正休克：出现有心功能不全，心排血量下降，但血压尚正常的患者，可给予具有一定肺血管扩张作用和正性肌力作用的多巴酚丁胺和多巴胺；若出现血压下降，可增大剂量或使用其他血管加压药物，如间羟胺、肾上腺素等。对于液体负荷疗法须持审慎态度，因过大的液体负荷可能会加重右室扩张，并进而影响心排血量，一般所给负荷量限于500～1000mL。

(2)纠正缺氧：对有低氧血症的患者，采用经鼻导管或面罩吸氧，当合并严重的呼吸衰竭时，可使用面罩无创性机械通气，当氧合指数(动脉氧分压/吸氧浓度：PaO_2/FiO_2)＜300mmHg时，及时经气管插管行机械通气。应避免做气管切开，以免在抗凝或溶栓过程中局

部大量出血。应用机械通气中需注意尽量减少正压通气对循环的不利影响。

3.溶栓治疗

溶栓治疗可迅速溶解部分或全部血栓，恢复肺组织再灌注，减小肺动脉阻力，降低肺动脉压，改善右室功能，降低严重 PIE 患者的病死率和复发率。

(1)溶栓治疗的适应证：①大块 PE；②不管 PE 的解剖学血管大小伴有休克和体动脉低灌注者；③原有心肺疾病的次大块 PE 引起循环衰竭者。溶栓治疗宜高度个体化。溶栓的时间窗一般定为 14 天以内，但鉴于可能存在血栓的动态形成过程，对溶栓的时间窗不做严格规定。溶栓应尽可能在 PTE 确诊的前提下慎重进行。对有溶栓指征的病例宜尽早开始溶栓。

(2)绝对禁忌证：①活动性胃肠道出血；②2 个月内颅内出血，颅、脊柱创伤或手术者；③活动性颅内病变(动脉瘤、血管畸形、肿瘤等)；④2 周内的胸腹外科手术、卒中。对于大面积 PTE，因其对生命的威胁极大，上述绝对禁忌证亦应被视为相对禁忌证。

(3)相对禁忌证：①未控制的高血压(≥200/110mmHg)；②出血素质以及与此有关的肝病和肾病；③10 天内外科大手术、穿刺、器官活检或分娩；④近期大小创伤，包括心肺复苏；⑤感染性心内膜炎；⑥心包炎；⑦动脉瘤；⑧左房血栓；⑨潜在的出血性疾病；⑩出血性视网膜病。

(4)溶栓时间窗溶栓治疗对 14 天以内的 PE 都有效。有些学者认为溶栓对 2 个月内的 PE 也有效。发病后和复发后越早溶栓效果越好。溶栓治疗的主要并发症为出血。用药前应充分评估出血的危险性与后果，必要时应配血，做好输血准备。溶栓前宜留置外周静脉套管针，以方便溶栓中取血监测，避免反复穿刺血管。

(5)常用药物及用法：常用的溶栓药物有尿激酶(UK)、重组组织型纤溶酶原激活酶(rt-PA)。二者溶栓效果相仿，临床上可报据条件选用。rt-PA 可能对血栓有较快的溶解作用。目前尚未确定完全适用于中国人的溶栓药物剂量。

美国食品药品管理局批准用法：UK 负荷量 4400UI(kg・10min)，继 2200U/(kg・h)持续静脉滴注 24 小时或者 20 000U/kg 静脉滴注 2 小时。rt-PA 50～100mg/2h 静脉滴注。

我国常用方法 UK PE 溶栓治疗的具体实施：溶栓前配血型和备新鲜血，溶栓过程减少搬动，溶栓过程不用肝素。溶栓完成后应测 APTT，如＜对照值 2.5 倍(或＜80 秒)开始应用肝素(不用负荷剂量)，APTT 维持在对照值 1.5～2.5 倍。如不能及时测定 APTT，可于溶栓后即给予肝素。溶栓重要的并发症是出血，发生率平均为 5%～7%，其中致死性出血为 1%。最严重的是颅内出血为 1.2%，约半数死亡，舒张压升高是颅内出血的危险因素。

(6)溶栓治疗有效的主要指标：症状(呼吸困难)减轻，血流动力学状况好转，氧合改善等，心电图显示异常 Q 波、T 波、右束支传导阻滞等好转。溶栓治疗结束 24 小时之后可以根据实际情况复查超声心动图、螺旋 CT、电子束 CT、肺动脉造影等，用以判断溶栓治疗效果。

4.抗凝治疗

为 PTE 和 DVT 的基本治疗方法，可以有效地防止血栓再形成和复发，同时机体自身纤溶机制溶解已形成的血栓。目前临床上应用的抗凝药物主要有普通肝素(以下简称肝素)，低分子肝素和华法林。一般认为，抗血小板药物的抗凝作用尚不能满足 PTE 或 DVT 的抗凝要求。

临床疑诊 PTE 时，即可安排使用肝素或低分子肝素进行有效的抗凝治疗。应用肝素/低分子肝素前应测定基础 APTT、PT 及血常规（含血小板计数、血红蛋白）；注意是否存在抗凝的禁忌证，如活动性出血、凝血功能障碍、血小板减少、未予控制的严重高血压等。因肝素半衰期仅 60～70 分钟。威胁生命的出血，停止肝素的同时应用鱼精蛋白，肝素 100U 需用鱼精蛋白 1mg。肝素通常应用 5～7 天，APTT 证明已达到有效治疗范围的第一天始用华法林，首剂量为 3mg，它是维生素 K 的对抗药。

(1)普通肝素：普通肝素在消化道内会被灭活，故采取静脉滴注和皮下注射。用药原则应快速、足量和个体化。推荐采用持续静脉泵入法：首剂负荷量 80U/kg（或 5000～10 000U 静脉推注），继之以 18U/(10g・h)速度泵入，然后根据 APTT 调整肝素剂量。也可使用皮下注射的方法：一般先予静脉注射负荷量 2000～5000U，然后按 250U/kg 剂量每 12 小时皮下注射 1 次。调节注射剂量使注射后 6～8 小时的 APTT 达到治疗水平。肝素抗凝治疗在 APTT 达到正常对照值的 1.5 倍时称为肝素的起效阈值。达到正常对照值 1.5～2.5 倍时是肝素抗凝治疗的适当范围。溶栓治疗后，当 APTT 降至正常对照值的 2 倍时开始应用肝素抗凝，不需使用负荷剂量肝素。

(2)低分子肝素：低分子肝素（LMWH）具有皮下注射药物吸收完全、生物利用度高（>90%）、生物半衰期较长，具有良好的剂量效应关系、出血发生率低和一般不需监测凝血指标等特点，因此从临床应用角度来讲，已成为临床广泛应用的抗凝。目前可应用低分子肝素代替肝素，剂量为每次 100U/kg，皮下注射每日 2～3 次。对于大多数患者，按体质量给药是有效的，不需监测 APTT 和调整剂量，但对过度肥胖者或孕妇，宜监测血浆抗Ⅹa 因子活性并据以调整剂量：目前常用的 LMWH 有 3 种：依诺肝素（克赛）100U/kg，每日 2 次；达肝素（法安明）100U/kg，每日 2 次；那屈肝素（速碧林）85U/kg，每日 2 次或 0.1mL/10kg，每日 2 次。

(3)华法林：在治疗第 1～3 天后或达到治疗性 APTT 水平后都应口服维生素 K 拮抗剂华法林作为抗凝维持阶段的治疗。因华法林对已活化的凝血因子无效、起效慢，因此不适用于静脉血栓形成的急性期。初始剂量为 3.0～5.0mg/d。由于华法林需要数天才能发挥全部作用，因此需与肝素至少重叠应用 4～5 天，当连续 2 天测定的国际标准化比率（INR）达到 2.5（2.0～3.0）时或 PT 延长至 1.5～2.5 倍时，即可停止使用肝素/低分子肝素，单独口服华法林治疗，应根据 INR 或 PT 调节华法林的剂量。在达到治疗水平前，应每日测定 INR，其后 2 周每周监测 2～3 次，根据 INR 的稳定情况每周监测 1 次或更少。

5.肺动脉血栓摘除术

适用于经积极的保守治疗无效的紧急情况，患者符合以下标准：①大面积 PTE，肺动脉主干或主要分支次全堵塞，不合并固定性肺动脉高压者；②有溶栓禁忌证者；③经溶栓和其他积极的内科治疗无效者。

6.静脉滤器

为防止下肢深静脉大块血栓再次脱落阻塞肺动脉，可于下腔静脉安装滤器。适用于下肢近端静脉血栓，而抗凝治疗禁忌或有出血并发症；经充分抗凝而仍反复发生 PTE；伴血流动力学变化的大面积 PTE；近端大块血栓溶栓治疗前；伴有肺动脉高压的慢性反复性 PTE。置入滤器后，如无禁忌证，宜长期口服华法林抗凝；定期复查有无滤器上血栓形成。

第三节　肺血管炎

一、病因及分类

病因不清楚。Chapel Hill 会议后不久，Lie 又提出了新分类，因这一分类标准比较简洁实用，将简单介绍各种肺血管炎的临床特点。

1.原发性血管炎病

(1)影响大、中、小的血管：①Takayasu 血管炎。②巨细胞(颞)动脉炎。③中枢神经系统局限血管炎。

(2)影响中等及小血管：①结节性多动脉炎。②变应性肉芽肿性血管炎(EGPA)。③Wegener肉芽肿。

(3)主要影响小血管：①显微镜下多血管炎(MPA)。②过敏性紫癜。③皮肤白细胞碎裂性血管炎。

(4)其他：①贝赫切特综合征。②Burger 病。③Cogan 综合征。④川崎病。

2.继发性血管炎病

(1)感染性血管炎。

(2)继发于结缔组织病的血管炎。

(3)药物引起(过敏)的血管炎。

(4)继发于混合性原发性冷球蛋白血症。

(5)与癌相关的血管炎。

(6)荨麻疹性低补体血症血管炎。

(7)器官移植后血管炎。

(8)假性血管炎综合征(黏液瘤、心内膜炎、Sneddon 综合征)。

二、发病机制

肺血管炎病理特点是血管壁的炎症反应，常常贯穿血管壁全层，且多以血管为病变中心，血管周围组织也可受到累及，但支气管中心性肉芽肿病是个例外。大、中、小动静脉均可受累，亦可出现毛细血管炎症。炎症常伴纤维素样坏死、内膜增生及血管周围纤维化。因此肺血管炎可导致血管的堵塞而产生闭塞性血管病变。炎症反应细胞有中性粒细胞、正常或异常淋巴细胞、嗜酸性粒细胞、单核细胞、巨噬细胞、组织细胞、浆细胞和多核巨细胞，且多为多种成分混合出现。如以中性粒细胞为主时，即表现为白细胞碎裂性血管炎；以淋巴细胞为主时，则是肉芽肿性血管炎的主要表现。但不同血管炎不同病期，浸润的炎细胞种类、数目也会有变化。如在白细胞碎裂性血管炎急性期过后也会出现大量淋巴细胞浸润；而在肉芽肿性血管炎晚期，炎症细胞可以单核细胞、组织细胞及多核巨细胞为主而非淋巴细胞。

尽管肺血管炎临床病理表现可有不同，但都存在共同的免疫病理。近十几年的研究发现，抗中性粒细胞胞质抗体(ANCA)在血管炎发病机制中起重要作用。

ANCA包括两大类：

(1)C-ANCA。主要与中性粒细胞、单核细胞及未成熟巨噬细胞中初级颗粒中的蛋白酶3(PR3)结合。在酒精固定过程中，初级颗粒破裂，PR3释放，因其电荷性不强，因此间接免疫荧光染色就表现为粗糙颗粒样胞质内染色类型。

(2)P-ANCA。主要针对颗粒中丝氨酸蛋白酶如髓过氧化物酶(MPO)、弹力蛋白酶、乳铁蛋白等成分，这些成分多带阳性电荷，在间接免疫荧光染色中，随着颗粒破裂释放，易与带负电荷的细胞核结合，表现为核周型，P-ANCA即得名于此。现已发现，针对PR3的C-ANCA在许多活动性Wegener肉芽肿患者血清中皆可检测到，且特异性较高，部分患者C-ANCA滴度与病情活动正相关。而针对MPO的P-ANCA在系统性坏死性血管炎包括Churg-Strauss综合征、显微镜下多血管炎以及特发性及药物性肾小球肾炎中更常出现。而针对其他成分的不典型P-ANCA，则在许多疾病如炎症性肠病、炎症性肝病、结缔组织病、慢性感染、HIV感染、类风湿关节炎中均可出现，甚至在一小部分正常人中亦可出现。有时在间接免疫荧光染色中ANA也可出现类似P-ANCA的染色表型，被误认为P-ANCA阳性。因此，在评价P-ANCA阳性结果时，需结合其所针对的抗原以及临床表现进行具体分析，很多情况下，不典型P-ANCA仅提示存在慢性炎症反应，对血管炎诊断并无特异性。

ANCA抗原大多数都是中性粒细胞在宿主防御反应中用以杀菌成分。但何以会针对这些自身抗原产生免疫反应以及感染在其中起何作用目前尚不很清楚。确实反复细菌感染可导致血管炎加重；而且血管炎患者鼻腔金葡菌带菌状态会导致血管炎复发。有证据表明复方新诺明对治疗局限性Wegener肉芽肿是有效的，而且对多系统受累的患者可以减轻复发。

ANCA在血管炎中的发病机制有几种假说。一种理论认为一些前炎症因子如IL-1、TGF-β、TNF或病原成分可以刺激中性粒细胞，导致胞质颗粒中的一些成分移位到细胞表面，成为ANCA攻击的目标。这些细胞因子还导致内皮细胞过度表达黏附因子。ANCA也可诱导中性粒细胞释放活性氧自由基及溶酶体酶，导致局部内皮细胞受损。这些中性粒细胞可以穿过受损的内皮细胞，聚集在血管周围。还有人认为血管内皮细胞本身可以表达ANCA抗原。

总之，ANCA可以促使中性粒细胞黏附于血管内皮细胞，间接导致内皮细胞损伤，促进中性粒细胞移位，进入血管周围组织。

此外，一些研究表明，致病性免疫复合物的形成及沉积也是血管炎症的重要原因之一。其他一些机制如内皮细胞直接受到感染、存在抗内皮细胞抗体以及HLA-依赖性T细胞介导的内皮细胞损伤也都参与血管炎的发病。由于内皮细胞反应类型差异、免疫病理机制不同以及血管性状不一从而引起临床不同的血管炎综合征。

三、临床表现及辅助检查

(一)临床表现

肺血管炎为一组疾病，由于侵犯的血管和器官不同，可产生不同的临床表现，通常包括系统性症状和肺脏受累的症状。系统性血管炎或系统性疾病伴血管炎均可累及体内任何血管，临床表现各异，具有较大的异质性，和受累血管的种类、大小、部位和范围密切相关，出现肺血管炎时，可表现出全身受累的表现，以及特异性或非特异性的呼吸系统表现。

肺血管炎可发生于任何年龄，过敏性紫癜好发于儿童，肉芽肿性血管炎(GPA)常发生于50～60岁成人，结缔组织疾病相关血管炎及坏死性结节样肉芽肿病常见于女性，坏死性肉芽肿性血管炎、淋巴瘤样肉芽肿病及嗜酸性肉芽肿性多血管炎多见于男性。

多数患者有全身非特异性症状，长期发热为突出的表现，并常伴有多器官系统受损的表现。呼吸系统症状无特异性，不同程度的咯血具有提示意义，约1/3的患者无咯血，弥散性肺泡出血综合征是血管炎的重要并发症之一，常危及生命；咳嗽、呼吸困难常发生于肉芽肿性血管炎，气管或会厌下狭窄常见于GPA；上气道溃疡性或破坏性病变，多发生于GPA，主要与组织破坏有关，原因不明的慢性难治性鼻窦炎、中耳炎、明显溃疡性或破坏性骨病患者，如鼻腔骨性组织被破坏形成鞍鼻者应考虑血管炎可能，以GPA多见；EGPA具有喘鸣及发作性呼吸困难表现；皮肤损害表现为充血、出血性皮疹、皮肤溃疡、皮肤结节、紫癜、黏膜溃烂等；肾脏损害可表现为从少许蛋白尿、血尿至肾功能不全；胃肠道损害表现有畏食、恶心、呕吐、腹痛、便血等；心脏损害可表现为心肌缺血、心力衰竭、心律失常、心包积液等；神经系统损害表现有末梢神经炎、神经根炎、神经根性疼痛、脑神经损伤、脑梗死、脑出血；其他还可以有虹膜睫状体炎、巩膜炎、中耳炎、视神经炎、关节炎、关节肌肉疼痛等。

(二)辅助检查

1.常规检查

活动期血管炎有非特异性反应，如血沉、C-反应蛋白等非特异性炎性指标升高，累及肾脏小便常规可出现蛋白尿、镜下血尿、管型尿，损害肾功能，血清肌酐和尿素氮可增高。系统性血管炎可出现白细胞增多，其中EGPA患者嗜酸性粒细胞数可增多。如果合并弥散性肺泡出血则可见血红蛋白降低。

2.免疫学检查

血清免疫学学检查对于血管炎的诊断至关重要，通常包括自身抗体检查，包括ANCA、抗肾小球基底膜抗体、补体水平、冷球蛋白、ANA抗体谱。ANCA为中性粒细胞特异性自身抗体，其在ANCA相关性血管炎发病中起重要作用。ANCA包括3种类型，胞质性(c-ANCA)、核周围性(p-ANCA)和非典型，而ANCA的滴度水平与疾病活动密切相关。c-ANCA为针对蛋白酶3的抗体，其诊断GPA的灵敏度为90%～95%，而ANCA诊断活动性GPA的特异度约为90%，假阳性率较低。因此，对于临床提示为GPA者，c-ANCA阳性即可诊断为GPA，而无须再行活组织检查。p-ANCA主要针对骨髓过氧化酶抗体，其对疾病的诊断灵敏度较低。当然，当ANCA阴性时也不能完全排除小血管炎，因部分患者有血清阴性血管炎存在，疾病处于非活动期时ANCA也可为阴性。疑诊为肺出血或肺肾综合征者，应测定抗肾小球基底膜抗体，阳性提示该病。ANA、RF阳性可见于原发性血管炎，dsDNA、SS-A/SS-B、抗RNP和抗Jo-1阳性提示为结缔组织病。疑诊EGPA者，则测定血清IgE、SLE的同时应测定补体。

3.影像学检查

肺血管炎常伴肺影像学表现异常，但缺乏特异性。患者的常见肺影像学改变为空腔、结节甚至实变影，有出血时则表现为弥散性磨玻璃影。GPA 患者多表现为双侧病变，以多发性结节，伴空腔形成为主，同时伴有气管改变，表现为气管、支气管管壁增粗，会厌下气管改变更有诊断意义。EGPA 的肺影像学改变，肺、双肺非段性分布的磨玻璃阴影和实变，以肺周边或随机分布为主，呈游走性，也可表现为弥散性小叶中央型结节，以磨玻璃阴影为著。MPA 则主要表现为弥散性肺泡出血象。

4.肺功能检查

肺功能可呈阻塞性或限制性通气功能障碍，弥散性肺泡出血时一氧化碳弥散量增高，常较基础值增高＞30％。

5.病理学检查

检查手段包括外科手术切除病变组织、胸腔镜和电子支气管镜活检以及支气管肺泡灌洗。支气管肺泡灌洗液病理学检查有助于诊断，确诊需要根据组织学检查，常用活检部位有皮肤、肌肉、肺、肾脏和淋巴结。

四、诊断与鉴别诊断

肺血管炎的临床表现多无特异性，目前诊断的“金标准”还是受累器官或组织的病理活检结果，活检标本中见到典型的炎症、坏死或肉芽肿等病理改变即可确诊。此外，典型临床表现结合 ANCA 和组织学改变可早期做出诊断。临床诊断思路如下：

（一）考虑肺血管炎可能性

临床上出现下列无法用其他疾病来解释的情况时，应考虑肺血管炎的可能：

(1)多器官或系统损害。

(2)进行性肾小球肾炎或血肌酐和尿素氮进行性升高。

(3)肺部多变阴影或固定的阴影或空洞。

(4)多发性单神经根炎或多神经根炎。

(5)不明原因发热。

(6)缺血性或淤血性症状。

(7)紫癜性皮疹或网状青斑。

(8)结节坏死性皮疹。

(9)无脉或血压升高。

(10)不明原因的耳鼻喉或眼部病变。

(11)ANCA 或抗内皮细胞抗体(AECA)阳性。

（二）进一步明确肺血管炎诊断和寻找病因

(1)肺血管炎是一种综合征，许多疾病都可以出现肺血管炎的临床表现，虽然病因较多，但常见的仍为小血管炎，如 GPA、MPA 和系统性结缔组织病、淋巴瘤样肉芽肿。过敏性紫癜、球蛋白血症、巨细胞动脉炎近年来也有累及肺血管的报道。大动脉炎累及肺血管可表现为肺动脉狭窄、闭塞至肺动脉高压。

(2)注意排查感染性疾病，如结核、真菌、细菌及寄生虫感染，军团菌、病毒、立克次体感染都可能累及小血管或毛细血管的内皮。

(3)重视 ANCA 对诊断的重要性,ANCA 的发现大大提高了肺血管炎的诊断水平,C-ANCA/PR3-ANCA 阳性对诊断 GPA 有诊断意义,P-ANCA/MPO-ANCA 阳性对 MPA 诊断有意义。

(4)获取病理学证据:病理诊断仍然是该类疾病的诊断金标准,因此病理活检仍是明确诊断基础。活检组织常取自取材容易的部位,如皮肤或上呼吸道,但必要时应及时行开胸肺活检或经胸腔镜肺活检以明确诊断。经皮肾活检虽然对血管炎的特点不易发现,但无/少免疫复合物沉积的局灶节段性坏死性肾小球肾炎常提示系统性血管炎。活检标本除需做常规组织病理、免疫荧光外,必要时还需做电镜检查。

(5)结合临床表现、实验室检查和病理学证据,可根据表 3-3-1 对肺血管炎做出诊断。

表 3-3-1 肺血管炎的诊断概要

分类	症状
临床症状	(1)肺、肾症状:
	血尿(显微镜下、肉眼血尿)伴急进性肾小球肾炎(含急进性肾功能不全)
	肺出血伴间质性肺炎
	(2)肺、肾外症状:
	鼻症状:鼻出血、脓性分泌物、鞍鼻
	眼症状:咽痛、结膜炎、视力下降、眼球突出
	耳症状:耳痛、耳分泌物、听力下降
	咽部症状:声嘶、呼吸困难
	皮肤症状:紫癜、皮下出血
	消化道症状:出血
	神经症状:多发性单神经根炎
组织病理学	(1)毛细血管坏死性血管炎
	(2)巨细胞浸润伴肉芽肿性病变
实验室检查	ANCA 检测阳性(2 次以上),包括 C-ANCA、P-ANCA 以及相应的 PR3-ANCA、MPO-ANCA
诊断	(1)确诊:GPA、MPA、EGPA 等原发病基础满足以下条件即可确诊
	①临床症状(1)(2),组织病理学(1)(2),实验室检查阳性
	②临床症状(1)(2)具备 2 条以上,实验室检查阳性
	(2)可疑:临床症状具备 1 项以上,实验室检查阳性

五、治疗和预后

(一)治疗原则

系统性血管炎的治疗原则是早期诊断、早期治疗,防止不可逆的脏器损害。一旦确诊应积极开始治疗，即使未明确分型，避免因分型而延误病情和治疗时机。肺血管炎的治疗原则同系统性血管炎大致相当。总体治疗原则如下：

(1)针对病因治疗：去除发病诱因，对于感染引起者应行针对性抗感染治疗，如抗细菌、真菌、结核治疗等。

(2)糖皮质激素：肺血管炎常用治疗药物，对多数中、重度患者疗效确切。

(3)细胞毒性药物：对糖皮质激素治疗失败或重度患者常需要联用此药，以环磷酰胺最为常用。

(4)生物制剂：如干扰素、肿瘤坏死因子(TNF-α)、CD20单抗等，还包括大剂量免疫球蛋白。

(5)对症治疗。

(6)出现弥散性肺泡出血、咯血时常提示病情危重，需要积极早期联合治疗，包括甲基泼尼松龙500～1000mg/d，3天冲击治疗；静脉用丙种球蛋白400mg/(kg·d)，连用5天，必要时考虑血浆置换及血液透析。

(二)治疗方案

血管炎的治疗分为诱导期治疗和缓解维持期治疗。诱导期首选糖皮质激素和环磷酰胺联合治疗，泼尼松初始剂量为1mg/(kg·d)，共用4～8周，此后逐渐减量至5～10mg/d，维持2年或更长。口服环磷酰胺，2mg/(kg·d)，共12周；或环磷酰胺冲击治疗，每个月1次，每次0.5～1.0g/m^2，共6个月，重者每半个月冲击1次，以后每3个月1次，至病情稳定1～2年可停药。缓解期可停用环磷酰胺，改用硫唑嘌呤或甲氨蝶呤或霉酚酸酯维持。

(三)根据病情活动度制订治疗方案

欧洲血管炎研究小组(EUVAS)根据器官受累数目、肾受累等表现制订了一个病情分级方案，并根据此方案指导诱导期治疗方案选择(表3-3-2)。

表3-3-2 EUVAS疾病活动度分级和诱导期一线治疗

临床分级	系统表现	肾功能	主要器官功能受累	诱导治疗方案
局限性	无	<1.4mg/dL	无	糖皮质激素或MTX或硫唑嘌呤
早期，全身性	有	<1.4mg/dL	无	糖皮质激素+CTX或MTX
活动期，全身性	有	<5.7mg/dL	有	糖皮质激素+CTX
严重	有	>5.7mg/dL	有	糖皮质激素+CTX，血浆置换
难治性	有	任何	有	选择新药，如生物制剂等

注：MTX—甲氨蝶呤，CTX—环磷酰胺。

(四)预后

尽管目前有新的诊断和治疗用于血管炎，但其死亡率仍然很高，因此早期积极治疗，以降低疾病相关的死亡率和不可逆的器官损害是血管炎诊治的重点。同时，在治疗过程中应注意监测疾病的活动程度和药物不良反应，及时调整用药，减低药物相关的不良反应，改善患者的长期预后。

附一：显微镜下多发性血管炎

显微镜下多发性血管炎(MPA)是一种系统性坏死性血管炎，主要累及小血管(毛细血管、小动脉、小静脉)，无免疫复合物沉积，与肉芽肿形成无关，多累及肾脏和肺，常具有节段性、坏死性肾小球肾炎和肺毛细血管炎，其病因和发病机制尚不明了。

(一)病因及发病机制

MPA的病因和发病机制尚不清楚，有研究发现其与患者体内的免疫异常有关。ANCA、细胞因子介导的黏附分子表达和功能异常、白细胞和血管内皮细胞的异常激活可能都参与了MPA的发生。

(二)病理

MPA的病理学改变为小血管的节段性纤维素样坏死，无坏死性肉芽肿。肺活检显示主要为肺毛细血管炎、弥散性肺泡出血、肺泡间隔及间质中有中性粒细胞浸润，可见核仁，间质中有红细胞，小血管内血栓形成和纤维素样毛细血管炎较少见。肾脏病理改变多为节段性、血栓性、坏死性肾小球肾炎，并有新月体形成，免疫组化少有免疫复合物和补体沉积。病变也可累及皮肤和胃肠道。

(三)临床表现

发病年龄平均在50岁，男女比例为(1～1.8)∶1，临床表现常为多系统病变，典型的三联症为咯血、贫血和影像学显示急性肺泡出血征象。起病急缓不一，急性起病表现为急进性肾小球肾炎、肺泡出血，也可隐匿起病，表现为间断紫癜、咯血和轻度肾损害。

1.全身表现

发热、乏力和体重减轻等非特异性表现。

2.肾脏

肾受累几乎可达100%，多为急进性肾小球肾炎，不经治疗迅速恶化，80%为显微镜下血尿，20%为肉眼血尿，90%出现肾功能不全。

3.肺脏

约一半的患者肺部受累，表现为咯血、胸膜炎和哮喘，明显咯血见于5%～29%的患者，多伴有呼吸困难和贫血。由于肺部气体交换障碍，可发生严重低氧血症，约12%死于呼吸衰竭。

4.其他

可见肌痛、关节痛或关节炎，皮疹以紫癜多见，并可出现腹痛和胃肠道出血以及多发性末梢神经炎，以及心肌梗死、心包炎等皮肤、骨骼、消化、神经和心血管系统受累的表现。

(四)辅助检查

1.常规检查

部分患者可有白细胞、血小板增多和贫血，偶有嗜酸性粒细胞数轻度升高，急性期有非特异性炎性指标如血沉、CRP的升高，肾脏受累时有镜下血尿、红细胞管型或蛋白尿，严重时有血清肌酐和尿素氮升高。

2.自身抗体检查

45%～75%的患者ANCA阳性，其中约60%为P-ANCA阳性，肺受累者常有此抗体，另约40%的患者为C-ANCA阳性。有约40%的患者抗磷脂抗体阳性，少数患者抗核抗体、RF阳性。

3.影像学

胸片显示肺充血征，双侧肺野呈模糊阴影，间质可见浸润性改变，病变为双侧对称性改变。

4.支气管肺泡灌洗液

多为血性，巨噬细胞内有吞噬的含铁血黄素。

5.病理组织活检

肺活检或肾脏活检表现出MPA的典型病理学改变特点。

（五）诊断与鉴别诊断

1.诊断

本病目前尚无统一的诊断标准，若患者无明显诱因出现肺、肾受累为主的多系统损害，尤其以咯血和血尿为主，疾病进展迅速，胸部影像学显示双肺阴影，实验室检查ANCA阳性，抗感染无效时应考虑本病，但明确诊断仍需要依靠病理检查。

2.鉴别诊断

(1)GPA：为坏死性肉芽肿性血管炎，临床上也可有肺出血和肾小球肾炎，表现为上下呼吸道的坏死性肉芽肿和肾脏病变，C-ANCA阳性多见。

(2)EGPA：主要累及小血管的系统性血管炎，有血管外肉芽肿形成及高嗜酸性粒细胞血症以及组织嗜酸性粒细胞浸润，常有哮喘、变应性鼻炎史，肾脏受累较MPA少见。MPA、GPA和EGPA的主要临床特点和鉴别要点如表3-3-3所示。

表3-3-3 MPA、GPA和EGPA的主要临床特点

	GPA	MPA	EGPA
肺	70%～95%咳嗽、胸痛、呼吸困难或咯血；气管支气管和支气管内膜病变相对常见(10%～50%)	10%～30%肺泡出血多见	哮喘常见；嗜酸性肺炎
肾脏	50%～90%急进性肾小球肾炎(RPGN)	RPGN常见	10%～50%RPGN
上呼吸道	70%～95%；溃疡或破坏性病变	不定	20%～70%的患者鼻窦炎，但缺乏在GPA中所见的破坏性病变
一般症状	常见；乏力，食欲减退，发热，体重减轻	很常见，通常在RPGN前	常见
骨骼、肌肉、眼部	约一半患者关节痛，关节炎，肌痛常见，25%～50%；眼葡萄膜炎，眼溃疡	多于一半患者关节痛，肌痛不常见，0～30%	一半以上患者关节痛，肌痛少见

续表

	GPA	MPA	EGPA
心脏	5%～15%	10%～20%	30%～50%；主要的死亡原因；传导阻滞，心电图异常，收缩或舒张功能异常或冠状动脉受累
胃肠道	少见	常见，35%～45%	常见，30%～60%；另一个死亡的主要原因：出血、腹痛、梗死或穿孔
皮肤	常见；紫癜样皮疹，溃疡，结节或水疱	常见	常见
神经系统	中枢神经或外周神经病变	10%～50%多发性单神经炎	>50%多发性单神经炎
胸部影像学	>80%异常胸部影像学发现；肺泡、间质或混合性浸润或结节或空洞样病变	10%～30%肺侵犯	40%～75%侵犯肺；可见类似哮喘的肺部改变（如气管壁增厚、过度充气）
ANCA	>90%ANCA 阳性，病情活动时>85% C-ANCA/PR3 ELISA 法阳性	50%～75%ANCA 阳性，多为 P-ANCA/MPO 阳性	45%～70%ANCA 阳性，多为 p-ANCA/MPO 阳性

(3)结节性多动脉炎：主要累及中型和(或)小型动脉，无静脉和毛细血管累及。肾损害为肾血管炎、肾梗死和微动脉瘤，不伴有肾小球肾炎，无肺出血，ANCA 较少阳性，血管造影可见微血管瘤和血管狭窄。

(4)肺出血-肾炎综合征(PHNS)：即抗肾小球基底膜抗体肾炎伴肺出血，以肺出血和急进性肾小球肾炎为特征，抗肾小球基底膜抗体阳性，肺及肾脏活检病理免疫荧光可见抗基底膜抗体的 IgG 及 C3 沿肺泡壁以及肾小球的毛细血管呈连续线状沉积。

(六)治疗

MPA 的治疗主要根据疾病的病变范围、进展情况以及炎症程度来决定，治疗分为诱导和维持缓解期治疗以及暴发性 MPA 的治疗。

1.诱导和维持缓解期治疗

(1)肾上腺皮质激素和免疫抑制剂联合治疗是 MPA 的首选治疗方法。糖皮质激素对肺出血的疗效显著，治疗 24～48 小时出血可减轻，2 周后缓解，泼尼松初始剂量为 1mg/(kg·d)，维持 4～8 周，见效后逐渐减量至 10～20mg/d 维持 2 年或更长。免疫抑制剂首选环磷酰胺，剂量 2mg/(kg·d)，病情缓解后逐渐减量每 2～3 周减量 25mg，维持至少 1 年，此外也可选用硫唑嘌呤、霉酚酸酯或甲氨蝶呤。

(2)丙种球蛋白：对糖皮质激素和环磷酰胺治疗反应不佳及重症患者可应用静脉丙种球蛋白 400mg/(kg·d)，连用 3～5 天为 1 个疗程。

(3)免疫吸附：应用特异性抗原结合树脂，吸附患者血清中的 ANCA，有少量报道证实有效。

2.暴发性 MPA 治疗

对出现肺、肾衰竭,肺泡大量出血和急进性肾衰竭的患者,可予甲基泼尼松龙和环磷酰胺联合冲击治疗,以及对症治疗的同时采用血浆置换。甲基泼尼松龙冲击:1g/d,3 天为 1 个疗程。

3.透析和肾移植

少数进入终末期肾衰竭期的患者需要依赖透析或进行肾移植,移植后仍有少数患者复发,复发后仍可应用糖皮质激素和免疫抑制剂治疗。

(七)预后

本病治疗后的 2 年和 5 年生存率分别大约为 75%和 74%,预后与患者年龄、就诊时肌酐水平和有无肺出血密切相关,主要的死亡原因为不能控制的病情活动、肾衰竭、肺脏受累和继发感染。

附二:大动脉炎

大动脉炎是指主动脉及其主要分支的慢性进行性、非特异性炎性疾病。病变多见于主动脉弓及其分支,其次为降主动脉、腹主动脉和肾动脉,肺动脉、冠状动脉也可受累,受累的血管可为全层动脉炎,导致节段性动脉管腔狭窄以至闭塞,并可继发血栓形成,少数因炎症破坏动脉壁中层而致动脉扩张或动脉瘤。

本病多发于年轻女性,30 岁以前发病约占 90%,40 岁以后较少发病,国外资料患病率2.6/1 000 000 人。

(一)病因和发病机制

病因迄今尚不明确,可能与感染引起的免疫损伤等因素有关,但目前尚无充分的证据表明病原体感染与本病有直接关系。可能的机制有:

1.自身免疫学说

目前一般认为本病可能由于结核分枝杆菌、病毒等感染后体内免疫过程所致。有研究发现大动脉炎患者存在特异性抗内皮细胞抗体,认为它可能通过激活补体系统导致细胞毒作用而造成组织损害。此外,细胞分子生物学研究已经证实,白细胞及其分泌的炎性因子以及白细胞和血管内皮细胞的相互作用可能在炎症反应和组织破坏的过程中起到重要作用。

2.内分泌异常

本病多见于青年女性,故认为可能与内分泌因素有关。国外研究报道女性大动脉炎患者 24 小时尿中雌性激素的排泄量较健康女性明显增高;临床上,大剂量应用雌激素易损害血管壁,长期避孕药可发生血栓形成的并发症;我国的研究表明,大动脉炎患者与正常对照相比,雌激素水平绝对升高,但表现为相对不足,雌激素与孕激素比值低于健康对照组,孕激素在本病患者体内占优势,提示雌激素和孕激素平衡失调与本病有密切关系。

3.遗传因素

日本有学者曾报道 10 对近亲患有大动脉炎,特别是孪生姐妹患有此病,为纯合子,对

HLA 分析可见 A9、A10、B5、BW40、BW51、BW52、DR2 出现频率高；北美和韩国人群中，大动脉炎分别与 HLA-DR4 和 HLA-DR7 相关。我国的数据表明 HLA-DR4 和 HLA-DR7 等位基因频率和 HLA-DRB4 基因频率在大动脉炎组显著高于对照组，提示 HLA-DR4 和 HLA-DR7 等位基因与中国汉族人群大动脉炎易感性相关。上述结果均提示大动脉炎的发病与遗传因素有关。

（二）病理

病变血管早期表现为血管外膜和外层的肉芽肿性炎症，逐渐发展至血管全层。可见淋巴细胞、浆细胞、巨噬细胞、组织细胞等浸润，使内外弹力层等正常血管结构破坏，最终使内膜增厚、纤维组织增生，并常常导致血栓形成。中层常见散在灶性破坏，期间可有炎症肉芽组织和凝固型坏死。由于动脉壁弹力纤维和肌纤维被破坏，在局部血流动力学影响下病变处可形成动脉扩张或动脉瘤。

（三）临床表现

1.全身症状

在局部症状或体征出现前，少数患者可有全身不适、易疲劳、发热、食欲减退、恶心、出汗、体重下降、肌痛、关节炎和结节红斑等症状，可急性发作，也可隐匿起病。当局部症状或体征出现后，全身症状可逐渐减轻或消失，部分患者则无上述症状。

2.局部症状与体征

按受累血管不同，出现相应器官缺血的症状与体征，如头痛、头晕、晕厥、卒中、视力减退、四肢间歇性活动疲劳，肱动脉或股动脉搏动减弱或消失，颈部、锁骨上下区、上腹部、肾区出现血管杂音，两上肢收缩压差＞10mmHg。

3.临床分型

根据病变部位可分为 4 种类型：头臂动脉型（主动脉弓综合征）、胸-腹主动脉型、广泛型和肺动脉型。

（1）头臂动脉型（主动脉弓综合征）：颈动脉和椎动脉狭窄和闭塞，可引起脑部不同程度的缺血，出现头昏、眩晕、头痛、记忆力减退、单侧或双侧视物有黑点、视力减退、视野缩小甚至失明，以及咀嚼肌无力和咀嚼疼痛。少数患者因局部缺血产生鼻中隔穿孔、上腭及耳郭溃疡、牙齿脱落和面肌萎缩。脑缺血严重者可有反复晕厥、抽搐、失语、偏瘫或昏迷。上肢缺血可出现单侧或双侧上肢无力、发凉、酸痛、麻木，甚至肌肉萎缩。颈动脉、桡动脉和肱动脉搏动减弱或消失（无脉征）。约半数患者于颈部或锁骨上窝可听到Ⅱ级以上收缩期血管杂音，少数伴有震颤，但杂音响度与狭窄程度之间并非完全成比例，轻度狭窄或完全闭塞的动脉，杂音不明显。血流经过扩大弯曲的侧支循环时，可以产生连续性血管杂音。

（2）胸-腹主动脉型：由于缺血，下肢出现无力、酸痛、皮肤发凉和间歇性跛行等症状，特别是髂动脉受累时症状最明显。肾动脉受累出现高血压，可有头痛、头晕、心悸。高血压为本型的一项重要临床表现，尤以舒张压升高明显，主要是肾动脉狭窄引起的肾血管性高血压；此外胸降主动脉严重狭窄，使心排出血液大部分流向上肢，可引起上肢血压升高；主动脉瓣关闭不全导致收缩期高血压等。部分患者胸骨旁或背部脊柱两侧可闻及收缩期血管杂音，其杂音部位有助于判定主动脉狭窄的部位及范围。如胸主动脉严重狭窄，于胸壁可见浅表动脉搏动，血压上肢高于下肢。大约80%患者于上腹部可闻及Ⅱ级以上高调收缩期血管杂音,在主动脉瓣区可闻及舒张期杂音。

(3)广泛型:具有上述2种类型的特征,属多发性病变,多数患者病情较重。

(4)肺动脉型:本病合并肺动脉受累并不少见,约占50%,上述3种类型均可合并肺动脉受累,单纯肺动脉受累者罕见。肺动脉高压大多为一种晚期并发症,约占1/4,多为轻度或中度,重度则少见,临床上出现心悸、气短,重者心功能衰竭,肺动脉瓣区可闻及收缩期杂音和肺动脉瓣第2心音亢进。

4.大动脉炎的肺部表现

(1)肺部感染表现:发病早期,患者可有上呼吸道、肺部感染因素存在,部分患者体内有活动性结核病变存在,主要是颈部及纵隔淋巴结结核或肺结核,极少侵犯血管系统。

(2)肺血管病变:肺动脉造影显示肺动脉病变以狭窄为主要表现,也有肺动脉闭塞的罕见病理,肺动脉高压多为晚期并发症,约占1/4,多为轻度或中度。早期可无肺部症状体征,随着病情进展可以出现心悸、气短,少数患者以反复咯血为主要表现。

(3)肺功能改变:大动脉炎直接累及肺实质的情况目前未见报道,部分患者可能出现肺功能的下降,这与肺动脉狭窄和肺血流受阻有一定关系,以通气功能下降多见,而弥散功能障碍则少见,可能与长期肺血流受损使肺顺应性降低或肺动脉高压引起心肺功能改变有关。

(四)辅助检查

1.实验室检查

无特异性实验室指标。血沉是反映本病疾病活动的一项重要指标,疾病活动时ESR可增快,病情稳定后ESR恢复正常。C-反应蛋白的临床意义与ESR相同,为本病疾病活动的指标之一。少数患者在疾病活动期白细胞增高或血小板增高,也为炎症活动的一种反应。可出现慢性轻度贫血,高免疫球蛋白血症比较少见。

2.影像学检查

(1)彩色多普勒超声检查:可探查主动脉及其主要分支狭窄或闭塞(颈动脉、锁骨下动脉、肾动脉等),但对其远端分支探查较困难。

(2)造影检查:①血管造影:可直接显示受累血管管腔变化、管径大小、管壁是否光滑、受累血管的范围和长度,但不能观察血管壁厚度的改变;②数字减影血管造影(DSA):是一种数字图像处理系统,为一项较好的筛选方法,本法优点为操作较简便,反差分辨率高,对低反差区域病变也可显示;③CT和磁共振成像(MRI):增强CT可显示部分受累血管的病变,发现管壁强化和环状低密度影提示为病变活动期,MRI还能显示出受累血管壁的水肿情况,有助于判断疾病是否活动。

(五)诊断及鉴别诊断

1.临床诊断

40岁以下女性,具有下列表现一项以上者,应怀疑本病:①单侧或双侧肢体出现缺血症状,表现为动脉搏动减弱或消失,血压降低或测不出;②脑动脉缺血症状,表现为单侧或双侧颈动脉搏动减弱或消失,以及颈部血管杂音;③近期出现的高血压或顽固性高血压。伴有上腹部Ⅱ级以上高调血管杂音;④不明原因低热,闻及背部脊柱两侧或胸骨旁、脐旁等部位或肾区的血管杂音，脉搏有异常改变者；⑤无脉及有眼底病变者。

2.诊断标准

采用 1990 年美国风湿病学会的分类标准：①发病年龄≤40 岁：40 岁前出现症状或体征；②肢体间歇性运动障碍：活动时 1 个或多个肢体出现逐渐加重的乏力和肌肉不适，尤以上肢明显；③肱动脉搏动减弱：一侧或双侧肱动脉搏动减弱；④血压差＞10mmHg：双侧上肢收缩压差＞10mmHg；⑤锁骨下动脉或主动脉杂音：一侧或双侧锁骨下动脉或腹主动脉闻及杂音；⑥血管造影异常：主动脉一级分支或上下肢近端的大动脉狭窄或闭塞，病变常为局灶或节段性，且不是由动脉硬化、纤维肌发育不良或类似原因引起。

符合上述 6 项中的 3 项者可诊断本病。此诊断标准的敏感性和特异性分别是 90.5%和 97.8%。

3.鉴别诊断

大动脉炎主要与以下疾病相鉴别：

(1)先天性主动脉缩窄：多见于男性，血管杂音位置较高，限于心前区及背部，全身无炎症活动表现，胸主动脉造影见特定部位狭窄（婴儿在主动脉峡部，成人位于动脉导管相接处）。

(2)动脉粥样硬化：常在 50 岁后发病，伴动脉硬化的其他临床表现，血管造影有助于鉴别。

(3)肾动脉纤维肌发育不良：多见于女性，肾动脉造影显示其远端 2/3 及分支狭窄，无大动脉炎的表现，病理检查显示血管壁中层发育不良。

(4)血栓闭塞性脉管炎（Buerger 病）：好发于有吸烟史的年轻男性，为周围慢性血管闭塞性炎症。主要累及四肢中小动脉和静脉，下肢较常见。表现为肢体缺血、剧痛、间歇性跛行，足背动脉搏动减弱或消失。游走性浅表静脉炎，重症可有肢端溃疡或坏死等，与大动脉炎鉴别一般并不困难。

(5)白塞病：可出现主动脉瓣及其他血管的病变，但白塞病常有口腔溃疡、外阴溃疡、葡萄膜炎、结节红斑等，针刺反应阳性。

(6)结节性多动脉炎：主要累及内脏中小动脉，与大动脉炎表现不同。

（六）治疗

1.治疗原则

本病约 20%为自限性，在发现时疾病已稳定，对这类患者如无并发症可随访观察。对发病早期有上呼吸道、肺部或其他脏器感染因素存在。应有效地控制感染，对防止病情的发展可能有一定意义。高度怀疑有结核分枝杆菌感染者，应同时抗结核治疗，常用的药物有糖皮质激素和免疫抑制剂。

总的原则为：急性炎症期给予早期和有效的治疗以抑制炎症反应，避免组织和器官的明显损害；进入长期和温和的维持治疗期后，主要治疗目的为避免疾病复发，而对于重要器官血管狭窄或闭塞的相关并发症则给予手术治疗。

2.治疗药物和措施

(1)糖皮质激素：激素对本病活动仍是主要的治疗药物，及时用药可有效改善症状，缓解病情。一般口服泼尼松每天1mg/kg，维持3～4周后逐渐减量，每10～15天减总量的5%～10%，通常以ESR和C-反应蛋白下降趋于正常为减量的指标，剂量减至每天5～10mg时，应长期维持一段时间。活动性重症者可试用大剂量甲泼尼龙静脉冲击治疗。但要注意激素引起的不良反应，长期使用要防治骨质疏松。

(2)免疫抑制剂：免疫抑制剂联合糖皮质激素能增强疗效。常用的免疫抑制剂为环磷酰胺、甲氨蝶呤和硫唑嘌呤等。环磷酰胺可每天口服2mg/kg或冲击治疗，每3～4周0.5～1.0g/m^2，病情稳定后逐渐减量。甲氨蝶呤每周5～25mg静脉注射、肌内注射或口服。硫唑嘌呤每天口服2mg/kg。有报道环孢素A、霉酚酸酯、来氟米特等有效。在免疫抑制剂使用中应注意查血、尿常规和肝功能、肾功能，以监测不良反应的发生。

(3)生物制剂：近年来有报道使用抗肿瘤坏死因子(TNF)拮抗剂可使大动脉炎患者症状改善、炎症指标好转，但缺乏大样本的临床验证资料。TNF-α单克隆抗体及TNF受体抗体融合蛋白均可试用。

(4)扩血管、抗凝，改善血液循环：使用扩血管、抗凝药物治疗，能部分改善因血管狭窄较明显所致的一些临床症状，如地巴唑20mg，每天3次；阿司匹林75～100mg，每天1次；双嘧达莫50mg，每天3次等。对高血压患者应积极控制血压。

(5)经皮腔内血管成形术：血管成形术为大动脉炎的治疗开辟了一条新的途径，目前已应用于治疗肾动脉狭窄及腹主动脉、锁骨下动脉狭窄等，并获得了较好的疗效。

(6)外科手术治疗：手术目的主要是解决肾血管性高血压及脑缺血。

1)对于单侧或双侧颈动脉狭窄引起的脑部严重缺血或视力明显障碍者，可行主动脉及颈动脉人工血管重建术、内膜血栓摘除术或颈部交感神经切除术。

2)对于胸或腹主动脉严重狭窄者，可行人工血管重建术。

3)对于单侧或双侧肾动脉狭窄者，可行肾脏自身移植术、血管重建术和支架置入术，患侧肾脏明显萎缩者可行肾切除术。

4)对于颈动脉窦反射亢进引起反复晕厥发作者，可行颈动脉体摘除术及颈动脉窦神经切除术。

5)冠状动脉狭窄可行冠状动脉搭桥术或支架置入术。

(七)预后

本病为慢性进行性血管病变，如病情稳定，预后好。预后主要取决于高血压的程度及脑供血情况，早期糖皮质激素联合免疫抑制剂积极治疗可改善预后。其并发症有脑出血、脑血栓、心力衰竭、肾衰竭、心肌梗死、主动脉瓣关闭不全、失明等。死亡原因主要为脑出血、肾衰竭。肺动脉高压对大动脉炎患者生存率影响的数据较少。

六、诊治精要

(1)肺血管炎是一组以肺血管壁破坏为主要病理特征的疾病，以ANCA相关性小血管炎，包括肉芽肿性多血管炎、显微镜下多血管炎和嗜酸性肉芽肿性多血管炎多见，也可累及肺动脉，包括大动脉炎。

(2)肺血管炎的临床表现多为非特异性且变化多样,临床上出现无法用其他疾病解释或治疗效果不佳的肺部症状,尤其是伴有全身多器官和系统损害时,需考虑到肺血管炎的可能性。

(3)早期积极治疗是降低疾病相关死亡率和不可逆的器官损害的重点,治疗过程中应注意监测疾病的活动度和药物毒副作用,适时调整,改善患者的长期预后。

第四节 原发性肺动脉高压

一、概述

原发性肺动脉高压(PPH)是一种原因不明、少见的肺血管疾病,以肺血管阻力和肺动脉压力进行性增高为主要特征。临床上主要表现为劳力性呼吸困难、乏力、腹胀、心绞痛晕厥等。

有关肺动脉高压的诊断标准不统一。国外主张在海平面大气压下,在静息状态下肺动脉平均压(mPAH)>25mmHg 或活动时 mPAH>30mmHg 为 PAH 诊断标准。

二、病因及发病机制

PPH 病因不明。目前公认的是患者具有对该症易感的遗传素质,肺血管反应性较高,在某些环境或自身条件作用下,即可诱发肺血管收缩,甚至痉挛,从而导致肺动脉压升高。

(一)遗传因素

1954 年 Dresdale 首先报道了一个家族中有许多人患有 PPH。美国 NIH 对 65 个家庭的 1926 人研究发现,患病率达 9.9%,远高于一般人群,提示 PPH 的发生可能与遗传因素有关。PPH 在遗传上可以垂直传递,甚至有连续五代发病的报道。PPH 为常染色体显性遗传,其中临床发病率为 10%~20%,男女比例为 1∶1.7,患者后代发病出现遗传早现现象,其家系传递的特征是以三核苷酸重复扩增为分子机制的典型疾病形式。家族性 PPH 患者约占全部 PPH 患者的 6%。目前已发现有 25 种以上的骨形态发生蛋白受体(BMPR2)编码基因突变与家族性 PPH 有关。BMPR2 的正常功能是抑制肺血管平滑肌增生,一旦发生变异,则会导致肺血管功能失调,从而使肺血管内皮组织不能对损伤做出正常反应,最终导致 PPH 的发生。另外,25%~30%的散发性 PPH 患者也有 BMPR2 突变,现已将其精确定位于染色体 2q31232,而在继发性肺动脉高压患者中迄今未发现有此基因突变存在,提示 BMPR2 突变可能是大多数甚至全部 PPH 病因。

(二)血管收缩

PPH 患者肺小动脉内皮细胞、平滑肌细胞增生肥大,血管狭窄、扭曲,血管扩张药能降低某些患者肺动脉压力和肺循环阻力,提示血管收缩机制可能参与了 PPH 的发生。不少研究还发现,PPH 患者血管内皮细胞功能异常,血管扩张物质(一氧化氮、前列腺素)的合成减少,血管收缩物质(内皮素)的生成增多,二者平衡失调,可能也影响肺血管的收缩和重构。

（三）自身免疫性疾病

10％～30％的PPH患者抗核抗体（ANA）轻度升高，大多数为女性。其他多种自身抗体也有类似的升高。60％的病例至少有一种自身抗体，常见有ANA、anti-ssDNA和抗甲状腺球蛋白。此外，PPH也与某些免疫性疾病或免疫异常相关，如甲状腺功能低下或甲状腺功能亢进，通常有ANA效价的阳性。文献报道约22.5％的PPH患者合并甲状腺功能低下，7％～30％的PPH患者有雷诺现象，还有的合并其他结缔组织病，如系统性红斑狼疮、CREST综合征、硬皮病、类风湿性关节炎、皮肌炎、多发性肌炎、混合型结缔组织病等。这些均提示PPH可能与免疫相关性因素有关。

（四）药物因素

某些药物如安非拉酮、芬氟拉明等可能与PPH有关。早在30年前发现PPH的发生与抑制食欲的药物有关，如芬氟拉明及其衍生物。应用这类药物的时间越长，发生PPH的危险性越大。有研究报道，1967—1970年在欧洲应用节食药Aminorex后，PPH的发生率突然增加了10倍，约2％服Aminorex者发生了肺动脉高压。研究发现使用食欲抑制药物3个月以上的人群，患PPH的危险性要比正常人高30倍，而且在停药一段时间后仍可能发生PPH。另有报道口服避孕药、可卡因、L-色氨酸、抗癌剂均可能与PPH的发病有关。

（五）其他因素

PPH的发病男、女比例为1∶1.7，30～40岁的妇女特别容易发生。PPH常在孕期被首先发现。育龄妇女PPH增多的原因还不明了。微血栓栓塞可能与PPH的发病有关，PPH患者的尸检病理发现有广泛的机化再通血栓和栓子，故认为PPH可发生肺小动脉血栓形成或在后期发生血栓栓塞。孕妇服用吲哚美辛，产后婴儿可出现PPH。部分PPH继发于肝硬化门脉高压之后。目前普遍认为PPH是各种原因引起的一种疾病表现，并不一定是一种单独疾病。

三、病理

PPH的特征性病理改变为肺小动脉管壁增厚，可涉及外膜、中膜和内膜，肺静脉也可出现内膜和外膜的增厚。有肺小动脉闭塞、向心性内膜增厚的改变。管径小于200μm的血管常发生再通。较大血管可有丛状损伤和偏心性内膜增厚。肺动脉高压可能与血管缩窄、管壁增厚所致的血管管腔狭窄和原位血栓的联合效应有关。

丛状病变是原发性肺动脉高压的特征性改变，特点是在靠近较大开通的肌型动脉与小动脉起始部的动脉瘤样扩张，瘤腔内充满薄壁血管网，内层衬以内皮细胞，中层部分或全部破坏。外膜代以颗粒组织。病变近端，开通的动脉明显变窄，内膜纤维化；远端，丛状病变进入扩张的薄壁血管网和类纤维素坏死的血管内，类纤维坏死血管腔内含有血小板或血栓。

动脉壁全层的病变有动脉炎、丛状病变及扩张性病变。动脉炎是一原发性炎症过程，常累及内膜和中层，较少侵及外膜，可发生坏死和纤维素渗出（类纤维素坏死），中性粒细胞和淋巴细胞浸润。动脉炎愈合后血管壁可留有瘢痕以及含有钙、铁沉着的纤维化。

根据血管改变的特点，WHO将PPH归纳为三种病理组织类型：①丛原性动脉病。肺小动脉广泛的中层肥厚，同心性内膜纤维化和丛状损害。②微血栓栓塞。为分布不均不规则的轻度中层肥厚和偏心性内膜增厚，血管内腔连以纤维带，无丛状损害，肺毛细血管和静脉无影响。③肺静脉阻塞性病变。内膜纤维增生并有静脉管腔阻塞，毛细血管明显充血，肺泡间隔增宽，含铁血黄素沉着。

PPH 患者的肺内可发现多种细胞因子和血管活性物质，如内皮素-1、IL-1、IL-6、血管紧张素Ⅱ和血管紧张素转换酶等。PPH 和继发性肺动脉高压时一氧化氮合成酶也降低。凝血系统异常也起一定作用。血栓调节素/蛋白 C 系统的异常和纤维蛋白溶解的损伤与 PPH 有关。

总之，PPH 的发生与血管损伤有关。许多因素对血管损伤起一定作用，导致血管收缩、血管重建和原位血栓，最终产生 PPH 血流动力学改变和病理生理改变。

四、病理生理

1.肺循环血流动力学的改变

PPH 由于肺小动脉广泛狭窄或闭塞，肺循环阻力增加，导致肺动脉高压，右心室负担也不断增加，右心室由肥厚进而扩张，右心室舒张压、右心房平均压显著升高，心排血量下降，最后发生右心室衰竭。

2.呼吸功能改变

PPH 由于广泛的肺小动脉管腔狭窄，肺微血管血流充盈不足，肺微血管床减少，病变的进展可引起弥散功能的下降，引起慢性过度通气，出现 PaO_2 和 $PaCO_2$ 均下降。

五、临床表现

（一）症状

1.常见症状

在 PPH 后期肺动脉压稳定升高，心排血量仍保持正常，临床病情尚属稳定；终期肺动脉高压已稳定不变，心排血量下降，临床症状进行性加重。后期及终期可出现以下全部症状。

（1）呼吸困难：肺动脉压增高明显时，首先出现活动后呼吸困难。呼吸困难逐渐发生，但进展甚快，在数月至数年内可丧失劳动力。呼吸困难的发生与心排血量减少、肺通气/血流比例不均和每分钟通气量下降有关。

（2）晕厥和乏力：1/3 以上患者可因心律失常或血流动力学的改变发生劳力性眩晕或晕厥。晕厥多于活动后发生，休息时有时也可发生，这与脑组织供养突然减少有关。全身乏力也为常见症状，其原因与心排血量减少、氧交换障碍和氧运输减少所致的组织缺氧有关。

（3）胸痛、咯血和雷诺现象：因右室肥厚，血流灌注不足，心内膜下缺血，可引起胸痛及心绞痛。部分患者尚有咯血，咯血可能系肺泡毛细血管瘤破裂所致，雷诺现象通常见于女性患者，如出现常提示预后不佳。

（4）右心室衰竭及其他：右心失代偿后，可出现发绀、腹腔积液、下肢水肿等。肺动脉主干扩张压迫支气管和左喉返神经，可导致干咳和声音嘶哑。

2.非典型症状

在 PPH 初期肺动脉压逐渐升高，心排血量正常，患者通常无明显症状，仅在剧烈活动时感到不适，以劳力性呼吸困难最常见，其次为心悸、乏力、咳血、晕厥或黑蒙、咳嗽、下肢水肿，另外还有胸闷、憋气、气促、头晕、胸痛、咯血等症状，而此时易误诊为肺部感染、支气管扩张、肺结核、先天性心血管疾病、冠心病、心肌炎、心肌病等。

（二）体征

1.常见体征

PPH 常见体征有颈静脉充盈，胸骨左下缘和上腹部可触及右室搏动增强，左侧第二肋间胸骨旁可触及震颤，叩诊可发现心脏增大，听诊常有肺动脉瓣第二音亢进和分裂。三尖瓣区可有反流性杂音，吸气时可增强。严重病例在肺动脉瓣区可听到舒张期反流性杂音，又称 Graham-Steell 杂音，是肺动脉明显扩张肺动脉瓣相对关闭不全所致。右心衰竭时，可有肝脏肿大和搏动，肝颈静脉反流征阳性，腹部膨隆，移动性浊音阳性等。

2.非典型体征

早期可见一些不典型体征如呼吸急促，心率增快，唇指发绀。听诊常有肺动脉瓣第二音亢进和分裂，双肺呼吸音粗。可无颈静脉怒张及右心衰竭的体征。另外，有些患者可出现肺动脉瓣区收缩期喷射性杂音或肺动脉瓣区收缩期咔嚓音；或肺动脉瓣区舒张期杂音，三尖瓣区收缩期吹风样杂音。也可出现胸骨左缘 2 肋、3 肋间收缩期喷射性杂音及舒张期吹风样杂音。

六、实验室检查

1.心电图

可有电轴右偏，右束支传导阻滞，右房、右室扩大肥厚的图形。

2.胸部 X 线片

早期 PPH 胸部 X 线片可能正常。较重者可有如下表现：①右下肺动脉干扩张和双侧肺门血管扩张，右下肺动脉干扩张的程度与肺动脉高压成正比例。②左心缘肺动脉段有突出现象。③中心肺动脉扩张，而外围血管分支细小，严重扩张的右肺门动脉和数支细小的血管相连。④心脏增大，侧位可见右心室增大，右心房可随肺动脉高压的严重程度和三尖瓣反流量增多而增大。主动脉结变小。

3.胸部 CT

主肺动脉及左、右肺动脉均扩张，与周围血管的纤细对比鲜明。高分辨 CT（HRCT）能有助于排除肺间质纤维化、肺泡蛋白沉积症等。增强胸部 CT 有助于排除血栓栓塞性肺动脉高压。

4.超声心动图和多普勒超声心动图

可发现右室扩大和肥厚、主肺动脉和左右肺动脉内径增宽、肺动脉瓣和三尖瓣反流和肺动脉压增高等。此外，超声心动图有助于排除先天性心脏病、风湿性心脏病、冠状动脉粥样硬化性心脏病、高血压性心脏病和心肌病左心衰竭等引起的继发性肺动脉高压的常见疾病。

超声心动图常见的征象如下。

（1）右心室肥厚和扩大。与肺动脉高压的程度和时间有关，右心室游离壁在轻度肺动脉高压时已增厚，心室间隔也增厚，运动幅度减弱或呈同向运动。大部分原发性肺动脉高压患者有右心室增大、右心房扩大、右心室舒张末压升高。部分患者可有心包积液。

(2)肺动脉内径增宽和膨胀性下降。二维和M型超声心动图可显示中心肺动脉扩张。肺动脉壁顺应性随压力的增加而下降,收缩期扩张也随之变小。

(3)肺动脉收缩压高于正常,PPH患者肺动脉压常增至正常的3倍以上,右心房压亦增高,但心排血量降低。心脏增大和瓣环扩张可引起三尖瓣和肺动脉瓣反流。多普勒超声心动图测出的二尖瓣反流率和反流程度与造影所见有良好相关。肺动脉高压时反流峰速和时限增加,并随压力波动而改变,反流速度与舒张期肺动脉-右心室之间压差相关。

5.右心导管检查

可有右室、肺动脉压力和肺循环阻力增高、心排血量下降、肺毛细血管楔压(PCWP)正常等表现。PCWP正常有助于排除引起肺动脉高压的常见的左心疾患,判定有无分流性先天性心脏病。

6.肺动脉造影

83%以上有异常,表现为主肺动脉及其主要分支扩大,远端分支迅速变窄,血管树像剪枝状。当临床上高度怀疑慢性血栓栓塞性肺动脉高压而肺通气/灌入扫描又不能确诊时,此法可帮助明确诊断。

7.肺功能

可有轻度限制性通气障碍、弥散功能减退、最大通气量降低等,有助于排除COPD等。

8.PPH患者血液检查

一般正常,进行此项检查主要是用于肺动脉高压的鉴别诊断。

(1)自身抗体。如抗核抗体(ANA)、抗可提取性核抗原抗体(ENA抗体)、抗中性粒细胞胞质抗体(ANCA)、抗甲状腺抗体(TGA、TMA)、抗磷脂抗体(APL抗体)等。

(2)肝功能与肝炎病毒标志物。主要用于排除肝病所致PPH。

(3)人类免疫缺陷病毒(HIV)抗体。用于排除HIV感染所致PAH。

(4)动脉血气分析(ABG)。早期正常,重症患者可有低氧血症和低碳酸血症。

(5)甲状腺功能检查。有报道甲状腺功能减退亦可致PAH。

(6)其他。血管紧张素转换酶(ACE)、血红蛋白电泳等,有助于排除有无结节病、镰状细胞病等。

七、诊断

下述三点可供诊断PPH时参考。

(1)具有肺动脉高压临床、X线胸片和心电图方面的表现。

(2)肺动脉压力和肺循环阻力肯定增高,而左心充盈压正常、心输出量正常或降低,肺毛细血管楔压正常。

(3)排除心、肺或其他系统性疾病引起的继发性肺动脉高压。

八、鉴别诊断

PPH临床少见,临床医师往往对其认识不足,缺乏警惕性,而且PPH早期的症状和体征均无特异性，早期诊断困难，误诊相当普遍。需要多普勒超声心动图或右心导管术检查才能确定，病程晚期才出现明显症状。

早期首发症状以劳力性呼吸困难最多见，另外心悸、乏力、下肢水肿、咯血也是早期的常见症状。

对于有上述症状的患者，应全面体检。如果发现肺动脉瓣听诊区第二心音(P_2)亢进或伴心音分裂，肺动脉瓣区收缩期或肺动脉瓣区舒张期杂音(Graham-Steell 杂音)，以及三尖瓣区收缩期杂音或颈静脉怒张，肝大、腹水及周围性水肿，发绀，右心室第三心音(S_3)奔马律等，应积极完善胸部 X 线片、心电图、超声波检查和全面的右心导管检查，包括肺血流动力学检查，以确定肺动脉高压的诊断。而右心导管检查是现今确诊本病所必需的方法。

确诊 PPH 尚需排除常见的慢性阻塞性肺疾病、低氧性肺血管收缩疾病(慢性肺部低通气综合征、睡眠性呼吸暂停综合征和高山病等)、肺静脉高压(二尖瓣狭窄、严重的慢性左心衰竭和肺静脉闭塞性疾病等)、先天性左向右分流的心脏病、间质性肺部疾病，以及其他肺动脉疾病诸如多发性肺栓塞、寄生虫疾病、肉芽肿性血管炎、注射非法药品等所致继发性肺动脉高压，才能诊断 PPH。

九、治疗及预后

(一)治疗原则

PAH 的治疗近年来取得迅速进展，患者的生活质量和生存率明显改善，但 PAH 目前仍是一种无法治愈的慢性疾病。首先应根据患者临床分类的不同选择相应治疗方案。以下第二部分主要针对第一大类，即动脉性肺动脉高压的治疗。

(二)治疗方法及具体措施

1.一般治疗

PAH 是一种慢性致死性疾病，一般治疗包括运动和康复训练、避孕、绝经期激素替代治疗、旅行、心理治疗、预防感染及择期手术指导等多个方面，鼓励患者及其家庭成员参与 PAH 患者俱乐部等组织，增强战胜疾病的信心。运动应以不引起明显的气短、眩晕、胸痛为宜，康复训练应在专业人员指导下进行。适度的运动和康复训练有助于提高患者的运动耐量。由于 PAH 患者妊娠期死亡率高达 30%～50%，因此生育期女性患者应采取安全有效的避孕措施。对 WHO 心功能Ⅲ级或Ⅳ级的患者乘飞机时应考虑吸氧，避免不携带氧气到海拔超过 1500～2000m 处旅行。PAH 患者往往存在焦虑和抑郁等心理疾病，导致病情进一步加重。应注意对患者进行心理疏导。肺炎是导致 PAH 患者死亡的重要因素，患者应及时接种流感疫苗。手术有导致 PAH 患者死亡的风险，如必须进行手术，建议硬膜外麻醉而不是全麻，药物治疗应暂时由口服治疗转为静脉输注或吸入。

2.传统治疗

(1)利尿剂：右心功能不全可导致体液潴留、出现颈静脉充盈、肝及胃肠道淤血、胸腹水和下肢水肿，建议对存在明显容量超负荷的 PAH 患者给予利尿剂。治疗期间应密切监测血钾和肾功能，防止低钾血症和肾前性肾功能衰竭的发生。

(2)抗凝治疗：特发性 PAH 易合并远端小肺动脉原位血栓形成，心力衰竭和活动减少也易导致静脉血栓形成，因此建议对无抗凝禁忌的特发性肺动脉高压(IPAH)患者给予华法林抗凝治疗，抗凝强度建议 INR 维持在 2.0～3.0。

(3)氧疗：尽管吸氧并不能缩短艾森曼格综合征患者的病程，仍建议对 PaO_2 低于 60mmHg 的患者给予吸氧治疗，且每天＞15 小时。对其他类型 PAH 如动脉血氧饱和度低于 90%则建议进行常规氧疗。

(4)地高辛：心输出量(CO)低于 4L/min 或心指数低于 2.5L/(min·m^2)是应用地高辛的首选指征。另外，右心室扩张、基础心率大于 100 次/分、快室率房颤也均是应用地高辛的指征。如果 PAH 患者心功能较差，严重低氧血症，使用地高辛过程中出现频发室性心律失常需考虑电解质紊乱及地高辛中毒可能，应格外注意。

(5)多巴胺和多巴酚丁胺：是治疗重度右心功能衰竭(血流动力学不稳定的 WHO 心功能Ⅲ级或心功能Ⅳ级患者)首选的正性肌力药物，患者血压偏低首选多巴胺，血压较高首选多巴酚丁胺。两种药物的推荐起始剂量为 2μg/(kg·min)，可逐渐加量至 8μg/(kg·min)。根据患者具体情况可选择一种或联合使用。

3.肺血管扩张剂

(1)钙离子通道拮抗剂(CCBs)：只有急性肺血管扩张试验结果阳性的患者才能从 CCBs 治疗中获益。由于 CCBs 有导致体循环血压下降、矛盾性肺动脉压力升高、心功能衰竭加重、诱发肺水肿等危险，故对尚未进行急性肺血管扩张试验的患者不能盲目应用 CCBs。对正在服用且疗效不佳的患者应逐渐减量至停用。

对急性肺血管扩张试验结果阳性的患者应根据心率情况选择 CCBs，基础心率较慢的患者选择二氢吡啶类如硝苯地平或氨氯地平；基础心率较快的患者则选择非二氢吡啶类如地尔硫䓬。为避免并发症的发生，推荐使用短效药物，并从小剂量开始应用，在体循环血压没有明显变化的情况下，逐渐递增剂量，争取数周内增加到最大耐受剂量，然后维持应用。应用 1 年还应再次行急性肺血管扩张试验重新评价患者是否持续敏感，只有心功能稳定在Ⅰ～Ⅱ级且肺动脉压力降至正常或接近正常的长期敏感者才能继续应用。

(2)内皮素受体拮抗剂：内皮素是一种血管活性肽，其异常表达与 PAH 有关。内皮素-1(ET-1)是肺动脉高压重要致病原因之一，ET-1 与两种内皮素受体(内皮素受体-A、B)结合，引起血管收缩、刺激肺动脉平滑肌细胞增殖等作用。ETA 和 ETB 介导血管平滑肌细胞的增殖，同时两者还具有收缩血管的作用，ETB 的激活还可以影响血管扩张因子 NO、PGI_2 和血管收缩因子如血栓素的平衡。内皮素受体拮抗剂(ERAs)则是通过阻断上述受体起到治疗的作用，逆转肺血管重构。

1)波生坦：首个内皮素受体拮抗剂，2002 年正式在欧洲批准上市，目前已经有多项多中心随机临床对照试验结果发表，均证实该药可改善肺动脉高压患者的临床症状和血流动力学指标，提高运动耐量，改善生活质量和生存率，推迟临床恶化的时间。欧洲和美国的肺动脉高压诊治指南认为该药是治疗心功能Ⅲ级肺动脉高压患者首选治疗药物，还可用于治疗儿童 PAH。我国批准波生坦的适应证是第一大类肺动脉高压患者。波生坦用量需根据体重来调整，目前对 40kg 以上患者推荐用法是初始剂量 62.5mg 一天 2 次，连用 4 周后加量至 125mg

一天 2 次，维持治疗。需要特别注意，由于波生坦具有潜在的肝脏毒性(10%的受试者发生转氨酶升高)，建议治疗期间至少每月监测一次肝功能。

2)安立生坦：一种非磺胺类、丙酸选择性内皮素受体 A 拮抗剂，已于 2011 年在中国上市。两个大样本临床试验(ARIES-1 和 ARIES-2)已证实安立生坦可有效改善 IPAH、结缔组织病和 HIV 感染相关性 PAH 患者的症状、活动耐量、血流动力学及达临床恶化时间等指标。安立生坦在欧美被批准用于 WHO 心功能Ⅱ及Ⅲ级的患者。也偶有肝功能异常和外周组织水肿报道，但一般较轻微，不需特别处理。其突出优点是目前肝功能不良反应报道较少(肝功能异常发生率 0.3%～8%)，并且每天只需服用 1 次，作用长效。

3)其他内皮素受体拮抗剂：马西替坦的基础药理结果显示其比波生坦降低肺动脉高压的效果强 10 倍，同时也是一个长效制剂(用药方案 10mg/d)，安全性更好，肝毒性以及食物药物的相互影响小。2010 年被授权用于治疗 PAH，2012 年临床Ⅲ期试验(SERAPHIN)结果提示，PAH 予马西替坦 3mg/10mg 后，PAH 恶化程度分别降低了 30%和 45%；目前中国没有上市。西他生坦是选择性 ETA 受体拮抗剂，因严重的肝损害不良反应已被撤出临床试验。替唑生坦目前仍在临床试验中。

(3)磷酸二酯酶-5(PDE-5)抑制剂：一氧化氮(NO)是一种强效肺动脉平滑肌舒张因子，通过上调下游信号分子环磷酸鸟苷(cGMP)来发挥血管舒张作用，cGMP 的代谢有赖于大量 PDE 的激活。PDE-5 可促进 cGMP 降解，阻止细胞内信号传递，使平滑肌舒张作用减弱。FDA 批准用于治疗 PAH 的 PDE-5 抑制剂有西地那非、伐地那非和他达拉非，但只有伐地那非在我国进行了相应的临床试验，并推荐在急性肺血管扩张试验呈阴性、经济承受力差的患者中使用。

1)西地那非：是具有口服活性的选择性 PDE-5 抑制剂，通过增加细胞内 c-GMP 浓度使平滑肌细胞松弛、增殖受抑制而发挥药理作用。SUPER 实验证明其治疗 PAH 的作用。2007 年，对 104 名慢性血栓栓塞性肺动脉高压患者给予西地那非 50mg 每天 2 次，3 个月后血流动力学有明显改善、6 分钟步行距离(6MWD)明显提高、肺血管阻力(PVR)明显降低，实验中只发现轻微的不良反应(潮红、头痛和流鼻血)。目前主要用于 WHO FCⅡ和Ⅲ型 PAH 患者。西地拉非在我国的适应证为勃起功能障碍，我国尚未批准此药物用于治疗肺动脉高压的适应证，也没有用于治疗肺动脉高压的专用剂型。但已有研究证实，西地那非可安全有效地用于我国 PAH 患者的治疗，用法按照国外推荐的剂量即 20mg 每天 3 次。

2)伐地那非：作为另一种口服 PDE-5 抑制剂，更为长效、半衰期更长，可有效降低 PVR 与系统血管阻力(SVR)和增加心输出量，该药仅有轻微和暂时的不良反应。我国学者荆志成教授牵头的伐地那非治疗 PAH 有效性和安全性的研究(EVALUATION)表明，伐地那非可改善 PAH 患者运动耐量、心功能分级及血流动力学参数，且伐地那非较西地那非便宜，临床治疗前景瞩目。推荐剂量为 5mg/d，持续 2～4 周后改为 5mg 一天 2 次。

3)他达那非：是一种选择性 PDE-5 抑制剂，每天 1 次口服，克服了西地拉非半衰期短和患者依从性差等缺点，健康人口服后 2 小时达血药浓度，无食物药效影响，主要通过肝脏代谢，Galie 等公布的 16 周双盲安慰剂对照试验(PHIRST 试验)结果显示 40mg 剂量可使 6MWD 明显提高，有效改善运动功能和生活质量，防止病情恶化。目前对第 1 类肺动脉高压患者有效，其他类型的疗效正在试验中。该药物在中国没有治疗 PAH 适应证。目前，国内多中心联合研究正在观察他达那非对中国 PAH 患者的疗效和安全性。

4)乌地那非：已进行临床Ⅱ期实验，期待有更多的试验数据。

5)吸入一氧化氮(NO)：一氧化碳是来自内皮的内源性血管扩张剂，它通过激活鸟苷酸环化酶(cGMP)，增加 cGMP 的生成而直接舒张血管平滑肌。短期低浓度吸入 NO 能显著降低肺动脉高压和肺血管阻力。小系列研究和个案报道显示长时间吸入 NO 有益，但因使用麻烦而难以为大多数患者接受，而且治疗中断会导致血流动力学恶化。

(4)前列环素(PGI_2)及其受体：PAH 会导致肺动脉内皮细胞功能受损，内源性前列环素(PGI_2)逐渐分泌下降，因此补充外源性的 PGI_2 成为治疗的思路。研究发现 PGI_2 不仅能扩张血管、降低肺动脉压，长期应用还可逆转肺血管重塑。从 1992 年依前列醇应用于临床治疗 PAH 开始，经过 20 多年的发展，PGI_2 已经成为治疗 PAH，特别是重度 PAH 的首选药物。但常用的 PGI_2 如依前列醇半衰期很短，须持续静脉滴注。现在已有半衰期长且能口服、吸入、皮下及静脉注射的曲前列环素，口服贝前列素及口服、吸入及静脉注射的伊洛前列素等新型药物。目前只有吸入式伊洛前列素在我国批准上市。

1)依前列醇：最先用于治疗的前列环素类药物，其半减期短、性状不稳定，使用时需通过中心静脉持续输注。20 世纪 90 年代，三项非盲法随机对照临床试验显示，持续静脉滴注依前列醇可改善患者的临床症状、提高其运动能力、改善血流动力学并提高患者的生存率，对于心功能Ⅲ、Ⅳ级的严重患者通过留置导管持续静脉滴注依前列醇有效，然而，由于依前列醇给药方式特殊，长期应用不便。

2)前列环素：药理作用与内源性前列环素相似，半衰期较长，可以经皮下、静脉输入或口服等多种途径给药。皮下注射最常见的不良反应是注射部位疼痛，由此带来了静脉输注曲前列环素有效性和安全性的研究，有两项研究验证了将依前列醇静脉输注替换为曲伏前列环素静脉输注的可行性。另外，曲前列环素化学性质稳定使吸入或口服给药成为可能，TRIUMPH 研究显示对于已经应用波生坦或西地那非而效果不佳的患者给予曲前列环素吸入治疗可以改善其运动耐量、生活质量且安全、易耐受。2011 年完成的全球多中心、前瞻、随机、双盲的 FREEDOM-M 则首次显示了口服曲前列环素在 PAH 的治疗作用，而不良反应无统计学差异。该药还可与其他口服制剂(波生坦、西地那非)联用，提高安全性和有效性，运动功能也得到显著改善，目前正在开展全球多中心 GCP 研究。

3)伊洛前列素：吸入伊洛前列素目前已广泛应用于心功能Ⅲ～Ⅳ级 PAH 患者的常规治疗、PAH 危象抢救、围术期 PAH 危象预防及周围血管疾病的治疗。雾化吸入是伊洛前列素的主要给药方式，可直接作用于治疗靶点。吸入药物颗粒通过呼吸道沉积于肺泡内，而肺泡内动脉紧密包裹在肺泡和末梢细支气管表面。因此沉积在肺泡内的药物会优先作用于微小肺动脉，起到扩张毛细血管前括约肌和微动脉平滑肌细胞的作用。初始吸入剂量应为 2.5μg，如果患者能很好地耐受，每次剂量可增加到 5.0μg 并维持此剂量；如果不能耐受，则将每次剂量维持在 2.5μg。目前认为，吸入伊洛前列素治疗重度 PAH 的短期(3 个月至 1 年)效果确切，可改善患者血流动力学参数、临床症状、运动耐力和生活质量，提高生存率，且不良反应少，患者耐受性好，但远期效果不尽如人意。为了提高远期疗效，可以选择与内皮素受体拮抗剂波生坦或

5 型磷酸二酯酶(PDE-5)抑制剂等其他药物联合。

4)贝前列素钠:被认定为具有潜在治疗 PAH 的药物,长效贝前列素制剂可持续释放活性 PGI_2,维持血药浓度稳定,有效改善运动功能、mPAP 和 PVR。目前该药只在日本和韩国批准肺动脉高压适应证,在我国该药主要用于慢性动脉闭塞性疾病。

5)Selexipag (PGI_2 受体激动剂):作为重要的治疗靶点,通过对其受体激动剂的研究,科学家发现了新的潜在治疗 PAH 的候选药物 Selexipag。该药物是选择性前列环素受体激动剂,高选择结合 PGI_2 受体,起到扩张血管的作用。一项临床Ⅱ期研究显示 43 例患者接受 Selexipag 治疗 17 周后 PVR 得到改善,该研究中大多数患者有良好耐受性,不良反应有头痛、颜面潮红、肢端疼痛、消化道不良反应,随着治疗时间延长上述不良反应可减少。一个正在进行的Ⅲ期试验(GRIPHON 临床研究)会提供更多关于该药的有效性和安全性的信息。

(5)鸟苷酸环化酶激动剂利奥西呱(Riociguat):Riociguat 为一种口服有效的新型 PAH 治疗药物,其作用靶点为内源性血管扩张剂 NO(一氧化氮)的受体可溶性鸟苷酸环化酶(sGC),通过增强对 NO 的敏感性或直接激活 sGC,发挥扩张血管和抑制血管重构的作用。Ⅲ期临床试验(PATENT 研究)证实了在治疗肺动脉高压患者显著提高了运动耐力。而 CHEST 研究发现该药物对慢性血栓栓塞性肺动脉高压(CTEPH)的治疗具有很好的疗效:提高了运动耐力、降低了肺血管阻力。该研究意味着对此类患者在无发耐受或者没有条件进行肺动脉内膜剥离术或者术后复发肺动脉高压的患者提供了新的选择。

(6)5-羟色胺受体拮抗剂:5-羟色胺通过介导肺动脉成纤维细胞及平滑肌细胞增生促进血管收缩及血管重塑,被认为可能是致病因素之一。研究发现,小鼠肺动脉高压模型早期即可出现 5 羟色胺受体上调。目前一些新型的 5-羟色胺受体拮抗剂,如特麦角脲、PRX-08066、0-122 等药物在动物实验获得了乐观的结果。期待更多的试验结果。

(7)酪氨酸、丝氨酸及苏氨酸蛋白酶抑制剂:研究证明,疾病的发生和发展与肺血管内皮损伤、增生及肺动脉平滑肌细胞的过度收缩有关。血小板源性生长因子具有强大的促分裂及趋化作用,可能参与肺动脉高压疾病的过程。伊马替尼作为血小板源性生长因子拮抗剂,大规模评价伊马替尼治疗 PAH 有效性及安全性的国际多中心、双盲、平行、Ⅲ期 IMPRESS 研究的结果已公布,显示对已接受两种及以上靶向药物治疗的严重患者,单用伊马替尼可明显增 6MWD,降低 mPAP、心脏指数。

索拉非尼是一种新型多靶点药物,除了酪氨酸激酶受体,还可以抑制丝氨酸、苏氨酸激酶受体及血管内皮生长因子(VEGF)、血小板衍生生长因子受体(PDGF)等。已有多项研究发现,索拉非尼可降低 PAH 小鼠右心室收缩压逆转右心室肥厚,有效缓解肺血管肌化,并较伊马替尼效果更显著,预示着索拉非尼可能是一种有效的新型药物。

(8)Rho 激酶抑制剂(法舒地尔):是目前唯一临床应用的 Rho 激酶抑制剂,该药能有效抑制由去甲肾上腺素、组胺、内皮肽、5-羟色胺等诱发的血管收缩,且效应不被阿托品、茶碱等拮抗,对血管有直接松弛作用。Doe 等于 2009 年研究发现,除慢性血栓栓塞性 PAH 外,其他类型 PAH 患者的外周血中性粒细胞以及肺组织中的 Rho 激酶活性明显增高,其中以特发性 PAH 最显著,且观察到 Rho 激酶的活性与 PAH 严重程度及患者耐受时间有关,这为法舒地尔治疗 PAH 提供了有力的理论基础。Tawara 等在动物实验中发现,法舒地尔联合贝前列素与单一用药相比对改善野百合碱所致大鼠 PAH 更加有效，且无明显不良反应。总之，法舒地尔是治疗 PAH 的一种具有广泛药理作用的新型药物，随着其作用机制的日渐明确，有望成为 PAH 的主要治疗药物。

4.房间隔造瘘术

经充分上述内科治疗之后，患者症状仍无明显好转，即可推荐患者进行房间隔造瘘术，可降低右室前负荷，增加左室充盈压和 CO，从而改善血流动力学和临床症状。入选标准：WHO 心功能Ⅳ级合并难治性右心功能衰竭的 PAH 患者；经过充分的内科治疗仍然反复发生晕厥和(或)右心衰竭等待肺移植或心肺联合移植；静息状态下动脉血氧饱和度＞80%，血细胞比容＞35%，确保术后能维持足够的体循环血氧供应；患者及其家属同意手术并签署知情同意书。排除标准：超声心动图或者右心导管证实存在解剖上的房间交通；右房压＞20mmHg。目前房间隔造瘘术国内报道较少。

5.肺移植

在国外，单肺移植、双肺移植和心肺移植均可用于治疗终末期 PAH，但单肺移植有导致严重低氧血症的危险。主要指征：经充分内科治疗无效的终末期 PAH 患者。国外终末期 PAH 患者行肺移植或心肺联合移植有较多报道，目前 3 年和 5 年的生存率分别为 55%和 45%，与其他疾病行肺移植的长期生存率类似。我国已有多家医疗机构开展肺移植治疗 PAH，建议有条件的单位，在严格掌握手术指征的前提下积极开展此项技术治疗终末期 PAH。

（三）其他类型肺动脉高压的治疗

(1)左心疾病引起的 PAH(第二类)：目前尚缺乏治疗左心疾病相关 PAH 的特异性药物。诸多药物(包括利尿剂、硝酸酯类、血管紧张素转换酶抑制剂、β 受体阻滞剂、奈西立肽和正性肌力药物)或者手术(左心室辅助装置植入、瓣膜手术、再同步化治疗和心脏移植)治疗后可能因左心室充盈压的下降而使得肺动脉压力迅速下降。因此，治疗左心疾病相关 PAH 应以治疗原发病为主要目标。由于缺乏循证医学证据，目前不推荐在左心疾病相关 PAH 患者使用 PAH 靶向治疗药物。

(2)肺疾病和(或)慢性缺氧导致的 PAH(第三类)：对于 COPD 或肺间质疾病相关 PAH 且合并长期低氧血症的患者，长期氧疗是可选的治疗方法，不推荐应用 CCBs 治疗肺部疾病所致 PAH，因为其所产生的缺氧性肺血管收缩会损害气体交换，同时长期使用的有效性不明确。至今没有 RCT 研究数据表明 PAH 药物可改善肺部疾病所致 PAH，因此，肺部疾病所致 PAH 患者应优化完善基础肺部疾病的治疗，已批准用于 PAH 的药物不推荐用于肺部疾病所致 PAH 的治疗。

(3)CTEPH(第四类)：肺动脉内膜剥脱术是 CTEPH 的首选治疗方法。CTEPH 患者能否手术是由多种因素决定且不易标准化，这与患者的状态、外科团队的专业技术能力和可使用的资源有关。一般的手术指征包括：术前 WHO 心功能分级Ⅱ～Ⅳ级的患者，外科手术可及的肺动脉主干、叶、段肺动脉血栓。CTEPH 的内科治疗包括抗凝、利尿、心衰和低氧血症时的氧疗。CTEPH 的肺微血管病变与 PAH 相似，故 PAH 靶向药物可以应用于不能够手术的患者或手术风险大于获益的 CTEPH 患者。术后持续或再发 PAH 的患者也可能是靶向治疗的适用人群。

(四)预后

20世纪80年代进行的美国原发性PAH登记注册研究(NIH)显示其1年、3年、5年生存率分别为68%、48%、34%。近10余年来随着PAH规范化诊治的推广、新的靶向药物的应用,2000年后进行的PAH登记注册研究结果均显示预后较前有所改善,2002—2003年进行的法国PAH注册登记研究显示的1年、2年、3年生存率分别为85.7%、69.6%、54.9%;2004年后进行的美国Mayo医学中心PAH登记注册研究、英国与爱尔兰PAH登记注册研究、REVEAL登记注册研究发表的生存率与之相似。

十、诊治精要

(1)肺动脉高压是一种血流动力学异常状态,包括多种临床疾病,血流动力学特点也有所差异,2015年其分类再次更新,仍分为动脉性、左心疾病相关性、肺部疾病和(或)低氧相关性、慢性血栓栓塞性以及多种未明机制所致肺动脉高压五大类,但对亚类进行了适当调整。

(2)肺动脉高压涉及呼吸、心脏、风湿免疫、消化、血液、儿科等多个学科,应提高诊断意识,开展以呼吸、心脏科医师为主的多学科协作。

(3)超声心动图可用于肺动脉高压的筛查,右心导管检查可以获得血流动力学资料,是判断肺动脉高压的最终确诊手段。

(4)肺动脉高压的治疗根据疾病分类不同而不同,靶向药物仅对特定类型的肺动脉高压适用,需注意对原发疾病的治疗。

第五节　肺源性心脏病

肺源性心脏病(简称肺心病)是由支气管-肺组织、胸廓或肺血管病变致肺血管阻力增加,产生肺动脉高压,继而右心室结构或(和)功能改变的疾病。根据起病缓急和病程长短,可分为急性和慢性肺心病两类。临床上以后者多见。

一、急性肺源性心脏病

急性肺源性心脏病主要由于来自静脉系统或右心的栓子等进入肺循环,造成肺动脉主干或其分支的广泛栓塞,同时并发广泛细小动脉痉挛,使肺循环受阻,肺动脉压急剧升高而引起右心室扩张和右心衰竭。

(一)病因

(1)周围静脉血栓:以下肢深部静脉和盆腔静脉血栓形成或血栓性静脉炎的血栓脱落并栓塞肺动脉为常见。

(2)右心血栓:如长期心房颤动,右心室的附壁血栓;心内膜炎时肺动脉瓣的赘生物等都可脱落引起肺动脉栓塞。

(3)癌栓:癌栓也可脱落进入小动脉引起广泛栓塞,癌细胞还可激发凝血系统的物质(如组蛋白、组织蛋白酶和蛋白酶)，血液形成高凝状态，形成血栓。

(4)其他：如在胸部或心血管手术、肾周空气造影、人工气腹及腹腔镜等检查过程中，因操作不当，使空气进入静脉或右心室所致气栓，骨折、骨手术脂肪栓以及妊娠的羊水栓塞，寄生虫或其虫卵等均可使肺动脉压急剧增加。

(二)发病机制

当肺动脉两侧的主要分支突然被巨大栓子阻塞，以及由此所引起的广泛小动脉痉挛时或多发小栓塞造成肺循环大面积阻塞时，均可使肺循环压力急剧升高。由于右心室无法排出从体循环回流的血液，随即发生右心室扩张与右心衰竭。此外，血块崩解释放一些介质，还可引起肺小动脉痉挛，加重肺动脉压上升，右心负担也加重。

(三)诊断

1.临床表现

(1)症状：发生大块肺栓塞或多发栓塞时，患者常突然感到呼吸困难、发绀、剧烈咳嗽、心悸和咯血。病变累及胸膜时，可出现剧烈胸痛并放射至肩部。由于左心排血量的减少，可导致血压急剧下降，面色苍白、大汗淋漓、四肢厥冷，甚至休克。因冠状动脉供血不足，心肌严重缺氧，出现胸闷或胸骨后疼痛。严重者可猝死。

(2)体征：肺大块梗死，叩诊可呈浊音，呼吸音减弱或有干、湿啰音。如病变累及胸膜可出现胸膜摩擦音或胸腔积液体征。心率增快，心浊音界扩大，肺动脉瓣第 2 心音亢进，可听到收缩和舒张期杂音及奔马律和各种心律失常。右心衰竭时，颈静脉怒张，肝大并有疼痛及压痛，可出现黄疸、下肢浮肿，偶见血栓性静脉炎。

2.特殊检查

(1)心电图检查：典型的心电图改变。①电轴显著右偏，极度顺钟转位和右束支传导阻滞；②Ⅰ、aVL 导联 S 波加深，Ⅲ、aVF 导联出现 Q 波，T 波倒置；③肺型 P 波；④Ⅰ、Ⅱ、Ⅲ、aVL、aVF 导联 ST 段降低，右侧心前导联 T 波倒置。这些变化可在起病 5～24 小时出现，如病情好转，数天后消失。

(2)X 线检查：早期可正常。发病 1～2 天以后，X 线检查发现栓塞区呈卵圆形或三角形密度增深阴影，底部向外与胸膜相连，并有胸腔积液影像。多发性栓塞时，阴影颇似支气管肺炎。肺动脉明显突出及心影增大。肺动脉造影可明确栓塞部位与范围。

(四)治疗

(1)卧床休息、吸氧以改善呼吸困难。

(2)剧烈胸痛时可用哌替啶 50～100mg 皮下注射或罂粟碱 30～60mg 口服。

(3)可用阿托品 0.5～1mg 静脉注射或肌内注射，降低迷走神经张力，解除肺血管痉挛。

(4)休克者可用间羟胺或多巴胺。

(5)右心衰竭可用毒毛花苷 K 或洋地黄静脉注射。

(6)溶栓、抗凝。

(五)预防

积极预防深部静脉的血栓形成或血栓性静脉炎的发生。术后早期离床活动，需长期卧床者，应在床上做深呼吸和下肢运动。

（六）预后

视肺栓塞的面积及是否继续发生肺栓塞而定。面积小，预后好；复发性栓塞少，预后也较好。

二、慢性肺源性心脏病

慢性肺源性心脏病简称慢性肺心病，是指由支气管-肺组织、胸廓或肺血管疾病逐渐致血管阻力增加，引起肺动脉高压，继而右心室结构和（或）功能改变，伴或不伴有右心衰竭的一类疾病。本病在我国常见，患病率接近 0.5%。北方地区更为常见，且多在寒冷季节发病。患者年龄多在 40 岁以上，且随年龄增长患病率增高，近 20 年来受社会老龄化及人们的生活条件改善和对疾病认识水平的提高等因素影响，患病高峰年龄已由 20 世纪 50 年代的 50 岁逐渐向 60～70 岁推移。我国绝大多数慢性肺心病患者是在慢性阻塞性肺疾病基础上发生的，从肺部基础疾病发展为肺心病，一般需要 10～20 年的过程。

（一）病因

慢性肺心病的病因按病变发生的部位和功能的变化，一般分为以下五大类。

1.慢性支气管、肺部疾病

最为常见，包括气道阻塞性疾病和限制性肺疾病，前者以慢性阻塞性肺疾病（COPD）为我国肺心病最主要的病因，其次为其支气管哮喘、支气管扩张等，后者为重症肺结核、肺尘埃沉着症、肺间质纤维化和全身疾病相关性间质性肺疾病等。

2.严重的胸廓畸形

较少见，严重的脊椎后、侧凸、脊椎结核、类风湿性关节炎、胸膜广泛粘连及胸廓形成术后造成的严重胸廓或脊椎畸形等使胸廓活动受限、肺脏受压、支气管扭曲变形等致肺通气/血流比例失调，肺血管收缩，发生肺动脉高压。

3.肺血管疾病

较少见，如原发性肺动脉高压、慢性血栓栓塞性肺动脉高压、结节性多动脉炎等，均可引起血管内膜增厚、管腔狭窄等致肺动脉高压，右心负荷增加，发展为慢性肺心病。

4.神经肌肉疾病

如脊髓灰质炎、肌营养不良、重症肌无力、吉兰-巴雷综合征，引起呼吸肌功能下降，呼吸运动减弱，导致肺通气不足。

5.通气驱动失常的疾病

如肥胖-低通气综合征、睡眠呼吸暂停综合征、原发性肺通气不足及先天性口腔畸形等疾病导致肺通气不足。

（二）发病机制

肺心病患者由于缺氧等原因引起的肺小动脉痉挛，间质炎症所致的肺毛细血管床破坏以及慢性缺氧所致的继发性红细胞增多、血液黏滞度增高等多种因素导致肺循环阻力逐渐增加，肺动脉高压，右心负荷逐渐加重，右心室肥厚扩大，最终发展成为慢性肺源性心脏病。其具体发病机制包括：

1.肺血管结构和功能改变

是导致肺动脉高压及发生肺心病的先决条件。

(1)肺血管的器质性改变：慢性阻塞性肺疾病等气道炎症性疾病患者可反复发生支气管周围炎，这类间质炎症常常累及与之邻近的肺动脉分支，导致动脉壁增厚、纤维化和管腔狭窄，使肺毛细血管床逐渐缩减，肺循环阻力持续增加，从而引起无肌型细动脉肌化和肌型小动脉中膜增生肥厚，血管痉挛，进一步加重肺循环阻力，形成恶性循环。肺血管床的减少一般不会导致肺动脉压的明显升高，只有当毛细血管床总横断面积减少超过70%时，肺动脉压力才会明显升高。

此外，肺血管本身的疾病如原发性肺动脉高压、反复发生的肺小动脉栓塞等可直接引起肺动脉管腔狭窄、闭塞，导致肺循环阻力增加，进一步发展成为肺动脉高压。

(2)肺血管的功能性改变：缺氧、呼吸性酸中毒及高碳酸血症均可引起肺血管痉挛收缩，而长期慢性缺氧所致的肺血管收缩，即缺氧性肺血管收缩(HPR)可能是导致轻中度肺动脉高压最常见的原因，其发生机制主要包括以下几个方面。

1)体液因素：缺氧时，在肺部炎症和高血流量等因素的协同下，肥大细胞、嗜酸性粒细胞、嗜碱性粒细胞和巨噬细胞被激活，血管内皮细胞受损，释放一系列细胞因子和炎症介质，它们作用于肺血管壁，有些具有缩血管活性，如组胺、血管紧张素Ⅱ(ATⅡ)、5-羟色胺(5-HT)、内皮素(ET)、白三烯(LTB_4、C_4、D_4 及 E_4)、血栓素(TXA_2)及前列腺素 $F_{2\alpha}$ 等，有些具有扩血管活性如前列环素(PGI_2)、前列腺素 E_1(PGE_2)、一氧化氮(NO)、肾上腺髓质素及心房利钠因子等，缺氧时肺血管局部缩血管活性物质增多，缩血管与扩血管物质比例(如 TXA_2/PGI_2)增大，导致肺血管收缩。内皮源性舒张因子(EDRF)如一氧化氮和内皮源性收缩因子(EDCF)如内皮素的平衡失调在缺氧性肺血管收缩中也发挥作用。

此外，缺氧引起肺血管平滑肌细胞线粒体功能障碍，活性氧(ROS)产生增多，ROS可抑制平滑肌细胞膜上Kv通道，使 Ca^{2+} 内流增多，血管收缩。激活的肺泡巨噬细胞可释放血小板活化因子(PAF)引起血小板、中性粒细胞和嗜酸性粒细胞在肺循环聚集，在肺内形成微血栓，导致肺血管阻力增加，参与肺动脉高压的形成。

2)组织因素：缺氧时，肺血管平滑肌细胞膜钾离子通道关闭，细胞膜去极化，钙离子通道开放，Ca^{2+} 内流增加，肌肉兴奋-收缩耦联效应增强，引起平滑肌痉挛，肺血管收缩。而且缺氧还可使肺动脉平滑肌对 Na^+、Ca^{2+} 的通透性增高，促使 Na^+、Ca^{2+} 内流，导致肌细胞兴奋性和收缩性增高，易于发生HPR。此外，高碳酸血症时，机体为调整肺通气血流比例，保证氧合，过高的肺泡气 CO_2 分压和 H^+ 浓度使局部肺血管收缩和支气管扩张，加重肺循环阻力。

3)神经因素缺氧：和高碳酸血症可刺激颈动脉窦和主动脉体化学感受器，反射性兴奋交感神经，儿茶酚胺分泌增加，肺动脉张力增加和顺应性降低，α受体阻滞剂可减弱缺氧所致的肺血管收缩，说明缺氧性肺血管收缩存在交感神经的作用。

(3)肺血管重构：慢性缺氧不仅使肺小动脉长期处于收缩状态，还可引起肺血管平滑肌和成纤维细胞的肥大和增生，导致肺血管结构重建，表现为无肌型微动脉肌化，小动脉中层平滑肌增厚，管腔狭窄，同时肺血管壁中胶原和弹性纤维沉积，血管硬化，顺应性降低，形成持续的低氧性肺动脉高压。

2.血容量增多和血液黏滞度增加

长期慢性缺氧引起肾小管旁间质细胞内 HIF-1 蛋白含量增多，活性增高，促进促红细胞生成素(EPO)基因表达，使 EPO 合成释放增加，导致继发性红细胞生成增多，血压黏滞度增加，肺血管阻力增高，促进肺动脉高压。COPD 患者因肺毛细血管床的减少和肺血管顺应性下降等因素，血管容量的代偿性扩大明显受限，因而肺血流增加时，肺血管不能相应扩张，肺动脉压升高更明显。此外，缺氧和高碳酸血症使交感神经兴奋性增高，心排血量增加，又使肾小动脉收缩，肾血流减少，促使水、钠潴留并增加肺血流量，从而加重肺动脉高压和右心负荷。

3.心功能改变

(1)右心功能改变：导致慢性肺疾病患者出现右心功能改变的主要因素为右心前后负荷的增加。引起前负荷增加的因素包括：组织缺氧所致的心排血量代偿性增加；慢性缺氧引起的继发性红细胞增多和血容量增加；低氧血症和高碳酸血症导致的肾血流量减少，肾小球滤过率下降，肾素血管紧张素-醛固酮系统的激活所致的水钠潴留和血容量进一步增加。引起后负荷增加的因素则主要源于肺动脉高压，右心室后负荷增加，心室壁张力增加，心肌耗氧量增加，冠状动脉阻力增大，血流减少及肺血管输入阻力增加，心室顺应性下降等均可导致右心功能受损。此外，低氧本身对心肌也有直接损害作用，特别在前后负荷增加的情况下更易导致心肌的损害。右心室在慢性压力负荷过重的情况下，早期发生室壁肥厚，以克服增加的后负荷，维持正常的泵功能，过重的后负荷将导致心肌收缩功能下降和出现泵功能衰竭。

(2)左心功能改变：一般认为肺心病主要是右心室受累，但肺心病也有左心室损害，肺心病急性加重期部分患者可出现左心室射血分数下降，左心室功能曲线异常和舒张期末压力升高。缺氧、高碳酸血症，肺部感染等对心肌的损害，心输出量的增加及支气管肺血管分流的形成导致左心室负担的增加以及其他心脏共病如冠心病的存在，均可使心脏功能受损加重。左心功能不全时肺静脉压力升高，可加重肺动脉高压和右心负荷。

(三)病理改变

1.肺部病变

除原有肺疾病(如慢性阻塞性肺疾病、支气管扩张症、肺间质纤维化等)所表现的多种肺部病变外，慢性肺心病时肺内的主要病变是肺小动脉的变化，特别是肺腺泡内小血管的构型重建，包括无肌型细动脉肌化及肌型小动脉中膜增生、肥厚，内膜下出现纵行平滑肌束等。此外，还可见肺小动脉炎，肺小动脉弹力纤维及胶原纤维增生，腔内血栓形成和机化以及肺泡间隔毛细血管数量减少等。

2.心脏病变

以右心室的病变为主，右室壁肥厚，心室腔扩大，扩大的右心室占据心尖部，外观圆钝。心脏重量增加，可达 850g。右心室前壁肺动脉圆锥显著膨隆，右心室内乳头肌和肉柱显著增粗，室上嵴增厚。通常以肺动脉瓣下 2cm 处右心室前壁肌层厚度超过 5mm(正常为 3～4mm)作为诊断慢性肺心病的病理形态标准。镜下可见右心室壁心肌细胞肥大，核增大、深染；也可见缺氧引起的心肌纤维萎缩、肌浆溶解、横纹消失，间质水肿和胶原纤维增生等。

(四)临床表现

慢性肺源性心脏病是由于慢性支气管、肺、胸廓或肺血管慢性病变所致的肺动脉高压，除原有肺胸疾病的症状和体征外，主要是逐步出现的心、肺功能衰竭以及其他器官受损的表现。其临床表现按其功能的代偿与否分别叙述。

1.肺、心功能代偿期

此期心功能代偿尚良好，肺功能处于部分代偿，主要是慢性阻塞性肺疾病缓解期的临床表现。

(1)症状：主要为基础肺胸疾病的临床症状，包括慢性咳嗽、咳痰、喘息，活动后心悸、呼吸困难、乏力和活动耐力下降。

(2)体征：可归纳为以下几类体征，包括：

1)缺氧的体征：口唇及指(趾)甲发绀，呼吸频率加快，呼吸动度增加，心率增快，主要为窦性心动过速等。

2)肺气肿的体征：桶状胸，肋间隙增宽；触觉语颤减弱或消失；肺部叩诊呈过清音，心浊音界缩小或不易叩出，肺下界和肝浊音界下移；听诊心音遥远，呼气相延长，呼吸音普遍减弱，并发感染时肺部可闻及干、湿啰音。

3)肺动脉高压的体征：肺动脉瓣区第二心音亢进。

4)右心扩大的体征：剑突下可扪及心脏搏动，心浊音界常因肺气肿而不易叩出，三尖瓣区可能闻及收缩期杂音。

部分病例因肺气肿致胸膜腔内压升高，阻碍腔静脉回流，可见颈静脉充盈，又因膈肌下移，肝下缘可在肋缘触及，可有双下肢水肿，午后明显，晨起减轻，极似右心功能不全的体征，但患者体循环压无明显升高，也没有肝脏淤血的情况，应注意鉴别。

2.肺、心功能失代偿期

主要是慢性阻塞性肺疾病急性加重期的临床表现，包括呼吸衰竭、心力衰竭和多种并发症的发生。

(1)呼吸衰竭：常见诱因为急性呼吸道感染。患者肺功能进一步受损，主要为阻塞性通气功能障碍和换气功能减退，而表现为通气障碍型呼吸衰竭(Ⅱ型呼吸衰竭)，低氧血症与高碳酸血症同时存在。低氧血症表现为发绀、呼吸困难、胸闷、心慌、气短、头痛、乏力及腹胀等。缺氧严重者出现烦躁不安、神志恍惚、谵妄、抽搐甚至昏迷。高碳酸血症表现为头昏、头痛、嗜睡及昏迷，皮肤潮湿多汗、浅表静脉扩张、球结膜充血水肿、瞳孔缩小，这是二氧化碳潴留引起血管扩张、毛细血管通透性增加的结果。

(2)心力衰竭：主要表现为右心衰竭。患者心累、气紧进一步加重，喜高枕卧位或斜坡卧位，发绀明显，颈静脉充盈或怒张，肝脏肿大有压痛，肝颈静脉回流征阳性，并可出现胸腔积液、腹腔积液和双下肢水肿。心脏查体剑突下扪及明显心脏搏动，可有心率增快或出现心律失常，剑突下可闻及收缩期反流性杂音。随着右心室进一步扩大，心脏呈顺钟转，三尖瓣区左移，杂音也逐渐向左移位，范围扩大，甚至出现由于三尖瓣相对性狭窄引起的舒张期杂音。少数患者可出现急性肺水肿或全心衰竭。

(3)肺性脑病：是由于呼吸功能衰竭导致缺氧和二氧化碳潴留而引起精神神经障碍综合征，为慢性肺心病严重的并发症之一，是慢性肺心病死亡的首要原因，应积极防治。患者除原有基础肺胸疾病和肺、心功能不全的症状体征外，主要表现为精神神经症状。早期患者常出现头痛、头晕、表情淡漠、反应迟钝、记忆力减退和失眠等症状，随着病情的发展，二氧化碳潴留进一步加重，患者可出现嗜睡、谵语、定向力障碍、昏睡和昏迷。患者因重度脑水肿可出现颅内压增高和脑疝的症状。查体可见患者呈嗜睡、昏睡或昏迷等萎靡抑制状态、肌张力下降、神经反射减弱、球结膜充血水肿、瞳孔缩小等。

(4)酸碱失衡及电解质紊乱：慢性肺心病出现呼吸衰竭时，由于缺氧和二氧化碳潴留，当机体发挥最大限度代偿能力仍不能保持体内内环境稳定时，可发生各种不同类型的酸碱失衡及电解质紊乱，常见的有：①呼吸性酸中毒；②呼吸性酸中毒合并代谢性碱中毒；③呼吸性酸中毒合并代谢性酸中毒；④代谢性碱中毒；⑤呼吸性碱中毒，使呼吸衰竭、心力衰竭、心律失常的病情更加恶化。

(5)心律失常：多表现为房性期前收缩及阵发性室上性心动过速，其中以紊乱性房性心动过速最具特征性。也可有心房扑动及心房颤动。少数病例由于急性严重心肌缺氧，可出现心室颤动以至心搏骤停。

(6)上消化道出血：是慢性肺心病的严重并发症之一。主要是呼吸衰竭引起的缺氧和高碳酸血症，以及右心衰竭所致的体循环淤血，造成急性上消化道黏膜损伤，发生弥散性渗血，加之治疗过程中全身糖皮质激素的使用，可增加胃酸及胃蛋白酶的分泌，并减少胃黏液的分泌，在缺氧、胃黏膜抗酸力低下的情况下容易发生应激性溃疡，导致上消化道出血。表现以腹胀、畏食、恶心、呕吐为前驱症状，随后出现呕吐咖啡色胃内容物和(或)解柏油样大便，出血量大可致失血性贫血甚至失血性休克。

(7)其他并发症：包括弥散性血管内凝血(DIC)、休克、深静脉血栓形成等。

(五)辅助检查

1.血液检查

缺氧的肺心病患者，红细胞及血红蛋白可升高，血细胞比容高达50%以上。合并感染时，白细胞总数增高，中性粒细胞增加，出现核左移现象。血清学检查可有肾功能或肝功能改变，也可出现高钾、低钠、低氯、低钙、低镁等电解质紊乱的情况。

2.动脉血气分析

可出现低氧血症和(或)高碳酸血症，失代偿期可出现呼吸衰竭，以呼吸性酸中毒为主的多种酸碱失衡。

3.X线检查

除肺、胸基础疾病及急性肺部感染的特征外，可有肺动脉高压征和右心增大的表现，包括：①右下肺动脉干扩张，其横径≥15mm，其横径与气管横径之比值≥1.07；②肺动脉段明显突出或其高度≥3mm；③心尖上凸，圆锥部显著凸出；④残根征：中央肺动脉扩张，外周肺血管纤细；⑤右心室增大征：心尖上翘或圆突，右侧位见心前缘向前隆凸，心前间隙变小等，均为诊断肺心病的主要依据。

4.心电图

慢性肺心病特征性的心电图改变包括：①电轴右偏；② V_1 导联 R/S≥1；③重度顺钟向转位 V_5 R/S≤1；④ $Rv_1+Sv_5 \geq 1.05mV$；⑤aVR R/S 或 R/Q≥1；⑥ $V_1 \sim V_3$ 呈 QS、Qr 或 qr，酷似心梗，应注意鉴别；⑦肺型 P 波。还包括肢导联低电压，不完全或完全性右束支传导阻滞。

5.超声心动图

通过测定右心室流出道内径(≥30mm),右心室内径(≥20mm),右心室前壁的厚度,左、右心室内径的比值(<2),右肺动脉内径或肺动脉干及右心房增大等指标,并根据公式计算肺动脉压,可作为诊断肺动脉高压和肺心病的依据。

6.其他检查

肺功能检查对早期或缓解期肺心病患者有意义。痰细菌学检查对急性加重期肺心病可以指导抗生素的选用。右心导管检查有助于肺心病的早期诊断,放射性核素心肺血管显像有助于了解肺通气血流情况及右心功能的变化。

(六)诊断和鉴别诊断

1.诊断依据

患者有原发性疾病(肺支气管、胸廓、肺血管及其他可致通气功能障碍的肺胸疾病)、呼吸功能不全(呼吸困难、气急、发绀)、肺动脉高压、右心功能不全(心悸、心率增快、全身淤血、肝脾大、下肢水肿)的表现,并有前述的心电图、X 线表现,参考超声心动图、肺功能或其他检查,即可诊断慢性肺源性心脏病。

2.鉴别诊断

(1)冠状动脉粥样硬化性心脏病:冠心病有典型的心绞痛、心肌梗死的病史或心电图表现,少数肺心病患者胸导联心电图呈 QS 波,酷似前壁心肌梗死,应注意鉴别。若有左心衰竭的发作史、高血压病、高脂血症、糖尿病史更有助于鉴别,体检、X 线及心电图检查呈左心室肥厚为主的征象。但临床中需注意肺心病合并冠心病的可能(表 3-5-1)。

表 3-5-1　慢性肺源性心脏病与冠状动脉粥样硬化性心脏病的鉴别

鉴别要点	冠状动脉粥样硬化性心脏病	慢性肺源性心脏病
病史	常有心绞痛、心肌梗死病史	常有慢性肺胸疾病或肺血管基础疾病
肺动脉高压体征	无	有
共病	多合并高血压病、高脂血症、糖尿病等共病	可有高血压病、糖尿病等共病
心电图	ST 段及 T 波改变明显,多合并左束支传导阻滞	电轴右偏,顺钟转向,肺型 P 波,多有右束支传导阻滞
超声心动图	常提示左心增大	常提示肺动脉高压、右心增大

(2)风湿性心瓣膜病:肺心病的相对三尖瓣关闭不全时常于三尖瓣区闻及收缩期吹风样杂音或因肺动脉瓣关闭不全于肺动脉瓣区闻及舒张期吹风样杂音,易与风湿性心脏病三尖瓣疾患混淆。前者往往有风湿性关节炎和肌炎的病史,其他瓣膜如二尖瓣、主动脉瓣常有病变,X 线、心电图、超声心动图有特殊表现。慢性肺源性心脏病与风湿性心脏病三尖瓣病变的鉴别如表 3-5-2 所示。

(3)原发性心肌病:本病多为全心增大,无慢性呼吸道疾病史,无肺动脉高压的 X 线表现等。

(4)其他:老年肺心病合并肺性脑病时应与老年性痴呆、脑血管意外、高血压脑病、肝性脑病、糖尿病昏迷、中毒性脑病等相鉴别。

表 3-5-2　慢性肺源性心脏病与风湿性心脏病三尖瓣病变的鉴别

鉴别要点	风湿性心脏病三尖瓣病变	慢性肺源性心脏病
病史	常有风湿性关节炎和肌炎的病史	常有慢性肺胸疾病或肺血管基础疾病
体征	除三尖瓣区杂音外，二尖瓣区、主动脉瓣区常有特征性心脏杂音	三尖瓣区收缩期柔和吹风样杂音
心电图	常有双峰 P 波（合并二尖瓣狭窄时）	电轴右偏，顺钟转向，肺型 P 波，多有右束支传导阻滞
超声心动图	常提示联合瓣膜病变，左房增大	常提示肺动脉高压、右心增大

（七）治疗及预后

除治疗肺胸基础疾病、改善肺心功能外，还须维护各系统器官的功能，采取措施予以救治，包括控制感染、通畅呼吸道、改善呼吸功能、纠正缺氧和二氧化碳潴留，以及纠正呼吸和心力衰竭。

1.缓解期

采用中西药结合的综合措施，目的是增强患者的免疫功能，去除诱发因素，减少或避免急性加重期的发生，逐渐使肺、心功能得到部分恢复。

（1）呼吸锻炼：目的是增强膈肌的活动，提高潮气量，变浅速呼吸为深慢的呼吸。锻炼方式包括腹式呼吸、缩唇呼吸等，也可采取上身前倾的姿势进行呼气，使腹壁放松，膈肌活动增加，辅助呼吸肌的活动减弱。

（2）增强机体免疫力：肺心病患者免疫力往往是降低的，且以细胞免疫功能降低为主，导致疾病反复发作，提高机体免疫力，减少患者急性发作次数具有重要的意义。提高机体免疫力的制剂包括扶正固本的中药制剂，如玉屏风散等；胸腺肽直接增强细胞免疫功能以及注射流感疫苗、肺炎疫苗等激发机体自身免疫功能等，可酌情考虑使用。

2.急性加重期

（1）控制呼吸道感染：呼吸道感染是肺心病急性加重常见的原因之一，因此控制呼吸道感染是治疗慢性肺心病患者心肺功能衰竭的重要环节。可参考痰菌培养及药物敏感试验选择抗菌药物，在没有确定病原菌类型前，可根据患者的症状、体征、血常规、胸部影像学及患者所处的感染环境，并结合痰涂片革兰染色选用抗菌药物。院外感染以革兰阳性菌多见，院内感染以革兰阴性菌为主，同时患者如长期使用广谱抗菌药及激素等免疫抑制剂等还应警惕二重感染。

（2）保持呼吸道通畅：为改善通气功能，应清除口咽部分泌物，防止胃内容物反流至气管，经常变换体位，鼓励用力咳嗽以利于排痰。久病体弱、无力咳痰者，咳嗽时用手轻拍患者背部协助排痰。如通气严重不足、神志不清、咳嗽反射迟钝且痰多、黏稠、阻塞呼吸道者，应建立人工气道，定期吸痰，湿化气道及痰液。可用黏液溶解剂和祛痰剂，同时可给予支气管扩张剂如选择性 β_2 受体激动剂、茶碱类药物，必要时可使用糖皮质激素控制气道非特异性炎症。

（3）纠正缺氧和二氧化碳潴留：

1）氧疗：缺氧不伴二氧化碳潴留（Ⅰ型呼衰）的氧疗应给予高浓度吸氧（$>35\%$），使 PaO_2

提高到 8kPa(60mmHg)或 SaO_2 达 90%以上，吸高浓度氧时间不宜过长，以免发生氧中毒。缺氧伴二氧化碳潴留(Ⅱ型呼衰)的氧疗应予以持续低流量吸氧，但必须保证患者氧合[即 PaO_2>59mmHg 和(或)SaO_2>89%]。氧疗可采用双腔鼻管、鼻导管或面罩吸氧，以 1～2L/min 的氧流量吸入。

2)应用呼吸兴奋剂：适当应用呼吸兴奋剂以增加通气量，促进二氧化碳排出。呼吸兴奋药包括尼可刹米、洛贝林、多沙普仑、阿米三嗪萝巴新片等。对于嗜睡的患者，可先静脉缓慢推注。密切观察患者的睫毛反应、意识状态、呼吸频率、动脉血气的变化，以便调节剂量。发生肺性脑病时，可酌情使用肺脑合剂，促进通气、抗感染、减轻脑水肿等。

3)机械通气：对于严重呼吸衰竭不能纠正者，应及早进行机械通气，包括无创呼吸机及有创呼吸机的使用。

(4)纠正酸碱失衡和电解质紊乱：肺心病急性加重期容易出现酸碱失衡和电解质紊乱，常见呼吸性酸中毒、呼吸性酸中毒合并代谢性酸中毒或代谢性碱中毒。呼吸性酸中毒的治疗，在于改善通气，呼吸性酸中毒合并代谢性酸中毒时，pH 明显降低，当 pH<7.2 时，治疗上除注意改善通气外，还应根据情况静脉滴注碳酸氢钠溶液，边治疗边观察，呼吸性酸中毒合并代谢性碱中毒时，大多与低血钾、低血氯有关，应注意补充氯化钾。危重患者可能出现三重酸碱失衡，电解质紊乱应连续监测，针对性治疗。除对钾、钠、氯、钙及镁等电解质监测外，还应重视低磷血症问题。

(5)降低肺动脉压：氧疗是治疗肺动脉高压的措施之一，长期氧疗可降低肺心病患者的患病率和病死率，每天吸氧的时间应不少于 15 小时。肺动脉高压靶向药物治疗应根据肺动脉高压类型而定(详见肺动脉高压章节)。

(6)控制心力衰竭：肺心病心力衰竭的治疗与其他心脏病心力衰竭的治疗有不同之处，因为肺心病患者通常在积极控制感染、改善呼吸功能后心力衰竭便能得到改善。但对治疗后无效或较重患者，可适当选用利尿、正性肌力药。

1)利尿剂：利尿剂的使用可减轻右心负荷，达到减轻水肿、减轻肝淤血的目的。但使用过程中需警惕血容量减少所致的心室灌注不足、电解质紊乱等问题，因此利尿不宜过快过猛，应选择缓和的利尿剂，剂量应偏小，疗程不宜过长，根据尿量和水肿情况及时调整用药。

2)正性肌力药物：强心剂等正性肌力药物可改善左室收缩功能异常，但对于肺心病单纯右心功能衰竭效果欠佳，且因患者本身存在低氧等状况更易出现心律失常等不良反应。但如患者合并慢性快室率心房纤颤时，可酌情使用小剂量强心剂纠正快室率房颤。使用强心剂过程中应注意纠正患者缺氧，并监测电解质，避免电解质紊乱尤其是低钾血症，防止洋地黄中毒。

3)选择性 β_1 受体阻滞剂：已有研究表明选择性 β_1 受体滞断剂可降低慢性心力衰竭患者的病死率，但是由于肺心病患者基础胸肺疾病的存在，β_1 受体阻滞剂可能加重患者呼吸道痉挛，故而以往的右心衰竭患者很少使用 β_1 受体阻滞剂，然而近期发表的多个临床试验表明选择性 β_1 受体阻滞剂，如比索洛尔，用于患有慢性阻塞性肺疾病的心力衰竭患者是安全有效的，其获益超过风险。

(7)抗凝治疗：抗凝治疗可减少患者血栓形成和血栓栓塞的风险，降低病死率。

(8)治疗并发症：包括对肺性脑病、酸碱电解质紊乱、消化道出血、心律失常等的治疗。

(9)加强护理:严密观察病情变化,宜加强心肺功能的监护。翻身、拍背排除呼吸道分泌物是改善通气功能一项有效措施。

3.预后

预后因原发疾病不同而异,与缓解期时的心肺功能状况及是否得到积极正确缓解期治疗管理密切相关。病死率已随医疗技术的发展而逐年下降。没有危重合并症的肺心病失代偿者经积极合理抢救治疗,预后仍较好;合并有肺脑、消化道大出血、DIC、多器官功能衰竭者预后较差。

第四章　呼吸衰竭

第一节　急性呼吸衰竭

呼吸衰竭是指各种病因引起气体交换功能严重障碍，在海平面呼吸大气时动脉血氧分压低于60mmHg和(或)动脉血二氧化碳分压高于50mmHg所引起的临床综合征。临床上可将呼吸衰竭分为急性和慢性两类。急性呼吸衰竭多由于急性病变，如外伤、电击、药物中毒或吸入毒性气体等急性发病因素所致。

一、病因及发病机制

(一)病因

1.急性Ⅰ型呼吸衰竭

(1)肺实质性病变：各种类型的肺炎包括细菌、病毒、真菌等引起的肺炎，误吸胃内容物入肺、淹溺等。

(2)肺水肿：①心源性肺水肿：各种严重心脏病心力衰竭所引起；②非心源性肺水肿：最为常见的是急性呼吸窘迫综合征(ARDS)，其他尚有复张性肺水肿、急性高山病等。此类疾病常可引起严重的低氧血症。

(3)肺血管疾患：急性肺梗死是引起急性呼吸衰竭的常见病因。此类疾病来势凶猛、病死率高。

(4)胸壁和胸膜疾患：大量胸腔积液、自发性气胸、胸壁外伤、胸部手术损伤等，可影响胸廓运动和肺扩张，导致通气量减少和(或)吸入气体分布不均，损害通气和(或)换气功能，临床上常见为Ⅰ型呼吸衰竭，但严重者也可为Ⅱ型呼吸衰竭。以上各种病因所引起的呼吸衰竭早期轻者大多为Ⅰ型呼吸衰竭，而晚期严重者可出现Ⅱ型呼吸衰竭。

2.急性Ⅱ型呼吸衰竭

(1)气道阻塞：呼吸道感染、呼吸道烧伤、异物、喉头水肿引起上呼吸道急性梗死是引起急性Ⅱ型呼吸衰竭的常见病因。

(2)神经肌肉疾患：此类疾病患者肺本质无明显病变，而是由于呼吸中枢调控受损或呼吸肌功能减退造成肺泡通气不足，而引起的Ⅱ型呼吸衰竭，如吉兰-巴雷综合征损伤周围神经、重症肌无力、多发性肌炎、低钾血症、周期性瘫痪等致呼吸肌受累；脑血管意外、颅脑外伤、脑炎、脑肿瘤、一氧化碳中毒、安眠药中毒致呼吸中枢受抑制。

(二)发病机制

呼吸衰竭的发病机制即缺氧和CO_2潴留的发病主要与通气不足有关,而缺氧还涉及V/Q比值失调、弥散功能障碍等因素。

1.通气不足

健康人静息呼吸空气时,每分钟消耗氧250mL左右,产生20mL左右CO_2,约需4L肺泡通气量才能有效地保持氧和CO_2的动态平衡。肺泡通气量不足即会出现肺泡氧分压降低,CO_2分压升高。老年人由于呼吸中枢化学感受器的敏感性降低,以及吸气过程中呼吸力学障碍,生理无效腔增加,更容易影响肺泡通气,发展成CO_2潴留和低氧血症。

2.V/Q比值失调

有效的气体交换(尤其是氧)除要求足够的肺泡通气量之外,还依赖于进入肺泡内的气体与血流充分接触。只有每个肺泡每个肺区域的V/Q比值均为0.8左右,才能保证最高效率的气体交换。V/Q比值>0.8时,则不能充分摄氧和排出CO_2,类似于静-动脉分流。V/Q比值>0.8时,部分气体则无机会与肺毛细血管接触,形成无效通气或称为"无效腔效应"。健康人,由于重力影响,也存在区域性V/Q比值的差别。随着年龄的增长,尤其是进入老年后,由于肺泡和支气管结构的变化,V/Q比值远离于0.8的肺单位进一步增多,放大了对氧和CO_2气体交换的不利影响。但在临床实践中,V/Q比值失调,除非是由严重通气不足引起,主要造成缺氧,而不引起CO_2潴留。原因如下:①缺氧和CO_2潴留均刺激肺泡通气和增加血流,由于CO_2解离曲线和氧解离曲线的差别,V/Q>0.8的肺泡可排出量更多的CO_2,但无法摄取更多的氧。②静脉与动脉血氧和CO_2分压差分别为60mmHg和6mmHg,相差悬殊。因此,静脉血分流进入动脉后,动脉血氧分压下降的幅度远较CO_2分压显著。

3.弥散功能障碍

弥散功能障碍主要影响氧合功能,因为氧和CO_2通过肺泡毛细血管膜的弥散力差别很大,根据二者分子量和在体液中的溶解度计算,前者仅为后者的1/20。老年人的弥散功能呈进一步减退趋势,原因为肺泡腔扩大,肺泡壁微血管逐渐减少、血管内膜出现不同程度的纤维化,遇到致病因素攻击后,只要弥散的距离稍微增加,即会表现出明显的弥散功能障碍,影响氧合功能。但与通气/血流失调比较,在病理变化引起弥散功能障碍之前,即已对V/Q比值产生了明显影响,所以V/Q比值失调对氧合功能的影响更重要,是最多见的低氧原因。

4.氧耗量

健康人静息状态下氧耗量变化构不成缺氧原因。成人每分钟氧耗量仅为250mL左右,4L/min肺泡通气量即可保持PaO_2在生理范围。但在发热、寒战和气道阻力增加(如COPD和哮喘时)后明显增加氧耗量时,却可影响肺泡PaO_2。寒战发抖时,氧耗量可达500mL/min。支气管哮喘重度发作时,氧耗量可达正常人几倍。如果肺泡通气量不变,随着氧耗量的增加,肺泡氧分压即明显下降。

5.吸入气氧分压

在海平面生活的健康人,吸入气中的氧分压150~160mmHg,可保持PaO_2在90~100mmHg,即使高龄老年人,如果无明显心肺疾病,动脉血氧分压也可保持在50mmHg以上。因此,吸入气中氧浓度不会成为缺氧的原因。但是居住于高原的居民,由于大气压随海拔升高而降低，肺泡氧分压也相应减少，致使健康年轻人的 PaO_2 也难以达到 60mmHg。由于上述种种原因，这种改变在老年人中会表现得更为明显。另一种引起吸入氧分压降低的情况是环境变化（如火灾时）或医源性，如吸入低氧混合气进行检查或在麻醉中错误地给患者吸入低氧气体，均可引起肺泡氧分压降低。

二、临床表现

起病急骤，多有脑外伤、溺水、电击、脊髓损伤、神经肌肉接头的病变，并很快出现呼吸减慢或停止。并伴发绀、抽搐、昏迷。具体表现为：

1.呼吸困难

表现在频率、节律和幅度的改变。如中枢性呼气衰竭呈潮式、间歇或抽泣样呼吸。

2.发绀

它是缺 O_2 的典型症状。当动脉血氧饱和度低于 85％时，可在血流量较大的口唇指甲出现发绀。

3.精神神经症状

急性呼衰的精神症状较慢性为明显，急性缺 O_2 可出现精神错乱、狂躁、昏迷、抽搐等症状。急性 CO_2 潴留，$pH<7.3$ 时，会出现精神症状。严重 CO_2 潴留可出现腱反射减弱或消失，锥体束征阳性等。

4.血液循环系统症

状严重缺 O_2 和 CO_2 潴留引起肺动脉高压，可发生右心衰竭，伴有体循环淤血体征。

5.消化和泌尿系统症状

严重呼衰对肝、肾功能都有影响，如蛋白尿、尿中出现红细胞和管型。常因胃肠道黏膜充血水肿、糜烂渗血或应激性溃疡引起上消化道出血。

三、辅助检查

1.实验室检查

（1）血液气体分析是诊断呼吸衰竭酸碱平衡失调及做出分型以决定治疗方式的必要依据。在单纯高碳酸型呼吸衰竭（通气功能不足）时，其 PaO_2 下降幅度一般约相当于 $PaCO_2$ 的上升幅度，如 PaO_2 下降数值明显超过 $PaCO_2$ 的上升数值时，则应考虑为并发低氧型呼吸衰竭。单纯 $PaO_2<8.0kPa(60mmHg)$，为Ⅰ型呼吸衰竭；同时伴有 $PaCO_2>6.65kPa(50mmHg)$ 为Ⅱ型呼吸衰竭。pII 值低于 7.35 提示失代偿性酸中毒，pH 值高于 7.5 提示失代偿性碱中毒，根据原发病及 $PaCO_2$ 和 HCO_3 的改变可判断是呼吸性或代谢性酸碱失衡。PaO_2、$PaCO_2$、$P_{(A-a)}O_2$ 等指标是呼吸衰竭时决定行呼吸机治疗、其参数调整及撤机的必需指标与依据。

（2）血红蛋白过低（$<50g/L$）时，缺氧严重也无发绀出现，而血红蛋白及红细胞增高则呼吸衰竭常为慢性或伴有急性加重情况。

（3）肾功能改变可发生于呼吸衰竭患者，主要是功能性肾衰竭，因肾血管反射性收缩，肾小球滤过率（GFR）减少所致，进一步影响代谢产物的清除，血浆尿素和肌酐水平升高。

(4)肝细胞对缺氧尤其敏感,低氧血症和高碳酸血症均可引起肝功能损伤,主要表现为丙氨酸氨基转移酶升高。

(5)低氧和高碳酸血症可以刺激垂体后叶释放抗利尿激素(ADH),再加上进食少、出汗多,治疗中使用利尿剂,呼吸性酸中毒等原因,导致水潴留和稀释性低钠、低渗血症,低钾、低磷、低氯、低钙和低镁血症等。

2.特殊检查

(1)X线胸片:可了解心肺、胸壁和胸廓等情况,并要发现气胸、胸水、肺不张等异常表现。

(2)心电图:有助于了解有无心律失常,多见有窦性心动过速和房性心律失常。

(3)头颅CT:若呼吸无规律,呼吸困难继发于中枢神经系统病变,可行此项检查,可发现中枢神经系统病变。

(4)肺功能检查:尽管在某些重症患者,肺功能检测受到限制,但肺功能检查有助于判断原发疾病的种类和严重程度。通常的肺功能检测是肺气量测定,包括肺活量、用力肺活量判断气管阻塞的严重程度。呼吸肌功能测试能够提示呼吸肌无力的原因和严重程度。

四、监护

(一)体征监测

通过物理检查手段对患者临床情况进行细致检查和连续观察是最简单、最基本和最有价值的监测方法,任何先进监护仪器也无法取代。

1.呼吸频率

在静息状态下,成人自主呼吸频率超过20次/分,提示呼吸功能不全;超过30次/分需要机械通气治疗;持续超过35次/分,不易撤机。呼吸节律改变提示脑干呼吸中枢病变或脑水肿。

2.脉搏和心率

对呼吸衰竭患者进行连续心电监测。

3.意识状态

反映脑血流灌注和氧供情况。脑血流减少初期或轻度缺氧时,表现为兴奋、焦虑和烦躁不安。严重缺氧或低灌注时出现意识模糊、嗜睡或昏迷。

4.体温

对患者侵入性治疗,机体抵抗力降低等增加感染机会,体温监测很有必要,体温升高时应注意痰液性状,并进行痰、血、尿或其他体液培养。

5.观察皮肤黏膜颜色

还原血红蛋白>50g/L及严重通气血流比例失常时,可出现皮肤黏膜发绀。

6.胸部体检

观察胸廓运动情况及吸气时有无肋间肌内陷。

(二)水、电解质监测

呼吸衰竭时,仔细评价体液平衡,以避免肺毛细血管楔压过高或脱水。ARDS患者肺毛细血管膜通透性增加，发生非心源性肺水肿，应记录每天液体摄入量、尿量、尿比重和体质量。应及时发现和纠正电解质失常。

（三）呼吸功能监测

1.动脉血气分析

它是诊断呼吸衰竭的关键，动态监测有助于判断血液氧合及酸碱状态，指导机械通气和酸碱失常的治疗。

2.脉搏血氧饱和度

脉搏血氧饱和度和 SaO_2 有很好的相关性。通过脉搏容积图可以观察脉搏和末梢情况。

3.呼气末二氧化碳监测

$P_{ET}CO_2$ 与 $PaCO_2$ 有很好的相关性。监测 $P_{ET}CO_2$ 能及时指导调节机械通气，避免通气不足或过度。

4.血流动力学监测

机械通气可影响循环功能，血流动力学监测对危重患者的循环支持和机械通气治疗有重要的意义。

5.组织氧合状况监测

通过血流导向气囊导管可获取混合静脉血标本。混合静脉血氧分压和混合静脉血氧饱和度能反映组织氧合状态。

6.机械通气监测

机械通气期间，经常检查呼吸机与面罩或人工气道是否紧密连接，防止连接脱开或漏气；观察自主呼吸与辅助呼吸是否同步。

（1）潮气量和肺活量：正常成人潮气量为 5～7mL/kg，低于 3mL/kg 时需行机械通气。机械通气期间潮气量降低，提示通气管道系统或人工气囊漏气。肺活量仅适于清醒合作的患者，正常为 65～75mL/kg，低于 65mL/kg 提示呼吸活动受限，低于 10～15mL/kg 提示严重呼吸肌无力。

（2）气道压力：气道压力是呼吸系统力学参数之一，其高低与潮气量、气道阻力和肺顺应性有关，气道压力升高是气压伤和循环功能抑制的直接原因。连续监测气道压力变化能指导机械通气。潮气量稳定时，气道压力反映气道阻力和胸肺顺应性。气道压力升高提示气道梗阻和肺顺应性下降；气道压力降低，则提示呼吸导管系统漏气或连接处脱落。

（3）气道阻力：反映气道压力与气体流速的关系，由气体在气道内流动时摩擦和组织黏性形成。

（4）胸肺顺应性：由胸廓和肺组织弹性形成，反映肺和胸廓扩张程度。肺的顺应性反映气道压力与潮气量的关系。

（5）呼吸形式监测：反映呼吸肌功能和呼吸中枢驱动情况，辅助呼吸肌参与呼吸或胸腹呼吸反常运动提示呼吸肌疲劳。

五、治疗

(一)急性呼衰的治疗原则

先处理缺氧和二氧化碳潴留,然后根据病因来进一步治疗。首先进行急症处理,吸氧,静脉使用呼吸兴奋剂尼可刹米(先静脉注射再经脉滴注维持),进行无创通气等,必要时建立人工气道,改善缺氧。注意动脉血 pH,预计短时间内 pH 不能恢复到 7.25 以上,根据患者 pH 及体重可以静脉滴注碳酸氢钠 125~250mL。部分慢阻肺急性发作呼衰患者在改善通气后随动脉血二氧化碳的降低,动脉血 pH 很快恢复至正常,但也要注意避免通气过度出现呼吸性碱中毒。建立人工气道以经口腔插管为主,遵循快速,安全,可靠的原则。药物中毒或有毒制剂使用遵循解毒原则。积极改善缺氧是治疗的核心,包括吸氧,机械通气,呼气末正压技术。吸氧可用普通鼻导管,高流量湿化鼻导管吸氧,面罩吸氧,以及经呼吸机的吸氧等。这些不同的吸氧措施可提供不同的吸氧浓度,但鼻导管给的吸入气氧浓度很少超过 70%。纠正 CO_2 潴留的主要措施是加强通气,包括呼吸兴奋剂,无创和有创通气。需要注意的是如果是百草枯导致的呼吸衰竭要避免高氧吸入以免增加氧自由基释放加重肺纤维化。慢阻肺急性加重若动脉血 CO_2 较高,在没有机械通气的条件下,也不适合高流量吸氧,而是低流量吸氧,以防加重或引起昏迷。

(二)病因的治疗和支持治疗

针对诱发或导致急性呼衰的病因积极治疗是患者快速康复的关键,肺部感染患者的抗感染治疗;气管内异物的介入治疗;气道痉挛的解痉平喘治疗;心衰导致肺水肿的强心利尿扩血管治疗等。患者插管后可给予经鼻导管的胃内置管胃肠道营养;或静脉营养支持治疗。

(三)治疗理念

ARDS 与重症肺炎治疗理念不完全相同。前者不一定需要机械通气,后者几乎都要使用机械通气,尤其有创机械通气,主要机制是改善肺泡无效腔,扩张萎陷肺泡来改善氧分压。

(四)排除诊断

ARDS 是排除诊断,因此针对急性缺氧性呼吸衰竭,需要排除充血性心力衰竭、肺间质病变急性发作、弥散性肺泡出血、肺炎型肺癌等疾病。

(五)肺水肿类型

区分肺水肿类型非常关键,尤其在机械通气的患者。左心衰导致的肺水肿以强心利尿扩血管为主,ARDS 导致的肺水肿以机械通气联合合理限制补液,适当利尿为主。

(六)机械通气

掌握无创和有创机械通气的指征,了解呼吸机基本参数设置,了解呼吸机相关并发症,对于呼衰的机械通气处理有重要意义。基本原则是 ARDS 患者采用小潮气量通气(6mL/kg 体重),根据滴定选择合适的 PEEP;非 ARDS 患者潮气量 8~10mL/kg 体重。重症肺炎,ARDS 呼吸急促超过 30 次/分,考虑镇静,肌松处理,减少人机对抗,减少自发性肺损伤及减少氧耗。

第二节 慢性呼吸衰竭

慢性呼吸衰竭是在原有肺部疾病基础上发生的，虽有缺 O_2 或伴 CO_2 潴留，但机体有一定的代偿适应。由于呼吸道感染或其他诱因可出现 PaO_2 明显下降，$PaCO_2$ 显著升高，此时可称为慢性呼吸衰竭的急性发作，是临床上最常见的慢性呼吸衰竭类型。

一、病因

慢性呼吸衰竭常为支气管和肺部疾病所引起，如慢性阻塞性肺疾病、重症肺结核、肺间质纤维化、肺尘埃沉着病等，其中 COPD 最常见。胸廓病变如胸部手术、广泛胸膜增厚、胸廓畸形亦可引起慢性呼吸衰竭。

二、发病机制

1.肺换气功能障碍

主要发病机制有通气/血流比例失调和弥散功能障碍。

2.肺通气功能障碍

可分为限制性通气不足与阻塞性通气不足两种类型。

3.病理生理

缺 O_2 和 CO_2 潴留可影响全身各系统器官的代谢和功能，其对机体的损害程度取决于缺 O_2 和 CO_2 潴留发生的速度、程度和持续时间。在所有缺氧引起的脏器损害中，心、脑、肺血管、肝、肾对缺氧最敏感。

三、临床表现

(1)原发疾病本身的临床表现。

(2)缺 O_2、CO_2 潴留所致的各脏器损害。

1)呼吸困难。

2)发绀。

3)神经精神症状：轻度缺氧多表现为注意力不集中、定向障碍；严重缺氧者特别是伴有 CO_2 潴留时，可出现头痛、兴奋、嗜睡、抽搐、意识丧失甚至昏迷等。

4)心血管功能障碍：可有心悸、心律失常、肺动脉高压、右心衰竭等。

5)消化系统症状：可出现溃疡病症状、上消化道出血、肝功能异常。

6)肾并发症：多为功能性肾功能不全，严重 CO_2 潴留，缺 O_2 晚期可出现肾衰竭。

7)酸碱失衡和电解质紊乱：可出现呼吸性酸中毒，呼吸性酸中毒合并代谢性碱中毒，呼吸性酸中毒合并代谢性酸中毒、呼吸性碱中毒，呼吸性碱中毒合并代谢性碱中毒，三重酸碱失衡。

四、诊断

慢性呼吸衰竭失代偿期，根据患者呼吸系统慢性疾病或其他导致呼吸功能障碍的病史，有缺 O_2 和(或)CO_2 潴留的临床表现，结合有关体征，诊断并不困难。

动脉血气分析能客观反映呼吸衰竭的性质和程度，对指导氧疗、机械通气各种参数的调节，以及纠正酸碱平衡和电解质均有重要价值。诊断标准如下：①Ⅰ型呼吸衰竭为海平面平静呼吸空气的条件下 $PaCO_2$ 正常或下降，$PaO_2 < 60mmHg$。②Ⅱ型呼吸衰竭为海平面平静呼吸空气的条件下 $PaCO_2 > 50mmHg$，$PaO_2 < 60mmHg$。③吸氧条件下，计算氧合指数(PaO_2/FiO_2)<300mmHg，提示呼吸衰竭。

五、鉴别诊断

本病需与肺不张、自发性气胸、危重型哮喘、上呼吸气道阻塞、急性肺栓塞、脑血管意外和心源性肺水肿鉴别。通过询问病史、体检和胸部X线检查等可做出鉴别。

六、治疗

治疗原发病、保持气道通畅、恰当的氧疗等治疗原则，与急性呼吸衰竭基本一致。

(一)氧疗

慢阻肺是导致慢性呼吸衰竭的常见呼吸系统疾病，患者常伴有 CO_2 潴留，氧疗时需注意保持低浓度吸氧，防止血氧含量过高。CO_2 潴留是通气功能不良的结果。慢性高碳酸血症患者呼吸中枢的化学感受器对 CO_2 反应性差，呼吸主要靠低氧血症对颈动脉体、主动脉体化学感受器的刺激来维持。若吸入高浓度氧，使血氧迅速上升，解除了低氧对外周化学感受器的刺激，便会抑制患者呼吸，造成通气状况进一步恶化，CO_2 上升，严重时陷入 CO_2 麻醉状态。

(二)机械通气

根据病情选用无创机械通气或有创机械通气。在慢阻肺急性加重早期给予无创机械通气可以防止呼吸功能不全加重，缓解呼吸肌疲劳，降低后期气管插管率，改善预后。

(三)抗感染

慢性呼吸衰竭急性加重的常见诱因是感染，一些非感染因素诱发的呼吸衰竭也容易继发感染。

(四)呼吸兴奋剂的应用

需要时，慢性呼吸衰竭患者可服用呼吸兴奋剂阿米三嗪 50～100mg，2次/天。该药通过刺激颈动脉体和主动脉体的化学感受器兴奋呼吸中枢，增加通气量。

(五)纠正酸碱平衡失调

慢性呼吸衰竭常有 CO_2 潴留，导致呼吸性酸中毒。呼吸性酸中毒的发生多为慢性过程，机体常常以增加碱储备来代偿，以维持 pH 于相对正常水平。当以机械通气等方法较为迅速地纠正呼吸性酸中毒时，原已增加的碱储备会使 pH 升高，对机体造成严重危害，故在纠正呼吸性酸中毒的同时，应当注意同时纠正潜在的代谢性碱中毒，通常给予患者盐酸精氨酸和补充氯化钾。

第五章　间质性肺疾病

第一节　特发性肺纤维化

一、概述

特发性肺纤维化(IPF)是一种慢性、进行性、纤维化性间质性肺疾病,病变局限在肺脏,好发于中老年人群,其肺组织学和/或胸部高分辨率CT(HRCT)特征性表现为普通型间质性肺炎(UIP),病因不清。按病程有急性、亚急性和慢性之分,本病多为散发,据统计,每年整体人群中的患病率约(2～29)/10万,且呈逐渐增长趋势,估计以每年11%的比例增长。在美国特发性肺纤维化患者大约有100 000人,欧盟地区大约有110 000人,而且每年欧盟地区新增IPF患者35 000人。日本每年整体人群中的IPF患病率约(2.23～10)/10万,实际值远高于这个数目。我国作为一个老龄化严重的国家,目前IPF患病人数也是逐年增加,保守估计至少在50万左右。作为一种慢性间质性肺病,IPF起病隐匿、病情逐渐加重,也可表现为急性加重。IPF诊断后的平均生存期仅2.8年,死亡率高于大多数肿瘤,IPF被称为一种"类肿瘤疾病"。

二、病因

虽然特发性肺纤维化(IPF)被称为"特发性"即病因不明,但近年来,随着国内外学者的大量基础和临床数据的获得,进一步认识到IPF的发生发展与以下因素有关。

1.吸烟

越来越多的数据表明,吸烟可以明显增加IPF发生的危险性,其暴露程度与IPF的发生率呈正相关,尤其是吸烟大于20包/年者。尽管也有约1/3的IPF患者终生从不吸烟,但更多的资料显示,吸烟增加IPF发生的相对危险比(OR)(比值比、优势比)是1.6～2.3,曾经吸烟者即使在停止吸烟后仍然是一个高危因素。吸烟可以产生超过2000余种化学物质,它们可以单独或联合导致肺损伤,这对于个体敏感的患者极易导致间质性肺病的发生。特别是在IIPs中的DIP和RB-ILD,几乎百分之百发生在吸烟人群,而停止吸烟后病情会发生不同程度的改善,因此这在最新分类中被称为吸烟相关性间质性肺病(SR-ILD)。这些结果也支持宿主敏感性—环境损伤的IPF发病假说。

2.环境暴露

有研究表明,暴露于某些金属粉尘(黄铜、铅及钢铁)和木质粉尘(松木)者发生IPF的风险显著增加。其他粉尘暴露,如理发业、鸟类饲养、石材切割和抛光等工作也可能与IPF的发生有关。关于特殊职业与IPF患病风险的研究表明,金属粉尘的OR值为2.0～10.97、养鸟的OR值为4.7、美发的OR值为4.4、石头切割和抛光的OR值为3.9、畜牧的OR值为2.7,暴露持续时间大于5年时的OR值明显增加。有学者总结了1990年以来美国、英国和日本的6个病例对照研究结果,其Meta分析(荟萃分析)显示IPF与职业相关的OR值分别是:农业/耕种为1.65、牧畜2.17、木尘1.94、金属粉尘2.44、石/沙1.97。此外在IPF患者尸体解剖中也发现肺部淋巴结内可见无机物颗粒,这些也支持职业暴露可能同IPF有关。但是环境危险因素的流行病学资料还存在一些偏倚,这些观察结果尚需进一步的数据来证明。

3.病毒感染

关于某些病毒是否在IPF的发病过程中起了作用,最近以来一直受到学者关注。其主要依据是,有研究表明,高达97%的IPF患者肺中可以检测到EB病毒、巨细胞病毒、丙型肝炎病毒和人疱疹病毒中的一种或多种。因此认为慢性病毒感染作为一种免疫刺激,引起慢性增殖性或炎性环境,在修复中发生了肺纤维化。但也有学者发现在IPF患者活检标本中腺病毒DNA的检出与糖皮质激素治疗相关,因此认为病毒感染可能是继发性的,而不是IPF的原发病因。

4.胃食管反流(GER)

在临床中发现不少IPF患者或多或少有GER症状,并获得相关检查证实。而动物实验和临床研究均表明,长期反复的胃内容物吸入可导致肺纤维化的发生,在临床上使用抗酸剂治疗可以减轻IPF的一些症状,其机制不明。有学者对65名IPF患者的前瞻性研究显示异常胃酸反流的发生率为87%,但仅有47%的IPF患者有典型的GER症状。普通人群GER的发生率为9%～42%,但伴有GER者也很少发展为IPF。因此有学者认为,IPF患者减低的肺顺应性导致胸膜腔压力在吸气时较正常人更低,导致食管和食管下段括约肌功能不全,故而发生了GER,即其可能是IPF的结果,而不一定是病因。

5.遗传因素

在相同条件下,有研究表明,不同人群发生IPF的概率大不相同。推测IPF的发生可能同遗传易感性有关,即提示遗传因素或先天性易感因子可能与本病的发病有关:①家族性肺纤维化的病例在国内外均有报道,且数量不断增加,这种病例多见于嫡亲和单卵双胞胎。另外已有动物实验和临床研究表明,MUC5B启动子多态性常见于家族性间质性肺炎和IPF患者,肺脏MUC5B表达的异常可能与肺纤维化的发病有关。②某些已知遗传疾病患者的肺纤维化发病率很高,可以发现有家族化因素。③同样暴露于已知可引起肺纤维化的环境中,仅有少数发病。④动物实验表明,特定的鼠系,如TERT对发生肺纤维化有遗传易感性等。关于遗传因素及基因易感性在IPF发病中的作用还有待进一步的探索。

三、发病机制

迄今为止,IPF的发病机制尚不清楚,因此目前国际上也尚未发现对该病有明显特效的药物。

IPF 发病机制研究的初始阶段均涉及急性肺泡炎症，这已从动物实验和患者尸体解剖上获得证明。长期以来认为不明原因的刺激性肺损伤导致慢性炎症，进而发展为纤维化及最终的纤维瘢痕，其中肺泡炎是始动因素。博来霉素所致肺纤维化动物病理模型也证实肺泡炎在发病机制中起主要作用。长期的研究和众多的实验结果使肺泡炎的形成机制越来越明显地呈现出来。但是，临床中发现，如果有免疫因素参与的肺泡炎是 IPF 发病的主要机制，那么应用糖皮质激素和免疫抑制剂/细胞毒药物的抗感染治疗应该取得较好的疗效。但是这一推敲却未能得到临床数据的支持。

此外有关糖皮质激素和免疫抑制剂/细胞毒药物治疗 IPF 的研究多无前瞻性、随机双盲、安慰剂对照设计，因此其疗效的评价多难以令人信服。鉴于诸多事实，人们逐渐认识到：炎症可能在 IPF 的发病机制中不占主导地位，并开始对“炎症是促使 IPF 发展的始动因素”提出了质疑。

在质疑肺泡炎是 IPF 发病机制的始动因素之后，基于更多的实验和临床研究结果，许多学者开始考虑肺泡损伤修复中抗纤维化和致纤维化之间的平衡可能是 IPF 的主要发病机制。其主要依据是：IPF 的病理改变多源于肺泡上皮细胞受损和修复异常；损伤修复的主要部位常可见到大量的成纤维细胞灶；肺泡上皮损伤可使成纤维细胞增生并向肌成纤维细胞转化等。围绕着肺泡损伤修复障碍机制，国内外学者展开了广泛的研究并试用多种治疗药物。

（一）Th1/Th2 细胞因子失衡和干扰素-γ(IFN-γ)治疗

根据产生细胞因子类型的不同，$CD4^+$ 辅助细胞（Th 细胞）可分为 Th0、Th1、Th2 等。Th0 是成熟的未致敏细胞，受到抗原刺激可分化为 Th1 和 Th2 细胞，Th1 类细胞因子主要有 IL-2、IL-12、IL-18、IFN-γ、TNF 等；Th2 类细胞因子主要包括 IL-4、IL-5、IL-6、IL-10、IL-13、MCP-1 等。它们形成复杂的细胞因子网络，调节免疫反应。两者间的平衡在调节机体免疫应答中发挥着重要作用。据此认为 IFN-γ 具有抗纤维化作用，能抑制成纤维细胞增生和胶原沉积，拮抗转化生长因子 β(TGF-β)的促纤维化作用。因此，利用 IFN-γ 纠正 Th1/Th2 的失衡成为许多学者治疗 IPF 的研究课题，并已有重要的临床研究成果发表。但在此基础上，由美国华盛顿大学 Raghu 教授牵头进行的关于 IFN-γ1b 治疗 IPF 的循证医学研究结果于 2004 年又一次发表在《新英格兰医学杂志》上。其结论提示 IFN-γ1b 可能改善轻、中度患者的预后。但观察时间为 2 年的 INSPIRE 研究却遗憾地未能证实该药的有效性。

（二）成纤维细胞生长因子

大量的 IPF 患者和动物实验肺标本研究表明，各种生长因子在肺纤维化的发病机制中发挥着重要的作用，尤其是 TGF-β，被认为是关键的致纤维化因子，是迄今为止被发现和公认的最强的细胞外基质沉积促进剂。TGF-β 在肺纤维化发病中的作用如下：①刺激成纤维细胞合成细胞外基质成分；②抑制对新合成基质蛋白的酶解；③诱导肺脏的结缔组织生长因子、人血清糖皮质激素依赖激酶（hS-GK-1）和基质金属蛋白 2（MMP-2）的高表达；④可活化蛋白激酶 C-δ(PKC-δ)等，后者在肺纤维化形成中起重要作用。TGF-β 共有 5 个异构体，其中 $TGF\text{-}\beta_1$ 与纤维化关系最为密切，TGF-β 的各种异构体都是由各自独立基因产生的，它们先被合成前体蛋白，然后由胞内的内肽酶切裂，形成蛋白 N 端的二聚体潜在相关肽（LAP）和 C 端的二聚体成熟型 TGF-β，两部分以非共价键相连。此形式的 TGF-β 不具生物活性，被称为潜在 TGF-β(L-TGF-β)。当LAP被去除或发生构型改变后，才能生成具有生物活性的TGF-β，即被活化。近年研究发现，在能激活L-TGF-$β_1$的分质中血清蛋白酶-纤溶酶最重要，此外血小板凝血酶敏感蛋白1(TSP1)、血管紧张素Ⅱ(AngⅡ)、高血糖、活化氧簇(ROS)及整合素αvβ6也有激活作用。

既然TGF-β在肺纤维化形成中发挥重要作用，且其发挥作用需要被激活，因此，通过直接阻断TGF-β或阻断其活化信号来治疗肺纤维化的基础和临床研究自然进入研究者的视野。具有抑制或纤维细胞、拮抗TGF-β作用的吡非尼酮已被临床试验证实对IPF的治疗有一定疗效，该药最先在日本上市，目前欧洲和亚洲(包括我国)的一些国家也已获批并用于临床。

(三)成纤维细胞灶中的肌成纤维细胞

已证明成纤维细胞灶的形成是IPF重要的组织病理学特征之一。早在1991年，有学者发现在IPF患者肺活检标本中描述了成纤维细胞灶主要由表达为α-平滑肌肌动蛋白的肌成纤维细胞构成，并通过免疫组化等方法的研究，认为其可能与细胞外基质的异常沉积有关。这一所见几乎仅见于IPF，在纤维性非特异性间质性肺炎(NSIP)也很难见到。如果这种主要由肌成纤维细胞构成的组织病理学特征性所见成为IPF的“标志”，那么，明确它的功能并知道其来源和去向，是否会对IPF发病机制的认识获得更改？近年有研究表明，肺肌成纤维细胞可能有以下功能：①引起细胞外基质异常沉积；②具有收缩特性，能降低肺脏的顺应性；③诱导肺泡上皮细胞凋亡等。应该说，它的主要功能都与肺纤维化的形成关系密切，因此肺肌成纤维细胞是IPF发病机制的重要因素。那么，肌成纤维细胞来源于何处，是否能够消失？如果能够阻断其来源或促进消失则可能成为治疗IPF的新途径。但目前来源问题尚不清楚，有学者认为可能由肺内周边细胞或平滑肌细胞转化而来，也可能来自肺外细胞。正常的损伤修复中，也可出现大量的肌成纤维细胞，但它们在修复完成后即通过凋亡而消失。但新奇的是在IPF发病中肌成纤维细胞却不发生凋亡，其机制尚不清楚。

(四)凝血/纤溶与纤维化形成

有实验研究表明：肺损伤后，组织因子启动外源性凝血途径，在肺间质内生成血纤维蛋白，后者对成纤维细胞具有趋化作用，使细胞因子和成纤维细胞移至损伤区域，并产生细胞外基质，促进肺纤维形成。及时并有效地清除肺泡内纤维蛋白可以促进肺泡结构的修复。纤溶酶原激活物抑制剂-1(PAI-1)是丝氨酸蛋白水解酶抑制剂家族成员，多以潜在形式存在于血小板中，其主要作用是抑制尿激酶型纤溶酶原激活剂(u-PA)和组织型纤溶酶原激活剂(t-PA)。通过与u-PA或t-PA形成1∶1的复合物来灭活纤溶酶原。上述研究提示促凝因素增强和纤溶抗纤溶系统失衡可能是纤维化形成的一个独立因素。然而，近年的循证医学研究的结果并没有证实抗凝治疗对IPF的疗效。

(五)其他发病机制

1.内皮素-1(ET-1)

ET-1在IPF患者肺组织表达增强，有潜在的收缩血管活性，并能趋化成纤维细胞使其增殖，促进胶原合成。ET受体拮抗剂可减轻博来霉素引起的大鼠肺纤维化程度。波生坦(受体拮抗剂)治疗IPF的Ⅱ期临床试验结果显示了一些益处，但Ⅲ期试验未能证实其有效。

2.细胞外基质(EGM)

该基质在间质中广泛聚集,视为其代谢严重紊乱。

3.细胞凋亡

主要发生在二型肺泡上皮细胞,但它在 IPF 发生中是如何协调修复的尚不清楚。

4.TNF

实验研究表明,在肺纤维化组织中有大量 TNF-α,且该因子可以促进胶原蛋白合成。

5.自由氧基

研究表明,肺泡上皮细胞的损伤与毒性氧化产物的增加有关,IPF 患者肺上皮细胞衬液和支气管肺泡灌洗液(BALF)中过氧化物增加。抗氧化剂谷胱甘肽(GSH)减少,提示氧化/抗氧化失衡可能与 IPF 发病有关。

综上所述,目前 IPF 的发病机制尚不十分确切。虽然在研究中一度使用 IFN-r1b、波生坦、西地那非、伊马替尼、依那西普、抗凝治疗、糖皮质激素+硫唑嘌呤+N-乙酰半胱氨酸联合治疗等治疗,最终尚未获得肯定效果,但一些有希望的药物仍在继续使用过程中,如 N-乙酰半胱氨酸单药治疗、吡非尼酮、酪氨酸激酶抑制剂等。

四、临床表现

IPF 多发生于老年人群,发病年龄为 40～70 岁,约 2/3 现症患者年龄大于 60 岁,男性多于女性。起病隐匿,临床表现为干咳、渐进性呼吸困难或活动后气喘等。

体检:80%以上的患者可闻及吸气性爆裂音,以双肺底部最为明显,50%～80%的患者可见杵状指(图 5-1-1)。此外,在疾病晚期也可出现发绀、肺心病、右心室肥大和下肢水肿等。

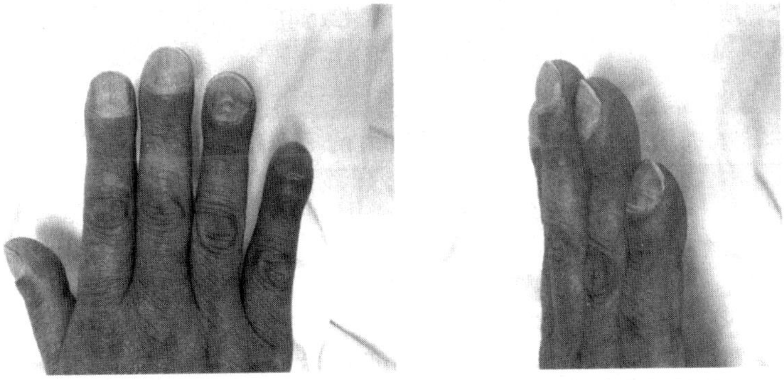

图 5-1-1　杵状指

五、辅助检查

1.肺功能检查

典型肺功能改变为限制性通气障碍,主要表现为肺活量(VC)及用力肺活量(FVC)减少,第 1 秒用力呼出气量(FEV_1)与用力肺活量(FVC)比例正常或增加;弥散功能障碍:单次呼吸法肺一氧化碳弥散量(DLCO)降低,即使在通气功能和肺容积正常时,DLCO 也可降低。通气/血流比例失调,PaO_2、$PaCO_2$ 下降,休息或活动时肺泡-动脉血氧分压差($A\text{-}aDO_2$)增加。

2.实验室检查

IPF患者可出现红细胞沉降率加快，丙球蛋白血症，血清乳酸脱氢酶（LDH）和血管紧张素转换酶升高。10%～25%患者可出现某些血清抗体，如抗核抗体（ANA）和类风湿因子（RF）阳性，如滴度大于1∶160，常提示结缔组织病，以上检查对IPF的诊断无意义，但对除外其他原因引起的间质性肺疾病有一定帮助。

六、胸部影像学

（一）X线胸片

95%的患者出现症状时均有胸片的异常，主要表现是在两肺基底部和周边部的网状阴影（图5-1-2和图5-1-3），常为双侧、不对称性，伴有肺容积减少。疾病晚期可见蜂窝肺改变（图5-1-3），在胸片上出现3～5mm的透光区（蜂窝肺）。蜂窝肺通常提示肺泡结构的破坏，对治疗的反应差。正常X线胸片并不能排除肺活检有微小异常的普通型间质性肺炎（UIP）患者。X线胸片在显示IPF病变的特点，分布及范围等方面远逊色于CT，也难以做出确定的影像学诊断。对怀疑IPF患者，X线胸片检查临床意义不大。

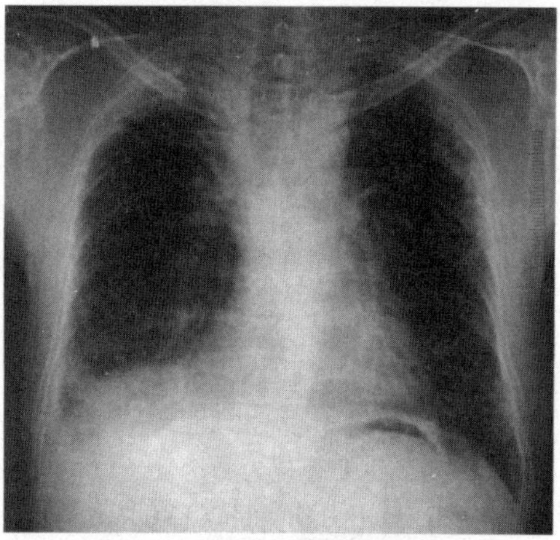

图5-1-2　特发性肺纤维化（一）

X线胸片示两肺基底部和周边部的网状阴影，右肺容积减少，经外科肺活检病理诊断UIP

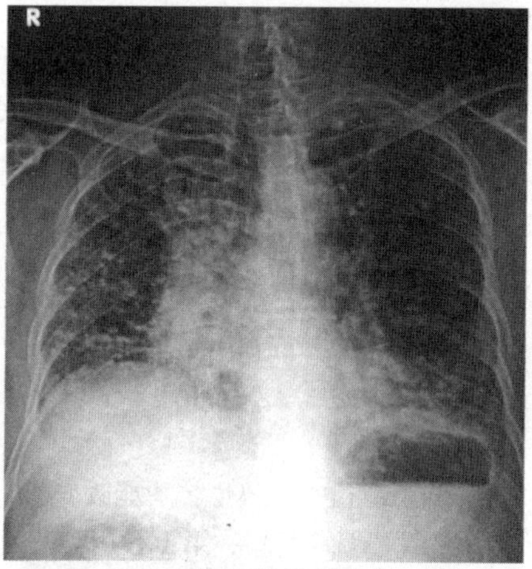

图5-1-3　特发性肺纤维化（二）

X线胸片示右肺蜂窝样改变，右肺容积减少，左下肺见网状阴影

（二）胸部HRCT

胸部CT特别高分辨CT（HRCT）不仅对IPF/UIP有重要的诊断意义，还能对疾病的严重程度、治疗的效果和预后进行评价。2011年IPF指南不仅将HRCT的UIP型表现列入IPF定义，而且将HRCT的UIP型作为IPF独立的诊断标准之一。

以往文献报道IPF/UIP的多种HRCT表现，包括：①磨玻璃影；②网状阴影（肺小叶间隔增厚和小叶内间质增厚）；③蜂窝影；④肺结构变形及容积减少；⑤交界面不规则；⑥胸膜增厚；⑦支气管血管束增粗；⑧纵隔淋巴结肿大等。但仅仅依靠以上单一的HRCT表现，并不能准确诊断UIP，但通过对以上不同病变和分布特点进行综合分析，可依靠HRCT准确诊断50%以上UIP，并可以避免开胸肺活检。HRCT对UIP的诊断有重要的意义。多项大样本病理与

HRCT 对比的研究证实，HRCT 诊断 UIP 阳性预计值 90%～100%；准确率 90%以上。

2011 年 IPF 指南将 IPF HRCT 的表现具体分为典型 UIP 型、可能 UIP 型和不符合 UIP 型三种（表 5-1-1）。依据 HRCT 的表现可分为典型 UIP 表现、可能 UIP 表现和不符合 UIP 表现 3 个等级。其可信性分为确定的、可能 UIP 及提示其他疾病。

表 5-1-1　UIP 型 HRCT 的诊断标准

典型 UIP 型 （符合以下 4 项特征）	可能 UIP 型 （符合以下 3 项特征）	不符合 UIP 型 （符合以下任何 1 项）
1.以胸膜下肺基底部分布为主 2.异常的网状影 3.蜂窝样改变伴或不伴牵拉性支气管扩张 4.无不符合 UIP 型中的任何一条（见第 3 栏）	1.胸膜下肺基底部分布为主 2.异常的网状影 3.无不符合 UIP 型中的任何一项（见第 3 栏）	1.中上肺分布为主 2.支气管血管周围为主 3.磨玻璃影多于网状影 4.大量微结节影（两侧，上肺叶为主） 5.孤立的囊性病变（多发，两侧分布，远离蜂窝区） 6.弥散性马赛克灌注/气体陷闭（两侧分布，累及 3 个肺叶及以上） 7.支气管肺段、叶实变

UIP 典型 HRCT 表现为双侧和下肺基底部为主，胸膜下分布的网状影，蜂窝影，牵拉性支气管和细支气管扩张，肺结构变形，无或少量的磨玻璃影，据此典型 HRCT 表现可以做出确定的 UIP 诊断（图 5-1-4 和图 5-1-5），不需要外科肺活检，结合临床背景，HRCT 诊断 IPF 的敏感性为 87%，特异性为 95%。

当 HRCT 表现为双侧、下肺基底部、胸膜下分布为主的网状影，牵拉性支气管和细支气管扩张，但无蜂窝样改变，HRCT 诊断为可能 UIP（图 5-1-6），但外科肺活检病理仍然可能为 UIP。

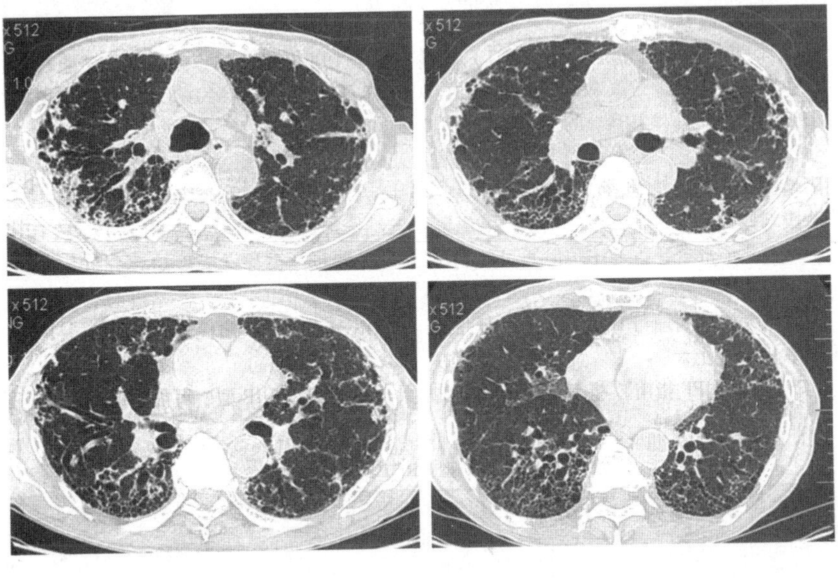

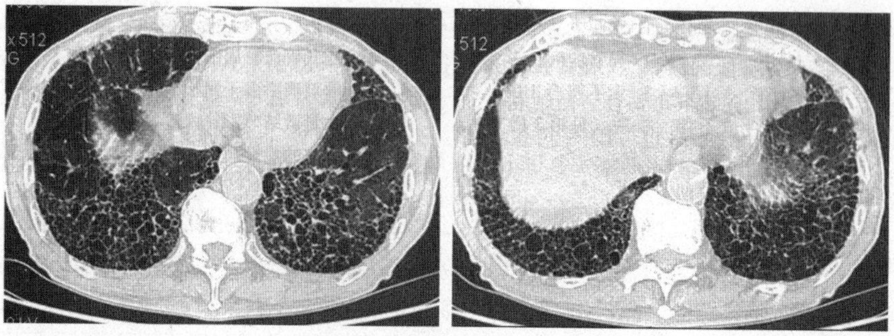

图 5-1-4　**典型** UIP(一)

HRCT 示双侧肺和胸膜下分布的网状影，蜂窝影，牵拉性支气管扩张，局部少量磨玻璃影，无结节影

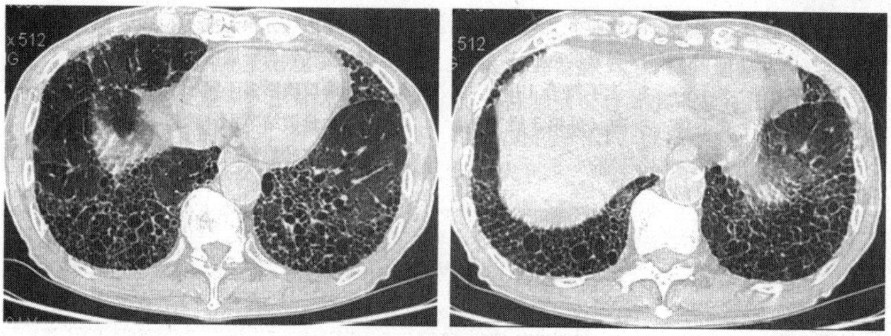

图 5-1-5　**典型** UIP(二)

HRCT 示双肺胸膜下分布的网状影，蜂窝影及牵拉性支气管扩张，无磨玻璃影及结节影，HRCT 符合典型的 UIP

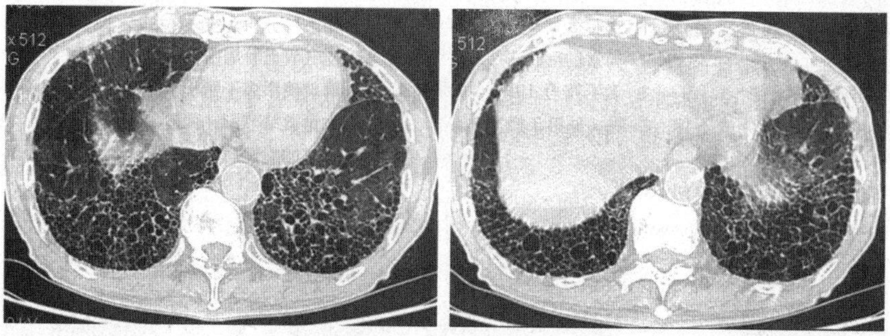

图 5-1-6　**可能** UIP

胸部 HRCT 示两肺胸膜下分布的网状影，无蜂窝影，牵拉性支气管扩张，HRCT 诊断很可能 UIP，外科肺活检病理诊断 UIP

当 HRCT 表现为以下任一条，为不符合 UIP 表现：磨玻璃样改变多于网状影(图 5-1-7)；弥散性微小结节(图 5-1-8)；多发远离蜂窝区囊性病变(图 5-1-9)；气体陷闭(图 5-1-10)；支气管肺段实变(图 5-1-11)；中上肺叶为主(图 5-1-7)；支气管血管周围为主(图 5-1-12)。

当 HRCT 表现不符合 UIP，更应注意提示其他疾病的可能性如 NSIP 及慢性过敏性肺泡炎等。

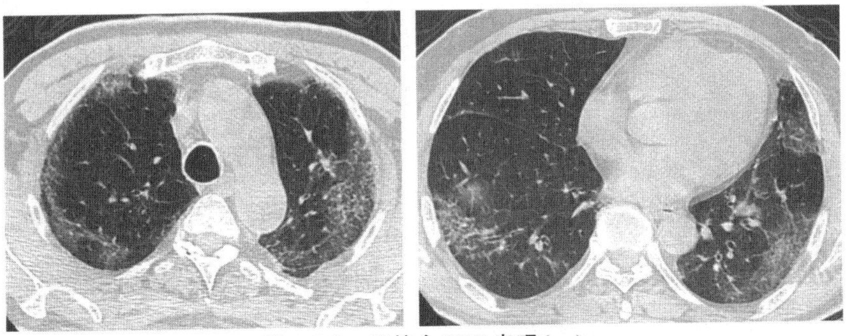

图 5-1-7　**不符合 UIP 表现（一）**

胸部 HRCT 示两肺磨玻璃影及网状影，磨玻璃影明显多于网状影

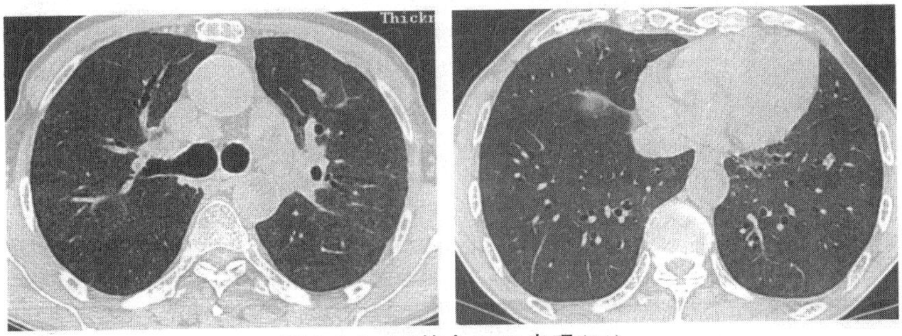

图 5-1-8　**不符合 UIP 表现（二）**

HRCT 示两肺弥散性小叶中央型小结节影

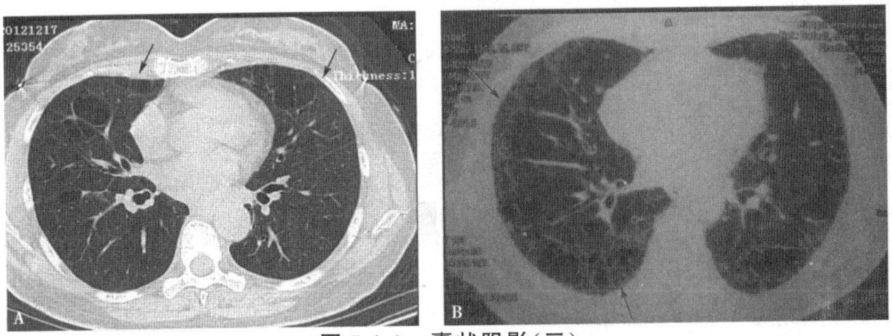

图 5-1-9　**囊状阴影（三）**

A.HRCT 示孤立或融合的囊状阴影（黑箭），周围无网状影及牵拉性支气管扩张；B.CT 示胸膜下蜂窝（红箭），牵拉性支气管扩张，其内囊状阴影，与纤维化有关

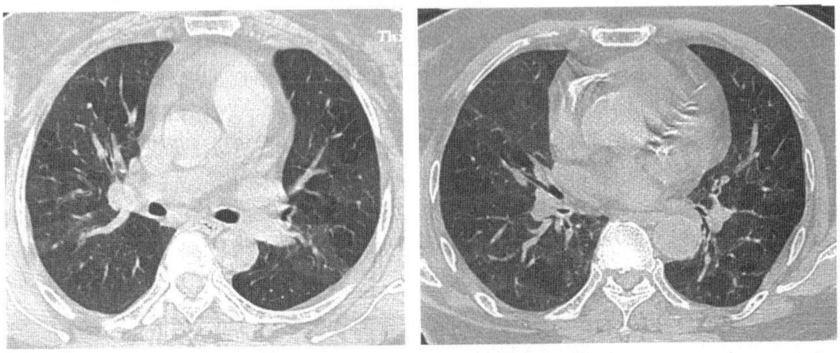

图 5-1-10　**不符合 UIP 表现（四）**

HRCT 示两肺空气潴留

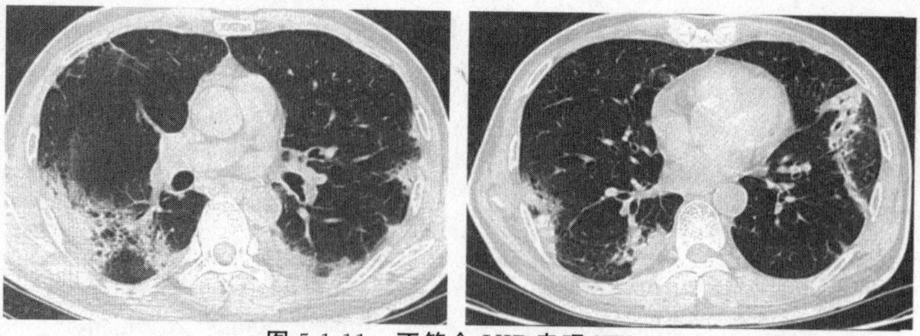

图 5-1-11　不符合 UIP 表现（五）

两肺胸膜下分布斑片状及条索状实变影

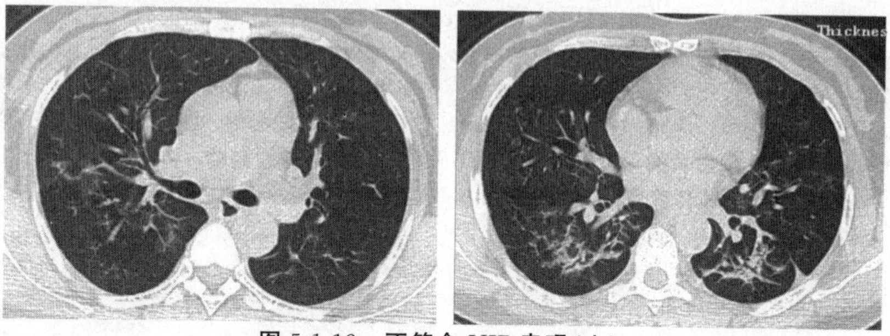

图 5-1-12　不符合 UIP 表现（六）

两肺沿支气管血管束分布索状实变影及斑片状磨玻璃影

七、肺组织活检

对 HRCT 表现为可能 UIP 型和不符合 UIP 型，可考虑进行病理诊断。支气管镜肺活检和皮肺穿活检所取得的组织量少，并且有不同程度的挤压，不能用于 IPF 的病理诊断，主要用来除外肿瘤、感染、肺泡蛋白沉着症、嗜酸性粒细胞性肺炎及其他类型的 IIPs 如 COP、AIP 等。

对不典型的 IPF/UIP（图 5-1-13），HRCT 表现不符合 UIP，更应注意提示其他疾病的可能性如 NSIP 及慢性过敏性肺泡炎等，应考虑 VATS 或小开胸肺活检进行病理诊断。为了提高对不典型 UIP 的病理诊断，活检时应在不同肺叶或同一肺叶多部位取组织，主要选取具有炎症而纤维化轻的部位，甚至肉眼观察是正常的肺组织，应避免在纤维化终末期病变部位取材。

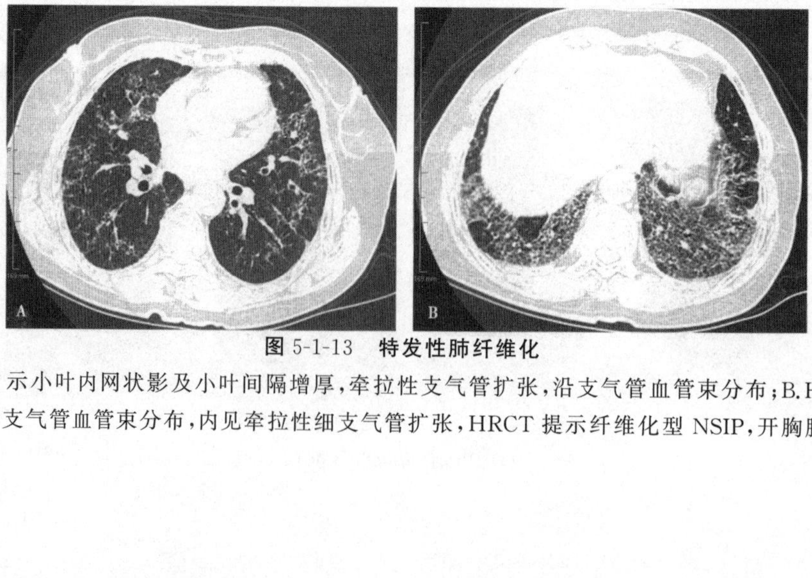

图 5-1-13　特发性肺纤维化

A. HRCT 示小叶内网状影及小叶间隔增厚，牵拉性支气管扩张，沿支气管血管束分布；B. HRCT 示两下肺磨玻璃影沿支气管血管束分布，内见牵拉性细支气管扩张，HRCT 提示纤维化型 NSIP，开胸肺活检病理诊断 UIP

外科肺活检无论是胸腔镜下肺活检还是小开胸肺活检，都是创伤较大的操作，有一定的手术风险，应充分考虑到。注意有无与外科肺活检死亡有关潜在高危险因素：年龄>70 岁，肺功能严重障碍(FEV_1<1L)、凝血功能障碍、肺动脉高压、肥胖、合并心脏病等基础疾病、肺活检前依赖机械通气、急性加重等。文献报道，IPF 的外科肺活检 30 天的死亡率为 7.1%，90 天死亡率为 9.5%，并发症发生率为 10%～20%。因此，在行外科肺活检前，注意权衡利弊，应充分考虑肺活检病理诊断对治疗和疗效的影响，即特异的病理诊断能在多大程度上改变患者的治疗和治疗结果。若患者病情过重、高龄、体弱或合并其他疾病，估计难耐受手术风险则不必行该项操作。

八、合并症

IPF 是慢性、持续、发展的病程过程，但疾病进展表现为明显的异质性，个体的自然病程差异相当大。IPF 的合并症如急性加重、肺动脉高压、肺气肿、肺癌等，明显影响 IPF 疾病的发展病程及预后。

(一)急性加重

以往认为 IPF 的自然病程是一个逐步可预见的肺功能缓慢下降过程，现逐步认识到 IPF 病情多变，相当比例的患者可在相对稳定期间突然出现不可预测的急剧加重，导致呼吸衰竭甚至死亡。早在 1993 年日本学者 Kondoh 等首先提出了 IPF 急性加重的概念，但一直未引起西方学者注意，直到近年来 IPF 急性加重才引起临床医师和研究者的关注。Collard 等众多专家对既往发表的相关文献进行广泛复习，发表了 IPF 急性加重专家工作报告，标志着多数 IPF 临床医师和研究者对 IPF 急性加重的认同。

IPF 患者出现急剧、原因不明的临床明显恶化，称为 IPF 急性加重。急性加重的发生率为 4.8%～19%。其病因和发病机制未明。肺组织活检发现其主要组织病理学特点是，在 UIP 的基础上出现弥散性肺泡损伤。急性加重时主要的临床表现为呼吸困难呈急性或亚急性加重。胸部影像学在原有病变的基础出现新的磨玻璃影和(或)实变影(图 5-1-14)。急性加重患者的 HRCT 表现分为以下 3 型：周围型、多灶型及弥漫型。如果磨玻璃影沿肺外周分布(周围型)，肺损伤程度往往较轻，对激素治疗效果好(图 5-1-15)，预后较好。相反，如果病变呈多灶性或弥散性分布(图 5-1-14)提示预后不良。

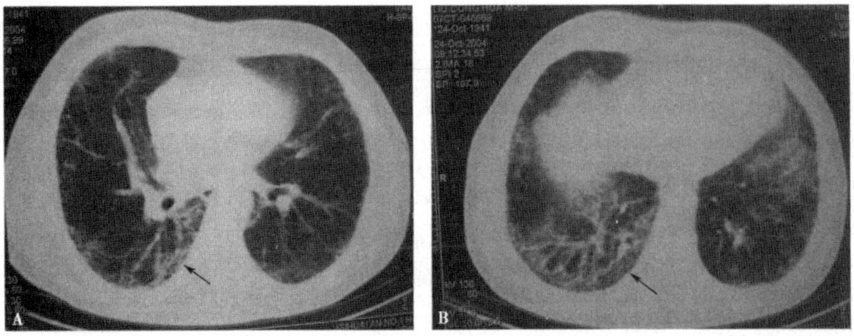

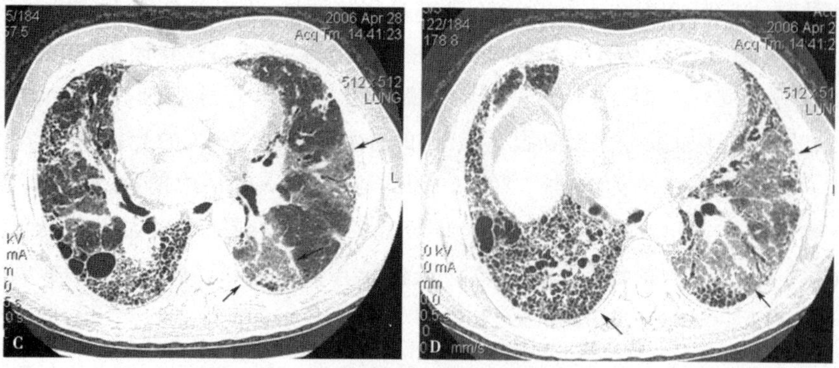

图 5-1-14　特发性肺纤维化急性加重(一)

患者,男性,66 岁,活动后气喘 2 年,两下肺可闻及爆裂音。图 A、B.胸部 CT 示网状阴影,牵拉性支气管扩张,病变主要分布在肺外周,胸膜下,右下肺明显(黑箭)。图 C、D.同一患者,活动后气喘加重 1 周,血气分析:pH 7.494,PaO_2 93mmHg,$PaCO_2$ 43mmHg,氧合指数(PaO_2/FiO_2)206mmHg。胸部 HRCT:网状阴影,双下肺胸膜下弥散性蜂窝影,牵拉性支气管扩张,见弥散性分布的磨玻璃影(黑箭)

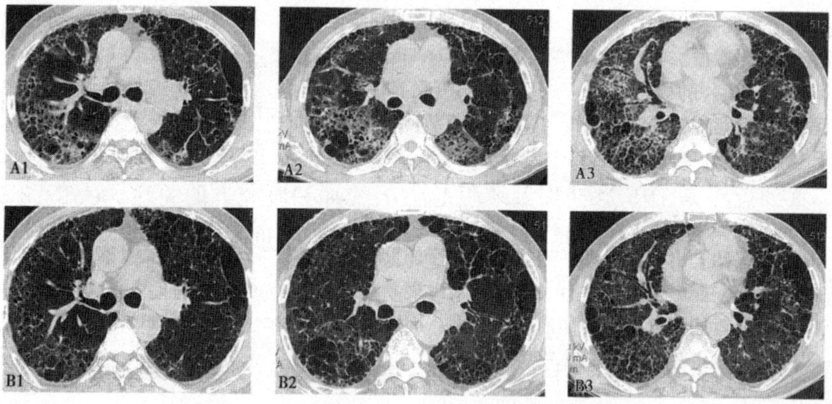

图 5-1-15　特发性肺纤维化急性加重(二)

患者,男性,62 岁,咳嗽和气喘 5 个月,加重半个月,两下肺可闻及爆裂音,氧合指数(PaO_2/FiO_2)188mmHg。图 A1～A3.胸部 HRCT 示胸膜下网状阴影和蜂窝影,牵拉性支气管扩张,沿胸膜下蜂窝分布的磨玻璃影和少量实变影;图 B1～B3.激素治疗后,胸部 HRCT 示沿胸膜下蜂窝分布的磨玻璃影基本吸收,胸膜下网状阴影和蜂窝影,肺大疱,牵拉性支气管扩张等病变与图 A1～A3 相似

多数相关研究中,急性加重诊断标准为:①既往或现诊断为 IPF(ATS/ERS 标准);②近 30 天内出现无其他原因可解释的呼吸困难恶化或新出现的呼吸困难;③低氧血症,PaO_2/FiO_2<225mmHg 或 PaO_2 与基础值比较下降 10mmHg;④胸部影像学为两侧网状影或蜂窝影等典型的 UIP 型 HRCT 表现基础上,出现新的磨玻璃影和(或)实变影;⑤排除左心功能不全、肺栓塞和其他原因急性肺损伤。

急性加重可以改变 IPF 患者疾病进程,减少患者的生存时间,增加患者的死亡率。急性加重的 IPF 患者,即使大剂量糖皮质激素治疗,死亡率仍高达 78%～86%。临床医师和研究者已经充分认识到急性加重的重要性,减少和预防急性加重的发生也成为 IPF 临床试验的治疗终点指标之一。

(二)肺动脉高压

以往对结缔组织病相关性肺动脉高压(PAH)对预后的影响有很好的认识。新近的研究

发现 PAH 是影响间质性肺疾病患者预后，尤其是影响 IPF 患者预后及死亡率重要因素之一。两项大样本研究证实，在静息状态下，采用右心导管技术测定压力，发现 33%～50%的肺移植术前患者有 PAH。有 55%的 IPF 患者在静息状态时就有 PAH(采用右心导管技术测定的平均肺动脉压＞20mmHg)；运动时则有 80%的 IPF 患者出现 PAH(平均肺动脉压＞30mmHg)。在一氧化碳弥散率(DLCO%)＜30 较 DLCO%≥30 时 PAH 的发生率增高 2 倍。

IPF 合并 PAH 与患者的不良预后相关。早期发现 PAH 并予以及时地干预，对 IPF 患者的预后改善和生存质量的提高有着重要的影响，因此，应对 IPF 患者的 PAH 进行关注，PAH 治疗也是今后 IPF 干预治疗研究的一个重要方面。

(三)IPF 和肺气肿

IPF 和肺气肿同时存在现象及其临床意义，近年来引起了临床医师和研究者的重视。Wiggins 等在 1990 年首先报道 8 例肺纤维化和肺气肿(CPFE)同时存在病例。有限的外科性肺活检和尸体解剖病理证实，CPFE 患者肺上叶病理表现为肺大疱，而肺下叶病理主要表现为普通型间质性肺炎。其后，Grubstein 等和 Cottin 等在 2005 年分别报道了 8 例和 61 例 CPFE 患者，对其临床和影像学生理学特点进行了描述。Cottin 等认为 CPFE 是独立的疾病实体。亦有学者认为或许 CPFE 是 IPF 另一种临床表型或称为 CPFE 综合征。

CPFE 患者常有吸烟史，严重的呼吸困难；胸部 HRCT 主要特点为肺上叶间隔旁肺气肿或小叶中央型肺气肿(图 5-1-16A、B)，双下肺表现为弥散性胸膜下分布的网状影，牵拉性支气管和细支气管扩张及蜂窝影(图 5-1-16C、D)。同时存在的肺气肿对患者肺生理功能表现有一定的影响，CPFE 患者的用力肺活量减少不明显，肺总容量正常或轻度的减少，但有严重的弥散功能障碍，活动后明显的低氧血症等。CPFE 患者的 PAH 发生率明显高于 IPF 不伴肺气肿的患者。CPFE 预后明显差于不伴肺气肿的 IPF 患者，其预后不仅仅受肺气肿的影响，其预后决定因素与 CPFE 严重的 PAH 有关。

(四)IPF 和肺癌

结节影及肿块影是 IPF 少见表现，当 IPF 患者 HRCT 见结节影或肿块影，需要注意排除肺部肿瘤(图 5-1-17)。

九、诊断和鉴别诊断

在 IPF 的早期，肺功能及 X 线胸片检查可以正常或仅有轻度异常。有长期吸烟史的 IPF 患者合并 COPD，肺气肿，其肺功能及胸部影像学表现为不典型，影响对 IPF 的诊断。

2011 年 IPF 指南提出了诊断路径及诊断标准，对疑诊 IPF 成年患者，IPF 指南在诊断路径首先强调通过识别已知原因的 ILD(如家庭环境、职业环境暴露，结缔组织病，药物肺损害)排除 IPF；其次，与 2000 年的 IPF 共识比较，IPF 指南突出了识别 HRCT 表现为 UIP 型在 IPF 诊断中的作用，将 HRCT 的 UIP 型列为独立的诊断标准之一。对疑诊 IPF 患者的 HRCT 表现为可能 UIP 型，不符合 UIP 型，需要外科肺活检进行病理诊断，结合患者的 HRCT 和病理学表现(表 5-1-2)，进行由临床医师、病理医师及影像科医师多学科讨论(MDD)，最后诊断或排除 IPF。

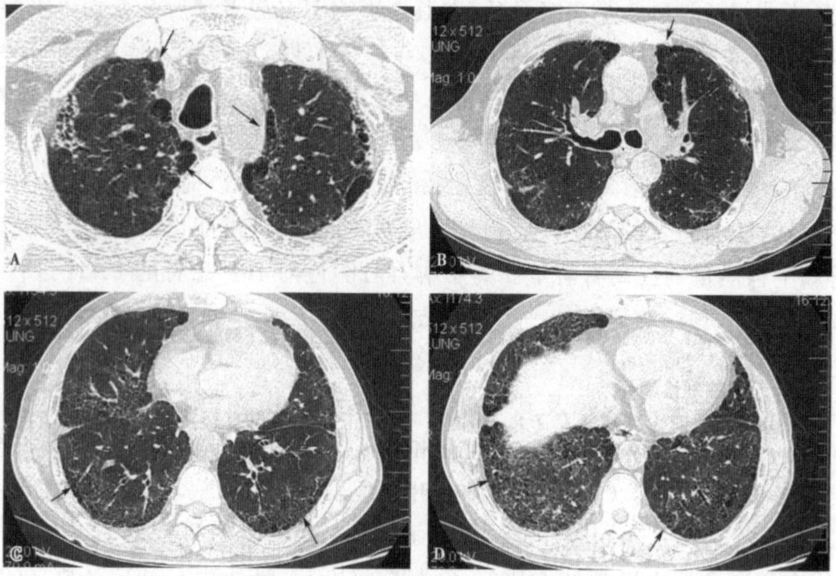

图 5-1-16　肺纤维化合并肺气肿

A、B.胸部 HRCT 两肺上叶的间隔旁肺气肿(↑)，右上叶胸膜下分布的网状影；C、D.双肺下叶弥散性胸膜下分布的网状影，蜂窝影，牵拉性支气管扩张(↑)

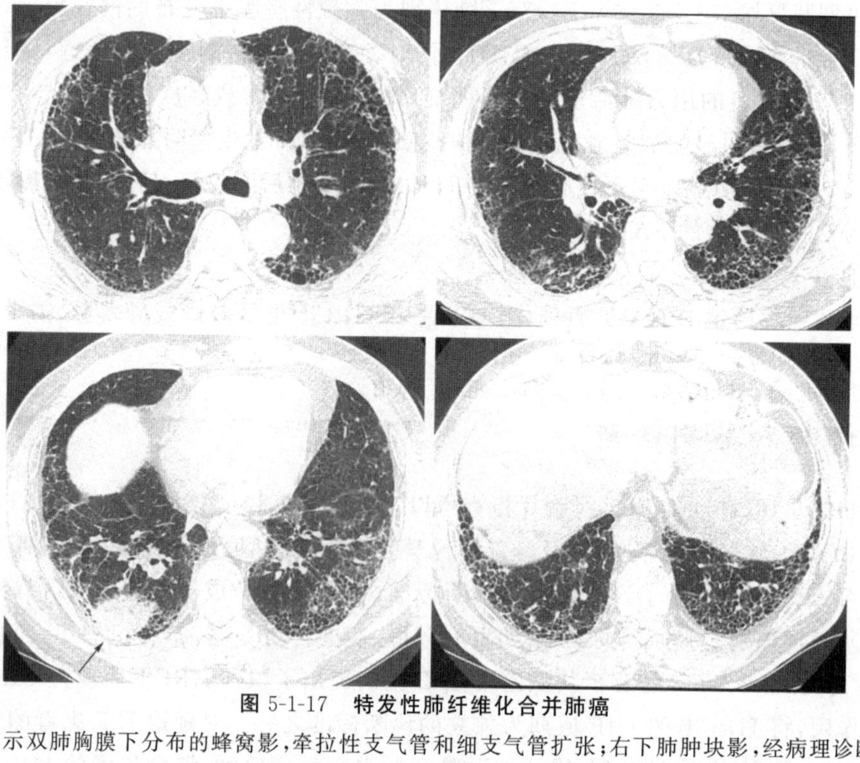

图 5-1-17　特发性肺纤维化合并肺癌

HRCT 示双肺胸膜下分布的蜂窝影，牵拉性支气管和细支气管扩张；右下肺肿块影，经病理诊断鳞癌

表 5-1-2 结合 HRCT 和组织病理学表现的 IPF 诊断标准(需要多学科讨论)

HRCT 表现型	外科肺活检组织病理型	是否诊断 IPF
UIP 型	UIP	是
	可能 UIP	是
	疑似 UIP	是
	不能分类的肺纤维化	是
	非 UIP	否
可能 UIP 型	UIP	是
	可能 UIP	是
	疑似 UIP	可能是
	不能分类的肺纤维化	可能是
	非 UIP	否
不符合 UIP 型	UIP	疑似
	可能 UIP	否
	疑似 UIP	否
	不能分类的肺纤维化	否

2011 年 IPF 指南提出了新的 IPF 诊断标准:①除外其他已知原因的 ILD(如家庭环境、职业环境暴露,结缔组织病,药物肺损害);②HRCT 表现为 UIP 型患者不需要外科肺活检;③HRCT表现和外科肺活检组织病理学表现型符合结合了 HRCT 和组织病理学表现的诊断标准(见表 5-1-2)。

IPF 指南强调由富有 ILD 诊断经验的肺病学专家、放射学专家、病理学专家之间多学科讨论在 IPF 及 ILD 诊断中的重要性,特别是在 HRCT 和病理组织学类型不一致的病例(如 HRCT 不符合 UIP 型,而组织病理学是 UIP 型;HRCT 符合可能 UIP 型,不符合 UIP 型,而组织病理特点符合可能 UIP 型,疑似 UIP,非 UIP 型的组织病理诊断标准)。MDD 将进一步增加正确诊断 IPF 的可能性。2011 年 IPF 指南指出,在不具备多学科讨论的基层医院,特别是 HRCT 和病理组织学仍然不确定诊断为 UIP 型,鼓励医师将患者转诊到富有经验诊断和处理 ILD 的区域治疗中心进行会诊,以保证诊断的准确性。

IPF 应注意与其他 ILD 相鉴别,如 IIP 中的 NSIP、DIP、RB-ILD、COP;已知病因如药物、环境因素和结缔组织病等所致的 ILD,其病理表现为 UIP,其 HRCT 表现与 IPF 类似,需要综合临床、影像学和病理资料对其进行鉴别诊断。

1.与其他的特发性间质性肺炎鉴别诊断

IPF 通常可依据急性、亚急性起病的临床特点和 HRCT 表现以磨玻璃样和气腔样实变影为主等与 COP、AIP 进行鉴别诊断。与 DIP 的鉴别,虽然两者的分布两肺基底部,外周分布,但病变形态明显不同,几乎 DIP 患者以磨玻璃阴影表现为主,磨玻璃阴影中出现囊状阴影,而网状阴影,牵拉性支气管扩张,蜂窝影即使出现,范围小。

但与 nP 中的 NSIP 进行鉴别是比较困难的,特别是纤维化型 NSIP 与 IPF 依靠临床和

HRCT 鉴别诊断困难。IPF 和 NSIP 患者的病变以中下肺为主，IPF 更多位于胸膜下，NSIP 患者的病变沿支气管血管束分布，胸膜下相对较少。小部分 IPF 患者的 HRCT 表现以磨玻璃样影和网状影为主，可无蜂窝影，与 NSIP 类似；尤其当部分纤维化型 NSIP 患者出现蜂窝影时，也导致鉴别诊断困难。因此，考虑到 NSIP 预后不同于 IPF，需要外科性肺活检来区别非典型的 IPF 与 NSIP。

2.与已知病因所致 UIP 的鉴别诊断

结缔组织病、环境因素和某些药物等所致的 ILD，当病理表现为 UIP 型，其 HRCT 表现与 IPF 类似，在鉴别诊断时，应注意通过临床表现、个人史、职业史、实验室检查及 HRCT 等综合分析进行鉴别诊断。如石棉肺患者的 HRCT 除肺纤维化的表现外，有胸膜钙化斑（图 5-1-18）及胸膜肥厚，更多肺内带状实变影，胸膜下线等。通过仔细询问患者的职业史及活检标本内见石棉小体可以帮助正确诊断石棉肺。

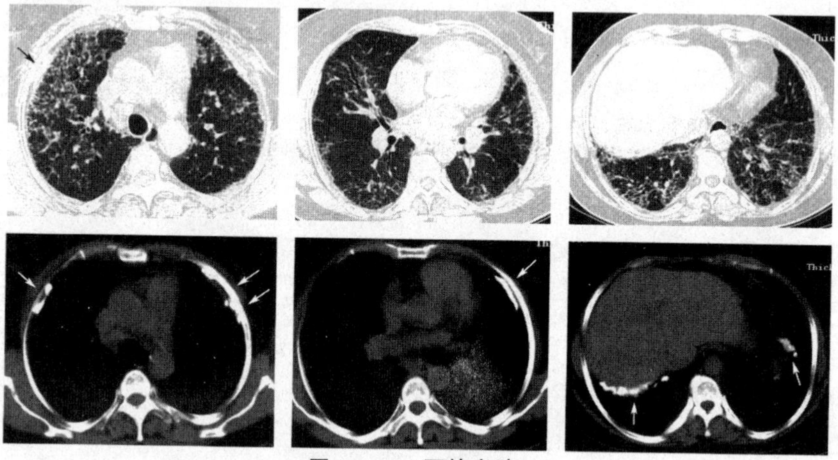

图 5-1-18　石棉尘肺

HRCT 肺窗示小叶内网状影及小叶间隔增厚，肺内带状影，牵拉性支气管扩张等；HRCT 纵隔窗示胸膜钙化斑（白箭），纵隔见气管前淋巴结肿大，胸膜肥厚，根据 HRCT 提示及询问患者有无从事家庭手纺石棉线职业史，可诊断石棉尘肺

结缔组织病中的类风湿关节炎、皮肌炎、干燥综合征及显微镜下多血管炎等，可引起病理表现为 UIP 型的 ILD，其 HRCT 表现与 IPF/UIP 类似，这种 UIP 型纤维化病变如网状影较 IPF/UIP 细小，但其区别也不容易把握。正确的诊断需要临床、血清学和组织病理相结合。注意到食管异常扩张，胸膜、心包的积液及肥厚，肺动脉扩张等 HRCT 影像学表现，可为 IPF 与结缔组织病的诊断及鉴别诊断提供线索。

慢性过敏性肺泡炎，某些药物性肺损伤的病理也偶尔表现为 UIP 型。鉴别诊断中，应注意慢性过敏性肺泡炎的 HRCT 病变以上、中肺野分布为主，磨玻璃影范围相对较广，境界不清的微小结节影，空气潴留或马赛克样灌注等。职业史，药物使用史的收集，对正确的诊断有帮助。

十、治疗

IPF 的治疗经历过许多年的临床探索，有过部分有效的数据，但经过循证大数据又证明疗效不确切。直到最近10年左右，该领域出现了一些新的药物，为治疗带来了一些新的曙光。总的来讲仍是一种综合性的治疗。目前临床上基本有以下方案：

(一)非药物治疗

1.戒烟

无论IPF患者是否吸烟者。因为吸烟与疾病的发生具有一定的相关性。因此必须劝导和帮助患者戒烟，远离吸烟人群。

2.氧疗

氧疗可以改善患者的缺氧情况。虽然没有直接证据证明氧疗可影响伴有低氧血症IPF患者的预后，但从其他乏氧性疾病，如慢性阻塞性肺疾病得出的间接证据显示，长程氧疗对患者预后有显著的改善作用。推荐参照慢性阻塞性肺疾病氧疗指征，静息状态低氧血症($PaO_2<60mmHg$或$SaO_2<88\%$)的IPF患者应该接受长程氧疗，氧疗确切时间因人而异，一般建议每天大于15小时。

3.机械通气

对于IPF伴呼吸衰竭的患者，国际上大多数不主张气管插管机械通气治疗。但根据我国实际情况，医生还是应该权衡利弊，与患者及其家属充分沟通。机械通气可能是极少数IPF患者与肺移植之间的过渡方式。无创正压通气可能改善部分IPF患者的缺氧，延长生存时间。对于预后不良的终末期肺纤维化患者，一般不主张气管插管机械通气治疗。

4.肺康复

肺康复是针对有症状及日常活动能力下降的慢性肺病患者的一项全面干预治疗手段，目的在于减轻症状，改善机体功能，稳定或延缓疾病发展，降低医疗费用。肺康复的内容包括呼吸生理治疗、全身性运动和呼吸肌锻炼、营养支持、精神治疗和患者教育。肺康复已经用于呼吸功能障碍的慢性阻塞性肺疾病患者的治疗，也适用于IPF患者，可以推荐接受肺康复治疗。IPF患者肺康复的适应证、肺康复处方，以及肺康复对患者肺脏病理生理、生活质量和预后的影响值得进一步研究。

5.肺移植

肺移植技术已经成为各种终末期肺疾病的主要治疗手段。IPF患者接受肺移植可以提高生存率，改善生活质量，5年生存率逐年提高，目前可达50%～56%。国内已经有多家医疗机构开展肺移植。供体捐赠与资源共享网络的逐步健全、脏器移植准入制度的建立与完善使IPF患者筛选和等待肺移植的登记随访成为可能。推荐符合肺移植适应证的IPF患者纳入等待名单，进行移植前评估。IPF接受肺移植的时机，以及单肺或双肺移植对IPF患者预后的影响，需要进一步研究。

(二)药物治疗

1.可以酌情使用的药物

目前IPF尚无肯定有效的治疗药物。根据近年来的随机对照临床试验的结果，结合我国临床实际情况，可以酌情使用下列药物。

(1)吡非尼酮：吡非尼酮是一种多效性的吡啶化合物，具有抗感染、抗纤维化和抗氧化特性。在动物和体外实验中，吡非尼酮能够抑制调节重要的促纤维化和促炎细胞因子，抑制成纤维细胞增殖和胶原沉积,因此临床上不仅局限于 IPF 使用。根据国外资料,当肺 HRCT 提示网格影或 UIP 特征时,可以拓展使用吡非尼酮。该药能够显著地延缓 FVC 下降速率,一定程度上降低病死率,不良反应包括光过敏、乏力、皮疹、胃部不适和畏食。推荐轻到中度肺功能受损的 IPF 患者应用吡非尼酮治疗。由于药物的有限疗效、不良反应和药品价格昂贵,医生应该充分评估服药的利弊并与患者商量是否接受治疗。重度肺功能受损的 IPF 患者服用吡非尼酮治疗能否获益,以及药物服用的疗程仍不明朗。

(2)尼达尼布:该药是一种多靶点酪氨酸激酶抑制剂,能够抑制血小板衍化生长因子受体(PDGFR)、血管内皮生长因子受体(VEGFR)以及成纤维细胞生长因子受体(FGFR)。尼达尼布能够显著地减少用力呼气肺活量(FVC)绝对值降低超过 10%的 IPF 患者数量,一定程度上降低病死率和急性加重频率,不良反应较低,无严重不良事件发生。国外推荐轻到中度肺功能受损的 IPF 患者应用尼达尼布治疗。鉴于药物的有限疗效、不良反应(如腹泻)和药品价格昂贵,医生也应该充分评估服药的利弊与患者商量是否接受治疗。重度肺功能受损的 IPF 患者服用尼达尼布治疗能否获益,以及药物服用的疗程需要进一步探讨。目前国内尚未上市该药。

(3)抗酸药物:由于 IPF 常合并高发的胃食管反流病,包括临床无症状的酸反流。胃食管反流是慢性微吸入的危险因素,可能继发肺脏炎症,引起或加重 IPF。应用抗酸治疗包括质子泵抑制剂(PPIs)或组胺-2 受体拮抗剂(H2RAs),可能降低微吸入相关性肺损伤的风险。鉴于胃食管反流和慢性微吸入可能的肺损伤作用,推荐 IPF 患者应用抗酸治疗。但是,目前没有足够的证据证实抗酸药物治疗能够延缓 IPF 肺功能的下降,抗酸治疗也不能降低 IPF 患者的全因死亡率或住院率。IPF 抗酸治疗的有效性和安全性,以及与抗纤维化治疗药物的相互作用,仍不明朗。

(4)抗氧化剂:N-乙酰半胱氨酸能够打破黏蛋白的二硫键,降低黏液的黏稠度;高剂量(1800mg/d)时,N-乙酰半胱氨酸在 IPF 患者体内可以转化为谷胱甘肽前体,间接提高肺脏上皮细胞衬液中谷胱甘肽水平,起到抗氧化作用。N-乙酰半胱氨酸单药治疗可以改善 IPF 患者的咳痰症状,长期服用安全性高。在临床试验中,N-乙酰半胱氨酸单药治疗,对 IPF 患者 FVC 的下降没有延缓作用,不能改善生活质量,也不能降低 IPF 急性加重频率和病死率。因此,不推荐应用 N-乙酰半胱氨酸单药治疗 IPF,但对于已经应用 N-乙酰半胱氨酸单药治疗的 IPF 患者,可以维持治疗。近年有研究表明,IPF 表现为 TOLLIP(rs3750920)TT 亚型,可以从乙酰半胱氨酸治疗中获益。这是 IPF 精准医疗的里程碑式研究,为抗氧化剂的应用带来了曙光,值得期待。

2.不推荐使用的药物

(1)泼尼松、硫唑嘌呤和 N-乙酰半胱氨酸联合治疗:糖皮质激素(以下简称激素)联合硫唑嘌呤和 N-乙酰半胱氨酸曾经被认为是 IPF 的"标准治疗"。IPF 以纤维化改变为主,激素联合免疫抑制剂治疗缺乏理论依据。三药联合治疗 IPF 患者,没有延缓疾病进展而面临诸多的不良反应或使原有合并症如糖尿病、心脑血管疾病和骨质疏松等恶化。不推荐应用泼尼松、硫唑嘌呤和 N-乙酰半胱氨酸联合治疗稳定期的 IPF。

(2)抗凝药物:肺纤维化形成中伴随着血管内皮的损伤,凝血系统激活、纤维蛋白沉积和纤溶异常。口服华法林治疗 IPF 有可能增加包括死亡、出血在内的不良反应。对于没有合并静脉血栓栓塞症或心房颤动的 IPF 患者，不推荐应用抗凝药物治疗。

(3)西地那非：西地那非是一种磷酸二酯酶 5 抑制剂，能够改善 IPF 患者的生活质量，但是不能延缓 IPF 疾病进展，也不能降低 IPF 急性加重频率或病死率，可能带来不良反应和高昂的医疗花费。不推荐 IPF 患者应用西地那非治疗。

(4)波生坦和马西替坦：波生坦和马西替坦是双重内皮素-A、内皮素-B 拮抗剂，用于肺动脉高压的治疗，均不能延缓 IPF 疾病进展或降低病死率。不管 IPF 患者是否合并肺动脉高压，均不推荐波生坦或马西替坦治疗。

(5)伊马替尼：伊马替尼是一种酪氨酸激酶抑制剂，主要抑制血小板衍生生长因子受体(PDGFR)，抑制肺成纤维细胞肌成纤维细胞分化和增殖，抑制细胞外基质的产生，发挥抗肺纤维化的作用。口服伊马替尼不能延缓 IPF 疾病进展或降低病死率，可能带来不良反应和高昂的医疗花费。不推荐 IPF 患者应用伊马替尼治疗。

(三)IPF 急性加重的治疗

由于 IPF 急性加重病情严重，病死率高，目前缺乏随机对照研究，临床主要应用激素冲击(500～1000mg/d)或高剂量激素治疗(≥1mg/kg)。激素的剂量、使用途径和疗程尚没有形成一致的意见。也可以联用免疫抑制剂，如环磷酰胺、环孢素 A 等。氧疗、机械通气和对症治疗是 IPF 急性加重患者的主要治疗手段。在临床中要全面评估利弊。

(四)姑息治疗

姑息治疗的目的是减轻患者的症状，安慰患者，而不是治疗疾病本身。姑息性治疗的具体目标包括缓解躯体症状和减轻心理的焦虑和痛苦，给患者及其家属精神上的支持。根据不同患者的情况和需要，进行个性化的治疗。对于终末期 IPF 患者，应给予临终关怀。

大多数 IPF 患者有咳嗽症状，咳嗽导致患者生活质量下降。有吸烟史、呼吸困难重、用力呼气肺活量降低、氧合差，以及病情进展期的 IPF 患者更容易出现咳嗽症状。除了肺纤维化疾病本身，合并胃食管反流、哮喘、慢性阻塞性肺疾病、上气道综合征，使用血管紧张素转换酶抑制剂，也是 IPF 咳嗽的病因。根据不同的病因，给予针对性治疗。有限的数据表明，沙利度胺和比非尼酮均可能减轻 IPF 患者的症状。针对 IPF 目前尚无特效治疗药物现状和缺乏中医药治疗循证医学依据，可以酌情考虑以辨证施治的原则，减轻 IPF 患者症状。

第二节　非特异性间质性肺炎

非特异性间质性肺炎(NSIP)是从 20 世纪 90 年代命名的特发性肺纤维化中分离出来的对肾上腺皮质激素(激素)反应较好的一种原发性间质性肺炎。

一、概述

美国胸科学会(ATS)和欧洲呼吸学会(ERS)于 2002 年联合发表了间质性肺病分类共识报告，间质性肺病被统称为弥散性实质性肺病，其中原因不明者被称为特发性间质性肺炎(IIPs)。IIPs 又进一步分为 7 种临床病理类型，按发病率高低依次是：特发性肺纤维化(IPF)、非特异性间质性肺炎(NSIP)、隐源性机化性肺炎、急性间质性肺炎、呼吸性细支气管炎相关间质性肺病、脱屑性间质性肺炎、淋巴细胞性间质性肺炎。这份共识报告不但统一了对间质性肺病的认识,而且极大推动了间质性肺病的研究进展。在上述7种临床病理类型中,以IPF最为常见,也是临床医师最为熟悉的,其临床特征和诊断标准也比较明确。但是,同样也是临床上比较常见的NSIP,因缺乏明确的临床、影像、病理特征,ATS/ERS共识报告中建议将其暂定为一种临时性诊断,其疾病地位和转归有待进一步研究。作为病理学诊断的NSIP临床上比较常见,可见于许多不同的疾病,包括已知原因的过敏性肺炎、风湿免疫疾病等。如果原因不明,则可称为特发性NSIP。在IIP的分类中,确立NSIP这一类型,其初衷是要把一组不能归类于其他IIPs类型的间质性肺炎识别出来。就像其名称所提示的那样,NSIP在临床、影像和病理方面有许多"非特异性"特征。最初有人担心NSIP会成为一种"废纸篓"诊断,凡是不能归类于其他IIPs的,都会扔到NSIP的范畴内。更为复杂的是,NSIP的病理改变也可见于未知原因的IIPs。例如NSIP的病理改变与IPF的病理改变(普通型间质型肺炎,UIP)常常并存,有时难以鉴别。越来越多的资料表明,准确的鉴别诊断具有重要临床意义,并不单纯是一个学术上的或语义上的争论,因为UIP/IPF的预后远不如特发性NSIP。另外,特发性NSIP的富细胞型和纤维化型预后也不同,富细胞型的预后要好。随着更多NSIP病例的发现,其疾病地位的确立,已是临床上迫切需要解决的问题了。最近ATS的一个间质性肺病工作组发表了一份研究报告,通过大样本病例分析,得出结论认为特发性NSIP是一种独立存在的疾病。ATS组织的这项研究工作起始于2001年,工作小组通过研讨会试图回答以下4个相互关联的问题:①特发性NSIP是一个独立的疾病实体吗?②如果是,其临床、影像、和病理特征有哪些?③影像学和病理学在确立诊断中的作用是什么?④要做出特发性NSIP的诊断,哪些疾病需要除外,如何除外?

工作组邀请曾发表过特发性NSIP病例总结的作者参加研讨会并提交各自的病例资料,然后统一由呼吸科、放射科和病理科医师分别进行单独评价和多学科评价,最后形成一致的临床-影像-病理诊断(CRP诊断)。无论是在单独评价还是在多学科共识诊断中,特发性NSIP诊断的确信程度被分为以下4个等级:肯定是、很可能是、可能不是和肯定不是。"肯定是"或"肯定不是"表示强烈支持或否定NSIP诊断,"很可能是"表示支持NSIP诊断,"可能不是"表示不支持NSIP诊断。工作组对得出一致CRP诊断的NSIP病例进行分析后,总结出了特发性NSIP的临床、影像和病理特征。结果在初步收到的305例病例中,112例因肺组织标本、HRCT或临床病史不充分、不完整或相互矛盾而被排除。其余193例的临床、影像和病理资料符合入选标准,其中67例最终通过CRP诊断被认定为"肯定是"(17例)或"很可能是"(50例)NSIP。这67例最后诊断的确立全部符合以下3条标准:①外科肺活检显示NSIP病理类型(富细胞型或纤维化型);②HRCT表现与NSIP一致,不符合其他疾病例如UIP或慢性过敏性肺炎的表现;③在诊断时没有其他慢性间质性肺病的临床特征,如胶原血管病、药物或吸入抗原接触史等。通过对67例病例进行分析,多学科研讨会的专家达成共识认为,特发性NSIP是一个独立的、具有特征性临床-影像-病理表现、与其他IIPs不同的疾病实体。

二、疾病特点

(一)临床特点

该病的确切发病率尚不清楚,估计约为36/10万人,首由Katzenstein等于1994年提出。尔后的研究表明NSIP有着相对特异的临床和病理学表现,应该作为一个独立的病理实体看待。2000年和2002年的ATS/ERS分类都认同了特发性NSIP(INSIP)在IIPs家族中的地位。NSIP发病以中老年为主,可发生于儿童,平均年龄49岁,起病隐匿或呈亚急性经过。其病因不清,部分患者可伴有某些潜在的结缔组织疾病、有机粉尘的吸入、某些药物反应以及急性肺损伤的缓解期等。临床主要表现为渐进性呼吸困难和咳嗽。与UIP相比,大部分NSIP患者对皮质激素有较好的反应和相对较好的预后,5年内病死率为15%~20%。

(二)影像学特点

高分辨CT显示双肺对称性毛玻璃影或双肺肺泡腔的实变影。

NSIP的组织学特征包括不同程度的间质炎症和纤维化,具有一致性的外观。富细胞型NSIP显示轻度到中度的间质慢性炎症浸润,基本没有纤维化;纤维化型NSIP显示间质增厚,为新旧一致的纤维化,肺泡结构完整,伴不同程度的细胞炎症。

三、病变特点

主要病理学特征为肺间质不同程度的炎症和纤维化。根据其间质炎细胞的数量和纤维化的程度,Katzenstein和Fiori将NSIP分成三型:①富于细胞型,约占50%,主要表现为间质的炎症,很少或几乎无纤维化,其特点为肺泡间隔内淋巴细胞和浆细胞的混合浸润,其炎性细胞浸润的程度较UIP和DIP等其他类型的间质性肺病更为突出。与LIP相比,此型肺泡结构没有明显的破坏,浆细胞的浸润数量更为突出。间质炎症常常伴有肺泡呼吸上皮的增生。②混合型,约占40%,间质有大量的慢性炎细胞浸润和明显的胶原纤维沉着。此型与UIP不易鉴别,区别的要点是该病全肺的病变相对一致,无蜂窝肺,部分可见纤维母细胞灶,但数量很少。③纤维化型,约占10%,肺间质以致密的胶原纤维沉积为主,伴有轻微的炎症反应或者缺乏炎症。很少出现纤维母细胞灶,病变一致是不同于UIP的鉴别要点。

NSIP在病理学上主要需与UIP相鉴别。NSIP的特点为:肺泡壁明显增厚,含有不同程度的炎症与纤维化表现。病灶可呈片状分布,但最重要的特征是在病变时相上的一致性,即不同部位的病变似乎都是由发生在一个狭窄的时间段内的损伤引起的,并且共处于炎症纤维化进程中的某一阶段,在同一标本上见不到像UIP那样的新老病灶共存的现象。然而在不同病例之间,炎症与纤维化的程度和比例可能有很大差异,并可据此将患者分为3组。第1组只有细胞性炎症而几乎没有纤维化;第2组炎症与纤维化并存;第3组有致密的间质胶原沉积,只有轻度炎症并缺乏活动性纤维化表现。3组约各占50%、40%和10%。总的来说NSIP对肺泡结构的破坏较轻,即使是第3组患者也极少见到蜂窝样改变。有的患者可有BOOP样改变,但根据定义,NSIP标本中的BOOP样病灶应占总体病变的10%以下。除了病理学上的特点以外，NSIP 在临床上亦有许多特征与 UIP 相区别。在性别构成上，综合几组报道的 121 例男女比例为 1∶1.2(55/66)，但在最近发表的一组研究中，23 例 NSIP 只有 1 例是男性。NSIP 的发病年龄亦以中老年为主，多数患者在 40 岁以上，但也有 20 岁以下发病者。比较突出的一个特点为起病方式。NSIP 相对呈亚急性，从出现症状到诊断很少超过 1 年。Nagai 等报道的 31 例 NSIP 甚至平均只花了 2 个月，某患者入院时平均病程为 4 个多月，而实际上患者第一次就医的时间比这还要短得多。相比之下，UIP 起病较隐匿，就诊时通常已有 1～2 年的病史。NSIP 的临床表现除了咳嗽、呼吸困难和双下肺爆裂音以外，22%～33%的患者有发热，但杵状指很少见，为 13%，这与 UIP 正好相反。Nagai 等报道的 64 例 UIP 无一发热，66%有杵状指。部分 NSIP 的病例还伴有可能与病因相关的因素，如结缔组织病、有机灰尘吸入以及过去急性肺损伤史。在合并结缔组织病的病例，肺部表现可先于其他系统的症状。

高分辨 CT(HRCT)的应用使肺脏的影像学检查达到了次级肺小叶的水平，为间质性肺疾病的诊断提供了有力的工具。NSIP 在 HRCT 的表现主要为成片状的磨玻璃样改变，尤以胸膜下区域明显，有时还可见到小片实变及不规则线状影、支气管血管纹理增厚及牵引性支气管扩张，而蜂窝样变则很少见。这与病理学上的肺间质炎症和肺泡壁增厚的特点是相符合的。磨玻璃样变所对应的病理学改变是肺泡间隔增厚，在未合并牵引性支气管扩张时，磨玻璃样变是反映炎症病变的可靠指标。而牵引性支气管扩张的存在则提示有纤维化的成分。根据 HRCT 的表现即可大致判断组织学上炎症－纤维化的比例。小片状实变影是原有气腔被细胞性或非细胞性物质占据所致。肺泡腔内泡沫细胞的积聚或肺泡腔、肺泡管被肉芽组织充盈，以及显微镜下蜂窝样变的肺组织被黏液栓填均可产生片状实变影。UIP 的 HRCT 表现则以不规则线状影为主，并有不同程度的蜂窝样变，病变最常累及部分为双肺基底部和胸膜下区域。对 NSIP 患者的 BALF 检查发现细胞总数明显增多，平均$(4.4\sim4.5)\times10^8$/L；其淋巴细胞所占比例通常明显高于 UIP 的病例，平均为 37.7%～42.7%。最近 Nagai 等报道，对 NSIP 患者 BALF 中 T 淋巴细胞亚群分析发现 CD4/CD8 比例明显下降，在以炎症成分为主而纤维化较少的病例中，更可降至 0.3；而在 UIP 这一比例平均值为 1.65。我们进行了 BALF 的 T 淋巴细胞亚群分析，结果也是 CD4/CD8 明显倒置，分别为 0.25 和 0.227。这种 T 细胞亚群的变化颇令人感兴趣，至于它对鉴别诊断的意义以及对判断炎症程度与治疗反应等方面的价值尚有待于进一步研究。

NSIP 区别于 UIP 的最重要的临床特点是预后明显优于后者。NSIP 对皮质激素的反应良好，绝大部分患者症状能改善甚至完全缓解。治疗半年后，症状、肺功能均明显改善。目前报道 NSIP 的死亡率为 6.5%～11%以下，而且死亡的都是伴有纤维化的病例。相反 UIP 对皮质激素多无反应而需要加免疫抑制剂，但也疗效不佳，死亡率高达 65%～75%，平均存活时间 2.8～6 年。长期以来的观察发现，对治疗有反应的 IPF 病例多为年轻患者、女性、HRCT 上以磨玻璃样变为主并且肺活检为活动性炎症者。这些病例中可能有相当部分就是由 NSIP 构成的。

绝大多数具有典型临床及 HRCT 表现的 UIP 患者不需要组织学证据就能确诊。然而，当临床与 HRCT 表现均不典型时，就应当争取获得组织学资料，以了解是否属于其他类型的 IPF。需要指出的是，只有开胸肺活检或经胸腔镜肺活检才能提供足够的肺组织对 IPF 进行病理学分型。即使如此，所取组织还必须具有代表性。某患者曾经做过经电子支气管镜肺活检，但没能提供任何鉴别诊断依据。如果病理标本取得不具代表性或标本量不够时，就有可能把一些 BOOP 或 UIP 的患者也诊为 NSIP，因此诊断时应当密切结合临床及影像学表现来考虑。有时区别 NSIP 与 BOOP 比较困难，但此二者的治疗反应和预后都较好，最重要的是要与 UIP 区别。HRCT 可用来指导取肺活检的部位，通常取受累最明显的肺叶，并且应选有炎症而纤维化较少的部位。病变轻微或者已经到纤维化终末期的部位对鉴别诊断没有帮助。在过去，IPF 是一个临床概念，因此其中包含了多种病理学类型，也就包含了临床表现上的异质性。对 IPF 组织形态学类型的划分则在一定程度上揭示了其异质性的原因，并加深了人们对疾病本质的认识。由于 NSIP、DIP/RB-ILD 和 AIP 在临床和病理学上都与 UIP 有明显差异，也不符合人们对 IPF 的一般印象，越来越多的作者倾向于将 IPF 这一名称保留给 UIP 的病例。NSIP 由于其不同于 UIP 的临床特点，尤其是预后明显优于 UIP，因此从病理学角度将 NSIP 与 UIP 明确区别有着重要的实践指导意义。在临床工作中，如遇到相对较年轻而且呈亚急性病程的 IPF 患者，伴有发热或其他的全身性症状，HRCT 表现以片状磨玻璃样改变为主，BALF 中淋巴细胞明显增多且 CD4/CD8 比例倒置时，则可能是一例 NSIP 而不是 UIP。这样的患者可以通过胸肺活检或经胸腔镜肺活检明确诊断。

四、疾病研究

IPF 最初是一个侧重于临床的概念，对 IPF 的组织形态学分类经历了一个修正发展的过程。1975 年 Liebow 首次将 IPF 分为五类，即普通型（UIP）、脱屑型（DIP）、闭塞性细支气管炎伴间质性肺炎型（BIP）、淋巴细胞性间质性肺炎（LIP）和巨细胞间质性肺炎（GIP）。以后研究发现，LIP 与肺淋巴组织增生免疫缺陷有关，GIP 是硬金属尘肺的表现，而 BIP 则是现在所称的闭塞性细支气管炎伴机化性肺炎（BOOP），也被称为隐源性机化性肺炎（COP）。近 10 余年又先后提出了急性间质性肺炎（AIP）和非特异性间质性肺炎，以及呼吸性细支气管炎伴间质性肺疾病（RB-ILD）。1998 年 Katzenstein 和 Myers 提出了新的 IPF 病理学分类方法，包括 4 个病理学类型，即 UIP、DIP/RB-ILD、AIP 和 NSIP。由于 BOOP 以小气道内肉芽机化闭塞为突出表现，故被认为不再属于 IPF 的范畴。然而 BOOP 在临床和影像学表现均不易与 IPF 相区别，有些仍把它归入 IPF 或与 IPF 一起研究。根据 Bjoraker 等对 104 例经开胸肺活检诊断的 IPF 患者的回顾性统计，UIP、DIP/RB-ILD、AIP、NSIP 和 BOOP 分别占 62%、10%、2%、14%和 4%，其余部分为支气管炎、过敏性肺炎、慢性嗜酸性肺炎等病变。

NSIP 是 IPF 的一个病理学类型。事实上这源于临床实践的需要。Katzentein 等发现，有一部分患者在病理学上并不符合 UIP、DIP 或 AIP 的特征，因而不能按照这三种类型来划分，于是便另分为一组并称之为“非特异性间质性肺炎”，含有不能分类的意思。然而越来越多的研究表明 NSIP 并非一个垃圾桶式的杂乱组合。这组患者有着相似的临床和病理学表现，足以与其他类型一样作为一个独立的临床病理学实体看待。在有些文章中报道的“NISP”指的是常发生于感染了HIV患者的一种间质性肺炎，其临床表现颇似卡氏肺囊虫病，但找不到导致肺炎的病原体，而且病程为自限性，无须特异性治疗。

五、临床表现

NSIP的临床症状与IPF无明显差别，大多数NSIP起病隐匿或亚急性。主要的主诉有干咳、活动后气喘、发热、皮疹等。

ATS与ERS发表的NSIP专家工作报告分析的67例患者临床特征如下：NSIP患者的发病年龄为46～73岁，男性22例，女性45例，非吸烟患者占69%。临床表现有干咳，活动后呼吸困难、发热、皮疹。Jegal等比较了131例IPF和48例NSIP的临床表现，发现NSIP患者的发病平均年龄低于IPF，NSIP女性多于男性，非吸烟患者多于IPF，起病到就诊平均时间低于IPF，NSIP患者以亚急性起病，而IPF多为慢性起病。NSIP和IPF患者的呼吸道症状如干咳和呼吸困难类似，但NSIP患者发热32.3%，而IPF通常无发热；NSIP患者出现杵状指为9.7%，而IPF为65.6%。

六、胸部影像学

（一）X线胸片

NSIP的X线胸片表现为磨玻璃影或斑片状实变影，两下肺分布为主（图5-2-1、图5-2-2）。

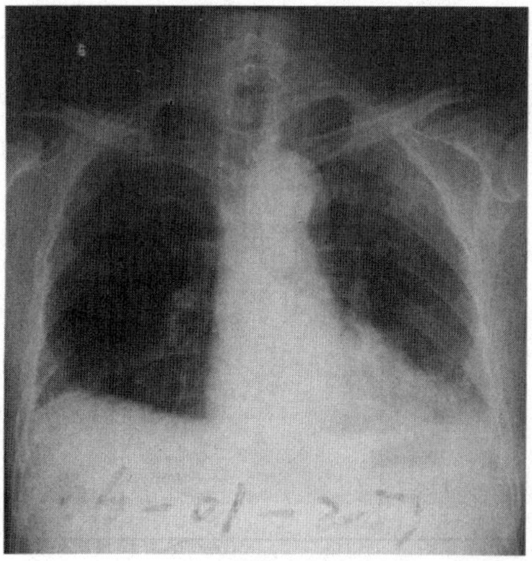

图5-2-1 非特异性间质性肺炎（一）

X线胸片示两下肺及外周分布为主磨玻璃影，左侧肺明显

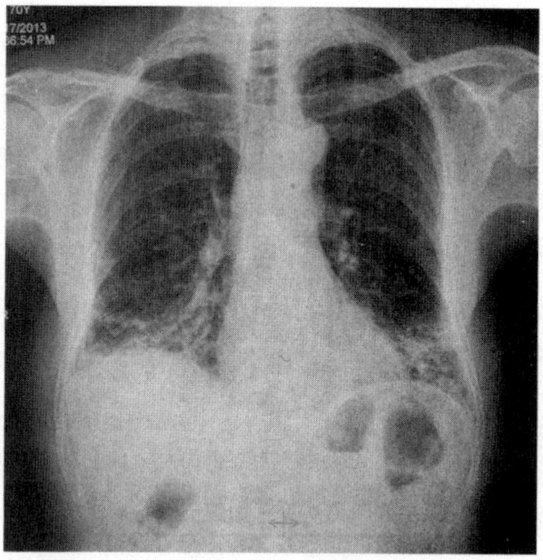

图5-2-2 非特异性间质性肺炎（二）

X线胸片示两下肺磨玻璃影

（二）胸部CT和HRCT

早期胸部CT影像学研究认为，与典型UIP的HRCT相比，NSIP的CT表现相当一致，下肺野周围分布斑片状的磨玻璃影，伴不同程度的网状阴影和实变影，而蜂窝影罕见。但以后

大样本 NSIP 的 CT 影像学研究表明，NSIP 的临床，尤其是病理存在明显的异质性，导致 NSIP 胸部 CT 影像学的表现多样性，符合以上典型胸部 CT 影像学的 NSIP 患者只有 22%。已报道 NSIP 的 HRCT 表现多样性，有磨玻璃影、网状阴影、实变影、粗线条状影、小结节影、牵拉性支气管扩张、蜂窝影等。但以上单一的 HRCT 表现并不具有特定的诊断意义。但如能对 HRCT 病变及分布特点进行综合的分析，同时与恰当的临床背景相结合，对提示 NSIP 的临床诊断颇有帮助。

1.提示 NSIP 诊断的 HRCT 表现

(1)下叶对称性分布：病变分布的定位，是帮助诊断 NSIP 的关键因素之一。90%以上 NSIP 患者病变下叶对称性分布(图 5-2-3 至图 5-2-5)，弥散性分布的 5%～16%，而主要以上叶分布的 NSIP 非常罕见，应注意考虑排除慢性过敏性肺泡炎或结节病。最初对 NSIP 的胸部 CT 研究报道，NSIP 常累及肺外周，以后的研究认为分布表现多样性，可外周、弥漫和随机分布。现认为病变常在下叶，沿支气管血管束分布(图 5-2-6 至图 5-2-8)，而胸膜下病变相对少见，散在分布。

对称性分布是 HRCT 诊断 NSIP 的关键因素之一。几乎所有的 NSIP 患者为两侧病变。大多数 NSIP 患者表现为两侧和对称性分布。目前尚无文献报道 NSIP 患者表现为单侧病变。如果 HRCT 表现单侧病变，应注意避免诊断 NSIP，局灶性磨玻璃影更常见于慢性感染、机化性肺炎、肺泡细胞癌或淋巴瘤等。

(2)磨玻璃影：磨玻璃影是 NSIP 患者突出的 HRCT 表现之一。几乎所有的 NSIP 患者可见磨玻璃影(见图 5-2-3、图 5-2-4、图 5-2-6)。纤维化型 NSIP 的磨玻璃影多伴网状阴影(见图 5-2-4、图 5-2-7、图 5-2-8)。但磨玻璃影是许多弥散性肺疾病共有的 HRCT 表现，包括除 IPF/UIP 外所有其他类型的特发性间质性肺炎。单独的磨玻璃影并不能可靠地诊断 NSIP，但缺乏磨玻璃影，即使无蜂窝影常提示 UIP 诊断。

(3)网状阴影：大多数纤维化型 NSIP 患者可见细网状阴影(见图 5-2-4、图 5-2-8)。2000 年后的研究显示，80%～94%的 NSIP 患者有网状阴影。虽然网状阴影有助于 NSIP 的诊断，但是单独的网状阴影并不是诊断 NSIP 的可靠指标，需要结合其他影像学表现。其他疾病如 UIP，慢性过敏性肺泡炎或结节病等均可出现网状阴影。但在 DIP、RB-ILD、COP 和 LIP 网状阴影少见。AIP 在早期网状阴影少见，部分机化期的 AIP 患者向肺纤维化发展时，可出现网状阴影。

(4)牵拉性支气管扩张：纤维化型 NSIP 出现牵拉性支气管扩张和细支气管扩张，通常与潜在的纤维化改变有关。多数的 NSIP 患者即使网状阴影不明显，在下肺出现牵拉性支气管扩张往往提示周围肺纤维化改变存在。93%～100%的 NSIP 患者出现牵拉性支气管扩张，同时伴有网状阴影和(或)磨玻璃影(见图 5-2-5、图 5-2-7)。仅见牵拉性支气管扩张对 NSIP 诊断价值有限。

(5)肺体积缩小：肺体积缩小，特别是下叶体积缩小，可见于 91%的 NSIP 患者，常伴其他肺纤维化的表现，如牵拉性支气管扩张和网状阴影。

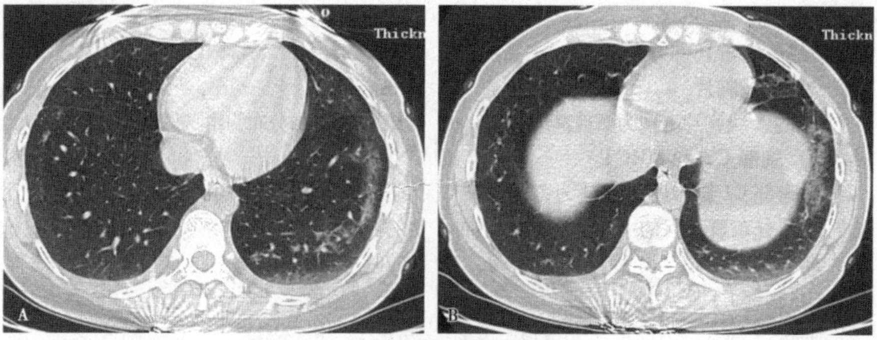

图 5-2-3　非特异性间质性肺炎(一)

A.HRCT 示两下肺胸膜下浅淡的磨玻璃影,左下肺明显;B.HRCT 示下肺胸膜下浅淡的磨玻璃影,左下肺明显,经外科肺活检病理符合 NSIP

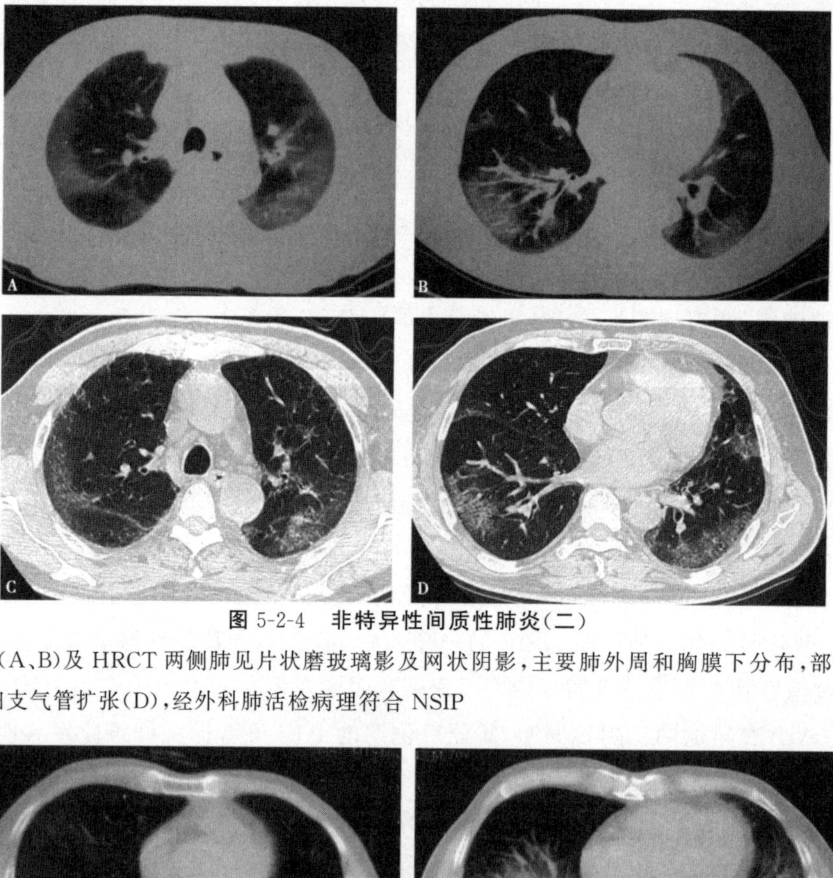

图 5-2-4　非特异性间质性肺炎(二)

常规 CT(A、B)及 HRCT 两侧肺见片状磨玻璃影及网状阴影,主要肺外周和胸膜下分布,部分磨玻璃影中见牵拉性细支气管扩张(D),经外科肺活检病理符合 NSIP

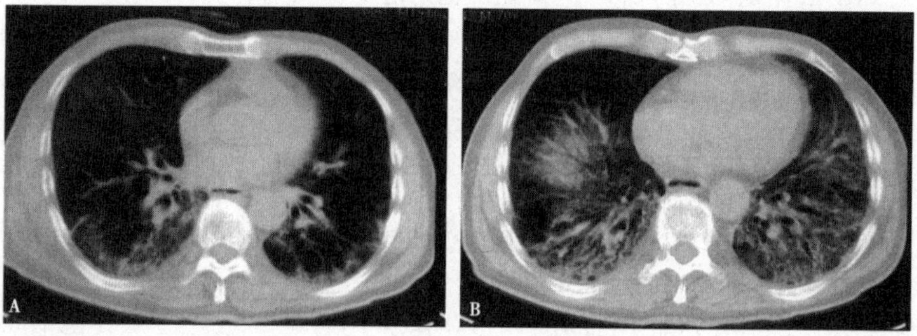

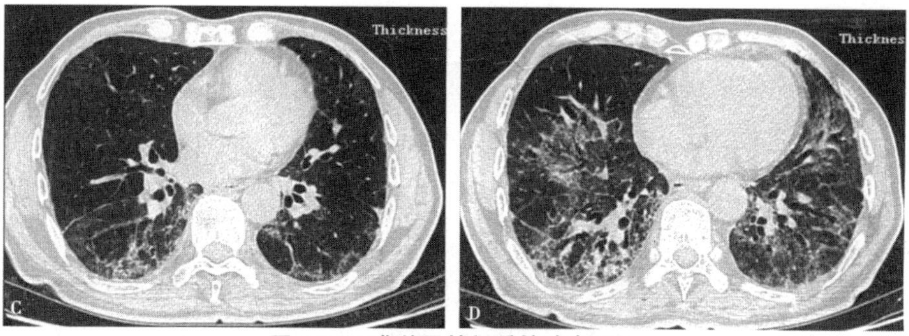

图 5-2-5　**非特异性间质性肺炎(三)**

常规胸部 CT(A、B)和 HRCT(C、D)示两下肺及舌叶见网状阴影,小斑片状磨玻璃影,牵拉性支气管扩张,胸膜下散在分布

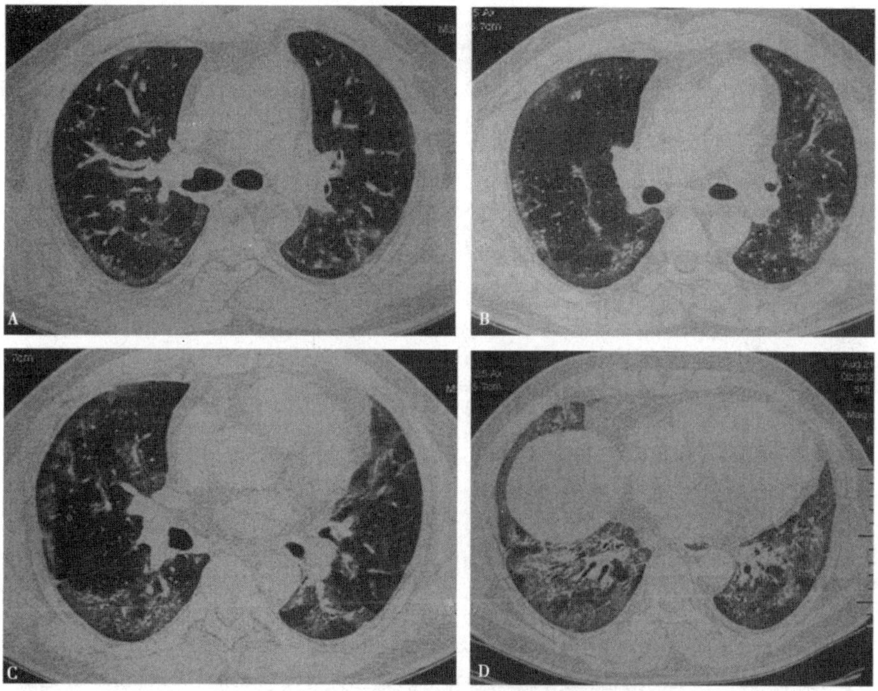

图 5-2-6　**非特异性间质性肺炎(四)**

HRCT 示两侧肺弥散性磨玻璃影及网状阴影,主要肺外周和沿支气管血管束分布

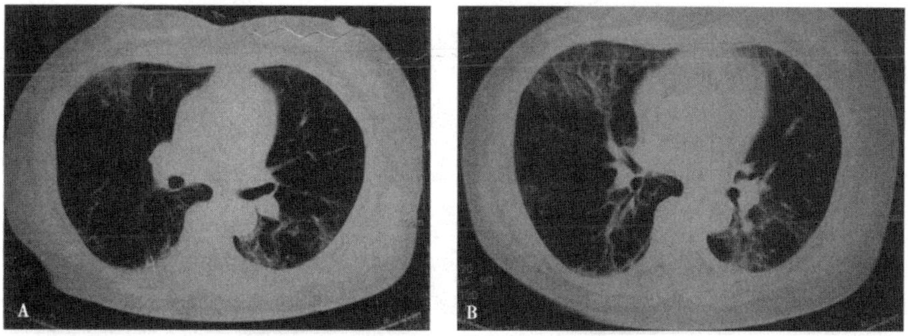

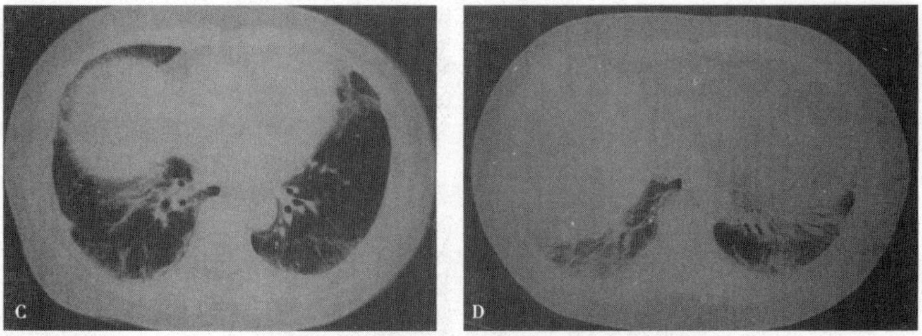

图 5-2-7 非特异性间质性肺炎(五)

HRCT示两侧肺斑片状磨玻璃影及网状阴影,病变主要沿支气管血管束分布,部分胸膜下散在分布,见胸膜下线(B),经外科肺活检病理符合NSIP

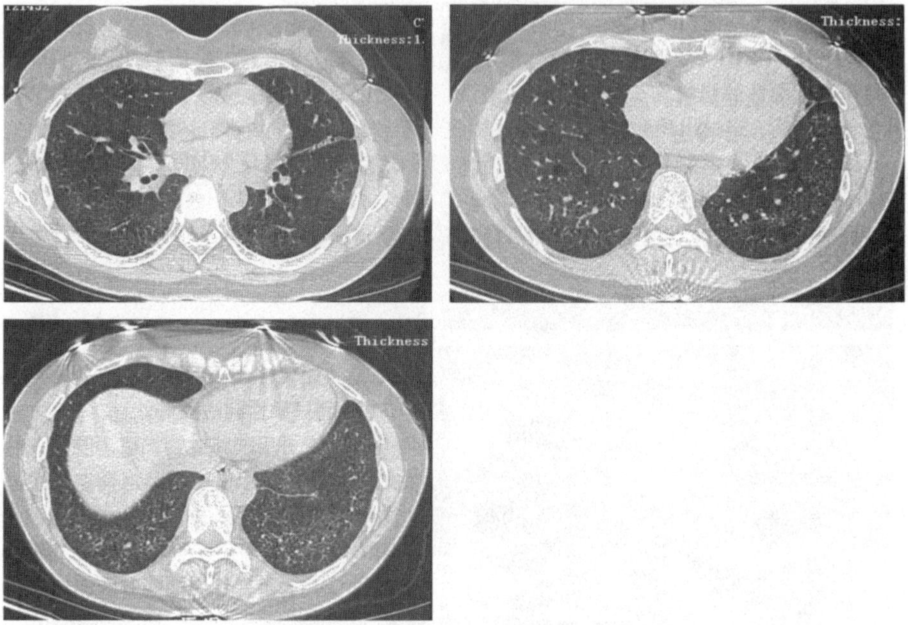

图 5-2-8 纤维化型非特异性间质性肺炎

HRCT示两肺细网状阴影,磨玻璃影,牵拉性支气管扩张和细支气管扩张,无蜂窝影,外科肺活检符合纤维化型NSIP

2.NSIP的非典型HRCT表现

(1)实变影:文献报道,NSIP患者实变影的发现率为0～98%。目前认为,实变影不是NSIP最主要的HRCT表现。NSIP患者出现实变影,通常是慢性病变的表现,常伴有相关的机化性肺炎、潜在纤维化、牵拉性支气管扩张。类似表现见于潜在皮肌炎或多发性肌炎并发ILD。HRCT表现实变影为主,慢性起病,应该注意考虑其他疾病的可能,如机化性肺炎、弥散性肺泡损伤、嗜酸性粒细胞性肺炎、慢性感染、细支气管肺泡癌等。NSIP患者急性起病,迅速出现磨玻璃影或实变影,应考虑急性加重的可能。

(2)蜂窝影:纤维化型NSIP偶尔出现蜂窝影,有学者曾经认为HRCT出现蜂窝影可排除NSIP诊断,但文献报道NSIP的蜂窝影为5%～44%。纤维化型NSIP患者出现蜂窝影,反映在活检标本NSIP部位有UIP病灶。HRCT蜂窝影出现,强烈提示其组织学表现UIP。

3.提示非 NSIP 的 HRCT 表现

(1)结节影:弥散性小结节影在以往 NSIP 文献报道发现率差异很大。其原因可能与使用结节影影像学定义差异有关。HRCT 以弥散性小结节影为主要表现的 NSIP 少见。如果出现小叶中央型结节影更应考虑其他 ILD,如 RB-ILD 和过敏性肺泡炎等。

(2)局灶性低密度影:局灶性低密度影或马赛克样改变可反映肺血管疾病,但更常见于小气道阻塞。在间质性异常阴影中有散在局灶性低密度影,提示过敏性肺泡炎。慢性过敏性肺泡炎和 NSIP 出现局灶性低密度影分别为 81%和 34%。

(3)囊性病变:与蜂窝影不同,NSIP 患者的 HRCT 囊性病变非常罕见.如果出现多发性囊性病变,应更多考虑其他间质性肺疾病,如 LIP、DIP、淋巴管肌瘤病和肺朗格汉斯细胞组织细胞增生症等。

综上所述,常见并能提示 NSIP 诊断的 HRCT 表现是,下叶外周分布,以磨玻璃影为主要表现,伴网状影及牵拉性支气管扩张(见图 5-2-4、图 5-2-7),下叶肺体积缩小。当怀疑为 NSIP 的患者,其 HRCT 主要表现为小结节影、囊性变、蜂窝影、局灶性低密度影等改变时,应更多考虑其他疾病诊断可能性。

虽然 NSIP 患者可以是特发性,但 NSIP 常与潜在结缔组织病有关。结缔组织病累及肺部,常见病理类型之一为 NSIP,并且可以肺部为首发表现,甚至为唯一表现。应注意观察有无潜在结缔组织病的 HRCT 影像学表现:食管的异常扩张(图 5-2-9),胸膜、心包的积液及肥厚,肺动脉扩张等。如果注意分析和观察到以上 HRCT 异常影像学表现,对提示如硬皮病、多肌炎或皮肌炎、干燥综合征及类风湿关节炎等原发病的诊断有帮助。

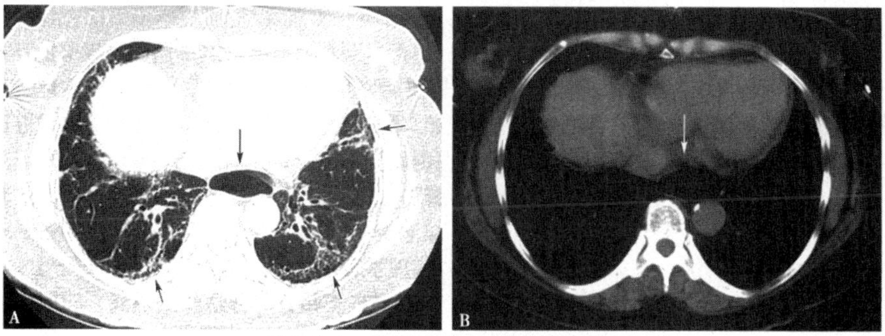

图 5-2-9 硬皮病合并间质性肺病

A.HRCT 肺窗示两下肺网状阴影,病变主要在胸膜下分布,食管扩张(黑箭);B.HRCT 纵隔窗见明显食管扩张(白箭)

七、辅助检查

1.肺功能检查

14%患者肺功能正常,69%患者肺功能检查为限制性通气障碍;无阻塞性通气障碍。限制性通气障碍表现为 VC 减少,常有 FEV_1/FVC 比例增加;弥散功能障碍表现为休息或活动时 $A\text{-}aDO_2$ 增加或 DLCO 减少。

2.实验室检查

一般实验室检查无特殊发现,但一些阳性结果在鉴别诊断上有价值。如某些血清抗体(如抗核抗体、类风湿因子等)出现阳性或免疫功能异常,诊断特发性 NSIP 应慎重。

八、肺组织活检

有临床、影像学及肺功能典型表现的 IPF 可做出临床诊断,其他类型的 IIPs 的诊断一般都要有相应的组织病理诊断的支持。临床上高度怀疑 NSIP 的诊断,尤其是对于纤维化型 NSIP,可能在临床表现、影像学特点上与 UIP 鉴别困难。考虑到纤维化型 NSIP 与 UIP 对治疗反应及预后不同,肺活检所得的病理诊断,将会改变治疗方案或提供重要的预后信息,如没有手术禁忌证时,仍然主张对临床上怀疑 NSIP 的患者行胸腔镜下肺活检或小开胸肺活检确定病理诊断。

九、诊断和鉴别诊断

2002 年 ATS/ERS 发表的《IIP 国际多学科共识分类方案》提出了 IPF 的诊断标准,但对 NSIP 包括新近 ATS/ERS 发表的 NSIP 专家工作报告并未提出具体的临床-放射-病理的诊断标准。文献中 NSIP 临床-放射-病理的诊断依据包括:①慢性或亚急性起病,可发生于任何年龄;②主要临床表现为咳嗽和气短,少数患者有发热;③影像学上表现为双下肺的磨玻璃影和网状影,伴牵引性支气管扩张和细支气管扩张,病变沿支气管血管束分布;④组织学特点为病变时相一致的不同程度的炎症和纤维化,缺乏 UIP、DIP 或 AIP 的特异性病理改变;⑤本病对激素反应好,预后良好。

NSIP 的诊断和鉴别诊断中应注意以下问题。

(1)NSIP 的诊断,不是一个简单的病理诊断,虽然病理诊断在 NSIP 的诊断具有重要意义,但不是 NSIP 特有的病理改变。多种已知病因的肺疾病其病理均可表现为 NSIP,如亚急性和慢性过敏性肺泡炎、硬皮病、类风湿关节炎、多肌炎/皮肌炎、干燥综合征、有机粉尘的吸入、急性肺损伤的缓解期、放射性损伤、潜在的结缔组织疾病、某些感染及某些药物性肺损伤反应等。肺活检发现 NSIP 的重要性在于,可促使临床医师进一步寻找和识别可能伴有某些潜在的疾病。

(2)NSIP 病理学表现本身有异质性,临床,放射、病理学表现相互交叉,与许多其他间质性肺疾病的界定模糊,如慢性过敏性肺泡炎、COP、UIP/IPF 及 RB-ILD。NSIP 可以是亚急性、慢性过敏性肺泡炎唯一或主要病理学表现。

(3)NSIP 是结缔组织病最常见的间质性肺炎病理类型,部分结缔组织病,间质性肺炎是患者起病的首先表现,部分原诊断为特发性 NSIP 患者在以后的随访发现与结缔组织病相关。

(4)NSIP 特别是纤维化型 NSIP 与 IPF 的鉴别诊断,即使有外科肺活检病理在某些病例的鉴别仍然会有困难(鉴别诊断要点参考表 5-2-1)。

NSIP 的诊断是多学科探索正确诊断的动态整合过程,需要临床、放射及病理学等多学科医师参与,共同讨论诊断。部分病例需要长期随访才能明确其最终转归,对病因明确者,临床上可诊断继发性 NSIP;病因暂时不能明确者,可考虑诊断特发性 NSIP。

表 5-2-1　纤维化型 NSIP 与 IPF 的鉴别诊断要点

	IPF/UIP	NSIP
平均年龄	约 57 岁	40～50 岁
起病情况	隐匿、慢性(12 个月以上)	亚急性、隐匿起病
肺活检诊断	47%～64%	14%～36%
症状	干咳、呼吸困难,发热少见	咳嗽、呼吸困难、消瘦、体重减轻、发热(22%～33%)
杵状指	50%～80%	10%～35%
HRCT	网状阴影、蜂窝肺;双肺基底部及胸膜下为主	片状磨玻璃样改变,蜂窝肺少见病变沿支气管血管束分布
BALF	中性粒细胞增高	淋巴细胞增高,CD4/CD8 降低
病理	新老病灶共存,蜂窝肺病变分布不均,成纤维细胞灶	病变时相一致性含有不同程度的炎症和纤维化
糖皮质激素	治疗反应差	好
5 年病死率	50%～70%	约 15%
疾病的定义	确定	尚不确定,有待进一步研究

十、治疗

目前没有前瞻性、多中心、随机对照、双盲的临床试验评价 NSIP 药物治疗干预的效果,有关 NSIP 治疗的最佳药物,剂量和疗程尚未达成共识。有关 NSIP 药物的治疗多散见在相关的 IPF 治疗效果与预后比较的文献之中,以回顾性分析为主。已用的治疗药物有糖皮质激素、环磷酰胺、硫唑嘌呤及秋水仙碱等。也有报道环孢素 A、甲氨蝶呤及苯丁酸氮芥等药物治疗 NSIP 的个案报道。应用最普遍的治疗药物及方案为单独激素或免疫抑制剂或两者联合使用。

(一)糖皮质激素

糖皮质激素(以下简称激素)为 NSIP 的一线治疗药物,推荐首选单独激素治疗 NSIP,但尚没有公认激素治疗 NSIP 患者的具体指征、剂量和疗程。多数学者认为依据患者临床症状和肺功能指标等选择干预治疗,建议如下。

(1)轻微症状的 NSIP 患者可以观察一段时间而不治疗。每 3～6 个月应评估临床症状和肺功能,如果有进展,则开始治疗。

(2)对多数中至重度 NSIP 患者或经观察出现症状进展或肺功能下降的轻症患者,应开始激素治疗。初始治疗通常选择口服泼尼松,剂量 1mg/(kg·d)(最大不超过 60mg/d)。泼尼松初始剂量治疗后 1 个月,减量至 30～40mg/d,2 个月;如果患者病情改善或稳定,泼尼松开始逐步减量,到维持剂量泼尼松 5～10mg/d,疗程 1 年。

(3)少数严重需要住院 NSIP 患者,可能需要激素冲击疗法,甲泼尼龙 1g/d,连续 3 天;续常规剂量泼尼松口服治疗。

（二）免疫抑制剂

NSIP的激素和免疫抑制剂联合具体何时开始使用、剂量及疗程指征，尚无共识。对NSIP患者激素治疗效果不明显；激素减量中，在较高剂量时病情反复；激素停药后疾病复发等，可加用免疫抑制剂如环磷酰胺或硫唑嘌呤。文献报道，在开始时就联合使用或在起始激素无效时才加用免疫抑制剂。

仍然有部分纤维化型NSIP患者，对现有药物的治疗反应并不理想，抗纤维化药物（如吡非尼酮）对纤维化型NSIP是否有益处，需要进一步评价。

十一、预后与自然病程

目前对NSIP的自然病程认识有限。大部分NSIP患者经治疗后可治愈，部分患者病情稳定或缓解，也有少部分患者的病情在激素减量后复发，少部分患者可病情进展，最后死于呼吸衰竭。NSIP患者预后优于IPF。细胞型NSIP预后优于纤维化型NSIP，细胞型NSIP和纤维化型NSIP的5年存活率分别为100%和90%，10年存活率分别为100%和35%。纤维化型NSIP预后仍然好于IPF/UIP，NSIP和IPF/UIP 5年存活率分别为90%和43%，10年存活率分别为35%和15%。

第三节　外源性过敏性肺炎

外源性过敏性肺泡炎（EAA）也称为过敏性肺炎（HP），是指易感个体反复吸入有机粉尘抗原后诱发的肺部炎症反应性疾病。特征性病理改变为，肺间质单核细胞性炎症渗出、细胞性细支气管炎和散在分布的非干酪样坏死性肉芽肿。各种病因所致EAA的临床表现相同，可以是急性、亚急性或慢性。临床症状的发展依赖于抗原的暴露形式、强度、时间、个体敏感性及细胞和体液免疫反应程度。急性期以暴露抗原后6～24小时出现短暂发热、寒战、肌肉关节疼痛、咳嗽、呼吸困难和低氧血症，脱离抗原暴露后24～72小时症状消失为临床特征。持续抗原暴露将导致肺纤维化。

一、流行病学

随着对广泛存在的环境抗原认识，更加敏感的诊断手段的出现，越来越多的EAA被认识和诊断，因此近来流行病学研究提示EAA是仅次于特发性肺纤维化（IPF）和结节病的一种常见的间质性肺疾病。由于抗原暴露强度、频率和时间不一样，可能也存在疾病诊断标准不一致和认识不够的宿主因素，EAA在不同人群的患病率差异很大。农民肺在苏格兰农业地区的患病率为2.3%～8.60%；美国威斯康星暴露在霉干草的人群的男性患病率为9%～12%。芬兰农村人口的年发病率为44/10万，瑞典为23/10万。在农作业工人中EAA症状的发生率远高于疾病的患病率。种蘑菇工人中20%严重暴露者有症状；嗜鸟者人群中估计的患病率为0.5%～21%。一项对爱鸽俱乐部人员的调查显示饲鸽者肺（PBD）的患病率为8%～30%。有关化学抗原暴露的人群中EAA的流行病学资料很少。不同的EAA，其危险人群和危险季节都不一样。农民肺发病高峰在晚冬和早春，患者多是男性农民，与他们在寒冷潮湿气候使用储存干草饲养牲口有关。饲鸽者肺没有明显的季节性，在欧洲和美国多发生于男性，而在墨西哥则多发生于女性。欧洲和美国的嗜鸟者肺主要发生于家里养鸟的人群，无明显的性别差异。日本夏季型EAA高峰在日本温暖潮湿地区的6～9月，多发生于无职业的家庭妇女。

80%～95%的EAA患者都是非吸烟者。这可能是因为吸烟影响了血清抗体的形成，抑制肺的免疫反应，但是相关机制不是很清楚。虽然现吸烟者患EAA的可能性小，但也不绝对。

人群对EAA的易感性也不一样。除了与暴露的环境不一样有关外，也与宿主的易感性（遗传或获得）有关。虽然早期研究没有证实EAA患者和无EAA的暴露人群中HLA表型的明显差异，但是有研究证实PBD患者和无症状的暴露人群及普通人群的HLA-DR和HLA-DQ表型存在差异。TNF-α启动子在PBD患者较对照组增多，但是血清TNF-α水平无明显差异。

二、病因

许多职业或环境暴露可以引起EAA，主要是这些环境中含有可吸入的抗原，包括微生物（细菌、真菌和它们的组成部分）、动物蛋白和低分子量化合物。最近研究提示，有些引起EAA的暴露抗原是混合物，疾病并不总是由单一抗原所致。根据不同的职业接触和病因，EAA又有很多具体的疾病命名。农民肺（FLD）是EAA的典型形式，是农民在农作中吸入霉干草中的嗜热放线菌或热吸水链霉菌孢子所致。表5-3-1列出了不同名称的EAA及相关的环境抗原和可能的病因。在认识到EAA与职业环境或粉尘暴露的关系后，一些减少职业暴露的措施已经明显降低了许多职业环境中EAA的发生。虽然现在由于传统职业所致的EAA已经不是像20多年前常见，但是新的环境暴露抗原和疾病还在不断被认识，尤其家庭环境暴露引起的HP是目前值得重视的问题，如暴露于宠物鸟（鸽子、长尾鹦鹉）、污染的湿化器、室内霉尘、羽绒物品使用都可以引起EAA，而且居住环境的暴露很难识别。北京朝阳医院确诊的31例EAA中，27例（87.09%）是宠物饲养或嗜好者（鸽子20例，鹦鹉2例，猫2例，狗2例，鸡1例），蘑菇种植者1例，制曲工1例，接触化学有机物者2例（其中1例为染发剂，1例为甲苯二异氰酸酯）。其中有6例（19.4%）为吸烟者。

表5-3-1 外源性过敏性肺泡炎的常见类型和病因

疾病	抗原来源	可能的抗原
1.微生物		
农民肺	霉干草、谷物、饲料	嗜热放线菌、M.faeni、T.vulgaris
		热吸水链霉菌
蔗尘肺	发霉的蔗渣	嗜热放线菌
		T.sacchari、T.vulgaris

续表

疾病	抗原来源	可能的抗原
蘑菇肺	发霉的肥料	嗜热放线菌 M.faeni、T.vulgaris
空调/湿化器肺	污染的湿化器、空调、暖气系统	嗜热放线菌、青霉菌、克雷伯杆菌
夏季过敏性肺泡炎	室内粉尘	皮肤毛孢子菌
软木尘肺	发霉的软木塞	青霉菌
麦芽工人肺	污染的大麦	棒曲菌
乳酪工人肺	发霉的乳酪	青霉菌
温室肺	温室土壤	曲霉菌、青霉菌
2.动物蛋白		
鸟饲养或爱好者肺(鸽子、鹦鹉)	鸟分泌物、排泄物、羽毛等	蛋白
鸡饲养者肺	鸡毛	鸡毛蛋白
皮毛工人肺	动物皮毛	动物皮毛
垂体粉吸入者肺	垂体后叶粉	后叶加压素
3.化学物质		
化学人工肺	二异氰酸酯	变性蛋白

三、发病机制

EAA 主要是吸入抗原后引起的肺部巨噬细胞-淋巴细胞性炎症并有肉芽肿形成，以 $CD8^+$ 淋巴细胞增殖和 $CD4^+$ Th1 淋巴细胞刺激浆细胞产生大量抗体尤其是 IgG 为特征。在暴露早期 BALF 的 $CD4^+$ Th1 细胞增加，但是之后多数病例是以 $CD8^+$ 细胞增加为主。巨噬细胞和 $CD8^+$ 毒性淋巴细胞参与的免疫机制还没有完全阐明。

EAA 的急性期主要是吸入抗原刺激引起的巨噬细胞-淋巴细胞反应性炎症，涉及外周气道及其周围肺组织。亚急性期主要聚集的单核细胞成熟为泡沫样巨噬细胞，形成肉芽肿，但是在亚急性过程中，也形成包括浆细胞的淋巴滤泡，伴携带 CD40 配体的 $CD4^+$ Th1 淋巴细胞增殖，后者可以激活 B 细胞，提示部分抗体是在肺部局部形成。慢性阶段主要是肺纤维化。引起急性、亚急性和慢性的免疫机制相互重叠。

1.Ⅲ型免疫反应

早初认为 EAA 是由免疫复合物介导的肺部疾病，其理论依据包括：①一般于暴露后 2～9 小时开始出现 EAA 症状；②有血清特异沉淀抗体；③病变肺组织中发现抗原、免疫球蛋白和补体；④免疫复合物刺激 BAL 细胞释放细胞因子增加，激活巨噬细胞释放细胞因子。然而，进一步研究发现：①同样环境抗原暴露人群中，50％血清沉淀抗体阳性者没有发病，而且血清沉淀抗体与肺功能无关；②抗原吸入刺激后血清补体不降低，③抗原-抗体复合物介导的血管炎不明显；④EAA 也可发生于低球蛋白血症患者。

2.Ⅳ型(细胞)免疫反应

细胞免疫反应的特征是肉芽肿形成。EAA 的肺组织病理学改变特点之一是淋巴细胞性肉芽肿性炎症,肉芽肿是亚急性期 EAA 的主要病理改变,而且抑制细胞免疫的制剂可以抑制实验性肉芽肿性肺炎。抗原吸入后刺激外周血淋巴细胞重新分布到肺脏,局部淋巴细胞增殖,以及淋巴细胞凋亡减少使得肺脏淋巴细胞增多。因此抗原刺激几天后,局部免疫反应转向 T 细胞为主的肺泡炎,淋巴细胞占 60%～70%。在单核细胞因子,主要是 MIP-1 的激活下,幼稚巨噬细胞转化成上皮样细胞和多核巨细胞,形成肉芽肿。然而,这种单核细胞转化成多核巨细胞形成肉芽肿的生物学细节还不是很清楚。

3.细胞-细胞因子

目前认识到 EAA 的发生需要反复抗原暴露,宿主对暴露抗原的免疫致敏,免疫反应介导的肺部损害。然而,涉及 EAA 免疫机制的细胞之间的交互作用还不是十分清楚。抗原吸入后,可溶性抗原结合到 IgG,免疫复合物激活补体途径,通过补体 C5 激活巨噬细胞,巨噬细胞被 C5 激活或活化抗原颗粒激活后,释放趋化因子,包括白介素-8(IL-8)、巨噬细胞炎症蛋白-1α(MIP-1α)、调节激活正常 T 细胞表达和分泌因子(RANTES)和细胞因子,包括 IL-1、IL-6、IL-12、肿瘤坏死因子(TNF-α)、转化生长因子(TGF-β)。首先趋化中性粒细胞,几个小时后趋化和激活循环 T 淋巴细胞和单核细胞移入肺。

IL-8 对淋巴细胞和中性粒细胞都有趋化性。MIP-1α 不仅对单核/巨噬细胞和淋巴细胞有趋化性,也促进 $CD4^+$ Th 细胞转化成 Th1 细胞。IL-12 也促进 Th 转化成 Th1 细胞。$CD4^+$ Th1 淋巴细胞产生 IFN-γ,促进肉芽肿形成。EAA 鼠模型证实 IFN-γ 是激活巨噬细胞发展形成肉芽肿的关键。IL-1 和 TNF-α 引起发热和其他急性反应,TNF-α 促进其他因子如 IL-1、IL-8 及 MIP-1 的产生,促进细胞在肺内的聚集与激活及肉芽肿形成。EAA 患者 BALF 中可溶性 TNFR1、TNFR2 和 TNF-α 水平增高,同时肺泡巨噬细胞的 TNFR1 表达也增强,提示 TNF-α 及其受体在 EAA 的作用。IL-6 促进 B 细胞向浆细胞转化和 $CD8^+$ 细胞成熟为毒性淋巴细胞。激活的肺泡巨噬细胞分泌 TGF-β,可以促进纤维化形成和血管生成。

巨噬细胞除了通过释放细胞因子产生作用外,还通过增强表达附着分子促进炎症反应。激活的巨噬细胞增强表达 CD80 和 CD86,激活的 T 淋巴细胞增强表达 CD28。CD80/86(也称之为 B7)及其配体 CD28 是抗原呈递和 $CD4^+$ Th 细胞激活 B 细胞必需的共同刺激分子,阻止这种结合可以抑制鼠 HP 模型的炎症反应。内皮附着分子是炎症细胞进入肺组织的关键。激活的巨噬细胞不仅表达 CD18/11(ICAM-1 的配体),也增强表达 ICAM-1。抑制 ICAM-1 可以阻止淋巴细胞聚集。

EAA 患者 BALF 的自然杀伤细胞也增加,抗原暴露后肥大细胞增加,脱离抗原后 1～3 个月回到正常。大多数 EAA 的 BALF 肥大细胞具有结缔组织特征,与纤维化有关,而不是如哮喘患者的黏液型。

4.其他

BAL 显示致敏宿主暴露抗原后 48 小时内中性粒细胞在肺聚集,这可能是气道内免疫复合物刺激,补体旁路途径的激活和吸入抗原的内毒素效应或蛋白酶效应。这些因素造成的肺损伤促进肺的抗原暴露,促进免疫致敏和进一步的肺损害。我们曾经通过热吸水链霉菌胞外蛋白酶诱发 EAA,48 小时内主要是肺中性粒细胞聚集,3 周后形成肉芽肿和慢性淋巴细胞性炎症。

总之,临床研究和动物实验结果提示 EAA 是易感个体受到环境抗原刺激后通过Ⅲ型和Ⅳ型免疫反应引起的肺慢性炎症伴肉芽肿形成,然而确切的免疫机制还不很清楚。此外,个体易感性差异、炎症吸收和纤维化的机制也不清楚。

四、病理改变

EAA 的特征性病理改变包括以淋巴细胞渗出为主的慢性间质性肺炎,细胞性细支气管炎(气道中心性炎症)和散在分布的非干酪样坏死性小肉芽肿,但是依发病形式和所处的疾病阶段不同,组织病理学改变也有各自的特点。

急性期的组织病理特点,主要是肺泡间隔和肺泡腔内有淋巴细胞、肥大细胞、中性粒细胞和单核-巨噬细胞浸润。早期病变主要位于呼吸性细支气管周围,其后呈肺部弥散性改变。浸润的细胞大多数是淋巴细胞,聚集在肺泡腔内,多数淋巴细胞是 $CD8^+$ 的 T 淋巴细胞。常见中央无坏死的肉芽肿和多核巨细胞,可见局灶性闭塞性细支气管炎伴机化性肺炎样改变。

亚急性期主要组织学特点是非干酪样坏死性肉芽肿,主要由上皮样组织细胞、多核巨细胞和淋巴细胞组成,松散的边界不清楚小肉芽肿病变,通常单个存在于细支气管或邻近肺泡腔。肉芽肿一般于抗原暴露后 3 周左右形成,避免抗原接触后 3～4 个月内可消失。其次,组织学可见肺泡间隔和肺泡腔内有由淋巴细胞、浆细胞、肥大细胞等组成的炎性细胞渗出呈现时相一致的以细支气管为中心的非特异性间质性肺炎(NSIP)改变,虽然急性暴露后早期可以见到中性粒细胞,但是中性粒细胞和嗜酸性粒细胞通常不明显。急性期一般无纤维化改变。间质纤维化和蜂窝肺主要见于疾病晚期或慢性 EAA。Reyes 等对 60 例农民肺进行病理研究发现,间质性肺炎占 100%,肉芽肿占 70%,机化性肺炎占 65%,间质纤维化占 65%,泡沫样细胞占 65%,外源性异物占 60%,孤立巨细胞占 53%,细支气管炎占 50%。闭塞性细支气管炎伴机化性肺炎占 10%～25%。

慢性 EAA 或停止抗原暴露后数年,细支气管炎和肉芽肿病变可能消失,仅遗留间质性炎症和纤维化或伴蜂窝肺样改变,这种间质纤维化可能是气道中心性,与普通型间质性肺炎(UIP)难以鉴别。因此,EAA 可能代表一部分病理证实的 NSIP、BOOP 及 UIP。

引起 EAA 的环境也含有革兰阴性杆菌内毒素尘埃,急性暴露后出现发热和咳嗽;慢性暴露引起支气管炎和肺气肿。这种混合暴露的结果是工人可以患 EAA,也可以患 COPD,或两者都有。

五、临床表现

发病有季节性。临床表现形式多样,取决于接触抗原的多少、接触时间的长短、接触的频繁程度和宿主的反应性等。主要有发热、干咳、胸闷、呼吸困难、发绀等症状。

通常将过敏性肺炎分为急性、亚急性和慢性。

1.急性过敏性肺炎

短期内吸入高浓度抗原所致。

起病急骤,常在接触抗原 6～8 小时后出现干咳、胸闷,继而出现反复发作的喘息、呼吸困难,伴发热、发绀等。一般在脱离接触后数天内症状消失。体检显示双肺底湿啰音。常伴有窦性心动过速。10%～20%患者可有哮喘样喘鸣。

2.亚急性过敏性肺炎

反复(低水平)过敏原吸入是导致亚急性过敏性肺炎的主要原因。

常隐匿起病。咳嗽和呼吸困难可持续数月,伴乏力等全身症状。

3.慢性(进行性)过敏性肺炎

持续(低水平)的过敏原吸入是导致慢性(进行性)过敏性肺炎的主要原因。

起病隐匿。常表现为进行性呼吸困难、干咳、乏力和体重减轻。查体两肺可闻及弥散性细湿啰音。常伴有呼吸衰竭或肺源性心脏病。

六、辅助检查

(一)血常规

急性期血白细胞总数增多,以中性粒细胞为主。血嗜酸性粒细胞不高。

(二)血气分析

大多数患者血气分析正常。重症和晚期患者动脉血氧饱和度降低。

(三)过敏原检测

血清抗原特异性沉淀抗体(特异性 IgG 抗体)阳性反应提示人体曾接触相应的抗原。但国内外学者普遍认为沉淀抗体的敏感性和特异性非常有限,测定结果对诊断价值有限。

通常检测过敏原的特异性抗体包括:真菌(曲霉菌、青霉属)、嗜热放线菌、细菌和分枝杆菌(假单胞菌属、非结核分枝杆菌)、鸽子和鹦鹉的粪便和羽毛、青霉菌、糖多孢菌属。

(四)影像学检查

典型表现为双侧气道和肺实质炎症及纤维化病变。

1.X 线胸片

早期或轻症患者可无异常发现。典型病例,急性期在中、下肺野见弥散性肺纹理增粗或细小、边缘模糊的散在小结节影,病变可逆转,脱离接触后数周阴影吸收;慢性期,肺部呈广泛分布的网织结节状阴影,肺体积缩小,常有多发性小囊性透明区,呈蜂窝肺。

2.高分辨 CT

过敏性肺炎在 HRCT 上可表现为肺纹理增粗、斑片影、磨玻璃影、小叶中心性结节、气体陷闭征(马赛克图样)、弥散性肺间质纤维化、肺气肿等改变,多见中下肺野。罕见胸腔积液。

急性过敏性肺炎可表现为双肺结节影和磨玻璃样改变。慢性过敏性肺炎可有网状和蜂窝状改变,肺叶区域透亮度下降、血管减少、存在小叶中心性结节(图 5-3-1～图 5-3-3)。

CT 上纤维化的存在和程度与死亡率的增加密切相关。此外,牵拉性支气管扩张的严重程度和蜂窝样改变的程度是慢性过敏性肺炎患者死亡的预测因子。Walsh 等研究中使用了过敏性肺炎预后评分系统。该评分系统包括磨玻璃影、细和粗网状改变、蜂窝状改变、肺气肿和实变。对于过敏性肺炎患者，HRCT 中牵拉性支气管扩张的严重程度和蜂窝样改变的程度，预测死亡率准确度更高。

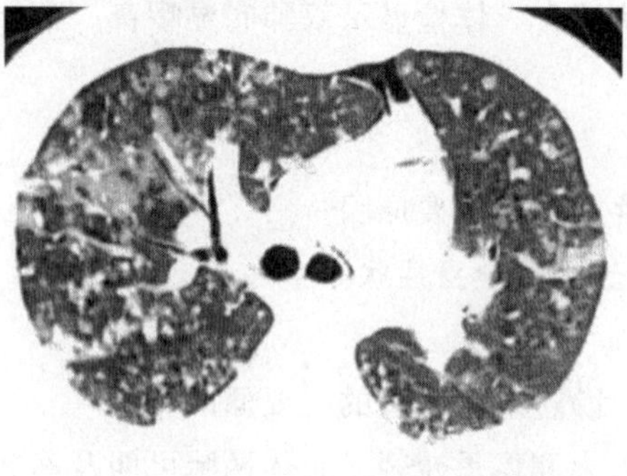

图 5-3-1　急性外源性过敏性肺炎

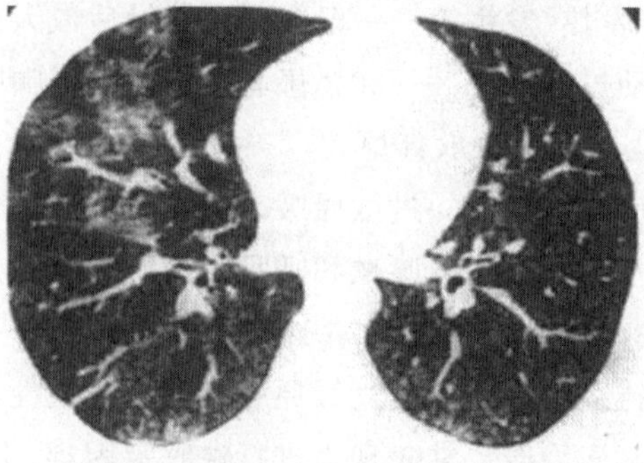

图 5-3-2　亚急性外源性过敏性肺炎

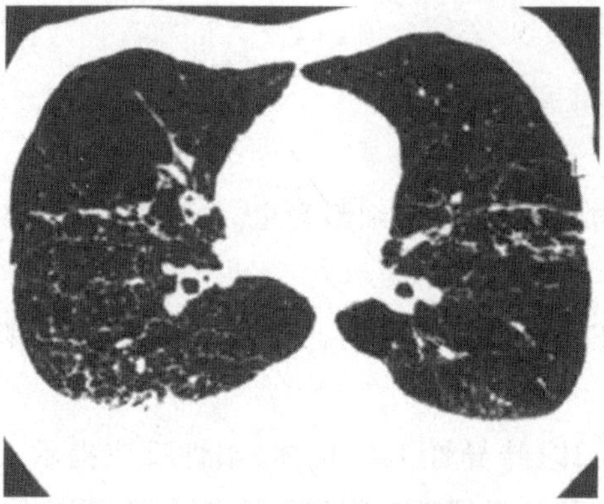

图 5-3-3　慢性外源性过敏性肺炎

（五）肺功能检查

肺功能典型改变为限制性通气障碍，弥散障碍，用力肺活量和肺总量减低，1 秒率增高。10%～17%的患者肺功能正常，尤其是急性 HP 发作间期。弥散功能最常受影响，但 22%的患者可能弥散正常。约 10%的 HP 患者弥散障碍可能是肺功能检查唯一的异常。FEV_1/FVC 的比值通常下降，提示与细支气管炎和肺气肿相关的气流受阻。0.5%～33%的患者存在阻塞性或混合性通气功能障碍。

肺功能可用于诊断和随访过程中判断肺功能受损的严重程度。农民肺患者可出现阻塞性通气功能障碍，导致肺气肿形成。

（六）支气管肺泡灌洗（BAL）

对于急性过敏性肺炎，BALF 细胞总数、淋巴细胞百分比明显增高，IgG 和 IgM 的比例也增高。慢性过敏性肺炎，BALF 淋巴细胞计数水平较低或正常。对于疑似过敏性肺炎患者，BAL 可用于评估患者肺部炎症情况，且敏感度较高。

近年来许多学者认为支气管肺泡灌洗液对外源性过敏性肺泡炎的诊断价值很大，可以免做肺活检，有助于早期治疗、阻止病期发展。

淋巴细胞计数可能会受到年龄、吸烟状态和糖皮质激素应用的影响。BALF 低 T4/T8 是过敏性肺炎特异性表现，但这并非绝对。

（七）激发试验

如临床疑诊此病，而血清学检查阴性患者，可使用可疑抗原进行激发试验。

很多文献都提及在诊断过敏性肺炎[尤其是职业性过敏性肺炎（OHP）]时可以采用支气管激发试验。吸入特异性抗原溶液 4～8 小时后可出现 OHP 的症状和体征。部分患者吸入抗原后尚可出现哮喘样反应，可支持 OHP 的诊断。

但由于抗原来源有限，而且试验结果的判定是以患者相关症状再发或加重为阳性标准，具有一定的危险性，因此无论是在试验的安全性、可控性及医学伦理学角度，均不适宜操作，如有条件进行，宜慎重从事。对于已经肯定能引起肺部症状的抗原，不宜做此试验，尤其是肺功能损害较为严重者。

（八）组织病理学

当未发现暴露抗原和（或）影像学表现不典型时，需要通过组织病理学检查以明确诊断。可行经支气管肺活检（TBLB）或外科肺活检。

七、诊断

EAA 的诊断主要根据抗原性有机粉尘或特定的化学物质接触史（暴露情况）、临床表现、胸部影像学、肺功能、血清沉淀抗体测定（血清 IgG/沉淀素）、BALF 等综合分析确定诊断。必要时也可考虑行抗原激发试验。若仍不能明确诊断，则需要组织病理学检查以明确诊断。

八、鉴别诊断

过敏性肺炎的鉴别诊断如表 5-3-2 所示。

表 5-3-2　过敏性肺炎的鉴别诊断

	过敏性肺炎	细菌性肺炎	变应性支气管肺曲菌病	肺结核	肺癌
抗原接触史	有	无	无	无	无
反复发作的喘息、呼吸困难	有	常无	有	无	无
肺部病变游走、易于消散	是	否	否	否	否
特异性沉淀抗体	阳性	阴性	阴性	阴性	阴性
激发试验	阳性	阴性	阴性	阴性	阴性
病原学病理学	阴性	查见细菌	查见真菌	抗酸杆菌阳性	查见癌细胞
治疗	糖皮质激素	抗生素	抗真菌＋激素	抗结核	手术、放化疗

九、治疗及预后

(一)治疗原则

避免接触致病的有机粉尘是最根本的防治措施。呼吸困难和发绀显著者应给予氧疗。急性期患者采用对症治疗和短期大剂量激素治疗有良好效果。慢性期亦可试用激素,但疗效多不理想。

(二)治疗方法及具体措施

(1)脱离过敏原:明确致病抗原,避免接触该过敏原是治疗的关键所在。

(2)氧疗。

(3)药物抗感染治疗:在避免抗原接触的基础上,应给予药物抗感染治疗。可单用糖皮质激素或与免疫抑制剂联合使用。

1)糖皮质激素:研究指出,对急性过敏性肺炎,糖皮质激素是主要的治疗药物。经典方案是采用短期大剂量激素治疗,如泼尼松 60mg/d,口服 4 周;然后逐渐减量至维持剂量10mg/天,通常使用 3～6 个月,待病情完全缓解后停用。研究表明,与对照组比较,糖皮质激素治疗组患者治疗 1 个月后肺功能明显改善,但两组的长期转归未发现明显差异。糖皮质激素治疗不能改变疾病的长期病程。

慢性期亦可试用激素,但疗效多不理想。通常情况下,对于慢性过敏性肺炎,糖皮质激素使用时间应更长。

对于肺部受累较轻、无明显临床症状、致病抗原已确定的患者,治疗的关键是避免抗原接触,可不使用糖皮质激素。

2)免疫抑制剂:疗效尚不可靠。

(4)支气管扩张剂和吸入激素:对有阻塞性通气功能障碍患者,可使用支气管扩张剂和吸入激素。

(5)肺移植。

第四节　肺泡蛋白沉着症

肺泡蛋白沉着症(PAP)是一种以肺泡和细支气管腔内大量沉积不可溶性磷脂蛋白样物质为特点的肺部弥散性疾病,也称为肺泡磷脂蛋白沉积症。由 Rosen 等在 1958 年首先报道,属于病因不明的临床少见慢性疾病,其特征是肺泡及细支气管腔内无定形的、过碘酸-希夫(PAS)染色阳性的类脂蛋白物质积聚。PAP 最常见的症状是隐匿性渐进性气促和咳嗽。影像学典型特征表现为,双肺中下野中心对称分布的弥散性浸润阴影,通常呈“蝙蝠翼”分布。本病好发于中青年男性,目前尚无明确有效的药物治疗,预后较差。

一、病因及发病机制

目前有 3 种已知的 PAP 类型:先天性、获得性和继发性(表 5-4-1)。

表 5-4-1　PAP 分类及危险因素

分类	危险因素
先天性 PAP	SFTPB 突变
	SFTPC 突变
	ABCA3 突变
	TTF1(NKX2.1)突变
获得性 PAP	GM-CSF 自身抗体
	CSF2RA 突变
	CSF2RB 突变
继发性 PAP	高浓度粉尘暴露
	血液系统疾病，如骨髓增生异常综合征
	免疫缺陷疾病
	慢性炎症/感染性疾病等
	SLC7A7 突变
	MARS 突变

(1)先天性 PAP：常发生于新生儿期，可能与表面活性物质、粒-巨噬细胞集落刺激因子(GM-CSF)受体基因突变或阳离子氨基酸的质膜转运缺陷(或称为赖氨酸尿性蛋白耐受不良)有关。

(2)获得性 PAP：相对常见，其与抗 GM-CSF 自身抗体有关，此种抗体可影响巨噬细胞功能而导致表面活性物质合成障碍。

(3)继发性 PAP：常见于成人，其与高浓度粉尘暴露(如硅、铝、钛及铟锡氧化物)、血液系统恶性肿瘤以及髓系恶性肿瘤的同种异体骨髓移植后有关。在大多数情况下，继发型 PAP 可能与 GM-CSF 相对缺乏以及巨噬细胞功能障碍有关。然而，在 1 例与铟锡氧化物暴露有关的 PAP 患者体内发现，抗 GM-CSF 抗体的水平升高。该观察结果表明，某些吸入性暴露可通过自身免疫机制引起 PAP，而并非是通过对巨噬细胞的直接毒性作用介导。

已有相关证据表明，涉及 GM-CSF 及其受体信号相关途径的 GM-CSF 蛋白的水平下降或功能减退可能是发生 PAP 的关键因素，此亦是表面活性物质合成受损的原因。这些证据包括以下方面：

(1)GM-CSF 基因缺失的遗传工程小鼠，其肺泡腔内存在表面活性物质和表面活性物质载脂蛋白的蓄积，这与 PAP 患者所呈现的情况极为相似。递送表达 GM-CSF 基因的质粒，可完全纠正 GM-CSF 基因敲除小鼠的肺泡蛋白沉着症，通过雾化吸入 GM-CSF 进行治疗亦有相同效果。

(2)GM-CSF 通过异二聚体 GM-CSF 受体与细胞结合，此受体由可与配基结合的 α 链(由 CSF2RA 基因编码)和信号转导 β 链(由 CSF2RB 基因编码)组成。GM-CSF 受体 β 链缺失的小鼠可发生 PAP 样综合征。同样，某些先天型和罕见的获得型 PAP 亦与 GM-GSF 受体 β 链的数量减少或功能缺失有关。两项不同的有关家族性 PAP 病例报道发现，先天性缺失 CSF2RA 基因可导致 GM-CSF 受体 α 链的功能下降。因此，GMCSF 与其受体结合的数量显著减少，GM-CSF 受体的信号传导减弱。

(3)有研究表明，GM-CSF 生成缺乏似乎在成人 PAP 中并不发挥主要作用，相反，自身免疫机制所导致的 GM-CSF 功能缺陷可能是成人获得型 PAP 的原因。一项纳入 248 例病理诊断为 PAP 的病例研究显示，223 例(90％)自身免疫性 PAP 患者，血清检测到 GM-CSF 自身抗体；在其余 25 例血清抗 GM-CSF 抗体检测结果为阴性患者中，24 例(10％)存在已知可导致 PAP(继发型 PAP)的疾病，而仅 1 例患者(＜1％)未分类。

(4)GM-GSF 通过肺泡巨噬细胞清除表面活性物质，(至少部分)是通过转录因子过氧化物酶体增殖物激活受体(PPAR)-γ 依赖性通路发生。与正常对照者相比，PAP 患者肺泡巨噬细胞 PPAR-γ 的水平和 PPAR-γ 调控的巨噬细胞清道夫受体 CD36 水平下降；经皮下注射 GM-CSF，PPAR-γ 和 CD36 的水平可恢复正常。GM-CSF 与 PPAR-γ 间的关系，可解释 GM-CSF 缺乏所致表面活性物质脂蛋白在肺泡和巨噬细胞中蓄积。

此外，源于临床和转基因小鼠的研究表明，肺泡巨噬细胞功能障碍影响表面活性物质合成，参与了 PAP 发病。涉及巨噬细胞功能障碍(原发性或获得性)所致 PAP 的发生和发展的证据包括：①富含表面活性物质蓄积，可致肺泡巨噬细胞和肺泡Ⅱ型细胞的清除功能下降，进而导致吞噬作用和吞噬溶酶体的融合受损。肺泡巨噬细胞死亡后，可进一步使不定形物质增加。②某些 PAP 新生儿表面活性蛋白 B 基因突变导致该蛋白表达缺乏，通常伴随表面活性蛋白 A 与 C 数量与质量的异常。③从 PAP 患者治疗性全肺灌洗后获得的肺泡巨噬细胞与同一患者灌洗前获得的巨噬细胞相比，前者在受到体外刺激后发生的迁移反应更强。④获得性巨噬细胞功能障碍的其他原因，如免疫抑制药物或血液系统恶性肿瘤等可与 PAP 同时存在。例如，赖氨酸尿性蛋白耐受不良可伴巨噬细胞功能障碍和 PAP。

二、病理生理和病理

肉眼观察肺大部分呈实变，重量明显增加，胸膜下可见黄色或灰黄色斑块或小结节，结节直径由数毫米到 2cm 不等，切面可见不溶性黄色液体渗出，如未合并感染，胸膜表面光滑。光镜观察 PAP 的肺泡及细支气管腔内充满无形态的、过碘酸-希夫(PAS)染色阳性的富磷脂物质，肺泡间隔正常或肺泡数目增多，肺泡间隔内无明显的纤维化。肺泡腔内被完全填充，并无气体存在，除偶尔发现巨噬细胞外无炎症表现，在不溶性的肺泡物质中，常可发现大巨噬细胞，其细胞质的 PAS 染色也为阳性。电镜下观察可见肺泡腔内碎片中存在着大量的层状结构，由盘绕的 3 层磷脂组成，其结构类似肺泡表面活性物质。此外，PAP 的部分病例由于反复发生肺炎，肺活检标本中显示出亚急性或慢性炎症的表现。PAP 的肺泡灌洗液呈牛奶状或米汤样，质地如淤泥，比重较高，常常在 20 分钟内沉至装有生理盐水的瓶底。PAP 的肺泡内蛋白质样沉积物可溶性很低，不为胰蛋白酶、乙酰半胱氨酸及肝素降解，可溶性成分主要为血清蛋白质，不溶性成分包括糖蛋白和磷脂。

三、临床表现

部分患者早期可无症状，仅表现为胸片上明显异常。部分患者的症状轻微，随病情发展，可逐渐出现咳嗽、咳少量黏痰，活动后胸闷、气促，以至于后期休息时亦出现呼吸困难，甚至呼吸衰竭。其他少见的症状有低热、疲劳等。伴肺部感染时，可出现明显的发热。

体格检查：双肺无干、湿性啰音，伴感染时可闻及湿啰音。杵状指(趾)很少见。因此，临床症状与影像学改变不平行是PAP临床特点之一。

四、实验室检查

PAP患者血常规多数正常，伴发感染时血白细胞可升高。其他检查中最常见的是乳酸脱氢酶(LDH)升高，62.5%～77.8%患者的LDH可升高，多为轻度，但缺乏特异性。血清LDH同工酶谱正常。血清IgG、IgM、IgE及某些肿瘤标志物如CEA、CA125等可轻度升高。

绝大多数获得性PAP患者血清中存在特异性抗GM-CSF自身抗体，该指标在获得性PAP患者中有很高的敏感性(100%)和特异性(98%)，其检测可作为获得性PAP较好的血清学诊断指标。近期文献报道，在少数健康人、自身免疫性疾病和接受GM-CSF治疗无免疫缺陷的患者血清中也可存在低滴度(1∶100)的抗GM-CSF抗体。

肺功能检查可评价疾病的严重程度、有无进展和对治疗的反应。最常见的生理异常为轻度限制性通气障碍(肺活量、功能残气量减少)和一氧化碳弥散能力的下降。阻塞性通气障碍可出现在吸烟的PAP患者。病情严重者会出现动脉血氧分压和血氧饱和度的下降。

五、胸部影像学

PAP的胸片与胸部高分辨CT(HRCT)上的表现呈多样化，其影像改变取决于肺泡蛋白沉积的分布及程度。其主要影像表现形态可有地图样分布、肺水肿样、铺路石样、间质纤维化样、肺实变样改变等。

(一)X线胸片

胸片早期表现为斑片样阴影，范围较小，酷似肺炎，肺体积正常；随着病变的发展，斑片状阴影逐渐融合，范围逐渐增大，以两中、下肺野为主，呈肺水肿样改变，晚期出现类似肺纤维化的影像改变，肺体积缩小。

1.磨玻璃影

在病变早期，双中下肺淡薄较均匀的“云雾”状影，也可在上肺野出现(图5-4-1)，也可表现两侧肺门向外放散的弥漫细小的羽毛状或网结节状阴影，似间质性肺水肿表现。

2.肺炎样阴影

较广泛分布的不规则斑片状或大片状致密阴影，以两下肺为著，边缘模糊，类似肺部炎症(图5-4-2和图5-4-3)。

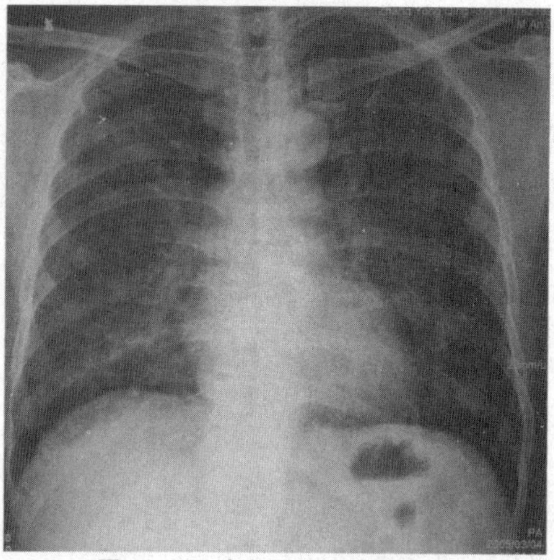

图 5-4-1　肺泡蛋白沉着症(一)

X线胸片示双中下肺及心缘旁见斑片状磨玻璃影

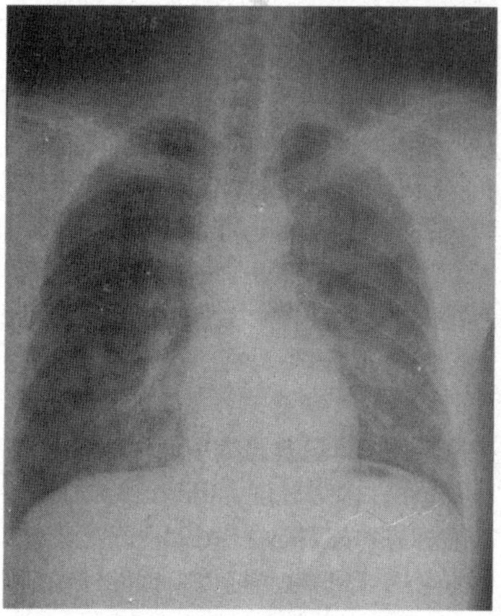

图 5-4-2　肺泡蛋白沉着症(二)

X线胸片示双肺心缘旁见磨玻璃影

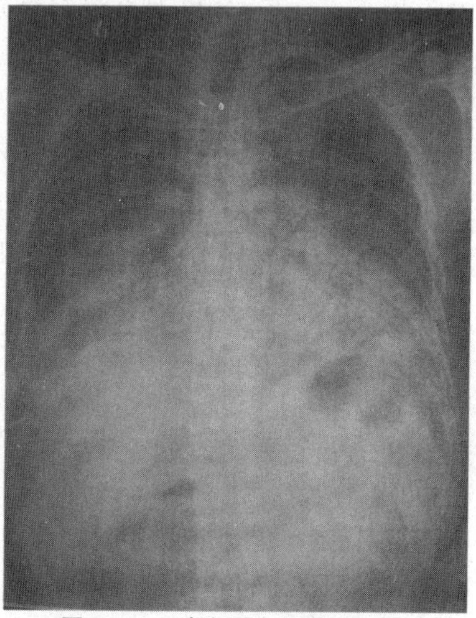

图 5-4-3　肺泡蛋白沉着症(三)

X线胸片示两中下肺实变影及磨玻璃影,以肺门为中心,对称性分布

3.肺水肿样阴影

以肺门为中心向外放射的对称或不对称大片状致密影,典型呈"蝶翼"状,类似肺泡性肺水肿(图 5-4-4)。有时可见空气支气管征。

4.结节状影

两肺广泛分布的结节状阴影,其密度不均匀,大小不等,直径为 1～6mm,边缘模糊,部分结节状病变融合成片状,并有小透光区。

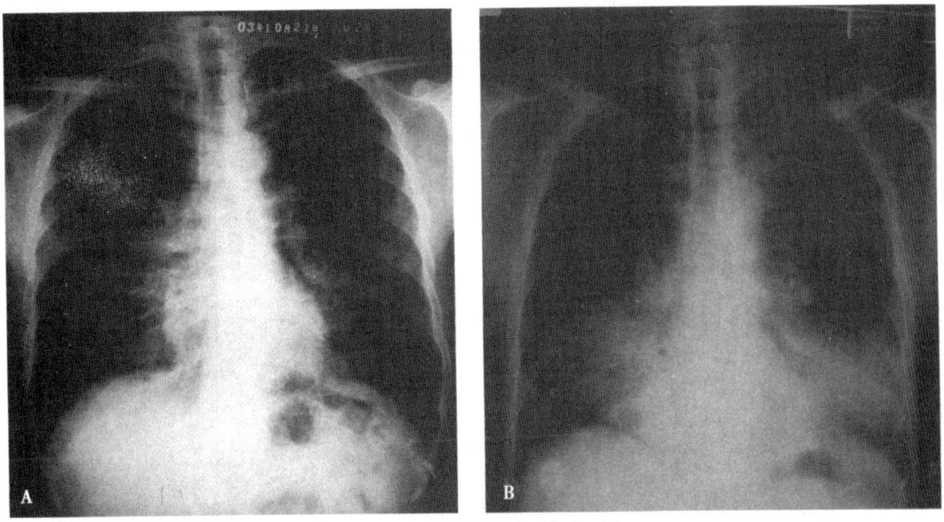

图 5-4-4　肺泡蛋白沉着症(四)

A.X 线胸片示两肺门边缘见磨玻璃影，右肺门明显；B.6 个月后，X 线胸片示两肺病变进展以肺门为中心，两下肺基本对称性大片实变影，类似肺水肿

(二)胸部 CT 和 HRCT

与 X 线表现相比，PAP 的胸部 CT 特别是 HRCT 显示的某些特定征象和分布，对提示 PAP 的诊断有重要的价值；如地图样分布、铺路石征(图 5-4-5 至图 5-4-7)，对 PAP 的诊断颇有帮助。PAP 的胸部 CT 和 HRCT 主要表现如下。

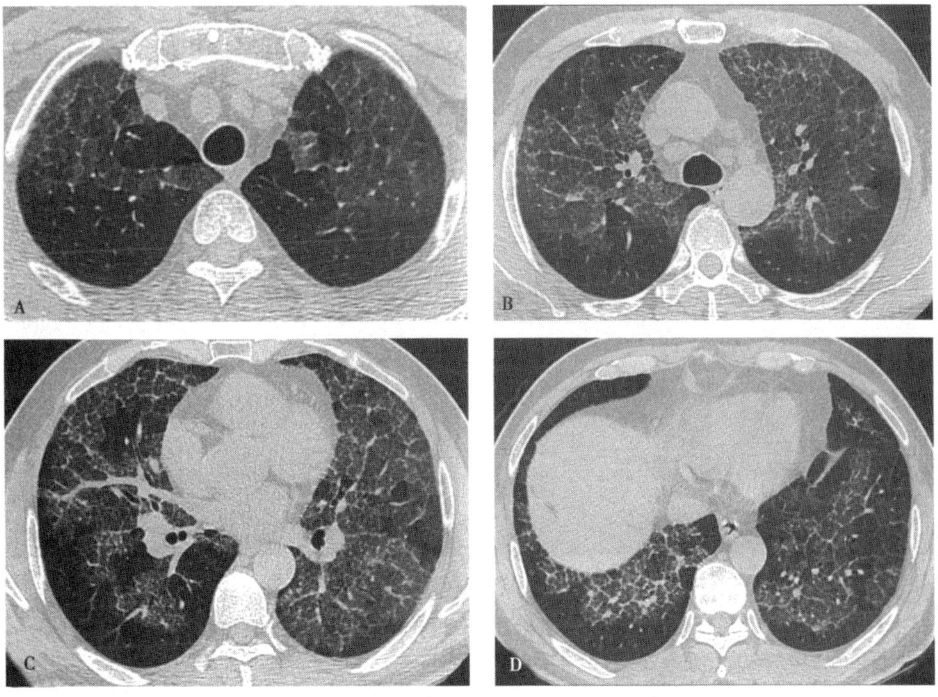

图 5-4-5　肺泡蛋白沉着症典型 HRCT 表现(一)

胸部 HRCT 示两肺磨玻璃影及小叶间隔增厚，呈铺路石征，地图样分布

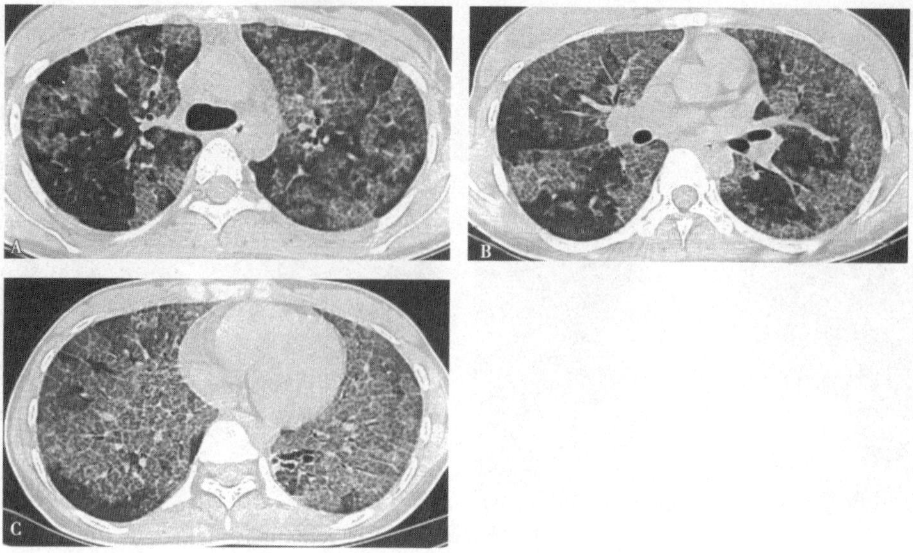

图 5-4-6　肺泡蛋白沉着症典型 HRCT 表现(二)

胸部 HRCT 示两肺见磨玻璃影,小叶间隔增厚,地图样分布

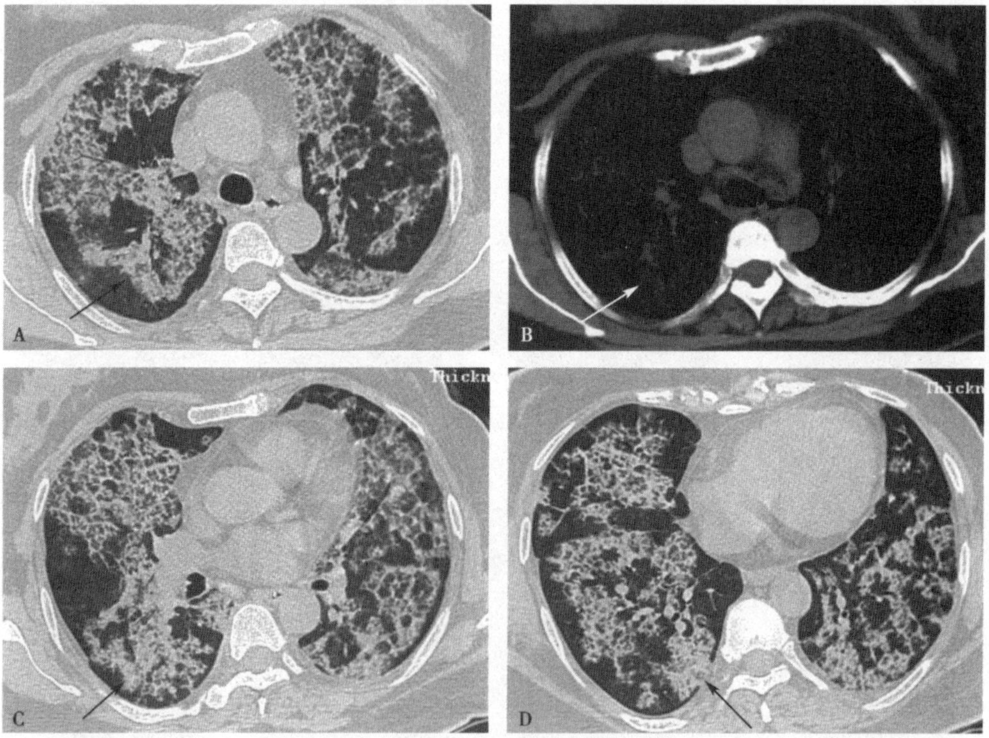

图 5-4-7　肺泡蛋白沉着症典型 HRCT(三)

胸部 HRCT 示两肺见磨玻璃影,小叶间隔增厚,地图样分布,部分病灶实变(箭头)

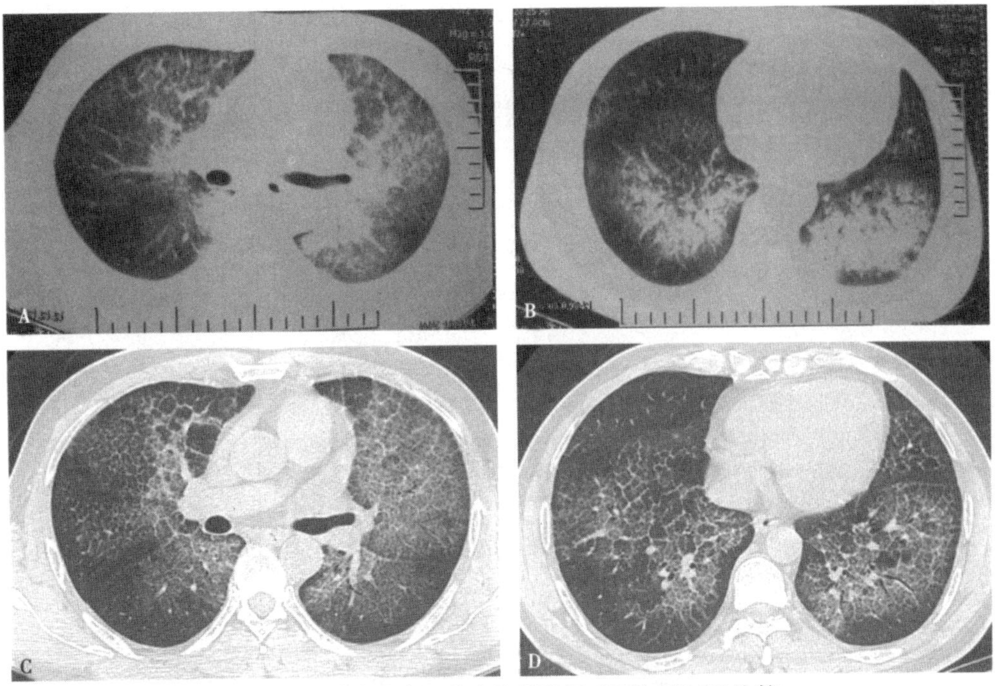

图 5-4-8 肺泡蛋白沉着症胸部常规 CT 及 HRCT 比较

A、B.常规 CT 肺窗窗宽 1000HU，窗位-700HU；A.支气管血管束增粗；B.两下肺气腔实变影；C、D.同一患者，原两下肺气腔实变影，HRCT 肺窗（窗宽 1600HU，窗位-600HU）示，小叶间隔增厚，磨玻璃影，即铺路石征，提示 PAP

1.磨玻璃影

斑点或斑片状阴影，两肺见较淡的云雾状斑点或斑片状阴影，边缘大多较清楚（图 5-4-7），部分边缘有成角现象，也有的边缘呈弧形，病变在周围正常的肺组织衬托之下，如地图样分布。

2.铺路石征

两肺弥散性分布的斑片状或大片状磨玻璃影与小叶间隔增厚交织成铺路石样改变，称为铺路石征（图 5-4-5 至图 5-4-7）。该征象采用 HRCT 可显示相当清楚，而常规 CT 则要逊色得多（图 5-4-8）；有时实变影密度掩盖小叶间隔增厚，不能识别，则在实变影周围有磨玻璃阴影处可能发现铺路石征（图 5-4-9）。

3.实变影

在常规 CT 扫描，形状多样，斑片状，类圆形或大叶性肺炎样等实变影（图 5-4-9）；部分实变区内可见空气支气管征，支气管其边缘清晰、锐利。部分肺泡实变融合成密度较高的斑片状影，也可能部分肺泡实变与含气肺泡混杂并存，在实变区内可见“蜂窝”样透光区。

多数 PAP 患者的病变以肺门为中心向外分布（图 5-4-5），而肋膈角、基底部胸膜下、肺尖病变比较少，通常无胸腔积液，纵隔、肺门均无肿大淋巴结，心脏大小在正常范围。

部分 PAP 患者胸部 CT 表现和分布不符合以上特点。如少数获得性 PAP 患者的病变分布以胸膜下及肺外周分布（图 5-4-10），而非肺门为中心向外分布；或 PAP 患者胸部 HRCT 病灶相对较少，病变形态呈现非典型表现（图 5-4-11）。

胸部 HRCT 主要表现为弥散性小结节影及网状阴影在获得性 PAP 少见，但在某些职业相关的继发性 PAP 可见弥散性小结节影，如大量粉尘吸入引起的 PAP，铺路石征背景中可见弥漫的小结节阴影(图 5-4-12)。

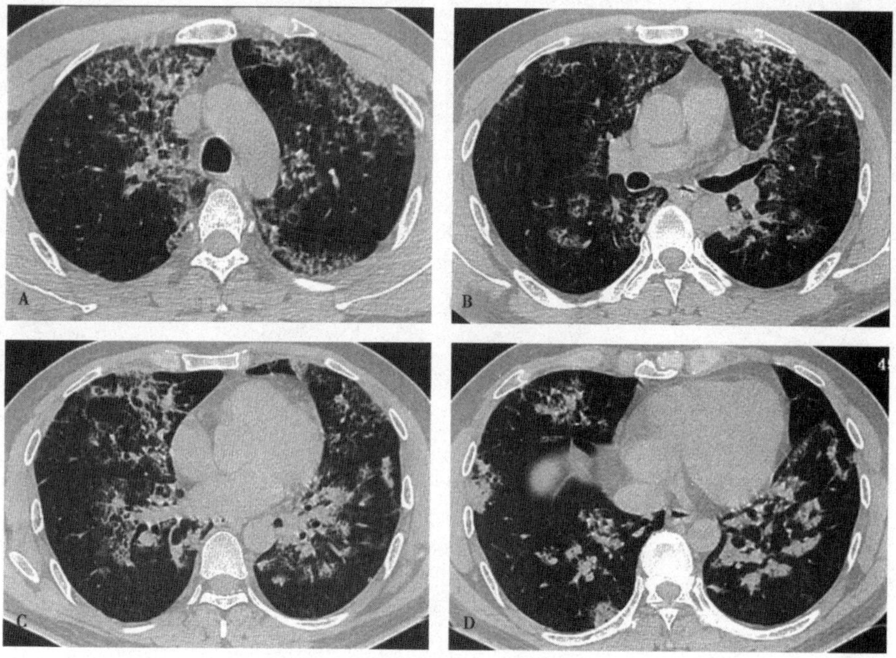

图 5-4-9　肺泡蛋白沉着症(五)

A、B.HRCT 肺窗示两上肺小叶间隔增厚，磨玻璃影，局部磨玻璃影融合；C、D.HRCT 肺窗示两肺主要病变为斑片状及条索状实变影，少量磨玻璃影及小叶间隔增厚

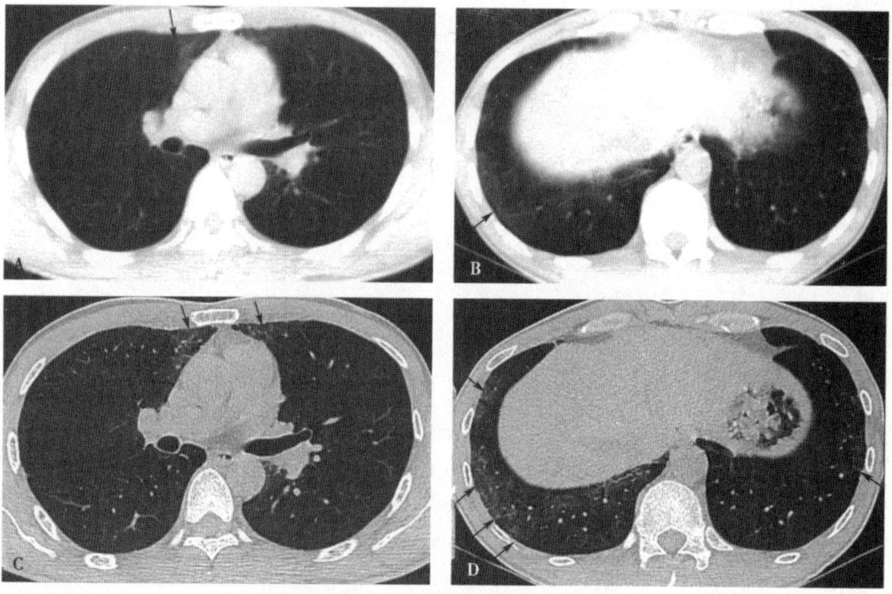

图 5-4-10　肺泡蛋白沉着症(六)

A、B.CT 肺窗肺上叶层面示胸膜下磨玻璃影；下肺层面肺外周磨玻璃影分布(黑箭)，类胸膜下线；C、D.HRCT 示肺上叶层面示胸膜下磨玻璃影，肺外周磨玻璃影分布(黑箭)，小叶间隔增厚

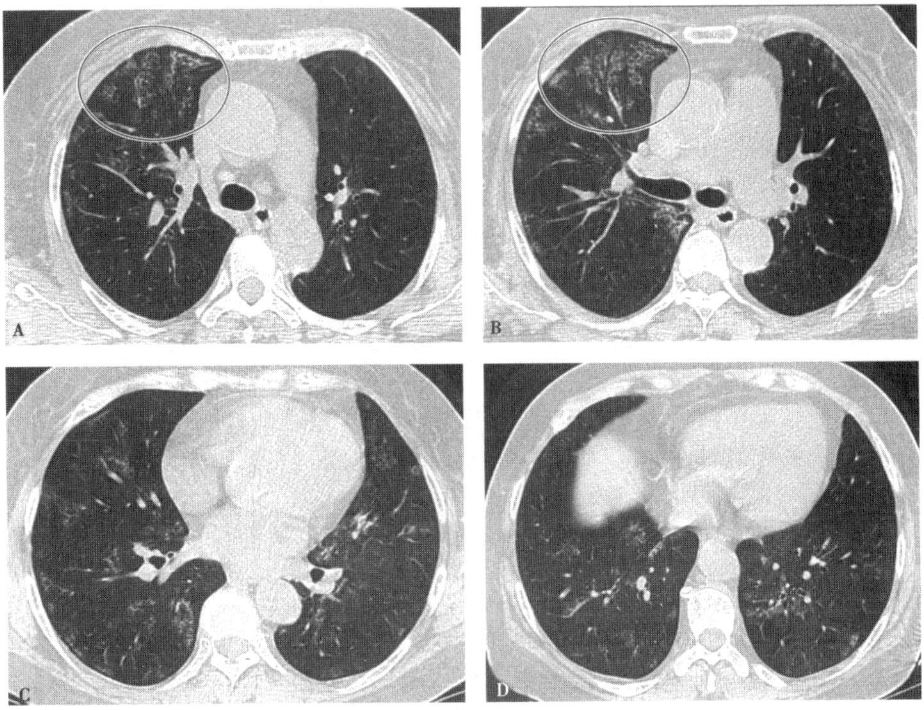

图 5-4-11 肺泡蛋白沉着症(七)

A、B.HRCT 肺窗示两上肺斑片状磨玻璃阴影,局部见铺路石征(圈内);C、D.HRCT 肺窗示两下肺散在分布斑片状磨玻璃影,局部见类胸膜下线改变(C)

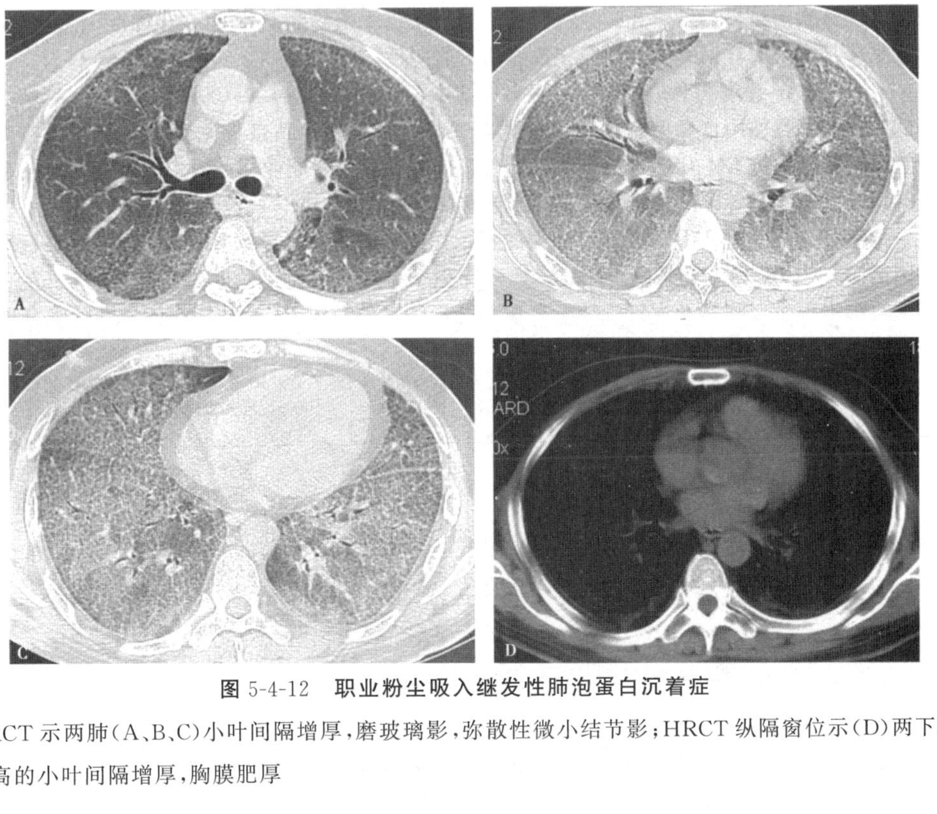

图 5-4-12 职业粉尘吸入继发性肺泡蛋白沉着症

HRCT 示两肺(A、B、C)小叶间隔增厚,磨玻璃影,弥散性微小结节影;HRCT 纵隔窗位示(D)两下叶背侧见密度高的小叶间隔增厚,胸膜肥厚

六、诊断和鉴别诊断

（一）诊断

当患者具有以下特点时，考虑PAP诊断。

（1）胸部影像学：胸部X线片表现为双侧肺门周围的、呈片状或弥散性的肺泡实变影。HRCT见磨玻璃影与小叶间隔增厚交织形成铺路石样改变或在肺泡实变与正常的肺实质之间出现很明显的分界线，形成地图样分布。

（2）临床表现与胸部影像学改变不平行。临床无症状或症状相对轻微，而影像学表现则较广泛且弥漫。

胸部HRCT特征结合临床可提示PAP的诊断，确诊需肺活检病理学检查。通过不同肺活检方法，病理检查发现肺泡腔内充满颗粒状或块状嗜伊红物质，PAS染色呈阳性，是确定PAP诊断的可靠方法。

最初大多数PAP的确定诊断依赖开胸肺活检，但目前开胸肺活检已经很少用于PAP的诊断。确立PAP诊断的基本手段包括X线胸片和胸部HRCT，结合支气管肺泡灌洗术、支气管肺活检（TBLB）和临床表现。75%临床怀疑为PAP，可通过BAL检查确定诊断。在国内，TBLB进行病理组织学诊断是明确PAP最主要诊断方法，应注意TBLB在大多数情况下获得的病理标本较小，并由于操作过程中标本被挤压后组织标本容易变形，有时会影响病理诊断的结果；虽然开胸肺活检所得肺病理组织是诊断PAP的“金标准”，但PAP病灶呈斑片状，取样误差，同样会导致诊断的假阴性。

（二）鉴别诊断

大多数PAP患者为获得性PAP，患者血清中存在特异性抗GM-CSF自身抗体，越来越多的文献和书籍使用自身免疫性PAP取代获得性PAP，但诊断自身免疫性PAP需要检查患者血清特异性抗GM-CSF自身抗体。此外，尚应注意排除职业相关粉尘的吸入，血液系统的恶性肿瘤疾病等导致的继发性PAP（图5-4-13）。

虽然铺路石征对PAP诊断具有重要的提示作用，但应注意导致HRCT表现为铺路石征病因诸多，如某些特殊的感染（肺孢子菌肺炎、巨细胞病毒性肺炎等）、左心衰竭、肺泡出血、肿瘤（支气管肺泡癌和淋巴管转移癌）、吸入性肺疾病、急性呼吸窘迫综合征、过敏性肺炎及肺静脉闭塞症等。

以下主要介绍PAP与肺泡性肺水肿、肺部特殊病原体感染、肺泡细胞癌及肺泡出血综合征等鉴别诊断要点。

1.肺泡性肺水肿

PAP患者X线胸片及HRCT显示以肺门为中心的蝶翼状阴影时，易误诊为肺泡性肺水肿。肺泡性肺水肿多有心脏病等病史；急性起病，突发呼吸困难、咳嗽，重者咳粉红色泡沫样痰，肺部可闻及湿啰音，心脏体检异常；经强心、利尿、扩血管等治疗，病情迅速缓解；X线胸片显示心影增大，CT显示胸腔积液，对鉴别诊断有帮助。

2.特殊病原体感染

PAP患者胸部影像学显示双肺斑片状和大片浸润影，同时有发热时，应注意与肺孢子菌肺炎(伊氏或卡氏肺孢子菌)、巨细胞病毒性肺炎等肺部特殊病原体感染进行鉴别。明显的临床症状(如发热和呼吸困难)、相关的病史和抗 HIV 抗体对肺孢子菌肺炎(图 5-4-14)的鉴别诊断有帮助。巨细胞病毒性肺炎在免疫力低下人群,如器官移植受者、艾滋病患者等出现。在肾移植术后第 2 个月和第 3 个月为巨细胞病毒性肺炎高发期。胸部影像学可表现为双肺斑片状和大片磨玻璃影或实变影,以肺门为中心(图 5-4-15),同时患者可出现发热、明显的呼吸困难等症状,病情进展迅速,巨细胞病毒-IgM 和巨细胞病毒-DNA 检测等对鉴别诊断有帮助。

3.细支气管肺泡细胞癌

PAP 患者胸部影像学显示双肺多发性斑片状或大叶实变阴影时,需与细支气管肺泡细胞癌鉴别。后者常临床症状明显,咳嗽,部分患者咳大量泡沫痰,病情进行性加重,常伴有食欲缺乏、消瘦等;除磨玻璃影、小叶间隔增厚及铺路石征(图 5-4-16)外,HRCT 表现更多的实变阴影,还可见弥散性小结节(图 5-4-17)或肿块影,纵隔淋巴结肿大等表现,提示需要肺活检病理帮助鉴别诊断。

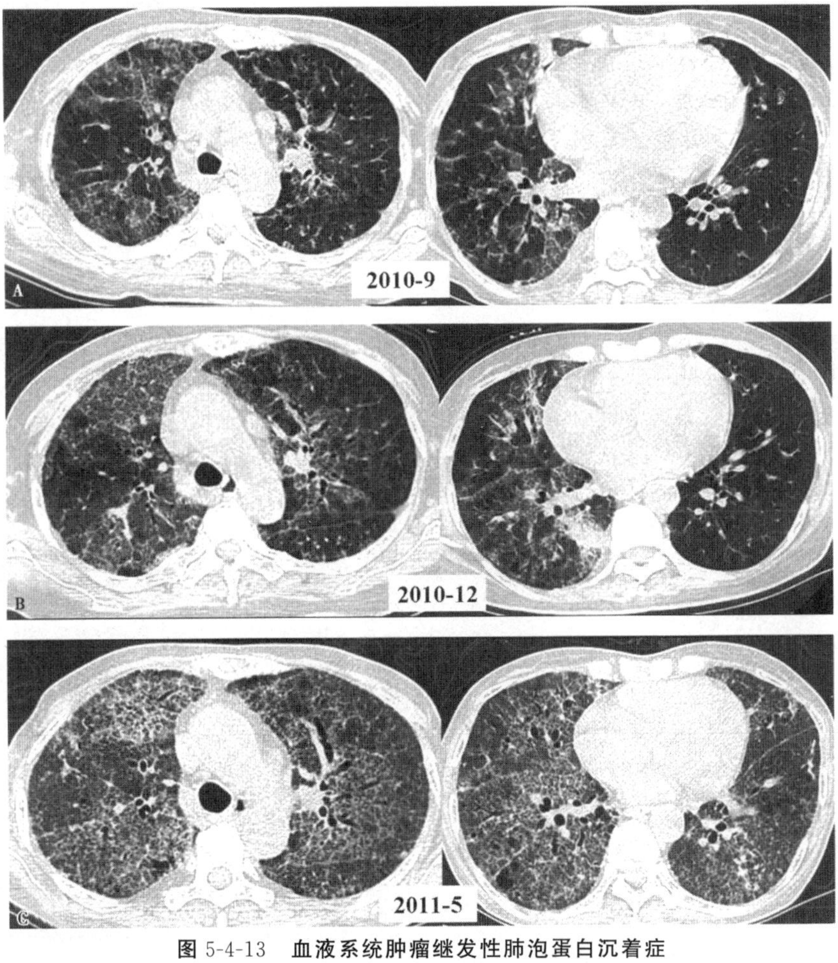

图 5-4-13　血液系统肿瘤继发性肺泡蛋白沉着症

患者,女性,54 岁,确诊慢性粒细胞白血病 6 年;1 年前骨髓细胞学示慢性粒细胞白血病加速期;反复间断性发热。胸部 HRCT 示,小叶间隔增厚,磨玻璃阴影及局部实变影;局部实变影游走;C 与 A、B 比较,小叶间隔增厚,磨玻璃影范围增加,并出现牵拉性支气管扩张

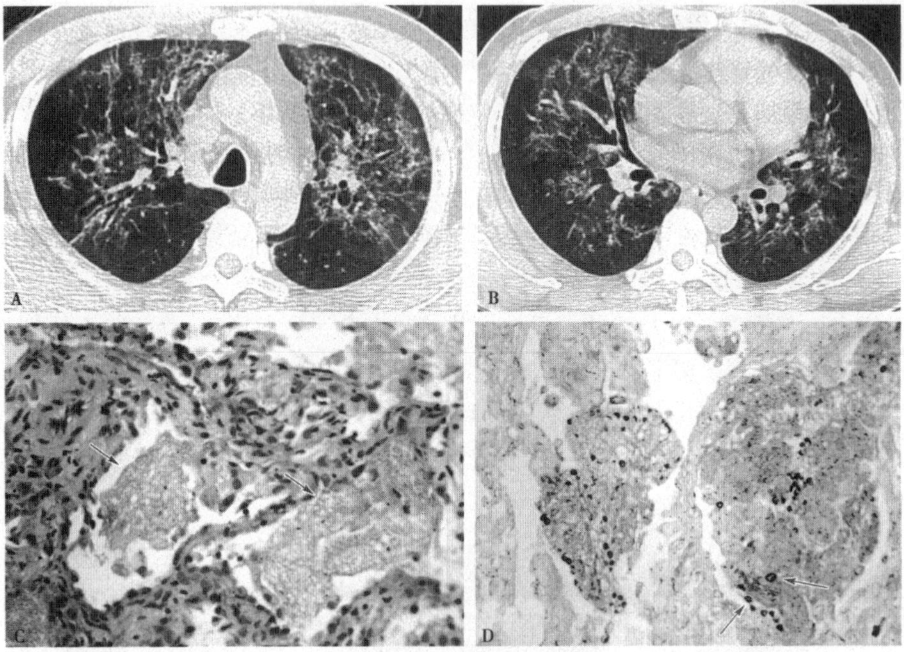

图 5-4-14　肺孢子菌肺炎

患者，男性，53 岁，咳嗽伴活动后气喘 1 个月余，HRCT(A、B)示两肺小叶间隔增厚，斑片状磨玻璃影，病变向心性分布，部分病变与正常肺境界清楚。HIV 抗体阳性，经 TBLB 病理诊断肺孢子菌肺炎。C.肺泡腔内填充着泡沫状嗜伊红物质，肺泡壁见淋巴细胞、浆细胞等炎性细胞的浸润。D.六胺银染色见肺泡腔内囊泡状的肺孢子菌

图 5-4-15　巨细胞病毒性肺炎，肾移植术后 3 个月，发热，呼吸困难

A.胸片示以肺门为中心的对称大叶实变阴影；B.CT 示两上肺对称性实变阴影，类似蝶翼状改变；C.CT 示以肺门为中心的对称性实变阴影及磨玻璃影，典型蝶翼状改变

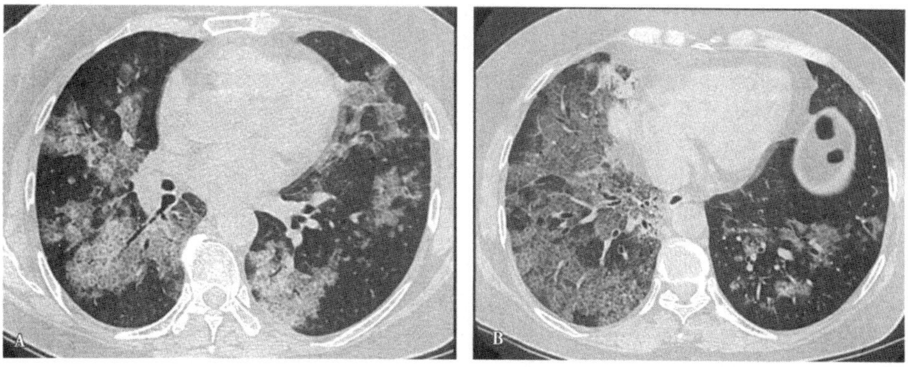

图 5-4-16 细支气管肺泡细胞癌(一)

A.HRCT 示两肺多发性斑片状磨玻璃影,小叶间隔增厚(铺路石征),周边见小结节状磨玻璃影;B.左下肺多发性小结节状磨玻璃影。TBLB 病理诊断细支气管肺泡细胞癌

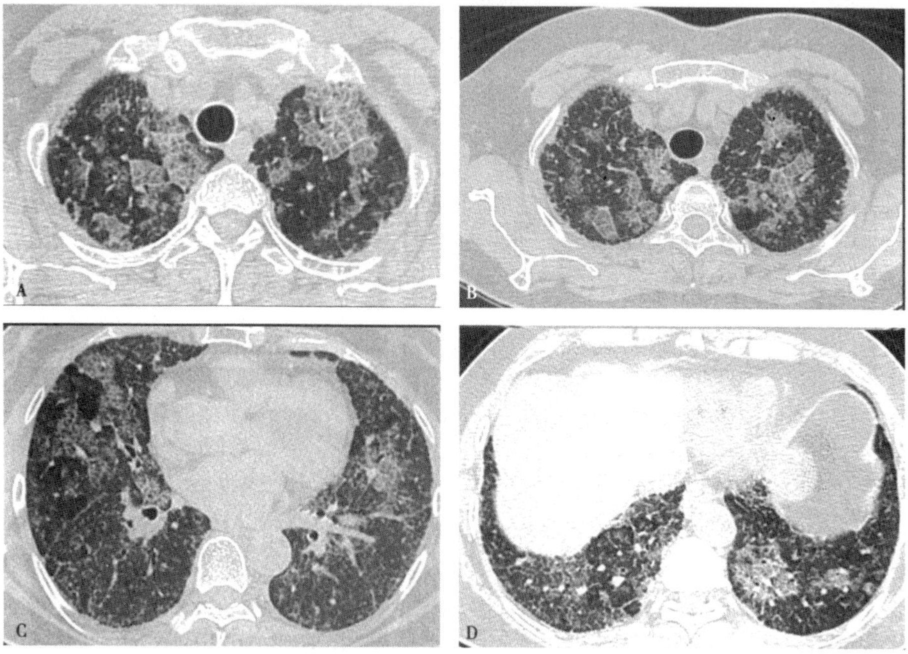

图 5-4-17 细支气管肺泡细胞癌(二)

A、B.HRCT 示两上肺多发性斑片状磨玻璃影,小叶间隔增厚(铺路石征);C、D.两下肺弥散性多发性小结节多于磨玻璃影。TBLB 病理诊断细支气管肺泡细胞癌

4.肺泡出血综合征

HRCT 多数表现为弥散性腺泡样小结节影及实变影,以铺路石征为主要表现者少见(图 5-4-18),影像学与 PAP 之间的鉴别困难。与 PAP 患者不同的是,肺泡出血综合征患者有相关疾病的临床表现如发热、贫血、关节肿痛等;呼吸困难、咯血等呼吸道症状较明显;实验室检查见血红蛋白进行性下降;支气管镜检查 BALF 呈血性,TBLB 病理肺泡腔内见吞噬含铁血黄素的巨噬细胞有助于与 PAP 的鉴别诊断。其次,导致肺泡出血综合征原因较多,识别原发病的临床表现可以帮助鉴别诊断。

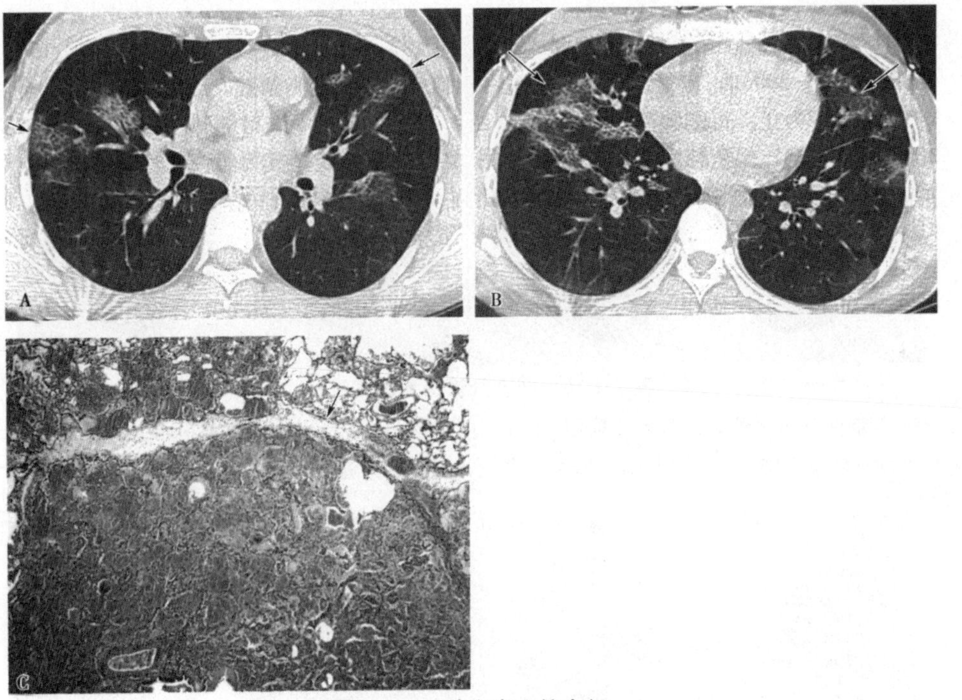

图 5-4-18　肺泡出血综合征

A、B.胸部 HRCT 示两肺斑片状磨玻璃影，小叶间隔增厚，呈铺路石征（黑箭）；C.胸腔镜肺活检病理肺泡腔内见大量红细胞，小叶间隔水肿及增宽（黑箭）

七、治疗

PAP 诊断后，是否需要治疗与疾病严重程度有关。对无症状、肺功能轻度（弥散功能轻度下降）或无异常的患者，尽管存在明显的影像学病变，可选择定期观察临床症状、肺功能、影像学变化。对有症状、较轻、休息时血氧正常、运动时有低氧血症的患者，给予吸氧等对症处理或 GM-CSF 替代疗法；对有严重的呼吸困难和低氧血症的患者，推荐在双腔气管插管下行全肺灌洗。以往文献报道对 PAP 患者多种药物的治疗，诸如使用糖皮质激素、饱和碘化钾溶液及雾化吸入胰蛋白酶、乙酰半胱氨酸和肝素等药物的治疗现均被认为无效。

全肺灌洗仍然是 PAP 最为有效和标准的治疗方法。GM-CSF 替代疗法和针对抗 GM-CSF 抗体抑制治疗，对部分获得性 PAP 患者有较好的治疗效果，有临床应用前景。

有关 PAP 治疗方法，具体介绍如下。

1.肺灌洗

是治疗本病的有效方法。通过肺灌洗清除肺泡内的脂蛋白物质，使肺泡功能得到恢复，可明显缓解症状。灌洗方法包括经气管镜支气管肺泡灌洗和全麻下全肺灌洗。

(1)经支气管镜支气管肺泡灌洗：灌洗前需局部麻醉，每次分段灌洗一侧肺，每一肺段或亚段分次灌入温生理盐水 50～100mL，重复数次，全肺灌洗液总量可达 400～2000mL，灌洗过程需 1～2 小时。其优点是安全、简便、易操作。缺点是需反复多次灌洗，费时，患者易咳嗽，灌洗不易彻底。

(2)全肺灌洗:是目前治疗 PAP 最有效的方法。全肺灌洗的指征包括明显的呼吸困难症状;活动后明显低氧血症;分流率>10%。一般在全麻下经 Carlens 双腔气管内导管进行全肺灌洗。每次灌注 500～1000mL,然后吸出灌洗液,每次丢失量不能超过 150～200mL,如多于 200mL,应警惕液体流入另一侧肺或流入同侧胸膜腔。经反复灌洗,直至洗出液完全清亮为止。每侧肺需要 10～20L。约 1 周后,再次灌洗对侧肺。虽然目前全麻技术已经相当安全,但全肺灌洗有一定的危险性。最大的危险是支气管内插管放置不当,导致灌洗液溢入通气侧肺。另外,灌洗液排出时,肺内分流会进一步增加,加剧缺氧。此时,可通过吸入高浓度氧或在灌洗时采用体外循环或高压氧舱内进行肺灌洗来缓解低氧血症状况。

2.GM-CSF 替代治疗

对于获得性 PAP 患者,可以给予 GM-CSF 替代疗法,一般给予皮下注射重组人 GM-CSF,常用剂量为 5～9μg/(kg・d),疗程 3 个月左右。国外临床资料显示,GM-CSF 对部分获得性成人 PAP 能产生较好的效果,主要获益人群为 GM-CSF 自身抗体阳性的患者。1/3～1/2患者取得满意的临床疗效,临床症状和胸部异常的影像改善,生活质量改善。但皮下注射 GM-CSF 的不良反应较多。

3.针对抗 GM-CSF 抗体治疗

抗 GM-CSF 抗体在获得性 PAP 发病机制中具有关键的作用,通过抑制体内抗 GM-CSF 抗体的产生和清除体内抗 GM-CSF 抗体等方法也初步用于获得性 PAP 治疗。利妥昔单抗是一种针对 B 淋巴细胞表面 CD20 抗原的单克隆抗体。有小样本病例系列报道,通过静脉输注利妥昔单抗治疗特发性 PAP,治疗后患者 PaO_2、胸部 HRCT 均有改善,BALF 中抗 GM-CSF IgG 抗体水平显著下降。有个案报道,通过血浆置换降低抗 GM-CSF 抗体的水平,PAP 患者的胸部 CT 及 PaO_2 均得到显著改善,并且可延长全肺灌洗的间隔时间。

4.肺移植

对于晚期已发生严重肺纤维化的患者,有报道可进行肺移植,但移植肺仍可再发生 PAP。

第五节　淋巴管肌瘤病

淋巴管肌瘤病(LAM)又称淋巴管平滑肌瘤病,是一种主要发生于育龄期女性的罕见多系统疾病,以慢性进展的双肺弥散性薄壁囊性病变为特征。LAM 的平均诊断年龄在 40 岁左右,早期症状轻微,病程中可出现反复发生的气胸和乳糜胸,可合并肾脏血管平滑肌脂肪瘤(AML)等肺外表现,随着疾病的进展,肺功能进行性恶化,晚期可出现呼吸衰竭。近年来,对 LAM 的基础和临床研究均有重要进展,为该病的诊治带来了希望。

一、流行病学

全球 LAM 的发病率没有准确数据,文献推测的女性平均患病率为 4.9/100 万。据此推断,中国的 LAM 患者数为 3000～4000 人,目前注册登记的患者人数不到 400 人。LAM 分为两型，散发的 LAM(S-LAM)占大多数，另外一型发生于遗传性疾病结节性硬化症(TSC)的女性。虽然 TSC 的患者人数相对比较多，按照 TSC 成年女性患者约 30%的 LAM 发生率推断，中国的 TSC-LAM 就有大约 1.5 万人。影像学诊断的 LAM 在 TSC 成年女性患者中远高于 30%。尽管如此，由于很多 TSC-LAM 症状轻微，大量 TSC-LAM 未被诊断，也没有进行 LAM 的筛查，所以临床上还是以 S-LAM 为多见。所有的 LAM 病例均为女性，而且以育龄期女性为主。文献中仅有个别男性 LAM 病例报道。

S-LAM 和 TSC-LAM 在临床上有很多相似之处，但后者有 TSC 的多系统表现，如神经精神系统和皮肤病变。TSC 是一种常染色体显性遗传性疾病，基因突变发生在 TSC1(位于染色体 9q34)或 TSC2(16p13)。S-LAM 同样有 TSC2 的突变，发生于 LAM 病变组织，属于体细胞突变，没有遗传性特征。

二、发病机制

LAM 的发病机制研究在过去 20 多年中取得了很多重要进展。LAM 的病理表现为异常增生的平滑肌样细胞，细胞内 TSC2 基因突变，这些病变的细胞又称 LAM 细胞。TSC1 和 TSC2 蛋白在体内以复合体的方式对雷帕霉素靶蛋白(mTOR)起抑制作用，当 TSC1/TSC2 因基因突变发生功能缺陷时，mTOR 过度活化，导致细胞过度增生。这一重要发现为 LAM 寻找到了第一个有效的分子靶向治疗药物西罗莫司，也称为雷帕霉素。LAM 细胞的起源至今是一个谜，目前推测 LAM 细胞并非在肺部产生，而是来源于肺外，特别是肾血管肌脂瘤或子宫。源自子宫或许可以更好地解释 LAM 为何仅发生于女性，但目前的支持资料仅来自动物实验。雌激素在 LAM 细胞的增生、存活、转移和浸润过程等多个环节发挥重要作用。LAM 病变组织表达雌激素受体和孕激素受体。临床也观察到 LAM 在月经期、妊娠或服用雌激素药物后症状会加重。虽然目前的抗雌激素治疗策略在 LAM 并未取得满意疗效，但未来依然是需要加强研究的领域之一。LAM 细胞经淋巴管，然后通过血液循环向肺部转移，形成全肺弥漫分布的 LAM 病灶。LAM 细胞表面表达血管内皮生长因子 C 和 D(VEGF-C 和 VEGF-D)，两者与淋巴管的新生和功能相关。VEGF-D 在患者血液中水平增高，被作为 LAM 的血液生物标志物，有望用于临床诊断，该指标的水平与疾病严重度相关。

三、病理特点

肺部病理标本的采集途径包括经支气管镜肺活检(TBLB)及外科肺活检(胸腔镜下肺活检)。临床大体标本可显示肺部弥散性囊状改变。LAM 的镜下病理改变有两个特征，肺部囊状改变及成簇分布的增生平滑肌样细胞(又称 LAM 细胞)。镜下见不同成熟度的平滑肌样细胞在细支气管壁、肺泡壁、淋巴管壁和血管壁周围增生，排列呈束状或结节状；围绕淋巴管、小气道、小血管，增生的上皮样平滑肌细胞呈结节状可入小气道，导致终末小气道和肺泡囊性变和破裂，形成大小不等囊腔病变。LAM 细胞呈短梭形、卵圆形或呈上皮样；胞质丰富，部分较肥大、细胞核清晰，未见核分裂象。LAM 细胞分布于肺间质、小气道、肺泡间隔、小动脉或小静脉、淋巴管和胸膜等部位。游离的 LAM 细胞也可在血液、胸腔积液和尿液中检查到。

LAM 细胞免疫组化特征为 α-平滑肌肌动蛋白(α-SMA)抗原阳性，黑色素瘤相关抗原 HMB45 阳性，有的可出现 desmin 阳性。LAM 患者的孕激素和雌激素受体常阳性，其临床意义尚不明确。

LAM 可以出现肺外表现。肾血管平滑肌脂肪瘤、淋巴结病、肺外淋巴管平滑肌瘤等病理标本可以显示相似的异常平滑肌细胞增生。

根据 WHO 肿瘤分类和诊断标准，LAM 作为一种恶性肿瘤列于恶性上皮性肿瘤的间叶性肿瘤中的一种。目前 LAM 被认为是一种低度恶性、具有转移特征和破坏性的肿瘤。

四、临床表现

1.症状

LAM 是一种罕见疾病，但临床症状都是很常见的，在日常工作中需要提高诊断意识。常见的呼吸系统症状包括呼吸困难、咯血、胸痛、自发性气胸和乳糜胸等。通常起病隐匿，在临床出现症状前可能已经有活动耐力差等表现，随疾病发展呼吸困难逐渐明显并进行性加重。气胸和乳糜胸常为 LAM 的首发症状，并可反复发生。在整个病程中，有 60%～70%的患者会出现气胸，30%的患者会出现乳糜胸。

目前为止，对于 LAM 的临床特征，最大系列的报道来自美国国家心肺血液研究所于 1998—2001 年对 230 例 LAM 患者的注册临床研究。这些病例不包括已经做过肺移植治疗的患者。所有患者均为女性，年龄在 18～76 岁，平均(44.5±0.65)岁，平均发病年龄和诊断年龄分别为(38.9±0.73)岁和(41.0±0.65)岁，约 15%的患者同时患有 TSC。

LAM 可有肺外受累，可出现腹胀和腹痛等症状。腹部和盆腔 CT 检查可发现淋巴结肿大、腹膜后淋巴管肌瘤、肾血管肌脂瘤。部分患者可出现乳糜腹水。

S-LAM 和 TSC-LAM 在临床特征上有相似之处，但自己有各自的表型特点。胸腔积液和肾血管肌脂瘤在 S-LAM 和 TSC-LAM 的发生率有很大差异(表 5-5-1)。合并 TSC 的患者，还可以出现 TSC 的其他临床特征如神经系统改变(癫痫、神经发育迟缓和自闭症)、皮肤改变(面部血管纤维瘤、皮肤鲨革斑、色素脱色和甲周纤维瘤)。

表 5-5-1 S-LAM 和 TSC-LAM 部分临床特征比较

	S-LAM(n=196)	TSC-LAM(n=34)
气胸	56.9%	47.1%
胸腔积液	23.5%	3.9%
肾血管肌脂瘤	29.1%	88.2%

2.体征

LAM 患者通常没有特殊体征。少见的体征包括肺部干湿啰音、气胸、胸腔积液、腹水、淋巴水肿等。如果在 TSC 的基础上发生，还有 TSC 的症状和体征。

3.辅助检查

常规的实验室辅助检查没有特殊发现。

人血管内皮细胞生长因子 D(VEGF-D)的检测有助于诊断 LAM。以 800～850pg/mL 作为诊断截点，VEGF-D诊断LAM具有较高的诊断敏感性和特异性，可以作为一个无创诊断的方法用于临床。

肺功能检查在初期无明显异常，随病情进展出现阻塞性或混合性通气功能障碍、残气量增加及弥散功能下降。随着疾病进展，6分钟步行距离减少。动脉血气可显示低氧血症。部分患者可出现肺动脉高压。

五、辅助检查

1.实验室检查

VEGF-D是拟诊肺淋巴管肌瘤病(PLAM)的重要生物标志物，其明显高于其他类似的囊性或乳糜性肺部疾病，而且VEGF-D亦与PLAM疾病严重程度和治疗反应相关，对PLAM具有较高诊断特异性，并能减少肺活检。2016年ATS/日本呼吸学会(JRS)发布的PLAM官方临床实践指南，强调了检测VEGF-D的重要性，由于它具有较低假阳性率及较高假阴性率，可用于帮助诊断PLAM，但阴性结果并不能排除PLAM的可能。另外，对于临床表现为囊性肺病，但又缺乏PLAM的典型表现而不能确诊时，检测VEGF-D可帮助诊断，并减少患者行侵入性的肺活检。

此外，基质金属蛋白酶(MMP)是细胞外基质的组成部分，并参与了肺重构与淋巴管的生成过程。与正常人相比较，PLAM患者的血清MMP-9水平较高，提示由PLAM细胞导致MMP产生过多，从而导致患者肺部损伤。

2.胸部X线检查

早期可无明显异常或表现为磨玻璃影。随病情发展逐渐出现弥散性小结节，从粟粒状到中等大小的结节状或网状结节影，同时有不规则的网纹和线条状阴影，多呈均匀分布。伴随胸膜并发症可出现气胸和胸腔积液影像学改变。对可疑病例需提高诊断意识，进一步行胸部HRCT检查是明确PLAM诊断的关键。

3.胸部CT或HRCT

是诊断PLAM的重要手段。约50%的早期PLAM患者出现磨玻璃影，能看到结节阴影者约5%，如出现片状阴影则提示出血。胸部CT尤其是HRCT，可显示出普通X片显示不清的肺囊肿。淋巴管平滑肌瘤的肺囊肿具有特征性影像学特点，为全肺均匀分布大小不等的薄壁囊肿，直径为0.5～5cm，囊壁的厚度一般<2mm，早期囊肿较小，随病情发展囊肿则增大。此类形态囊肿几乎存在于所有PLAM患者，是诊断淋巴管平滑肌瘤的重要依据。以HRCT定量测定囊肿面积与检测肺容量、弥散功能或运动试验所提示的疾病严重程度相符合，HRCT既可用于诊断又可判定预后。此外，CT或HRCT可发现腹后壁、腹腔、肾脏、盆腔的病变(图5-5-1)。

4.肺功能检查

PLAM是间质性肺疾病中为数不多的胸部X片呈网状结节影、肺体积增大而肺功能呈阻塞性或混合性通气功能障碍的疾病之一。肺功能表现为肺总量(TLC)增大，残气(RV)和RV/TLC增加，第1秒用力呼气量(FEV_1)和肺活量、FEV_1/FVC下降。PLAM患者常出现气体交换异常,弥散功能(DLCO)显著降低。多数患者运动耐力降低,运动会导致呼吸频率增快、每分通气量增加和呼吸储备减少。

5.病理检查

肉眼可见肺组织常为弥漫的蜂窝状结构,表现为大小不等的囊肿。显微镜下显示异常增生的梭状平滑肌样和上皮样肿瘤细胞-LAM 细胞(图 5-5-2)。肺外病变的病理标本可见相似的异常平滑肌细胞增生。血管脂肌瘤病理检查还可以看到脂肪细胞等成分。

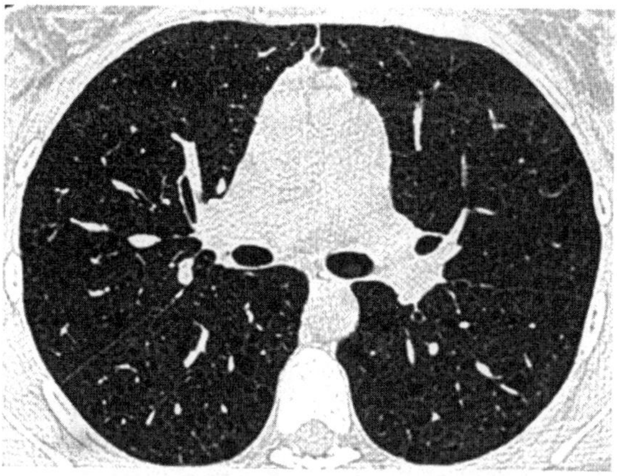

图 5-5-1　肺淋巴管平滑肌瘤 HRCT 表现示意

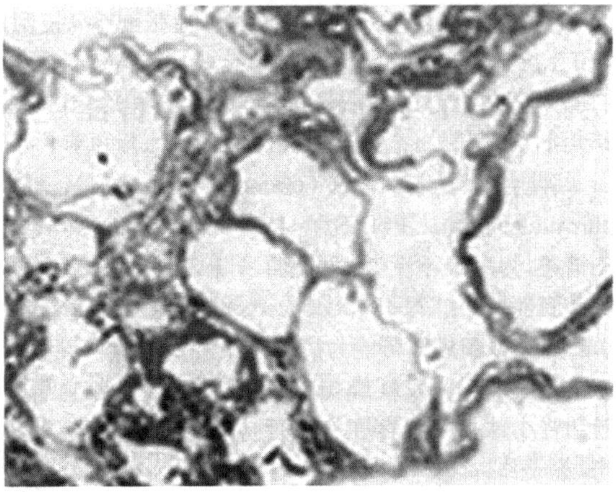

图 5-5-2　LAM 细胞示意

六、诊断和鉴别诊断

(一)诊断依据

如果女性患者特别是育龄期女性,发生自发性气胸或乳糜胸或出现慢性进展性呼吸困难或低氧血症,特别是气胸或乳糜胸与双肺弥散性病变同时出现时,血清检查提示 VEGF-D 阳性,需要考虑 PLAM 的可能。2010 年 ERS 对 PLAM 提出了诊断标准(表 5-5-2)。

表 5-5-2　PLAM 的诊断标准(ERS,2010)

确诊 PLAM
1.具有特征性[1]或符合性[2]的肺 HRCT 表现,肺活检符合 PLAM 的病理标准
2.具有特征性的肺 HRCT 表现,同时具有以下任何一项:肾血管肌脂瘤[3]、胸腔或腹腔乳糜积液、淋巴管平滑肌瘤或淋巴结受累或结节性硬化症
拟诊 PLAM
1.具有特征性的肺 HRCT 表现并符合 PLAM 的临床病史
2.具有符合性的肺 HRCT 表现,同时具有以下任何一项:肾血管肌脂瘤或胸腔或腹腔乳糜积液
疑诊 PLAM
仅具有特征性或符合性的肺 HRCT 表现,而缺乏其他证据

[1] 特征性的肺 HRCT 指双肺有多个(>10 个)薄壁含气囊肿,肺容量正常或增加,同时没有明显的其他肺部病变,如间质性肺炎。[2] 符合性的肺 HRCT 指双肺仅有少量(2～9 个)薄壁含气囊腔。[3] 肾血管肌脂瘤的诊断有赖于典型的影像学或病理

(二)鉴别诊断

1.肺朗格汉斯细胞组织细胞增多症(PLCH)

这是与 PLAM 主要鉴别诊断的疾病。两者的临床表现相似,主要鉴别点如表 5-5-3 所示。

表 5-5-3　PLAM 与肺朗格汉斯细胞组织细胞增多症鉴别

	PLAM	肺朗格汉斯细胞组织细胞增多症
好发人群	育龄期女性	男性吸烟者更多
肺部常见病变部位	全肺分布	中上肺野
肺部形态改变	囊性病变通常比较均匀,不伴有结节影	囊性病变大小不规则,合并结节影
合并疾病	合并以下任何一项:肾血管肌脂瘤、胸腔或腹腔乳糜积液、淋巴管平滑肌瘤或淋巴结受累或结节性硬化症	可合并骨骼囊性损害和尿崩症等多系统表现

2.与其他肺部囊性病变相鉴别

PLAM 需与其他肺部囊性病变相鉴别,如特发性肺间质纤维化(蜂窝肺)、风湿病合并肺病变(硬皮病等)、外源性过敏性肺泡炎等。气道疾病也可出现囊性改变,如肺气肿和支气管扩张症。

3.与其他呼吸困难疾病相鉴别

PLAM 需与支气管哮喘、特发性肺纤维化、慢性阻塞性肺疾病相鉴别。

4.肾肿瘤

PLAM 患者常出现的肾血管肌脂瘤为良性肿瘤,而肾出现占位性病变的恶性肿瘤比例更高,对于女性肾肿瘤患者,需要排除 PLAM,以避免不必要的全肾切除。

七、治疗及预后

(一)治疗原则

目前本病尚无满意的治疗方法。2016 年 ATS/JRS 发布了 PLAM 的官方临床实践指南，推荐使用 mTOR 抑制剂西罗莫司，但并不推荐 MMPs 抑制剂多西环素和抗雌激素治疗。可根据病情采用对症支持治疗，肺移植成为重症 PLAM 的一个治疗选择。

(二)治疗方法及具体措施

(1)一般治疗：和其他慢性肺部疾病一样，PLAM 患者饮食宜均衡营养，保持正常体重，避免吸烟，注射流感疫苗和肺炎球菌疫苗有助于减少肺部感染的发生。

(2)针对 PLAM 发病机制，mTOR 抑制剂西罗莫司和依维莫司在维持肺功能、减小囊肿体积中显示出一定的疗效。2016 年 ATS/JRS 推荐使用西罗莫司，尤其是在患者肺功能异常或下降明显时更加强烈推荐使用，西罗莫司可治疗改善肺功能，并提高患者生活质量。对于患者临床表现已有胸腔乳糜渗出或乳糜尿、乳糜心包积液、乳糜腹水时可试用西罗莫司，它可减小血管肌脂瘤与淋巴管平滑肌瘤的体积，并减少乳糜病的累积，但推荐级别较低。

(3)抗雌激素治疗：长期以来抗雌激素治疗常被用于治疗 PLAM。但 2016 年 ATS/JRS 发布的指南并不推荐抗雌激素治疗，包括孕激素、促性腺激素释放激素(GnRH)激动剂、选择性雌激素受体调节剂如他莫昔芬，以及卵巢切除术。另外，应建议 PLAM 患者尽量避免使用含有雌激素的药物和食物。

(4)对症治疗及针对并发症的治疗：对于严重呼吸困难的患者，应给予氧疗；如对支气管扩张剂有治疗反应，应推荐使用。对于 PLAM 最常见的并发症，如气胸、乳糜胸和肾血管肌脂瘤，应给予相应治疗，包括手术治疗。

(5)肺移植：肺移植成为重症 PLAM 的一个治疗选择，肺移植后 PLAM 复发罕见，且常无症状，故不需常规检测 PLAM 是否复发，个别患者可出现新的 PLAM 病变。

第六节 弥漫性肺泡出血

弥散性肺泡出血(DAH)是一种可由多种病因导致的肺泡毛细血管、小动脉及小静脉损伤继而导致肺微循环血液聚集于肺泡而引起的一种临床病理综合征。不同原因导致的 DAH 临床、影像学、病理组织学特点相似。主要以咯血、呼吸困难、咳嗽、贫血为临床表现，以双肺弥散性或非特异性斑片状分布的浸润影为影像学特点，以肺泡毛细血管基底膜广泛破坏、终末细支气管远端肺泡内广泛出血和大量吞噬含铁血黄素的巨噬细胞在间质内堆积为病理学表现。严重者可进展为急性呼吸衰竭从而危及生命。由于 DAH 是一种异质性疾病，基础疾病不同，治疗方案及预后差异很大。DAH 系少见病，近年来其在国内外报道逐年增加，可缓慢起病，也可急骤进展，可发生于任何年龄。由于其病因复杂，临床表现无特征性，易合并肺部感染，从而增加了诊治难度，容易造成漏诊或误诊，死亡率较高。

一、病因及发病机制

1.病因

DAH 的病因广泛而复杂,其作为一种临床病理综合征与多种基础疾病相关。对 DHA 的病因研究显示,肉芽肿性多血管炎是最常见的基础疾病,其次是肺出血-肾炎综合征、特发性肺含铁血黄素沉积症以及胶原血管病。现根据基础疾病的组织病理类型对 DAH 的病因进行如下分类(表 5-6-1)。

表 5-6-1 DAH 的病因分类

伴有肺毛细血管炎的 DAH	不伴有肺毛细血管炎的 DAH
肉芽肿性多血管炎	特发性肺含铁血黄素沉着症
显微镜下多血管炎	系统性红斑狼疮
孤立性肺血管炎	二尖瓣狭窄
白塞综合征	亚急性心内膜炎
过敏性紫癜	肺淋巴管平滑肌瘤病
混合型冷球蛋白血症	肺毛细血管多发性血管瘤
系统性红斑狼疮	肺静脉阻塞性疾病
混合性结缔组织病	结节性硬化症
多发性肌炎	凝血障碍
原发性抗磷脂综合征	骨髓移植
硬皮病	放射治疗
寡免疫肾小球肾炎	ARDS
免疫复合物相关性肾小球肾炎	药物:青霉胺、胺碘酮、抗凝药等
急性肺移植排斥	毒物:可卡因、杀虫剂、酸酐、去污剂等
系统性坏死性血管炎	弥散性肺泡损伤
特发性肺纤维化	
重症肌无力	
药物:丙硫氧嘧啶、苯妥英、维甲酸中毒等	

系统性红斑狼疮和 Goodpasture 综合征引起弥散性肺泡出血可伴有或不伴有肺毛细血管炎。一些特殊病因需注意,如感染(卡氏肺孢子虫、螺旋体、疟原虫、葡萄球菌、单纯疱疹病毒、水痘带状疱疹病毒、登革热病毒等)、毒物或药物(可卡因、青霉胺、胺碘酮、呋喃妥因等)、肿瘤放化疗及骨髓移植等。造血干细胞移植后发生 DAH,特指非感染性的肺泡出血。弥散性肺泡损伤是肺损伤的一种独特的病理组织类型

2.发病机制

DAH 发病机制尚不清楚,通常认为由于免疫复合物沉积在肺泡壁引起弥散性肺泡损伤,以肺微血管炎或毛细血管炎形式存在的血管炎,与感染有关的弥散性血管损伤和其他基础疾病以单一或联合形式参与发病的过程。

二、病理及病理生理

1.病理

DAH的主要病理改变包括肺毛细血管炎、肺泡出血及弥散性的肺泡损伤，其中肺毛细血管炎是最常见的病理改变，病变血管出现中性粒细胞浸润、白细胞碎片。其他的病理学特征包括Ⅱ型肺泡上皮增生、肺泡毛细血管血栓形成、机化性肺炎和肺泡间质内的单核细胞浸润。DAH急性期以肺实质和间质性水肿伴Ⅰ型肺泡上皮细胞损伤、肺泡腔出血、弥散性炎症为特征。在DAH消散期，成纤维细胞增殖，大量的含铁血黄素沉积于肺间质和肺巨噬细胞内。慢性及反复性肺泡出血会导致胶原沉积、肺泡间隔增厚及纤维化。DAH其他的病理改变有弥散性肺泡损伤和良性肺出血，弥散性肺泡损伤的特征为间质及肺泡水肿和肺透明膜形成。良性肺出血指在无肺泡炎症和坏死的基础上出现的肺泡腔出血。

2.病理生理

DAH患者肺泡壁和肺泡毛细血管损伤及肺水肿导致气体弥散功能障碍，肺通气与肺血流比例失调引起低氧血症。对于慢性及反复发作的DAH患者，由于肺间质纤维化，可出现限制性通气功能障碍。轻症患者的胸片可表现为斑片状或局灶性的肺泡浸润影，弥散功能所受影响较小。重症患者则发生呼吸衰竭。监测CO弥散量是评估复发性DAH是否发生活动性出血的一项敏感指标。

三、临床表现

DAH常发生于多种相关疾病基础上，通常呈急性起病，其临床表现复杂，缺乏特征性。除了基础疾病的临床表现外，DAH相关主要症状为咯血、呼吸困难、咳嗽，病情可以迅速进展，很快出现呼吸衰竭，需要机械通气。约1/3的患者尽管出现了广泛的肺泡内出血，但无咯血症状。患者有贫血貌，胸部可查及湿啰音、吸气相捻发音或肺实变体征。

1.症状

(1)咯血：患者咯血量多少不等，可表现为痰中带血(约1/3的DAH患者可无咯血)到致命性大咯血，大多患者仅为少量咯血，大咯血不多见，一旦发生，死亡率可高达70%；咯血量及持续时间与病情严重程度、病变部位及范围无确切相关性。

(2)呼吸困难：突发性呼吸困难可以是首发症状，严重者呼吸窘迫，张口呼吸，有“濒死”感，同时血氧分压明显下降，伴呼吸性碱中毒，甚至呼吸衰竭，重者需要机械通气。

(3)咳嗽：通常以干咳为主。

(4)其他：少数患者可有发热、非特异性胸痛。

2.体征

(1)湿啰音：双肺内可闻及局部或弥散性湿啰音，部分患者胸部可查及非特异性吸气性捻发音以及肺实变征象。

(2)贫血：多数患者有贫血貌。

(3)其他：呼吸困难严重的患者会出现呼吸急促、发绀等体征。

四、辅助检查

1.实验室检查

在DAH病因鉴别诊断中，常规实验室检查包括血常规、尿常规、凝血功能、生化及血清免疫学检查等。

(1)血常规：多数患者表现为血红蛋白下降，主要由于急性失血以及(或者)缺铁性贫血。血红蛋白下降与否主要取决于出血速度和程度。

(2)尿常规：有些患者的尿常规可见红细胞、齿形红细胞或红细胞管型。

(3)血清免疫学：多数DAH患者具有一种或多种的自身抗体阳性，其对病因学诊断具有重要意义(表5-6-2)。

表5-6-2 导致DAH相关疾病血清免疫学指标异常

导致DAH的疾病	ANCA	ANA	RF	ABMA	补体水平
肉芽肿性多血管炎	＋c-ANCA	＋/－	＋/－	无	正常
显微镜下多血管炎	＋p-ANCA	＋/－	＋/－	无	正常
孤立性肺血管炎	无	无	无	无	正常
系统性红斑狼疮	无	有	有	无	低
Goodpasture综合征	无	无	无	有	正常
过敏性紫癜	＋/－	无	无	无	正常
特发性肺含铁血黄素沉着症	无	无	无	无	正常

(4)支气管肺泡灌洗液(BALF)：通过电子支气管镜检查获得的支气管肺泡灌洗不仅有助于确定病因如结核分枝杆菌、真菌感染等，还可确定肺泡出血范围。DAH患者多肺段BALF为非外伤性血性液体，其红细胞含量明显增多。

2.影像学

胸部影像学异常是诊断DAH的必要条件，尽管其影像学表现不具有特征性。胸部CT可表现为弥漫或局限性斑片、磨玻璃影及实变影，以双侧中下肺野为主，新出现的肺部浸润阴影意义更大，浸润影一般2～3天吸收后呈网状，1～2周内可完全吸收。有时肺部浸润影类似肺水肿的表现。胸腔积液和肺不张罕见。若反复出血则出现肺间质纤维化，网格状影则持续存在。

3.肺功能检查

肺功能检查可有限制性通气功能障碍，肺泡出血引起弥散功能障碍表现为不同程度的低氧血症，可伴有过度通气。肺泡出血时，由于一氧化碳(CO)和肺泡内血红蛋白结合率增加，导致CO弥散量升高，动态监测CO弥散量可作为评估肺泡出血复发的敏感指标。

4.电子支气管镜检查

电子支气管镜检查活检标本中可发现吞噬含铁血黄素细胞。但对于病情危重、进展迅速的患者此项操作有风险，因此，一旦怀疑此病应尽早完善该项检查。

5.肺活检

肺活检在 DAH 诊断及病因筛查中存在争议，一般不常规推荐。对于症状不典型、临床表现或血清学检查无系统性疾病证据、单纯肺出血的年轻患者，可适当选用。

五、诊断及鉴别诊断

1.诊断

早期诊断、及时治疗是抢救 DAH 成功的关键。对于有相应症状和高危因素的患者应提高警惕。凡是符合以下条件者即可诊断为 DAH。

(1)咯血伴不同程度的呼吸困难，咯血量可从无到大咯血，严格排除已知病因的咯血，如支气管扩张、结核、感染或肿瘤等。无明显诱因的气促，呼吸困难。

(2)贫血：与咯血量不平行的贫血，血红蛋白降低 10g/dL 或以上。

(3)胸片或胸部 CT：显示弥漫或不对称局部浸润影或间质性病变，一般无胸腔积液和肺不张。

(4)弥散功能：CO 弥散量升高，超过基线值 30%。

(5)BALF 检查：可见多段(至少 3 个不同支气管亚段)回收液呈血性或发现肺含铁血黄素的巨噬细胞，普鲁兰染色(+)。

(6)可能存在基础疾病(尤其是肺血管炎疾病、结缔组织病)或有药物、毒物、放射接触史。

2.鉴别诊断

DAH 需要与其他有咯血、贫血、呼吸困难及肺部阴影表现的疾病相鉴别，常见引起咯血的病因如结核、支气管扩张、肿瘤等多有明确肺内病灶，有较特征性的临床表现，容易鉴别。

六、治疗

在确定患者有肺泡活动性出血后需尽快控制肺泡出血，同时积极完善相关检查，明确原发病。对于病情危重的患者，可先选择经验性治疗，DAH 的治疗主要依靠激素冲击及对症支持治疗，治疗时机把握非常重要。

(1)DAH 病因多数与免疫相关，因此治疗与免疫相关的 DAH 以糖皮质激素、免疫抑制剂、血浆置换单独或联合治疗为主，静脉输注免疫球蛋白或丙种球蛋白可能有益。

危重患者多主张激素冲击疗法，如甲泼尼龙 1g/d，静脉滴注 3 天，若病情缓解，则改为泼尼松 60～120mg/d 短期全身应用，随病情好转，逐渐减量为 1～2mg/(kg·d)。若单用糖皮质激素冲击治疗效果不佳，可联合使用环磷酰胺，剂量为 0.5～1g/m^2，静脉滴注，3～4 周 1 次，病情缓解后可改为维持剂量 1～2mg/(kg·d)。维持治疗时间取决于病情的缓解情况，一般为 2 个月左右。其他免疫抑制剂如环孢素、硫唑嘌呤、甲氨蝶呤适时选用。

血浆置换是抗肾小球基底膜抗体阳性疾病的重要治疗手段，有利于清除血浆抗体，保护脏器功能，减轻 DAH；静脉注射输注免疫球蛋白对慢性持续的血管炎患者有益；伴有严重肾衰竭的患者可以进行血液透析；对于病情发展迅速，存在呼吸衰竭的患者，尽早进行无创或有创机械通气，以纠正缺氧。

(2)其他病因导致的DAH:感染导致或并发感染的DAH患者应积极控制感染;药物导致的DAH患者需及时停用相关药物,必要时可使用药物拮抗剂;恶性高血压患者需积极控制血压等对症治疗。

第七节　特发性肺含铁血黄素沉着症

特发性肺含铁血黄素沉着症(IPH)是一种病因未明的反复引起弥漫的肺泡出血的一种少见疾病。长期反复的肺泡出血引起肺含铁血黄素沉着,最后可以导致肺纤维化。绝大多数肺泡出血引起的肺含铁血黄素沉着症是可以查找到原因的,而最后经过临床及实验室的仔细检查找不到原因的肺含铁血黄素沉着症即称为特发性肺含铁血黄素沉着症。因此,目前有些学者建议用特发性肺出血这一名词来替代IPH。

一、流行病学

1864年,Virchow首先在病理上描述了为"棕色硬肺";Ceelen在1931年报道了2例IPH的临床表现,后来在1944年由Waldenstrom第一次在患者死前诊断IPH,此后,临床上就有较多关于IPH的报道。尽管如此,IPH仍是一种少见疾病,估计其发病率为(0.24～1.23)/100万。有报道4个月～62岁均可发病,但是主要影响儿童,成年人只占15%,大部分患者是在10岁以前即诊断有IPH。主要表现是"三联征",即贫血、咯血和X线胸片有双肺浸润影。

二、病因及发病机制

1955年,Probst提出在弹性纤维上有异常的酸性黏液多糖,后来,Heiner等提出可能是对牛奶过敏而引起发病,但是在1974年和1975年Irwin和Donlan等发现毛细血管基底层是正常的。1976年Gonzales-Crussi等提出可能是毛细血管基底膜增生致病,而上皮基底膜正常,不管怎么说,经过许多年的研究目前在IPH患者的肺组织中仍未发现有肺血管的上皮或基底膜的损伤。后来在美国俄亥俄州的克利夫兰连续出现10例儿童弥散性肺泡出血,经调查发现这些儿童均接触了葡萄穗霉污染的水,因此有些学者认为环境因素在IPH的发病中或许有某些促发作用。截至目前,多数学者认为可能存在一种尚未可知的免疫因素引起发病,遗传因素也可能起一定的作用。

三、病理改变

晚期IPH的肺标本在肉眼检查时重量增加,呈现明显的棕色,表面及切面有散在的出血斑,可以有不同程度的纤维化。

显微镜下检查发现肺泡的毛细血管通常扩张、扭曲,可突向肺泡腔内,而在组织学和免疫组化上均没有肺毛细血管炎的迹象。其组织学特点为肺泡中有大量含铁血黄素颗粒的巨噬细胞,同时有肺泡出血时则有大量的红细胞,这种改变并无特异性。肺泡壁增厚,Ⅱ型肺泡上皮细胞肿胀、变性、脱落和增生，肺泡毛细血管反复出血可致肺泡间质、血管的弹力纤维变性，含铁血黄素沉着，内膜纤维化，支气管动脉肌层轻度增厚，在淋巴管周围有淋巴细胞、浆细胞和含铁血黄素巨噬细胞浸润，淋巴管扩张，慢性阶段最后可导致弥散性肺间质纤维化、肺气肿、支气管扩张、肺动脉高压和肺心病。电镜检查可以发现肺泡上皮细胞肿大并含有空泡，肺泡毛细血管基底膜可以有局限性的增厚，但是没有免疫复合物在上面沉积。

四、临床表现

IPH 通常在 10 岁以前发病，成人发病只占 15%，主要临床表现是反复出现咳嗽、咯血和呼吸困难，发病的初始阶段通常是刺激性咳嗽，以后出现咯血，可以是痰中带血或整口咯血，有时由于患者年龄小，将痰吞咽而不出现咯血，出现黑粪，肺泡出血经常是自限性的。所有患者都出现缺铁性贫血，面色苍白，乏力，有时可能是唯一的临床症状，患儿发育迟缓。心跳加快，双肺底可闻及细湿啰音。临床表现因病变时期、程度不同而表现各异，急性出血期表现为突然发病，轻咳，咳少量新鲜血液或小血块，也可出现大量咯血，患者出现气短、胸痛、心悸、心率加快、乏力和低热。肺部体检可正常，重者可出现呼吸音减低，可闻哮鸣音。

慢性反复发作期，上述症状反复发生，肺泡反复出血，最后导致广泛肺间质纤维化，患者常有慢性咳嗽、气短，活动后明显，病程后期可出现肺动脉高压、肺心病和呼吸衰竭。

体格检查：贫血貌，肺间质纤维化时可有爆裂音，部分患者可有杵状指，20%的患者出现肝脾大和（或）轻微的淋巴结增大。

五、辅助检查

IPH 最主要的实验室结果异常是贫血，同时可以伴有其他一些异常，详述如下。

（1）血常规检查出现小细胞低色素性贫血，在急性期，网织红细胞数可以增加，嗜酸细胞可以增加，红细胞沉降率增快，有时可以出现大便潜血阳性。由于肺中的血红蛋白的重吸收，血浆中胆红素水平可以增高，同时尿胆原排出增加，血清 IgA 增高，直接 Coomb 试验、冷凝集试验、嗜异凝集试验可以阳性。因此 IPH 在许多方面酷似溶血性贫血，转铁饱和度低于 15%，血清铁水平下降，但有报道极个别的 IPH 患者存在有缺铁性贫血而血清铁水平正常。由于肺组织损伤、红细胞破坏时的血清乳酸脱氢酶水平增高。骨髓检查显示红系增生活跃，可染铁缺乏。

（2）痰、胃液、支气管肺泡灌洗液或肺活检组织中可找到典型的含铁血黄素巨噬细胞，这对诊断有重要意义。

（3）电子支气管镜检查：对 IPH 的诊断有决定性的意义，在肺泡出血较多时可以在支气管中观察到血液，肺泡灌洗液可呈现粉红色（有较多血液时），镜检可有含铁血黄素细胞，通过电子支气管镜肺活检可以确定诊断。

（4）肺功能检查及血气分析：在急性期，由于肺泡中有大量的红细胞，红细胞中的血红蛋白可以与 CO 结合，因此 DLCO 升高，当肺泡中的血红蛋白降解以后，DLCO 下降。到了疾病的晚期出现肺纤维化，可以出现限制性通气障碍，如 FEV_1 和 VC 降低，FEV_1/VC 正常或增加，

TLC 下降,DLCO 下降。早期患者血气分析结果多正常,合并有大量肺泡出血时或晚期出现有肺纤维化时 PaO_2 下降、$PaCO_2$ 正常或降低合并有肺气肿和肺心病时,$PaCO_2$ 可以升高。

六、胸部影像学表现

1.胸部 X 线表现

肺部可以出现细小结节影或斑片样浸润影或出现磨玻璃样改变。严重时可出现实变影,伴有明显的支气管气影。可在肺门周围或全肺出现。最常累及的部位是肺门周围或中、下肺野,而肋膈角和肺尖较少累及。有时肺部浸润影可以出现游走,这种阴影可以在 2～3 天内完全吸收或部分吸收,也可以遗留下纹理增重或网状影。如果反复发生肺泡出血,则会遗留下肺纤维化的改变。

2.肺部 CT 表现

在普通常规 CT 检查时两肺可以出现边界不清的细小结节影及磨玻璃影改变,可以是对称性的分布;严重时可出现实变影,伴有明显的支气管空气征。利用 HRCT 可以较好地观察到 1～3mm 的细小结节影,亦称腺泡结节影,两肺对称性分布,有时为磨玻璃影改变,小叶间隔增厚。疾病的晚期则出现肺纤维化的改变。

七、诊断和鉴别诊断

如果患者出现反复咯血(尤其是儿童)、不明原因的缺铁性贫血和肺部浸润性阴影应该考虑到 IPH 的可能,IPH 的诊断必须排除其他引起肺部出血的疾病。反复的广泛肺泡出血可以引起继发性肺含铁血黄素沉着症,在临床表现上非常相似,可以有贫血、咯血和肺部浸润性阴影,因此在诊断 IPH 时必须除外其他可能的原因,发现有这些症状的患者应该进一步反复检查痰液、胃液及进行支气管肺泡灌洗和肺活检,如果找到有典型的含铁血黄素巨噬细胞,电子支气管镜肺活检缺乏小血管炎的表现并且能除外其他引起肺泡出血的疾病,即可确诊为 IPH。

各种可以引起弥散性肺泡出血的疾病均可以出现肺含铁血黄素沉着,如坏死性肉芽肿性血管炎、Goodpasture 综合征及系统性红斑狼疮等,此时肺含铁血黄素沉着症是继发出现的。IPH 的诊断必须除外其他可以引起类似表现的疾病。临床上经常需要与下列疾病进行鉴别。

1.Goodpasture 综合征

除有肺泡出血引起的呼吸系统的临床表现外,并且有急进性肾小球肾炎的表现,出现血尿、少尿,肾功能进行性减退,最有特征性的改变是血清中抗 GBM 抗体阳性,肾活检有特异性的改变,临床上不难诊断。

2.ANCA 相关性小血管炎

可表现有咯血、呼吸困难,肺部出现浸润性阴影,但是经常伴有肾受累的表现,出现血尿、蛋白尿、少尿,肾功能受损的表现,血清中 ANCA 阳性,肾活检有小血管炎的改变。

3.其他原因所致肺泡出血疾病

包括系统性红斑狼疮、坏死性肉芽肿性血管炎、白塞病、特发性冷球蛋白血症及某些药物所致肺泡出血等,这些疾病除肺泡出血外,均有本病的特征,还有其他器官的损害和临床表现,组织病理学也有明显不同，临床上不难做出诊断。

八、治疗

目前对于IPH没有特效的治疗方法，可以进行对症治疗。咯血患者可以给予镇咳剂、止血剂和铁剂，大量咯血必要时需输血。越来越多的学者认为糖皮质激素治疗IPH有效，具体用法如下。

(1)对IPH相关的急性肺泡出血可给予全身糖皮质激素治疗。口服泼尼松龙剂量是0.5～0.75mg/(kg·d)，至肺出血停止和胸部影像学上新出现浸润影消散，通常需要1～2个月；此后，以每隔1周减5mg/d，将激素调整到维持剂量10～15mg/d。维持量可用至1～2年。

(2)严重肺泡出血导致呼吸衰竭患者，初始可静脉甲泼尼龙1～2mg/(kg·d)治疗。

(3)如起病初即表现重度；或反复发作肺泡出血的患者；或全身糖皮质激素减量困难；可全身糖皮质激素联合其他免疫抑制剂(如硫唑嘌呤、羟氯喹、6-巯基嘌呤或环磷酰胺)。

(4)有文献报道，口服低剂量泼尼松10～15mg/d有助于减少急性肺泡出血发生频率，延缓肺纤维化发展或每月1次静脉注射地塞米松棕榈酸酯0.8mg/kg，作为维持治疗和预防肺泡出血发生。

糖皮质激素及免疫抑制剂长期使用需要关注药物相关不良反应预防和处理。

九、预后

多数学者认为儿童预后较成人差，在成人病程一般较长，症状不明显，预后较好。Soergel和Sommers的统计观察发现，IPH从出现症状到死亡的时间从数天到数年，平均为2.5年。也有报道应用糖皮质激素治疗后5年存活率可达到86%，开始的贫血程度及起始症状的轻重并不影响疾病的最后结果，似乎男性的预后较差。

第八节 Goodpasture综合征

在1919年，Goodpasture第一次描述了急进性肾小球肾炎合并肺出血的现象，后来将有相同临床特点的一组疾病称为Goodpasture综合征，有时也称为肺出血-肾炎综合征。随着对该组疾病认识的不断提高，发现肺出血-肾炎综合征这组疾病可以由许多不同病因所组成，例如，肾衰竭合并急性心功能衰竭时也可以出现肾病变和肺出血，而自身免疫性疾病(小血管炎、系统性红斑狼疮等)及由于抗肾小球基底膜抗体阳性所致病变均可以出现相同的临床表现，对这些疾病称为Goodpasture综合征显然有不妥之处。目前有学者提出对有肺出血同时有肾炎表现者，不管由何种原因所致，统称为肺出血-肾炎综合征；而Goodpasture综合征这一名称，只适用于表现有肺出血、肾小球肾炎和抗肾小球基底膜(GBM)抗体阳性者；如果只有后两者表现，则称为Goodpasture病(抗肾小球基底膜病)，而不能称为Goodpasture综合征。

一、流行病学

该病的发病率不高，在欧洲人群中每年(0.5～1)/100万人，而亚洲人和黑人的发病率更低，只占肺出血-肾炎综合征的20%～40%，占有急进性肾小球肾炎表现的急性肾衰竭的5%～10%，是由抗肾小球基底膜(GBM)抗体引起的自身免疫性疾病。

二、病因和发病机制

Goodpasture病的病因目前尚不清楚，但是流感病毒、碳氢化合物、青霉胺及尚不清楚的遗传因素均可以刺激抗GBM抗体的产生。

在Goodpasture病患者的血清及肾的洗脱液中可以检测到抗GBM抗体，经过后来的研究证明，该病是由于产生了自身抗体而引起发病。抗体的主要成分是IgG1，但是也有IgA和IgM的报道。抗原成分是存在于基底膜的Ⅳ型胶原纤维α3链羧基端的非胶原的NC1区[α3(Ⅳ)NC1]，也叫作Goodpasture抗原。

在实验性自身免疫性肾小球肾炎的动物模型上抗体所识别的致肾炎的抗原决定簇与α3(Ⅳ)NC1相对应；而基底膜缺乏α3(Ⅳ)NC1时，可以产生抗GBM抗体，但并不引起肾小球肾炎；α3(Ⅳ)NC1的二聚体和单聚体可以在动物中产生肾小球肾炎，而Ⅳ型胶原其他链的NC1区并无此种现象；重组α3(Ⅳ)NC1可以在大鼠引起实验性自身免疫性肾小球肾炎。上述四点强有力地支持α3(Ⅳ)NC1在此病发生中的关键作用。Ⅳ型胶原是哺乳动物基底膜主要的组成蛋白，由3条α链组成，此种胶原主要存在于肺泡、肾小球等组织中。在α链羧基端的36个氨基酸是抗原决定簇。这种免疫反应是T细胞依赖性的。另外，该病与HLA有较强的相关性，80%以上的患者带有HLADR15或DR4等位基因。

三、病理改变

肉眼发现肺丰满胀大，湿重增加，表面有较多出血斑点，显微镜下观察可以发现肺泡中有大量的红细胞，并且可见较多的含铁血黄素细胞；如果病程较长，则可见肺泡壁局灶性增厚、纤维化，肺泡上皮细胞增生、肥大；电子显微镜观察肺泡基底膜增厚及断裂，内皮下有电子致密物呈斑点样沉积，免疫荧光检查可见毛细血管壁有IgG及补体C3呈连续性线样沉积。

肉眼观察肾增大柔软，呈灰白色，表面可见小出血点；光镜下发现肾小球有新月体形成；电镜下发现球囊上皮细胞增生，系膜基质增生，基底膜断裂，偶可见内皮下有电子致密物呈斑点样沉积，免疫荧光可见有IgG沿肾小球毛细血管壁呈线样沉积，60%～70%的病例可见C3沉积。

四、临床表现

Goodpasture综合征在各个年龄组均可发生，但是有两个发病高峰期。20～40岁为第一个高峰，此时主要为男性发病(男女之比为7∶1)；第二个发病高峰为50～70岁，在这个高峰男女发病基本相等。

1.全身症状

患者可以出现疲乏、无力，有时可以体重下降，经常出现贫血，从而表现为苍白、眩晕、心慌、气促等。

2.肺部表现

2/3 的患者肺部病变出现在肾病变之前数日至数年，在发病之前患者往往有呼吸道感染的迹象，如感冒样症状。最主要的表现是咯血，可痰中带血，也可是整口鲜血，伴有咳嗽、气促、呼吸困难，有时出现胸痛和发热，体格检查肺部叩诊呈浊音，听诊有湿啰音。

3.肾受累的表现

80％～99％的患者有血尿，可以发展至肉眼血尿和红细胞管型，有中等度的蛋白尿，可以有轻度水肿，仅 20％的患者有轻度高血压。轻者只有尿检异常，重者有急进肾小球肾炎的表现，很快发展为肾衰竭。

五、辅助检查

1.一般检查

患者可以出现低色素性贫血，痰液中可有大量含铁血黄素细胞，尿常规检查有蛋白、红细胞甚至红细胞管型等。

2.血清学检查

可以出现肾功能损害的表现，如血尿素氮升高、血肌酐升高，肌酐清除率下降；最主要的表现是在血清中通过酶联免疫吸附法（ELISA）可以检测到抗 GBM 抗体，有少数患者可以出现抗中性粒细胞胞质抗体（ANCA）。

3.肺功能检查

血气分析显示有低氧血症，由于肺泡出血而表现为肺的弥散功能增加，DLCO 升高，有学者认为此项指标是提示肺泡出血的特异性指标。

4.特殊检查

电子支气管镜检查可以发现肺有出血，肺泡灌洗液检查为粉红色，镜检有大量的红细胞及含铁血黄素细胞，支气管镜肺活检可发现肺泡腔中有大量的红细胞和含铁血黄素细胞。肾活检病理有特异性的表现，是最后诊断的“金标准”。

六、胸部影像学检查

1.X 线胸片

出现肺泡出血时表现为小结节样浸润影，出血量较大时可以融合成片状实变影，病变的范围随着出血量的大小而不定，可以是广泛分布，也可以是肺门周围，呈蝴蝶样改变或主要集中在中肺野或下肺野，其中可见支气管气影，在某些情况下，实变影可以“游走”或呈毛玻璃样表现，而肋膈角及肺尖较少累及。实变影可以在 2～3 天内消失，可以完全吸收或部分吸收，遗留有线样或网状影，这些改变也可以在发病的 10～12 天后消失。较少的表现可有肺门淋巴结肿大,如果合并有感染或其他情况也可出现胸腔积液。如果反复发生肺泡出血,则可遗留有纤细的网状结节改变或小结节影(直径2～3mm)。

2.胸部CT表现

胸部CT表现为广泛的磨玻璃样模糊影,其中可见支气管气影。在高分辨CT(HRCT)上有较特征性的改变,出现广泛分布的均匀一致的直径为1～3mm腺泡状小结节影,小结节影可融合形成斑片状实变影及磨玻璃影,周围仍然可识别出小结节影。有时形成"碎石路"样表现。也可以表现为双侧弥漫分布的网状结节影。但有许多肺部其他病变可出现类似的HRCT改变,包括各种原因引起的弥漫性肺泡出血,临床医师需要结合临床与实验室相关检查,解析HRCT,对提示临床诊断有重要的帮助。

七、诊断及鉴别诊断

Goodpasture综合征的早期症状无特征性,并且进展很快,而对该病进行及时有效的治疗对预后有较大的帮助,因此,要做到早期诊断、早期治疗。该病的主要临床表现是咯血、肾损害,如果遇到有这些表现的患者应该想到该病的可能性,检查抗GBM抗体,同时检查ANCA,因为小血管炎的临床表现与该病相似,应进行鉴别诊断。ELISA测定抗GBM抗体会出现假阴性(2%～3%),可以通过其他更敏感的方法进行检查,有时该病可以合并ANCA阳性,这时就需要进行肾活检,此为Goopasture综合征诊断的"金标准"。

许多原因均可以出现咯血及肾损害,需要通过仔细的临床观察及血清学的检查,必要时进行肾活检等方法,与Goodpasture综合征进行鉴别诊断。

八、治疗

治疗目的有3个,首先是清除循环中的自身抗体,其次是抑制自身抗体的产生,再次是消除诱发因素。通过血浆置换可以清除循环中的自身抗体,应用免疫抑制剂和糖皮质激素可以抑制自身抗体的产生。

治疗方法如下。

1.血浆置换

血浆置换可去除血循环中抗肾小球基底膜抗体,减少血清中抗原、补体和某些炎性介质的含量,从而降低免疫反应的致病作用。至于血浆置换的时间和次数,目前尚无统一标准。常用的方案是血浆置换2～4L/h,每天或隔天1次,持续2～4周,也可依据血清中是否检测出抗肾小球基底膜抗体和临床症状改善程度确定。同时,联合免疫抑制剂,常用泼尼松(40～60mg/d)加用环磷酰胺(每天2mg/kg),对年龄>60岁患者,环磷酰胺每天不超过100mg。

2.药物治疗

主要有糖皮质激素和环磷酰胺。糖皮质激素为首选药物,由于本药可抑制抗原抗体反应和减少抗体生成,故多数学者认为应尽早使用,可使一些病例的肺、肾症状减轻,并对病变进展起一定的缓解作用。常规剂量为泼尼松40～60mg/d,直到循环中抗肾小球基底膜抗体滴度转阴6个月后才可停药。近年来多数学者主张用甲泼尼龙冲击疗法,该方法对大咯血的止血效果明显，常规剂量为甲泼尼龙 1g/d，连续 3 天；后口服常规剂量泼尼松，同时联合环磷酰胺。对环磷酰胺不能耐受者可选择硫唑嘌呤，但这两种药单独使用疗效不大，与糖皮质激素合用效果较好。常规剂量同上。

3.对症治疗

出现肾衰竭时应进行血液或腹膜透析，对贫血的应给予输血及补充铁剂治疗；患者有咯血时应进行止血。应该注意相关药物治疗的不良反应处理，如感染、高血糖、水钠潴留、消化道出血、精神症状等。

第九节　隐源性机化性肺炎

隐源性机化性肺炎（COP）是以肺泡内、肺泡管、呼吸性细支气管及终末细支气管腔内有息肉状肉芽结缔组织为病理特点，对糖皮质激素反应良好的间质性肺疾病，也称为特发性闭塞性细支气管炎伴机化性肺炎（iBOOP）。虽然 COP 的病变主要位于肺泡腔内，考虑到其特发性（原因不明），影像学表现弥散性浸润性阴影，且病理可见病变区域肺间质炎症的组织学改变时，容易与其他类型的特发性间质性肺炎（IIPs）混淆。在 2002 年 ATS/ERS 的 IIP 分类中将 COP 归为其中的一个临床类型，其组织学类型为机化性肺炎（OP）。其相应的临床-放射-病理学定义是指没有明确的致病原（如感染）或其他临床伴随疾病（如结缔组织病等）情况下所出现的机化性肺炎。机化性肺炎是其主要病变，细支气管病变为次要改变，可伴或不伴细支气管病变。因使用 BOOP 术语易与现文献习惯称为缩窄性细支气管炎相混淆，ATS/ERS 推荐使用隐源性机化性肺炎（COP）；2013 年发布的 IIPs 分类更新中，COP 列为主要 IIPs 之一。本文将 COP 和 BOOP 视为同义语。

一、病因和发病机制

1.病因

COP 的病因和发病机制虽然不明，但多数患者对糖皮质激素反应良好，因此曾推测与免疫学异常有关，并且在本病部分患者活检标本内有免疫复合物增加。部分患者常以“感冒”样症状起病，因而不能否定病毒感染为其病因的可能性，但尚缺乏足够的证据。已用呼吸道肠病毒在动物复制 OP 的肺部病理模型，也提示呼吸道病毒感染参与 OP 的形成。

有明确的原因和相关临床伴随疾病的机化性肺炎，称为继发性机化性肺炎，如感染后、结缔组织病、药物及骨髓移植后等可引起继发性 OP。

2.发病机制

目前认为 OP 是肺组织对不同的损伤因素所产生的共同反应，是多种疾病在肺部的共同表现。其形成可分为纤维素样炎症细胞簇的聚集、纤维炎症的肉芽形成及肉芽组织的成熟等阶段。

二、病理变化

OP的活检标本大体检查无特异性改变，受累肺组织坚实、灰白，有时呈黏液样，新鲜结缔组织丰富。病变在肺内均呈弥散性、斑块状，主要分布在胸膜下及肺野外带。

组织病理学改变随病程不同而有所差异，主要表现如下。

1.肺组织受累

(1)肺泡内、肺泡管及终末细支气管、呼吸性细支气管可见疏松的淡蓝色黏液背景的肉芽组织增生，形成Masson小体，其内可见成纤维细胞、肌成纤维细胞、单核细胞、巨噬细胞、少量的肥大细胞、嗜酸性粒细胞、中性粒细胞及胶原纤维等细胞外基质。

(2)肺泡内渗出物、炎性细胞及成纤维细胞通过Cohn孔向邻近的肺泡浸润扩散，形成典型的蝴蝶形样结构，渗出物可进一步机化，在细支气管、肺泡管及肺泡内形成机化肉芽组织，导致管腔部分或完全阻塞。

(3)在机化性肺炎区域，肺泡间隔存在以单核细胞、淋巴细胞浸润为主的炎性改变，肺泡间隔因渗出物堆积而肿胀，渗出物机化后形成纤维性肺泡间隔增厚。肺泡腔内见泡沫样肺泡巨噬细胞。

(4)组织纤维机化后，并不破坏原有的肺组织结构，因而无肺泡壁的塌陷及蜂窝状改变。

2.气道受累

OP可以不伴或伴细支气管管腔内息肉状的肉芽组织形成。小气道受累范围存在差异，约半数病例病变广泛，累及终末和呼吸性细支气管，阻塞管腔，表现为增殖性细支气管炎，终末细支气管壁内常常有单核细胞浸润。细支气管管壁的平滑肌层增厚、管腔狭窄。肉芽组织栓内常有巢状慢性炎性细胞浸润。有些病例的肺泡内可见急性炎症细胞和纤维素性渗出，远端气道内可形成结缔组织肉芽栓，并伴有周围肺间质的受累。

有关OP病理特征，可概括为从肺泡内、肺泡管、呼吸性细支气管至终末细支气管腔内有肉芽组织形成。机化性肺炎是其主要病理学特点，可以伴或不伴细支气管管腔内肉芽组织息肉的形成。

三、临床表现

本病发病年龄可见于20～80岁，以40～60岁多见，性别和吸烟与否无明显差异。大多数亚急性起病，病程在2个月内。约1/3的患者病程的前期有咽痛、发热及乏力等流感样症状。临床上最常见的症状为干咳(56%～100%)和程度不同的呼吸困难(50%～80%)，极少数患者表现为严重的进行性发展的呼吸困难，另外还有体重减轻、周身不适、盗汗等全身症状，本病咯血、喘息、胸痛等症状少见；也有无临床症状的病例。由于患者的临床症状无特异性，初始常诊断为社区获得性肺炎，导致诊断延误6～13周。

体格检查：约2/3患者可闻及爆裂音，多位于双肺中下部，亦可为单肺，罕闻哮鸣音，杵状指非常少，此点与IPF不同。约1/4患者体检肺无任何异常。

四、辅助检查

（一）实验室检查

1.血常规

常见白细胞总数轻至中度增高，中性粒细胞比例增加。

2.血清炎性指标

30%～50%患者红细胞沉降率（ESR）明显增快，C反应蛋白（CRP）增加。在给予糖皮质激素治疗后或无临床症状时，这些炎性指标会下降，当病情复发时又会升高，而且其改变是在临床表现和影像学异常发生之前，因此，ESR和CRP可以作为判断治疗效果和病情复发的检测指标。

3.血清生化

碱性磷酸酶、谷氨酰胺转移酶及γ-谷氨酰转移酶都会增高，特别是在反复发作的患者升高更加明显。

4.BALF

COP患者BALF中可有淋巴细胞（20%～40%）、中性粒细胞（约10%）、嗜酸性粒细胞（5%）增加，如果三者同时增加则具有较高的特征性。淋巴细胞CD4/CD8比值常小于0.9。当嗜酸性粒细胞显著增加大于25%时应考虑慢性嗜酸性粒细胞性肺炎。

（二）影像学

COP的影像学有如下表现：

1.双肺多发斑片状肺泡浸润影

典型影像学表现为片状、非节段性、单侧或双侧高密度影，CT显示病灶密度从磨玻璃样到实变，在实变影内常见“支气管充气征”，病灶以近胸膜下和肺周边区分布为主，病变大小不等，与慢性嗜酸性粒细胞性肺炎类似，部分病灶呈游走性，表现为原有部位病灶吸收，其他区域出现新的浸润影（图5-9-1）。此型是COP最常见、最有特征性的影像学表现，常误诊为细菌性肺炎，胸腔积液少见。

2.孤立结节样或局灶性团块影

少数患者可表现为孤立结节样或局灶性致密阴影，边界比较清晰，常出现于肺上叶，可见空洞，“支气管充气征”常见，此型与肺癌的影像学表现很相似。通常是因为结节或团块性质不明确，不能排除肺癌，采取手术切除后病理诊断为COP。

3.肺间质浸润影

多数表现为胸膜下的网状影或磨玻璃影，部分出现不规则的条索影，蜂窝肺极少见。此型常与其他特发性间质性肺炎重叠出现。

4.其他不常见的影像学表现

如双肺小结节影、结节内多发空腔、反晕征、不规则条索影、胸膜下线等。

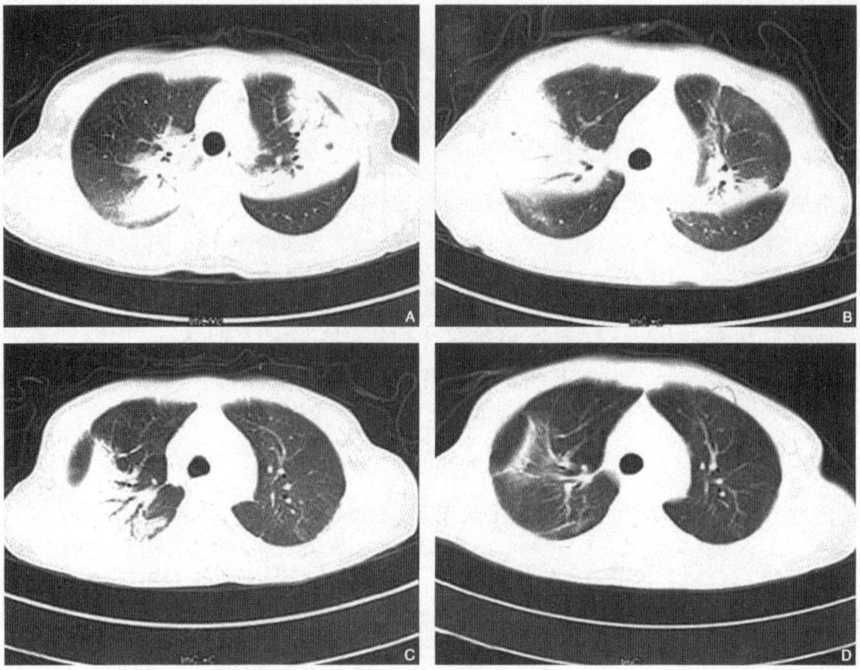

图 5-9-1 COP 影像改变

A～C.按时间顺序(2011-09-01、2011-09-19、2011-10-06)列出患者发病至使用糖皮质激素前的胸部 CT 结果,显示双肺浸润影呈现游走性;D.使用糖皮质激素 1 周后(2011-10-17)胸部 CT 结果,显示浸润影明显减少(图片来自华西医院影像科)

(三)肺功能检查

主要表现为轻到中度的限制性通气功能障碍。一氧化碳弥散量降低但其弥散系数可以正常。多数患者的动脉血气分析呈轻度低氧血症,偶尔表现为呼吸衰竭。吸烟或有慢阻肺的患者可表现为混合性通气功能障碍。

(四)肺组织活检

肺组织病理学检查是确诊 COP 的重要手段。目前获取肺组织的主要方法有:经支气管镜行肺组织活检、经皮肺穿刺肺组织活检、开胸肺组织活检和电视辅助胸腔镜肺组织活检。经支气管镜行肺组织活检具有患者痛苦小、操作简单、创伤小,费用低、可重复性、手术风险相对低以及并发症少等优点,但目前有争议的是,该方法所取得的标本是否足以诊断 COP,通常认为临床表现及影像学典型的病例,经支气管镜行肺组织活检标本可以诊断 COP,而一些不典型的病例,特别是需要和其他间质性疾病鉴别时,建议通过电视辅助胸腔镜肺组织活检,以免误诊。

五、诊断及鉴别诊断

(一)诊断

临床和影像学表现对 COP 的诊断有重要提示作用,病理学证实机化性肺炎是 COP 诊断的前提条件,在此基础上,除外已知原因,才可以诊断 COP。COP 的诊断是一个动态过程,任何病例,尤其是可疑病例,如果已经开始治疗,都需动态随访,因为一旦查清病因,COP 的诊断将不再成立。

（二）鉴别诊断

需要与 COP 鉴别的疾病主要如表 5-9-1 所示。

表 5-9-1　COP 的主要鉴别疾病及要点

疾病	鉴别要点
嗜酸性粒细胞性肺炎	BALF 中嗜酸性粒细胞比例明显增加，占细胞总数的 25%以上；病理学示肺泡、肺间质以嗜酸性粒细胞浸润为主，无肉芽组织增生
过敏性肺泡炎	急性期时，有明确的抗原吸入史，病变主要位于双肺中上野；慢性期时，HRCT 主要呈弥散性网格状阴影，可伴有蜂窝肺形成
特发性肺间质纤维化	影像学大多表现为间质性异常改变，常表现为蜂窝肺，肺体积缩小；病理上肺结构破坏，病变常累及胸膜下和小叶间隔旁，肉芽组织不明显或无
普通肺炎	经抗生素治疗有效，病灶可明显消散
细支气管肺泡癌	临床上患者常有大量泡沫样痰，痰中可以查到癌细胞；影像学上病变区的支气管空气征多呈“枯树枝”状

六、治疗及预后

（一）治疗

目前糖皮质激素是 COP 的首选治疗药物，但是关于 COP 患者糖皮质激素的起始剂量、减量方法和使用疗程尚缺乏国内外统一的标准。

1.糖皮质激素

COP 对糖皮质激素的反应好，临床症状通常在用药后的 48 小时内迅速改善，影像学上的完全吸收通常需要数周，病变可不留任何后遗症。为了减少并发症，降低复发率和病死率，激素治疗的原则是早期、足量、足疗程。

（1）对于初治非重症 COP 患者糖皮质激素的使用可以采用下述方案：口服泼尼松以 0.75mg/(kg·d)为起始剂量，4 周左右；0.5mg/(kg·d)，4～6 周；然后以 20mg/d，4～6 周；此后若病情较稳定可逐渐减至维持量 10～15mg/d，总疗程至少 6 个月。

（2）对于起病急、病情重的 COP 患者糖皮质激素的使用可以采用下述方案：起始治疗可用甲泼尼松龙 2～4mg/(kg·d)静脉注射 3～5 天，然后改为泼尼松 0.75mg/(kg·d)口服，之后的疗程及减量方案同上。

（3）COP 复发患者糖皮质激素的使用可以采用下述方案：COP 病情常在激素减量（泼尼松低于 20mg/d）过程中或停药 3 个月内复发，复发病例再次给予糖皮质激素治疗仍然有效。若在减量过程中复发，此时治疗多从泼尼松 20mg/d 开始，2～3 个月后缓慢减量；若在停药后复发，一般以 0.75mg/(kg·d)为起始剂量的泼尼松口服，但持续时间可以稍短，减量速度较初始治疗可以快些。

值得注意的是，目前多建议糖皮质激素使用的总疗程为 1～1.5 年，因为过早停药容易复发，但在整个治疗过程中需警惕糖皮质激素的不良反应。

2.其他药物

(1)免疫抑制剂:对于对激素治疗反应差且病情快速恶化的COP患者,可以在糖皮质激素治疗的基础上联合免疫抑制剂。目前国内外常用的免疫抑制剂有环磷酰胺、硫唑嘌呤。

(2)大环内酯类药物:此类药物具有抗感染及免疫调节的作用。近些年来有研究显示单纯使用14或15元环大环内酯类药物可使部分COP患者症状缓解,也有报道急性进展性COP患者单用糖皮质激素无效或疗效差时,与环孢素和大环内酯类药物联合应用可改善病情,但多为个案报道。一般常用的大环内酯类药物有克拉霉素和阿奇霉素,但此类药物的使用剂量和疗程尚不明确。

(二)预后

COP的预后较其他间质性肺疾病好,约10%的患者可自行缓解,65%～80%的患者给予糖皮质激素治疗后,其临床和影像学异常可以完全消失,仅有少数患者经积极治疗后病情仍继续发展,最后因呼吸衰竭死亡。导致该病预后不良的因素有很多,常见因素有影像学表现为广泛的间质性病变、肺组织瘢痕形成及肺泡表面活性物质缺乏等。COP的5年生存率可达73%～98%。早诊断、早治疗、合理应用糖皮质激素以及避免激素不良反应的发生是决定COP患者预后的重要因素。

第十节　急性间质性肺炎

急性间质性肺炎(AIP)为一种罕见的发展迅速的暴发性肺损伤,为肺的急性损伤性病变。起病急剧(数日至数周内),表现为发热、咳嗽和气急,继之出现呼吸衰竭,类似于原因不明的特发性急性呼吸窘迫综合征(ARDS)。平均发病年龄49岁,无明显性别差异。常规实验室检查无特异性。AIP病死率极高(>60%),多数在1～2个月内死亡。早期、大量、长期应用肾上腺皮质激素可控制病情。

一、病因

虽然目前已将本病归入特发性间质性肺炎(IIPs)的范畴,但由于其临床表现及病理表现与ARDS几乎一致,而其发病时又无明确病因,所以有人认为它的发病与病毒急性感染密切相关,只是限于目前的检测技术尚无法测定病毒。病毒与IIPs的关系一直是该病病因学研究的热点之一,其中研究最多的是腺病毒和EB病毒。

二、临床表现

AIP起病突然,进展迅速,迅速出现呼吸功能衰竭,多需要机械通气维持,平均存活时间很短,大部分在1～2个月内死亡,AIP的发病无性别差异,发病年龄平均为49岁,大多数患者既往体健,发病突然;绝大部分患者在起病初期有类似上呼吸道病毒感染的症状,可持续1天至几周,半数以上的患者突然发热,干咳,继发感染时可有脓痰;有胸闷,乏力,伴进行性加重的呼吸困难，可有发绀，喘鸣，胸部紧迫或束带感；很快出现杵状指(趾)，双肺底可闻及散在的爆裂音，部分患者可发生自发性气胸，抗生素治疗无效，多于 2 周至半年内死于急性呼吸衰竭和右心功能衰竭，如早期足量应用糖皮质激素，病情可缓解甚至痊愈。

三、辅助检查

常规的血液学检查无特异性。支气管肺泡灌洗液(BALF)中细胞总数增加，血细胞和巨噬细胞内含铁血黄素提示肺出血，中性粒细胞百分比增加(>50%)，淋巴细胞百分比偶尔会增加，有时可发现反应性Ⅱ型肺泡上皮细胞，不易和肿瘤细胞鉴别，偶见透明膜碎片。BAL 可将 AIP 与下列急性病变鉴别开来：①弥漫性肺泡出血：血性分泌物，红细胞和内含铁血黄素的巨噬细胞；②急性嗜酸性粒细胞性肺炎：嗜酸性粒细胞明显升高；③药物所致的肺炎：$CD8^{+}$ T 淋巴细胞增多，泡沫样巨噬细胞；④生长迅速的肿瘤：见肿瘤细胞；⑤感染所致的急性肺损伤：感染的临床表现，微生物学培养阳性。经支气管肺活检确诊价值有限，但能帮助缩小鉴别诊断范围。肺功能检查：所有患者均有限制性通气障碍和 DLCO 减低，血气分析示低氧血症。

四、胸部影像学表现

(一)X 线胸片

早期部分患者的胸片正常。多数患者胸片表现为双下肺野散在或对称分布的点片状、斑片状及大片状气腔实变或磨玻璃样阴影(图 5-10-1)，此时与支气管肺炎不易鉴别。随病情进展，双肺出现不对称的弥漫性网状、条索状及斑点状浸润性阴影，并逐渐扩展至中上肺野，以外带明显(图 5-10-2、图 5-10-3)，偶见气胸、胸腔积液及胸膜增厚。

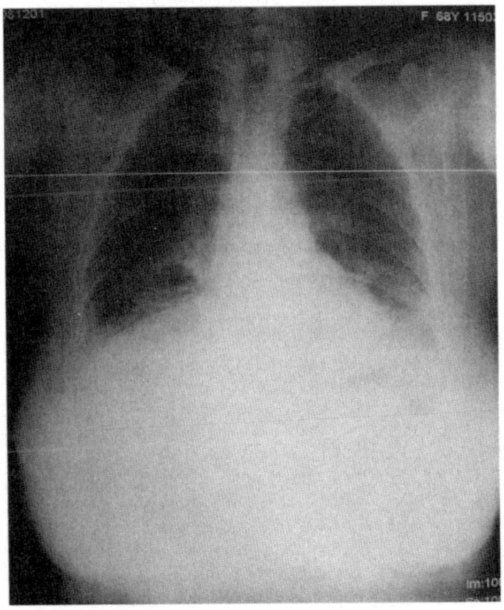

图 5-10-1　AIP(一)

X 线胸片示两肺下野斑片状磨玻璃影

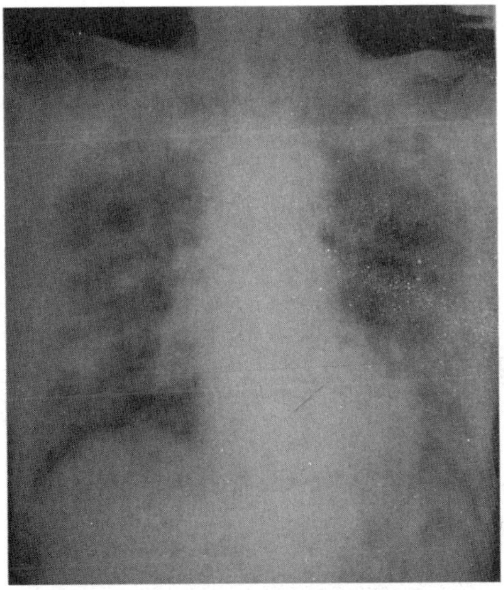

图 5-10-2　AIP(二)

X 线胸片示两肺弥漫性分布的磨玻璃影和斑片状实变影

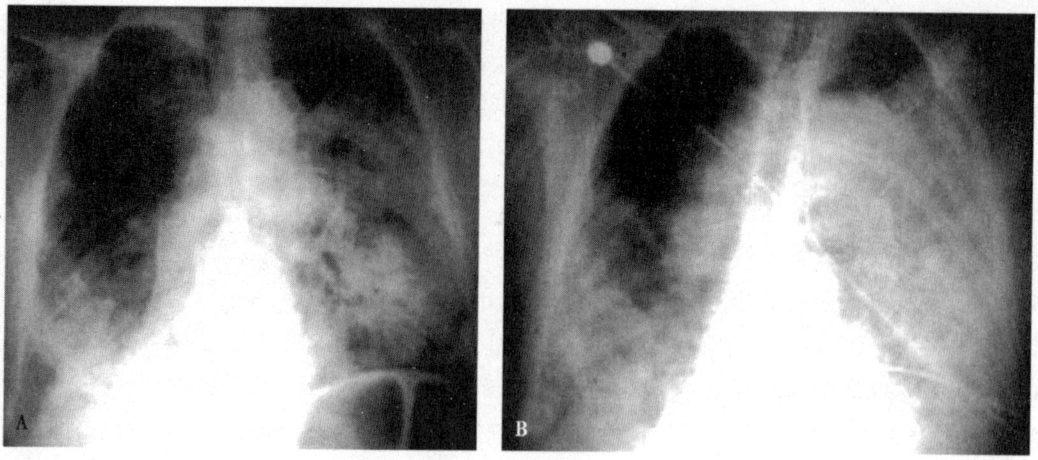

图 5-10-3　AIP(三)

A.X 线胸片示右肺下野斑点状及斑片状实变阴影,左肺中下野大片状阴影,边界不清;B.7 天后,X 线胸片示两肺实变阴影范围明显扩大

(二)胸部高分辨率 CT

胸部 CT 影像学的具体病变与病程有关。已报道 AIP 的 HRCT 病变有磨玻璃影(100%),牵拉性支气管扩张(100%),实变影(92%),支气管血管束增粗(86%),小叶间隔增厚(89%),结节影(86%),蜂窝影(14%),肺结构扭曲(100%)等。以上单一 HRCT 表现并不具有诊断意义,但对 HRCT 的病变及分布特点进行综合的分析,同时与恰当的临床背景相结合,能提示 AIP 的诊断。

AIP 发病早期(1～7 天),HRCT 病变阴影的密度从磨玻璃到实变影(图 5-10-4 至图 5-10-6),呈弥漫或片状分布,常对称性出现,肺外周及下叶背部的病变较重,肺容积正常或减少。进展为纤维化期时可出现网状影,伴有肺间质结构紊乱,牵拉性支气管扩张和轻度蜂窝肺。

Ichikado 等比较 14 例 AIP 病理结果与 HRCT 的关系,发现:①在渗出期,会有部分残存的正常肺组织影像接近阴影区[指磨玻璃样变和(或)实变区]或存在于阴影区之中;不论是何种阴影表现,均不伴有支气管扩张影像的出现。②在增殖期及纤维化期,磨玻璃样变和实变区内均伴有支气管扩张影像的出现。当 HRCT 出现支气管牵拉性支气管扩张,预示着渗出期将尽,而某种程度的机化业已出现。

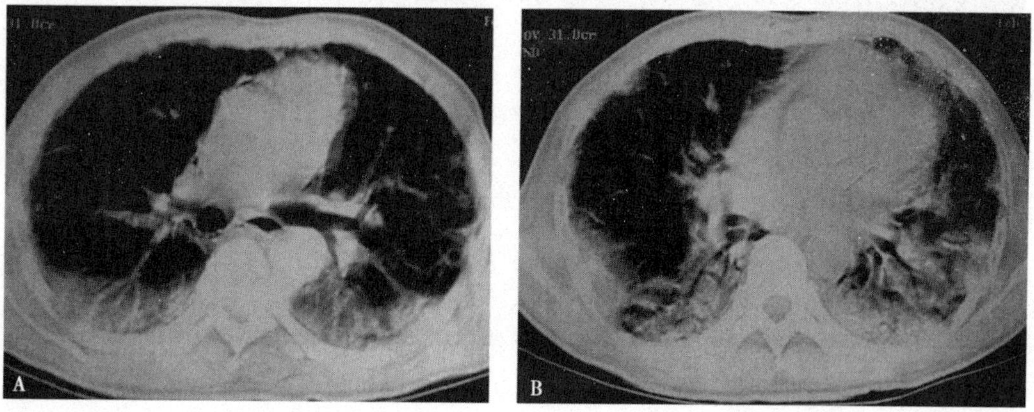

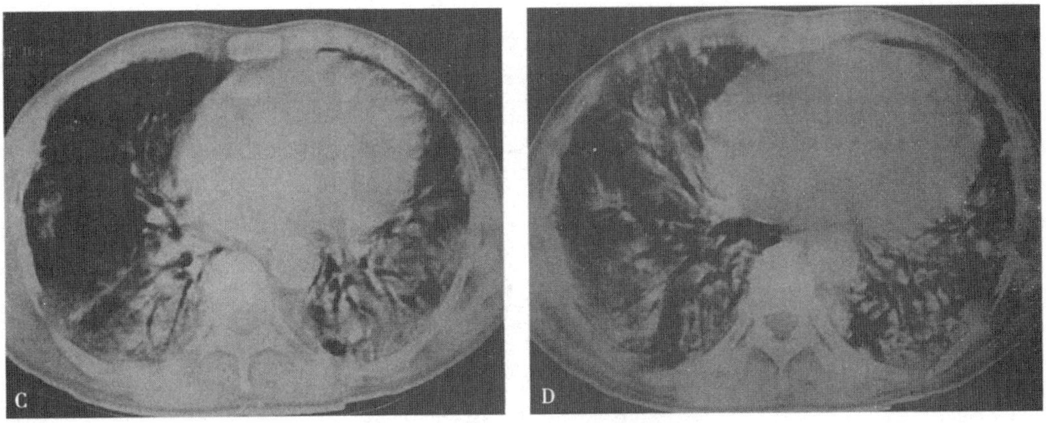

图 5-10-4　AIP(**四**)

胸部 CT 示两肺弥漫性气腔实变影以胸膜下和下肺为主分布，部分融合形成大片实变影，边缘少量磨玻璃影

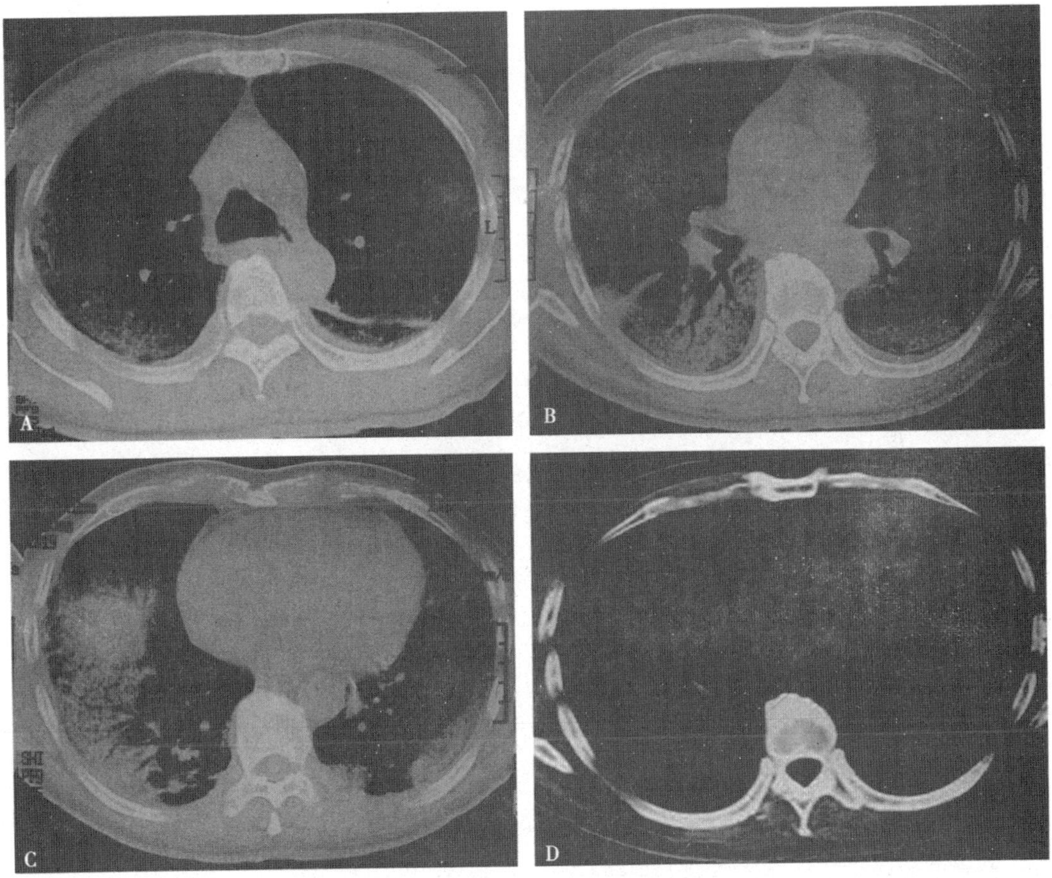

图 5-10-5　AIP(**五**)

A.CT 肺窗气管层面示胸膜下分布的磨玻璃影及胸腔积液；B.CT 肺窗中叶层而示双肺胸膜下弥漫性分布的实变影及磨玻璃影，右下叶见牵拉性支气管扩张；C.CT 肺窗心室层面示胸膜下弥漫性分布的实变影及磨玻璃影；D.CT 纵隔窗示双侧胸膜增厚，右下肺少量实变影

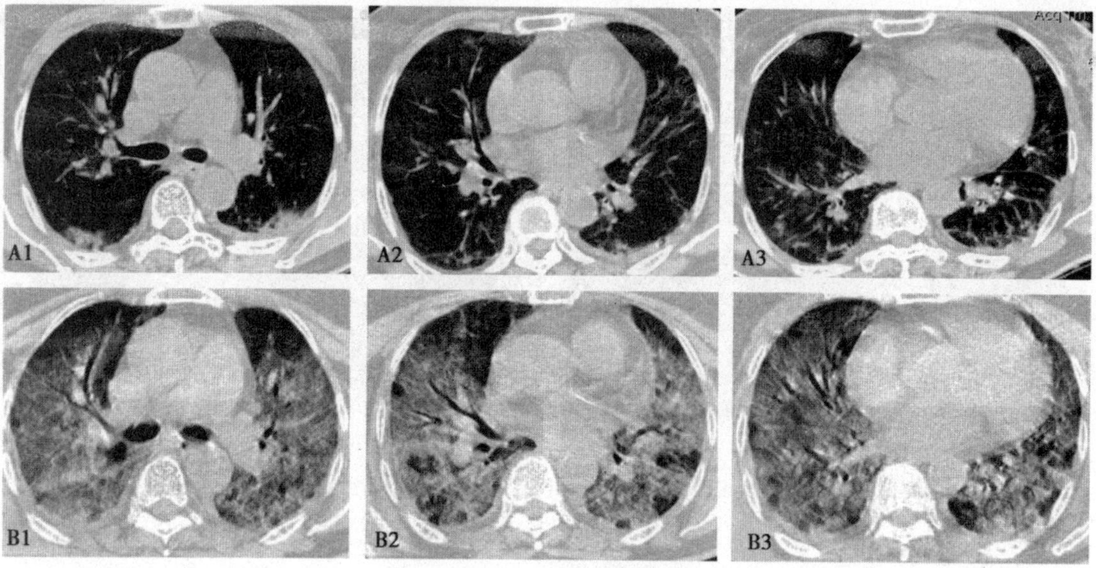

图 5-10-6　AIP 病情进展

起病初胸部 CT(A1～A3)示两肺斑片状的气腔实变影及磨玻璃影，少量胸腔积液；10 天后胸部 CT 示病变进展(B1～B3)，两肺弥漫性的磨玻璃影，牵拉性支气管扩张

病程短，以磨玻璃影和(或)实变阴影并存病变为主，并短期内出现牵拉性支气管和细支气管扩张，病变进行扩大，是 AIP 较具特征性的胸部 CT 表现，提示该病可能。

五、诊断和鉴别诊断

本病并没有特异的临床诊断指标，最重要的是应根据临床过程及 HRCT 表现及时想到该病存在的可能。

当患者出现如下临床表现：①短期内进行性呼吸困难；②胸片和 HRCT 出现新近的弥漫性肺部浸润影，牵拉性支气管扩张；③持续恶化的低氧血症($PaO_2/FiO_2<225$)；④无感染的依据。应该考虑 AIP 存在的可能。确定诊断需要临床符合 ARDS 诊断，无可识别的诱因，外科肺活检组织学表现 DAD 型。

能够产生 DAD 表现的具体肺部疾病很多，诸如各种类型的感染、药物性、吸入有毒气体，急性放射性肺炎、结缔组织病和血管炎等。所以，除了临床鉴别之外，病理的鉴别诊断也是必需的。AIP 的 HRCT 表现需与以下疾病相鉴别。

1.病原体致肺炎

某些免疫功能正常患者的非典型性肺炎(图 5-10-7 和图 5-10-8)，尤其是免疫缺陷患者的机会性病原体所致肺炎，如肺孢子菌肺炎(图 5-10-9)，其影像学表现为弥漫性磨玻璃阴影或实变影，两者的影像学鉴别有困难，但如能考虑到其鉴别，及时查 HIV，必要时做气管镜肺活检及可确定病原体。

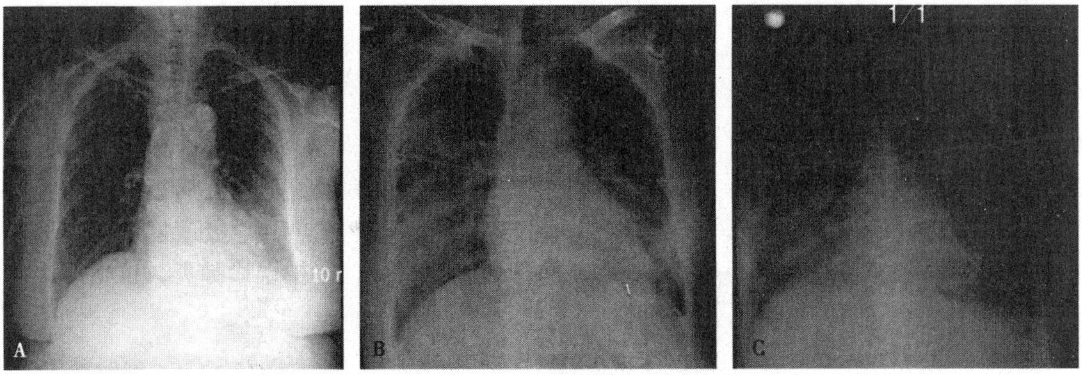

图 5-10-7　H7N9 病毒肺炎(一)

患者,女性,77 岁,发热伴咳嗽、咳痰 2 天时(A),胸片示左下肺磨玻璃影,发病 6 天(B)及发病 9 天(C)胸片示两肺磨玻璃影及实变影明显增加

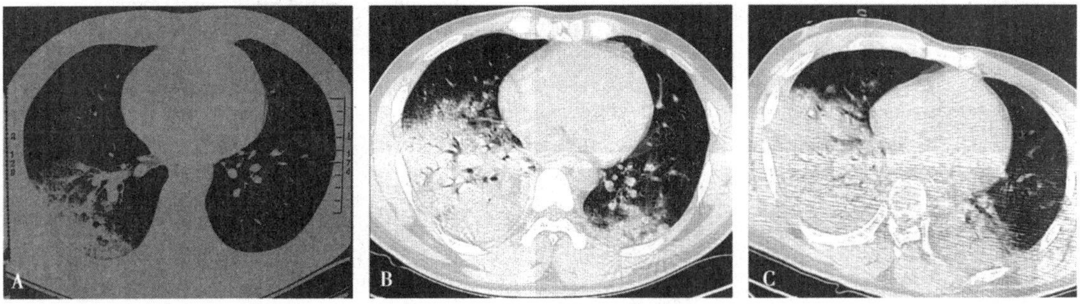

图 5-10-8　H7N9 病毒肺炎(二)

患者,男性,30 岁,发热 1 周,咳嗽 3 天,呼吸困难 1 天;血常规示 WBC 2.6×10^9/L,N 68.1%,L 29.2%。LDH 1986U/L,肌酸激酶 646U/L;氧合指数<200。发热 5 天时,胸部 CT 示右下肺实变影及磨玻璃影(A);发病 7 天(B)及发病 15 天(C)时胸部 HRCT 示右下肺实变影范围增加,左肺新出现实变影

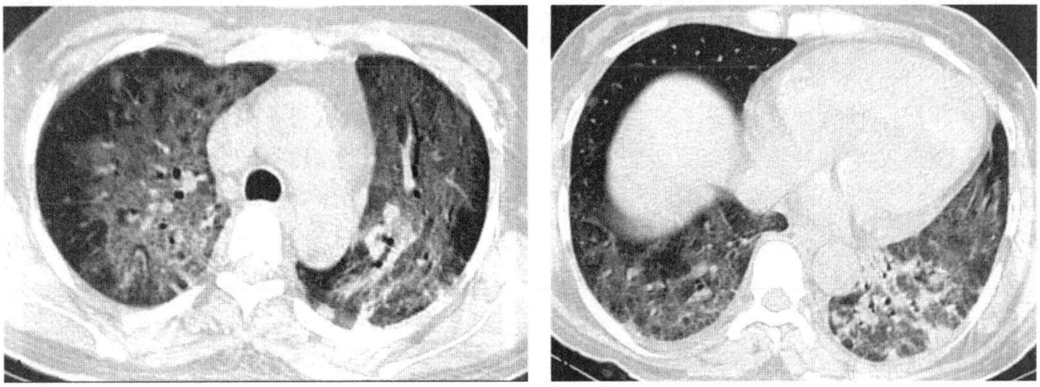

图 5-10-9　肺孢子菌肺炎

患者,女性,49 岁,咳嗽、咳痰 1 年,气促急性加重 1 周;胸部 CT 示两肺对称性大片状磨玻璃影,以内中带分布为主。外院查 LDH 2070U/L,CK 正常;查输血常规阴性;入院后复查 HIV 抗体阳性,$CD3^+CD4^+$ 细胞/$CD3^+CD8^+$ 细胞比值为 0.12。气管镜肺活检组织病理符合卡氏肺孢子菌肺炎

2.结缔组织病相关性 ILD

部分结缔组织病引起的 ILD,病理类型呈现 DAD,其临床过程及 HRCT 表现与 AIP 类

似。皮肌炎(DM)是炎症性肌病常见的临床类型，约75%的患者有皮肌炎的典型皮疹，但始终无肌无力、肌痛，肌酶谱正常，缺乏明显肌病依据，这一部分患者被称为无肌病性皮肌炎(ADM)。部分无肌病性皮肌炎发生相关性ILD，其临床过程与ARDS类似，可在发病短期内病情急剧进展恶化，迅速发生呼吸衰竭(图5-10-10)。其临床表现为发热，呼吸道症状，胸部影像学进展快，而皮炎表现患者未注意，也被临床医师忽略。初始被误诊肺炎，抗生素治疗无效后，又被误诊急性间质性肺炎等。

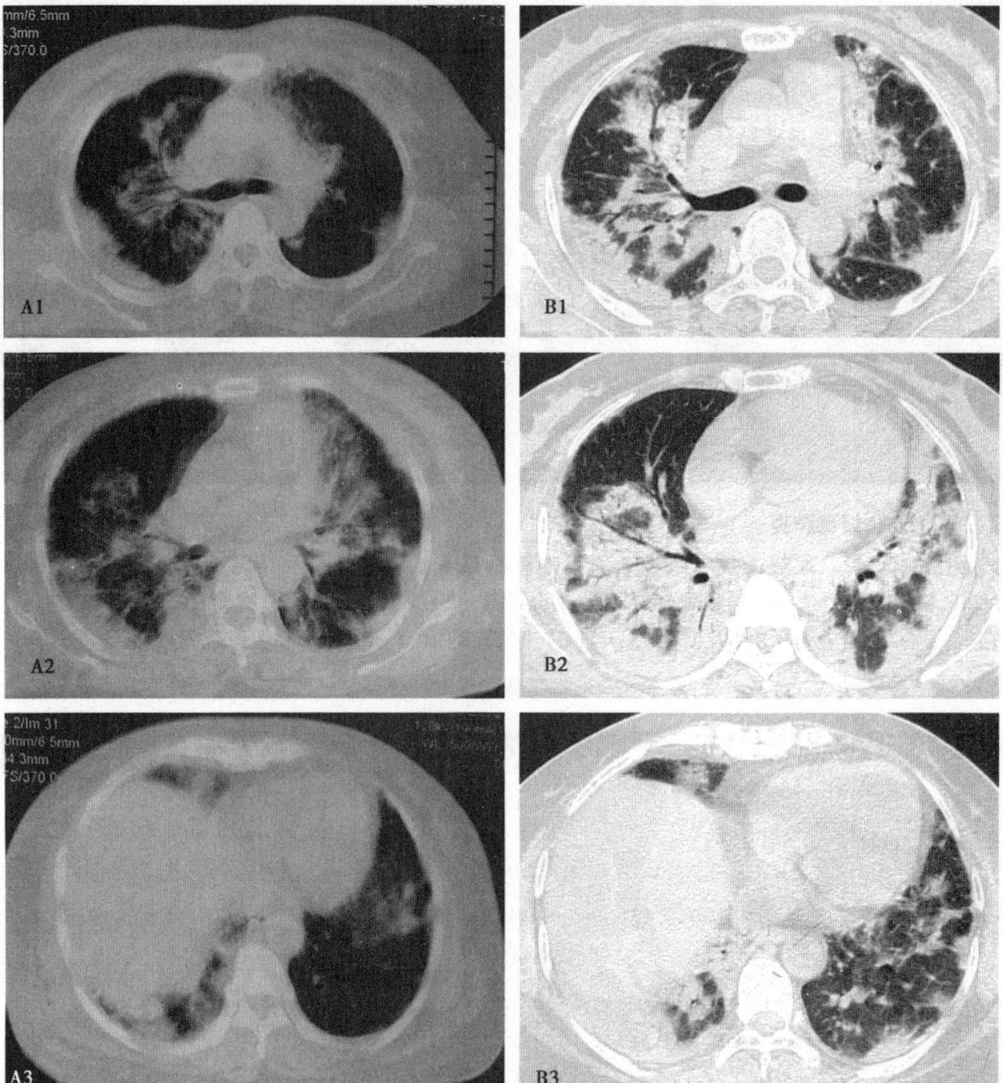

图5-10-10　无肌病性皮肌炎，继发性间质性肺炎

患者，女性，47岁，胸闷、气喘伴皮疹2个月；额面部及前胸皮肤见紫红色皮疹；双手示指桡侧可见条索状皮肤角质增生，伴色素沉着；双肺闻及Velcro音。肌酶正常；血气分析：pH 7.44，$PaCO_2$ 39mmHg，PaO_2 46mmHg。胸部CT(A1～A3)示两肺磨玻璃影，胸膜下斑片状实变影；3天后胸部CT(B1～B3)示两肺大叶性及斑片状实变影范围明显增加

3.弥漫性肺泡出血

胸部CT弥漫性磨玻璃阴影或实变影多以肺门为中心，注意识别弥漫性磨玻璃阴影及实变影周围的腺泡小结节影，胸膜下受累少等，结合患者咯血，血红蛋白短期内明显下降可帮助鉴别诊断。

4.肺水肿

胸部CT表现以肺门为中心的磨玻璃阴影及实变影（图5-10-11），沿支气管血管束分布，由于重力作用有下坠感，肺泡隔和肺间质均匀增厚，两侧胸腔积液，小叶间隔增厚等。如能注意相关心脏疾病的病史和体征发现，对鉴别诊断有重要的帮助。

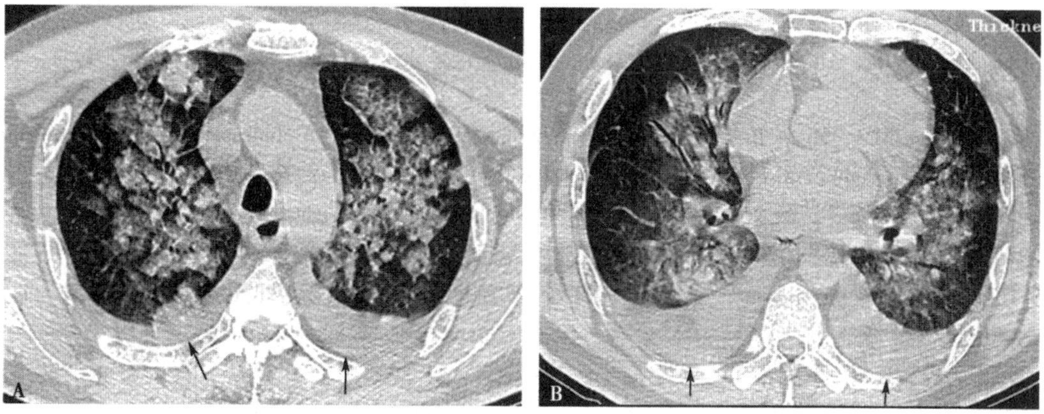

图5-10-11 急性肺水肿

患者，男性，51岁，咳嗽、咳痰伴气喘3天，有夜间阵发性呼吸困难和端坐呼吸，双肺可闻及湿啰音。心电图示非ST段抬高型心肌梗死。胸部HRCT示两肺斑片状磨玻璃影，实变影，向心性分布，小叶间隔增厚(A)，两侧胸腔积液（黑箭）

5.隐源性机化性肺炎

病变多位于肺野外周和（或）支气管周围，实变形状倾向于三角形或多边形；短期内出现的病变与AIP类似，但通常不出现牵拉性支气管和细支气管扩张、蜂窝肺等，以及对COP激素治疗反应良好可与AIP相区别。

六、治疗及预后

无特异性的治疗手段，主要是对症支持治疗及机械通气。糖皮质激素是常用的治疗药物，可试用激素冲击疗法：静脉注射甲泼尼龙500～1000mg/d，持续3～5天，其后改为80～120mg/d静脉注射，病情稳定后改为口服。还可联合运用免疫抑制剂，如环磷酰胺和长春新碱等，但效果并不肯定。

发病后1～2个月内病死率为50%，发病后存活者10%～50%，存活较前有所改善，可能与重危监护机械通气技术进步有关。有一半的存活患者演变为慢性间质性肺病，逐渐进展为肺纤维化。磨玻璃影、实变阴影、牵拉性支气管和细支气管扩张的范围与预后有关。血肌酐升高和血细胞比容减少提示预后不良。

第六章 肿瘤性疾病

第一节 肺部良性肿瘤

相较于肺部恶性肿瘤，肺部良性肿瘤一般比较少见，仅占肺部肿瘤的 2%～5%。肺部良性肿瘤的分类尚存在争议。目前常用的方法是依据世界卫生组织（WHO）的肿瘤分类标准对肺部良性肿瘤进行分类。Liebow 等人根据细胞来源的不同，将肺部良性肿瘤分为如下几类（表 6-1-1）。

表 6-1-1 肺部良性肿瘤分类

上皮来源	中胚层来源	来源不明	其他
乳头状瘤	纤维瘤	错构瘤	炎性假瘤
息肉	脂肪瘤	畸胎瘤	黄瘤
非典型性腺瘤样增生	平滑肌瘤	透明细胞（糖）瘤	淀粉样瘤
	软骨瘤		
腺瘤	粒细胞瘤		
	血管瘤（肺泡肺细胞瘤）		

临床上常见的肺部良性肿瘤主要有（按照发病率高低排序）：错构瘤、良性间皮瘤、黄瘤、炎性假瘤、脂肪瘤、平滑肌瘤、血管瘤、黏液腺瘤等。

一、错构瘤

（一）肺错构瘤

肺错构瘤也称软骨样错构瘤、良性间质瘤、错构软骨瘤、肺腺软骨瘤和肺纤维腺瘤等，是由于胚胎发育异常导致正常肺组织的不正常组合所构成的瘤样畸形，主要由软骨组成。肺错构瘤是最常见的肺部良性肿瘤，约占所有肺部良性肿瘤的 75%、所有肺部肿瘤的 8%。尸检中被发现的概率为 0.25%。其发病率为 1.4%～8%。患者主要为青壮年男性。

1.病因与发病机制

肺错构瘤的来源和发病原因尚不十分清楚。目前的假说认为，肺错构瘤是支气管的一部分组织在胚胎发育时期倒转和脱落，被正常肺组织包绕，这一部分组织可能在一定时期内不生长或生长缓慢，最终逐渐发展形成肿瘤。大约一半的肺错构瘤伴有 12q14-15 染色体异常。

现有研究表明，肺错构瘤细胞常具有雌激素、孕酮和雄激素受体。大约 53%的肺错构瘤存在雄激素受体，但仅限于男性患者，并且只存在于纤维肌样组织细胞中。雌激素和孕酮受体存在于 90%的错构瘤当中，男女性患者均有分布。孕酮受体主要位于纤维肌样组织细胞中，雌激素受体主要存在于上皮组织细胞中。

肺错构瘤病理类型主要为软骨性错构瘤，其他还有脂肪软骨型、纤维型、纤维平滑肌瘤型错构瘤。几乎所有肺错构瘤均为良性，恶性肺错构瘤十分罕见。错构瘤多发生在胸膜下肺表浅部位，有完整的包膜，边缘光滑，质硬，易与周围肺组织分开。肿瘤成球形、椭圆形或分叶状，直径 0.2～5cm，平均直径 1.8cm，多数小于 3cm。肺错构瘤为分叶状的肿块，切面呈灰白色，部分钙化区域呈现黄色，细沙样、爆米花样或核桃肉样；显微镜下，由软骨和脂肪组织、平滑肌、骨、纤维血管及纤维肌样组织等间充质来源成分构成。软骨成分一般有呼吸道上皮覆盖，软骨间常有裂隙存在。

2.临床表现及辅助检查

(1)临床表现：肺错构瘤男性患者略多于女性[(2～3)：1]，各年龄段均有分布，但主要集中于 30～60 岁。缓慢生长是肺错构瘤的特征。一项平均随访时间 4.1 年的研究表明，48%的被观察者出现肿瘤增长，瘤体直径平均增大 3.2±2.6mm/年。因此，若患者确诊为肺错构瘤，则需要长期随访。位于外周的肺错构瘤，一般无症状；多在健康检查胸部 X 线透视时发现。有症状者常表现为咳嗽、咳痰、咯血、气短、胸痛、发热等症状。气道内肺错构瘤占 3%～20%。主支气管、肺叶支气管，尤其是隆突部位的错构瘤，出现症状较早，常伴有喘鸣，甚至引起严重呼吸困难和发绀，被误诊为哮喘。位于肺叶或主支气管内的肿瘤造成管腔狭窄、部分梗阻，引起继发感染，患者多因急性或慢性肺化脓症就诊。肺错构瘤各肺叶分布频率无明显差异。

(2)辅助检查：90%的肺错构瘤影像学表现为肺实质中的孤立性结节，多发性结节非常罕见。胸部 X 线上病灶表现为圆形或椭圆形，直径多为 1～2cm，最大可达 5～6cm，边缘清楚，密度增高的阴影，多不均匀，多数位于肺周边。10%～30%的病灶伴有钙化点，多在中心而且分布均匀，爆米花样钙化为肺错构瘤的典型改变，对肺错构瘤的定性诊断具有重要意义。钙化有助于鉴别恶性肿瘤。若为主支气管内病灶，由于肿瘤堵塞气道，胸片上面出现一系列相应的间接征象：病灶所在侧主支气管堵塞，导致患侧肺通气不足，患侧肺体积缩小，肺实质改变如肺不张、阻塞性肺炎征象、肺脓肿等。健侧肺代偿性过度通气。纵隔移向患侧。胸部 CT 表现为边缘光滑、整齐的结节或肿块性病变，无深分叶征及毛刺征，无卫星病灶。部分病例可出现钙化，钙化常常弥散状分布，出现“爆米花”样钙化是肺错构瘤特征性表现。高分辨率 CT (HRCT)亦能发现钙化。CT 扫描发现 50%的病灶具有脂肪组织。脂肪组织 CT 值常常较低(80～120HU)。脂肪区域或者钙化区域(CT 值>175HU)常具有诊断意义。目前普遍认为，HRCT 扫描时，外周型孤立性肺结节呈现脂肪组织强烈提示该肺结节为良性，可行择期或延期切除。

(3)组织活检：针吸活检取到软骨或脂肪组织可确诊，但有时也难以确诊。采用粗针获取更多的组织可提高确诊成功率。由于肺错构瘤质地较硬，因此针吸活检时需要特别注意并发症的处理，文献表明，外周病灶针吸活检后气胸发生率高达 50%，是其他外周病灶的 2 倍。针吸组织学活检的诊断效能远高于细胞学检查。若活检组织中发现软骨，则可确诊。细针针吸活检组织中，于纤维肌样组织背景下发现梭形或星状细胞也可确诊。常规的组织学染色常常破坏软骨组织,影响诊断,若发现瑞氏或吉姆萨染色阳性的纤维黏液瘤样组织或低柱状上皮,则高度怀疑为肺错构瘤。

(4)支气管镜检查:出现肺部症状,如咳嗽、咯血、反复肺部感染、肺不张等,则有行支气管镜检查的指征。外周病灶则不宜使用支气管镜检查。

3.诊断与鉴别诊断

肺错构瘤的临床表现无特异性,诊断并不容易。主要依据X线检查、CT及高分辨率CT。病灶内脂肪组织、钙化,尤其是"爆米花"样钙化是肺错构瘤特征性表现,有助于与周围型肺癌鉴别。如果影像学检查高度怀疑肺错构瘤但仍不能确诊,尤其是估计对手术耐受能力较差的患者,则可采用针吸活检,以明确诊断。有报道显示经皮针吸活检确诊成功率为85%。气管、肺叶、肺段支气管腔内的错构瘤依赖电子支气管镜检查,以排除肺癌。

4.治疗与预后

大多数肺错构瘤病例可采用肺楔形切除术或肿瘤摘除术。对于肺表浅部位较小的肿瘤,可以做肿瘤摘除术。若肿瘤位于肺门,体积巨大或与肺门支气管、血管不易分离或已造成远端肺组织的不可逆病理改变时,可行肺叶切除或肺段切除术,很少需做全肺切除。无论是肿瘤摘除或肺叶肺段切除,术后几乎无复发。

对于开胸手术前未经确诊的外周型的疑似肺错构瘤的患者,可以行胸腔镜(VATS)下肿瘤切除术。对于肿瘤灶很小,VSTA手术难以发现时,有学者采用CT引导下放置微弹簧圈的办法,这样能大大降低中转开胸的发生率。手术应注意尽量减少对正常肺组织的切除。

目前,有文献报道采用内镜下切除或者激光烧灼的方法治疗肺错构瘤。在一项纳入43例患者的研究中,内镜下切除成功治愈38例患者;4名患者复发,其中3名采用激光烧灼治愈。

目前也有观点认为若肿瘤直径>2.5cm,则必须切除。对于确诊的直径<2.5cm的外周型肺错构瘤,也可采用观察法,长期随访,非紧急情况下,不需立即行手术切除。随访过程中,肿瘤一般生长缓慢;但若发现肿瘤生长加速,则应手术切除。

5.诊治精要

(1)错构瘤临床表现无特殊,有特征性影像学表现时,容易诊断。

(2)若临床上有症状,多选手术治疗。

(3)若临床上无症状,影像学钙化明显,也可观察治疗。

(二)肺错构瘤与恶性肿瘤的关系

目前有少数文献报道了肺错构瘤与肺癌的关系,包括肺错构瘤最终发展为肺腺癌或良性肺错构瘤切除后,原病灶处复发肉瘤等。亦有个案报道发现患者肺错构瘤(主要是间充质源性)高表达上皮性的糖类抗原19-9。肺错构瘤的患者发生同时性或转移性支气管肺癌的概率较正常人高6.3倍。但另一项纳入了598例肺错构瘤的研究表明,该群患者中肺癌发病率仅为5.8%。肺错构瘤与肺癌的关系仍有较大争议,需要进一步研究。

二、肺内胸腺瘤

原发性肺内胸腺瘤来源于肺内异位的胸腺组织,瘤体完全位于脏层胸膜之下或被肺实质包绕，且不伴有前下纵隔胸腺瘤，具有和纵隔胸腺瘤一样的组织病理学特性。胸腺瘤主要好发于前下纵隔，肺内胸腺瘤比较罕见，目前主要见于个案报道。

1.病因与发病机制

胸腺组织异位于肺内所致。具体原因不明，肺内原发胸腺瘤的起源仍有争论。肺内胸腺瘤多为孤立性实性肿瘤，偶有多灶性。可随机出现在两侧肺的任何一个肺叶，好发于外周，偶尔可见于肺门处。肿瘤直径1.5～12.8cm不等，一般平均3cm左右。大体标本可见肿瘤多为实性或者囊性，可呈现多种颜色。显微镜下可见肿瘤内部混合着上皮细胞和淋巴细胞的大量胶原。免疫组化染色，肿瘤中角蛋白、上皮细胞膜性抗原呈阳性，Vimentin、Desmin、Actin、S-100表达阴性。1999年WHO统一了胸腺瘤的分型：①A型：即髓质型或梭型细胞胸腺瘤。②AB型：即混合型。③B型：被分为3个亚型，即B1型：即富含淋巴细胞的胸腺瘤、淋巴细胞型胸腺瘤、皮质为主型胸腺瘤或类器官胸腺瘤；B2型：即皮质型胸腺瘤；B3型：即上皮型、非典型、类鳞状上皮胸腺瘤或分化好的胸腺瘤。④C型：即胸腺癌，组织学上此型较其他类型的胸腺瘤更具有恶性特征。A型和AB型相对而言复发风险较其他亚型低，B型为淋巴细胞为主型，常常需要与造血系统肿瘤鉴别，C型为恶性。关于胸腺瘤的临床分期，1981年，Masaoka观察发现，上皮细胞型胸腺瘤发生转移、复发的可能性较大，预后较差，而梭形细胞型预后较好。并依据手术中观察到的肿瘤生长情况将之分为四期，利于判断预后：Ⅰ期，包膜完整，在镜下包膜无受累，称为非浸润性胸腺瘤；Ⅱ期，侵犯纵隔脂肪组织或胸膜或在镜下见到包膜受累及，此期也属于非浸润性胸腺瘤；Ⅲ期，累及心包、大血管或肺等重要组织，此期称为浸润性胸腺瘤；Ⅳ期，发生心包、胸膜种植或远处转移，也属于浸润性胸腺瘤。

2.临床表现及辅助检查

(1)临床表现：各个年龄段均有发病，男女发病率无差异。一般无临床症状，多于体检时胸部X线偶然发现。临床症状包括咯血、胸痛、反复肺部感染等。患者可有重症肌无力或Good综合征(胸腺瘤伴低丙球蛋白血症)等副肿瘤综合征的表现。

(2)辅助检查：胸部X线、胸部CT常常表现为外周肺(极少数位于肺门处)圆形实性阴影，一般平均直径3cm左右。PET-CT可表现为正常或高代谢病灶(类似于肺癌等恶性肿瘤)。

3.鉴别诊断

可根据特异性临床表现，如重症肌无力、Good综合征等，结合影像学发现有助于明确诊断。外周病灶可采用经皮活检明确诊断。应与胸腺癌、肺癌和其他肺部良、恶性肿瘤相鉴别。

4.治疗与预后

一般采用外科手术切除。对于不能完全切除的患者可联合使用放疗。目前文献报道表明胸腺瘤的预后与肿瘤大小无关，但有副肿瘤综合征的患者预后较差。该肿瘤可能局部复发(有放疗后8年复发者)，因此需要长期随访。

5.诊治精要

(1)胸腺瘤临床上若不合并重症肌无力，多在体检时发现。

(2)除WHOC型外，胸腺瘤的良、恶性诊断取决于Masaoka分期。

(3)一旦确诊或怀疑恶性胸腺瘤，应限期手术。

三、肺内畸胎瘤

畸胎瘤是起源于三个胚层生殖细胞的良性肿瘤。其主要沿身体中线分布，多发生于前纵隔。肺内畸胎瘤极其罕见，目前主要见于个案报道。

1.病因与发病机制

可能是迷走的胚胎组织在肺内发育而形成。也可能是前纵隔内的畸胎瘤侵入肺内。畸胎瘤含有3个胚层结构，如毛发、肌肉、软骨及腺体、上皮等，多为良性。肿瘤切面可见黄色脂肪组织填充于囊腔中。组织学检查可见皮肤、脂肪和神经组织。

2.临床表现及辅助检查

(1)临床表现：肺内畸胎瘤在各个年龄段均有分布，但主要见于青壮年(20～30岁)，男女发病率无差别。临床症状不典型，早期可无症状。若瘤体较大，伴随感染时，则出现胸痛、发热、咳嗽、咯血、体重减轻、肺炎和支气管扩张等症状。可反复发作。患者咳嗽咳出毛发为肺内畸胎瘤的较特异性表现，强烈提示为此病。早期查体可无特殊。瘤体巨大者，肺部听诊可有局部呼吸音减弱，合并感染后肺部可有湿性啰音。

(2)辅助检查：胸部X线常常表现为分叶状、圆形、椭圆形的囊性或实性阴影。囊内密度不均，常可发现牙齿或钙化影。胸部CT表现为伴有高密度脂肪影的不连续的软组织影或钙化影。

3.鉴别诊断

如有特异性的临床症状(如咳出毛发)，胸部X线发现牙齿或钙化影，胸部CT可更清楚显示囊内结构有助于确诊。必要时可行经胸壁肺活检或开胸探查确诊。应与肺癌、其他肺部良性肿瘤相鉴别。

4.治疗与预后

有感染时，根据病原菌给予相应的抗生素治疗。鉴于畸胎瘤引起的慢性炎症有侵蚀支气管和周围肺组织的可能，故多主张积极的外科治疗。瘤体巨大压迫症状严重时可行手术切除。一般预后良好。

5.诊治精要

(1)体检时发现或有症状时发现，建议手术治疗。

(2)临床诊断困难，观察中增大明显，需手术治疗。

(3)手术切除后，再次复发的概率低。

四、肺乳头状瘤

肺乳头状瘤多发生于喉、气管和支气管壁，可为多发。有人认为肺乳头状瘤系原发于喉或气管向下蔓延而形成的肺内继发性肿瘤。乳头状瘤为儿童常见的喉部良性肿瘤，而成人却少见，常发生于气管和近端支气管，单发或多发，呈息肉状突出于腔内。

1.病因与发病机制

肺鳞状乳头状瘤的病因为6型或11型人类乳头瘤病毒(HPV-6、HPV-11)感染所致。良性鳞状肺乳头瘤，其6型、11型HPV阳性而16、18、31、33.51型HPV阴性。16、18、31、33、51型HPV阳性的患者，最终多发展为肺鳞状细胞癌。肺乳头状瘤包括鳞状、腺状、鳞腺混合三种病理类型。鳞状肺乳头瘤病理表现为肿瘤组织由上皮组织构成，呈乳头状增生，其表面被覆分化良好的角化或未角化的复层鳞状上皮，乳头轴心为富含毛细血管的纤维结缔组织，常伴有明显的炎症。肿瘤可有出血和坏死。腺状肺乳头瘤有时被覆假复层纤毛柱状上皮或无纤毛柱状上皮，其中可杂有少量杯状细胞。腺状肺乳头瘤为良性肿瘤，但是不完全切除会导致复发。鳞腺混合肺乳头状瘤为同时含有鳞状和腺样上皮的良性肿瘤，完全切除可治愈。镜下可见乳头轴心富含毛细血管的纤维结缔组织同时被鳞状和腺状上皮覆盖。该类型乳头瘤最为罕见，全世界范围内均罕有报道。

2.临床表现及辅助检查

(1)临床表现：其临床症状以气道阻塞为典型表现，如咯血、喘鸣、阻塞性肺炎、支气管扩张等。发生于肺实质内的乳头状瘤少见报道。两侧肺任一肺叶均可发病，无特异倾向。

(2)辅助检查：胸部X线征象主要是气道阻塞的相关征象。肿瘤直径0.7～9.0cm不等，一般1.5cm左右大小。由于瘤内富含血管，CT表现为软组织肿瘤密度，有明显强化。又因肿瘤组织常伴有出血和坏死，肺乳头状瘤的诊断下CT表现为平扫时瘤体内密度不均匀，以及增强扫描时不均质强化之征象。文献报道可有空洞形成。肺乳头状瘤呈良性生物学行为，感染等征象。肺乳头状瘤影像学表现为肺内孤立性结节，大小不一，具有良性肿瘤的形态学表现，但无特征性。

3.鉴别诊断

根据患者年龄、影像学表现有助于诊断。增强CT，肿瘤组织明显强化，因此需与肺部恶性肿瘤相鉴别。

4.治疗与预后

根据肿瘤大小和所在部位而决定。如腔内肿瘤远端肺组织尚好时，可肺乳头状瘤的治疗单纯肿瘤摘除或局部切除，气管、支气管袖状切除，恢复气管支气管的通气功能而保留正常肺组织。肿瘤位于脏层胸膜下或腔内肿瘤阻塞远端肺组织，已有不可恢复性改变，需行肺叶切除。手术切除后预后好。

5.诊治精要

(1)临床诊断困难，手术指征明确。

(2)手术方式根据术中情况定。

(3)手术时尽量保留肺组织。

五、肺腺瘤

腺瘤为腺上皮发生的良性肿瘤，但有恶变的倾向。肺腺瘤主要包括以下类型：①肺泡腺瘤；②乳头状腺瘤/Ⅱ型肺泡细胞或Clara细胞腺瘤；③唾液腺型腺瘤，包括：多形性腺瘤(PA)、黏液腺瘤(MGA)、嗜酸细胞瘤、肌上皮瘤和腺肌上皮瘤；④黏液性囊腺瘤。

(一)肺泡腺瘤

肺泡腺瘤是位于外周肺的良性、实性肿瘤，与周围肺组织分解清楚。肿瘤由肺泡上皮细胞

(主要为Ⅱ型肺泡上皮细胞)、肺间隔间充质、成纤维细胞或成纤维样细胞组成。容易被误认为肺淋巴管瘤。该类型腺瘤患者预后良好。

1.病因与发病机制

可能起源于肺上皮细胞或肺间隔间叶细胞,具体原因不明。镜下可见肿瘤有大量孔隙,内壁覆盖着低柱状上皮,上皮下为结缔组织的基质。肿瘤中可见脂肪组织。免疫组化(IHC)染色可见间充质特异性标记 S-100 表达阳性。肿瘤亦阳性表达上皮性标记细胞角蛋白 CK7、CK20,甲状腺转录因子 1(TTF-1)。

2.临床表现及辅助检查

(1)临床表现:一般无临床症状,多在体检时胸部 X 线发现。肿瘤与周围组织分界清楚,术中易从周围肺实质中剥离。

(2)辅助检查:胸部 X 线表现为与周围肺组织分界清楚的实性结节,平均直径 2cm,多位于外周肺。磁共振(MRI)可见肿瘤具有囊性空隙,其内充满液体,强化 MRI 则可见囊体表现为薄壁的边缘强化。PET-CT 扫描,肿瘤为低代谢结节,符合良性肿瘤表现。

3.鉴别诊断

患者无特异性临床表现,主要依靠影像学检查发现,外周肺结节可以通过经皮穿刺病理学活检确诊。

4.治疗与预后

无症状可不予以治疗。肿瘤较大者可手术切除。患者预后较好。影像学检查可见薄壁边缘强化,需与肺部其他良性肿瘤相鉴别。

5.诊治精要

(1)手术前诊断困难,PET 有助于诊断。

(2)临床上诊断后,手术治疗。

(二)乳头状腺瘤/Ⅱ型肺泡细胞(Clara 细胞)腺瘤

乳头状腺瘤/Ⅱ型肺泡细胞或 Clara 细胞腺瘤是肺部良性肿瘤,可有向周围组织侵袭的恶性表现。一般认为其起源于多能干细胞。术后预后好。

1.病因与发病机制

该肿瘤被认为是起源于能分化为Ⅱ型肺泡细胞、Clara 细胞或纤毛呼吸性上皮细胞的多能干细胞。大体标本,肿瘤常表现为肺实质中边界清楚的白色结节。镜下,肿瘤表现为乳头状结构,具有明显的纤维血管核心区。上皮细胞覆于核心表面,细胞呈现立方状、细胞核位于基底部,胞质明显嗜酸性。免疫组化染色表明肿瘤组织表面的细胞阳性表达甲状腺转录因子(TTF)。

2.临床表现与辅助检查

(1)临床表现:各个年龄段均可发病,目前报道最小患者为 2 个月。无性别差异。一般无临床症状,多在体检时胸部 X 线发现。

(2)辅助检查:胸部影像学常表现为肺实质中边界清楚的结节。

3.鉴别诊断

胸部影像学有助于诊断,组织活检可确诊。需要与肺泡腺瘤、乳头状细支气管肺泡癌、乳头状变异性硬化性血管瘤、乳头状变异性类癌、转移性肺癌相鉴别。

4.治疗与预后

手术切除可治愈。术后预后良好,存活 2～10 年或更长时间。文献报道部分肿瘤具有潜在的向周围浸润的恶性表现,但是手术切除后 3 年仍无复发。对于侵袭性生长的肿瘤患者,应该长时间随访。

5.诊治精要

临床上诊断后,手术治疗,预后好。

(三)唾液腺型腺瘤

唾液腺型腺瘤,包括:①多形性腺瘤;②黏液腺瘤;③嗜酸性粒细胞瘤;④肌上皮瘤和腺肌上皮瘤四种亚型。多形性腺瘤是具有上皮和结缔组织分化的良性肿瘤。肿瘤中存在嵌于软骨基质中的腺体和肌上皮细胞,因此也常常称作良性混合性肿瘤。该肿瘤可发生恶变。黏液腺瘤是极其罕见的支气管外生性肿瘤,主要起源于支气管黏膜腺体。肿瘤由位于软骨基质表面的囊状腺体构成,也有部分正常的支气管黏液腺体,瘤体位于支气管腔内。也被称为黏液腺囊腺瘤、支气管囊腺瘤、黏液腺细胞腺瘤、多腺瘤等。嗜酸性粒细胞瘤是由嗜酸性细胞构成的非常罕见的良性肿瘤。也被称为嗜酸性腺瘤。

1.病因与发病机制

病因不明。镜下可见多形性腺瘤主要由腺体和肌上皮细胞组成,该肿瘤不像唾液腺瘤,并无明显的软骨基质。大体标本,黏液腺腺瘤直径 0.8～6.8cm 不等,平均 1.8cm。肿瘤突入支气管管腔中。瘤体被一层薄膜覆盖,容易与支气管壁分离。切面呈囊状,囊腔内含有黏液。支气管镜下,肿瘤呈现紫色。镜下,肿瘤囊壁由高度分化的黏液上皮覆盖。嗜酸性粒细胞瘤边界清楚,瘤体 1.5～3.5cm 不等。切面呈黄褐色、红棕色或紫色。镜下可见肿瘤细胞卵圆形,核小不规则,胞质嗜酸性、颗粒状。电镜下可见细胞内线粒体增生。

2.临床表现与辅助检查

(1)临床表现:多形性腺瘤,患者主要为中老年人,发病率男女性别无差异。主要临床症状包括肺炎、咳嗽。也可以无症状。男性黏液腺腺瘤的发病率是女性的 2 倍。主要临床症状包括咳嗽、发热、反复发作肺炎、咯血。嗜酸性粒细胞瘤男性患者略多于女性。患者一般无症状。临床症状一般包括咳嗽、胸疼、咯血、呼吸困难等。

(2)辅助检查:多形性腺瘤胸片上表现为边界清楚的,局部分叶状肿瘤。胸部 CT 可见肿瘤边缘锐利,无钙化。强化后,肿瘤灶不均一性强化。MRI T_1 加权呈现低信号或等信号,T_2 加权等信号。肿瘤可位于支气管内或肺实质内,但各个肺叶均可发生,无特异性。黏液腺瘤的胸片表现为阻塞性肺炎、阻塞后肺不张等,亦有极少数病理表现为外周肺部实性结节。CT 可见空气半月征,也证明了瘤体位于支气管管腔之内。左右两侧发病率相等,但主要见于肺中、下叶主支气管。影像学检查可见嗜酸性粒细胞瘤患者阻塞性肺炎并发外周肺实质浸润。

3.鉴别诊断

主要依据影像学及病理学检查。黏液腺腺瘤需要与黏液表皮样癌相鉴别。

4.治疗与预后

多形性腺瘤主要由外科手术切除。肿瘤可发生恶变、远处转移及术后复发。肿瘤的生物学行为、局部浸润、细胞分裂活动等是判断预后重要的因素。因此,术后的患者需要长时间随访。黏液腺瘤虽然有茎与支气管相连,但其很容易通过内镜下行刮除术、冷冻疗法、激光烧灼等方法去除。通常,只有存在远端肺毁损或内镜下手术不能完全切除时,才行外科手术切除。切除后可治愈,无复发。

嗜酸性粒细胞瘤主要通过外科手术切除。

5.诊治精要

(1)根据特定的影像学特征,多数可以诊断。

(2)临床上诊断后,手术治疗,预后好。

(四)黏液性囊腺瘤

黏液性囊腺瘤是由被高度分化的良性黏液性柱状上皮覆盖的纤维性囊壁组成的单房囊性肿瘤。

1.病因与发病机制

病因不明,可能和吸烟有关。大体标本,肿瘤呈现单房囊性结构,其内填充着透明胶状物质。镜下可见囊壁被黏液性上皮覆盖。偶尔可见由于囊壁过薄,其内部黏蛋白渗入周围肺实质中。其部分边界处的组织可为恶性甚至腺癌。因此,病检取材时,应该检查整个肿瘤组织。

2.临床表现与辅助检查

(1)临床表现:患者一般为50～60岁左右的吸烟人士,男女均可发病。一般无临床症状,多在体检时胸部X线发现。

(2)辅助检查:胸部影像学常表现为外周肺组织的结节。

3.鉴别诊断

组织活检可明确诊断。需要与支气管性囊肿、细支气管肺泡癌相鉴别。

4.治疗与预后

手术完全切除。术后预后良好。有文献表明,边界恶性的黏液性囊性瘤患者在术后4年复发。因此,对于术中组织病检发现边界恶性的患者,建议行肺叶切除术代替肿瘤摘除术或楔形切除术。有患者于部分切除术后20年复发,再次行肺叶切除术后,患者长期随访,均未见复发。

5.诊治精要

临床上诊断后,外科切除,预后好。

(五)脂肪瘤

脂肪瘤是起源于成熟脂肪组织的良性肿瘤,可位于支气管内或者肺实质内。男性患者多于女性。可导致气道阻塞等肺部并发症。一般使用支气管镜下激光烧灼法治疗。

1.病因与发病机制

80%的脂肪瘤来源于气管支气管壁。具体原因不明。大体标本,肿瘤直径0.3～6.5cm。镜下,肿瘤由成熟的脂肪组织构成。偶尔可见具有多形性细胞核的巨型细胞,类似于多形性脂肪瘤细胞。

2.临床表现与辅助检查

患者多为60岁左右的男性,女性患者较少。大多数患者有明显症状,包括咳痰、咳嗽、咯血、发热及呼吸困难。也有患者可有胸痛、喘鸣、右侧上肢感觉异常等。胸部影像学可发现大多数肿瘤。肿瘤主要位于支气管树的前三级分支。

3.鉴别诊断

患者症状不具有特异性。明确诊断主要通过病理活检。需要同肺部其他良性肿瘤及恶性肿瘤相鉴别。

4.治疗与预后

大多数患者可通过手术治疗，手术切除方式包括全肺切除、肺叶切除及支气管切除术。也可以采用支气管镜下激光烧灼或电刀切除或两者联合使用。

5.诊治精要

临床上诊断后，外科治疗，预后好。

(六)炎性肌成纤维细胞瘤/炎性假瘤

根据新版 WHO 分类，炎性肌成纤维细胞瘤定义为几乎不会转移的，具有多种可变组织学表现的软组织瘤。炎性肌成纤维细胞瘤也被称为炎性假瘤、浆细胞肉芽肿、纤维组织细胞瘤、组织细胞瘤、黄色瘤、肥大细胞肉芽肿等。肺纤维组织细胞瘤现在被认为属于炎性假瘤。肺炎性假瘤是由肺内慢性炎症产生的肉芽肿、机化、纤维结缔组织增生及相关的继发病变形成的肿块，并非真正肿瘤。该肿瘤可以进展、复发或者发生远处转移。

1.病因与发病机制

目前认为炎性假瘤是炎症或感染后迁延不愈，纤维组织细胞增生引起的。文献报道炎性假瘤中发现人疱疹病毒 8 型，可能与发病有关。肿瘤细胞亦被发现存在细胞染色体异常，位于染色体 2p23 的 ALK 基因重组，导致肿瘤中 ALK-1 蛋白过表达。肺炎性假瘤一般位于肺实质内，累及支气管的仅占少数。绝大多数单发，呈圆形或椭圆形结节，一般无完整的包膜，但肿块较局限、边界清楚，有些还有较厚而缺少细胞的胶原纤维结缔组织与肺实质分开。少数肺炎性假瘤可以发生癌变。肺炎性假瘤的病理学特征是组织学的多形性，肿块内含有肉芽组织的多寡不等、排列成条索的成纤维细胞、浆细胞、淋巴细胞、组织细胞、上皮细胞以及内含中性脂肪和胆固醇的泡沫细胞或假性黄瘤细胞，因此许多学者根据细胞占有的优势而定出不同的名称和类型，如假乳头状瘤型、纤维组织细胞瘤型、浆细胞瘤型、假淋巴瘤型等。

2.临床表现与辅助检查

(1)临床表现：肺炎性假瘤患者多数年龄在 50 岁以下，女性多于男性。1/3 的患者没有临床症状，仅偶然在 X 线检查时发现，2/3 的患者有慢性支气管炎、肺炎、肺化脓症的病史，以及相应的临床症状，如咳嗽、咳痰、低热，部分患者还有胸痛、血痰，甚至咯血，但咯血量一般较少。肺炎性假瘤的诊断存在一定的困难，患者的临床症状较难与慢性支气管炎及肺部恶性肿瘤鉴别。胸部 X 线检查为圆形或椭圆形，边缘光滑锐利的结节影，有些边缘模糊，似有毛刺或呈分叶状，与肺癌很难鉴别。肺炎性假瘤在肺部无明确的好发部位，大小可以从 1cm 到 16cm，多数在 4cm 以下。这些都给诊断造成困难。

(2)辅助检查：X 线检查显示肺炎性假瘤可发生在两肺的任何部位。球形瘤体一般边缘光滑锐利，直径多为 1～4cm，密度比较均匀，周围肺野清晰。团块样的瘤体一般境界不清，边缘模糊。部分病灶密度浓淡不均，如多次并发急性炎症可造成“瘤”影扩大，在其周围恰似炎性浸润的片状影。因此假瘤边缘清楚与否取决于肿块周围的病理变化。境界面清楚者,瘤体周围一般有假性包膜,若病灶处于急性阶段时,假瘤周围显示炎性,渗出在瘤体周围多呈模糊影亦无假包膜形成。CT 图像把假瘤与肺的境界面显示得非常清楚,即使胸片表现为大片状或团块状模糊影,但在 CT 图像上则表现为境界清楚的块影。CT 扫描比胸部平片更容易发现小空洞的存在,这种小空洞可以单发,也可以多发。除此以外,CT 图像上显示肿块周围长毛刺、胸膜增厚粘连征象对本病诊断有着重要意义。电子支气管镜经皮肺穿刺和术中冷冻病理检查对本病的诊断和鉴别诊断有非常重要的意义。

3.鉴别诊断

患者多有呼吸道感染病史,可无临床症状或有间歇发作的发热、咳嗽、咳痰等表现,偶有咯血。体检多数无阳性体征,有呼吸道感染时可有发热,肺部听诊有干或湿性啰音。胸部 X 线片及 CT 扫描,有直径 1～6cm 圆或椭圆形孤立块影,中等密度,质地均匀,边缘不甚清楚,少数可有胸膜粘连影,多数在肺的外周。诊断有困难或不能除外恶性者,应行开胸或经胸壁肺活检。肺炎性假瘤在诊断上很难与肺癌、肺结核瘤、错构瘤等相鉴别,这给治疗带来很大的困难。

(1)肺癌:在临床上,最重要的是与肺癌相鉴别,这直接关系到治疗的方法及手术切除的范围。从病史上看,炎性假瘤患者年龄一般较轻,多无长期吸烟史,全身情况多无明显变化,可有一过性发热史,无持续的痰中带血,无肺外症状;从影像学上看,炎性假瘤一般位于肺的周边,呈孤立肿块影,也可呈多发病灶,大小不等,肿块密度多均匀,可有钙化、空洞,但这种情况少见;大部分病例肿块周围可见斑点状影;纵隔淋巴结肿大并不能肯定肿块就是癌,肺癌的肿块多呈分叶状,边缘毛糙不光滑,密度不均匀,坏死区密度更低,这可能与肿瘤组织生长较活跃有关,可伴胸腔积液,肺门及纵隔淋巴结转移较多。放射性核素显像检查对于判定肿块性质有一定帮助,阴性可大致排除肿瘤,但阳性患者确定肿瘤要谨慎,大约有 10%的患者可出现假阳性。通过以上几点,可大致判断肿块的性质。与肺癌的鉴别点是:①肺炎性假瘤临床症状轻或无症状,肺癌症状明显,且逐渐加重;②肺炎性假瘤的瘤体增长缓慢或无增长,而肺癌的肿块倍增时间短、发展快;③CT 扫描可见假瘤内单个或多个小空洞,甚至呈蜂房样透亮,而肺癌的空洞一般说来呈偏心性厚壁空洞,空洞内有癌结节,很少在一个癌灶内呈蜂房样低密度影;④肺炎性假瘤在痰的检查、支气管镜活检中查不到癌细胞。

(2)结核球:与结核球的鉴别点是结核球易发生在肺的上叶尖后段或下叶背段,密度均匀,可有钙化,病灶周围可有卫星灶。肺癌易发生在上叶前段,瘤体呈分叶、脐凹、短毛刺等征象有利于与假瘤鉴别。本病还需与慢性支气管炎和肺部恶性肿瘤、肺部良性肿瘤及胸膜间皮瘤等占位病变鉴别。

4.治疗与预后

由于肺炎性假瘤术前很难确切诊断,尤其难与肺癌区别,又偶有癌变的可能,因此一般主张及早手术治疗。术中需要送病理冷冻切片检查,以明确诊断。确定良性性质后,手术以尽量保存正常肺组织为原则。处于肺表面的炎性假瘤,可以做肺楔形切除。位于肺实质内的炎性假瘤可以行肺段切除或肺叶切除,除巨大肿块及已侵及主支气管的以外,一般不做全肺切除。

5.诊治精要

(1)鉴别诊断困难,建议尽早手术治疗。

(2)长期观察有恶性病倾向。

六、肺炎性假瘤

肺炎性假瘤是一种由某些非特异性炎症所导致的肺内肿瘤样病变,其实质为肺内慢性炎性增生性肉芽肿病变,并非真正肿瘤。世界卫生组织(WHO)肿瘤国际组织分类方法将这类肿瘤归在肺部良性肿瘤中,称为类肿瘤样病变。炎性假瘤的发病率在肺良性肿瘤中仅次于肺错构瘤。1980 年丁嘉安等报道 62 例良性肿瘤,错构瘤占 27.4%,炎性假瘤占 25.8%,两者无明显差别。

1.病因和发病机制

本病的病因尚不清楚,可能为多种非特异性肺部炎症的慢性化而形成机化性肺炎,进而局限化形成瘤样肿块,特别是大量抗生素的应用,削弱了人体对病原菌的炎症反应,降低了机体纤维蛋白溶解酶的作用,使结缔组织增生,从而形成瘤样肿块。另外,某些肺部细菌或病毒感染亦可形成炎性假瘤。究竟哪些原因使肺炎转化为炎性假瘤,至今仍不甚清楚。有的学者认为炎性假瘤形成可能与机体的免疫功能有关,也有学者认为可能是一种过敏反应。

2.病理

炎性假瘤多数位于肺内,支气管内者少见,有些病例可累及胸膜及肺门。肺炎性假瘤常为单个孤立性病灶,呈球形或椭圆形,直径 5cm 左右。肿块中等硬度,无包膜,与周围正常组织分界清楚,无浸润破坏现象。切面呈灰白或灰黄色或褐色,细胞成分为多种细胞组成的肉芽样结构,其病理组织学表现复杂,含多种炎性细胞和间质细胞,包括浆细胞、淋巴细胞、黄色瘤细胞、肥大细胞、组织细胞、成纤维细胞及结缔组织等,并有许多血管成分,不同病例或同一病例的不同部位,组织类型和组织成分有很大差异。

一般可分为四种类型:①以肺泡上皮增生为主的乳头状增生型。②组织细胞和成纤维细胞增生为主型。③以血管和上皮乳头状增生为主的血管瘤样型。④以浆细胞增生为主的淋巴瘤样型。上述各种类型的细胞以增生为主要表现,细胞分化良好,无恶性肿瘤表现。炎性假瘤曾有多种命名,如浆细胞瘤、组织细胞瘤、肥大细胞肉芽肿、硬化性血管瘤等。肺炎性假瘤多为良性病变,但亦有文献报道其可发生恶变,表现为恶性纤维组织细胞瘤。

3.临床表现

(1)典型表现:本病可发生于任何年龄,男女性别无显著差异。50%以上患者无症状,仅在 X 线检查时发现病变。部分病例病初有呼吸道感染病史,患者可有呼吸道感染症状,如咳嗽、咳痰、痰中带血等,病程可数日至数年。

(2)非典型表现:少数患者表现为胸痛、消瘦、发热、喘息、呼吸困难、脓胸、气胸等,易误诊为肺癌、肺脓肿、肺结核等。

4.胸部 X 线

(1)典型表现:胸部 X 线检查常表现为密度较低而均匀,边缘清楚、轮廓完整的球形阴影,可发生在任何肺叶,多位于外周,常累及胸膜。

(2)非典型表现:部分患者病变可呈梭形、带形等不规则形状,偶有钙化及空洞,少数为多发结节。部分病变可缓慢增大，病变可累及肺门或纵隔，类似纵隔肿瘤表现，可引起支气管阻塞及肺不张，少数还可累及肋骨，引起骨质破坏。

5.诊断和鉴别诊断

炎性假瘤尚无特异性诊断方法，其临床表现和影像学特点等缺乏特异性，如病史中有明显肺部感染史，有时可能在术前做出初步诊断。对病变较大的外周病灶，可经皮肺针吸活检辅助诊断。炎性假瘤可缓慢生长增大，多数与肺癌及其他肺部肿瘤鉴别有困难，最后确诊有待术后病理检查证实。

6.治疗

由于肺炎性假瘤在临床上很难与肺癌相鉴别，药物治疗无效，故发现后宜及时开胸探查。手术原则是在尽可能保留正常肺组织的前提下切除病灶，位于肺浅表部位且病灶较小者可行楔形切除，切除后应做冷冻病理切片检查以肯定诊断。如位置较深则应做肺叶切除术。手术切除后预后良好，很少有复发现象。预后与肿瘤纤维化程度无关。如果病灶内有坏死，奇特的巨大细胞或50个高倍视野中有≥3个有丝分裂瘤细胞，患者的预后就较差。

第二节　肺　癌

肺癌是严重危害人类健康的恶性肿瘤之一，并已经成为绝大多数国家癌症死亡的主要原因，是全世界目前发病率和死亡率最高的癌症。据WHO统计，每年全世界估计有超过120万新肺癌患者，死亡约110万人，世界上每隔30秒就有人死于肺癌。近些年肺癌发病率呈增高的趋势，尤其是女性肺癌发病率增高的幅度更为明显。在美国，肺癌居癌症的首位，约占全部癌症死亡的28.6%、全死因死亡的7%。在我国大城市中，肺癌死亡率已占恶性肿瘤之首，成为威胁我国人民健康最重要的恶性肿瘤之一。

一、流行病学

（一）肺癌的流行特征

1.地区分布

肺癌的发病率和死亡率均存在明显的地理差异。欧美国家的肺癌发病率和死亡率都有较高水平，亚洲相对低发，发展中国家肺癌死亡率较低。肺癌死亡率在我国地理位置上有由东北向南、由东向西逐步下降的趋势。在我国1994年恶性肿瘤死亡率抽样调查显示，肺癌的城乡差异明显。城市与农村肺癌死亡率之比为2.23∶1。

2.时间分布

肺癌在时间分布上的主要特征是其发病率和死亡率有不断增长的趋势。尤其进入21世纪后，全世界各个国家肺癌发病率和死亡率均维持或上升在一个较高水平，特别以发展中国家增幅显著。

3.人群分布

在性别上，几乎所有国家中男性肺癌发病率和死亡率均高于女性。我国肺癌发病率男女性别比例为2.24∶1。男性肺癌死亡率上升早、速度快、幅度大。近几年来,发达国家中女性肺癌明显增加,而且增加速度比男性快,致使其性别比例下降。在年龄上,肺癌发病率和死亡率随年龄而上升,我国肺癌男性和女性年龄组死亡率均是由小到大,逐步上升。肺癌发病率和死亡率在种族上、民族上分布不同。女性肺癌患者中,华人妇女较非华人妇女为多见。多项遗传流行病学研究显示肺癌具有遗传倾向。

(二)引起肺癌的危险因素致病因子

1.吸烟

100年前肺癌极其少见,而如今已成为世界范围内最常见的肿瘤死因。1950年首次证实肺癌与吸烟相关,是百年来最重要的历史性突破。1964年文献关于吸烟有害健康的宣传使发达国家的吸烟率出现下降,20年后肺癌发病率开始有所下降。而同期发展中国家发病率正逐年上升。1999年,发展中国家的男性肺癌发病率为14.1/10万,女性为5.1/10万;发达国家男性为71.4/10万,女性为21.2/10万。吸烟是肺癌的重要致病因素,有研究表明约有85%由环境因素引起的肺癌是因吸烟引起的。吸烟与肺癌危险度的关系与烟草种类、开始吸烟年龄、吸烟年限和吸烟量有关。吸烟量与肺癌有剂量反应关系,戒烟后可以减少肺癌发生的危险性。香烟中的尼古丁、一氧化碳和烟焦油危害较大。其中的一些致癌物质可直接损伤DNA,引起基因突变、缺失和异常改变等损伤而导致肺癌的发生。

2.环境污染

某些工业部门和矿区职工肺癌的患病率较高,这可能与长期接触或吸入大量放射物质如铀、镭及其衍化物氡等有关。在城市中的污染,尤其是空气污染,主要来源于机动车废气、采暖及工业燃烧废物等,查明的致癌物有多环芳烃、脂肪族巯基化合物和一些镍化合物。1994年抽样调查的数据表明城市污染与肺癌的关系。同时,女性肺癌的发病率增高与室内局部污染、烟草烟雾、室内用生活燃料和烹调时油烟所致的污染有关。

(三)其他

机体免疫功能低下,人体正常细胞中的原癌基因和抑癌基因异常改变,失去对细胞调控的平衡能力,可能发生肺癌。营养不良、缺乏维生素、肺部既往感染史、肺癌家族史等均可能与肺癌的发生有一定的关系。

我国地域广阔、人口众多,近年来,随着我国经济的发展和工业现代化的进程,对环境造成的污染加重,以及吸烟人群的增加,肺癌的发病率和死亡率呈明显上升的趋势。20世纪70年代我国肺癌调整死亡率为7.17/10万,到20世纪90年代肺癌调整死亡率为15.19/10万。20年间肺癌的调整死亡率增加了111.85%。2000年我国肺癌抽样调查结果显示,男性死亡率为40.1/10万,女性为13.48/10万。自20世纪90年代以来,肺癌的流行病学有以下几个特点:①年轻肺癌病例增多;②腺癌发病率在女性持续增多,其中肺泡细胞癌在老年女性中增多,男性鳞癌病例减少,小细胞肺癌病例增加;③混合型即多种病理类型癌细胞组成的肺癌病例增加。

预计21世纪中叶,中国拥有全世界1/3的吸烟人口,肺癌的年死亡数将达百万。目前我国人口的吸烟比例要比欧美等发达国家高,男性人口67%吸烟,烟草消费量可能超过所有发达国家的总和,而肺癌最重要、效价比最大的治疗措施就是戒烟,勿庸置疑,戒烟是最好的降低烟草危害的方法，但是多数人很难做到完全戒烟，而上述研究告诉这些人，如果不能完全戒烟，不妨少吸一点，同样也是有益的。此外，多食富含植物雌激素的果蔬也有助于进一步降低癌症危险。因此开展烟草滥用危害教育意义深远。

二、肺癌细胞学分类

肺癌起源于支气管黏膜上皮，少数癌肿起源于支气管腺体或肺泡上皮。起源于主支气管、肺叶支气管的肺癌称为中心型肺癌。起源于肺段支气管远侧的肺癌和生长于肺的周围部位者称为周围型肺癌。

1.分类

肺癌的组织学分类目前尚无一致的意见，1998 年 7 月国际肺癌研究协会(IASLC)与世界卫生组织(WTO)按细胞类型将肺癌分为 9 种，分别为：鳞状细胞癌、小细胞癌、腺癌、大细胞癌、腺鳞癌、多型性肉瘤样或含肉瘤成分癌、类癌、唾液腺型癌、未分类癌。

临床上常见的为下列类型：

(1)鳞状上皮细胞癌(鳞癌)：在各种类型的肺癌中鳞癌最为常见，约占 30%。患者年龄大多在 50 岁以上，男性占多数，多有长期大量吸烟史。鳞癌大多起源于较大的支气管基底细胞增生，常为中心型肺癌。支气管黏膜上皮细胞长期受烟雾等有害物质的刺激和损伤，导致纤毛丧失和基底细胞鳞状化生。鳞癌的分化程度高低不一，生长速度较为缓慢，病程较长，发生转移较晚，通常先经淋巴转移，晚期才发生血行转移。手术切除率较高，对放射及化学疗法较敏感。

鳞状上皮细胞癌的形态学特征是细胞大，呈多边形，胞质较多，核染色深。分化程度较高者癌细胞呈复层排列，可见到细胞间桥和角化珠；分化程度中等者细胞大，呈多边形，但无角化球和细胞间桥；分化程度低癌细胞呈小圆形或梭形，排列无层次。

电镜检查：见癌细胞具有张力原纤维和大量的桥粒等鳞状细胞的特征。

(2)小细胞癌(未分化小细胞癌)：因细胞形态形似燕麦粒，又称为燕麦细胞癌。发病率较鳞癌低，在各种类型的肺癌中约占 20%。发病年龄较小，多见于男性，多数患者有吸烟史。一般起源于较大支气管，大多为中心型肺癌。此癌分化程度低，恶性程度高，生长快，较早出现淋巴转移和侵入血管经血行广泛转移到身体远处器官组织，因此在肺癌中，小细胞癌的预后最差。但对放射治疗和化学治疗较为敏感。

小细胞癌的细胞形态与小淋巴细胞相似，密集成片，常有坏死灶。细胞核大，染色深，一端较尖，形似麦粒，核仁小而多个，胞质很少，胞质内可有嗜银神经分泌颗粒，能产生 5-羟色胺、促肾上腺素等多肽类激素，临床上可呈现副癌综合征，从而认为小细胞癌可能起源于支气管黏膜上皮中的嗜银细胞。

(3)腺癌：腺癌在各类肺癌中约占 50%，大多起源于较小的支气管黏膜分泌黏液的上皮细胞，因此大多数腺癌位于肺的周边部分，呈球形肿块，靠近胸膜。女性患者较为多见，发病年龄亦较小。一部分病例癌肿发生在肺纤维疤痕病变的基础上。腺癌在早期一般没有明显的临床症状，往往在胸部 X 线检查时发现，表现为圆形或椭圆形分叶状肿块。癌肿生长较缓慢，但有的病例早期即发生血行转移，淋巴转移发生较晚。

分化程度较好的腺癌主要由腺体结构组成，具有腺腔或分泌黏膜，有时呈乳头状结构。分化程度低的腺癌可无腺腔结构，癌细胞集聚，呈片状或条索状。腺癌细胞一般较大，胞质丰富，含有分泌颗粒或黏液泡，胞核较大，癌细胞表面可见到丰富的微绒毛。腺癌对放射治疗敏感度差。

电镜检查显示具有腺癌细胞特征且胞质内有嗜锇性板层小体，因此认为癌细胞起源于Ⅱ型肺泡细胞。细支气管肺泡癌大多呈孤立或多个圆形结节，癌细胞沿细支气管、肺泡管和肺泡壁生长，常分泌黏液，一般呈单层排列，不侵犯肺泡间隔，因而肺泡结构仍保持完整。

细支气管肺泡癌是腺癌的一种特殊类型，发病率较低，在各类肺癌中约占3%，女性较多见。细支气管肺泡癌起源于细支气管黏膜上皮或肺泡上皮组织，癌肿常位于肺野周围部分，分化程度好，生长缓慢。在X线形态上可分为结节型与弥漫型。细支气管肺泡癌很少经淋巴或血行转移，但常侵累胸膜，产生胸水或经气道广泛播散至其他肺叶，引致呼吸功能衰竭。少数病例呈弥散性浸润，遍及一个肺段、肺叶或双侧肺，形似肺炎或粟粒性结核。

(4)大细胞癌：此型肺癌十分少见，分为巨细胞癌与透明细胞癌。癌肿体积较大。恶性度高，较早发生淋巴或血行转移，有时在发生脑转移后才被发现，预后很差。镜检癌细胞大，大小不一致，呈多边形、圆形或梭形，癌细胞排列不规则，呈片状或条索状。胞质丰富，胞核大，形态多样，排列不规则，常见分裂象，不具有腺癌或鳞癌细胞的特征。

此外，少数肺癌可以在同一肿瘤的不同部位存在不同类型的癌肿组织。这些癌灶组织学类型互不相同，或组织学类型虽同但病灶的起源部位不同，病变范围亦各自独立存在。

2.肺癌的扩散和转移

取决于癌细胞的组织学类型和分化程度以及患者的免疫功能状态。一般有下列数种途径。

(1)直接蔓延扩散：癌肿可向支气管外生长，侵入邻近肺组织，并穿越肺叶间裂侵入相邻的其他肺叶。中心型肺癌蔓延扩展入肺门、纵隔后即可压迫或侵犯淋巴、血管，神经以及位于纵隔的多种器官和组织。靠近肺边缘部位的周围型肺癌则常侵及胸膜，引起胸膜转移及胸膜腔播散。癌肿的不断生长扩大，可侵及胸壁、胸内其他组织和器官。

(2)淋巴转移：淋巴转移是支气管肺癌常见的主要扩散途径。癌细胞经支气管和肺血管周围的淋巴管道先侵入邻近的肺段或肺叶支气管周围淋巴结，然后根据肺癌所在部位到达肺门或气管隆凸下淋巴结或侵入纵隔或气管旁淋巴结，最后累及锁骨上前斜角肌和颈部淋巴结。纵隔、气管旁和颈部淋巴结转移，一般发生在肺癌的同侧，左侧肺癌淋巴转移可发生在右肺，即所谓交叉转移。肺癌侵入胸壁和膈面胸膜后，可经淋巴转移到腋下、颈部和上腹部主动脉旁淋巴结。

(3)血行转移：肺癌发生血行转移是肺癌的晚期表现。小细胞癌较早发生血行转移。腺癌经血行转移较为多见。晚期鳞状细胞癌经血行转移亦不少见。通常癌细胞侵入肺静脉系统，然后经左心随体循环血流而转移到全身各处器官和组织，最常见的转移部位有肝、骨骼、脑、肾上腺等。

三、临床表现

肺癌的临床表现与其部位、大小、类型、发展阶段、有无并发症或转移有密切关系。主要临床表现包括以下几方面。

（一）常见临床表现

1.由原发肿瘤引起的症状和体征

（1）咳嗽：为常见的早期症状，以刺激性咳嗽或咳少量黏液痰为主，多为持续性，且音调较高。

（2）咯血：多为痰中带血或间断血痰，以中央型肺癌多见。侵蚀大血管可引起大咯血。

（3）胸闷、气短：与肿瘤引起支气管狭窄、肿大的淋巴结压迫支气管或隆突、肺部广泛受累、膈肌麻痹、大量胸腔积液和上腔静脉阻塞等有关。

（4）体重下降：常为肺癌的晚期表现，与肿瘤消耗、并发感染和食欲减退等有关。

（5）发热：多为低热，继发感染可出现高热。

2.肿瘤局部扩展引起的症状和体征

（1）胸痛：肿瘤侵犯胸膜可产生不规则的钝痛或隐痛，于深吸气或咳嗽时加重；侵犯肋骨、脊柱可引起局部压痛；肿瘤压迫肋间神经，疼痛沿肋间分布。

（2）呼吸困难：肿瘤压迫大气管，出现呼吸困难。

（3）咽下困难：肿瘤侵犯或压迫食管，可引起咽下困难，尚可引起气管-食管瘘，导致肺部感染。

（4）声音嘶哑：癌肿直接压迫或转移致纵隔淋巴结压迫喉返神经，可发生声音嘶哑。

（5）上腔静脉阻塞综合征：癌肿侵犯纵隔压迫上腔静脉时，上腔静脉回流受阻，产生头面部、颈部和上肢水肿以及胸前部淤血和静脉曲张，可引起头痛、头昏或眩晕等症状。

（6）霍纳 Horner 综合征：位于肺尖部的肺癌称肺上沟癌，可压迫颈部交感神经，引起病侧眼睑下垂、瞳孔缩小、眼球内陷、同侧额部与胸壁无汗或少汗。也常有肿瘤压迫臂丛神经造成以腋下为主、向上肢内侧放射的烧灼样疼痛，以夜间为甚。

3.肺外转移引起的症状和体征

（1）转移至中枢神经系统：可发生头痛、呕吐、眩晕等。

（2）转移至骨骼：特别是肋骨、脊柱、骨盆等，可有局部疼痛和压痛。

（3）转移至肝：可有厌食、肝区疼痛、肝大、黄疸和腹水等。

（4）转移至淋巴结：如锁骨上淋巴结，尤其是右侧，是肺癌转移的常见部位，可无任何其他症状。

4.癌肿作用于其他系统引起的肺外表现

包括内分泌、神经肌肉、结缔组织、血液系统和血管的异常改变，又称副癌综合征。

（1）肥大性肺性骨关节病：多侵犯上、下肢长骨远端，发生杵状指（趾）及肥大性骨关节病。关于肺癌骨关节病变的机理，可能为原发病灶发生的内分泌样物质及毒素刺激骨膜增生所致。经抗肿瘤化疗或手术切除病灶后上述症状缓解或消失。

(2)库欣综合征：小细胞肺癌或支气管类癌可分泌异源性促肾上腺皮质激素(ACTH)引起皮质醇增多症，是引起库欣综合征的最常见细胞类型，2%～5%的小细胞肺癌患者会有这一表现。

(3)抗利尿激素分泌失调综合征：一般来说，引起抗利尿激素分泌的肿瘤约80%是小细胞肺癌。不适当的抗利尿激素分泌导致水潴留、尿排钠增多以及稀释性低钠血症等，可引起厌食、恶心、呕吐等水中毒症状，还可伴有逐渐加重的神经并发症。

(4)异位促性腺激素：合并异位促性腺激素的肺癌不多，大部分是大细胞肺癌，主要为男性轻度乳腺发育和增生性骨关节病等。

(5)神经肌肉综合征：患者表现小脑皮质变性、脊髓小脑变性、周围神经病变、重症肌无力和肌病等。发生原因不明，与肿瘤部位和有无转移无关。可发生于肿瘤前数年，也可与肿瘤同时发生，在手术切除后尚可发生或原有的症状无改变。可发生于各型肺癌，但多见小细胞未分化肺癌。

(6)高钙血症：可由骨转移或肿瘤分泌过多甲状旁腺素相关蛋白引起，常见于肺鳞癌。临床表现为嗜睡、厌食、恶心、呕吐、烦渴、多尿和精神紊乱等症状。肺癌切除后血钙水平可恢复正常，肿瘤复发又可引起血钙增高。

(7)类癌综合征：可能与5-羟色胺分泌过多有关。典型特征是皮肤、心血管、胃肠道和呼吸功能异常。主要表现为面部、上肢、躯干的潮红或水肿，胃肠蠕动增强、腹泻、心动过速、喘息、瘙痒和感觉异常等。主要见于燕麦细胞癌和腺癌。

(二)非典型临床表现

1.无自觉症状肺癌

一部分肺癌患者，开始并没有肺癌的常见表现，如咳嗽、咯血、喘鸣、胸背痛、胸闷、体重减轻和发热等。其中，无呼吸系统症状约占13.3%，甚至无任何症状约占5.9%。而经详细检查发现约半数已有转移，病灶直径可达2～7cm，甚至发现原发灶直径在1cm或更小时已有肺外转移。这些患者往往是因其他疾病就诊或健康体检而被发现的。故对高危人群，尤其对40岁以上、长期重度吸烟和职业史者，应定期进行防癌或排癌的检查，对有可疑征象时更应该做定期体检。

2.肺癌少见的肺部表现

(1)肺癌并发ARDS：肺癌并发ARDS并非罕见，多见于老年患者，是导致肺癌死亡的主要原因之一。肺癌合并肺部感染可能是主要诱发因素。此外，还可能由于治疗后大量瘤细胞坏死，释放蛋白酶破坏肺血管内皮屏障或手术与化疗过程大量输血或输入晶体液，加重心、肺负担，造成老年及肺功能不全患者出现呼吸功能失代偿。ARDS常为多脏器功能衰竭的始动环节，老年肺癌患者的脏器功能多处于衰竭边缘，合并多脏器功能衰竭时，死亡的危险性增加。随着肺癌发生率增加，大量抗肿瘤药及免疫抑制剂的应用，肺癌合并ARDS的病例将会不断出现。提高对该病的认识，及时有效地机械通气，辅以积极抗感染及皮质激素治疗是缓解症状、降低病死率的重要手段。

(2)肺癌与气胸并存：凡是恶性肿瘤所致的气胸或肺癌与气胸并存，排除其他肺部疾病所致，称为癌性气胸。癌性气胸少见，占气胸的0.4%～1.0%，占肺癌的0.1%～4%。关于癌性气胸的发生机制一般认为有以下几点:①肺癌病变阻塞细支气管导致局部肺气肿、肺大疱。②癌肿本身侵犯或破坏脏层胸膜。③癌肿坏死向胸腔破溃。④化疗或放疗使肺表面大量癌细胞坏死,在胸内压突然增加时诱发气胸。我们认为存在以下情况时应警惕癌性气胸:①气胸患者尤其是肺癌的高危人群,临床上经有效的胸腔排气及抗感染治疗效果不佳。②气胸与大量血性胸腔积液并存,病程较长。③气胸侧萎陷肺叶内有异常阴影,肺复张后仍不消失。④老年气胸久治不愈,有胸痛、咳嗽或痰中带血。

(3)以发作性喘息为主的气管肿瘤:气管肿瘤包括原发性和继发性两类,原发性气管肿瘤约占呼吸系统肿瘤的1%,以恶性肿瘤多见。原发性气管癌系原发于气管至隆突范围的恶性肿瘤,不包括转移至气管和隆突者。气管和支气管的结构基本相同,但原发性气管癌的发病率远远低于原发性支气管癌,这是由于气管的管腔大,咳嗽及有效的纤毛运动使致癌物质难以在气管内沉积所致。因气管腔较大,且有环状软骨支撑,肿瘤早期无明显症状,随着瘤体的增大,逐渐出现刺激性咳嗽、痰中带血及活动后胸闷、气短等非特异性症状,一般当瘤体占气管内径的2/3～3/4以上时才出现严重的呼吸困难。这些患者共同的临床特征常为发作性喘息,发作时可闻及哮鸣音,早期平喘治疗有一定的效果,且胸片无异常,常误诊为支气管哮喘。故对发作性喘息、伴痰中带血,尤其是以体位改变而诱发或缓解者,体检时在大气道附近可闻及哮鸣音,尤其是吸气性哮鸣音者应高度警惕原发性气管癌的可能,应及时进行胸部CT和电子支气管镜检,以免延误诊断。

3.多原发性肺癌

肺内多原发性肺癌是指肺内发生两个或两个以上的原发性肺癌。依据Martini等的诊断标准:肺癌部位各异,彼此孤立,均由原位癌起源,肺癌共同的淋巴引流部位无癌肿侵犯,无肺外转移癌。肺癌的发生可同时,也可异时;肺癌的组织学相同或不同。一般6个月以内为同时性,6个月以上为异时性。同期同侧多肺癌的临床表现与其他的原发肺癌并无差异,而且两个或两个以上病灶同时存在于一侧肺更易误诊或漏诊。临床医生应加强多原发性肺癌的认识,及时地采用以外科手术为主的多学科综合治疗,其疗效与肺单原发相似。

4.以肺外症状为首发表现

有些肺癌在出现呼吸道症状之前,往往以肺外表现为首发症状,如果对其认识不足,常导致肺癌的误诊和漏诊,延误患者的治疗,故对肺癌高危人群出现以下表现要警惕肺癌的可能,须常规摄胸片或胸部CT等检查。

(1)低血糖:患者表现为出汗、颤抖、心悸、饥饿、焦虑、紧张、软弱无力等交感神经过度兴奋症状和脑功能障碍神经低血糖症状。其原因是胰岛素分泌增加的结果,见于肺鳞癌,切除肿瘤后可减轻。

(2)癌性肾病:肺癌的肺外表现很多,但以肾病综合征、肾小球肾炎为表现的较少见。据国内文献报道其发生率小于1%,患者病初仅表现蛋白尿、低蛋白血症、水肿和血脂高等,而进行常规治疗效果不好,通过胸片、胸部CT等检查发现肺癌。其发病机制目前还不清楚。

(3)溶血性贫血:临床中以肺外表现为首发症状者并不少见,但以溶血性贫血为始发表现的肺癌较少见。患者以黄疸、贫血起病,血常规及血生化检查支持溶血性贫血诊断,但糖皮质激素治疗无效,一般3周左右后才出现咳嗽、咳痰等呼吸道症状。血常规及骨髓涂片检查符合癌细胞浸润骨髓所致的骨髓病性贫血，血小板进行性下降，外周血找到大量的畸形及破碎红细胞，结合凝血功能检查，弥散性血管内凝血（DIC）诊断成立，而胸部 CT 检查结合痰检癌细胞可诊断肺泡细胞癌。肺癌诱发 DIC，DIC 所致的全身广泛微血管栓塞使红细胞通过障碍，导致微血管病性溶血。肺癌骨转移时，骨髓中有大量癌细胞浸润，正常造血组织受排挤，造血物质被癌组织利用及受癌组织所产生毒素的影响而出现造血功能障碍，导致骨髓浸润性贫血。

（4）闭经：肺癌引起肺外症状或综合征表现复杂，易误诊。少数肺癌患者以闭经为首发表现，在肺癌病灶切除后很快消失，且月经周期也正常。故对不明原因的闭经或内分泌失调者应做详细的全身检查。发生原因可能与肺癌产生某些特殊的激素抗原和酶有关，尚有待于进一步研究证实。

（5）获得性多毛症：肺癌以获得性多毛症为首发的实属罕见。在 1865—1993 年的 128 年中，世界文献中收集到肿瘤伴发获得性多毛症病例共 41 例，其中最常见的是肺癌。毛发呈胚胎时期样，纤细柔软，似羊毛，低色素或无色素，从未见黑色或深色。毛发的分布最常见于脸部，特别在眉弓、眼睫毛处、前额、耳、鼻等部位，也见于腋下、肢体、躯干，但手掌、脚掌、耻骨和生殖器周围通常没有。除多毛外患者还可伴其他症状，如烧灼性舌炎、舌的乳头状增生、味觉和嗅觉改变、腹泻、皮肤硬化、黑棘皮病和脂溢性角化症等。伴肿瘤的获得性多毛症首先必须与因遗传或种族因素所致的多毛症鉴别；其次还需区别于药物引起的多毛现象，如使用环孢素、链霉素、青霉素、干扰素、可的松等。对多毛症的患者，如找不到明确的病因，应重点检查最常发生肿瘤的部位如肺、结肠、直肠和乳房等，以便早日确诊。

（6）黑棘皮病：黑棘皮病是一种少见的皮肤病，以皮肤色素沉着及绒毛状或乳头状增生为特征，可发生于身体的任何部位。其病因尚不明了。发生于恶性肿瘤的黑棘皮病，多数可能由肿瘤分泌某些物质所致，这些物质作用于细胞水平，具有胰岛素样活性。国内将黑棘皮病分为五型：良性型、药物型、假性型、综合征型和恶性型等。其中恶性型黑棘皮病皮损严重，多于成年后发病，常合并内脏肿瘤。肺癌经有效治疗后皮损有不同程度改善，口服赛庚啶可能有效，其机理可能是抑制肿瘤产物的释放。一般来说，伴发恶性黑棘皮病的肿瘤患者预后差，患者平均存活少于 2 年。

（7）Trousseau 综合征（陶瑟征）：该综合征是由于内脏肿瘤引起的上、下肢端特发性血栓性静脉炎，故又称癌性血栓性静脉炎综合征、迁移性血栓静脉炎、特发性复发性血栓静脉炎。最常见的原发肿瘤为胰腺癌，也可见于胃癌、肺癌等。四肢是最常见侵犯部位，表现为局部疼痛红肿、皮下有红色高出皮肤的短索样、有压痛的结节。症状可反复发作，呈游走性，持续数月或数年。其发病机理不完全明了，可能是由于肿瘤释放出凝血活酶样物质，造成节段性静脉血栓形成。预后与原发病的恶性程度有关。临床上如反复出现无其他原因可解释的肢端静脉炎时，应考虑到 Trousseau 综合征的可能。

（8）其他：肺癌患者可出现肺源性骨关节增生病、神经肌肉症状、高钙血症等临床表现，但少部分患者可以这些症状为首发表现。亦有少数患者以抗利尿激素分泌失调综合征为首发表现。这类患者通过限水、利尿、补充高渗钠等治疗，电解质紊乱往往纠正不理想，而化疗后电解质紊乱得以纠正。

5.以肺外转移为主要表现

肺癌发生血行转移较为常见,特别是未分化型肺癌如小细胞肺癌、大细胞肺癌可早期出现,肺腺癌及肺鳞癌则较晚。肺癌血行转移的亲器官性不明显,可为全身各部位,最常见的是脑、肝、骨骼及肾上腺等,不甚常见的是肾、胃、肠道、对侧肺、胰腺、甲状腺、脾、脑垂体、心肌、皮肤及骨骼肌等。肺癌伴心包积液者,并非完全由肺癌转移所致,50%的患者可由特发性、感染性、免疫性和放射性心包炎引起。值得注意的是,有些肺癌在出现呼吸道症状之前往往以肺外器官转移为首发表现,这常给临床诊断带来困难,甚至造成误诊。

(1)中枢神经系统:约10%肺癌患者出现脑转移,其中约一半患者在出现肺部症状前出现神经系统症状,因而常被误诊为脑血管意外或脑瘤。肺癌引起中枢神经系统的症状主要由脑、脑膜或脊髓转移引起。常见症状为颅内压增高、中枢定位症状等,脑神经受累也可见。如头痛、恶心、呕吐、精神状态改变、癫痫发作、偏瘫、小脑功能障碍、失语等。脑膜侵犯较少见,其症状与脑转移相似。脊髓转移可产生脊髓压迫,导致截瘫。

(2)皮肤转移:肺癌出现皮肤转移发生率为1%～12%。肺癌皮肤转移系血行转移,因此较其他部位肿瘤皮肤转移多见,它是男性皮肤转移癌的主要来源,在女性居第二位,仅次于乳腺癌。其病理类型以大细胞肺癌多见,肺鳞癌和小细胞肺癌发生率低,肺腺癌居中。转移灶可发生于皮肤的任何部位,以胸腹、背部、上肢(如示指等)、颜面(如鼻尖)、头皮常见,下肢、颈部、肩部少见。皮肤转移可能是肺癌最先出现的临床表现,但大多数在皮肤转移的同时,还可发现其他脏器的转移。因此,肺癌皮肤转移是肺癌的晚期表现,此时患者很少生存半年以上。

(3)眼球转移:肺癌眼内转移罕见,其85%～88%发生在脉络膜,肺癌脉络膜转移率仅为0.046%。脉络膜转移以眼部症状首诊者高达34%,可见本病极易误诊和漏诊。眼内转移癌有以下特点:①发病率低。眼动脉与颈内动脉呈交叉,脱落的癌栓易直接向上达颅内而不易流入眼动脉。②多为单眼,以左眼常见。左颈总动脉直接从主动脉弓发出,癌栓直上较从右侧绕过无名动脉更易到颈总动脉。③以脉络膜转移癌为多。可能与脉络膜血供丰富、管腔较大、血流速度慢,癌栓易沉积于此有关。④眼球突出。80%～90%的患者主诉视力下降,伴眼痛、头痛,继发青光眼及视网膜脱落。⑤原发癌多为肺癌(尤其是肺腺癌)及乳腺癌。可能与腺癌易于发生血循环转移有关。往往在眼部出现症状之后才发现,从开始出现眼症到确诊肺癌多在数周,可达数年。⑥本病预后差,放疗是目前认为较好的控制局部肿瘤以挽救视力的方法。

(4)肩胛骨转移:骨转移为恶性肿瘤晚期常见的并发症,20%～40%的肺癌患者晚期可发生骨转移。由于肺循环的血流丰富,癌细胞可随体循环血流到达全身骨骼系统或通过淋巴系统转移到全身骨骼,也可以直接侵犯肋骨、胸骨和脊柱等。肺癌骨转移主要分布在中轴骨,表现为溶骨性破坏,转移的部位以肋骨最多见,其次为脊椎骨,再者为骨盆、股骨和肩胛骨,但首先以肩胛骨转移出现症状者少见,容易误诊。当发现肩胛骨区疼痛,无论是否扪及肿物均应申请X线检查,不应满足于颈椎病、肩周炎等诊断,特别是原有肺部慢性疾病患者和老年患者有长期吸烟史者,近期咳嗽加剧和咳嗽性质变化者。当发现肩胛骨有肿物时,为明确是否为转移性肿瘤,还需行全身骨扫描或局部穿刺检查。

此外,肺癌还可见一些罕见部位的转移。如Johnson等报告发生广泛转移的肿瘤,除小细胞肺癌及黑色素瘤外,很少累及前列腺。在腹股沟部位发生癌转移结节临床上极为罕见。有的转移至奇异的部位，如齿槽、腮腺的 Warthin 瘤内亦有报告。

四、实验检查

（一）细胞学检查

痰细胞学检查对肺癌诊断有很大帮助。如果痰标本收集方法得当，3 次以上系列痰标本可使中央型肺癌的诊断率提高到 80%，周围型肺癌的诊断率达 50%。

（二）电子支气管镜检

电子支气管镜已被广泛地应用于中央型和周围型肺癌的诊断。对于纤支镜可见的支气管内病变，刷检的诊断率达 92%，活检诊断率达 93%。纤支镜检查的缺点是活检得到标本量较少，偶尔在处理黏膜下深部病变时，活检钳不能夹到恶性细胞，也可出现假阴性结果，若加用纤支镜针吸检查可提高诊断率。经支气管肺活检可提高周围型肺癌诊断率。

（三）组织病理检查

除了电子支气管镜直视下标本检取外，还包括颈部锁骨上和腋窝淋巴结肿大的穿刺或活检术、肺部肿块的经皮穿刺活检术（可在 CT 或 B 超引导定位下进行）。胸腔积液和胸膜病理学检查及胸腔镜下肺内孤立病灶切除等，对诊断有重要意义。对高度怀疑肺癌病例以上不能检查确诊应剖胸探查。

（四）血清学检查

部分肺癌患者血清和切除的肿瘤组织中，含有一种或几种活性物质如激素酶抗原和癌胚蛋白等。癌胚抗原（CEA）、细胞角蛋白 21-1 片段、组织多肽抗原（TPA）、鳞癌细胞抗原（SCC-Ag）、碳水化合物抗原（如 CA-50、CA-125、CA-199）等被认为对非小细胞肺癌的诊断有一定意义。特异性烯醇化酶（NSE）在小细胞肺癌中的阳性率可达 100%，敏感性为 70%，可考虑作为小细胞肺癌血清标志物。但上述检查都缺乏特异性，仅供参考意义。

（五）基因检查

肺癌早期或癌前病变时即已发生多种基因异常，如原癌基因的激活和（或）抑癌基因的突变或缺失等，这些异常改变往往先于临床症状的出现，并在一定程度上成为早期肺癌的分子标志物，应用基因检测技术对肺癌高危人群，特别是对有家族倾向或重度吸烟伴气道阻塞者的痰（或血液）进行相关基因的检测有助于肺癌的早期诊断，是提高肺癌患者生存率的关键所在。目前研究较多的有 p53、p16、Rb、K-ras、C-myc、FHIT 基因和 nm23 转移抑制基因等。

五、器械检查

（一）常见表现

1.胸部 X 线检查

（1）中央型肺癌：

1）直接征象。多为一侧肺门类圆形阴影，当肿物增大侵犯肺实质时，可见肿物边缘有切迹分叶和毛刺；或为单侧不规则的肺门部肿块，为肺癌本身与转移性肺门或纵隔淋巴结融合而成的表现；肿物与不张的肺组织和阻塞性肺炎并存时，可呈现横 S 形的 X 线征象。

2)间接征象。由于肿物在气管内生长,可引起气管狭窄,形成局限性肺气肿、肺不张、阻塞性肺炎和继发性肺脓肿的征象。

(2)周围型肺癌:早期周围型肺癌直径<2cm,常呈结节状或局限性斑片状阴影,边缘不清,密度较淡,易误诊为炎症或结核。动态观察,阴影逐渐增大,密度增高,呈圆形或类圆形,边缘清楚常呈分叶状,有切迹或毛刺,常有胸膜皱缩征。如发生癌性空洞,其特点为空洞壁较厚,多偏心,内壁不规则,凹凸不平,一般无液平。

(3)细支气管肺泡癌:有结节型和弥漫型两种。结节型多表现为单个的圆形阴影,与周围型肺癌不易区别。弥漫型则为两肺大小不等的结节样阴影,边界清楚,密度较深,有时类似血行播散型肺结核、矽肺等,应予鉴别。

2.胸部 CT

胸部 CT 具有普通 X 线检查无法相比的优点,它分辨率高,能发现更小和特殊部位的病灶,能够显示直径<1cm 的早期病灶及普通胸片不能发现的隐藏部位病灶。CT 能显示病灶周围脏器组织侵犯的程度,能显示纵隔和肺门淋巴结的肿大,有助于临床分期,对肿瘤的分期和定位非常重要。

3.胸部 MRI

能较好地区分软组织和周围血管影,对明确纵隔淋巴结肿大有一定意义,但对肺内组织分辨率并不比 CT 强。

(二)非典型表现

1.以囊肿型薄壁空洞为表现的肺癌

囊肿型薄壁空洞肺癌是肺癌的一种特殊类型,较少见。其 X 线表现为圆形或椭圆形空洞,类似囊肿外观,壁薄但多不均匀,外缘光滑或略呈分叶状,内缘多凹凸不平,可见壁结节,腔内常见液平面或有完整间隔构成多房性空洞,远处多有阻塞性肺炎改变。它的形成机制尚无统一认识。一部分学者认为,可能由一薄层恶性细胞向既存的空洞内生长覆盖形成;一部分学者认为先天性肺囊肿反复感染,囊壁癌变形成;另有部分学者认为癌肿发生于细小支气管形成活瓣性阻塞,远端发生肺大疱,癌肿沿支气管侵入肺大疱形成肿块。本病易误诊为肺结核、肺脓肿、肺囊肿等病,注意空洞周围的特点及空洞周围肺野改变有助于鉴别。

有报道肺大疱患者患肺癌的可能性是无肺大疱者的 7 倍。肺大疱合并肺癌好发于高龄男性人群,其组织学类型最大的特征一是低分化肺癌较多,二是大多力鳞癌。临床上症状出现较晚,发现时多已属晚期,并给确诊带来一定的困难,预后较差。肺大疱患者合并肺癌,可能系癌组织可造成支气管的狭窄和闭塞,从而引起末梢肺的膨胀而形成肺大疱。同时,肺大疱的囊泡内容易潴留人体吸入的物质,这些物质长期刺激则有可能发生癌变或者在囊泡壁的瘢痕炎症基础上癌变。

2.巨大空洞性肺癌

临床上巨大空洞性肺癌甚为罕见,胸片检查极易误诊为肺脓肿。CT 片显示内壁不规则,有大小不等、不规则结节状影,且近肺门部位有团块影,此点较符合癌性空洞,但其内条索分隔使空洞呈多房性,并有液平则与结核性空洞不易鉴别。癌性巨大空洞发生机制,可能是由于肿瘤内血管栓塞而致肿瘤缺血、坏死液化或癌细胞分泌蛋白溶解酶使肿瘤液化,这些液化坏死物质经支气管排出，引流支气管活瓣性阻塞，继而空腔扩大形成空洞。

3.小结节空腔性鳞癌

有些肺癌尤其是鳞癌，病灶小而空腔大，呈囊腔样，壁薄且较均匀、光滑，缺乏恶性病灶的特征，临床上属非常罕见。临床上对单个小结节病灶的良、恶性鉴别难度较大，但正电子发射断层显像却有较好的效果，它通过对多种组织及病变的糖代谢状况的差异来区分良、恶性病变。

4.肺炎样表现的肺癌

肺癌常因肿物或淋巴结肿大压迫支气管，造成远端支气管引流受阻，继而出现阻塞性肺炎，特别是上叶前段肺炎。这些患者在临床上往往表现为同一部位的反复发作性肺炎，经多种抗生素治疗，绝大多数病情可以好转，肺部阴影有吸收，甚至少数病例可以完全吸收。但亦有少部分肺癌患者，其肺癌病变组织在X线上表现为密度较淡的云絮样改变，呈浸润性病变，常误诊为肺炎或肺结核。小细胞肺癌有时亦表现为局限性斑片影，但继续发展则形成块状阴影。

5.纵隔型肺癌

纵隔型肺癌是肺癌的一种特殊而少见的类型，表现为纵隔肿块或类似肿块，但原发于肺内，影像学上与纵隔占位性病变十分相似，临床呼吸道症状有时也不典型，一般出现一些压迫邻近器官的症状时才被发现，而且极易误诊为纵隔肿瘤如胸腺瘤和淋巴瘤等。纵隔型肺癌的形成可能与下列原因有关：①中央型肺癌合并肺不张，不张的肺明显缩小紧贴纵隔，使纵隔增宽。②靠近纵隔胸膜的周围型肺癌在胸部X线片上表现类似纵隔肿瘤。③原发性肺癌较小或位置较隐匿，伴有纵隔淋巴结转移使纵隔增宽。其中以中央型肺癌多见，好发部位为两肺上叶，病变多邻近前上纵隔和肺门部，常伴有肺不张、肺门上提和横膈抬高。

六、诊断

肺癌的诊断主要依据好发人群出现咳嗽、咯血或痰中带血、胸闷、胸痛等症状，以及胸片或CT上发现肿块影，并根据肿块影部位不同选择经电子支气管镜或经胸壁针刺活检。肺癌的最后确诊依赖于细胞学和组织病理检查结果。肺癌诊断后应进行准确分期，以指导临床医生制订合适的治疗计划。

然而，大多数临床确诊时已属中、晚期，失去了手术根治的机会，早期确诊率只有约15%，因而早期诊断、早期治疗显得尤为重要。肺癌早期或癌前病变时即已发生多种基因异常，这些异常改变往往先于临床症状的出现，并在一定程度上成为早期肺癌的分子标志物，应用基因检测技术对肺癌高危人群，特别是对有家族倾向或重度吸烟伴气道阻塞者的痰(或血液)进行相关基因的检测有助于肺癌的早期诊断，是提高肺癌患者生存率的关键所在。

七、鉴别诊断

(一)常见表现鉴别诊断

1.肺结核

(1)肺结核球：应与周围型肺癌相鉴别。结核球多无症状，多位于结核好发部位。病灶边界清楚,直径很少超过3cm,可有包膜,阴影密度高,有时含有钙化点,周围有纤维结核灶,在随访中多无明显改变。

(2)肺门淋巴结结核:易与中央型肺癌相混淆,应加以鉴别。肺门淋巴结结核多见于儿童,常有发热等结核中毒症状,结核菌素试验多呈强阳性。抗结核药物治疗有效。中央型肺癌有特殊X线征象,通过CT、MRI和纤支镜检查等加以鉴别。

(3)急性粟粒性肺结核:应与弥散性细支气管-肺泡癌相鉴别。粟粒性肺结核的发病年龄相对较轻,有发热等全身中毒症状,胸片上病灶为大小一致、分布均匀、密度较淡的粟粒结节。而细支气管-肺泡癌多有大小不等的结节状播散病灶,边界清楚密度较高,进行性发展和增大,且有进行性呼吸困难。

2.肺炎

应与癌性阻塞性肺炎相鉴别。肺炎起病急骤,先有寒战、高热等症状,然后出现呼吸道症状,抗菌药物治疗多有效,病灶吸收迅速而完全,而癌性阻塞性肺炎的炎症吸收较慢或炎症吸收后出现块影,且多为中央型肺癌表现,经X线征象,通过CT、MRI和纤支镜检查等加以鉴别。

3.肺脓肿

应与癌性空洞继发的感染相鉴别。原发性肺脓肿起病急、中毒症状明显,常有寒战、高热、咳嗽、咳大量脓臭痰,周围血白细胞总数和中性粒细胞比例增高。X线胸片上空洞壁薄,内有液平,周围有炎症改变。癌性空洞常先有咳嗽、咯血等肿瘤症状,然后出现咳浓痰、发热等继发感染的症状。胸片可见肿块影有偏心空洞,壁厚、内壁凹凸不平。结合纤支镜检查和痰脱落细胞检查可鉴别。

4.结核性胸膜炎

结核性胸膜炎的胸液多为透明草黄色有时为血性。癌性胸液则多为血性,但肿瘤阻塞淋巴管时,可引起漏出性胸液。胸水常规结核菌和病理检查,有助于诊断。凡40岁以上患者,突然出现大量胸腔积液,即使有结核病史,仍应重视肺癌的可能,应反复做胸液或痰脱落细胞学检查。

5.纵隔淋巴瘤

颇似中央型肺癌,常为双侧性,可有发热等全身症状,但支气管刺激症状不明显,痰脱落细胞检查阴性。

6.肺部良性肿瘤

许多良性肿瘤在影像学上与恶性肿瘤相似。其中以支气管腺瘤、错构瘤等更难鉴别。

(二)非典型表现鉴别诊断

1.结节病

结节病是一种慢性非干酪性肉芽肿,可影响到身体任何组织,肺是最常罹患的器官。临床表现轻者可无症状,重者可有气促、呼吸困难和低氧血症。X射线检查初期多为双侧肺门及纵隔淋巴结肿大,后期可为局限性和(或)弥散性肺间质浸润,最后可发展为肺间质纤维化。Ⅰ期结节病须与肺癌并发纵隔淋巴结转移进行鉴别。根据病史、临床或胸部X射线检查可以做出拟诊,但必须经过组织活检方能确诊。

2.纵隔神经鞘膜瘤

神经鞘瘤发病通常认为少见。神经鞘瘤好发于后纵隔脊柱旁沟的神经组织,以成年人最多见。发生在前纵隔神经鞘少见。肿瘤呈圆形或卵圆形由内向外突出的软组织肿块,其CT表现为等于或略低于肌肉密度,边界光滑,密度均匀或不均匀。增强扫描大部分呈不规则强化。瘤体与纵隔交界处可呈锐角,即瘤体可以大部分在纵隔之外,肿瘤阴影大部伸展到椎间孔的附近,邻近胸椎呈现侧弯畸形,并可能合并脊柱及肋骨的破坏或肋间隙增宽。神经鞘瘤具有沿神经分布、低于肌肉密度并显示均匀强化的特点,有助于与其他肿瘤如肺癌鉴别。如看到一个后纵隔的境界锐利的圆形肿块,同时有脊柱骨质改变,则神经源性肿瘤的诊断高度可疑。

八、肺癌的治疗

肺癌综合治疗包括手术、化疗、放疗和生物治疗四个方面。选择治疗方法时要具体分析患者的全身情况,肺癌病变的部位、大小、范围、病理类型、病程早晚以及癌肿是否已有转移扩散和如何预防控制可能发生转移复发等问题,制订最妥善的治疗方案。其原则为:①以患者为中心,根据患者机体状况,特别是细胞免疫功能、骨髓造血功能状况和身心情况选择合适治疗;②根据肺癌的TNM分期、病理类型、细胞分化程度、生物学行为确定个体化治疗方案;③局部和全身治疗的有机结合是综合治疗的核心。

综合治疗的传统模式为:①非小细胞肺癌Ⅰ、Ⅱ及部分ⅢA期以手术为主,Ⅱ～ⅢA期术后辅以化疗,如因切除困难而未切净者,术后酌加放疗;②小细胞肺癌Ⅰ期先作手术,术后化疗,Ⅱ～ⅢA期先化疗两周期,缓解后手术,术后再加2个化疗周期;③ⅢB期和Ⅳ期肺癌,不论是非小细胞抑或小细胞肺癌均以化疗为主,可辅以放疗。随着大量新的、有效的化疗药物和方案的临床应用,化疗在肺癌治疗中的疗效、地位有了明显的提高,使用的范围也有了较明显扩大。放、化疗联合应用生物治疗药物可通过加强机体的免疫功能而提高肺癌的疗效。新辅助化疗(诱导治疗)系指对病变范围较大、估计不能手术切除的Ⅲ期非小细胞肺癌患者先通过化疗,待病变缩小后放疗或手术治疗,使不能手术者变为可以手术者。放疗是一种局部治疗,是Ⅲ期肺癌的主要治疗方法。至于在化疗与放疗的综合治疗时,以序贯进行,还是同步进行、交替进行各家报道不一,但普遍认为放疗结合化疗较单纯化疗效果较好。有报道大剂量化疗联合干细胞移植能明显提高小细胞肺癌的化疗效果,并能使部分患者达到临床治愈的可能。通过综合治疗,对于早期肺癌患者可以提高完全缓解率和生活质量;对于中、晚期肺癌患者也有相当部分可得到完全缓解或部分缓解,而更重要的是延长生存期和改善了生活质量。

(一)放射疗法

放射治疗是局部杀伤癌肿病灶的一种手段,是使用高能量的射线(比如X线)来杀死或者使癌细胞萎缩的治疗方法。射线可以来自体外(外放疗)或者来自直接放置在肿瘤的放射活性材料(内放疗或者植入放疗)。外放疗是治疗肺癌通常采用的形式。在各型肺癌中未分化小细胞癌对放射治疗最为敏感,鳞状细胞癌次之;腺癌和支气管腺癌敏感度更低,多数肺癌病例在明确诊断时病变范围已较广泛,出现远处转移或因全身情况不良等情况,不适于施行手术治疗者应考虑放射治疗及/或抗癌药物治疗以改善症状和延长寿命,不愿接受手术治疗的肺癌患者，单纯放射治疗3年生存率约为10%，5年生存率则降到3%。姑息性放射治疗对肺不张，阻塞性肺炎，上腔静脉综合征，骨转移产生的剧烈疼痛及脑转移的患者有缓解症状的作用。放射治疗亦可与手术治疗综合应用。根据肺部癌变的部位和范围，估计手术难度较大的病例，术前放射治疗可提高手术切除率。未分化小细胞癌如适于施行手术切除者，术前先给予放射治疗可提高疗效。其他类型的肺癌术前放射治疗对长期疗效的作用意见不一，因此，不宜常规做术前放疗。手术中癌肿组织未能全部切除或支气管切端残留癌浸润的病例可放置金属标记供放疗定位之用。术后放射治疗可以用于术后来杀死术中看不见而不能切除的小范围癌症，提高生存率。

放射治疗可引起倦乏、低热、胃纳减少、骨髓造血机能抑制、放射性肺炎、肺纤维化和癌肿中央部分坏死液化形成癌空洞以及局部皮肤损害等放射反应和并发症，在治疗期中应予注意。

下列情况一般不宜施行放射疗法：①全身情况不佳，呈现恶病质；②高度肺气肿放射疗法易引起气胸和呼吸功能代偿不全；③全身或胸膜、肺广泛转移；④癌变范围广泛，大面积放射治疗后将引起肺纤维化或广泛放射性肺炎；⑤癌性空洞伴有严重感染。

外放疗的胸部副反应包括轻度皮肤反应、恶心、疲劳、吞咽时疼痛、咳嗽。通常这些不适，短时间后会消失。胸部的放疗可能会造成肺的损伤和呼吸困难。放疗对大脑产生的副反应通常在治疗1年或2年后变得最严重，包括头痛和思考困难。

1.术前放疗

其理论依据为：①清除手术区域以外的亚临床病变，如纵隔内的微小转移灶；②减小肿瘤体积以及与相邻结构组织间的浸润，增加解剖的组织平面；③削弱肿瘤细胞的活力，减少局部种植和远处转移的可能。其预期的益处是提高切除率和远期生存率。但是临床实践结果事与愿违，上述两目的皆未达到。所以术前放疗综合手术可以说没有使患者受益，临床上已不作为常规采用。

2.术中放疗

医用放射性同位素(^{125}I，^{222}Rn)植入开胸检查不能切除的肿瘤中，取得满意的疗效，已由美国纪念 Sloan Kettering 癌症中心的 Hilarisbs 等医师报道。一组105例患者中，死亡率50%(52/105)，两种同位素比较，^{125}I的肿物影消失率与局部控制率均优于^{222}Rn。这种术中放疗的综合9组包括2128例的随机试验结果表明术后放疗对生存率有重要损害，其风险率为1.21(95%可靠间距为1.08～1.34)，这21%的死亡风险相对增加，相当于对2年生存率产生7%的损害，使其从55%减到48%。这种有害性，在Ⅰ～Ⅱ期 N_0N_1 病例中表现尤为突出。在Ⅲ期 N_2 患者中的破坏作用不明显，报告的结论是术后放疗对根治切除的Ⅰ～Ⅱ期非小细胞肺癌的生存率有害无益，因此不宜常规采用。报告也提到放射剂量及放射计划不影响结果，也就是说目前尚缺乏某一方案比其余的损害都小的依据。作者建议今后只需在Ⅲ期 N_2 病例中继续试验研究。因为术后放疗在这些晚期患者中的作用尚无定论，重复在早期非小细胞肺癌切除病例中做相同试验已无意义。

（二）药物疗法

1.压疗

抗癌药物治疗抗癌药物有抑制癌细胞的生长繁殖和杀灭癌细胞的作用，临床上可以单独应用于晚期肺癌病例起姑息治疗作用以缓解症状。在更多的情况下是与手术及/或放射等疗法综合应用，防止癌肿转移、复发，提高长期生存率。在各种类型的肺癌中未分化小细胞癌对抗癌药物最为敏感，疗效最好。鳞状上皮细胞癌次之。腺癌敏感度最低。近十多年来，经过长期实验室研究和临床实践，一致认为间歇联合化疗亦即按癌细胞类型，结合细胞动力学原理，合理选择几种药物，间隔一定时间，联合应用，可发挥药物的协同作用，延长缓解期，减轻毒性反应，其治疗效果比单用一种药物要好。常用的药物组合有：①环磷酰胺，阿霉素，甲氨蝶呤；②环磷酰胺，长春新碱，甲基环己氯乙亚硝脲，博来霉素；③环磷酰胺、阿霉素、顺氯氨铂；④氟脲嘧啶、长春新碱、甲基苄肼等。

最常用于非小细胞肺癌最初的化疗的药物联合是顺铂或者卡铂联合以下一种药物：紫杉醇（商品名：泰素）、紫杉萜（又称多西紫杉醇，商品名：泰素帝）、吉西他滨（商品名：健择）、长春瑞宾（商品名：诺维本）、依立替康（商品名：开普拓）、依托泊苷（又称鬼臼乙叉苷，商品名有：凡毕士、拉斯太特胶囊）、长春花碱。

用于非小细胞肺癌的化疗或者靶向治疗的二线治疗药物（用于癌症持续生长的药物或者在起始化疗后）：单用紫杉萜、吉非替尼（易瑞沙）。

最常用于小细胞肺癌最初联合化疗的药物：①局限期：顺铂和依托泊苷、卡铂和依托泊苷。②扩展期：顺铂和依托泊苷、卡铂和依托泊苷、顺铂和依立替康。

小细胞肺癌复发使用药物：如果在2～3个月内复发，则使用异环磷酰胺、紫杉萜或者吉西他滨。如果在2～3个月与6个月这一期间发生复发，则使用拓扑替康、依立替康、环磷酰胺/阿霉素/长春新碱（CAV）、吉西他滨、紫杉醇、紫杉萜、口服依托泊苷、甲氨蝶呤或者长春瑞滨。6个月的复发，可以重复使用原始化疗。

各种抗癌药物对肺癌疗效仍较低，症状缓解期短，不良反应较多。如胃肠道反应严重或出现骨髓造血功能抑制，应及时调整药物剂量或暂缓给药。

2.手术辅助术前、术后化疗

(1)术前辅助化疗：20世纪70年代第一个实体瘤早期生殖细胞瘤应用化疗取得显著疗效，化疗后加用手术清除残存病变的综合治疗使生存率得到惊人的提高。这开启了肿瘤学家将生殖细胞瘤的治疗模式移用于其他实体肿瘤的尝试。多药方案治疗非小细胞和小细胞肺癌有效后，所谓“新辅助”方法的临床试验迅速展开。最早的亲辅助方案由多伦多小组道德试用在少数小细胞肺癌病例。多药术前化疗继以手术及术后巩固性放疗。回顾性对比此种综合疗法可以改善早期小细胞肺癌的生存率。美国肺癌研究组及其他医学中心将上述方法应用于非小细胞肺癌，回顾性对比综合治疗改善了中位生存期及最终的生存率。随着更多的有效药物问世，单一诱导性化疗的有效率达70%，完全缓解（CR）达10%。回顾性对比发现凡是有效且期别变早的病例，与过去相同期别的单一外科治疗病例比较其生存率均有提高。用诱导化疗作为试验组的随机分组Ⅲ阶段临床试验业已在3个小规模研究中取得结果。与单一手术组相比，其疗效有显著提高。

目前尚待解决的问题其一是在较早期临床ⅠB期（$T_2N_0M_0$）及Ⅱ期（$T_1N_1M_0$、$T_2N_1M_0$及$T_3N_0M_0$）中诱导化疗综合手术是否有效。其次诱导化疗以多少个周期为适宜，目前尚无定论，可以肯定的是唯独对化疗有效，临床TNM分期下移的病例能得益。如果多药物术前诱导的乐观结果在设计周密的前瞻性临床试验中得到证实，将来大部分仍有根治切除可能的肺癌病例将接受此种多学科的综合治疗。

(2)术后辅助化疗：肺癌根治性切除术后辅助单药的尝试证明无效。用药(环磷酰胺、甲氨蝶呤)组与对照组，5 年生存相仿(环磷酰胺组 24.9%，环磷酰胺＋甲氨蝶呤组 25.7%，对照组 23.5%)，以后用 CAMP 及 CAP 联合用药方案证明在Ⅱ、Ⅲ期非小细胞肺癌中延长手术后的无瘤生存期。尚待解答的问题是诱导化疗后，术后辅助化疗有无作用。

(三)免疫疗法

癌肿患者常呈现免疫功能抑制，而且免疫功能愈低，预后愈差。应用免疫疗法作为治疗肺癌的一种辅助措施，可能有助于提高机体对癌肿的抵抗能力。

非特异性免疫疗法有应用卡介苗、短小棒状杆菌、转移因子、干扰素等生物制品或左旋咪唑等药物以激发人体免疫功能。

特异性免疫疗法则应用经过处理的自体肿瘤组织，提取抗原或制成疫苗，加用佐剂后做皮下接种，此外可应用各种白介素、肿瘤坏死因子、肿瘤核糖核酸等生物制品。

第三节　气管肿瘤

气管肿瘤有良性肿瘤和恶性肿瘤两大类。儿童期的气管肿瘤绝大部分(90%)为良性，成人者恶性占多数。本病不论良性或恶性均应手术治疗。良性肿瘤切除后，完全痊愈，恶性肿瘤若能及时彻底切除，亦能获得良好的疗效。

一、病因

原发性气管恶性肿瘤大多生长于软骨环与膜部交界处。鳞状上皮细胞癌可呈现为突入气管腔的肿块或溃破形成溃疡，有时癌变可浸润长段气管。晚期病例常有纵隔淋巴结转移或扩散入肺组织，并可直接侵犯食管、喉返神经和喉部。囊性腺样癌一般生长较为缓慢，较晚发生转移，有时呈现长段黏膜下浸润或向纵隔内生长。有的肿瘤呈哑铃状，小部分突入气管腔，大部分位于纵隔内，晚期病例可侵入纵隔和支气管。

原发性气管良性肿瘤种类多，形态不一。在多数肿瘤生长缓慢。表面光滑，黏膜完整，常有瘤蒂，不发生转移。但如切除不彻底易复发。乳头状瘤多发生于气管膜部，突入气管腔底部，常有细蒂，大小自数毫米至 2cm。有时为多发性，表面呈疣状，质软而脆易脱落，破裂时出血。

二、病理类型

原发性气管肿瘤主要有三个来源：上皮、唾液腺和间质。其中最为常见的为上皮来源的鳞状细胞癌和唾液腺来源的腺样囊性癌，约占全部气管肿瘤的 2/3。继发性气管肿瘤则几乎全部为恶性，如甲状腺癌、喉癌、食管癌、肺癌、淋巴瘤等恶性肿瘤直接侵犯气管。恶性肿瘤转移至气管非常少见，但曾有报道称乳腺癌、黑色素瘤及肉瘤可转移至气管。

（一）气管良性肿瘤

气管良性肿瘤可来源于气管壁的各种组织，好发于儿童。在儿童的原发性气管肿瘤中，90%为良性；而成人的良性气管肿瘤仅占10%左右。儿童气管良性肿瘤好发于气管上段，成人则相对发生于气管下段较多。

乳头状瘤是儿童最常见的气管肿瘤，约占60%。该肿瘤一般可同时累及喉、气管和支气管，为多发，有转化为恶性的可能。其病因可能为人类乳头状病毒感染或内分泌失调。治疗可采取内镜下切除或采用淋巴细胞干扰素全身治疗，因其复发率极高，故需定期行内镜检查。

软骨瘤也是较为常见的一种气管良性肿瘤，多发生于成年男性，好发于气管上段的环状软骨。因其组织学上与软骨肉瘤不易鉴别，且容易复发，故除很小的肿瘤考虑内镜下切除之外，都建议行气管段切除重建。

除上述两种气管良性肿瘤之外，还有纤维瘤、脂肪瘤、神经鞘瘤、错构瘤、血管瘤等许多少见的气管良性肿瘤。这些肿瘤中，绝大多数应行气管节段性切除重建，但若肿瘤小且全身情况不能承受外科手术，可采用气管镜下激光治疗或局部放疗。

（二）气管恶性肿瘤

1.原发性气管恶性肿瘤

原发性气管恶性肿瘤患者一般为成人。最常见的病理类型为腺样囊性癌、鳞状细胞癌、类癌、腺癌及小细胞癌。其他类型的恶性肿瘤极为少见，如软骨肉瘤、黏液表皮样癌、大细胞未分化癌、平滑肌肉瘤及癌肉瘤等。

腺样囊性癌好发于气管的中上段，在过去很长一段时间内曾被误认为良性肿瘤。其外观往往没有明显的外侵，进展也非常缓慢，但实际上这种恶性肿瘤是有局部侵犯的，有些甚至有淋巴结或肺部的转移。由于其沿气管黏膜下层和气管外表面的淋巴管生长扩散的这一病理特点，导致其术后常会有切缘阳性的可能，导致术后复发。但也有学者主张即使术前就判断切缘或为阳性，也应积极手术切除。腺样囊性癌预后较好，其5年生存率在70%左右，且与切缘阳性无关。

气管鳞癌主要发生于气管下段，男性为主。其发病与吸烟有比较明确的相关性。多数气管鳞癌在发现时就已合并淋巴结转移或局部外侵生长，往往没有手术切除的机会。及时手术切除，切缘阳性的概率亦比较高，术后应辅以放疗。气管鳞癌预后较差，5年生存率仅为13%左右。

气管类癌也是常见的气管恶性肿瘤之一。其中，典型性类癌与良性肿瘤相似，可能合并轻微外侵；而非典型性类癌外侵较重，甚至可能伴有淋巴结转移。不论典型或是非典型，均应积极手术治疗。

气管腺癌占原发性气管恶性肿瘤的10%，不包括肺、支气管的腺癌向上累及气管者。由于腺癌外侵至纵隔早，沿区域淋巴结扩散较快，故预后较差，所以应尽早行根治性手术。

气管小细胞癌较少见，但和肺小细胞癌一样，进展快、症状突出、预后极差。如发现时病变尚局限，可以考虑行手术切除，但切除范围一定要充分。肿瘤切除后可以缓解气道梗阻症状，为后续的全身化疗争取时间。

2.继发性气管恶性肿瘤

继发性气管肿瘤几乎全部为恶性，如甲状腺癌、喉癌、食管癌、肺癌、淋巴瘤等邻近气管的恶性肿瘤常常直接侵犯气管。恶性肿瘤转移至气管非常少见，但曾有报道称乳腺癌、黑色素瘤及肉瘤可转移至气管。

三、临床表现

（一）原发性气管肿瘤的临床表现

原发性气管肿瘤的主要临床表现有咳嗽、咯血、喘息、呼吸困难等。当肿瘤对气管黏膜形成刺激或呈溃疡性生长时，患者咳嗽症状较为明显，若合并肿瘤出血或黏膜血管受累出血，则可能同时伴随咯血症状。咯血为气管鳞癌的常见表现。当肿瘤主要表现为内生型新生物，导致管腔不同程度狭窄，则患者的典型症状为喘息、喘鸣，当管腔缩小到仅有正常的 1/3 时，患者就会出现呼吸困难、气促的表现，当气管阻塞严重时，患者呈端坐呼吸，不用听诊器靠近患者就能听到明显的喘鸣。由于大部分气管肿瘤属于良性或低度恶性的肿瘤，生长缓慢，故其病程往往较长。患者多是在临床症状加重甚至是已经出现急性呼吸道梗阻、呼吸衰竭时才就诊，故气管肿瘤从症状出现到最终确诊常需 8～25 个月。有报道称腺样囊性癌从出现症状到确诊平均需要 12 个月。另外，当气管肿瘤位于隆突附近，可阻塞一侧主支气管，导致该侧反复出现肺部感染；当气管肿瘤直接侵犯喉部或侵犯喉返神经时，可出现声音嘶哑。

由于气管肿瘤的主要临床表现与哮喘、慢性支气管炎等有相同之处，故临床工作中需要加以鉴别。气管肿瘤的喘鸣出现在吸气相，而支气管哮喘则多出现在呼气末，这是两者的重要鉴别点。

（二）继发性气管肿瘤的临床表现

当喉癌侵犯气管上段时，肿瘤可突入气管腔内，引起呼吸困难。甲状腺癌亦可侵犯气管，且多侵犯气管前壁。如果尚未突入管腔，患者可有轻微的压迫感和咽喉部不适感；一旦突入管腔，则可出现与原发性气管肿瘤相同的症状，如咳嗽、喘息等呼吸道症状。胸上段或颈段食管癌可直接侵犯气管，也可由肿大的转移淋巴结侵犯气管，引起不同程度的咳嗽、呼吸困难，严重者可导致食管-气管瘘。支气管肺癌也可沿着支气管蔓延至气管下段或由于纵隔淋巴结转移受累而出现相应的呼吸道临床表现。

四、诊断

原发性气管肿瘤发病率低，在临床工作中非常少见，且其临床表现与支气管哮喘相似，胸部 X 线片可能没有异常发现，故许多临床医生容易误诊该疾病。因此，该疾病的诊断除了患者的临床表现之外，还需要借助现有的一些检查手段。

1.胸部 X 线片

不论是常规的胸片，还是针对气管局部的 X 线照片，对于气管肿瘤的诊断均意义不大。它仅能显示较大的肿瘤，但对于肿瘤的具体位置、是否存在外侵等情况，无法准确地显示，对后续治疗方案的制订也无法提供足够的信息。所以，对已怀疑为气管肿瘤的患者，不建议再行胸部X线片检查。

2.CT检查

CT检查，尤其是高分辨薄层CT检查及CT三维重建技术可以清楚地显示气管内肿瘤的范围、肿瘤与纵隔内邻近脏器的关系，如食管是否受侵、是否伴有区域淋巴结肿大，对治疗方案的选择及手术方案的制订提供了准确的资料，故被作为气管肿瘤的标准检查方法。CT检查还可以帮助医生对于肿瘤的病理性质进行粗略的预判。如果肿瘤圆且边界光滑清楚、小于2cm、一般位于气管腔内或伴有钙化者多为良性，如错构瘤、软骨瘤；如果肿瘤较大，不规则生长、向管腔外浸润生长或伴有纵隔淋巴结肿大者多为恶性。

3.MRI检查

MRI检查可以通过冠状面、矢状面及横截面的扫描图像，从三维空间的角度帮助医生更准确地判断肿瘤的生长情况。其在显示肿瘤与周围邻近组织关系，尤其是与血管的关系方面，优势较大。另外，对于儿童和孕妇，不存在放射性损害的MRI检查应作为评估气管肿瘤的首选。

4.气管镜检查

气管镜检查对于气管肿瘤而言是最直接有效也是风险最高的一项检查手段。通过气管镜检，我们可以在直视下获得许多信息，包括肿瘤的准确位置、外观、大小、累及气管的长度、管腔狭窄的程度。这些信息对于后续麻醉及手术方案的制订都至关重要。我们还可以通过气管镜取得活检，在治疗前明确肿瘤的病理诊断。但是，气管镜检查过程中出现肿瘤出血、脱落导致患者窒息的风险极高，检查时需要同时做好紧急抢救的准备。

五、治疗及预后

（一）原发性气管肿瘤的治疗及预后

气管肿瘤因其生长部位至关重要，一旦发现均应该进行积极治疗。其治疗手段目前主要为外科手术切除、内镜下治疗、放射治疗、化疗、气管支架置入等，气管移植目前鲜有成功的报道。气管肿瘤多数为恶性，除少数情况外，只要估计肿瘤能够完整切除，能够解除气道梗阻，并且气道能够被安全地重建起来时，均应选择手术治疗。

气管肿瘤的手术方法根据肿瘤的部位、性质、大小等不同，可采取不同的手术方法。包括：

1.气管壁部分切除术

是将肿瘤连同其生长部位所累及的一部分气管壁一起切除，类似在气管壁上开窗，再纵行缝合关闭缺损即可。

2.气管袖式切除术

也是最常见的一类气管手术，是将肿瘤所在的气管段切除后端端吻合重建气管。这类手术适用于绝大多数气管肿瘤患者，包括心肺功能较差的老年患者。以往一般认为，为了保证安全吻合，气管切除长度应在5cm以内。但根据许多报道，只要能够充分地游离松解，并辅以特殊的体位，成人气管能切除近一半的长度（8～10个气管软骨环）并安全地一期重建。这对于许多肿瘤较大或术中冷冻提示残端阳性的患者而言非常有意义。有时即使最大限度地切除气管段，但术中冷冻结果仍提示残端阳性，为了保证手术安全，医生和患者只能接受这样的结果。但好在多数气管恶性肿瘤生长缓慢，且不影响愈合，患者仍能有满意的长期生存，尤其是腺样囊性癌的患者。

3.纵隔气管造口术

是一种以解除呼吸道梗阻为目的的姑息性手术，主要适用于有严重呼吸道梗阻而肿瘤情况又无法行气管段切除重建或是气管段可以切除，但无法吻合重建的患者。由于该手术可能旷置肿瘤，术后呼吸道并发症较多，临床实际工作中应用非常少，尤其是在体外膜肺(ECMO)广泛应用之后。

4.隆突切除重建术

这是气管外科最为复杂的一类手术。它将受气管肿瘤累及的隆突一并切除，将气管与主支气管或支气管吻合重建。手术方案复杂，术中涉及邻近重要组织器官的游离与保护、隆突切除重建的设计、麻醉插管与气道管理，术后还包括电子支气管镜吸痰等许多注意事项。但在具备条件并充分准备的前提下，这类手术同样能够安全地进行。

目前，气管外科仍处于切除、成形或利用自身材料进行修补重建的时代。从 20 世纪中期至今，许多学者进行了大量动物实验，试图寻找出能够替代气管的人工材料，如不锈钢、玻璃、硅胶、碳素等人工合成材料。自 1960 年起的后续几年，有连续报道采用 Marlex 网假体进行动物和临床试验的结果。这种多孔的合成材料较以往的无孔硬质材料更利于主体自身肉芽的生长攀附，并进入人工假体内部促进上皮化，但临床试验的效果均不理想。主要原因为置入物的脱落或移动导致纵隔内出血或是肉芽生长导致再次狭窄或梗阻。但是人们从未放弃过探索。随着干细胞技术、材料技术以及 3D 打印等多方面技术的发展，近年已有采用人工气管成功完成气管移植手术的报道。

气管手术的患者应在术后常规行电子支气管镜检查，一方面吸痰并清理气道内和吻合口附近的血痂，另一方面观察吻合口愈合的情况。必要时可多次行电子支气管镜检查，便于尽早发现吻合口愈合不良甚至是裂开等问题，以便早期处理。

气管再狭窄是气管肿瘤术后的晚期并发症，通常发生在术后 1 个月以后，多是由于肉芽组织生长引起。一旦发生，可选择再次手术切除(如果剩余气管长度具备再次手术切除条件)、扩张、支架置入或内镜下肉芽切除等治疗方法。气管-食管瘘和气管-无名动脉瘘是另两种少见的术后晚期严重并发症，一旦出现则患者多预后不佳。

原发性气管肿瘤手术治疗效果好，手术死亡率为 5%左右，术后并发症和死亡率与切缘是否阳性、淋巴结是否肿大无关。

(二)继发性气管肿瘤的治疗及预后

继发性气管肿瘤的治疗除了气管本身情况之外，还要综合考虑原发肿瘤控制情况来制订治疗方案。其主要治疗目的是解除或缓解气道梗阻症状，其次才是控制原发和继发病灶，所以继发性气管肿瘤获得姑息性治疗的机会要大于原发性气管肿瘤。切除受侵的气管，有时不仅可以缓解气道梗阻，改善患者的生活质量并有可能获得长期生存。喉癌累及气管者，切除范围较广，通常还需要行永久造口术，并在术后进行适当的放、化疗，治疗效果较好。甲状腺癌侵犯气管引起的呼吸道梗阻常为高危梗阻，若情况紧急，可先行低位气管切开，为后续治疗争取时间。在切除甲状腺癌同时行气管段切除，术后结合放疗，可延长部分患者生存时间。食管癌侵及气管时，通常已不宜手术切除，即便能行手术一并切除气管与食管病灶，但由于消化道与气道均做了重建，术后并发症较多，风险极大。若已经形成气管-食管瘘，主要治疗目的则是隔离消化道与呼吸道，但治疗效果不佳，预后差。肺癌累及气管者常见于中央型肺癌累及隆突或气管下段，若能手术切除应首先考虑手术，术后辅以放、化疗或者靶向治疗，能取得比较满意的生存效果。若不能手术切除，可先行新辅助放、化疗或化疗。

第四节 肺部转移瘤

肺部转移瘤是身体其他部位的恶性肿瘤转移而来，其途径可以是血行播散、淋巴道转移或邻近器官直接侵犯。以绒毛膜癌、乳腺癌多见，恶性软组织肿瘤、肝癌、骨肉瘤和胰腺癌次之，还有甲状腺癌、肾癌、前列腺癌和肾胚胎癌等。

一、肺转移的机制

恶性肿瘤转移是一个机制复杂的多步骤过程。有学说认为，肺的解剖结构适合肿瘤转移生长。肺有丰富的血管，当原发肿瘤血管内的循环肿瘤细胞随血液流出静脉时，首选经过肺部毛细血管网，肺如同一个滤器捕获转移的肿瘤细胞。然而，研究已经表明，在血液中循环的大多数肿瘤细胞并不会引起临床上明显的转移灶。另有“种子和土壤”学说认为，肿瘤细胞可以转移至全身各器官，但只在适宜的微环境下生长、繁殖。

近年来更多的研究者认为，器官特异性在转移过程中发挥主要作用，即某些肿瘤表现出对肺的亲和性。可能与以下因素有关：①肺血管内皮细胞上的配体能特异性地识别并结合某些肿瘤细胞表面的黏附分子，如乳腺癌细胞表面的异黏蛋白优先黏附于肺血管内皮细胞。②肺组织释放吸引某些肿瘤细胞的趋化物质。如某些乳腺癌细胞表达趋化因子受体 CXCR4 和 CCR7，容易转移到高表达这些趋化因子配体的组织（肺、脑、骨和淋巴结）；如果阻断 CXCR4 与其配体的结合，则可减少肺和淋巴结转移。③肺血管对循环肿瘤细胞的通透性增加，如乳腺癌细胞中的转化生长因子-β（TGF-β）诱导 ANGPTL4 表达增加，而 ANGPTL4 可破坏肺微血管壁细胞间的连接，增加肺毛细血管通透性，因此有助于乳腺癌细胞通过肺毛细血管壁进入肺实质。

二、肺转移的常见原发肿瘤

几乎所有恶性肿瘤都可转移至肺。表 6-4-1 中总结了常见的原发恶性肿瘤发生肺转移的频率。其中，甲状腺癌、乳腺癌、绒毛膜癌、肾癌、骨肉瘤、黑色素瘤、霍奇金淋巴瘤发生率最高，可达 50%～100%。肺、肝癌、胃癌、结/直肠癌、前列腺癌、软组织肉瘤、非霍奇金淋巴瘤次之，为 15%～60%。

表 6-4-1 不同原发恶性肿瘤发生肺转移的频率

原发肿瘤	发生肺转移的频率(%)
肺癌	20～40
甲状腺癌	65
乳腺癌	60
绒毛膜癌	70～100
卵巢癌	10
前列腺癌	15～50
肝癌	20
食管癌	20～35
胃癌	20～30
结/直肠癌	20～40
肾癌	50～75
软组织肉瘤	40～60
骨肉瘤	80～100
黑色素瘤	60～80
霍奇金淋巴瘤	50～70
非霍奇金淋巴瘤	30～40

三、转移途径

主要转移途径为血行转移和淋巴转移,此外还有直接侵犯和支气管播散。

(一)血行转移

经体静脉及右心循环到肺或经门静脉、通过下腔静脉而进入体循环到肺或直接侵犯肺静脉,经左心循环到支气管动脉而入肺内。血供丰富的恶性肿瘤如甲状腺癌、绒毛膜癌、骨肉瘤、淋巴瘤等,常经血行转移至肺部。原发性肺癌的癌细胞可直接侵入肺静脉或肺毛细血管,到达肺内各处形成肺内转移癌。

(二)淋巴转移

腹腔、盆腔的恶性肿瘤细胞经腹膜后淋巴道转移入肺。颈部、纵隔及胸腔肿瘤可通过淋巴逆流方式发生肺转移。乳腺癌也可经淋巴道转移至肺。

(三)直接侵犯

起源于胸壁、纵隔、膈下器官的恶性肿瘤等可直接侵犯肺部。

(四)支气管播散

由肺的一个区域经支气管树管腔向余肺或对侧肺种植转移,多见于支气管肺癌。

四、临床表现

多数患者有原发肿瘤的症状、体征，少数病例先出现肺部症状或体征，而原发肿瘤表现不明显。肺转移瘤的临床表现与原发肿瘤的组织类型、转移途径及转移瘤的部位、数量及大小等密切相关。临床上早期常无明显症状或仅出现咳嗽、痰血、气短等非特异症状。当转移瘤巨大、阻塞气道或出现胸水时会出现呼吸困难；侵犯胸壁引起胸痛；并发癌性淋巴管炎、上腔静脉受压等时，可有相应的临床症状。

对于怀疑有恶性肿瘤肺转移的患者，详尽的体格检查有助于我们发现原发灶及其他部位的转移灶（如颈部、乳腺或腹部肿块，肿大淋巴结）。极少数情况下，转移性肿瘤引起气道阻塞时，产生局限性哮鸣音，可被听诊发现。恶性胸腔积液会导致呼吸音降低，叩诊浊音，触觉震颤减弱。

五、辅助检查

（一）胸部影像学检查

凡是胸外恶性肿瘤的患者，必须常规给予胸部 X 线或 CT 检查，以此作为初步筛选检查。高分辨 CT 对肺转移性恶性肿瘤的准确性高，不仅可发现 2～3mm 的小结节，还可排除结构的重叠和伪影，更准确地检查胸膜下、横膈、心脏后方和其他隐匿部位的病变，强化时可排除血管造成的干扰。MRI 对肺内病灶的显示不如 CT，唯一优势在于不能进行增强 CT 时，有助于纵隔、肺尖和横膈沟病灶与血管的鉴别。PET-CT 不但能显示肺内、外病灶，而且对病灶良恶性及预后判断有帮助。但 PET 也有不足，对直径小于 1cm 结节的判断失之准确。

转移性肺恶性肿瘤的胸部 CT 特点可归纳如下：

1.血行性肺转移

表现为孤立或多发的、圆形或类圆形的结节或肿块。

（1）大小不等，小的可呈粟粒样结节，可互相融合。

（2）边缘清楚，密度均匀。

（3）可出现空洞、空泡征或钙化。

（4）以下肺和肺外围多见，可到达胸膜下。

2.淋巴性肺转移

主要表现为淋巴结肿大和癌性淋巴管炎。

（1）自肺门向肺野内放射状排列的条索状阴影，尤以双下肺多见。

（2）小叶间隔增厚，可见小叶间隔线，以 KerleyB 线最为普遍且易于观察。

（3）小结节颗粒状阴影主要分布在末梢气管、血管周围，呈串珠状。

（4）胸腔积液，癌性淋巴管炎常常是胸腔积液形成的重要机制，胸腔积液的出现是提示癌性淋巴管炎的重要征象。

（5）肺门纵隔淋巴结肿大。

3.气道转移

（1）大片状肺叶或肺段性实变，类似大叶性肺炎，可伴支气管含气征。

(2)炎症性表现,转移灶不形成肿块或球状瘤体,病变轮廓不清。

(3)在主病灶的周围并与之相隔一段距离的斑片状或模糊结节样阴影,有时为单侧或双肺弥漫分布。

4.胸膜转移

最常见的表现为不规则的胸膜增厚和胸膜结节,伴或不伴胸腔积液。

5.混合型转移

包括上述2种或2种以上类型同时存在。

(二)病理学检查

1.痰脱落细胞学检查

简单、快速,但阳性率低,对淋巴管型及腔内型有一定诊断价值。

2.组织病理学检查

对于疑有转移性肺恶性肿瘤的患者,在开始治疗前获得组织学诊断非常重要。电子支气管镜检查可通过钳取活检、穿刺抽吸、支气管刷检和支气管肺泡灌洗获得细胞组织标本进行病理学检查。支气管内超声(EBUS)可将支气管镜和超声系统联合起来,可弥补肉眼不足,对气管、支气管旁淋巴结或肿块进行针吸细胞学检查,提高诊断率。经皮肺穿刺活检对周围型癌灶的诊断价值较高,且方法简单。

肺转移瘤与某些原发肿瘤在组织形态上具有一定的相似性,光镜下病理形态学特征可提示原发灶部位:乳头状腺癌最常来源于甲状腺、卵巢和肺;印戒细胞癌来源于胃肠道;菊形团细胞巢是神经母细胞瘤的特征。

免疫组化检查对原发灶的判断更有帮助,可用于鉴别肺恶性肿瘤来源的免疫组化标志物。

六、诊断与鉴别诊断

当肺部出现孤立或多个结节或肿块时,其可能是肺良性病变、原发性肺恶性肿瘤,也可能是转移性肺恶性肿瘤。鉴别诊断时需考虑以下疾病。

转移性肺恶性肿瘤的诊断主要依据有无肺部或其他脏器的恶性肿瘤病史,影像学检查及组织病理学检查。

(1)一般原发性肺癌的呼吸道症状明显多于转移性肺恶性肿瘤,但是原发性周围型肺癌临床上往往缺乏典型症状或无症状与孤立性肺转移瘤较难鉴别。

(2)胸部影像表现:原发性肺癌多见分叶性肿块,边界毛糙、胸膜牵扯征,密度不均匀,局部有堆聚。转移性肺恶性肿瘤常为多病灶,大小不等,边界光滑,密度均匀,分叶和毛刺少见。

(3)确诊转移性肺恶性肿瘤最终还是依赖于组织病理学检查。可通过多种方法获取组织细胞标本进行病理学检查,特别是免疫组化有助于鉴别其组织来源。

七、治疗

肺转移性恶性肿瘤的治疗应针对原发肿瘤的生物学特性采取多学科综合治疗,并结合患者的机体状况进行个体化治疗。治疗手段包括手术、化疗、放疗、射频消融及分子靶向药物治疗等。

对于有手术指征的转移性肺恶性肿瘤，应积极争取外科手术治疗。

除手术外，对化疗敏感或不能手术切除的肺转移瘤仍应进行全身化疗，如霍奇金淋巴瘤和非霍奇金淋巴瘤对化疗非常敏感，乳腺癌、绒毛膜癌、卵巢癌和前列腺癌对化疗也有较好的反应。除全身化疗外，对于不能手术的患者可以考虑局部栓塞和化疗，由于肿瘤局部药物浓度较高，在减轻化疗引起的全身反应的同时，可以提高治疗局部肿瘤的疗效。

随着放疗技术及设备的发展，立体定向放疗等技术已经应用于肺转移瘤的治疗。对不能手术切除、化疗无效或效果差的肺转移瘤，可选择立体定向放疗。射频消融治疗也已经应用于某些生物学特征显示预后较好的肺转移瘤（如肉瘤、肾癌、结直肠癌、乳腺癌、黑色素瘤和肝细胞癌）。如果原发病能够得到有效治疗，可进行肺转移瘤的消融治疗。它们对多数患者能提高肿瘤的局部控制率。

第五节　胸壁肿瘤

胸壁肿瘤是指胸廓深部软组织、肌、骨骼的肿瘤。可分为原发性和转移性两类，原发性胸壁肿瘤又分为良性及恶性两种。原发于骨组织者，多发生于肋骨。发生于前胸壁及侧胸壁者多于后胸壁。转移性肿瘤系从他处恶性肿瘤转移而来，以转移至肋骨多见。

一、病因及常见疾病

原发性良性肿瘤有脂肪瘤、纤维瘤、神经纤维瘤、神经鞘瘤、骨纤维结构不良、骨纤维瘤、软骨瘤、骨软骨瘤及骨囊肿等；原发性恶性肿瘤以纤维肉瘤、神经纤维肉瘤、血管肉瘤、横纹肌肉瘤、软骨肉瘤、骨肉瘤、骨软骨肉瘤及恶性骨巨细胞瘤为多见。继发性胸壁肿瘤几乎都是由其他部位的恶性肿瘤转移而来，常造成肋骨的局部破坏或病理性骨折，引起疼痛，但局部肿块多不明显，主要为转移癌。

二、临床表现及辅助检查

（一）临床表现

胸壁肿瘤的临床表现取决于肿瘤的部位、大小、生长速度、与邻近器官的关系及压迫程度。肿块生长缓慢、无痛、边界清楚者多为良性，局部胸壁疼痛而后发现胸壁肿块是胸壁肿瘤的又一症状。有严重持续性局部疼痛、肿瘤生长速度快、边界不清、表面有扩张血管者多为恶性或良性肿瘤有恶性变的征兆。胸壁骨骼肿瘤则肿块呈固定位。前胸壁或侧胸壁的肿瘤一般说较易发现，而后胸壁的肿瘤由于有较厚的软组织和肩胛骨遮盖常易被忽视。肿瘤生长速度过快可发生瘤体内坏死，形成溃疡、出血或感染。发生于特殊部位的肿瘤可引起相应的症状，如肿瘤压迫和侵及肋间神经、臂丛神经及交感神经时，除有神经疼痛外，还有肢体麻木或 Horner 综合征。晚期的恶性肿瘤可有远处转移、胸腔积液或血性胸水。瘤体主要向胸腔生长时，患者有体重下降、气促、贫血等恶病质表现。可产生呼吸困难、刺激性咳嗽等症状。有的可发生病理性骨折。

胸壁肿瘤通常表现为逐渐增大的无症状肿块，随着肿瘤的进一步生长，出现疼痛症状，表现为局部疼痛或压痛，则经常按神经痛或肌肉骨骼疼痛治疗。在胸壁肿瘤中，以肿块就诊的约为 70%，以疼痛症状就诊的为 25%～50%，前胸壁及侧胸壁肿瘤容易被发现，后胸壁的肿瘤由于肌层较厚及肩胛骨等因素，通常发现较晚。当肿瘤向胸内生长时，症状和体征不明显，直到肿瘤压迫周围组织出现相应症状时才被检查发现。单个胸壁孤立性肿瘤考虑为恶性肿瘤时，应详细询问病史并做系统的检查，以判别肿瘤系原发性或转移性。除淋巴系统肿瘤外，肺、甲状腺、乳腺、直肠、前列腺和肾脏的恶性肿瘤转移至胸壁较为多见。

（二）辅助检查

1.影像检查

X 线胸片、CT 扫描（图 6-5-1～图 6-5-9）是诊断胸壁肿瘤的主要手段，怀疑肿瘤侵犯血管及神经时，可选择 MRI 检查。

2.血管造影

血管造影对于特大肿瘤，有助于确定肿瘤的血液供应，以便肿瘤切除时及早结扎动脉。

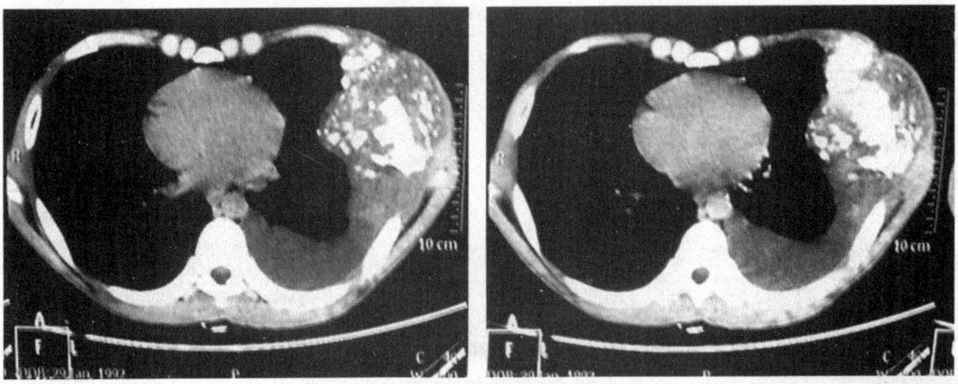

图 6-5-1　胸部 CT 示胸壁恶性肿瘤（一）

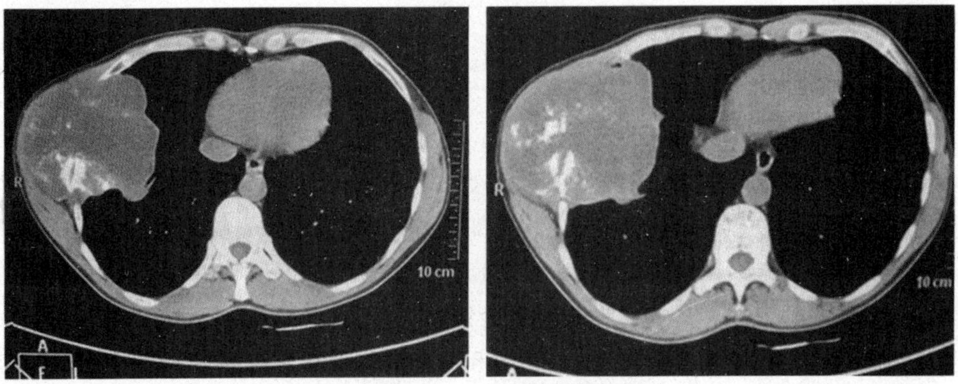

图 6-5-2　胸部 CT 示胸壁恶性肿瘤（二）

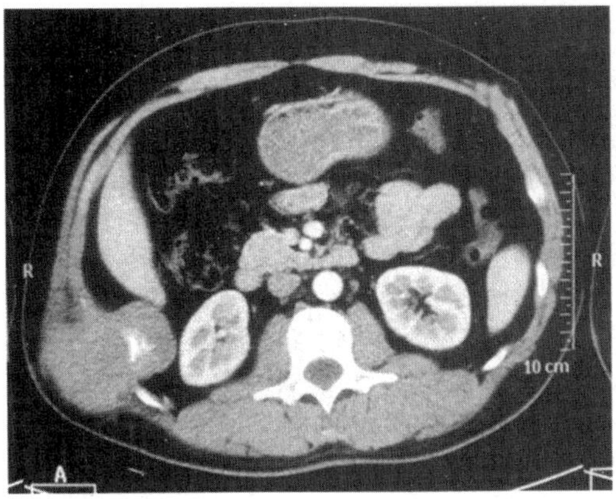

图 6-5-3　胸部 CT 示胸壁恶性肿瘤(三)

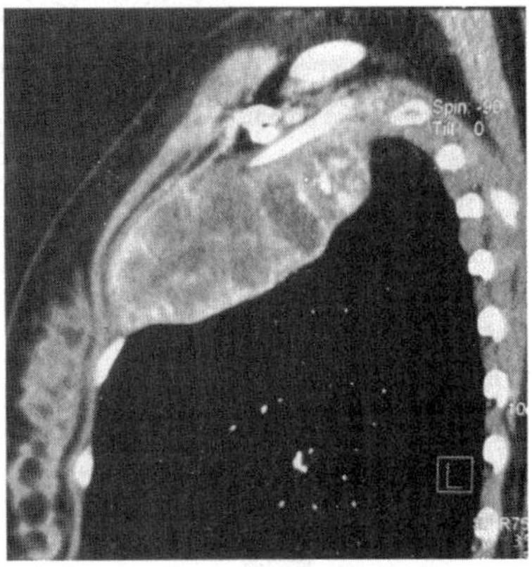

图 6-5-4　胸部 CT 示胸壁肿瘤(一)

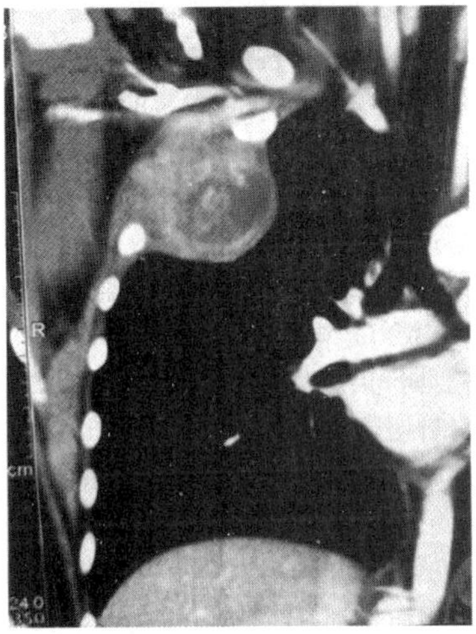

图 6-5-5　胸部 CT 示胸壁肿瘤(二)

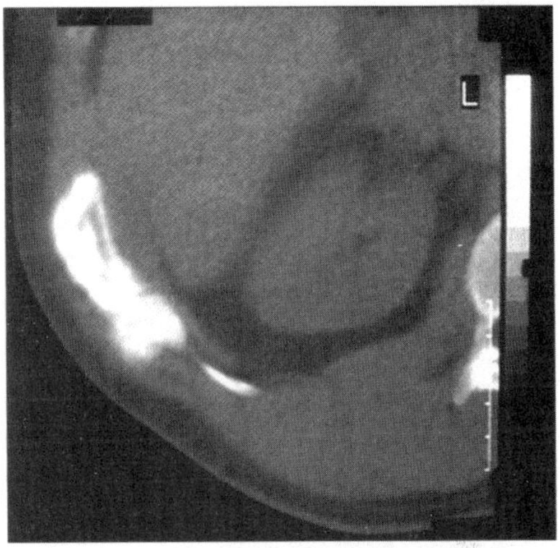

图 6-5-6　胸部 CT 示肋骨肿瘤

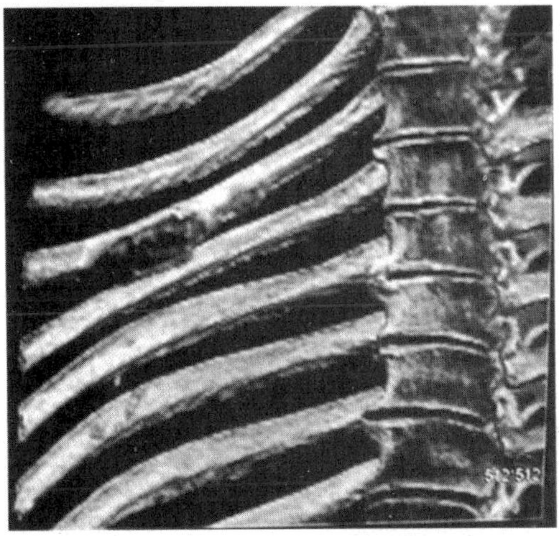

图 6-5-7　肋骨三维重建 CT 示肋骨肿瘤(一)

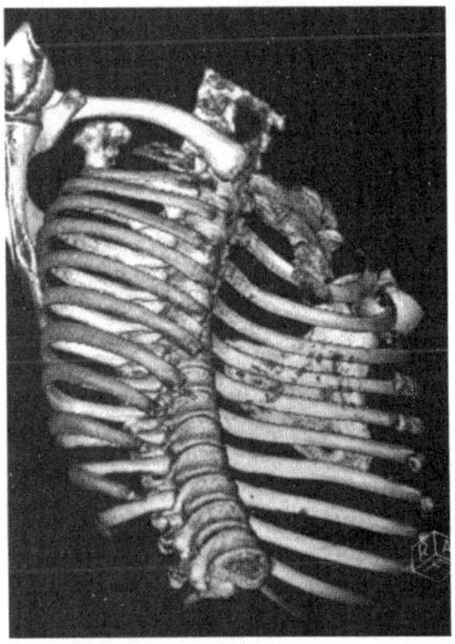

图 6-5-8　肋骨三维重建 CT 示肋骨肿瘤(二)

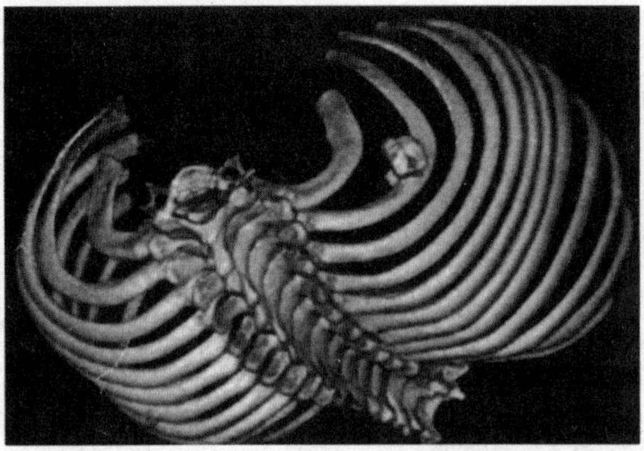

图 6-5-9　肋骨三维重建 CT 示肋骨肿瘤(三)

3.骨扫描

若怀疑有肿瘤胸壁转移,应行骨扫描检查(图 6-5-10),必要时行全身 PET/CT 检查,以搜寻原发灶等。

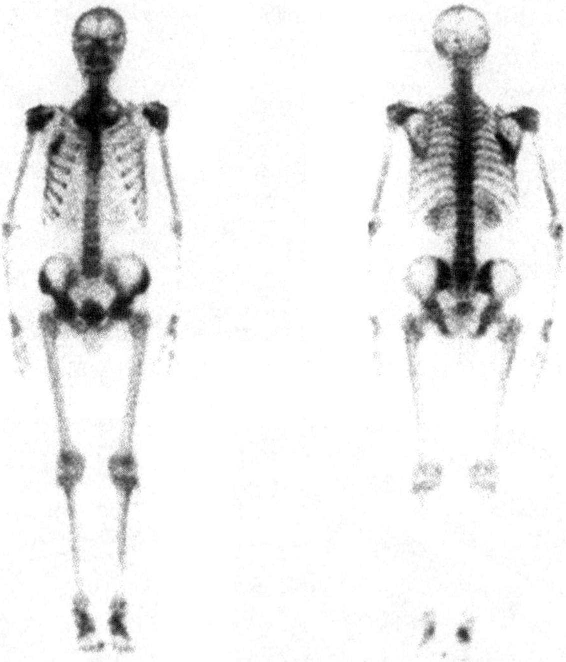

图 6-5-10　全身骨扫描示肋骨肿瘤

4.超声

超声检查因瘤体不同的组织结构密度而显示不同的影像,对诊断有一定帮助。

5.实验室检查

对某些肿瘤有诊断意义,如肋骨骨髓瘤患者尿中本周蛋白阳性,广泛骨质破坏的恶性肿瘤血清碱性磷酸酶升高。

6.穿刺活检

必要时可行穿刺或切除部分组织活检明确诊断，但活检最好与手术治疗一同进行。

三、诊断和鉴别诊断

（一）诊断标准

胸壁肿瘤的主要诊断依据应包括详细的病史、体征、体格检查、实验室检查，以及 X 线胸片及胸部 CT 检查。既往的影像学图像对于估计肿瘤的生长速度非常重要。

X 线检查：胸部 X 线检查是诊断胸壁肿瘤的重要方法。它不仅可确定肿瘤系来自胸骨骨骼抑是起源于软组织，并可判定胸壁骨骼的肿瘤部位，确定有无骨质破坏、增生或者变形，另外尚可了解胸内脏器病变和胸壁肿瘤的关系。

胸壁软组织肿瘤的 X 线阴影密度不高，其内缘清晰、锐利，外缘较模糊，瘤体与胸壁成钝角，基底紧贴胸壁，瘤体两端可见胸膜反褶线。在肿瘤与肺组织无粘连时，透视可见肿块吸气时随胸廓上升，呼气时则下降，与肺纹理的运动方向相反。胸壁骨骼肿瘤良性者一般呈圆形、椭圆形，骨皮质无断裂，恶性者则主要表现为侵蚀性骨破坏，呈筛孔样、虫蚀样改变，可有溶骨或成骨，边缘毛糙，骨皮质缺损、中断或有病理性骨折。

有些有某些 X 线特征，如肋骨呈局限性膨大、疏松，其内为密度较均匀的纤维组织，常为肋骨纤维结构不良的表现；骨质破坏伴有骨膜下骨质增生，似"葱皮样"改变，为 Ewing 瘤的表现；软组织块影伴骨质破坏者，常为恶性肿瘤表现；广泛骨质破坏，有放射状新骨形成，骨肉瘤表现；高密度肿块影，其间有点片状骨质形成，但无骨质破坏，多为骨或软骨瘤；肋骨呈局部膨大、变窄，内有骨梁，呈泡状影像，为肋骨巨细胞瘤的表现。

CT 有助于鉴别实体瘤或囊性病变，可清晰显示肿瘤部位、形态、大小、范围，显示骨质受累情况，以及胸壁软组织、胸膜、纵隔内结构和肺受累情况。测定 CT 值可判断肿瘤密度，对诊断有较大帮助。

多数原发性胸部肿瘤的诊断需要进行外科组织活检，活组织检查技术包括针吸、切开或切除。小的肿瘤（小于 4cm）操作应为诊断性和治疗性的，即在施行组织学活检的同时，完成胸壁肿瘤的治疗，包括：可完整切除肿瘤；可获得足够的组织标本以明确肿瘤的病理学诊断；必要时可以尽早施行术后的辅助治疗。大的肿瘤可选择针吸或切开的活组织检查，但需注意外科进路不会影响以后的胸壁重建，得到组织学结果后应尽早进行下一步治疗。尽管如此，活检与手术切除的间隔时间应尽量缩短，有冷冻切片条件的单位应争取在术中做活组织检查，以明确肿瘤的性质，决定术中肿瘤切除的范围。

（二）鉴别诊断

易混淆的疾病包括：

（1）胸壁结核多为继发于肺内结核病，如肺或胸膜结核累及胸骨旁或胸椎旁的淋巴结，之后形成结核性脓肿，穿透肋间组织而形成冷脓肿，脓肿破溃后可形成慢性窦道。可有或无结核病症状。胸壁结核是全身结核病的一部分，应首选予以正规的抗结核治疗，待结核病控制后再考虑外科治疗。

(2)脓胸向胸壁溃破多为慢性脓胸,直接穿破胸膜,经肋间隙穿出,形成哑铃性脓肿,称为外穿性脓胸,常为结核性脓胸治疗不及时的并发症。由于长期感染和慢性消耗,患者有慢性全身中毒症状,如低热、乏力、食欲减退、消瘦、营养不良、贫血、低蛋白血症等。X线胸片可见胸膜增厚,肋间隙变窄,呈一片密度增强的毛玻璃样模糊阴影。膈肌升高,纵隔向患侧移位等。多需外科手术治疗。

(3)外伤性脓胸有胸壁穿透伤病史,由于异物带入致病菌在胸内存留,又常有血胸同时存在,很容易引起胸膜腔化脓性感染。且胸壁开放性伤口与胸膜腔相通,也可导致胸膜腔化脓性感染。患者常有胸痛、高热、呼吸急促、食欲减退、周身不适等症状。血液化验有白细胞总数和中性白细胞增高。胸部X线检查显示患者有胸腔积液的均匀致密阴影。胸穿可确诊。治疗原则包括抗感染、排除脓液和全身治疗三个方面。

(4)肋骨或肋软骨畸形或变形(如肋软骨炎 Tietze 病)好发于青壮年。表现为肋软骨有痛性的非化脓性肿胀,原因尚不确切。临床表现为单根或多根肋软骨肿大,有时明显凸起,以第二、三肋软骨多见,常为单侧,有时双侧。局部有疼痛或压痛,多数患者疼痛症状为反复发作,可迁延数月或数年。胸部X线检查和各种化验检查多无异常,一般采取对症治疗。

(5)胸内肿瘤主要是指发生在胸膜上的肿瘤,如胸膜间皮瘤、胸膜的上皮样血管内皮细胞瘤、血管肉瘤、胸腺瘤、恶性淋巴瘤等。以胸膜间皮瘤为多见。一般分为局限型和弥漫型两种。局限型多呈良性病程,约30%有恶性倾向。多无症状,可有或无胸腔积液,肿瘤巨大或胸液增多时有相应的压迫症状和体征。弥漫型多为恶性,病程进展较快,临床常有剧烈疼痛、气急、全身进行性衰竭,本病主要取决于X线的胸膜病灶改变特点、血性胸水的细胞学检查和胸膜组织病理学检查。临床上怀疑或确诊本病时,应积极争取手术治疗。对于病灶弥散,大量血性胸水及有远处转移等情况,则予以保守治疗。

四、治疗及预后

(一)治疗原则

(1)胸壁肿瘤不论良性还是恶性均应手术切除。胸壁转移性肿瘤如原发病变已切除,亦应采取手术切除。

(2)手术应以整块切除为原则,恶性肿瘤时切口应距瘤体边缘2~4cm。不排除恶性时,按恶性肿瘤处理。

(3)切除大块肿瘤时须修补胸壁缺损,以防止脓胸形成和反常呼吸。

(4)恶性肿瘤切除后,辅以化疗或放射治疗。

(二)治疗方法及具体措施

胸壁肿瘤的主要治疗方法是肿瘤切除术(图6-5-11~图6-5-13),根据肿瘤的范围选用不同的切口,如良性肿瘤未侵及浅层肌肉及皮肤时,可沿瘤体的长径做切口;若瘤体已累及肌层及皮肤,则沿瘤体的长径做梭形切口,切缘距肿瘤3cm以外,连同受累的皮肤及肌层一并切除。胸壁切除范围大时,应行胸壁重建术。对放疗敏感的恶性肿瘤,可行放疗或放疗加手术。

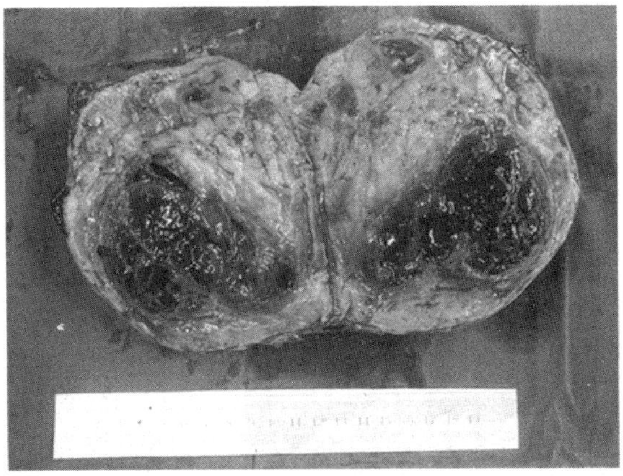

图 6-5-11　胸壁肿瘤的标本剖面

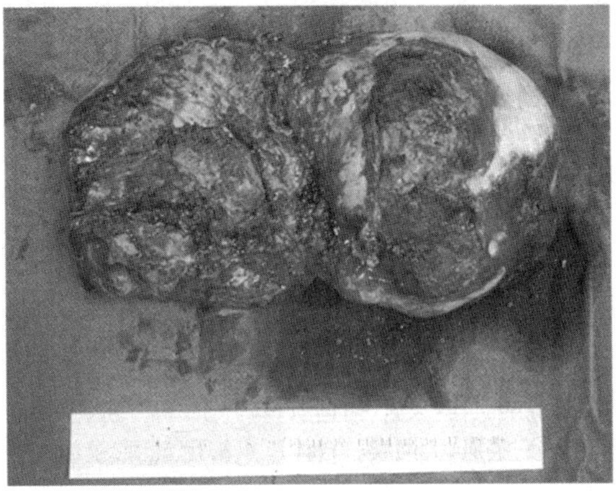

图 6-5-12　胸壁肿瘤标本(靠右带有一段受侵犯的肋骨)

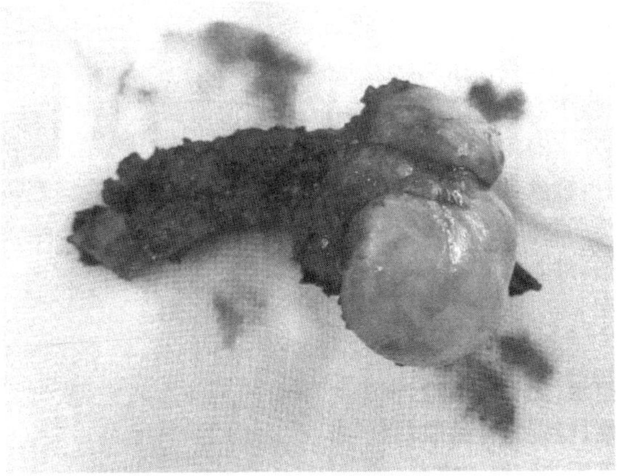

图 6-5-13　肋骨肿瘤标本

1.良性肿瘤

胸壁良性肿瘤可做局部切除,但有些良性肿瘤如纤维瘤、骨巨细胞瘤、软骨瘤、骨软骨瘤等容易复发及恶性变,所以不少人主张较大范围切除,除切除病肋外,尚应切除上下正常肋骨。

2.恶性肿瘤

胸壁恶性肿瘤必须做广泛的胸壁大块切除，包括肌层、病肋及上下各一根肋骨及肋间组织、壁层胸膜及局部淋巴结，若肿瘤侵及肺，则同时做相应的肺切除。一般胸壁大块切除的范围，应超过肿瘤边缘5cm。原发胸骨和胸骨柄的恶性肿瘤，切除受累的胸骨和胸骨柄，相应的双侧肋弓，附着肋骨上的所有组织，必要时可连同两侧锁骨头一并切除。

3.胸壁转移瘤与乳癌复发

手术切除的治疗价值还有争议，如果肿瘤已经破溃，手术是唯一的治疗方法，尽管不能延长生存期，但能提高生活质量。

4.胸壁缺损修补

缺损范围小于5cm×5cm，一般不需修复和重建；后胸壁直径＜10cm的，由于局部有较厚而大的肌肉和肩胛骨的保护，可不修复；如果位于前侧或外侧，范围＞5cm×5cm，连续切除3根以上的肋骨及肋间组织，术后可出现胸壁肺疝及反常呼吸，应予以修补重建。重建的要点：利用各种材料重建硬性胸壁，恢复胸壁的坚固和稳定性；用软组织和皮肤覆盖在重建的硬性胸壁上，保持胸壁的密闭性。

胸壁重建材料较多，有生物材料及人工合成材料两大类。

(1)生物材料：

生物材料组织亲和性较好，特别是自体组织，无异物反应，但有些组织的支持力较弱，取材大小，特别是骨的取材受限，且手术操作较复杂，修补大范围的胸壁缺损有一定困难。

1)自体材料或组织：骨(肋骨、肋软骨、胫骨、腓骨、髂骨)、阔筋膜(＜10cm，可用阔筋膜)、肌肉瓣及肌皮瓣(背阔肌、胸大肌、前锯肌、腹直肌、斜方肌、下后锯肌肌瓣)、膈肌、大网膜。自体肌皮瓣优点(常用的有背阔肌、胸大肌、腹直肌等)：a.可以采取到较多的皮肤和软组织；b.有一定厚度，支持力较好；c.血运丰富。

2)复合自体组织：带骨片的阔筋膜、带骨瓣的阔筋膜。

3)异体组织：a.同种：胸骨、肋骨人硬脑膜；b.异种：牛心包(戊二醛泡制的牛心包＋钢丝网)。

①经戊二醛处理后失去原有抗原性，与组织相容性好，容易相互融合，心包和软组织间不易现成液体潴留；②韧性好，拉力强，不易老化，内面光滑，不易形成胸膜粘连和引起胸膜反应；材料来源充足，制备和保存简便；③不影响胸部X线检查及放疗。

(2)人工合成材料：金属(网、丝、板、片、条)，克氏针，银丝，钛网，钽钢，不锈钢，Marlex网(高密度聚乙烯编织物)，Teflon(聚四氟乙烯)，丙烯酸，硅橡胶，聚丙烯，尼龙，Gore-tex片，涤伦纶，有机玻璃(图6-5-14～图6-5-18)。

理想的人工材料应具备：①很好的支持力，能防止胸壁浮动和反常呼吸的发生。②不发生松脱，能长期埋藏在体内。③能透过X线。④人工材料可自由设计取材，不受大小的限制，但可有异物反应，易感染，不能随呼吸运动伸展，可能松脱、破裂、浆液潴留及发生疼痛。

Marlex和Gore-tex的优、缺点：①优点：较高的张力强度，组织相容性较好，异物反应小，有一定抗感染能力。可以裁剪，固定后不容易滑脱。经久耐用，长期在体内无致癌作用。不潴留液体，能透过X线，不影响X线检查、B超检查及放疗，有一定延展性。②缺点：一旦感染就导致手术失败，Gore-tex要取出。价格昂贵，来源不方便。

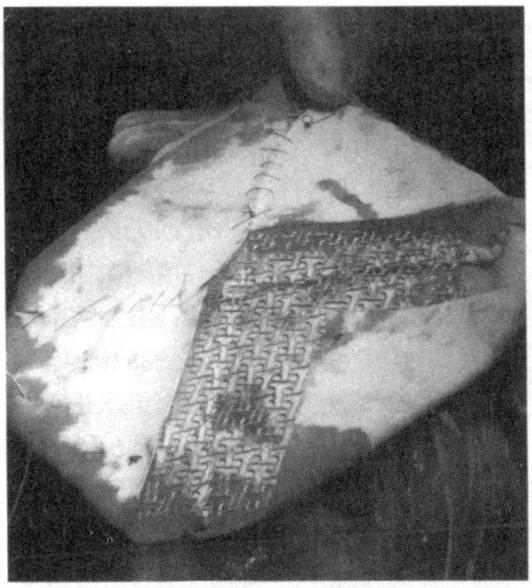

图 6-5-14 胸壁缺损用钛网加涤纶布重建(一)

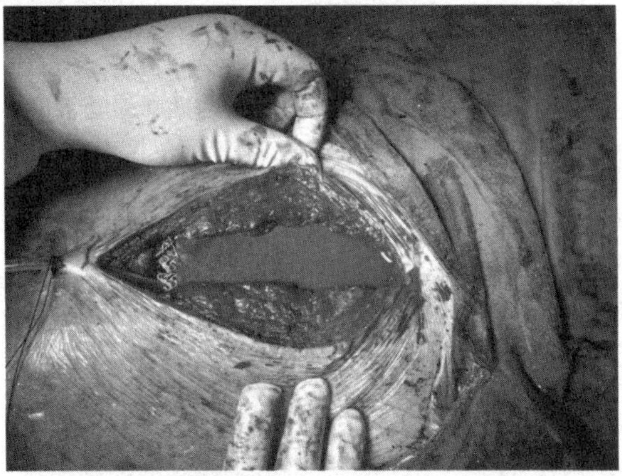

图 6-5-15 胸壁缺损用钛网加涤纶布重建(二)

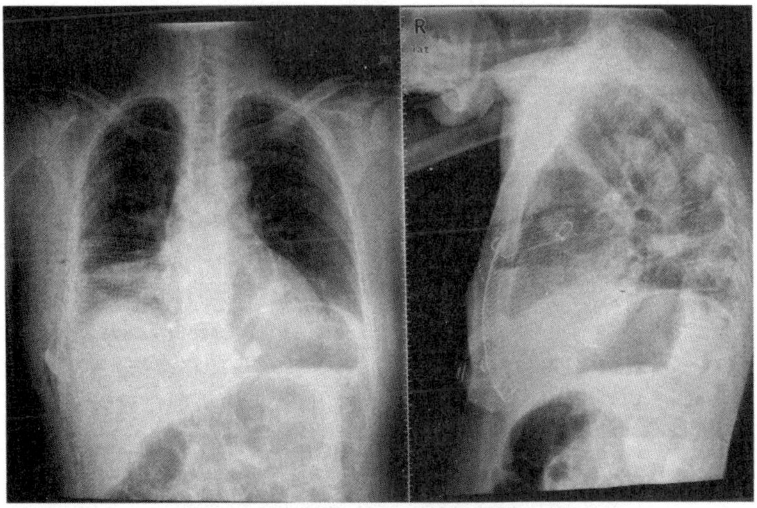

图 6-5-16 胸壁肿瘤切除后钛网重建骨性胸廓的胸部 X 线片(一)

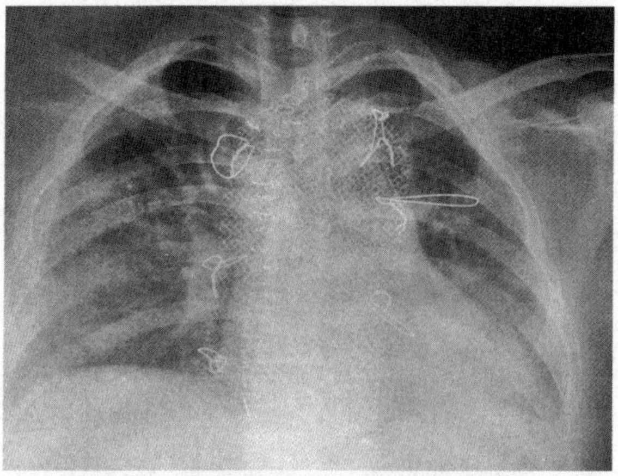

图 6-5-17　胸壁肿瘤切除后钛网重建骨性胸廓的胸部 X 线片(二)

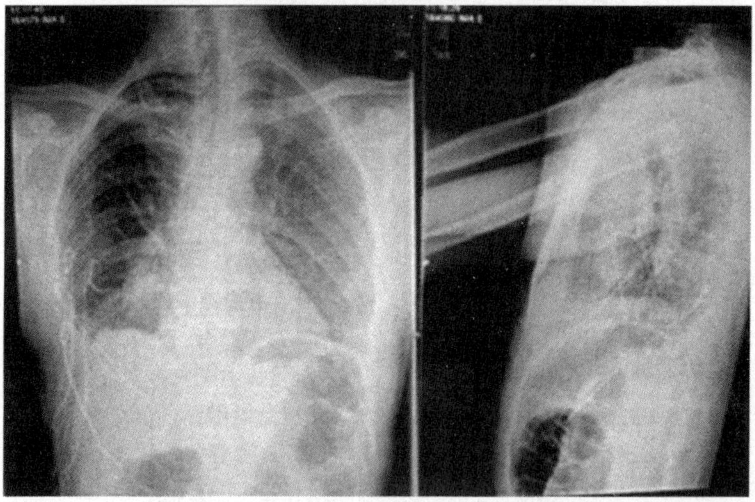

图 6-5-18　胸壁肿瘤切除后,钢丝编织和 Gore-tex 片重建胸壁的胸部 X

3D 打印技术在胸壁肿瘤里的运用实际是目前胸壁缺损修复的最新进展,为缺损较大的患者的胸部修复带来了福音(图 6-5-19、图 6-5-20)。

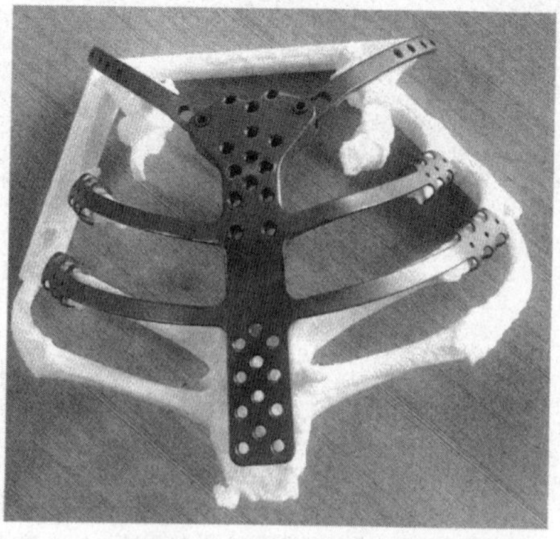

图 6-5-19　3D 打印技术在胸壁肿瘤里的应用(一)

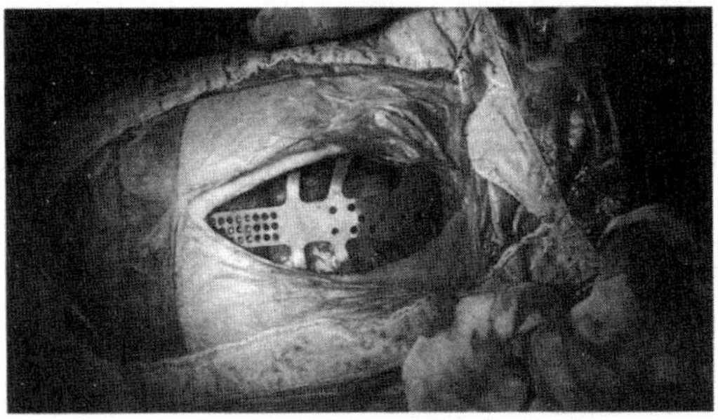

图 6-5-20 3D 打印技术在胸壁肿瘤里的应用(二)

单纯深部胸壁组织缺损时,骨性胸壁重建后,可利用浅层的肌层和皮肤覆盖缝合。当胸壁全层缺损且范围较大时,则需在硬性支持材料之上,覆盖各种带蒂肌皮瓣或游离肌皮瓣或做游离植皮。

胸壁重建术中,一定要在各层材料间安置引流管,使渗液能及时引出,促使各层组织贴紧,早日愈合。如有积液潴留,易发生继发感染,造成手术失败。

(三)预后

胸壁肿瘤外科治疗效果主要取决于肿瘤的病理类型及其生物学特点、病期早晚,手术切除的彻底程度以及胸壁重建术的质量。总的认为外科治疗是有效的,也是大多数胸壁肿瘤的首选治疗方法。手术不仅可以减轻症状,而且可以防止肿瘤的生长与恶化,达到根治的目的。目前手术结合术中放疗粒子^{125}I 的植入(图 6-5-21),取得良好的效果。

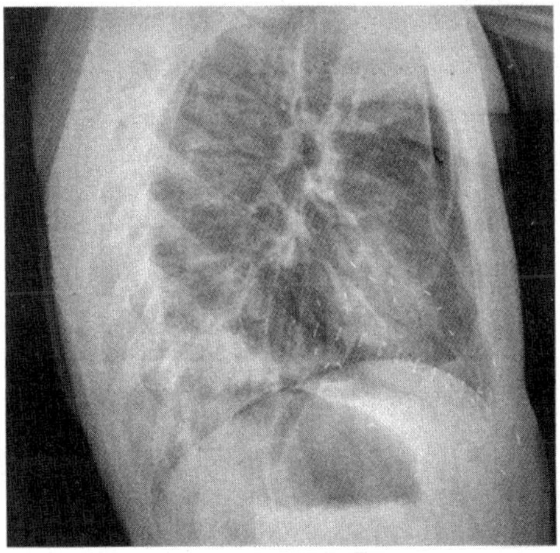

图 6-5-21 胸壁恶性肿瘤术中植入^{125}I 粒子

第六节 恶性胸膜间皮瘤

胸膜间皮瘤是一种少见的原发性胸膜肿瘤,约占整个胸膜肿瘤的 5%。按肿瘤生长方式和大体形态分为局限性和弥漫性(DMPM)。前者来源胸膜下结缔组织,多属良性或低度恶性;后者原发于胸膜间皮细胞,几乎均为高度恶性。本病可发生于任何年龄,但以 40 岁以上多见。男性多于女性,右侧胸腔比左侧常见。随着近代工业的发展,特别是石棉的应用,本病的发病率有逐渐增高的趋势。本病恶性程度高,诊断较为困难,目前尚无非常有效的治疗措施。

一、病因

目前研究证实,石棉纤维是导致胸膜间皮瘤特别是恶性胸膜间皮瘤(MPM)的最重要病因。1960 年 Wagner 等报道 33 例 MPM 中,32 例有青石棉接触史,首次提出间皮瘤与接触石棉粉尘有关。某些患者经活检或尸检发现肺和胸膜内含有石棉纤维和石棉小体。动物实验发现吸入或胸膜腔内注入石棉纤维可诱发 MPM,证明石棉有致癌性,且于恶性间皮瘤中发现石棉纤维,肯定了石棉与 MPM 发病的关系。长期接触石棉易诱发恶性间皮瘤,其发病数比一般人群高 100～300 倍。此病潜伏期长,通常在 20～40 年,从接触石棉到发现间皮瘤可长达 20 年以上,有的甚至长达 50 年。在美国每年大概有 2500 例 MPM 发病,在西欧每年约有 5000 患者死于该病。全世界的发病率呈逐渐增加的趋势,大约在 2020 年达到高峰。未治疗患者的生存期大概只有 6 个月。约 80%的 MPM 都有石棉暴露的病史,但是少数 MPM 病例的发生仍然与石棉无关。土耳其中部两个小村庄是世界上 MPM 发生率最高的区域,经调查该地区无石棉,而居民的痰和肺组织中含有很细的毛沸石纤维,接着在患者肺标本中也发现含铁小体为毛沸石。有人用毛沸石纤维接种到 40 只老鼠身上,38 只诱发了 MPM,肯定了毛沸石是间皮瘤的病因之一。另外一种原因可能是感染猴空泡病毒 40(SV40),这种病毒可以感染猴的肾细胞,并曾作为脊髓灰质炎的活疫苗使用。SV40 的基因序列目前已证实与多种恶性病变有关,比如某些种类的脑肿瘤、骨肉瘤、非霍奇金淋巴瘤等,以及超过 50%的上皮型的 MPM。其他可能的病因为:结核病引起的胸膜瘢痕、慢性炎症、病毒感染、放射线、镀、镍、人造矿物纤维、有机化合物、有机硅聚合塑料和非特异性工业化合物接触等。基因易感性也是其中重要的原因之一。局限型间皮瘤呈局限性生长成孤立性肿块。发病与石棉接触无明确关系。

二、发病机制

恶性胸膜间皮瘤在 1870 年首次被认识,但是直到 1960 年才发现石棉暴露与恶性胸膜间皮瘤的关系。石棉是一组天然发生的具有纤维状结晶结构的无机硅酸盐矿物质的总称,是钙、镁、镍、铝的硅酸盐混合物,分两大属:蛇纹石属包括最常见的温石棉(白石棉),闪石属包括青石棉(蓝石棉)、铁石棉(棕石棉)、透闪石棉、阳起石及直闪石等。石棉具有拉力强、稳定性高及耐热特性,是现代工业不可缺少的原料。在美国和西欧等工业国家,石棉曾被广泛应用在造船业和建筑业。

目前石棉致 MPM 的机制尚未完全清楚。用电镜检查显示温石棉由非常均匀一致的纤维构成,呈卷曲的束状,吸入时大部分沉积在大气道。而闪石属纤维呈直硬状伴平行侧面,吸入时可穿透深部到达肺外围,部分直接穿过肺泡至胸膜,部分由巨噬细胞吞噬后经淋巴管穿过脏层胸膜到达胸膜表面。大多数学者认为石棉纤维大小和形状比其化学成分在致癌性机制中更重要。自然杀伤(NK)细胞是一种特异的淋巴细胞,具有识别和破坏恶性细胞作用。石棉纤维可抑制 NK 细胞活性,这种抑制作用具有剂量依赖性,且依赖石棉纤维与 NK 细胞的直接接触，这与 MPM 好发在石棉纤维沉积量多的部位是一致的，这可能是石棉纤维致癌的机制之一。有人认为石棉纤维致癌的另外一个可能机制是石棉纤维与间皮细胞相互发生物理作用或通过纤维表面自由基的产生而发生直接作用或石棉纤维与炎症细胞相互作用引起介质如细胞因子（cytokines）和各种反应性氧物质的释放，导致间皮细胞增殖和（或）持久性遗传学改变，从而诱发 MPM 发生。在各种不同类型石棉纤维致 MPM 潜力比较中，青石棉最强，铁石棉和透闪石次之，温石棉致癌力量弱，锈发 DMPM 所需剂量比青石棉和铁石棉大，潜伏期更长。诱发 MPM 所需石棉纤维的阈值量尚不清楚。有人认为石棉纤维与 MPM 间存在剂量-效应关系，即接触量越大和时间越长，发生 MPM 的机会越多。也有人认为无剂量-效应关系，即使石棉暴露量不大，如仅在幼年时非职业性间接接触，经过漫长的岁月后也可发病。过去人们认为石棉暴露多与职业因素有关，现在则发现石棉纤维实际上广泛分布于一般环境中，比如居住在石棉工业源附近也可以导致发病。

三、病理

弥漫性胸膜间皮瘤（DMPM）好发于壁层胸膜或膈胸膜，常累及脏层胸膜、心包和纵隔。主要侵犯胸壁、肺、心脏及纵隔或远处转移到对侧肺、肝、肾上腺、脑、骨等部位。病理表现为多个光滑发亮的肉芽肿，呈葡萄串状、半透明、灰白色或暗红色或沿胸膜匍匐式生长，边界不清，有胝样增厚并侵犯胸腔，呈“蛋壳状”表现。切面呈花纹样，有出血和坏死灶或囊性变。质地中韧，多伴有浆液血性胸液，其中含有较多透明质酸。显微镜检下可分为三型：上皮型，多见上皮样瘤细胞排列成乳头状或腺管样；肉瘤型，组织结构呈各种各样，类似于纤维肉瘤或多形性细胞肉瘤；混合型，由以上两型瘤组织混合存在。

局限型胸膜间皮瘤常起自脏层胸膜或叶间胸膜，多呈圆形或椭圆形的坚实灰黄色结节。表面光滑、轻度分叶，有包膜。肿瘤结节大小不等，直径自数毫米至数厘米，较大者可占据一侧胸腔。瘤体与胸膜接触面宽，凸向胸膜腔，少数有蒂状短茎与胸膜相连接，变动体位时肿块可移动。瘤组织由梭形细胞和胶原纤维束交织而成，可发生玻璃样变和钙化。

四、诊断

（一）辅助检查

1.胸部 X 线

胸片可发现单侧胸腔肿块、胸腔积液和胸膜斑块（伴有或不伴有钙化）。膈肌钙化斑常提示既往石棉接触史。病变侧胸廓萎缩常是恶性间皮瘤晚期的表现，导致剧烈疼痛。

2.CT 扫描

CT 扫描目前被认为是最重要的影像学评估方法，弥散性或结节性的胸膜增厚可能具有提示意义。单纯影像学检查可以显示肿物的位置和大小但不能明确诊断和得到可靠的分期。

3.MRI

当怀疑肿瘤有跨膈生长和心脏大血管、神经丛侵犯时，可行 MRI 协助判断。

4.PET/CT

PET/CT 扫描中 SUV（标准化摄取值）是判定恶性胸膜间皮瘤分期和评估预后的重要因

素,有研究表明 SUV 值升高以>10 为临界值,SUV 值越高,生存期越短。PET/CT 在间皮瘤的诊断和疗效评估中有一定的作用,但其准确性仍需进一步得到证实。

5.肿瘤标记物

胸腔积液肿瘤标记物 CEA、CA15-3、CA72-4、CA19-9、CA549、NSE、CYFRA21-1 的水平可区分胸腔积液良恶性,但在区分肿瘤类型方面证据甚少。有研究表明:84%的恶性间皮瘤患者可溶性间皮素相关肽(SMRP)水平升高,而其他肺或胸膜疾病只有不到 2%者升高。SMRP 水平与细胞病理和组织病理检测相结合可能是诊断恶性胸膜间皮瘤较为理想的辅助检查。

(二)胸膜活检

当临床和放射学检查怀疑存在间皮瘤时,胸腔镜胸膜活检是最佳的确诊方法。除非存在手术禁忌证或胸膜粘连,均推荐进行胸腔镜检查,以便于明确诊断。对于细胞学检查提示的间皮瘤疑似病例,应行进一步考虑做胸腔镜检查,通过对典型肿瘤充足的组织量的取材活检进行组织学检查,必要时可包括脂肪和(或)肌肉组织,以评估肿瘤的侵袭程度。胸腔镜检查可为 90%的病例提供确切诊断。

五、治疗

(一)外科治疗

手术目的是通过去除脏层肿瘤组织以解除压迫所致肺不张、通过去除壁层肿瘤组织可缓解限制性通气不足和胸壁痛。可通过开胸手术或电视辅助胸腔镜手术(VATS)来完成,但应优先考虑 VATS。胸膜部分切除术/剥离术达不到治愈目的,但能缓解症状,特别是对于化学性胸膜固定术无效、且有肺不张综合征的患者。

胸膜切除术是姑息性手术,它不能改善恶性胸膜间皮瘤患者的生存时间,但似乎能控制胸水,改善患者的生活质量。此外,术后有可能缓解恶性胸膜间皮瘤所引起的胸痛。对怀疑为恶性胸膜间皮瘤的病例做诊断性活检时,可考虑同时做胸膜切除术。有大量胸水而化学性胸膜固定术失败的病例,也可考虑做胸膜切除术。术中钝性或锐性游离壁层和部分被肿瘤累及的脏层胸膜,分别从胸壁和肺脏分开后摘除。在尽可能切除肿瘤组织的同时要特别小心保护胸腔顶部及纵隔区的神经和血管。

对局限性间皮瘤可考虑行根治性手术(胸膜外肺切除术),即根治性切除被累及的部分胸壁、全肺、膈肌、纵隔和心包。此术式只适用于上皮型恶性胸膜间皮瘤病例。严重心肺功能损害是此术式的禁忌证。可经第 4 肋做一标准的后外侧开胸切口,将坚韧而增厚的壁层胸膜和肿瘤结节一起钝性从胸壁剥离。然后,将纵隔胸膜从肺门的顶部分开,切除气管旁淋巴结。在前面,于肺尖水平,结扎乳内动脉和静脉,从前胸壁切除与这些血管和胸膜一起的所有可见淋巴结。在后面,切除食管旁和气管隆突区的淋巴结。横断肺门和血管及支气管,处理方法像在任何心包内(扩大性)全肺切除一样。为充分暴露,一般要在同侧第 8～10 肋间做第 2 个切口。切除膈肌后,其缺损可用 Maxlex 网或涤纶硅质材料修复,也有人用硬脊膜修复。无论采用任何材料和缝合技术,都必须做到严密不漏,以防止血液或胸水由胸腔流入腹腔或腹内脏器疝入胸腔内。扩大性胸膜肺切除的疗效并不比单纯的胸膜切除好，故不建议广泛应用。

（二）化学药物治疗

化学药物治疗的最佳疗效目前尚不清楚。蒽环类药剂被认为是对恶性胸膜间皮瘤最为有效，其次是顺铂、丝裂霉素、环磷酰胺、氟尿嘧啶、甲氨蝶呤、长春花碱酰胺等。目前多采用蒽环类为主的综合化疗。对比顺铂单药治疗与联合顺铂和新型多靶点抗叶酸制剂（培美曲塞或雷替曲塞）的临床试验显示，联合治疗组的生存期显著延长。

（三）放射治疗

放射治疗主要目的是缓解疼痛和控制胸水。胸膜切除术或剥离术后不推荐进行放射治疗。对于放射治疗在恶性胸膜间皮瘤中的作用，还需要进一步深入研究。

体外照射 40Gy 以上有姑息性疗效，50～55Gy 照射缓解率为 67%，少数患者生存 5 年以上，但几乎所有患者仍死于复发或转移。

腔内放疗对少数恶性胸膜间皮瘤有一定的疗效。主要用放射性核素是放射性金，它与覆盖浆膜腔的细胞有亲和性，特别适合治疗弥散性间皮瘤。其主要治疗效果是由于 β 质粒的放射性，它的穿透力达 2～3mm，对早期肿瘤最有效，但很难发现早期恶性胸膜间皮瘤的病例。

（四）生物调节制剂

在恶性间皮瘤的生物治疗中，干扰素和白细胞介素是主要的试验性药物，但目前这两种药物的单药疗法未发现疗效。各个临床试验的剂量、给药方法（胸膜内、皮下、肌肉和静脉）、药物类型和疾病分期各不相同，故对这些研究结果的解释需要谨慎。

（五）靶向药物治

目前已进行临床试验的药物包括：沙利度胺（抗血管生成药物）、贝伐单抗（单克隆抗体，血管内皮生长因子抑制剂）、吉非替尼、伊马替尼和厄洛替尼，但目前临床研究未观察到患者有客观缓解。

（六）综合治疗

近年来，采用综合治疗措施，即在胸膜肺切除后采用 CAP 方案化疗，术后在原来肿瘤的部位或残余肿瘤的位置做 55Gy 的体外照射，放射性核素粒子植入等措施，但均无远期治愈者。

（七）姑息性治疗

胸腔穿刺抽吸胸腔积液可缓解胸水对肺组织的压迫；但恶性胸膜间皮瘤患者的胸水穿刺吸出后很快又会出现，这种情况下可用化学药剂注入胸膜腔内造成胸膜粘连，大多数患者的胸水得到控制；胸膜固定术如果失败或在拟行诊断性开胸的患者，应考虑做胸膜剥脱术。

恶性胸膜间皮瘤可以沿穿刺孔、置胸管的通道及开胸切口播散，但所引起的皮下沉积物很少引起症状，因此不必治疗，倘若给予患者其他方式的治疗，这些皮下结节还可以作为观察疗效的指标。

恶性胸膜间皮瘤患者的胸痛是最难处理的症状，在晚期特别严重，终日持续不停，对放射治疗无反应，应给予足够镇静止痛剂，包括鸦片类制剂以减轻疼痛，安度生命的最后时刻。

第七节　气管、支气管低度恶性肿瘤

一、腺样囊性癌

腺样囊性癌又称圆柱瘤或圆柱瘤型腺癌。腺样囊性癌占涎腺肿瘤的5%～10%，在涎腺恶性肿瘤中占24%。好发于涎腺，以发生在腭腺者常见。大涎腺虽然较少，但为颌下腺和舌下腺好发的肿瘤。在腮腺肿瘤中仅占2%～3%。男女发病率无大差异或女性稍多。最多见的年龄是40～60岁。

（一）病因

由Billroth首次报道，并称为圆柱瘤。多数人认为肿瘤来自涎腺导管，也可能来自口腔黏膜的基底细胞。

（二）临床表现

腺样囊性癌占涎腺肿瘤的5%～10%，在涎腺恶性肿瘤中占24%。好发于涎腺，以发生在腭腺者常见。大涎腺虽然较少，但为颌下腺和舌下腺好发的肿瘤。在腮腺肿瘤中仅占2%～3%。男女发病率无大差异或女性稍多。最多见的年龄是40～60岁。

肿瘤早期以无痛性肿块为多，少数病例在发现时即有疼痛，疼痛性质为间断或持续性。有的疼痛较轻微，有的可剧烈。病程较长，数月或数年。肿瘤一般不大，多在1～3cm。肿块的形状和特点可类似混合瘤，圆形或结节状，光滑。多数肿块边界不十分清楚，活动度差，有的较固定且与周围组织有粘连。肿瘤常沿神经扩散，发生在腮腺的腺样囊性癌可致面神经麻痹，并可沿面神经扩展而累及乳突和颞骨；颌下腺或舌下腺的腺样囊性癌，可沿舌神经或舌下神经扩展至距原发肿瘤较远的部位，并造成患侧舌知觉和运动障碍；发生在腭部的腺样囊性癌，可沿上颌神经向颅内扩展，破坏颅底骨质和引起剧烈疼痛。肿瘤也常侵犯邻近骨组织，如发生于颌下腺和舌下腺者常累及下颌骨；发生在腭部都常累及腭骨等。发生于小涎腺样囊性癌累及黏膜时，除触及质地硬、表面呈小结节状的肿块外，常可见明显的、呈网状扩张的毛细血管。

（三）检查

1.实验室检查

组织病理学改变：无完整包膜，切面灰白或伴出血小囊性改变。光镜下，柱状基底样细胞构成5种组织学图像，包括：①筛状（瑞士饼样）；②管状；③实体型；④粉刺型；⑤硬化型。

2.其他辅助检查

（1）X线检查：早期无特殊发现，晚期可见泪腺凹扩大及溶骨性骨破坏。

（2）超声检查：B超显示泪腺区占位病变，形状为扁平形或梭形，边界清楚，内回声不均，声衰减中等，肿瘤后界不规则。A超显示病变内反射高低不规则，衰减明显。多普勒扫描可显示肿瘤内供血丰富。

（3）CT扫描：腺样囊性癌的CT所见有较特殊的征象，多表现为眶外上方高密度占位病变，形状为扁平形梭形或不规则形。病变沿眶外壁向眶尖生长具有明显的增强现象。早期可无骨破坏，此种增长方式比较独特，约占病例的80%以上。部分病变经眶上裂蔓延至颅内晚期，病变浸润骨质引起骨破坏。

(4)MRI检查：肿瘤在T_1WI上呈中低信号，T_2WI呈高信号或中高信号，增强明显。肿瘤在MRI上范围较广泛，侵及骨质及周围结构，如颞窝颅内等肿瘤的出血坏无效腔在T_1WI上呈中高异质信号。由于骨质在MRI上无信号，尤其在T_1WI上如果肿瘤是中信号，骨质低信号时显示欠佳，而T_2WI上一般肿瘤信号偏高，此时仍呈低信号的骨破坏MRI可较好显示。

（四）诊断

腺样囊性癌和其他类型的涎腺恶性肿瘤一样，术前诊断较难。涎腺肿块早期出现疼痛及神经麻痹者，应首先考虑腺样囊性癌的诊断。为进一步确诊，可做细针穿刺细胞学检查，镜下可见瘤细胞呈圆形或卵圆形，似基底细胞，并呈球团形聚集；黏液呈球团形，在其周围有一层或多层肿瘤细胞。这种独特表现是其他涎腺上皮肿瘤所没有的，具此特点可诊断为腺样囊性癌。

（五）治疗

外科手术切除仍然是目前治疗腺样囊性癌的主要手段。手术设计时应比其他恶性肿瘤扩大手术正常边界，术中宜行冷冻切片检查，以确定周围组织是否正常。术后常需配合放疗，以杀灭可能残留的肿瘤细胞。术后可选用化疗，以预防血道转移。局部大块切除是根治腺样囊性癌的主要原则，即在功能影响不大的情况，尽可能切除肿瘤周围组织。原则上腺样囊性癌做腮腺全切，考虑到腺样囊性癌具有较高的神经侵犯性，对面神经的保留不宜过分考虑；颌下腺者至少应行颌下三角清扫术；发生在腭部者应考虑做上颌骨次全或全切除术，如已侵犯腭大孔，应连同翼板在内将翼腭管一并切除，必要时可行颅底切除。

腺样囊性癌的颈淋巴结转移率在10%左右，但直接侵犯远较瘤栓转移为多。Allen及Bosch通过对腺样囊性癌的区域淋巴转移的研究，认为所谓淋巴结转移都是肿瘤直接侵入淋巴结，其周围软组织都有瘤细胞浸润，未见瘤栓转移的病例。因此腺样囊性癌患者不必做选择性淋巴结清扫术。

复发性或晚期肿瘤除做广泛切除外，术后可配合放射治疗。有些解剖部位手术不能彻底时，也需术后配合放射治疗。手术配合放射治疗有可能降低复发率。对于一些失去手术机会的病例，也可以采用放射治疗控制发展。

晚期患者或术后复发患者也可配合化疗，以减少复发。化疗主要用于配合手术治疗或姑息治疗。

二、黏液表皮癌

黏液表皮癌，也称黏液表皮样瘤。1952年首次由Smeteana报告。本病类似于唾液腺的黏液表皮癌。黏液表皮样瘤来自气管、支气管树的唾液腺。在组织上其与类癌、腺样囊性癌均属支气管腺瘤。其生物学行为类似而又不同于原发性支气管肺癌的低度恶性肿瘤，多数病例有侵袭和转移，但又能较长时间生存。有学者将其称为原发性支气管低度恶性肿瘤，但又有学者认为不能把支气管黏液表皮样癌只看作低度恶性肿瘤，部分病例可表现为高度恶性，病程进展迅猛，早期远处脏器转移，生存时间较短。在三种低度恶性肿瘤中，黏液表皮样癌的恶性程度较高。本病罕见，在肺癌中仅占0.2%，在支气管瘤中约占5%。

(一)病理

黏液表皮样瘤多发生在大气道，10%局限于气管，15%位于主支气管，约75%位于叶、段支气管。来源于支气管黏膜的腺体及其导管，呈浸润性生长，瘤呈灰色或粉红色，突出于支气管腔内，肿瘤表面有光滑的黏膜覆盖。

镜下瘤主要是显微镜下可见3种细胞，即表皮样细胞、黏液腺细胞和分化差的间质细胞。表皮样细胞间可见细胞间桥，但角化不全。黏液腺细胞可排列成腺腔，细胞内可见黏液颗粒，细胞外可见大量黏液，其黏液含量远较腺样囊性癌者多，间质细胞的量较少。基质有白细胞浸润及玻璃样变。

依据它们的生物学特性，可分为两类，即低度恶性及高度恶性。前者很少有有丝分裂，不沿黏膜下浸润性生长。高度恶性类中有丝分裂活跃，坏死明显，细胞核呈多形性，约100%均发生于近端气道，组织学上与腺鳞癌相似，但后者见有高度的角化，病变部位96%位于气道远端。文献报告低度恶性黏液表皮样瘤，有时也发生侵入性的生长，且低度及高度恶性在组织学上有时也不易区分。另也应注意其与良性支气管黏液腺瘤及鳞状细胞癌易混淆。

(二)临床表现

黏液表皮样瘤发病倾向于较年轻者，也有发生于儿童，平均年龄35岁，范围3个月～78岁。凡小于16岁者，96%为低度恶性；小于30岁者51%为低度恶性；如小于30岁女性，中低度恶性达80%，男性更多为高度恶性；但大于50岁老年人中，却以低度恶性为主。患者中吸烟者为22%。

1.症状、体征

因病变主要发生于主气道，故临床表现类似于腺样囊性癌。肿瘤较小时患者可无症状，当其生长到一定体积时可出现症状，症状和体征取决于发病部位，周围型常无症状，中心型产生气道阻塞症状，主要表现为咳嗽、咳痰、喘鸣及呼吸困难等，偶有咯血；当肿瘤继续增大时可出现间歇性呼吸道感染，反复性阻塞性肺炎、高热等；如管腔呈持续性阻塞，则可出现肺不张、肺脓肿等；若出现胸膜炎，可有持续性胸痛。病程可以很缓慢，自症状开始，平均可达5.5年，范围1周～30年。在确定诊断时，已有部分患者的病灶呈弥漫性。约27%患者有转移，尤其高度恶性的患者中，42%已属晚期。

2.影像学检查

(1)X线表现：肿块可位于气管内、主支气管内、段支气管和亚段支气管内，以支气管最为多见。根据形态不同可分为圆形、卵圆形或分叶状。在胸部X线平片上可表现为气管内或支气管内结节或肺内孤立影伴远端肺不张或肺炎或不见肿块影仅见肺炎及肺不张。如为周围性病变，则表现为单发圆形或类圆形阴影，于肺癌X线表现不易区别。上海胸科医院报告19例支气管黏液表皮样癌，其中位于周围者2例。

(2)CT表现：CT扫描可显示气管、支气管内肿块，肿块为卵圆形或分叶状，且最大径方向与含有肿块的相应气道分支相平衡，肿块内常可见斑点状钙化，发生率高于支气管肺癌，增强扫描显示肿块轻度强化，可伴阻塞性肺炎、肺气肿或肺不张。如肿块周围可见低密度气体影提示肿块位于气管或支气管腔内。肿块内少见坏死灶。

3.纤支镜检查

本病诊断常被延误。对于有气道阻塞症状的患者纤维支气管镜检查最有价值，可明确部位及病理诊断。常可发现黏膜下息肉样肿块，活检阳性率达85%，为术前确诊的主要手段。但由于大多数肿瘤被以完整黏膜，因此活检阴性也不能排除此病。镜下见支气管内不规则肿物，向腔内突出，因表面由平滑黏膜覆盖，多数肿块显示不清楚。低度恶性者可浸润支气管壁，但不侵犯血管，也无淋巴结转移，而高度恶性往往转移至区域淋巴结。痰细胞学检查很少能查到恶性细胞。

（三）诊断及鉴别诊断

对于原发于支气管的低度恶性肿瘤的早期诊断和定位具有重要意义。该肿瘤多发生于大气道，影像学检查结合纤支镜病理活检可诊断。由于黏液表皮癌原发于肺部的较少见，故诊断时要首先排除涎腺肿瘤转移的可能，其次要与黏液腺癌、黏液型细支气管肺泡癌及鳞癌、鳞腺癌、支气管类癌和囊腺癌等相鉴别。

（四）治疗

这类肿瘤具有浸润性，并可转移至区域性淋巴结。目前认为手术是唯一有效的治疗方法，多数在肿瘤完整切除后不再复发，即便是姑息性切除，术后也能带瘤生存多年，可行肺叶或全肺切除，并行肺门淋巴结清扫。术后再辅以放射治疗。

三、支气管类癌

支气管类癌属低度恶性、来源于上皮的原发性肺支气管肿瘤，常伴有神经内分泌功能。国外文献报道其发病率在3种低度恶性肿瘤中占80%～90%。国内报道较少。

（一）病理

支气管类癌好发于主支气管及其远端支气管和肺实质内，倾向发生于右肺。国外报告肺实质内10%～15%，国内报告达40%～50%。肿瘤直径约1.2～4cm，呈圆形，边界清楚，切面为棕褐、白色或黄色，质地韧。肿瘤为实性，结缔组织横穿瘤内，形成索样，使肿瘤形成小岛状。在结缔组织内有显著的淋巴、浆细胞浸润，偶尔形成小的生发滤泡。在一些瘤组织中，纤维化成分缺乏，而被具有丰富血管的基质替代，显示了肿瘤为神经内分泌瘤的特点。有些病例有灶性的腺样小囊泡，并有乳头状的结构存在。瘤细胞有丰富的胞质及颗粒。颗粒内PAS弱阳性，对淀粉酶有抵抗作用。细胞核小，圆形，位于细胞中心。有时核偏移到周边，成戒指状，并有有丝分裂。肿瘤可侵入邻近的肺泡腔。免疫组化显示低分子角蛋白(CAM 5.2)阳性。有时淀粉酶染色呈阳性。

超微结构显示细胞内有与胞膜连接的致密的圆形颗粒，直径225～950nm，胞质内含有不同量粗内质网，偶有高尔基器及小的线粒体。细胞表面有短的微绒毛。研究证实类癌的瘤细胞内含有神经分泌颗粒与kulchitsky细胞结构相似，因此其可能来源于支气管黏膜上皮及腺体的嗜银细胞，属于胺前体摄取脱羧(APUD)细胞肿瘤。神经分泌颗粒具有内分泌功能，可分泌激素及生物活性物质，如5-羟色胺、组胺和促肾上腺皮质激素等20余种肽类激素，因此部分类癌患者伴有类癌综合征及库欣综合征等。

1972年Arrigoni按支气管类癌的超微结构研究，将其分为典型和不典型两类，不典型类癌仅占10%。不典型类癌既不同于类癌，又异于小细胞癌，其恶性程度介于类癌和小细胞癌之间。从组织发生学上，不典型类癌可向小细胞癌分化发展，故光镜下易误诊为小细胞癌。凡类癌镜下检查具有下列一项或几项特征，为不典型类癌：①肿瘤细胞有丝分裂增多；②瘤细胞核呈不规则多形性，核大，胞质与胞核的比例失常；③部分区域瘤细胞数量增多，排列不规则；④肿瘤内见到有坏死区。嗜铬蛋白A是鉴别不典型类癌与小细胞肺癌的一个重要标志。

支气管类癌还有一种罕见的亚型，即肺嗜酸粒细胞性类癌。它是胞质具有嗜酸性颗粒的细胞梭组成的支气管肿瘤。但有一些特征性的内分泌症状，如腹泻、流泪及低血压等。鉴别诊断依靠病理。

（二）临床表现

一般发病年龄较高，平均56岁左右，无明显性别差异。多数患者可无临床症状，仅在查体胸部X片发现，无典型的类癌综合征表现，且很多确诊患者出现肝转移。临床症状与肿瘤发生部位、大小有关。若肿瘤位于气管及主支气管，常因呼吸道不全梗阻而出现呼吸困难、气喘及喘鸣，常被误诊为哮喘；亦有表现为反复咳血丝痰或咯血，少数可出现大咯血，反复肺感染。少数类癌伴有类癌综合征及库欣综合征，前者主要表现为皮肤潮红、腹泻、哮喘、心动过速、心瓣膜病和燥皮病。

（三）检查

1.实验室检查

具有类癌综合征的患者可测定血清素产物、24小时尿5-H_1AA（5-羟基吲哚乙酸）、尿5-羟色胺（5-HT）、血小板5-HT及嗜铬粒蛋白A，对诊断或术后的复发均有一定的意义。约84%类癌患者血液中的5-羟色胺含量升高，但因活性胺在肿瘤和肝脏中迅速降解，故只有18%才表现出典型的类癌综合征。

2.其他检查

（1）X线检查：周围型类癌胸部X线片缺乏特征性表现，常表现为肺圆形或类圆形孤立结节，直径为1.5～2cm。密度均一、边缘清晰。位于支气管腔内的肿瘤，常引起远端肺组织阻塞性炎症。气管正侧位体层、气管分叉或支气管斜位体层可以清晰显示肿瘤的轮廓、位置。不典型类癌可出现边缘不清晰或毛糙，甚至出现浅分叶，偶有钙化，需与肺癌、结核球等相鉴别。

（2）胸部CT：胸部CT能更好地显示肿瘤的密度、大小、位置及其与周围组织的关系，有无纵隔淋巴结转移等。典型表现为肺内规则的软组织肿块影，边界清晰，分野明显，密度均匀，无毛刺，直径大小3～5cm不等，CT值平均为（35±7）HU。肺门及纵隔淋巴结常无肿大。但也有报道经手术证实10%～20%可出现区域淋巴结转移，尤其是直径大于3cm的肿瘤，淋巴结转移更常见。

（3）纤支镜检查：支气管镜检查可以显示瘤的部位，通过内镜活检提供病理诊断。因kulchitsky细胞分布在支气管黏膜上皮的基底层，向腔内生长的肿瘤表面常覆盖有完整的支气管黏膜上皮，因此活检时仅能取到肿瘤的表浅组织，常不能获得类癌的阳性病理结果，确诊率仅为50%。

（四）诊断

类癌的诊断常较困难，主要依靠影像学检查及纤维支气管镜检查，病理活检可确诊。一般来说，类癌行嗜银染色镜检，80%可明确诊断；电镜检查可见嗜银细胞，免疫组化神经特异性烯醇化酶(NSE)阳性可确诊。

由于肺类癌缺乏典型的影像学特征，痰瘤细胞检查阳性率低，纤维支气管镜检查病理活检阳性率亦低，故当出现下述情况时，可作为诊断肺类癌的参考依据：

(1)肺内单发边界清楚的类圆形肿块，经长时间追踪观察，病灶大小进展缓慢者。

(2)当患者有咳嗽、胸痛、血痰并伴有类癌综合征及异位 ACTH 综合征，经拍片发现肺内占位性病灶者。

(3)肺内孤立性病灶有浅分叶，不伴肺不张、阻塞性肺炎、胸水及肺门淋巴结转移者。

(4)尿中 5-羟吲哚乙酸测定值明显升高及 X 线检查可疑者。

（五）治疗

目前已认为类癌为低度恶性的疾病，术后可复发，发生近、远处转移，因此对于支气管类癌应尽可能切除肿瘤，保存尽可能多的正常肺组织。位于主支气管、中间及叶支气管的肿瘤，如远端肺组织无明显不可逆的病变，可争取做袖状切除或支气管成形术，并清扫肺门转移的淋巴结。如远端肺组织因反复感染已为不可逆病变，需做肺叶或全肺切除术，术后 5 年生存率可达 90%左右。不典型类癌预后较差，平均生存时间为 27 个月，患者往往死于远处转移。

类癌对放疗有一定的敏感性，因此术后也可以辅以放射治疗。

化疗对类癌的治疗作用仍有争议，有文献报告，链脲霉素联合阿霉素可使肿瘤缩小 69%，但神经毒性严重影响患者生活质量。1998 年 Bajetta 报告 5-Fu、氮烯咪胺及表阿霉素对神经内分泌瘤有一定疗效。可试用 5-Fu 500mg/m^2 静脉滴注，第 1～5 天；以及链脲霉素 500mg/m^2 静脉滴注，第 1～5 天，每间隔 6～10 周为一个疗程。

类癌综合征患者由于激素等的分泌而产生一系列症状，甚至成为其死亡原因之一。因类癌的发展相对较其他恶性肿瘤缓慢，即使发生转移，5 年生存率仍可达 20%，因此如何减少胺的分泌，改善患者的生活质量和延长生存时间是临床研究的关注问题之一。Rewbi 研究证实类癌的原发肿瘤及转移灶普遍存在生长抑素受体，奥曲肽可能为生长抑素类似物，能抑制激素分泌和(或)阻止肿瘤生长。奥曲肽的治疗方案为 150～300μg/d，分 3 次皮下注射，约 70%的患者有主观症状改善；如每日剂量达 1500μg，似乎能抑制肿瘤生长，对转移类癌病灶亦有抑制作用。该药的治疗耐受性较好，仅注射部位有疼痛、红斑及肿胀反应。部分患者有腹泻、脂肪泻，轻度高脂血症。如长期应用，促使胆囊活动能力降低，约 1%患者可产生胆结石危险。有报道称当奥曲肽控制类癌症状失败时，加用干扰素，对症状控制有帮助。

第七章　胸膜疾病

第一节　胸膜炎

一、结核性胸膜炎

（一）概述

结核性胸膜炎是指机体感染结核分枝杆菌后，胸膜出现的充血、渗出、坏死、增生、纤维化等炎症性病变。可发生于任何年龄，是最常见的一种胸膜炎症性疾病，也是肺外结核最常见的类型之一，并常与肺结核或身体其他部位结核同时存在，因结核病死亡者尸解发现 92%有结核性胸膜病变。临床上以胸痛、胸膜腔积液为主要特征，大多预后良好，部分患者遗留胸膜增厚、粘连、包裹性胸腔积液等。

（二）发病机制及病理生理

机体的胸膜腔是左右两侧的脏层和壁层胸膜之间各形成一负压闭锁互不相通的假想腔隙。正常情况下两层胸膜紧贴，有少许生理性液体（约 0.3mL/kg 体重）起润滑作用。胸腔内液体因压力梯度差从壁脏层胸膜的体循环血液通过有渗漏性的胸膜进入胸膜腔，然后通过壁层胸膜的淋巴管微孔经淋巴管回收，其产生与吸收处于动态平衡中，使胸腔内液体量保持恒定。当结核分枝杆菌侵犯胸膜和（或）机体产生超敏反应时，胸膜发生炎症反应。一方面胸膜的液体分泌量大大增加，超出胸膜淋巴最大流量，同时结核性肉芽肿压迫胸膜淋巴管网或淋巴管病理性阻塞，导致胸液排出量减少，引起胸腔内液体积聚，是结核性渗出性胸膜炎产生的主要机制。

1.结核分枝杆菌侵犯胸膜

结核分枝杆菌感染机体后，主要通过以下 3 种途径侵犯胸膜：

(1)直接蔓延：邻近胸膜的肺部、胸椎或肋骨的结核性病灶直接蔓延侵犯到胸膜，是最为常见的途径。随着近年来胸腔镜胸膜活检术及先进影像技术广泛应用，对此途径的证据更加充分：①经胸腔镜或开胸胸膜活检证实的结核性胸膜炎患者，80%胸膜上有结核病灶；②结核性胸膜炎患者 60%合并有肺结核，其中 95%在同侧；③X 胸片或透视无肺部病灶的结核性胸膜炎患者，经 CT 扫描发现有 80%存在肺部病灶。

(2)血行播散：任何部位结核病灶的浸润和破坏使结核分枝杆菌进入血液循环，导致全身血行播散，侵犯胸膜形成广泛的粟粒样病灶，引起结核性胸膜炎。

(3)淋巴道播散：肺门及纵隔淋巴结结核时，肿大的淋巴结压迫导致淋巴引流障碍，结核分枝杆菌随淋巴液逆流至胸膜，产生胸膜炎症。壁层胸膜结核性肉芽肿，也是造成淋巴引流障碍发生胸腔积液的重要原因。

2.机体对结核分枝杆菌的迟发超敏反应

早在21世纪初就提出结核性胸膜炎可能是由于胸膜对机体对任何部位感染的结核菌代谢产物过敏所致，主要依据有：①向未感染过结核分枝杆菌的动物胸腔内注入结核分枝杆菌或结核蛋白，并不产生胸腔积液；而先用小剂量结核分枝杆菌反复给动物接种使其致敏，再向其胸膜腔内注入结核分枝杆菌或菌体蛋白，即可产生胸腔积液。②结核性胸膜炎常在初染结核分枝杆菌后2～12个月发生。③在结核性胸膜炎患者胸腔液体中查见含有被结核蛋白致敏的特异性T淋巴细胞。④临床发现其他部位结核病患者初期并无胸腔积液，在治疗过程中，大量结核分枝杆菌被杀灭后，机体迟发性超敏反应增强，产生胸膜腔积液。这类患者胸膜渗出明显，但很难在胸水或胸膜上检出结核分枝杆菌。目前仍认为迟发性超敏反应在结核性渗出液胸膜炎发病中起着重要的作用。

胸膜受结核分枝杆菌感染后，随即产生充血、水肿和纤维蛋白的渗出，形成干性胸膜炎。随着病程进展可有两种转归，一是机体变态反应较低，病灶消散或胸膜增厚、粘连，形成局限性干性胸膜炎，部分患者可进展成渗出性胸膜炎；二是由于机体呈高敏状态，导致胸膜产生大量渗出性改变，胸膜表面除有纤维素性渗出外，还有浆液性渗出和结核结节形成，渗出液逐渐增多，发展为渗出性胸膜炎。

(三)病理改变

1.结核性胸膜炎在胸腔镜下的大体表现

结核性胸膜炎在胸腔镜下的大体表现有以下几种：

(1)急性渗出性改变：胸膜无光泽，血管模糊，弥散性充血水肿，散在糜烂出血，胸腔积液量大。

(2)增生性改变：胸膜表面散布粟粒样泛黄或灰白色小结节，亦可为大小不等的瘤样增生结节，病灶中含有干酪坏死组织，可进展成结核性脓胸。

(3)胸膜粘连肥厚：纤维素沉积于胸膜表面，脏壁层胸膜之间形成大量粘连带，呈片状、网状、膜状或条状，厚薄不均，质韧、硬，不易钳取，可形成包裹性分隔积液。见于未经规范化抗结核治疗或久治不愈的患者。

(4)脓性分泌物附着：早期脓胸患者脓性分泌物较均匀地附着于胸膜表面，较容易分离剥脱，晚期患者胸膜表面产生很厚的纤维板，脏壁层胸膜广泛粘连，脓性分泌物附着其中。

2.结核性胸膜炎的组织病理学

显微镜下可见以下改变：①结核性肉芽肿；②结核结节；③干酪性坏死；④机化及纤维化。几种病理改变可同时存在或单独表现，亦可相互转化。

(四)临床表现

结核性胸膜炎好发于青壮年，男性多于女性，近年来虽然老年组的发病有所增加，但青壮年仍占绝大多数。国内有报道结核性胸膜炎中39岁以下者占73%，平均发病年龄为28岁。虽然结核病是一种慢性病，但结核性胸膜炎常起病较急，其临床表现与其病程(早、中、晚期)、病变范围与部位及机体的超敏反应状态等多种因素有关。轻症、病变范围局限，患者免疫力强，超敏反应轻的患者，可无明显症状或一过性胸痛、咳嗽，不治而愈，以后检查发现胸膜增厚、粘连、钙化等；病变广泛、超敏反应强的患者在病程的早、中、晚期临床表现亦可有很大的差异。

1.临床症状

(1)发热：发病初期多数患者都有发热，多为中等度发热，高热亦不少见，热型以不规则、弛张热居多，常持续数日或数周，可伴有畏热、盗汗、乏力等。少数患者可无发热。

(2)胸痛：96%以上的患者有不同程度的胸痛。病初(干性胸膜炎阶段)胸痛明显呈尖锐的针刺样痛，深呼吸或咳嗽时加剧，部分呈隐痛。随着胸水的渗出(渗出性胸膜炎阶段)，胸痛减轻甚至消失。当胸水吸收，胸膜粘连，再次出现胸痛直至炎症消退，疼痛消失。

(3)呼吸困难：胸膜渗出急剧，胸腔积液量较大时，压迫肺脏使其肺不张，甚至使纵隔移位，患者呈限制性通气功能障碍，导致进行性加重的呼吸困难；如积液量加大，进一步压迫心脏和大血管，使回心血量和心搏出量减少，加重气急程度，可有端坐呼吸，严重时伴发绀。呼吸困难的程度与胸腔积液形成的速度有明显的相关性，起病越急，胸水产生的速度越快，患者胸闷、气促的症状越严重，患者往往有高热，迟发性超敏反应强，对激素反应敏感，起病缓慢者多表现为午后低热，胸腔积液逐渐形成量较少，气促可不明显而仅表现为胸闷，易形成包裹性积液。

(4)干咳：常见，由于胸膜受炎症刺激所致，深呼吸时加重。

2.临床体征

根据病程早晚、积液量的多少体征表现不同。

(1)胸膜摩擦感及胸膜摩擦音：干性胸膜炎或渗出性胸膜炎早期，可于患侧查见胸膜摩擦感及胸膜摩擦音，多位于胸廓运动幅度较大的腋前、中、后线的下方，但持续时间较短。

(2)胸腔积液体征：随着胸膜渗出增多，胸腔积液量增加，出现患侧胸廓饱满、肋间隙增宽、呼吸动度减小；触诊气管向患侧移位，语音震颤减弱或消失；叩诊患侧呈浊音或实音，浊音界以腋下较高、前后较低；听诊呼吸音减弱或消失，有时可在肺上部闻及胸膜摩擦音和吸气时闻及捻发音，系被胸水压迫的肺在吸气过程中复张所产生。

(3)胸膜增厚、粘连体征：久治不愈的渗出性胸膜炎，脏、壁层胸膜增厚、粘连，胸水包裹、分隔，可见患侧胸廓塌陷，气管纵隔移向患侧，语颤减低，叩诊呈浊音，听诊呼吸音减低。

(五)辅助检查

结核病的诊断金标准仍然是细菌学，但结核性胸膜炎由于进入胸腔的结核分枝杆菌数量少甚至没有，在患者的胸液中很难找到细菌学的直接证据，因此结核性胸膜炎的诊断目前仍是有待解决的临床难题。近年来随着免疫学、分子生物学等研究进展逐步用于临床，使结核性胸膜炎的综合诊断水平大为提高。

1.细菌学检查

获得直接的细菌学证据仍是目前诊断结核性胸膜炎的金标准。

(1)胸水直接涂片找结核分枝杆菌：方法简单易行，快速价廉，但阳性率较低，约5.9%。

(2)胸水结核分枝杆菌培养：阳性率提高到25%，但仍不尽如人意，且耗时长。应用液体培养基直接床旁取样培养可提高阳性率和缩短培养时间。

(3)核酸扩增技术获得结核分枝杆菌DNA基因片段：PCR技术近年逐步完善，已广泛用于临床。但 PCR 技术对实验室条件及技术人员的要求较高，不同实验室的研究结果差异较大。

(4)Xpert MTB/RIF 技术：近年来该技术发展迅猛，2013 年 WHO 更新了其在结核病诊断领域的使用范围。它利用快速自动化的 PCR 技术，同时检测 Mtb 的 DNA 及利福平的耐药基因。该技术用于检测结核性胸腔积液的研究显示，其敏感度为 14.2%～43.6%，特异度均在 98%以上。

(5)RNA 实时荧光恒温扩增检测技术(SAT)：文献报道特异性达 100%。

综上，无论是涂片、培养法直接发现结核分枝杆菌，还是较先进的核酸扩增技术，细菌学检测方法都存在着高特异性、低敏感性的特点，其诊断价值较高，但很难作为结核性胸膜炎的排除诊断工具，从而限制了在结核性胸膜炎诊断中的价值。

2.病理学检查

胸膜活组织病理检查发现胸膜结核性肉芽肿和(或)结核结节和(或)干酪性坏死，抗酸染色(+)和(或)QPCR 查见结核分枝杆菌 DNA 片段，排除非结核分枝杆菌感染后可确诊为结核性胸膜炎。胸膜活检的方法有几种：

(1)穿刺针盲穿活检：用 Cope 钩针式 Abrams 切割针，通过胸膜腔穿刺术获取病理标本。也可在 B 超、CT 引导下进行，具有操作简便、相对安全、经济、有效、损伤小、可重复操作等优点。常见并发症为胸膜反应、气胸和出血。胸膜活检阳性率达 56.8%。二次检测可使阳性率达到 80%以上。

(2)胸腔镜直视下活检：较穿刺针盲穿活检更有针对性，也有更优越的诊断价值。但胸腔镜检查创伤较大，费用较高，技术要求高，患者可接受程度较低，目前临床广泛开展有一定难度。

3.免疫学检查

由于结核性胸膜炎主要病理进程为 Mtb 引起的迟发型变态反应，因此长期以来免疫学诊断方法也是研究的重点。

(1)结核菌素皮肤试验(PPD 试验)：结核菌素皮肤试验是判断机体是否受到结核分枝杆菌感染的重要方法，PPD 皮试强阳性，则提示近期活跃感染，有助于结核性胸膜炎的诊断。有报道显示，近 1/3 的结核性胸膜炎患者 PPD 皮试阴性，其原因可能是被结核分枝杆菌菌体蛋白致敏的 T 淋巴细胞被隔离在胸膜腔中，外周血和皮肤中的受到循环的黏附细胞抑制使过敏反应延迟所致，发病后 6～8 周几乎全部转为阳性。

(2)γ-干扰素释放试验(IGRAs)：是利用 Mtb 特异性抗原刺激检测样本中记忆 T 细胞产生 γ-干扰素的细胞数或 γ-干扰素的量的细胞免疫学检查方法。最初主要用于对结核潜伏感染的鉴别诊断，近年来对 IGRAs 应用于结核性胸膜炎的诊断研究成果很多，一项发表于 2011 年的包括 37 项独立研究的系统评价显示，该检查方法的敏感度为 75%，特异度为 82%。欧勤芳等采用 IGRAs 联合胸膜组织活检用于诊断结核性胸膜炎的研究显示，IGRAs 诊断结核性胸膜炎的敏感度为 91.1%，特异度为 73.5%。不同研究结果差异的原因可能与取样时间、样本处理及检测流程等因素相关。此外，有学者认为采用胸液与血中的 IGRAs 的比值对诊断结核性胸膜炎的价值更高，但具体数值有待进一步研究。虽然 IGRAs 对辅助诊断结核性胸膜炎有较高的价值,但因检测方法对实验室技术人员要求较高,价格相对昂贵,在一定程度上限制了在临床的广泛应用。

(3)结核抗体检测:检测血清及体液中的结核抗体对结核性胸膜炎的诊断有一定的辅助意义,包含PPD抗体、脂阿拉伯甘露糖(LAM)抗体、结核分枝杆菌重组蛋白38KD蛋白、16KD蛋白抗体等。但由于结核抗体的产生时间、量的多少、高峰形成等的不确定因素太多,结核抗体检测的敏感度、特异度均不尽如人意,对结核性胸膜炎的诊断价值有限。

(4)白细胞介素:白细胞介素-6(IL-6)在炎症反应中起关键作用,结核性胸腔积液高于瘤性胸腔积液;白细胞介素-8(IL-8)为中性粒细胞趋化肽,肿瘤坏死因子(TNF-a)是IL-8的诱生剂,胸液中两者的升高提示有发展为脓胸的趋势。

(5)β-微球蛋白(β-MG):β-MG主要由淋巴细胞产生,结核性胸腔积液中β-MG浓度明显高于瘤性胸腔积液。

(6)淋巴细胞亚群:结核性胸腔积液中CD4、CD8细胞均高于瘤性胸腔积液,CD4绝对数和比例高于外周血。

4.胸液常规检查

结核性胸腔积液为渗出液,外观多为清亮或微浊草黄色,易凝,约10%为血性。

(1)细胞数:通常(100～500)×10^6/L,在疾病早期(两周内)以多核为主,逐渐转变为单核细胞为主,间皮细胞<5%。

(2)生化指标:总蛋白>30g,胸液蛋白/血清蛋白>0.5%,葡萄糖正常或偏低。

(3)腺苷脱氨酶(ADA):ADA是T淋巴细胞的一种酶,可催化腺苷脱氨生成肌苷。结核性胸膜炎时,淋巴细胞受刺激明显增多,故胸液中ADA含量显著增高。ADA对诊断结核性胸腔积液具有较高的敏感性,而特异性较差。以ADA>45U/L,胸液ADA/血清ADA>1是目前诊断结核性胸腔积液的常用指标之一。ADA2同工酶是ADA的主要成分,对结核性胸膜炎诊断价值更高,但因检查方法烦琐、费用高,难以推广使用。ADA假阳性高的问题也是制约其临床应用的重要因素。

(4)溶菌酶(LZM):炎性渗出液中活性增高。胸液LZM/血清LZM>1时93%为炎性病变,但其不能作为诊断结核性胸膜炎的独立指标。

(5)乳酸脱氢酶(LD)及其同工酶(LDH):来自上皮细胞,胸液LDH/血清LDH>0.6对诊断结核性胸膜炎有一定参考价值。超氧化物歧化酶(SOD)等意义不大。

5.B超检查

超声探测胸腔积液的灵敏度高,定位准确,可估计胸腔积液的深度及积液量,提示穿刺部位,引导胸膜活检。

6.X线检查

结核性胸膜炎的X线检查非常重要,其影像学表现有以下几种常见形式:

(1)干性胸膜炎(无积液):一般X线胸片无异常发现。胸膜纤维素沉着2～3mm时,可见患侧透光度减低。

(2)少量胸腔积液(<300mL):胸片正位可见肋膈角变钝,侧位见后肋角填塞。

(3)中量胸腔积液:典型的X线表现为渗液曲线及下胸部片状高密度影,其上缘呈外高内低的下凹弧形。侧位片上可见前后胸壁形成两个渗液曲线(Ellis线)。

(4)大量胸腔积液(>1000mL):患侧胸腔除肺尖外均匀的致密阴影,肋间隙增宽,气管及纵隔被推向健侧。

(5)局限性胸腔积液:由于胸膜增厚、粘连使胸腔积液被包裹、局限,按分布的部位分为:

1)胸腔内包裹性积液:多发现于胸腔下部侧壁和后壁,少数上胸部或前胸壁。表现为大小不等的凸向肺内的半圆形高密度阴影,宽基紧贴胸壁,边缘锐利,与胸壁夹角呈钝角。

2)叶间积液:液体积聚在不同的叶间,其X线表现各异。水平叶间积液表现为边缘光滑的梭形高密度阴影;斜裂叶间积液正位片上无一定的形态特点,侧位片上亦呈边缘光滑的梭形阴影。

3)纵隔积液或胸壁叶间积液:正侧位胸片均表现为三角形阴影,尖端指向肺野,宽基底贴在胸壁或纵隔面。

4)肺底积液:液体积聚在肺底与隔面之间,正位片可仅见隔面升高,其影像可随体位变化而异。CT扫描对组织分辨率高,积液15~20mL即可检出,对叶间积液、纵隔积液、积液合并肺内病变、纵隔病变等显示更清楚。此外尚可在CT引导下行胸膜腔穿刺或胸膜活检。

(六)诊断及鉴别诊断

由于胸腔积液中结核分枝杆菌检查阳性率低,胸膜活检术对医院的水平及患者的依从性都要求较高,结核性胸膜炎的诊断很难通过少数的诊断指标达到确诊的目的,需要通过多方搜寻证据,进行综合性分析判断,提高诊断率。

1.诊断依据

(1)临床表现为不同程度的胸痛、咳嗽、胸闷、发热、盗汗、乏力、消瘦等,女性可有月经紊乱。可有结核接触史、家族史。

(2)查体可有患侧胸廓饱满、叩诊呈浊音、听诊呼吸音低、有胸膜摩擦音等。

(3)胸部X线及B超检查可见胸膜肥厚、胸腔积液影像。

(4)外周血白细胞数多正常,血沉增快。

(5)PPD皮试阳性,γ-干扰素释放试验阳性。

(6)胸腔积液检查为黄色渗出液,少数为血性。

(7)胸液中ADA升高。

(8)胸液中结核分枝杆菌涂片、培养阳性。PCR检出结核分枝杆菌DNA片段。

(9)胸膜活检病理改变符合结核、组织切片抗酸染色(+),QPCR检出结核分枝杆菌DNA片段。

上述诊断依据最后两条中任一条可作为确诊依据。因结核性胸膜炎的特异性病理改变仅维持4周左右,建议有条件者尽早做活检。由于单项指标的局限性,对于复杂疾病的诊断,目前多数采用指定综合性诊断策略的方式进行诊断,比如Porecl和Vives利用多项试验结果的积分系统以期提高诊断的准确性。Neves等则利用建立logistic回归预测模型的方法对结核性胸膜炎进行诊断,结果显示其诊断敏感度及特异度均超过了95%。但目前这些成果都尚未形成标准或指南,更多学者尚在进行深入研究。对于胸腔积液性质为渗出液且以单核细胞为主的患者,如已经进行了全面评估(包括胸膜活检)仍未确诊,只要PPD皮试阳性或IGRA阳性，就应启动抗结核治疗。

2.鉴别诊断

(1)渗出液与漏出液的鉴别：目前均以 light 标准为鉴别渗出液和漏出液的最佳标准，其敏感性为 99%，准确性为 95%。渗出液、漏出液的鉴别为胸腔积液的疾病原因鉴定缩小了很大的范围。结核性胸膜炎胸水多为渗出液，近年对已明确诊断的结核性胸腔积液分析发现，其中有 1%～5%为漏出液，可能为同时合并形成漏出液的原因所致，如淋巴引流障碍、心功能衰竭、肾衰竭、深静脉血栓、低蛋白血症等。

(2)结核性胸腔积液与癌灶性胸腔积液的鉴别：胸膜间瘤肺癌、乳腺癌、淋巴瘤等直接侵犯或转移至胸膜，均可产生胸腔积液，而以肺癌伴发胸腔积液最为常见。

(3)结核性胸膜炎与化脓性胸膜炎鉴别：化脓性胸膜炎继发于肺炎、肺脓肿、胸外伤感染、邻近脏器化脓性炎症(如肝脓肿)等，败血症亦可引起。常见致病菌多为肺炎双球菌、葡萄球菌、链球菌，少数为杆菌。起病急，有畏寒、寒战、高热，白细胞总数及中性比例升高，胸液为脓性，细胞数$>10\times10^9/L$，可有脓细胞，可培养出致病菌。肺炎球菌脓胸其积液常为黄色或黄绿色，黏稠；铜绿假单胞菌脓胸积液呈浅绿色；大肠埃希菌、粪产碱杆菌脓胸脓液常有粪臭味。

(4)结核性胸膜炎与肺吸虫病胸膜炎鉴别：肺吸虫病约有 15%并发胸膜炎、胸腔积液，多与生食蟹、虾有关。胸腔积液为草黄色、透明，也可为乳白色，个别可为血性或脓性。血及胸液中嗜酸性细胞增多，胸液中可见夏科雷登结晶，偶可发现肺吸虫卵。流行病区居住史，肺吸虫皮试阳性可帮助诊断。

(5)结核性胸膜炎与结缔组织病及血管炎并发胸膜炎的鉴别：系统性红斑狼疮(SLE)有 50%发现胸腔积液，但常为双侧胸腔甚至多浆膜腔积液，发生在 SLE 活跃期，胸液中单核细胞为主，糖$>600mg/L$，$pH>7.35$，$LDH<500U/L$，$ANA>1:160$，C3、C4 降低，可检出狼疮细胞。类风湿关节炎(RA)产生胸腔积液的约 5%，多见于 45 岁以上男性，胸液中糖$<400mg/L$，$pH>7.2$，类风湿因子滴度$>1:320$，胸膜活检为非特异性炎性肉芽肿。其他类型结缔组织病及血管炎引起的胸膜炎均有相应的一些基础表现。

(6)结核性胸膜炎有时还需与一些较少见病因所致的胸膜炎鉴别，如真菌性、放线菌性、阿米巴性胸膜炎，以及嗜酸性粒细胞增多症、肺栓塞反应性胸膜炎等。

(七)治疗

1.治疗原则

结核性胸膜炎治疗的目的是：①减轻症状，恢复肺功能；②缩短病程，恢复劳动力；③减少并发症，提高治愈率。包括病因治疗及局部对症治疗两部分。

2.治疗方法及措施

是以抗结核药物化疗为主的综合治疗措施。

(1)抗结核药物化疗：必须遵循“早期、联合、适量、规律、全程”的抗结核化疗 5 项基本原则。早期诊断及治疗尤为重要，在急性渗出期积极合理的治疗能够避免或减少胸膜肥厚、粘连、脓胸、支气管胸膜瘘、病灶向肺内及远处播散等，据陈达庄报道在发现胸膜炎 1 个月内及时治疗者，治愈率达 90.3%，而 4 个月后才治治愈率只有 56.3%。具体化疗方案参照“肺结核”等相关章节。鉴于部分病例是血行播散性结核病所致，为防止机体其他部位残存结核分枝杆菌，全身化疗极为重要。且疗程以 12 个月为宜，强化期 2～3 个月（4～5 种药物）。巩固期 9～10 个月（2～3 种药物）。一般经过 2～3 周的治疗，患者发热、乏力、盗汗等症状可缓解，但与胸膜肥厚、粘连相关的胸痛可持续较长时间。

（2）胸膜穿刺抽液：当胸膜腔内存积大量的炎性渗出性液体，其中分子量较大的蛋白质、细胞碎片、纤维素遮盖胸膜表面，影响淋巴回流吸收，导致胸膜肥厚、粘连、分隔，在全身抗结核化疗基础上积极的胸腔穿刺抽除胸腔的游离性积液，有助于缩短病程，防止胸膜肥厚，促进肺功能的恢复。一般隔天 1 次或每周 2 次胸穿抽液，直至胸腔积液完全消失，每次抽液一般不超过 1500mL，防止复张性肺水肿等并发症。

（3）肾上腺皮质激素的应用：肾上腺皮质激素有促进胸液吸收、减轻症状、缩短病程的作用，故结核性胸膜炎有下述情况时可在抗结核药物化疗基础上加用肾上腺皮质激素：①大量胸液，生长迅速并发热患者；②结核性多浆膜腔积液（尤其是心包腔）患者；③合并血行播散性肺结核患者；④穿刺困难并经药物治疗后胸液吸收较慢的患者，如叶间积液。用法：泼尼松 30～40mg，每天 1 次，顿服。体温正常、胸液吸收后逐渐减量，每 7～10 天减 1 次，每次不超过总量的 1/4，总疗程 8 周左右。肾上腺皮质激素不作为结核性胸膜炎治疗的常规用药，对已有胸膜增厚或慢性结核性胸膜炎患者不再使用。

（4）胸腔内局部治疗：多数结核性胸膜炎经积极抗结核治疗和抽液引流均可达到治愈目的，不需胸腔内注药。少数慢性结核性胸膜炎有包裹性积液及脓胸倾向可予腔内注药。

1）抗结核药物：一般以 2%碳酸氢钠液冲洗胸腔后（冲洗液量不超过 500mL），经胸腔内注入抗结核药物异烟肼（INH）0.1～0.3g、链霉素（SM）0.5～1.0g、利福平（RFP）0.15～0.3g；同时注入地塞米松 2.5～5mg，每周 1～3 次。

2）纤溶酶：尿激酶、链激酶作为纤维蛋白溶酶原激活剂，使纤溶酶原转化为纤溶酶，后者具有降解胸液中的纤维蛋白的作用，从而降低胸腔积液的黏稠性，使胸液易于抽出、吸收，减少胸膜增厚和粘连。但对较厚的纤维层或已机化的纤维板效果欠佳。可用尿激酶（UK）/链激酶（SK）10 万～25 万 U 加 0.9%生理盐水 20～100mL 胸腔内注射，每周 1～2 次，注药后患者变动体位使药物与胸膜充分接触，保留 4～24 小时再抽出胸水，共 8 次。尿激酶较链激酶不良反应小，临床更为常用。

（5）内科胸腔镜治疗：是一项安全、有效的微创治疗技术，不需全身麻醉，费用较低。内科胸腔镜可一次性抽净胸腔积液、剪断粘连带、剥脱及清除胸膜表面纤维素膜、冲洗掉胸腔中的炎性介质，使胸膜的血液及淋巴循环改善，减少胸膜的炎性刺激及渗出、防止胸腔分割、消灭残腔、促进肺复张。术后闭式引流，夹管 8 小时，引流量＜50mL/24h 时拔管。

（6）外科手术治疗：当包裹性胸腔积液脏层胸膜形成很厚的纤维板，影响肺功能，内科胸腔镜不易剥脱时。应行外科胸膜剥脱术，对无功能的病肺可行胸膜肺切除术。

（八）预后

结核性胸膜炎虽有部分可以“自愈”，但如不予治疗，约 1/4 病例以后发生肺结核，治疗不彻底的部分病例在 5 个月至 5 年内可发生肺结核。若能得到早期诊断和及时规范的治疗大多预后良好。而延迟诊断与不规范治疗则可转变为慢性包裹性胸膜炎或发展为胸膜结核瘤，甚至结核性脓胸，使治疗难度加大，预后更差。

二、细菌性胸膜炎

细菌性胸膜炎指由细菌引起的胸膜炎症性病变。主要表现为胸膜充血、渗出和胸腔积液。细菌性胸膜炎很少单独存在，多继发于肺部感染，少数经其他途径引起。脓胸是指各种微生物引起的胸膜腔化脓性炎症，细菌是脓胸最常见的病原体。

（一）病因

引起细菌性胸膜炎的病原体有葡萄球菌、链球菌、革兰阴性杆菌和厌氧菌等。随着抗菌药物的广泛应用，细菌性胸膜炎的病原菌也发生了显著变化，肺炎球菌和链球菌较前下降，而金黄色葡萄球菌及革兰阴性杆菌有明显上升。

（二）病理

类肺炎性胸腔积液的发展可分为 3 个时期：首先为渗出期，肺部病变波及胸膜，大量无菌性液体进入胸膜腔，产生浆液性渗出液；如此时未做及时治疗，病原菌可经脏层胸膜侵入胸膜腔，伴中性粒细胞大量渗出，渗出液变混浊黏稠，称脓液形成期；后期纤维素大量形成，不断沉积于胸膜表面，形成胸膜纤维板，称胸膜机化期。

（三）诊断

类肺炎性胸腔积液起病较急，常伴有肺部感染性病变，通常容易与恶性胸腔积液鉴别诊断，诊断上主要是病原学的明确。虽然病原学的培养对于类肺炎性胸腔积液及脓胸的诊断及治疗有重要作用，但培养的阳性率并不高。聚合酶链反应（PCR）检测胸液病原学在临床上应用仍较少，但有研究报道其用于检测 3 种常见的病原体（肺炎链球菌、金黄色葡萄球菌及流感嗜血杆菌）的阳性率达 35.7%，而胸腔积液培养阳性率仅 7.1%。

1.临床表现

类肺炎性胸腔积液常由于肺炎累及胸膜所致，尤其是年老体弱、未及时治疗者等发生率较高，也可见于肺脓肿、支气管扩张等。早期的肺炎旁胸腔积液主要表现为类似肺炎的症状，多急性起病，畏寒、发热、咳嗽、咳痰，典型者伴有胸痛，呈尖锐的刺痛，呼吸或咳嗽时加重。胸腔积液量较大时常有气急。体格检查主要表现为胸腔积液体征。后期可出现胸壁塌陷、肋间变窄等表现。但类肺炎性胸腔积液发热病程较无胸腔积液的单纯肺炎时间要长，往往要于胸腔积液引流后体温逐渐恢复正常。

2.胸部 X 线检查

少量肺炎旁胸腔积液，平片常不能显示；合并一侧大叶性肺炎的大量胸腔积液，单靠平片诊断有时也较困难，可考虑做胸腔 B 超检查以明确诊断。

3.胸腔 B 超检查

可以用来确定胸腔积液和指导胸膜腔穿刺抽液。尤其适用于积液量少或包裹性积液患者。

4.胸部 CT 扫描检查

对于积聚于纵隔的包裹性积液以及包裹性胸腔积液，与肺脓肿或支气管胸膜瘘鉴别时，有重要作用。

5.胸腔积液穿刺检查

包括一般常规检查、生化检查和白细胞学检查等，是确诊细菌性胸膜炎的主要手段之一。类肺炎性胸腔积液一般多见为少量或中等量胸腔积液，大量胸腔积液较少。类肺炎性胸腔积液的胸水一般为黄色渗出液，胸水中白细胞以中性粒细胞为主，LDH 明显增高，特别在复杂性类肺炎型胸腔积液的胸水 LDH 显著增高，往往大于 1000IU/L；pH、血糖则明显降低，pH 小于 7.2、血糖小于 2.2mmol/L。CEA 和 ADA 不增高。

6.诊断性抗感染治疗

对部分患者可行诊断性抗感染治疗，对诊断也有一定帮助。

（四）治疗

对于早期类肺炎性胸腔积液，主要是选用敏感的抗菌药物治疗原发病。在治疗过程中要注意胸水情况，如果胸水较混浊或胸水 LDH 进行性增高或 B 超提示胸水有分隔，应尽早及时引流胸水，如经过全身抗菌药物治疗及反复胸腔穿刺抽液后效果不佳者、胸水量较多且有压迫症状者、胸水 pH＜7.0 者，需要考虑行胸腔闭式引流治疗。如胸水 pH＜7.0、葡萄糖＜2.2mmol/L，常提示病情重且较复杂，应尽早胸腔闭式引流。如不及时引流，胸液易变成包裹，造成引流困难，并需要警惕发展为慢性脓胸。如患者发展成脓胸，则应积极采取相应措施。此外，还应加强支持治疗，给予高能量、高蛋白和富含维生素的食物，必要时可经静脉给予营养支持。

（五）预后

仅表现为渗出期的肺炎旁胸腔积液，胸腔积液对预后无多大影响，但一旦转为脓胸，病死率则明显上升。

第二节 脓 胸

病菌侵入胸膜腔，产生脓性渗出液积聚于胸膜腔内的化脓性感染，称为脓胸。脓胸根据病程长短可分为急性和慢性；按照致病菌则可分为化脓性、结核性和特殊病原性脓胸；按照波及的范围又可分为全脓胸和局限性脓胸。

一、病因

胸膜腔的化脓性感染所造成的胸膜腔的积脓。病原菌可以通过以下途径进入胸膜腔：

（1）肺部炎症，特别是靠近脏层胸膜的肺炎可直接扩散到胸膜腔。

（2）肺脓肿或结核空洞直接破溃到胸膜腔。

（3）胸壁、肺或食管的外伤。

（4）纵隔感染扩散到胸膜腔，如食管自发性破裂或穿孔。

（5）膈下脓肿通过淋巴管扩散至胸膜腔。

（6）菌血症或脓毒血症的致病菌经血液循环进入胸膜腔。

(7)医源性感染,如胸腔穿刺或手术造成污染引起脓胸。

在抗生素问世之前,肺炎双球菌、链球菌、葡萄球菌是脓胸的主要致病菌,现在较为多见的致病菌为葡萄球菌和某些革兰阴性杆菌,如克雷伯杆菌、大肠杆菌、绿脓杆菌等,也可为结核菌、阿米巴原虫和放线菌等特殊病原微生物感染。

二、发病机制

当肺炎区域邻接胸膜表面或侵及胸膜时,类肺炎性胸腔积液即可发生。间皮细胞衬附在脏层胸膜上,形成半透膜,阻止液体自由扩散和循环细胞从血液到胸腔内。当间皮细胞受到附近肺炎刺激,间皮细胞改变膜特性,允许液体和高分子量化合物如蛋白质和乳酸脱氢酶(LDH)进入胸膜腔。同时活化的间皮细胞释放细胞因子和其他炎症介质前体,诱导炎症细胞和成纤维细胞聚集。进展性胸膜炎症促进纤维蛋白沉积到胸膜表面,形成网格使成纤维细胞沉积胶原,致胸腔内分隔和胸膜肉芽组织形成。

脓胸的主要危险因素包括:糖尿病、酗酒、胃食管反流病、类风湿性关节炎、慢性阻塞性肺疾病和静脉吸毒等。厌氧菌性脓胸多与误吸(精神状态改变、酒精中毒)和口腔疾病相关。

脓胸分为三个阶段:

(1)渗出期:渗出最早期,渗出液中不含病原微生物,只是单纯的肺炎旁积液。此时开始积极的抗生素治疗,大部分患者则不需要胸腔引流。

(2)脓性纤维蛋白期:病情进展到脓性纤维蛋白期,病原菌经受损的内皮细胞入侵胸膜腔,中性粒细胞浸润增强,凝血功能增强。纤维蛋白溶解酶原活化因子抑制物的增加及组织型纤溶酶原激活物的降解促进纤维蛋白沉积,并易形成分隔。中性粒细胞的噬菌作用和死亡的细胞释放大量的细菌细胞壁碎片和蛋白酶,这些物质会生成乳酸及二氧化碳,从而降低 pH。白细胞的裂解会升高胸腔积液 LDH 含量。此时的病理改变以纤维素性化脓性变为主,生化指标主要为:pH＜7.2、葡萄糖＜35mg/dL、LDH＜1000U/L。

(3)机化期:急性脓胸发病 7～10 天后,成纤维细胞开始增生,胸膜表面的纤维素膜机化,逐渐形成较硬的纤维板,限制肺扩张,影响肺功能。病情继续进展,脓液可穿破胸壁,形成自溃性脓胸或向肺内进犯,形成支气管胸膜瘘。

三、临床表现及辅助检查

(一)临床表现

脓胸多继发于肺炎,故临床症状多与肺炎相似,有咳嗽、咳痰、胸痛等症状。

1.急性脓胸

患者可有高热、脉速、心悸、呼吸急促、食欲减退、全身乏力,会出现更具有特异性的胸膜性胸痛。当病情从急性渗出期进展到脓性纤维蛋白期时,胸痛可能减弱或消失。厌氧菌感染者多为亚急性起病,患者较少发热及胸痛,体重减轻等症状较明显。伴有支气管胸膜瘘者,可有大量脓痰。体征:患者急性病容,患侧语音震颤减弱,叩诊呈浊音,听诊呼吸音减弱或消失,严重者可有发绀和休克。

2.慢性脓胸

病情持续 6～8 周未能治愈者转为慢性脓胸。有活动后气促，消瘦、贫血、低热、乏力，食欲减退。体征：患侧胸壁下陷，胸廓呼吸动度降低，肋间隙变窄，部分患者脊柱侧弯，杵状指，胸部叩诊实音，听诊呼吸音减低。

（二）辅助检查

1.血常规

白细胞计数升高，中性粒细胞比值增大，核左移。血红蛋白、白蛋白降低。

2.胸水检查

胸腔积液化验结果可确定胸腔积液的感染性质；可确定病原菌；对疾病进行分期；帮助确定是否需要引流。病程早期可为单纯渗出液，后期取得的胸腔积液浑浊或脓性、质地较稠、部分有臭味等，脓性胸腔积液 pH 和含糖量降低，LDH 升高，蛋白质含量＞3g/dL，白细胞计数 $(10\sim15)\times10^9/L$。涂片检查及培养可明确致病菌，并需行药敏试验以指导抗生素治疗。

3.血培养

大约 12％的患者血培养可呈阳性，且无其他部位的阳性培养结果，故该检查对指导治疗有一定意义。

4.X 线胸片

急性脓性患侧有积液所致的致密影，脓气胸者可见气液平面。慢性脓胸患者患侧胸膜增厚、胸膜粘连、肋间隙变窄、纵隔患侧移位、胸腔变小等。

5.胸部 CT

该检查能够确定邻近膈肌或延伸入膈肌的分隔样改变，也有助于发现肺炎、肺脓肿、肺癌等合并症，可区分脓胸、肺炎引起的肺组织坏死的范围和肺栓塞。急性脓胸可出现与胸壁平行的“凸透镜”形均匀致密影，也可呈胸腔积液的 CT 改变。80％～100％的患者有胸膜增厚，1/3 的患者会发现中度纵隔淋巴结增大。

6.B 超

能明确积液范围和准确定位，可判断液体的黏稠度及是否分隔，有助于脓胸的诊断和穿刺。

7.肺功能

慢性脓胸胸膜形成硬性纤维板，限制肺扩张，可表现为限制性通气功能障碍，肺活量减低。

四、诊断和鉴别诊断

（一）诊断依据

1.急性脓胸

（1）患者有明显的全身中毒症状和呼吸道症状。

（2）胸部 X 线或 CT 检查有胸腔内积液的表现。

（3）胸部超声波检查可明确范围和准确定位。

（4）胸腔穿刺检查：胸腔穿刺抽得脓液即可确诊（同时可了解其外观性状，有无臭味）；并可做涂片检查，细菌培养和抗生素药物敏感试验。

(5)支气管胸膜腔瘘检查：可将1%的亚甲蓝2mL注入胸膜腔，若其后患者咯出的痰被染成蓝色，则证实有瘘的存在。

(6)食管胸膜腔瘘检查：患者口服1%的亚甲蓝2mL+100mL液体，若其后患者的胸腔引流液呈现蓝色，则证实有瘘的存在。

2.慢性脓胸

(1)患者有慢性全身中毒症状。

(2)胸部X线或CT检查：胸廓塌陷、肋间隙变窄；胸腔内包裹性积液且其脓腔壁坚厚。

(二)鉴别诊断

脓胸的症状可与肺动脉栓塞相似，多以胸痛和呼吸困难症状为主，胸腔穿刺可明确诊断。脓胸积液期需与其他非化脓性胸腔积液(结核性胸膜炎、胸膜间皮瘤、恶性胸腔积液等)鉴别；脓液形成后需与乳糜胸及假性乳糜胸鉴别。通过胸水革兰染色涂片、培养、细胞计数及分类、糖、生化等化验一般不难鉴别。

五、治疗及预后

(一)治疗原则

引流排脓及有效的抗生素治疗是关键，慢性脓胸者预后差，多需要手术治疗。

(二)治疗方法及具体措施

急性脓胸的治疗原则包括控制感染、排除脓液及全身支持治疗。

1.控制感染

抗生素的选择应根据细菌学及药敏试验确定。除了对低pH的脓液不敏感的氨基糖苷类，几乎所有抗生素都可以经由血液渗透到胸膜腔并保持活性。对大部分涂片及培养阴性的患者(40%)，初始抗生素的选择需覆盖社区感染常见革兰阳性菌、革兰阴性菌以及厌氧菌。急性期以静脉给药为主，剂量需足够充分。社区获得性胸腔感染可采用第二代头孢菌素+甲硝唑、耐酶青霉素+喹诺酮类、碳青霉烯类、克林霉素单用或代替甲硝唑与其他抗生素联合使用。医院获得性脓胸需覆盖MRSA和厌氧菌，可单用哌拉西林/他唑巴坦、第三代头孢菌素及其与β-内酰胺酶抑制剂的联合制剂、第四代头孢菌素、碳青霉烯类或联合甲硝唑、克林霉素。发热或临床症状有所缓解时，可考虑换为口服抗生素治疗。口服抗生素可用氨基青霉素+β-内酰胺酶抑制剂或环丙沙星和克林霉素。总疗程为3～6周，可用C-反应蛋白等炎症指标和临床症状联合评估治疗效果。目前并不推荐胸腔内抗生素给药治疗。

2.胸腔引流

2000年，美国胸科医师学会(ACCP)推荐治疗胸腔积液指南。根据解剖学特征(A)、胸液细菌学(B)、胸液生化(C)三方面把类肺炎性胸腔积液分成四类，并对每类的预后风险性及是否需要安置引流进行了评估。

中等及大量胸腔积液，穿刺出脓液或浑浊胸腔积液，都需要立刻进行胸腔引流。一般来讲，可以用10～14F管径的Malecot导管加负压(20cmH_2O)引流。小管径引流管连接三通接头，常规需要30mL生理盐水每6小时冲洗1次。每次胸腔穿刺应尽可能将脓液抽净，在抽净脓液之后，可注入生理盐水或2%碳酸氢钠溶液反复冲洗，直到抽出液变清亮为止。当每天引流量少于50mL超过2天，且临床症状缓解及影像学提示胸腔积液减少，可考虑拔管。对于单纯的肺炎旁积液，特别是B超液性暗区＜10mm，颜色清亮，pH＞7.2，LDH＜1000U/L，葡萄糖＞2.2mmol/L者不需要引流治疗，单纯抗生素治疗效果良好。

3.胸腔纤维蛋白溶解

胸腔积液凝血活性升高、纤溶功能抑制，使胸膜腔纤维蛋白形成，脓液黏稠。纤维蛋白溶解剂理论依据是：可溶解纤维蛋白，稀化脓液，易于引流。对于无凝血功能异常的患者，可用组织纤溶酶原激活剂（t-PA）联合DNase（链球菌DNA酶，链道酶）胸膜腔注射，以便脓液引流。总之，在新型纤溶药物被批准使用之前，胸腔内注入纤溶药物不推荐用于常规治疗。对于不能施行VATS的医院或患者无法接受外科手术者，则可以考虑使用。

经过上述抗感染、胸腔引流及胸膜腔内注入纤维蛋白溶解剂等处理后，脓液稠厚仍然难以引流者，应及时行外科手术治疗。

4.全身支持治疗

脓胸是一种感染性疾病，全身性炎症反应使机体处于高代谢状态，患者常出现体重下降、贫血甚至营养不良，给予高蛋白、高热量、高维生素饮食，鼓励多饮水。必要时静脉补液并输注白蛋白或血浆。

5.其他治疗

2010年英国胸科协会胸膜疾病诊疗指南建议胸腔感染的住院患者应用预防剂量的低分子肝素治疗。对于有抗凝禁忌证的患者，可穿弹力袜预防深静脉血栓的形成。

慢性脓胸的治疗包括全身支持、纠正负氮平衡、抗感染、消除致病原因和尽可能恢复肺复张。如有支气管、食管瘘需先对其进行处置以消除感染来源；而脓腔的消除是慢性脓胸治疗中的另一个重要环节，可通过改变胸腔引流方式，胸膜纤维板剥脱术，胸膜肺切除术或胸廓成形术，带蒂大网膜填充术，胸大肌瓣或背阔肌瓣填充术等手术疗法以消除脓腔。

（三）预后

该病的死亡率为10%～15%，13%的患者会有胸膜增厚，但这对肺功能并没有明显影响。30%的患者需要接受外科的胸腔引流。极罕见的病例会形成胸腔纤维化，还有极少数患者会出现胸膜钙化、支气管胸膜瘘、自溃性脓胸。

第三节　气　胸

一、概述

由于各种原因造成脏层胸膜破裂或由于外伤壁层胸膜破裂，肺内或大气中的气体进入胸膜腔内积气称为气胸。气胸可分为以下几类。

(一)人工气胸

采用人工方法将一定数量的滤过空气注射到胸膜腔内,以便进行X线检查,用不着鉴别胸膜和肺内病变。此外,此法过去曾用于治疗空洞性肺结核等,现已废止。

(二)创伤性气胸

因胸部穿透伤、钝伤、外科手术、胸膜腔穿刺、锁骨下静脉插管、臂丛神经麻醉、针刺治疗不当等损伤胸膜所致。

(三)自发性气胸

由于各种疾病造成脏层胸膜破裂,肺内空气进入胸膜腔,自发性气胸患病率为(5～7)/10万,男女之比为5∶1,多见于中青年人。近年来老年患者增多,可能是由于继发于慢性阻塞性肺疾病(COPD)、肺间质纤维化的气胸患者增多的缘故,目前临床上所报告的自发性气胸患病率可能低于实际患病率,因为小量气胸患者常无症状、容易漏诊。

二、病因及发病机制

胸膜腔为脏层胸膜和壁层胸膜之间的密闭腔隙,其间仅有5～15mL起润滑作用的浆液。胸膜毛细血管内总气体分压低于大气压,故胸膜腔内不存在气体。并且由于胸廓向外的扩张力及肺组织向内的回缩力存在,使得整个呼吸周期中胸膜腔都呈负压。胸腔内出现气体在三种情况下发生:①肺泡与脏层胸膜之间产生损伤;②胸壁与外界因创伤产生交通;③胸腔内出现产气微生物。临床上多见于前两种原因。

1.原发性自发性气胸

发生在无明确的基础肺疾病的健康人,但胸膜下微小疱和肺大疱破裂可能是气胸发生的主要机制。研究表明吸烟、体形和家族史是危险因素。例如此型气胸更常见于瘦高男性,11%的原发性自发性气胸患者有自发性气胸家族史。气道炎症,特别是由于吸烟引起的气道炎症,是肺大疱发生的原因之一。

2.继发性自发性气胸

本病占我国气胸发病的首位,发生在有基础肺部疾病的患者,几乎任何肺部疾病都有可能发生。炎症或炎症后纤维组织的牵拉,引起小支气管及细支气管不完全阻塞、扭曲,形成活瓣,使局部肺泡过度充气,肺泡壁破坏融合形成肺大疱。肺内压突然增高时,脏层胸膜下肺大疱破裂形成气胸。慢性阻塞性肺疾病是导致继发性气胸的主要原因。由于基础肺部病变的存在,继发性自发性气胸临床症状较原发性自发性气胸患者严重,且对气胸的耐受性更差,故绝大多数患者都需要积极的干预。

3.外伤性气胸

发生于穿透性外伤(30%～87.6%)和钝性胸外伤(15%～50%)。穿透性外伤时,空气直接由胸壁伤口进入胸膜腔或肺内气体从脏层胸膜的伤口漏出引起气胸。钝性外伤引起的气胸由伴有肋骨骨折致的脏层胸膜损伤造成,但最常见的损伤机制是胸部压缩使肺泡内压突然升高,从而使肺泡破裂,然后肺泡气体进入间质腔隙内,扩散到脏层或纵隔并使之破裂,气体进入胸腔。

4.医源性气胸

医源性气胸常见，但可避免。该病常见诱因包括经皮肺组织活检术（33%～24%）、胸腔穿刺（22%）、中心静脉置管（22%）、胸膜活检术（8%）、呼气末正压机械通气（7%）等。治疗上，单纯的穿刺排气对89%的医源性气胸患者有效。

三、临床分型

按气胸与外界空气的关系又分为三型：

1.闭合性气胸（单纯性气胸）

胸膜裂口较小，肺受胸膜腔内空气压迫萎缩，进而裂口闭合，不再漏气。此时胸膜腔内压力接近或高于大气压，抽气后压力不再升高。

2.开放性气胸（交通性气胸）

裂口持续开放，胸膜腔与外界空气持续相通，呼吸时空气自由进出胸膜腔，此时会产生纵隔随呼吸摆动，严重影响呼吸循环功能。

3.张力性气胸（高压性气胸）

裂口处呈单向活瓣，吸气时胸廓扩大，胸膜腔内压变小，空气从裂口处进入胸膜腔；呼吸时胸廓缩小，胸膜腔内压升高，压迫活瓣使之关闭，气体只进不出，胸膜腔内压持续升高，甚至超过20cmH_2O，此型多见于肺气肿性大疱破裂，是医学急症，常伴随血流动力学不稳定和相当高的死亡率。医源性气胸则是医疗相关操作导致的胸膜腔积气。

四、临床表现及辅助检查

（一）症状

1.呼吸困难

此症状的严重程度与基础肺功能、肺萎陷程度、发病速度都有密切关系。肺功能正常的青年，患肺压缩80%～90%都可无明显呼吸困难，而原本肺功能极差的慢性阻塞性肺疾病的患者，即使患肺轻度压缩，也会出现明显的呼吸困难。慢性气胸时，健肺已经代偿，多表现为轻度气促。合并纵隔气肿的患者呼吸困难更加明显，甚至出现发绀。

2.胸痛

多为突发的单侧前胸、腋下尖锐性刺痛或刀割样疼痛，持续时间短，吸气时加剧。有时可放射到肩部、背部、上腹部等。胸痛程度与肺压缩程度无关。

3.刺激性干咳

气体刺激胸膜导致，多不严重，无痰或痰中带少量血丝。

继发性自发性气胸症状多重于原发性自发性气胸。若患者出现高度紧张、恐惧、烦躁、窒息感、发绀，需考虑张力性气胸的可能，若有出冷汗、脉搏细数、四肢厥冷、血压降低等表现，需警惕血气胸的存在。

（二）体征

少量气胸时体征不明显，特别是慢性阻塞性肺疾病的患者，此时听诊发现单侧局限性呼吸音减弱有重要意义。气胸量达30%以上时，胸部体征可有患侧胸廓饱满，肋间隙膨隆，呼吸动度减弱，叩诊呈鼓音，语音震颤及呼吸音减弱或消失。左侧气胸时心脏浊音界和右侧气胸时肝上界均消失。左侧少量气胸或纵隔气肿时可在左心缘闻及与心跳一致的特殊破裂音——黑曼(Hamman)征。大量气胸时，气管和纵隔可向健侧移位。

(三)辅助检查

1.X线胸片

立位后前位X线胸片检查是诊断气胸最重要的方法，可显示肺受压程度、肺内病变情况及有无胸膜粘连、胸腔积液及纵隔移位等。X线典型表现是外凸弧形的细线条阴影，系肺组织和胸膜腔内空气的交界线，线内是压缩的肺组织，线外透亮度增高，无肺组织。气胸延及下部则肋膈角显示更加锐利。少量气胸多局限于肺尖，常被骨骼掩盖，显示不明。大量气胸时，肺被压缩于肺门部，呈圆球形阴影，且常有纵隔向健侧移位表现。临床上可通过X线平片估算气胸后肺脏萎陷程度。如肺尖气胸线至胸腔顶部距离≥3cm为大量气胸，<3m为小量气胸。或是被压缩肺边缘在锁骨部为25%；气胸宽度占总宽度的1/4时(外带压缩)，压缩35%；气胸宽度占总宽度的1/3时(外带压缩)，压缩50%；气胸宽度占总宽度的1/2时(外中带压缩)，压缩65%；压缩至肺门部为90%以上。

2.CT

胸部CT比X线平片更敏感和准确，且可准确测出气胸容积。表现为：胸膜腔内极低密度气体影，伴肺组织不同程度的压缩。胸部CT能清楚显示胸膜腔积气的位置，常可发现X线平片阴性的气胸存在，尤其是可以鉴别少量气胸、局限性气胸与肺大疱，纵隔气肿与纵隔旁气胸。

3.血气分析和肺功能检查

多数气胸患者的动脉血气分析不正常，表现为PaO_2降低，$PaCO_2$多正常或降低。肺功能检查对检测气胸发生或者容量的大小帮助不大，故不推荐。

五、诊断和鉴别诊断

(一)诊断标准或诊断依据

根据临床症状、体征及X线表现一般可以确诊。CT检查是诊断气胸的“金标准”，而大多数患者X线提示气胸即可诊断。慢性阻塞性肺疾病合并自发性气胸时，可能需要CT检查明确诊断。临床上也有通过胸膜腔内压来确定气胸类型以选择治疗方法和评估预后。胸膜裂口可随病情变化而改变，故气胸类型也可相互转换。

(二)鉴别诊断

气胸的鉴别诊断如表7-3-1所示。

表7-3-1 气胸的鉴别诊断

鉴别	哮喘与慢性阻塞性肺疾病	巨型肺大疱	急性心肌梗死	急性肺栓塞
病史	慢性阻塞性肺疾病患者长期咳嗽咳痰，缓慢进行性加重呼吸困难；哮喘患者反复阵发性哮喘发作	起病缓慢，病程较长	高血压/动脉粥样硬化/冠状动脉粥样硬化性心脏等基础疾病	下肢或盆腔血栓性静脉炎/骨折/手术后/脑卒中/房颤病史或长期卧床老年患者

续表

鉴别	哮喘与慢性阻塞性肺疾病	巨型肺大疱	急性心肌梗死	急性肺栓塞
症状与体征	有不同程度的气促及呼吸困难，症状突然加重且有胸痛则考虑并发气胸可能	呼吸困难症状发生缓慢	突发胸前区压榨性胸痛/胸闷/呼吸困难/休克等	大面积肺栓塞突发起病，呼吸困难/胸痛/烦躁不安，常有咯血
X线	双肺纹理粗乱或双肺透光度增加，但是不存在气胸线	X线平片：大疱气腔呈圆形或卵圆形，位于肺野内；位于上部的大疱下缘呈倒抛物线，而气胸的下缘为斜向外的抛物线；位于下部的大疱上缘呈抛物线，气胸上缘则呈外上内下的倒抛物线	胸片一般无明显异常	肺动脉梗死，肺动脉高压症及右心扩大征等
其他	使用支气管舒张剂/激素等治疗效果良好		血清心肌标志物升高；心电图心肌梗死特征性表现	肺动脉造影能准确发现段以上肺动脉血栓

六、治疗及预后

（一）治疗原则

气胸治疗目的是排尽患侧胸腔气体、促进肺的完全复张和防止复发。常用的治疗方法包括：保守治疗、胸腔减压排气（胸腔穿刺抽气和胸腔闭式引流）、胸膜固定术和手术治疗。患者个体的具体治疗方法需根据气胸的类型、发作频次、肺压缩的程度及病情转变等情况适当选择。继发性气胸的一个重要治疗原则是降低复发率。

（二）治疗方法及具体措施

1.保守治疗

经检查无明显呼吸困难症状，肺压缩体积小，可观察、吸氧并酌情给予镇静、镇痛治疗，待其自行吸收。

（1）单纯保守治疗的具体指征常有：①稳定型小量气胸，肺压缩在20%以下，无明显症状；②初次发作，CT上未发现明显肺大疱形成；③无伴随的血胸等。自发性气胸患者每24小时气体吸收率（胸片气胸面积）为1.25%～2.20%。高浓度吸氧可提高血中PaO_2，使氮分压（PN）下降，从而增加胸膜腔与血液间的PN差，促使胸膜腔内的氮气向血液传递（氮-氧转换），促进肺复张，经鼻导管或面罩吸入10L/min，可取得较满意的效果。对于保守治疗的患者需密切观察病情变化，尤其在气胸发生后的12～48小时内。在12～48小时需复查胸片，若气胸无明显进展，可观察1周后再次复查胸片。如果病情进展，需及时行进一步治疗措施。

(2)排气疗法:肺压缩程度大于20%,尤其是对肺功能差、合并肺部基础疾病的患者,抽气减压是首要措施。张力性气胸和开放性气胸均应紧急排气。

2.排气减压治疗

(1)胸膜腔穿刺排气:适用于单侧肺组织压缩程度20%～50%,呼吸困难症状较轻,心肺功能尚好的闭合性气胸患者。通常在锁骨中线第2前肋间穿刺进针,也有腋前区第4、第5或第6肋间为穿刺点。局限性包裹性气胸需CT定位后进行穿刺。皮肤消毒后用气胸针或细导管直接穿刺入胸腔,连接于50mL或100mL注射器或气胸机排气测压,直到患者呼吸困难缓解为止。一般一次抽气量不能超过1000mL或胸腔内压力在$-4\sim-2cmH_2O$为宜,根据肺复张情况每天或隔日抽气1次。张力性气胸无胸腔置管的情况下,可行紧急胸膜腔穿刺排气,以达到迅速减压的目的。

(2)胸腔闭式引流术:交通性和张力性气胸、压缩范围大的单纯性气胸患者往往需要胸腔置管持续引流。继发性气胸患者均需要置管,但疗效较原发性气胸患者差,甚至有的患者需要反复胸膜腔置管。一般多取锁骨中线外侧第2肋间或腋前线第4～5肋间插管,如为局限性气胸或有胸膜粘连者,应根据X线透视或CT定位置管。现在多用套管针穿刺法将排气管插入胸膜腔,另一端连接于水封瓶正压连续排气装置的玻璃管上,玻璃管埋于水面下1～2cm。患者呼气时胸膜腔内为正压,只要高于外界大气压$1\sim2cmH_2O$就有气体排出。插管成功后水封瓶持续逸出气泡,呼吸困难缓解,压缩的肺在几小时至数天内复张。若水封瓶中不再有气体逸出,玻璃管中液面随呼吸自然波动,表明破口愈合,继续观察24～48小时后若再无变化,可夹闭排气管再观察24小时,病情稳定即可拔管。70%的患者可在正压闭式引流3天后完成肺复张。闭式引流持续1周以上气泡仍逸出,说明破口未愈合,此时考虑持续负压引流。在负压吸引装置与水封瓶之间接上调压瓶,调整调压管入水深度以维持吸引负压在$-18\sim-5cmH_2O$为宜。目前已有电子化的负压引流装置,它有利于缩短引流时间及降低患者的住院费用。

3.胸膜固定术

胸膜固定术是有效预防气胸复发的治疗方法,对于拒绝手术或肺功能差不能耐受手术的患者,应及时进行胸膜粘连固定术。其机制是向胸腔内注入粘连剂产生无菌性炎症,使两层胸膜粘连,消灭胸膜腔间隙,达到防止气胸复发目的。常用粘连剂有单纯理化剂、免疫赋活剂、纤维蛋白补充剂、医用黏合剂及生物刺激剂等。先采用胸腔闭式引流使肺完全复张后再通过引流管注入粘连剂,让患者变换体位使药液分布均匀,观察2～3天,经胸部拍片证实气胸治愈,可拔除引流管。常见并发症有发热和胸痛,如在术前先注入2%利多卡因液5～10mL进行胸膜局部麻醉,可减轻术后胸痛症状。

4.外科手术治疗

大部分患者通过胸腔穿刺抽气或胸腔闭式引流可暂时治愈,但30%以上的患者气胸迁延不愈或反复发作,并随着复发次数的增加,再发气胸可能性也随之增加。首次气胸后再次同侧气胸发生率达25%,在第2次气胸非手术治疗后第3次气胸的复发率大于50%,第3次气胸后再次复发率在80%以上。对于反复发作的自发性气胸唯一有效的治疗方式是外科手术切除肺大疱加胸膜固定术。另外,手术治疗也适用于长期气胸、血气胸、双侧气胸、张力性气胸引流失败者、胸膜增厚致肺膨胀不全或影像学提示有多发肺大疱者。手术治疗成功率高，复发率低。手术治疗的方法也有多种，并各有优缺点。

(1)电视辅助胸腔镜手术(VATS)：胸腔镜手术与常规的开胸手术相比具有手术创伤小、出血量少、疼痛轻、对胸壁损失小、术后恢复快、对心肺功能损害小、术后心肺并发症少，以及伤口瘢痕细小美观等优势。目前电视辅助胸腔镜手术已逐步取代常规开胸手术，成为自发性气胸外科治疗的首选方法，需要手术治疗的绝大多数患者都采用这一方法，主要操作方式有常规三孔法、两孔法和单孔法。但其缺点是费用相对昂贵。

(2)常规开胸手术：常规开胸行肺大疱切除术加胸膜摩擦术曾被公认为防止气胸二次复发的“标准术式”，这种手术后的复发率低于1%。常规开胸手术虽治疗彻底，但手术损伤大、出血多、住院时间长、胸部切开疼痛明显且留有较大瘢痕等原因，目前开胸手术的方式已逐渐被胸腔镜手术代替。但可作为复杂病例或微创手术失败的后备手术方式。

(3)腋下小切口微创手术：是在腋下做3～8cm手术切口，沿第3或第4肋骨切开部分前锯肌，选择第3或第4肋间进胸，可将肺拖到切口外边行肺大疱切除闭合。除胸腔镜手术外，小切口也提供了一个创伤小、恢复快的开胸入路，其操作方法类似于传统开胸，但创伤小，术后疼痛轻，对呼吸影响小。通过小切口可完成大部分气胸手术，但若有广泛粘连，宜采用胸腔镜或后外侧开胸手术。

(三)预后

预后取决于原发病、肺功能状况、气胸类型、有无并发症等。早期积极的干预有益于预后。闭合性气胸90%可治愈。无并发症患者死亡率为5%～10%，血气胸则为20%，双侧气胸肺功能差者死亡率高达50%。

第四节　胸腔积液

一、恶性胸腔积液

恶性胸腔积液(MPE)是恶性肿瘤直接侵犯、转移到胸膜或原发性胸膜肿瘤所致的胸腔积液，临床上以前者多见。恶性胸腔积液约占所有胸腔积液病因的1/4，占渗出性胸腔积液的42%，其临床特点是胸腔积液发生迅速，量多且难以控制，抽液后又可迅速增多。恶性胸腔积液是各科医师尤其是内科医师、肺科医师和肿瘤科医师所面临的最常见的问题之一。但必须注意的是，胸膜原发性或转移性恶性肿瘤均不一定有胸腔积液，胸膜肿瘤病变引起胸腔积液可为临床提供原发肿瘤转移的信息和进一步诊断及决定治疗方案的机会。

(一)病因和发病机制

正常情况下，胸腔和腹膜腔内都有少量液体起润滑作用，其产生和吸收处于平衡状态，当两者失衡时即可产生胸腔积液。恶性胸腔积液的发生机制包括以下几方面：

1.原发性胸膜恶性肿瘤——胸膜间皮瘤

胸膜间皮瘤为胸膜原发性肿瘤，是来源于脏层、壁层、纵隔或横膈四部分胸膜的肿瘤，可合并或不合并胸腔积液。胸膜间皮瘤近年发病率有明显上升趋势,男性多见,与石棉接触有关。所有种类的石棉纤维均是胸膜间皮瘤的致病因素,但每种纤维的危险性有所差异,危险性最大的是青石棉,最小是黄石棉。胸膜间皮瘤的发病率与接触石棉的时间和严重程度成正比,第一次接触石棉到发病的潜伏期一般为20~40年。其他非石棉接触因素包括:天然矿物纤维、胸膜腔慢性感染毒[结核性胸膜炎、猿猴病40(SV40)感染]以及反复肺部感染。也有报道接触放射线后引起胸膜间皮瘤的病例,从接触放射线到发现胸膜间皮瘤的时间为7~36年,平均16年。根据细胞类型、病变范围和恶性程度,胸膜间皮瘤可分为局限性和弥散性,前者为低度恶性,后者为高度恶性,均可合并胸腔积液,尤其是后者。

2.肿瘤转移侵犯胸膜

转移性恶性胸腔积液一般由于邻近肿瘤,如肺癌、乳腺癌和胸壁恶性肿瘤等浸润所致。肿瘤癌栓使脏层胸膜功能障碍或肿瘤细胞通过血道转移至脏层胸膜,使胸膜腔积液的回流吸收受阻,出现胸腔积液。血管内皮生长因子介导的毛细血管的通透性增加,也是恶性胸膜腔积液产生的原因之一。若肿瘤细胞侵犯淋巴结,造成淋巴管破坏,还可产生乳糜胸。

目前资料显示,胸膜最常见的转移性肿瘤男性为肺癌(37.5%),女性为乳腺癌(16.8%),其他依次为淋巴瘤(11.5%)、生殖系统肿瘤(9.4%)、胃肠道肿瘤(6.9%),未明肿瘤来源者为10.7%。

3.恶性肿瘤旁胸腔积液

某些情况下,恶性肿瘤的胸腔积液并非由肿瘤侵犯胸膜所引起,有学者称其为恶性肿瘤旁胸腔积液。形成恶性肿瘤旁胸腔积液的机制包括:①肿瘤压迫淋巴管,淋巴回流障碍;②阻塞性肺不张,肺容积下降,导致胸膜腔内压力降低;③肺梗死或肺栓塞;④心包受累,体循环毛细血管内压上升;⑤全身营养不良、低蛋白血症。肿瘤患者合并恶性肿瘤旁胸腔积液仍有手术机会。20%~30%的非霍奇金恶性淋巴瘤和霍奇金恶性淋巴瘤伴有胸腔积液,大多数霍奇金淋巴瘤胸腔积液为胸导管堵塞所致的"恶性肿瘤旁胸腔积液";而非霍奇金淋巴瘤胸腔积液则多因肿瘤直接浸润胸膜所致。事实上,恶性肿瘤旁胸腔积液是否归为恶性胸腔积液,尚存争议。

(二)临床表现

恶性胸腔积液患者年龄多在40岁以上,部分患者在原发疾病表现的基础上出现胸腔积液;部分则以胸腔积液为首发表现,经检查后发现肿瘤。活动后呼吸困难是最常见的症状,随着积液量的增加而加重,反映出胸壁顺应性下降、同侧膈肌活动受限、纵隔移位和肺容积减少,抽液后可迅速缓解。若抽液后无明显缓解,应考虑肺组织被肿瘤严重侵犯。大量积液患者静息时也可出现呼吸困难,健侧卧位更明显。咳嗽是另一典型症状,尤其在大量胸腔积液患者,抽液后也可明显改善。胸痛不常见,是否出现胸痛通常与恶性肿瘤累及壁层胸膜、肋骨及其他肋间组织结构有关。若出现胸痛,则多呈持续性,积液增加时胸痛不见减轻反而加重。胸膜间皮瘤的胸痛较为突出,多局限在病变部位,一般表现为钝痛,且进行性加重。除呼吸系统症状外,常伴有体重减轻、乏力、食欲减退等全身症状,晚期可出现恶病质。

小量胸腔积液的患者可没有任何体征,中到大量积液可见患侧胸廓饱满,呼吸运动减弱,语颤减低,叩诊浊音或实音,呼吸音减弱或消失。亦可有原发肿瘤的体征及转移体征。

（三）诊断

确定恶性胸腔积液诊断的“金标准”是在胸水细胞沉淀中找到肿瘤细胞或在胸膜活检组织中查见恶性肿瘤的病理变化。

1.临床表现

临床表现可作为诊断恶性胸腔积液的重要线索。大部分恶性胸腔积液患者均有临床症状和(或)体征，但约25%的患者也可无症状，通过体检或X线胸片检查偶然发现。

既往病史亦很重要，如吸烟史、职业暴露史，尤其是石棉或其他致癌物质的接触史等。

2.影像学检查

大多数恶性胸腔积液患者胸部X线检查可观察到中至大量的胸水，一般500～2000mL，其中约10%的患者表现为大量胸水(胸水占一侧胸腔的一半以上)，约15%的患者胸水＜500mL。胸腔大量积液时若纵隔未向对侧移位，提示纵隔固定、支气管主干被肿瘤堵塞而出现肺不张或胸膜广泛浸润，常见于恶性胸膜间皮瘤。

CT有助于发现恶性肿瘤患者少量积液，有助于判断是否伴有纵隔淋巴结转移，并能对潜在的肺实质病变进行评估。CT发现胸膜斑提示患者曾有石棉暴露史。

超声检查可辅助了解患者胸膜受累情况，并有助于胸腔穿刺术的定位，减少胸腔穿刺术的并发症。MRI对恶性胸腔积液的诊断价值有限，但可能有助于评估肿瘤侵袭纵隔或胸壁范围。有研究初步显示，氟脱氧葡萄糖正电子发射CT扫描(PET-CT)对恶性胸腔积液有良好的预测价值，但有待更多的循证医学证据支持。

恶性胸膜间皮瘤约半数以上患者除了胸腔积液外，胸片或CT还可见到沿胸膜侧壁呈现波浪形生长的多发胸膜团块影以及弥散性胸膜结节性增厚，可伴有胸膜钙化，这为恶性弥散性胸膜间皮瘤的诊断提供了极有价值的线索。同侧肺被肿瘤组织包裹，纵隔移向有肿瘤一侧，患侧胸腔变小；晚期可见纵隔增宽，心包渗液使心影扩大及肋骨破坏。作为CT的补充，MRI还可确定恶性胸膜间皮瘤的肿瘤范围及是否能够手术切除，MRI的矢状面图像可以清楚地显示纵隔及膈肌侵袭情况。

3.诊断性胸腔穿刺

(1)胸水常规检查：常规检测项目包括有核细胞计数和分类、总蛋白、葡萄糖、乳酸脱氢酶及肿瘤细胞学等。绝大多数恶性胸腔积液为渗出液，细胞分类以淋巴细胞为主；但也有极少数是漏出液。在原发病明确的情况下，漏出液不必进行常规细胞学检查。

(2)胸水细胞学检查：是诊断恶性胸腔积液最简单的方法，其诊断率为62%～90%，与原发性肿瘤的类型及其分化程度有关。多次检查可提高阳性率。

(3)肿瘤标志物检查：如癌胚抗原、细胞角蛋白片段21-1、糖类抗原(如CA125、CA15-3、CA19-9等)有助于恶性胸腔积液的诊断。这些指标的敏感度普遍不高，多为40%～60%，但特异度较高，可达到80%～90%，因此具有一定的参考价值。联合检测多种肿瘤标志物可提高其诊断效率。

(4)其他方法：如应用单克隆抗体对肿瘤标志物进行免疫组化染色及染色体分析等，有助于胸水的鉴别诊断。由于其敏感性和特异性相对较低，因此不能仅用这些方法确诊。染色体分析可能有助于淋巴瘤和白血病的诊断，特别是初次细胞学检查结果为阴性时，可应用流式细胞术检测 DNA 非整倍体以协助诊断。

4.闭式胸膜活检

闭式胸膜活检对恶性胸腔积液诊断的敏感度为 40%～75%，低于细胞学检查，可能与肿瘤累及胸膜的范围较小，胸膜活检未能取至肿瘤部位，操作者经验不足等有关。若 CT 发现胸膜异常（如间皮瘤），建议在超声或 CT 引导下行经皮闭式胸膜活检另有研究显示，细胞学检查阴性的恶性胸腔积液患者仍有 7%～12%可通过闭式胸膜活检术确诊。

5.内科胸腔镜检查

内科胸腔镜检查主要用于不明原因渗出性胸腔积液的鉴别诊断，也可通过内科胸腔镜喷洒滑石粉行胸膜固定术治疗恶性胸腔积液。与外科胸腔镜检查相比，内科胸腔镜检查具有某些优势，如只需要进行局部麻醉或镇静，可对胸壁、膈膜、纵隔、心包膜及肺脏的病灶进行活检，比外科胸腔镜检查创伤性小且价格便宜等。

6.外科活检

外科活检可采用胸腔镜或开胸两种方式。外科胸腔镜活检术通常要求全身麻醉和双腔气管插管，由于术中单侧肺通气，因此外科胸腔镜的可视范围比内科胸腔镜广阔，可同时进行诊断与治疗操作。患者不能耐受单肺通气是外科胸腔镜活检术的禁忌证，此时应考虑开胸活检术。胸腔有粘连时进行胸腔镜检查有一定的风险，操作时应格外注意。术前胸部 X 线检查或胸腔超声检查发现明显的胸膜粘连则应行开胸活检术。

7.支气管镜检查

当怀疑存在肺内占位、出血、肺膨胀不全、支气管黏膜病变或大量胸水无纵隔移位时则应行支气管镜检查，支气管镜检查术也可用于排除胸膜固定术后肺膨胀不全的支气管管腔阻塞。

（四）治疗及预后

1.治疗原则

恶性胸腔积液的诊断一旦明确，应尽早考虑姑息治疗。对患者的症状、一般情况及预期生存时间进行全面评估，然后再制订治疗方案。治疗的主要目的是减轻患者症状。

2.治疗方法及具体措施

恶性胸腔积液治疗方案的选择取决于多种因素，包括患者的症状和体能状况、原发肿瘤类型及对全身治疗的反应、胸水引流后肺复张程度等。治疗方法包括临床观察、治疗性胸腔穿刺、肋间置管引流及胸膜固定术、门诊长期留置胸腔引流管、胸腔镜及其他治疗等。

（1）临床观察：临床观察是指针对恶性胸腔积液本身不做任何治疗干预，推荐用于原发肿瘤已明确但无症状的恶性胸腔积液患者。对有症状的恶性胸腔积液患者，需咨询呼吸科专科医生的意见，决定是否采取单纯观察。

（2）治疗性胸腔穿刺术：随着疾病进展，绝大多数恶性胸腔积液患者至某一阶段均会出现症状而需治疗。治疗性胸腔穿刺术可暂时缓解患者呼吸困难，使部分预期生存时间短、体能状况差的患者避免住院，适用于体质虚弱和终末期患者。胸腔穿刺排液量取决于患者的症状（咳嗽、胸部不适），第一次穿刺排液量应控制在 600mL 内，最多不超过 1000mL，并注意放液速度不能过快。建议治疗性胸腔穿刺术应在超声定位或引导下进行。若胸腔穿刺后呼吸困难不缓解，则要考虑淋巴管扩散、肺膨胀不全、心功能不全、肺栓塞及肿瘤压迫或侵袭血管等情况。穿刺后胸水迅速增多提示需要尽快采取其他治疗措施。

目前尚无证据表明,早期胸腔穿刺术会影响导管引流后胸膜固定术的疗效。但反复胸腔穿刺易导致壁层和脏层胸膜粘连包裹,影响内科胸腔镜检查术的操作视野。

(3)留置胸腔引流管:对预期寿命极短的患者一般不推荐反复行胸腔穿刺术,可于肋间置入小口径引流管引流胸水,以缓解呼吸困难症状。大量恶性胸腔积液的引流量应逐步增加,首次排液不应超过 1L。随后每隔 2 小时可引流 1L,引流过程中患者一旦出现胸部不适、持续性咳嗽或血管迷走神经性症状应停止引流。复张性肺水肿是一种较少见的严重并发症,往往由于肺脏长期受压,首次引流胸水量过大、过快或早期过度使用胸腔负压吸引使萎陷的肺脏快速复张所致。

(4)胸膜固定术:胸膜固定的原理是胸膜腔内注入硬化剂引起胸膜弥散性炎症反应及局部凝血系统激活伴纤维蛋白沉积等,从而引起壁层和脏层胸膜粘连,最终导致胸膜腔消失而达到治疗目的。若肺脏无明显萎陷,肋间置管引流后应行胸膜固定术以防止恶性胸腔积液复发。胸膜固定术成功的最重要标准为影像学证实脏层和壁层胸膜闭锁满意。肺萎陷是胸膜固定术失败的最主要原因,可能与脏层胸膜过厚、胸膜多发小腔形成、近端大气道阻塞或持续漏气有关。肿瘤广泛胸膜转移,胸膜纤维蛋白溶解活性增加,也是造成胸膜固定术失败的原因。目前尚无可靠的方法来预见胸膜固定术的失败,亦无研究提示胸膜固定术失败后下一步应采取何种治疗措施,推荐继续引流胸水,并根据肺复张情况决定是否再次行胸膜固定术或肋间置管引流。当胸膜闭锁不完全,但已有超过一半以上的壁层、脏层胸膜发生接触时,也可考虑再次胸膜固定术,这种情况下推荐留置肋间引流管。

胸膜固定术的操作与注意事项:

1)镇痛和术前用药:胸腔内注射硬化剂可致疼痛,行胸膜固定术前经引流管注射局麻药可减轻不适感。利多卡因是胸腔注射最常用的局麻药,其起效迅速,应在注射硬化剂前即时给药。利多卡因常用剂量为 3mg/kg,一次最大剂量为 250mg。

行胸膜固定术前应考虑用药缓解患者的焦虑情绪及减轻疼痛,恰当的镇静水平应该在减轻焦虑的同时保证患者能充分配合医生。给予镇静剂时应对患者行持续的脉搏血氧饱和度监测,并备好心肺复苏抢救设备。

2)肋间引流管的口径:传统的方法是使用大口径(24~32F)引流管进行肋间置管,理由是其不易被纤维蛋白沉积物堵塞,但迄今无证据支持此观点。此外,置入大口径引流管时不适感明显。近来的 RCT 研究比较了大口径和小口径(10~14F)引流管控制恶性胸腔积液的疗效,结果发现两者疗效相似。经小口径胸腔穿刺引流管注入常用硬化剂的成功率与大口径引流管相当,且不适感轻微。推荐在超声定位引导下置入小口径肋间引流管行胸水引流和胸膜固定术。

3)硬化剂的选择:胸腔内注射硬化剂后最常见的不良反应是胸膜炎性胸痛和发热。理想的硬化剂必须具备以下几个特征:分子量大、有化学极性、局部清除率低、全身清除迅速、剂量-反应曲线陡峭、人体可耐受且无或仅有轻微的不良反应等。硬化剂的选择取决于硬化剂的成功率、可获取性、安全性、给药便利性、完全起效所需给药次数及费用等。

a.滑石粉是最有效的胸膜固定硬化剂。相对非均粒滑石粉,均粒滑石粉可减少胸膜固定术所致低氧血症的风险，应当优先选用。注射滑石粉匀浆或喷洒滑石粉粉末控制恶性胸腔积液的疗效相当，每次剂量一般为 2.5～10g。但我国目前不生产也不销售可供用于胸膜固定的医用滑石粉。

b.博来霉素是另一种可选择的硬化剂，每次剂量一般为 45～60mg，疗效中等。其他可供选择的硬化剂还有短小棒状杆菌、多西环素等，疗效不一。

胸膜固定术后患者转动体位与否不影响药物在胸腔内的分布，因此无论选择何种硬化剂，胸腔注射后患者均不需要转动体位。

4)夹闭和拔除肋间引流管：胸腔内注射硬化剂后可短暂夹闭肋间引流管(1 小时)，以防药物迅速流出胸腔。由于尚无研究证实延长引流时间效果更好，且考虑至延长引流时间给患者带来不适感，推荐注射硬化剂 24～48 小时内拔除引流管，前提是胸部 X 线证实肺完全复张且引流量＜150mL/d。若未达到拔管指征应适当延长引流时间。

5)肋间引流置管通道处肿瘤细胞种植转移：对怀疑或已证实为恶性胸膜间皮瘤的患者，应在大口径胸腔引流管置入处、胸腔镜检查操作部位以及外科手术切口处给予预防性放疗，目前尚无证据支持胸腔穿刺处或胸膜活检处需要采取这种治疗。对非胸膜间皮瘤所致的恶性胸腔积液，诊断性或治疗性胸腔穿刺术、胸膜活检、肋间置管引流和胸腔镜操作导致局部肿瘤复发或肿瘤细胞种植少见，各种胸腔有创检查后不推荐行预防性放疗。

(5)胸腔内注射纤维蛋白溶解剂：胸腔内注射纤维蛋白溶解剂可通过降解胸膜腔中的纤维蛋白，降低胸腔积液的黏稠度，清除胸膜粘连及分隔，避免或减少多房性包裹性胸腔积液形成。与全身用药不同，胸腔内注射纤维蛋白溶解剂极少出现免疫介导的不良反应或出血倾向等并发症。对多房性恶性胸腔积液或单纯引流效果不佳的患者，推荐胸腔内注射纤维蛋白溶解剂，如尿激酶、链激酶等，减轻胸膜粘连、改善恶性胸腔积液引流以缓解呼吸困难症状。

(6)经胸腔镜治疗：胸腔镜是一项安全、并发症发生率低的操作，其优势在于一次操作可同时进行诊断、胸水引流和胸膜固定术。同时，胸腔镜便于处理分隔小腔，清除血性胸水的血凝块，松解胸膜粘连，因此有助于肺复张及滑石粉喷撒后的胸膜固定。

胸腔镜术的围术期病死率低(＜0.5%)。最常见的并发症为脓胸和继发于感染或复张性肺水肿的急性呼吸衰竭；分次缓慢引流胸水可预防复张性肺水肿。

对已明确诊断的恶性胸腔积液且胸部影像学提示肺萎陷的患者，行胸腔镜术获益相对较少。然而，全麻状态下经胸腔镜可直视肺脏再膨胀情况，明确肺脏是否有萎陷，进而指导下一步治疗，包括行滑石粉喷撒或置入胸腔引流管。

(7)其他治疗：

1)全身治疗：某些肿瘤如小细胞肺癌胸膜转移所致的恶性胸腔积液可能对化疗有较好的反应，如无禁忌证可考虑全身治疗，同时联合胸腔穿刺或胸膜固定术。化疗对乳腺癌和淋巴瘤合并的恶性胸腔积液也有较好的疗效，对前列腺癌、卵巢癌、甲状腺癌、胚细胞瘤有关的恶性胸腔积液可能有效。此外，可选择适合的患者试用靶向治疗。

2)外科治疗：与单独采用胸膜固定术相比，治疗恶性胸腔积液的外科手术包括壁层胸膜切除术、胸膜剥脱术或胸膜全肺切除术等，但其创伤大，脓胸、出血、心功能不全、呼吸衰竭等并发症发生率高，术中病死率可达 10%～19%，因此目前极少使用，暂不推荐应用胸膜切除术替代胸膜固定术或留置胸腔导管治疗复发性胸水或肺萎陷。然而，联合外科手术与滑石粉胸膜固定术和(或)胸腹膜分流术可减轻症状，可通过外科胸腔镜小切口开胸进行。此外，有少数研究报道，外科胸腔镜下胸膜切除术用于胸膜间皮瘤的治疗，但其确切价值尚待验证。

3)胸腔内治疗：当恶性肿瘤局限于胸腔内时，胸腔内注射抗肿瘤药物除了可减少胸水渗出外，还可治疗肿瘤本身。为了达到最大的抗瘤活性且全身不良反应最小，需要胸腔内注射局部分布浓度高而全身分布浓度低的化疗药物。然而，目前尚无足够的循证医学证据支持此种疗法。

可尝试将细胞因子直接注入胸腔内治疗恶性胸腔积液。既往有学者将 IL-2、IFN-β、IFN-γ 等直接注入胸腔治疗恶性胸腔积液及间皮瘤。国内也有研究尝试胸腔内注入金黄色葡萄球菌素、香菇多糖；还有学者试用胸腔局部热灌注治疗恶性胸腔积液。所有这些方法疗效不一，均未得到多中心大样本 RCT 研究证实，有必要开展严格的临床研究以收集可靠的证据。

3.预后

出现恶性胸腔积液表明肿瘤播散或已进展至晚期，患者预期寿命将显著缩短，中位生存期为 3～12 个月，这与原发肿瘤类型和分期有关。已有证据显示，肺癌所致恶性胸腔积液患者生存期最短，卵巢癌所致恶性胸腔积液生存期最长，无法找到原发灶的恶性胸腔积液患者生存期介于上述两者之间。

二、风湿性疾病所致的胸腔积液

风湿性疾病是一组自身免疫性疾病，可累及全身多种脏器的疏松结缔组织，也包括胸膜。临床上风湿性疾病在不同病期可分别表现为胸腔积液、胸膜粘连和胸膜增厚等。以下主要讨论系统性红斑狼疮和类风湿关节炎所致的胸腔积液。

（一）系统性红斑狼疮

系统性红斑狼疮(SLE)是一种自身免疫性全身性结缔组织病，因体内大量的致病性自身抗体和免疫复合物可造成组织损伤，临床可出现多个系统和脏器损害的病状，女性约占 90%，常为 20～40 岁育龄女性。肺有丰富的结缔组织和血管，抗原抗体复合物容易在肺、胸膜沉积，导致肺、胸膜损害。系统性红斑狼疮肺、胸膜改变主要是指：首先 SLE 诊断明确，符合美国风湿病学会 1997 年修订的 SLE 诊断标准；其次有相应的呼吸系统症状和(或)X 线有肺部和(或)胸膜异常表现；再次，肺和(或)胸膜病变对抗生素治疗无效，对皮质类固醇治疗有良好效果。同时需要排除其他原因所致的肺、胸膜病变，如结核性胸膜炎、真菌性胸膜炎以及心力衰竭等。SLE 肺、胸膜损害轻重不一，形式多样，且其临床表现与 X 线征象缺乏特异性。胸膜炎是 SLE 肺、胸膜损害最常见的表现形式，主要机制为免疫复合物沉积于胸腔血管壁引起管壁通透性增加所致，发生率为 45%～75%。30%～60%的患者有胸膜腔积液，多为双侧，少量到中等量不等，多表现为渗出液，急性期以中性粒细胞为主，慢性期以淋巴细胞为主。

1.诊断

主要是明确 SLE 的诊断。

(1)本病以年轻女性多发，男女之比为 1∶(7～9)。年龄多为 15～35 岁。

(2)早期症状有胸痛、咳嗽,在渗出液较多时,可伴胸闷气促,胸腔积液一般为中量以上,大多为双侧,但也可为单侧或双侧交替发生。

(3)常伴有其他症状,包括皮损、肌肉关节病变及全身脏器(心、肝、肾或肺)受损出现的表现。

(4)胸腔积液检查表现为渗出液,有核细胞分类以单核细胞或淋巴细胞为主。

(5)免疫学检查,包括测定胸腔积液和血液中补体浓度、ANA 滴度和 LE 细胞,阳性者对诊断有参考意义。

(6)鉴别诊断:SLE 伴发的胸腔积液主要与类风湿关节炎鉴别,两者全身表现和免疫学检查有很多重叠部分,最大区别在于 SLE 所致的胸腔积液生化检查接近血液,而类风湿关节炎所致的胸腔积液表现为低 pH(＜7.2)、低葡萄糖(＜2.24mmol/L)和高 LDH(＞500IU/L),有重要的鉴别价值。在 SLE 确诊后出现的胸腔积液,要注意排除继发感染(尤其是结核)和恶性肿瘤的可能,应予鉴别。

2.治疗

首选激素治疗,无效者可试用其他免疫抑制剂如硫唑嘌呤、环磷酰胺等。一般来说,SLE 胸腔积液可单侧或双侧,多为少量至中等量积液,临床上往往无须特殊处理,随着激素治疗 SLE 病情得到控制,胸水多可自行吸收。大量胸腔积液则可能需要给予积极的引流干预措施。早期激素治疗效果较好,如出现慢性间质纤维化,将不可避免地造成肺功能永久下降。在 SLE 患者的诊疗过程中要时刻保持对合并感染的警惕,由于患者自身免疫功能低下且长期应用激素和免疫抑制剂,极易并发肺部细菌、真菌和结核感染,而感染本身又可诱发狼疮活动。临床上常常是活动性狼疮和感染同时存在,故激素等免疫抑制剂和抗感染药物两方面均需加强使用。

3.预后

取决于其他脏器受累程度和并发症发生的情况,胸腔积液本身对预后影响不大。

(二)类风湿关节炎

类风湿关节炎(RA)的肺、胸膜累及率在 20%～50%,而单纯表现为胸膜渗出性改变者在 5%～10%,虽然 RA 的发病以女性多见,但男性 RA 的胸腔积液发生率明显高于女性。

1.诊断

(1)多为中老年男性,常有较长的类风湿关节炎病史。常伴有皮下结节,偶有先于类风湿关节炎诊断之前出现胸腔积液者。

(2)胸腔积液多为少到中等量,单侧多见,左右侧发生率接近。

(3)胸腔积液为渗出性,分类以淋巴细胞为主,主要特征是低葡萄糖(＜2.24mmol/L),低 pH(＜7.2),高 LDH(500IU/L)。另外,还可有免疫学改变如补体水平降低和类风湿因子滴度升高等。胸腔积液中找到类风湿关节炎细胞得以证实。这类胞常为多形核细胞,胞质内含有深黑色颗粒,释放类风湿因子。

(4)胸膜活检:可找到类风湿结节,但阳性率不高,大多表现为慢性炎症与纤维化。

(5)鉴别诊断:注意与肿瘤性、结核性区别,有赖于患者的病史、体征、免疫学与血液生化检查区别。

2.治疗

少量胸腔积液可自行吸收,胸腔积液较多时用肾上腺皮质激素治疗效果较好,必要时加用环磷酰胺、硫唑嘌呤等免疫抑制剂。反复出现胸腔积液时,局部注入粘连剂,避免复发。

3.预后

主要取决于原发病本身,一般预后尚可。

三、肺炎旁胸腔积液

肺炎旁胸腔积液(PE)是指在邻近细菌性肺炎或肺脓肿的胸膜腔所发生的胸腔积液。至少40%的细菌性肺炎会出现肺炎旁胸腔积液。通常的肺炎旁胸腔积液量少,应用适当的抗生素药物就能消退。然而,如果细菌侵入胸膜腔,可导致复杂性肺炎旁胸腔积液或脓胸,这种情况下就必须应用抗生素治疗同时加用其他措施。

(一)病因

肺炎旁胸腔积液常由于细菌性肺炎累及胸膜所致,尤其是年老体弱、未及时治疗、免疫力低下或接受免疫抑制剂治疗者的发生率更高。此外也可见于肺脓肿、支气管扩张或肺癌合并感染等。脓胸患者多有肺部感染,但外科手术后脓胸也较常见,其他的病因包括气胸行胸腔穿刺术或胸腔插管引流术后的并发症、食管穿孔、邻近部位的化脓性感染(纵隔炎、膈下脓肿、肝脓肿、化脓性心包炎等)直接侵蚀、穿破或通过淋巴结引流累及胸膜腔,以及类风湿性胸腔积液患者因为胸膜下结节坏死导致的支气管胸膜瘘等。

(二)病原学

任何可引起肺部感染的细菌均可产生胸腔积液。以往的肺炎旁胸腔积液以肺炎球菌或溶血性链球菌最常见,在抗生素普遍应用以后,则以金黄色葡萄球菌为主。近年来厌氧菌和革兰阴性杆菌感染呈上升趋势。社区获得性感染和医院获得性感染所致胸腔积液感染的病原菌互不相同。

社区获得性胸腔感染最常见的病原菌是革兰阳性需氧菌。革兰阴性致病菌如肠杆菌科、大肠埃希菌、流感嗜血杆菌在培养中较多见于合并感染,单发者相对较少。厌氧菌感染比例逐渐增加,胸腔积液培养阳性率从12%到34%不等。但如果应用不同的监测方法如DNA扩增,则阳性率可高达76%。

院内获得性胸腔感染患者最常见的病原菌为金黄色葡萄球菌,其中耐甲氧西林金黄色葡萄球菌(MRSA)约占2/3,其次常见病原菌主要是革兰阴性需氧菌如大肠埃希菌、肠杆菌属、假单胞菌,这部分患者病情严重,常需要转入重症监护病房。

胸腔积液混合感染多见于合并基础疾病的老年患者,常见病原菌为革兰阴性菌和厌氧菌,这两种细菌很少单独培养阳性。真菌性脓胸很少见(占胸腔感染不足1%),病死率高(约73%),多见于免疫抑制人群,常见病原菌为念珠菌属。

(三)发病机制

根据发病机制,肺炎旁胸腔积液可分为三类。

1.单纯性肺炎旁胸腔积液

肺炎时肺间质组织液增多并通过邻近的脏层胸膜渗出到胸膜腔,从而形成胸腔积液。此时的胸腔积液为渗出液,并伴有大量中性粒细胞进入胸膜腔。当渗出液超出胸膜腔的再吸收能力时,就会引起单纯性胸腔积液,这种积液往往随肺炎的消退而消失。在菌血症肺炎球菌性肺炎患者中,胸腔积液很常见,且通常是无菌的。

2.复杂性肺炎旁胸腔积液

细菌持续性侵入胸膜腔,则发生复杂性胸腔积液。细菌侵入常会引起中性粒细胞数量增加,并且因中性粒细胞及细菌于厌氧下利用葡萄糖而引起胸腔积液酸中毒。此外,中性粒细胞的溶解增加了胸腔积液中乳酸脱氢酶(LDH)浓度,增加后其值往往超过1000U/L。因为细菌可从胸膜腔中被迅速清除,所以复杂性肺炎旁胸腔积液进行细菌培养时结果常为阴性。即使在致密纤维蛋白层沉积在脏层和壁层胸膜上(可导致胸膜小腔形成)时,这种情况也可发生。

3.脓胸

脓胸形成是第3个阶段,其特点是胸腔积液革兰染色可见细菌和(或)胸膜腔穿刺术抽出脓液。细菌培养阳性并不是做出诊断的必要条件,因为多种原因可导致无法从脓胸中培养出细菌。

肺炎旁胸腔积液的演变可分为3个阶段,每个阶段之间可以相互重叠:

(1)渗出阶段:此阶段的特征是无菌性胸液迅速地渗出到胸膜腔。胸液的来源仍未明确,可能来自肺间质。胸膜积液的特征是白细胞低,乳酸脱氢酶低,葡萄糖水平和酸碱度正常。在这一阶段,几乎不需要胸腔引流,单用抗生素就足够。

(2)纤维脓性阶段:如果没有进行适当的治疗,在某些情况下细菌可以从邻近的肺炎入侵到无菌性渗出性积液,则演变成纤维脓性期。这一阶段是以大量的胸液为特征,胸液中有许多多形核细胞、细菌和细胞碎屑。纤维蛋白沉积在被累及的脏层和壁层胸膜。当此阶段发展时,积液倾向于形成包裹和形成限制膜。包裹预防了脓胸的扩展,但增加了胸膜腔胸腔导管引流的困难。当发展到这一阶段时,胸液pH和葡萄糖水平进行性下降,LDH水平进行性增高。

(3)机化阶段:成纤维细胞从脏层和壁层胸膜表面向积液处生长,产生一无弹性的膜,称“胸膜皮”,影响肺的膨胀。胸液浓稠,如未及时治疗,脓液可突破胸壁或肺,形成胸壁脓性窦道或支气管胸膜瘘。

(四)临床表现

肺炎旁胸腔积液的临床表现取决于患者的起病时间和免疫能力,以及引起感染的特定病原体。肺炎合并单纯性肺炎旁胸腔积液患者表现在肺炎病程早期,脓胸患者则出现较晚,一般出现在未经治疗的肺炎细菌有足够的时间定植到胸膜腔繁殖时。毒性较小的细菌通常起病较晚,既往因慢性阻塞性肺疾病(COPD)或哮喘而使用吸入性皮质类固醇可降低肺炎旁胸腔积液的发病率。然而,伴有严重免疫缺陷,如移植后或人类免疫缺陷病毒(HIV)感染的患者,脓胸在肺炎病程的早期就可出现。

细菌性肺炎伴肺炎旁胸腔积液常见的临床特征包括咳嗽、发热、胸膜炎性胸痛、呼吸困难和咳痰。一般而言,除了胸膜炎性胸痛和发热持续时间外,主诉症状对于鉴别肺炎患者有无伴肺炎旁胸腔积液或脓胸没有任何帮助。脓胸患者发热和不适持续数日的较长病程,而非数小时。

当听诊发现的细或粗湿啰音及肺组织实变体征被呼吸音减弱及触觉语颤减弱所取代时,

体格检查可发现存在胸腔积液。叩诊浊音是肺炎所致肺实变合并胸腔积液的一个潜在特征。

（五）诊断

1.确定有无肺部炎症

根据临床症状、体征和胸部X线检查诊断并不困难，肺部炎症包括细菌性肺炎、肺脓肿和支气管扩张感染等。需注意的是，部分患者可没有明确的肺部炎症表现。应尽早行痰培养和药敏，必要时行电子支气管镜或经皮穿刺吸取分泌物培养，尽可能查明病原体，以指导临床治疗。

2.确定有无胸腔积液

对每一例肺炎患者最初的检查都要注意是否有肺炎旁胸腔积液的存在。确定是否有复杂性类肺炎性胸腔积液是非常重要的，因为胸腔内插管引流与否与其死亡率有关。

胸部X线检查对确定中等量以上的胸腔积液较为容易，而少于300～400mL的少量胸腔积液常规后前位立位胸片常不易被发现或仅表现为肋膈角、后肋膈角钝或呈外套样胸膜炎、沿侧胸壁细带状致密阴影，通过改变体位透视或侧卧位胸片检查可以帮助确定积液的存在。胸部CT能检出常规X线胸片分辨困难的病变，还有助于鉴别肺和胸膜的病变，了解肺实质病变的位置和特征，有助于鉴别诊断和指导治疗。此外，胸部超声检查也可确定胸腔积液是否存在、是否包裹，并指导胸腔积液的穿刺定位。

3.确定积液的性质

一旦考虑为肺炎旁胸腔积液，且积液前后径距离＞10mm，应尽早做胸腔穿刺，检查胸液常规、生化（如pH、蛋白质、葡萄糖、淀粉酶和LDH等）、细菌革兰染色和细菌培养。肺炎旁胸腔积液性质为渗出液，细胞分类以中性粒细胞为主（＞50%），总蛋白含量升高＞30g/L，乳酸脱氢酶（LDH）＞200U/L，胸腔积液LDH/血清LDH比值＞0.6。此外，胸液pH是判断患者是否需要行胸腔插管引流的重要指标之一，用于测定pH的标本应在严格无氧的条件下收集和送检，并立即血气分析仪测定。肺炎旁胸腔积液早期为无菌性浆液性渗出，LDH水平较低，葡萄糖和pH正常。随着病情加重可表现为脓性渗出，LDH水平进行性升高，葡萄糖和pH进行性下降，此时胸腔积液涂片检查可查见细菌，培养可有细菌生长。脓性胸腔积液涂片阴性率为6%～15%，培养阴性率则高达37%。胸腔积液有臭味常提示厌氧菌感染，然而仅有60%左右的厌氧菌性脓胸有恶臭味。

临床上根据胸腔积液检查的情况决定是否须行胸腔插管引流，需要引流的情况包括：①胸膜腔内积脓；②胸腔积液革兰染色阳性；③胸腔积液葡萄糖＜2.2mmol/L；④胸腔积液培养阳性；⑤胸腔积液pH＜7.00；⑥胸腔积液LDH＞3×正常血清值高限；⑦胸腔积液为包裹性。上述情况也预示着患者预后较差。

（六）分期

Light分类法根据积液量、外观、生化特征以及是否为包裹性，将肺炎旁胸腔积液分为七类：

1.无意义的胸腔积液

胸腔积液量少，侧卧位X线胸片积液厚度＜10mm；此类患者无须胸腔穿刺，给予适当的抗生素治疗。

2.典型的肺炎旁胸腔积液

侧卧位X线胸片积液厚度≥10mm，葡萄糖>2.2mmol/L，pH>7.2，LDH<3倍正常血清值高限；胸腔积液革兰染色和细菌培养阴性；给予抗生素治疗，胸腔积液在7～14天吸收。

3.边缘性复杂性肺炎旁胸腔积液

7.00<pH<7.20和(或)LDH>3倍正常血清值高限，葡萄糖>2.2mmol/L；革兰染色和细菌培养阴性，大部分病例单纯使用抗生素可以痊愈，但只要积液重新积聚，应该进行胸穿放液。

4.单纯性复杂性肺炎旁胸腔积液

pH<7.00或葡萄糖<2.2mmol/L或革兰染色或培养阳性，胸液外观非脓性且无包裹；治疗为抗生素和胸腔导管引流。

5.复合性复杂性肺炎旁胸腔积液

pH<7.00或葡萄糖<2.2mmol/L或革兰染色或培养阳性，呈多发包裹性和明显脓胸；此类患者可能需要纤溶药物或可行胸腔镜下松解粘连，部分患者需开胸行胸膜剥离术。

6.单纯性脓胸

胸液外观脓性；呈游离性或单个包裹性。为使脓液引流通畅，应采用大口径胸管。若引流无效，应考虑进行胸膜剥离术。

7.复合性脓胸

胸液外观脓性，多发包裹性。CT表现为壁层胸膜增厚>5mm。置管内引流加溶栓剂，通常需要胸腔镜或胸膜剥离术。

(七)治疗

治疗主要包括两个方面，一是选择合理的抗生素，另一方面是处理胸腔积液；此外应给予足够的营养支持。

1.抗生素的选择

所有的肺炎旁胸腔积液及脓胸患者均应该给予积极的抗感染治疗，多数肺炎旁胸腔积液患者通过有效的抗生素治疗可以自行吸收。由于肺炎旁胸腔积液中厌氧菌感染所致者占了相当比例，因此所有患者应经验性使用抗菌谱覆盖厌氧菌的抗生素。初始抗生素的选择一方面基于感染是社区获得性抑或医院获得性，以及患者病情的严重程度。另一方面要考虑当地抗生素的耐药情况以及抗生素穿透胸膜的能力，甲硝唑穿透效果最好，其次是青霉素、克林霉素、万古霉素和头孢曲松，氨基糖苷类抗生素不易穿透入胸膜腔。待胸腔积液或血细菌培养阳性结果报告后，抗生素的选择应该根据病原菌的种类和药物敏感试验结果做出适当调整。

对于社区获得性肺炎病情不重者，推荐的抗生素是第二或第三代头孢菌素或β-内酰胺类抗生素/β-内酰胺酶抑制剂(如替卡西林/克拉维酸钾)加大环内酯类抗生素(如红霉素和克拉霉素)。严重的社区获得性肺炎可用大环内酯类加上具有抗假单胞菌活性的第三代头孢菌素(如头孢他啶或头孢哌酮)。医院获得性脓胸往往继发于院内获得性肺炎、创伤或手术，抗生素需要覆盖革兰阳性、阴性需氧菌和厌氧菌。目前，耐甲氧西林金黄色葡萄球菌(MRSA)引起的院内获得性肺炎增多，因此经验性应用抗生素在治疗后期需要覆盖MRSA直至有明确的病原学结果。

初始治疗应选用静脉抗生素，之后随临床症状的好转可改为口服抗生素。疗程一般至少3周，具体情况取决于临床症状、生化检查（如CRP）和影像学表现。

2.胸腔积液的处理

肺炎旁胸腔积液的处理方法主要依据胸腔积液的性质而选择，包括胸腔置管引流、胸腔内注入纤溶药物、胸腔镜下胸膜粘连松解术、胸膜剥脱术、开放式引流。

(1)胸腔置管引流：胸腔引流是治疗肺炎旁胸腔积液的重要手段。治疗性胸腔穿刺由于需反复抽液，患者不易耐受且增加住院时间而逐渐减少。胸腔置管引流适合于多数复杂性肺炎旁胸腔积液，可快速清除胸腔积液，促进肺膨胀。穿刺位置应有利于胸腔积液的引流，最好在B超引导下进行。如果患者脏层胸膜已经覆盖有纤维素皮，在引流管加用负压吸引装置可能促进肺的膨胀，并加快脓腔的消灭。

对于复杂性肺炎旁胸腔积液的患者，若24小时内临床情况和影像学得到改善，说明胸腔引流成功。若患者24小时内没有明显好转，则需要考虑引流不理想或抗生素选择不正确，应检查置管位置，重复培养结果。

如果胸腔插管闭式引流后患者临床情况和影像学得到改善，胸腔导管应留置到每天胸腔积液引流量小于50mL且引流液颜色转为清澈黄色为止。应每天定量测定引流液收集系统里面的沉淀物（代表胸腔积液白细胞和坏死物），如果沉淀物每天大于5mL则不能停止引流。

(2)胸腔内注入纤溶药物：肺炎旁胸腔积液中有大量的蛋白质及细胞碎片，沉积在胸膜上造成胸膜粘连，从而导致胸液引流困难。而胸腔内给予纤溶药物的理论依据是其可以破坏形成包裹的纤维蛋白膜而促进胸腔积液的引流，进而减轻胸膜肥厚和粘连。胸腔内纤溶治疗首先出现于1949年，近期一项大规模临床试验表明虽然胸腔内纤溶治疗可以增加引流，但是并不能降低患者病死率、手术率和减少住院时间，亦无法改善长期影像学及肺功能，因此目前证据不支持常规应用胸腔内纤溶剂。但是对于由于多腔分隔的胸腔积液引起呼吸困难或呼吸衰竭需要手术解决但是因种种原因不能立刻手术的患者可考虑应用胸腔内纤溶。

(3)胸腔镜下胸膜粘连松解术：目前认为胸腔镜下胸膜粘连松解术对于复杂性肺炎旁胸腔积液的治疗有益，对于此类患者当胸腔积液引流不充分者可考虑。胸腔镜术前应进行胸部CT扫描以获取脓腔大小、脓腔严重程度的解剖学信息。行胸腔镜术时，胸膜腔的多个小腔被打通，胸膜腔就可以完全引流，胸管可以放在最佳位置。另外还能检查胸膜表面以判断是否有行胸膜剥脱术介入治疗的必要。如果胸腔镜术发现患者同时伴有大量胸膜肥厚而无法予以处理，考虑需进行胸膜剥脱术时，便可以扩大胸腔切口切除肥厚的胸膜。

(4)胸膜剥脱术：剥脱术包括把脏、壁层胸膜的所有纤维组织去除掉，排空胸膜腔所有的脓液或碎屑，消除胸膜腔脓毒症，从而使肺扩张。胸膜剥脱术是一项创伤性大的胸外科手术，通常需要完全胸廓切开，因此明显衰竭的患者不能进行该手术。

对于急性阶段胸腔感染的患者，胸膜剥脱术仅考虑用于控制感染。如仅是为了去除肥厚的胸膜不能考虑剥脱术，因为这种胸膜肥厚可在几个月内自然消失。6个月后，如果胸膜仍肥厚，患者肺功能明显下降以至限制了活动，则应考虑剥脱术，接受剥脱术后的患者肺功能明显提高。

(5)开放式引流：应用开放式引流可以完成胸腔慢性引流。有两种不同的操作方式，最简单的一种操作就是把一根短、大且有孔的管子插进脓腔，接着每天用温和的消毒溶液冲洗导管，导管引流液搜集在放置导管上的结肠造瘘袋内。另外一种操作就是用纱布填充脓腔，这种操作使患者避免用抽吸装置，提供更加完全的引流。

复杂肺炎旁胸腔积液，开放式引流不要进行得太早也是重要的。如果邻近脓胸的脏、壁层胸膜还没有因炎症过程而融合，胸膜腔与外界大气相通就会导致气胸。进行开放式引流前要对上述可能性进行评估。短期内放置胸管并使其与外界大气相通，然后通过放射检查判断肺是否萎陷。

3.营养支持

肺炎旁胸腔积液作为一种感染性疾病，机体处于高代谢状态，患者营养不良易导致免疫低下、预后不佳。因此，应该加强全身营养支持治疗，给予高能量、高蛋白、富含纤维素的饮食，并保持水、电解质和酸碱平衡。

（八）预后

肺炎旁胸腔积液的早期诊断对于存在发病率和死亡率高风险的患者至关重要，早期治疗可明显改善预后。然而，目前临床上尚无可行的、系统的、具体的方法早期鉴别高危患者。

第五节　乳糜胸

乳糜胸系不同原因导致胸导管破裂或阻塞，使乳糜液溢入胸腔所致。

胸导管为体内最大的淋巴管，全长30～40cm。它起源于腹腔内第1腰椎前方的乳糜池，向上经主动脉裂孔穿越横膈而入纵隔。再沿椎体右前方及食管后方上行，于第5胸椎处跨椎体斜向左上。在椎体及食管左侧上行至颈，经颈动脉鞘后方跨过锁骨下动脉返行并注入左静脉角（左颈静脉与左锁骨下静脉汇合处）。

胸导管引流横膈以下及膈上左半侧的淋巴液。据研究，人体摄入脂肪的60%～70%，由黏膜绒毛的淋巴管收集而汇入乳糜池。肠源性淋巴液因富含三酰甘油和乳糜微粒而呈乳白色，它们以胸导管注入体循环。胸导管乳糜流量及性状随饮食而变。通常每小时60～100mL，日总量1.5～2.5L。进食含脂肪食物时，流量增多并呈乳糜状，饥饿或禁食时则量少、较亮。

当胸导管受压或堵塞时，管内压力增高致导管或其在纵隔内分支破裂，乳糜液反流、溢出而进入纵隔，继之穿破纵隔进入胸腔，形成乳糜性胸水。也有可能因胸导管压力高，发生肺内及肋间淋巴管的扩张、反流，乳糜液不经纵隔而直接漏入胸腔，由于解剖上的原因，阻塞或压迫发生在第5胸椎以下时，仅出现右侧乳糜胸，在第5胸椎以上时，则出现双侧乳糜胸。

一、病因及发病机制

任何导致胸导管破裂或阻塞的疾病均可引起乳糜胸。乳糜胸的病因分为创伤性及非创伤性两类。医源性损伤和淋巴瘤是乳糜胸最主要的病因。

（一）创伤性乳糜胸

1.医源性损伤

约占病因的25%。最常见于涉及后纵隔的手术。食管切除术后1%～4%的患者发生乳糜胸，多为右侧，左侧其次，双侧少见。冠状动脉旁路移植术、膈疝修补术、肺、纵隔、颈部或胸椎的手术以及锁骨下动静脉置管等引起乳糜胸的病例亦有报道。

2.其他创伤

颈、胸部穿通伤等累及胸导管，肋骨或椎骨骨折导致胸导管刺伤、压榨伤，甚至打哈欠、咳嗽、剧烈呕吐、举重、车祸等引起脊柱突然过伸，均可损伤胸导管引起乳糜胸。闭合性创伤导致的乳糜胸多为右侧，胸导管损伤平面多位于 T_9～T_{10} 水平。

（二）非创伤性乳糜胸

1.肿瘤

为最常见病因，其中以淋巴瘤最为多见，肺癌、胃癌、宫颈癌、前列腺癌等肿瘤经淋巴管播散过程中侵犯胸导管、转移至纵隔淋巴结、栓塞胸导管或其分支，导致胸导管损伤、压迫或阻塞，均可引起乳糜胸。

2.良性病变

丝虫病、淋巴结结核、结节病、胸骨后甲状腺肿、纵隔良性肿瘤、狼疮、淀粉样变、肺淋巴管平滑肌瘤病、静脉血栓、上腔静脉阻塞综合征、心力衰竭、肾衰竭、肾病综合征、肝硬化、结节性硬化症等，均可引起胸导管或其分支阻塞或胸导管内压力增高或引起乳糜性腹水继而进入胸腔，导致乳糜胸。

3.治疗相关

胸部放射治疗、某些药物（抗排斥药物、抗银屑病药物等）也可导致乳糜胸。

4.特发性

乳糜胸患者中有5%～10%病因不明，可能为轻微外伤等原因所致。

5.先天性

新生儿先天性乳糜胸可因胸导管发育畸形，如扩张、缺损、闭锁或瘘管形成等导致。

二、病理生理和病理

食物中的脂肪经肠道消化形成长链三酰甘油，以乳糜微粒的形式通过肠乳糜管运输至乳糜池中，再经胸导管进入血液。胸导管长30～40cm，直径2～3mm，起始于第1腰椎前方的乳糜池，经主动脉裂孔穿过膈肌进入后纵隔，在主动脉和奇静脉之间沿脊柱右前方上行，在 T_4～T_6 水平转向脊柱左侧，在主动脉弓、锁骨下动脉和食管左缘之间进入上纵隔，出胸廓入口后向前弓状弯曲，经左锁骨下动脉、椎动脉、甲状颈干的前方，汇入左颈内静脉和左锁骨下静脉的交汇处（即左静脉角）。因此，胸导管下段损伤多形成右侧乳糜胸，而上段损伤多形成左侧乳糜胸。胸导管在其走行经过中与奇静脉、肋间静脉、椎静脉、支气管纵隔淋巴干有吻合支，与淋巴管间也形成复杂的交通网，并且有很大的解剖变异，40%～60%个体的胸导管走行异常。

乳糜液外观为乳状不透明液体，静置后分为三层：上层呈奶油状，含有乳糜微粒；中层呈乳状，为蛋白质及少量脂质成分；下层含有细胞成分。乳糜液具有抑菌性，无刺激，进入胸膜腔后不引起胸膜炎症反应，不引起胸膜增厚。胸导管每天运输乳糜液1500～2500mL，乳糜液流量随高脂饮食及大量饮入液体而增多，在高脂饮食后数小时乳糜液流量可增加2～10倍，饥饿状态下则流量明显降低。乳糜液中主要的细胞成分为T淋巴细胞。长期大量丢失乳糜液可导致营养不良、水电解质紊乱、低脂血症、淋巴细胞减少以及免疫功能降低。乳糜液漏入胸膜腔压迫同侧肺组织，若积液量较大甚至可造成纵隔移位、压迫对侧肺组织，影响心肺功能，造成呼吸困难、循环血量不足以及心排血量减少等。

三、临床表现及辅助检查

（一）临床表现

1.原发病的临床表现

乳糜胸的病因众多，全身各系统均可能涉及，出现相应的症状和体征。因此全面而系统地询问病史及查体，对于乳糜胸的病因诊断十分重要。

2.胸腔积液的临床表现

乳糜胸患者胸腔积液的症状、体征与其他原因所致胸腔积液者相似，临床表现的轻重取决于胸腔积液发生的快慢和量的多少，少量者多无症状，中量以上积液者可出现胸闷、气急、活动后呼吸困难，患侧叩诊浊音，呼吸音减弱甚至消失。由于乳糜液对胸膜无刺激性，不具有促炎作用，故胸痛和发热少见。非创伤性乳糜胸患者常发生起病隐匿的活动后呼吸困难。创伤性乳糜胸患者从胸导管损伤到出现胸腔积液的临床表现之间通常存在2～10天的潜伏期，乳糜液最初积聚于后纵隔形成乳糜瘤（影像学表现为后纵隔团块影），乳糜瘤最终破入胸膜腔形成乳糜胸。

3.乳糜液丢失的临床表现

随着乳糜液的不断漏出，患者可由于脂类、蛋白质、电解质和淋巴细胞的丢失，出现营养不良、代谢和酸碱紊乱、免疫功能降低等表现。

（二）辅助检查

（1）胸水一般检查：典型的乳糜性胸腔积液外观呈白色乳状，无味，离心后仍混浊。有时乳糜性胸腔积液也可呈黄色清亮或血性。在一项回顾性研究中，仅44％的乳糜胸患者胸水呈现典型的白色乳状。乳糜性胸水pH常在7.40～7.80之间，比重多大于1.012，细胞计数多以淋巴细胞为主，多数为渗出液，但乳酸脱氢酶水平较低。通常胸水三酰甘油水平＞110mg/dL（1.24mmol/L），胸水三酰甘油/血清三酰甘油＞1，而胸水胆固醇/血清胆固醇＜1。然而，禁食会显著降低胸水三酰甘油水平，因此可在患者高脂饮食后再取胸水检测。胸水三酰甘油＜50mg/dL在乳糜胸患者中罕见，但也有报道。胸水电解质水平与血清中相近，蛋白含量通常在3g/dL左右。也有15％～30％的乳糜性胸水为漏出液，可能由于存在引起漏出液的合并症如肝硬化、肾病综合征、充血性心力衰竭所致。乳酸脱氢酶水平较高的乳糜胸患者应警惕是否合并感染等情况。

（2）胸水乳糜试验：在胸水中加入2mL乙醚，振荡后胸水变得清亮；在胸水中加入脂溶性染料苏丹Ⅲ溶液，显微镜检可见红色的脂肪小滴。

(3)胸水脂蛋白电泳：有乳糜微粒带出现可确诊乳糜胸，对于胸水三酰甘油介于 50～110mg/dL 可疑范围者更有价值。

(4)淋巴管造影术：可显示淋巴管、胸导管阻塞、破裂或畸形的确切部位。

(5)淋巴核素显像：^{99m}Tx 淋巴核素显像可显示淋巴回流受阻情况，对乳糜胸尤其是非创伤性乳糜胸的定位及定性具有重要价值。

(6)胸、腹部 CT：存在乳糜瘤时可显示后纵隔团块影，能发现纵隔内及腹主动脉旁肿大的淋巴结，初步排除纵隔、肺部、腹部的器质性病变，有助于病因诊断。

(7)电子支气管镜检查、胸水病理学及免疫学检查等有助于乳糜胸病因的鉴别诊断。

(8)PET/CT：能显示病灶的功能代谢状态，有助于发现隐匿的肿瘤原发灶、转移灶，并提供准确的穿刺或组织活检部位，有助于临床及早获取病理诊断依据。

四、诊断和鉴别诊断

(一)诊断

胸腔穿刺抽取胸腔积液，经检测证实为乳糜性胸水，即可诊断为乳糜胸。有上述导致乳糜胸的病因，并出现相应临床表现及体征，胸水三酰甘油未达诊断标准的，可在患者高脂饮食后再取胸水检测。

(二)鉴别诊断

乳糜胸主要需与假性乳糜胸相鉴别。假性乳糜胸多为结核性或类风湿性胸腔积液等慢性疾病，其积液在胸膜腔内停留时间较长(多＞1 年)，细胞成分坏死、分解并释放胆固醇，使胸水成乳糜样外观。

五、治疗及预后

(一)治疗原则

乳糜胸的治疗原则为保证营养支持、减少乳糜漏、胸腔减压缓解呼吸困难、闭合损伤的胸导管，以及适当的病因治疗。

(二)治疗方法

1.保证营养支持，减少乳糜漏

对乳糜胸患者最大的威胁是丢失大量乳糜液导致的营养不良和免疫功能低下，因此迅速启动营养支持以及减少乳糜漏的针对性治疗十分重要。推荐由专业的营养师指导营养支持治疗。无论何种病因导致的乳糜胸，减少乳糜液流量均可促进胸导管损伤的闭合。以中链三酰甘油为主要脂类成分的低脂饮食能减少乳糜流量，因为中链三酰甘油可被直接吸收入血，而不进入肠乳糜管形成乳糜液。必要时可禁食行全胃肠外营养，减少乳糜液的生成，促进胸导管或其分支破口早期愈合。目前已经测试了一系列的药物用于加速胸导管损伤的闭合，大多数研究为儿科术后患者中使用奥曲肽的无对照临床试验，而其应用于成人及非创伤性乳糜胸的证据相对不足，还需大样本的对照研究验证。奥曲肽促进胸导管损伤闭合的机制尚不明确，可能与减少肠道脂类(尤其是三酰甘油)吸收及增加粪便脂类排泄有关。奥曲肽常见的不良反应包括脸红、恶心及腹泻。其他药物如依替福林(一种拟交感药物,可使胸导管周围平滑肌收缩)、Ⅻ因子等,这些药物的作用还需进一步证实。

2.胸腔减压缓解呼吸困难

初始可选择胸腔穿刺术或胸腔闭式引流,适量排出胸腔乳糜液,减轻压迫症状,促进肺复张,但所有操作都应以尽量缩短引流时间避免出现营养不良或免疫功能低下为前提。若乳糜胸在短期内不能有效控制则推荐行胸腹膜分流术,由于乳糜液未从体内丢失,可最大限度地减少发生营养不良或免疫功能低下的风险。甚至有一些医师推荐胸腹膜分流术为乳糜胸确诊后立即进行的一线治疗方法。然而目前绝大多数胸腹膜分流术的研究是基于儿科患者的,其在成年乳糜胸患者中的应用还需进一步验证。若存在腹水则为胸腹膜分流术的禁忌证,若为中心静脉血栓所致的乳糜胸则胸腹膜分流术效果差。也可行胸膜-静脉分流术使乳糜液改道回流入体循环。

3.闭合损伤的胸导管

对于创伤性乳糜胸,胸导管的损伤通常可自发闭合。而非创伤性乳糜胸可能更需要外科手段的介入。并且,相比创伤性乳糜胸,非创伤性乳糜胸更易复发。如果保守治疗2周引流乳糜量不减少或胸腹膜分流术无效或胸腔置管患者持续3～5天引流乳糜量＞1.5L/d或患者即将发生营养障碍,则应考虑进一步处理,如淋巴管栓塞术、胸导管结扎术、胸导管热熔术及胸膜固定术等。近期,有一些研究报道淋巴管栓塞阻断术治疗乳糜胸的有效率可达到约70%。若淋巴管栓塞术不可行或失败,则应考虑手术治疗。若是全肺切除术后则提倡积极的手术治疗,因为胸腔引流会导致纵隔摆动和增加脓胸的风险,并且缺乏邻近肺的膨胀而减少胸导管瘘口愈合的可能。术前应尽可能改善营养状况,纠正水电解质紊乱;术前3～4小时口服高脂牛奶或油类,胃管注入亲脂染料等术中可见胸导管充盈良好,瘘口有乳糜液漏出。同时术前也可采用淋巴管造影确定瘘口。一旦发现瘘口,在其远近两端双重结扎或缝扎,而对未能发现明确瘘口者可采用膈上低位胸导管结扎。胸导管结扎失败的原因多与胸导管变异、双干及侧支损伤有关。对于单侧乳糜胸,可经患侧开胸处理胸导管,这样机体创伤小,呼吸功能损伤小,低位结扎能处理双侧乳糜胸。也可考虑不论乳糜胸在哪一侧均由右侧进胸,在膈肌裂孔上面主动脉右后与脊柱前缘间寻找并结扎胸导管,因此处胸导管走行较为恒定,便于暴露,利于手术操作。

4.病因治疗

对于明确病因的乳糜胸患者应进行病因治疗,如对恶性肿瘤患者酌情进行化疗、放疗,对结核病或寄生虫病患者,给予相应的药物治疗。

(三)预后

乳糜胸的预后取决于乳糜液丢失的量、速度和持续时间,胸导管损伤的严重程度以及患者的治疗效果,各种病因导致的乳糜胸预后也各不相同。一般情况下,创伤性乳糜胸经治疗后预后往往较好,淋巴瘤等恶性疾病所致的乳糜胸预后差,而结核、丝虫病等良性病变所致乳糜胸的预后与基础疾病控制情况密切相关。

第八章　纵隔、膈肌疾病

第一节　纵隔疾病

一、纵隔占位性病变

自上而下前纵隔常见占位性病变有胸内甲状腺肿、甲状旁腺瘤和囊肿、胸腺瘤、畸胎瘤、生殖细胞肿瘤、心包囊肿。中纵隔常见的病变有支气管源性囊肿、肠源性囊肿、淋巴源性肿瘤。位于后纵隔的病变大多数是神经源性肿瘤。

（一）胸腺肿瘤

人胚胸腺由双侧第 3 对咽囊发生，第 4 对咽囊也有小部分参与；5 周时，第 3 对咽囊向尾侧发出细长的管状突出，两侧胸腺原基在甲状腺和甲状旁腺的尾部向中线靠拢、愈合，沿胸骨下面降入纵隔，接触心包膜壁层；6 周时，其远侧末端的上皮细胞增殖，管状突出闭塞，形成球状；8 周时，与咽相连的中间部消失，留下末端增殖的球状部分，游离在纵隔内。

胸腺是中枢淋巴器官之一，与机体免疫有着密切的关系，位于前上纵隔，其上缘一般位于甲状腺下级，下缘约位于第 4 肋间，前方为胸骨、第 1～4 肋骨、胸骨舌骨肌、胸骨甲状软骨肌，后方为心包、主动脉弓及左无名静脉、气管等。分为左右两叶，由皮质和髓质两部分组成，皮质内胸腺细胞（T 细胞前身）密集，髓质内含有较多的上皮细胞。在幼儿时期，胸腺较大，进入青春期后逐渐退化缩小，到老年时期，胸腺实质大部分被脂肪组织替代，胸腺是形成初始 T 细胞的场所，为 T 细胞的发育成熟提供了重要的微环境。

胸腺肿瘤即来源于前纵隔胸腺区的占位性病变。有多种临床病理类型，包括胸腺上皮性肿瘤（胸腺瘤、胸腺癌）、胸腺神经内分泌肿瘤（胸腺类癌）、胸腺生殖细胞肿瘤（胸腺畸胎瘤、胚细胞源性肿瘤）、胸腺脂肪瘤、胸腺转移性肿瘤、胸腺囊肿等，不同病理类型的肿瘤生物学行为及预后是有差异的。具有以下特点：①临床少见，发病率为(2.5～3.2)/1 000 000；②多位于前上纵隔；③惰性生物学行为，进展缓慢；④局部侵袭为主；⑤可有胸腔或心包播散；⑥远处转移较为少见。

1.胸腺瘤

胸腺瘤是胸腺上皮源性低度恶性肿瘤，是成人前纵隔最常见的肿瘤，占全部纵隔肿瘤的 29％～47％。临床上较少见。多在常规检查时被偶然发现，可伴有重症肌无力、单纯红细胞再生障碍性贫血、低球蛋白血症、肾炎肾病综合征、类风湿性关节炎、皮肌炎、红斑狼疮、巨食管症等免疫性疾病,其中以重症肌无力最常见。有的患者会出现咳嗽、呼吸困难、胸痛或副肿瘤综合征。

胸腺瘤的具体发病机制目前仍不明确。按良恶性程度可分为:非侵袭性胸腺瘤及侵袭性胸腺瘤。按照胸腺瘤中皮髓质细胞比例,世界卫生组织(WHO)在1999年提出了WHO分型,2004年进行修订,该方案将胸腺瘤分为两种主要类型,即A型和B型(依淋巴细胞含量又分为B1、B2、B3型),同时存在上述两种成分则为AB型,C型胸腺瘤即胸腺癌。A型胸腺瘤:即髓质型或梭形细胞胸腺瘤。AB型胸腺瘤:即混合型胸腺瘤。B型胸腺瘤:被分为3个亚型,B1型胸腺瘤:即富含淋巴细胞的胸腺瘤、淋巴细胞型胸腺瘤、皮质为主型胸腺瘤或类器官胸腺瘤;B2型胸腺瘤:即皮质型胸腺瘤;B3型胸腺瘤:即上皮型、非典型、类鳞状上皮胸腺瘤或分化好的胸腺癌。C型胸腺瘤:即胸腺癌,组织学上此型较其他类型的胸腺瘤更具有恶性特征。从A型到C型,预后有明显逐渐恶化的趋势。

Masaoka分期是被广泛接受并长期临床应用的胸腺瘤分期,由Masaoka及其同事在1981年提出,随后于1994年进行了修改,称为改良Masaoka分期,即Masaoka-Koga分期。具体分期标准如下:Ⅰ期:大体和镜下肿瘤局限在包膜内;Ⅱa期:镜下肿瘤穿透包膜,浸润胸腺或纵隔脂肪的深度不大于2mm;Ⅱb期:肿瘤浸润胸腺或纵隔脂肪(深度大于2mm)或肿瘤紧贴但未侵犯纵隔胸膜或心包;Ⅲ期:大体见累及邻近器官(纵隔胸膜、心包、大血管和肺);Ⅳa期:胸膜或心包播散;Ⅳb期:淋巴或血运转移。Masaoka-Koga分期是根据微观、宏观上肿瘤侵犯包膜和邻近纵隔脂肪与结构的证据而建立的。Masoka分期较高的胸腺瘤对预后有着较大的影响。有完整纤维包膜且与纵隔结构无严重粘连的胸腺瘤预后较好,但是,侵犯周围软组织、肺、大血管或心包的侵袭性胸腺瘤,单纯手术切除容易复发,术后需要辅助放化疗。以往大部分胸腺瘤都被称为良性胸腺瘤,但是目前认为所有类型的胸腺瘤都是潜在恶性的,即使是包膜内生长的MasaokaⅠ期胸腺瘤在手术后也可能复发和转移。

(1)临床表现:患者常无明显的临床症状,常通过胸部影像学检查偶然发现纵隔病变。某些患者的症状和体征取决于病变的良恶性、肿瘤的大小、部位及有无合并系统性疾病。

1)肿瘤压迫症状:当肿瘤较大压迫气管、前纵隔血管时,患者可出现相应的肿瘤压迫症状,可有咳嗽、呼吸困难、心悸、胸痛等。

2)全身性表现:部分患者同时合并一些全身性免疫系统性疾病,如甲状腺功能亢进、纯红细胞再生障碍性贫血、重症肌无力等。从而表现出单侧或双侧上睑下垂、复视、四肢乏力、吞咽困难、咀嚼乏力、构音障碍等。

(2)诊断:应仔细评估患者病史、症状和体征,同时结合胸部影像学检查。对于具有重症肌无力及甲状腺功能亢进等自身免疫性疾病的患者,应警惕有无合并胸腺瘤,胸部增强CT可以区分纵隔内脂肪、血管、囊肿及软组织肿块,但对囊肿和实体肿瘤的鉴别有时并不准确,MRI在评估肿瘤对大血管、心脏和胸壁的侵犯及鉴别囊肿及实体肿瘤方面要优于CT。需要与胸腺瘤鉴别的疾病有胸腺区淋巴瘤、胸腺类癌、梭形细胞间质瘤、血管滤泡型淋巴结增生和胸腺囊肿。

(3)治疗:外科治疗是胸腺瘤最有效的治疗方法,完整手术切除是患者重要的预后因素,对于单纯胸腺瘤患者行全胸腺切除,对于合并重症肌无力等自身免疫性疾病的患者需行胸腺扩大切除术，切除范围包括胸腺及胸腺周围脂肪组织。目前经前正中开胸手术仍然是金标准，但是，已有研究表明电视胸腔镜在胸腺瘤的治疗效果上不劣于开胸手术。目前，电视胸腔镜已逐渐替代开胸手术应用于胸腺瘤的外科治疗。

研究显示部分切除者的预后也好于单纯活检的患者。包膜完整的Ⅰ期胸腺瘤术后不需放、化疗，对于Ⅱ期和Ⅲ期胸腺瘤行完整切除或姑息性切除均应辅助放、化疗，较少肿瘤的局部复发。对于瘤体较大及合并上腔静脉综合征者，可以行新辅助治疗，缩小瘤体，再行手术治疗，对于肿瘤姑息性切除术后或有远处转移不能手术，以及术后复发的患者可以选择化学药物治疗。

(4)诊治精要：

1)胸部 X 片及胸部增强 CT 是诊断胸腺瘤的重要手段。

2)手术完整切除是影响患者预后的重要因素。

3)电视胸腔镜在治疗胸腺瘤中发挥着重要的作用。

4)需警惕胸腺瘤的患者合并全身自身免疫性疾病。

2.胸腺癌

原发性胸腺癌是指具有恶性细胞结构特征的胸腺上皮肿瘤，可出现在各个年龄阶段。占全部胸腺肿瘤的 10%以下。病理学分型有：鳞状细胞癌、淋巴上皮瘤样癌、基底细胞样癌、黏液表皮样癌、肉瘤样癌、小细胞未分化细胞混合癌、透明细胞癌和未分化癌。其中，最常见的组织类型是鳞状细胞癌和未分化癌，容易发生早期局部转移和广泛远处播散。

由于胸腺癌非常罕见，发病机制仍不清楚，临床表现发展较快且容易使纵隔内结构移位，局部侵犯较重，临床多有症状。常见的症状有咳嗽、呼吸困难、胸痛、上腔静脉综合征等。部分患者也可同时合并重症肌无力等自身免疫性疾病，从而表现出单侧或双侧上睑下垂、复视、四肢乏力、吞咽困难、咀嚼乏力、构音障碍等。胸部 X 片表现为较大、界线不清、浸润性的前上纵隔肿块。CT 上表现为前纵隔肿块，瘤体内可有广泛坏死区，可浸润邻近组织或纵隔外转移。怀疑胸腺癌时，还应行全身核骨素扫描及腹部彩超检查，以排除这些部位是否存在转移。

在诊断上，应仔细评估患者病史、症状和体征，同时结合胸部影像学检查。临床上需要将胸腺癌与胸腺区其他恶性肿瘤进行鉴别，两者组织细胞学特点不同，治疗和预后也不相同。如恶性淋巴瘤、精原细胞瘤以及身体其他部位转移到胸腺的肿瘤，由于各种类型的胸腺癌与鼻咽部、肺、肾、唾液腺、睾丸和肛门直肠的隐性肿瘤转移到纵隔非常相似，也要与恶性肿瘤胸腺转移进行鉴别。

胸腺癌的预后较差，容易早期发生局部转移和广泛远处播散，50%～95%的胸腺癌患者就诊时已处于晚期阶段，中位生存时间为 2 年，平均 5 年存活率为 40%，10 年存活率为 33%，放疗和化疗对于肿瘤的控制效果不佳。治疗和预后取决于肿瘤的组织学分型和分期，对于未发生广泛或远处转移的病例，手术切除是最佳选择，必要时可联合侵犯器官一起切除，但是全部患者仅 1/3 能够做到完全切除，分化高的胸腺癌预后明显优于低分化者，目前针对胸腺癌手术治疗中，也没有淋巴清扫的统一规范与共识。对于难以完整切除的病例，行病灶姑息性切除也能减少肿瘤负荷，广泛转移的病例在明确肿瘤病理类型后给予放、化疗。

诊治精要：肿瘤完全切除是最重要的预后因素，对于胸腺癌患者也力争做到完全切除。

3.胸腺神经内分泌源性肿瘤

胸腺神经内分泌源性肿瘤是指起源于胸腺内神经脊嗜银细胞的肿瘤,包括胸腺类癌和胸腺小细胞癌。胸腺神经内分泌肿瘤临床症状表现为肿瘤对周围脏器产生压迫症状,如咳嗽、胸痛、气促、上腔静脉综合征等,而胸腺类癌还合并某些内分泌疾病如库欣综合征和Ⅰ型多发性内分泌肿瘤。部分胸腺类癌患者以颈部淋巴结、骨或皮肤转移为首发体征。

(1)胸腺类癌:临床少见,占胸腺肿瘤的 2.1%~7.2%,文献仅报道 200 余例,各年龄阶段均可能发病,以男性多见,约 1/4 的患者因库欣征就诊,镜下类癌细胞体积小,形态一致,大多缺乏包膜,瘤细胞呈条索状或菊形团样排列,电镜下见胞质内大量神经内分泌颗粒。

60%~75%的胸腺类癌见于成年男性,一半左右的患者无症状,多在检查中无意发现,有症状者表现为胸痛、咯血以及上腔静脉综合征等,部分患者合并库欣综合征或其他内分泌紊乱综合征。容易发生远处转移。胸腺类癌的诊断主要依据临床症状和 CT,CT 可见前纵隔肿块,多为分叶状,瘤内点状钙化,呈局限性或浸润性生长。当出现库欣综合征时,在排除肾上腺原发病变时,也应考虑是否有胸腺类癌的可能。在影像学上与胸腺瘤、生殖细胞源性肿瘤、淋巴细胞源性肿瘤及胸腺癌难以区分,主要鉴别在于不同的组织病理学特点。由于胸腺类癌常合并库欣综合征,对于以内分泌紊乱为主诉的患者,应联想到胸腺类癌的可能。

约半数胸腺类癌患者有淋巴结转移,在治疗上,外科切除是胸腺类癌唯一有效的治疗手段,根治性切除肿瘤及其周围组织有望获得长期生存,部分患者术后需辅助以放疗和化疗。胸腺类癌的局部复发率可高达 20%,研究显示术后常规放疗可以减少局部的肿瘤复发。对于局部复发的患者,可以考虑再次手术。当胸腺类癌出现远处转移时,可用化学药物治疗。

预后:胸腺类癌死亡率高于Ⅰ型多发性内分泌肿瘤,有异位分泌 ACTH 功能产生库欣综合征的胸腺类癌患者,远比无临床内分泌紊乱者预后差,不典型胸腺类癌即使有完整的包膜也有潜在的恶性,有报道术后 10 余年复发。研究显示:未切除的晚期胸腺类癌患者存活期较短,性别、年龄、库欣征、化疗、放疗及复发对预后无明显影响。在一篇关于 81 例胸腺类癌的报道中,完全切除的患者 5 年存活率为 77%,10 年存活率为 30%;仅做部分切除的患者 5 年和 10 年存活率分别为 65%和 19%;未做手术切除的患者 5 年和 10 年存活率分别为 28%和 0。

(2)胸腺小细胞癌:即燕麦细胞癌,其组织学结构和身体其他部位的小细胞癌类似,在诊断胸腺原发小细胞癌之前,需排除转移癌的可能,胸腺小细胞癌呈浸润性生长,且容易远处转移,常与身体其他部位内分泌肿瘤同时存在。治疗上多采用放化疗。

诊治精要:外科切除是胸腺神经内分泌源性肿瘤唯一有效的治疗手段,根治性肿瘤切除可能达到长期生存。

4.胸腺脂肪瘤

胸腺脂肪瘤占胸腺肿瘤的 2%左右,临床罕见,生长缓慢,是来源于胸腺脂肪组织的良性肿瘤。正常的胸腺组织在退变过程中含有大量脂肪组织,由于脂肪组织和胸腺组织的异常增生而形成了胸腺脂肪瘤。

胸腺脂肪瘤的大体标本与其他部位的脂肪瘤类似,质软,呈黄色,切面似脂肪组织,镜下可见大量成熟的脂肪组织混杂有胸腺组织。因肿瘤生长缓慢,临床上多无症状,多在体检时偶然发现,个别患者可有胸闷、胸痛、气促、活动后呼吸困难或重症肌无力等副肿瘤症状。术前影像学诊断上难与胸腺瘤区别，需待病理学检查。

一般无侵犯周围脏器，在治疗上，手术切除是有效的治疗方法，手术完整切除后，一般多无复发。

5.胸腺畸胎瘤

人体许多部位都可以发生畸胎瘤，它是由不同于所在部位组织的多种组织成分构成的肿瘤。胸腺畸胎瘤临床少见，来源于胚胎期的一种多功能干细胞，系胚胎期第3、4鳃囊和鳃裂随着膈肌下降而入纵隔，主要发生在前上纵隔，与胸腺相连或相关。

胸腺畸胎瘤临床少见，胸腺畸胎瘤约占全部胸腺纵隔畸胎瘤的23%。临床表现多样，有胸痛、咳嗽、胸闷、憋气等非特异性症状，而最具特征性的症状是咳出毛发或油脂样物。部分患者因偶然体检时发现而就诊。体格检查多无明显阳性体征。胸部CT是诊断胸腺畸胎瘤的重要方法之一，肿瘤多边缘锐利，界线清楚，但密度多不均匀，肿瘤内存在低密度区和液化区，高密度影较少见。MRI可显示肿物与大血管的关系。镜下发现肿瘤组织内含有皮脂腺、毛发、软骨及胸腺组织时，即可诊断为胸腺畸胎瘤。

一经发现应手术治疗。对于胸腺畸胎瘤生殖细胞来源的良性肿瘤，安全切除后可达到治愈。在术中，应避免大血管或神经的损伤。

诊治精要：在手术治疗胸腺畸胎瘤的过程中，易发生大血管或神经的损伤，技术要求高，部分患者可能需要联合肺叶或心包切除。

6.胸腺囊肿

胸腺来源的囊肿较为少见，仅占纵隔肿瘤和囊肿的1%。在胚胎学上，胸腺衍生于第3或第4对鳃弓，在胚胎发育的第6周，第3对鳃弓腹侧表面胸腺内皮出现小囊，这些憩室小芽增长成中空的胸腺咽管，最后它们与咽离断，形成成对的始基，随着胸腺内皮的延长和增生，此管变成实性。在胚胎发育的第13周，胸腺始基穿过已发育的甲状腺后方，紧贴心包并与心包一起下降到前纵隔，发育为成对的胸腺，如果胸腺咽管未能退化，那么沿胸腺下降的任何地方就可以发现它的残余，发生胸腺囊肿。

发生胸腺囊肿的可能病因有：①先天性因素：在胸腺发育过程中，因多种因素影响导致胸腺咽导管部分残留在腺体及其周围，继而发生出血和囊性变而形成囊肿；②炎症因素：胸腺囊肿最早于1832年在梅毒患者尸检时发现，因此，有人认为感染是该病发生的重要病因；③肿瘤因素，较大的胸腺肿瘤均有可能因出血和囊性变而形成囊肿。

纵隔胸腺囊肿常无临床症状，多在体检时被偶然发现，少数患者可有吞咽困难、呼吸困难、咳嗽、气短、胸痛和声音嘶哑等。目前亦无特殊诊断措施提示前上纵隔肿物为胸腺囊肿。术前可与胸腺瘤等难以鉴别，增强MRI是鉴别胸腺囊实性占位一项重要手段，但可出现假阳性或假阴性。

手术切除是治疗胸腺囊肿的有效方法。不仅可明确诊断，也可去除可能恶变或局部侵犯的组织。

诊治精要：需要注意囊性胸腺肿瘤，术中冷冻切片可帮助肿瘤的定性。

（二）胸内甲状腺肿瘤

胸内甲状腺最常见于前上纵隔，也可出现在中纵隔或后纵隔。当因颈部甲状腺增大延续到胸腔时，称为部分性胸内甲状腺肿大，当病变在胸内而颈部未触及甲状腺者，称为完全性胸内甲状腺肿。

正常甲状腺位于颈部，其周围无坚硬结构，当颈部甲状腺增大时容易向疏松的胸腔内移行，由于左侧纵隔内存在主动脉弓和由其发出的大血管，胸内甲状腺容易偏向右侧，血液供应仍来自甲状腺血管。此外，也存在胸内异位的甲状腺，但发生率较低，异位甲状腺是在胚胎发育过程中甲状腺发生异常时产生的，异位的甲状腺与正常颈部甲状腺无明显关系，其血供可来自局部血管，也可来自颈部血管。

大多数胸内甲状腺肿的患者因出现肿瘤压迫症状而就医，有症状者占86%。少数患者因体检而偶然发现纵隔内阴影。主要的临床表现有胸闷、憋气、气促、咳嗽、胸痛及胸部压迫感等。体格检查可扪及颈部肿大的甲状腺，同时无法触及甲状腺下级。胸内异位甲状腺肿患者通常无任何临床症状，大多当作来源不明的纵隔肿瘤行手术摘除后经组织病理学明确诊断。

胸部X片发现纵隔增宽，肿块位于锁骨上下或以锁骨为中心向上下生长，有时可发现气管受压、狭窄或向对侧移位。而胸部CT能更加准确地显示肿瘤的大小、部位及与周围器官的关系。

因为长期存在胸内甲状腺肿不能排除发生甲状腺功能亢进和肿瘤恶变的可能，肿瘤也可能因内出血而急剧肿大，从而压迫气管对患者生命造成威胁。因此在治疗上，应手术切除，部分胸内甲状腺肿可经颈部切口摘除。部分胸内甲状腺肿有炎症粘连，侧支循环丰富，钝性剥离可能损伤周围脏器和大出血，造成严重后果，此时可考虑正中部分劈开胸骨上部或于第2肋间做一横行切口开胸。当胸内甲状腺较大、部位较深时或考虑为甲状腺癌时，可联合颈部和胸骨正中两个切口完成手术。异位甲状腺切除后，大多不会影响机体甲状腺功能，但也有罕见病例报道在切除异位甲状腺后，发生甲状腺功能低下。胸内甲状腺肿手术切除术后效果较好，一般无复发。

诊治精要：术前最好明确纵隔内肿瘤是否是体内唯一有功能的甲状腺组织。

（三）淋巴源性肿瘤

淋巴瘤是一组起源于淋巴结或其他淋巴组织的恶性肿瘤，常见的纵隔原发性恶性淋巴瘤分为霍奇金淋巴瘤和非霍奇金淋巴瘤。恶性淋巴瘤好发于中前纵隔，常有不规则发热和浅表淋巴结无痛性肿大。淋巴瘤的病因尚不明确，可能与病毒有关，其发病因素还可能包括免疫因素、环境因素、慢性炎症等。

1.霍奇金淋巴瘤

90%患者以淋巴结肿大就诊，大多表现为颈部淋巴结肿大和纵隔淋巴结肿大。淋巴结肿大常呈无痛性、进行性肿大。病变部位淋巴结正常淋巴组织结构全部或部分破坏，呈现多种非肿瘤性反应性细胞成分，多为淋巴细胞，并可见浆细胞、嗜酸性粒细胞、中性粒细胞、组织细胞、成纤维细胞及纤维组织。在多种反应性细胞背景成分中散在数量不等的典型RS细胞及其变异型。典型RS细胞为双核或多核巨细胞，核仁嗜酸性，大而明显，胞质丰富。若细胞表现对称的双核称“镜影细胞”。RS细胞及不典型(变异型)RS细胞被认为是霍奇金淋巴瘤真正的肿瘤细胞。最近应用单细胞显微技术结合免疫表型和基因型检测，证明RS细胞来源于淋巴细胞，主要来源于B淋巴细胞。经典型霍奇金淋巴瘤的RS细胞CD15及CD30抗原表达阳性，是识别 RS 细胞的重要免疫标志。放疗和化疗的应用使霍奇金淋巴瘤已成为可治愈性肿瘤。

治疗上，单独放射治疗仅适用于ⅠA 期结节性淋巴细胞为主型患者，对其他患者，放疗仅作为化疗的辅助治疗。疾病分期越早，预后越好。淋巴细胞为主型和结节硬化型较混合细胞型预后为佳，淋巴细胞耗竭型预后最差。

2.非霍奇金淋巴瘤

胸腺非霍奇金淋巴瘤（NHL）占全身 NHL 的 5%以下，常为 B 细胞来源。淋巴结肿大是最常见、最经典的临床表现。特点为无痛性、渐进性增大。部分淋巴结在迅速增大时会出现局部的压迫症状，伴有肿胀与疼痛感。浅表淋巴结肿大在颈部、锁骨上、腋下部位多见。淋巴结外器官如胃肠道、皮肤、骨髓、中枢神经系统等也可受累。在淋巴结肿大之前或同时可出现不同的全身症状：①发热：多数 NHL 患者具有发热，但发热持续的时间、温度的高度、发热周期性变化均可不同。部分患者发热持续时间可以以月计算，最终需取得相关部位的病理依据才得以诊断。②盗汗与消瘦：由于机体免疫功能的衰竭和肿瘤疾病的进展或伴有发热等消耗性因素，患者常出现多汗、夜间的盗汗及体重的进行性下降。③皮肤瘙痒和皮肤病变：NHL 可有一系列非特异性皮肤表现，肿瘤可原发在皮肤，也可是继发皮肤侵犯，发生率为 13%～53%。部分皮肤瘙痒可在确诊前就发生。常见的皮肤表现糙皮病样丘疹、带状疱疹、全身性疱疹样皮炎、皮肤色素性改变、结节红斑等。皮肤损害呈多形性，斑块、水疱、糜烂、结节等，部分皮肤损害后可经久破溃、渗液。由于肿瘤的侵袭和免疫功能的降低极易合并感染而长期不愈合，也是引起 NHL 患者发热的原因之一。④腹部表现：肠系膜、腹膜后淋巴结是最常见病变部位，胃肠道则是最常见的结外病变部位。根据受累部位常表现为腹部饱胀感、腹痛、消化不良、腹部包块、消化道出血等，易出现肠梗阻、肠穿孔等急腹症表现。肝脾大在 NHL 患者中并不少见，多数是肝脾受侵犯所致。

淋巴瘤的诊断必须依靠病理确诊。同时根据组织细胞形态特点，结合免疫表型和细胞遗传学特征可以明确病理类型，对指导个体化治疗用药和判断预后有益。根据肿瘤细胞增殖速度和临床特点，分为高度侵袭性、侵袭性和惰性 NHL。高度侵袭性 NHL 肿瘤增殖速度快，易出现其他器官受侵，如淋巴母细胞淋巴瘤和伯基特淋巴瘤。虽然恶性程度高，但有潜在治愈的可能性。常采用高剂量强度或急性淋巴细胞白血病样的方案治疗。惰性 NHL 肿瘤细胞增殖速度慢，但对化疗相对不敏感，属于化疗不能治愈的肿瘤。治疗可以改善生活质量和延长生存时间。如滤泡性 NHL 和蕈样霉菌病等。

（四）神经源性肿瘤

纵隔神经源性肿瘤是产生于胸腔周围神经、交感神经和副神经的神经成分来源的肿瘤，纵隔神经源性肿瘤是最常见的纵隔肿瘤之一，占全部纵隔肿瘤的 10%～34%。组织学上依据肿瘤内主要成分所占比例及神经细胞的分化程度进行病理学分类，包括神经鞘肿瘤、交感神经肿瘤和副神经节细胞肿瘤三个亚型，每个亚型都可有良性和恶性肿瘤。95%的纵隔神经源性肿瘤起源于肋间神经和椎旁交感神经链，且主要位于后纵隔，同时也可出现在中纵隔或胸腔其他部位，纵隔神经源性肿瘤通常为良性肿瘤，恶性神经源性肿瘤很少见。CT 可以确定病变部位、大小及与周围结构的关系，也可筛查有无远处转移，对于判断肿瘤是否侵犯椎管内，MRI 更适合。

1.神经鞘肿瘤

神经鞘肿瘤包括神经鞘瘤和神经纤维瘤，神经鞘瘤是最常见的神经鞘肿瘤，胸腔内各种神经都可以产生神经鞘瘤，包括臂丛神经、迷走神经及肋间神经，神经鞘瘤呈圆形或结节状，包膜完整，质地较硬，可有囊性变。多无临床症状，当肿瘤出现压迫胸内脏器时，可有胸痛、胸闷、咳嗽等，当出现神经受累时，可出现神经源性疼痛。

神经纤维瘤约占神经鞘肿瘤的25%，约30%神经纤维瘤患者中发现有弥散性神经纤维瘤病。神经纤维瘤无包膜或存在假包膜，常找不到其发源的神经。弥散性神经纤维瘤病是一种很少见的外胚层和中胚层错构异常，以一种外显型遗传基因变异，这种疾病可产生许多神经性肿瘤。神经鞘瘤和神经纤维瘤均可发生恶变，尤其是对于弥散性神经纤维瘤病的患者，其纵隔内神经纤维瘤有较高的恶变倾向。

2.交感神经肿瘤

交感神经肿瘤是指从交感神经细胞分化出来的肿瘤，多见于儿童。包括神经节细胞瘤、神经母细胞瘤和神经节母细胞瘤，其中，神经节细胞瘤是分化高的良性肿瘤，而后两者为恶性肿瘤。交感神经肿瘤生长速度较快，临床症状也较其他纵隔肿瘤更常见。神经节细胞瘤占交感神经肿瘤的40%～60%，最常见于后纵隔的交感神经链，肿瘤形态可不规则，具有包膜。

神经母细胞瘤是未分化的恶性肿瘤，是儿童期仅次于白血病和中枢神经系统肿瘤的最常见的恶性肿瘤。来源于原始神经外胚层，该肿瘤具有分化能力，在肿瘤组织中存在着各种分化程度的瘤细胞，神经母细胞瘤可自然消退，可以成熟为良性神经节细胞瘤。身体各个部位都可发生神经母细胞瘤，常见的部位是肾上腺、颈部、胸部及腹部的交感神经节，胸内神经母细胞瘤的临床症状有食欲减退、消瘦、疼痛、低热、贫血等全身症状，缺乏局部症状，当肿瘤生长到一定程度时，可出现压迫症状。神经母细胞瘤恶性程度高，发展迅速，早期出现转移，就诊时肿瘤已属晚期阶段，但手术仍是最有效的治疗方法。由于神经母细胞瘤对放疗极为敏感，对于晚期肿瘤患者，可进行放疗或联合放、化疗。

在组织学表现和生物学行为上为神经节细胞瘤和神经母细胞瘤之间的肿瘤称为神经节母细胞瘤。发生于纵隔内的神经节母细胞瘤很少见，最常发生于肾上腺和腹膜后的肿瘤。纵隔内神经节母细胞瘤存在包膜，生长缓慢，因此临床常缺乏症状，多在体检时发现。神经节母细胞瘤属于低度恶性肿瘤，预后较神经母细胞瘤好，在治疗上，要求手术完整切除神经节母细胞瘤。手术能否完整切除是影响预后的重要因素，对于切除不彻底或有转移的患者，术后应进行放化疗。除了手术切除的彻底性影响治疗效果外，肿瘤的分期、组织学分化程度和年龄也影响着患者的预后。

3.副神经节细胞肿瘤

副神经节细胞瘤较为少见，来源于副神经节组织，根据其是否分泌儿茶酚胺或其他血管活性物质，分为有功能或无功能的副神经节细胞瘤，无功能的副神经节细胞瘤又称化学感受器瘤，有分泌功能的称为嗜铬细胞瘤，副神经节细胞瘤血供丰富，多无包膜，呈浸润生长，因具有内分泌功能产生儿茶酚胺，多有临床症状。

主动脉体副神经节细胞瘤容易广泛侵犯纵隔脏器，肺、肝及骨转移率很高。主动脉交感神经链的副神经节细胞瘤则更多在局部生长，远处转移较少。

（五）生殖细胞肿瘤

绝大多数生殖细胞肿瘤起源于性腺，前纵隔为生殖细胞肿瘤的第二好发部位，占 5%～10%。关于发病机制，认为可能是由于：在胚胎发育过程中，原始生殖细胞未能完成从中线结构迁移的全程，而停留在纵隔内。纵隔生殖细胞肿瘤分为三大类：成熟畸胎瘤、精原细胞瘤和非精原生殖细胞瘤，以成熟畸胎瘤发病率最高，最多见于前纵隔，占生殖细胞瘤的 60%～70%。肿瘤小时多无临床症状，随着肿瘤的长大，可出现胸痛、咳嗽、前胸部不适、呼吸困难等症状。治疗上主要是外科手术。良性畸胎瘤彻底切除后，一般无复发，预后良好。但恶性畸胎瘤的治疗效果不佳。

原发性纵隔精原细胞瘤几乎仅见于男性，为恶性肿瘤，常局部进展，也可远处转移。常在 20～30 岁发病，多因胸痛、呼吸困难、咳嗽、声嘶及吞咽困难就诊，从组织学上，原发性纵隔精原细胞瘤与睾丸的精原细胞瘤完全一致。故在考虑纵隔精原细胞瘤时，应注意是原发还是继发于睾丸。原发纵隔精原细胞瘤通常较大，容易侵犯邻近脏器，常无特异性症状，临床表现多因巨大肿瘤压迫所致。CT 检查可以明确肿瘤大小、有无肿瘤外侵及侵犯范围、纵隔淋巴结是否肿大，以及有无转移。在治疗上，精原细胞瘤对放疗极为敏感，有扩散的患者对化疗也很敏感。即使是无外侵的纵隔精原细胞瘤，单纯外科处理的效果也不理想，原则上尽力做到完全切除肿瘤，术后给予辅助治疗。

纵隔非精原细胞性生殖细胞肿瘤很少见，占全部纵隔肿瘤的 1%～3%，约 90%以上发生在男性。大致分为畸胎癌、胚胎细胞癌、绒癌、内胚窦瘤以及以上几种组织学类型的混合型（混合性癌）。一般认为纵隔非精原细胞性生殖细胞肿瘤是在胚胎发育过程中，生殖细胞沿着泌尿生殖嵴错误移行的结果。这类肿瘤呈高度恶性，临床症状多因位于前纵隔巨大肿瘤压迫产生的症状，大多数就诊时已有扩散。血清学检查包括 HCG 和 AFP。术前应仔细评估患者纵隔肿瘤是原发还是继发于睾丸癌。由于大多数患者出现症状时就诊，肿瘤较晚，外科治疗效果不佳。而铂类化疗药对该类肿瘤的治疗相对较好。

（六）纵隔囊肿

纵隔囊肿依据上皮组织可以分为心包囊肿、支气管源性囊肿、肠源性囊肿、胸导管囊肿、甲状旁腺囊肿、胸腺囊肿以及畸胎类囊肿。纵隔囊肿多数为良性病变，囊肿长期存在可压迫周围脏器和组织。

1.前肠性囊肿

先天性前肠囊肿是最常见的纵隔囊肿，包括支气管源性囊肿和肠源性囊肿。气管支气管、肺和食管都是由胚胎期原始前肠发育而来，属同一起源。在人胚的第 3～4 周，三胚层胚盘向腹侧卷折，形成圆柱状胚体，卵黄囊顶部的内胚层被卷入胚体内，形成一条头尾走向的封闭管道，即内胚层管，称为原肠或原始消化管，其头尾端分别于第 4 周和第 8 周破裂、消失，遂与外界相通。原肠依次分为三段，分别称前肠、中肠、后肠。前肠位于原始消化管的头端部分。前肠囊肿是原始前肠发育异常的结果。

（1）支气管源性囊肿：在呼吸系统发育过程中如肺芽异常分化则形成支气管源性囊肿，支气管源性囊肿发生在支气管形成之前，故可生长在纵隔或肺内，而发生较迟的多位于肺内。依病变部位分为纵隔型、肺内型和异位型，囊肿呈圆形或椭圆形，直径 2～10cm 不等，囊肿壁厚薄不一,内层为假复层纤毛柱状上皮或鳞状上皮。囊壁外层为纤维结缔组织、平滑肌、黏液腺及软骨等。纵隔型囊肿一般不与气管相通,但可与食管相通。肺内型囊肿如果与支气管不相通囊内充满液体、黏液和脱落上皮细胞,称为液体囊肿,如果与支气管相通细小,囊内部分液体排出,空气进入囊内成为含气囊肿,如果液体完全排出,则形成气性囊肿。当与支气管相通有活瓣作用,则形成张力性含气囊肿,张力较大时与张力性气胸不能完全鉴别。

(2)肠源性囊肿:食管由喉气管憩室至胃之间的一段前肠分化而来,在胚胎发育早期,食管为实性胚块,以后经过空泡的空化过程形成食管,若某一孤立的空泡持续存在,即为食管囊肿。其囊内黏膜多数为胃黏膜,部分为肠黏膜、支气管黏膜组织或食管黏膜。食管囊肿一般位于食管壁内肌层黏膜层之间,与食管腔不相通,亦可与食管相毗邻或远离食管通过纤维索与食管相连。大体上表现三种不同的类型:①囊肿型:大多数为此型,成球形、椭圆形或多囊型,附着在食管侧壁上,多与食管腔不相通。此型中又分壁内型和壁外型两种。②管状型:在正常食管的一侧,有一与食管平行的异常管状空腔结构,其一端或两端与食管相通或完全不相通,本型少见。③憩室型:在食管上向外突起呈憩室样与正常食管相通,外面为与正常食管壁相连的食管外膜和肌层,腔内衬以黏膜。如果囊内衬上皮主要为胃上皮,其分泌的胃酸可引起囊壁出血、溃疡、穿孔。

(3)神经管原肠性囊肿:神经管原肠性囊肿是在胚胎发育早期前肠和背索相融合时形成的,具体机制尚不清楚,此囊肿可向椎管内延伸,可影响椎管发育,造成脊柱裂或更加严重的畸形。其病理特点与食管囊肿相同。

CT 对前肠性囊肿具有较高的诊断意义,在鉴别诊断上,需与纵隔淋巴结核相鉴别,后者多有结核的全身症状且抗结核治疗有效。支气管囊肿与食管囊肿不易鉴别,在病理组织学上,食管囊肿黏膜常覆以鳞状上皮或胃肠道的柱状上皮,囊壁有两层肌肉结构。而典型的支气管囊肿壁由黏液腺、软骨、弹性组织和单层平滑肌构成。

即使是无症状,很多临床医生都推荐进行早期手术治疗,以减轻相应的临床症状及避免出现出血、感染和病灶的恶性转变。但是对于无症状的患者是否应该手术处理还存在争议。食管囊肿和支气管囊肿切除后效果良好,手术后多无复发。

2.心包囊肿

心包囊肿发生率不高,是一种纵隔的先天性囊肿,常常和心包有着密切的关系,且由间皮组成,内含清亮的液体。心包囊肿的病因尚无定论。

大多数心包囊肿患者无临床症状,多在常规体检时偶然发现,胸部 CT 可清楚地显示囊肿的位置、大小及与心包的关系,CT 表现为单房不增强的肿块,囊内液体的 CT 值为水样密度。需要与以下疾病进行鉴别:横膈前部局限性膨升、原发性或继发性胸膜肿瘤、右肺中叶或左上叶舌段球形病灶、胸骨旁疝、胸腺囊肿、心包脂肪垫、囊性畸胎瘤、淋巴管瘤、脂肪瘤等。在治疗上,目前的观点认为一经诊断,手术是最佳的治疗选择,手术不仅可以摘除病变,还可以明确诊断,排除恶性肿瘤。心包囊肿的手术死亡率和手术并发症率极低,预后佳。

3.胸导管囊肿

与胸导管交通,腔内充满淋巴液的囊肿称为胸导管囊肿,是因为胸导管局部扩张所致。1950 年 Emerson 第一次诊断有胸导管囊肿,发病率低,临床较为罕见。胸导管囊肿产生的原因可能是胸导管管壁发育上先天性薄弱、管壁发生炎症或硬化以及胸导管受损后发生的瘤样扩张等。患者的临床症状多是由于囊肿压迫周围器官产生，如活动后呼吸困难、吞咽不畅、咳嗽等，部分患者无明显症状，为检查时偶然发现。确诊胸导管囊肿需进行淋巴管造影或淋巴系统核素扫描，这种方法可以显示胸导管。绝大多数临床医师认为，治疗胸导管囊肿是外科手术切除，部分医师认为无任何症状的小囊肿可以定期观察随诊。

4.纵隔包虫囊肿及心脏包虫囊肿

绦虫是一种主要发生在草原牧区的寄生虫，人是中间宿主，当细粒棘球绦虫的虫蚴进入人体后，可产生包虫囊肿，最多发生在肝、肺和脑部。包虫囊肿包括有外囊和内囊，内囊内含有囊液，内囊分为内层和外层，内层为生发层，能产生很多子囊和头节，外层为无细胞结构的膜。

纵隔包虫囊肿生长很慢，可数年无临床症状，临床症状主要是邻近脏器受到压迫或侵蚀产生胸骨后疼痛、咳嗽、呼吸困难等。诊断需结合病史，临床表现和实验室检查综合分析。还应注意肺、肝及脑部是否存在囊肿。影像学检查也难于与纵隔内其他疾病相鉴别。对怀疑包虫的患者禁忌穿刺检查，以免囊液溢出引起过敏反应或包虫播散。在治疗上，一经诊断，根本治疗是行囊肿摘除术或内囊摘除术。

绦虫疾病累及心脏科造成心脏包虫囊肿，此病罕见，是由于蚴经过冠状动脉到达心肌。心脏包虫囊肿可产生心腔内肿块体征或导致充血性心力衰竭，但是从初始感染到出现临床症状，潜伏期很长，同时缺乏特异性的症状，不能得到早期诊断。在治疗上，应在体外循环下进行外科处理。

5.纵隔内假性胰腺囊肿

腹腔内假性胰腺囊肿经食管裂孔扩展到纵隔或囊肿直接蚀破膈肌，可在纵隔内形成假性胰腺囊肿。慢性胰腺炎致胰腺导管损毁，胰液外漏产生胰腺假性囊肿，囊肿经横膈在纵隔内形成假性胰腺囊肿。患者可出现胸腔积液、呼吸困难，胸痛或吞咽困难等症状。胸腔穿刺可发现胸液为渗出液，蛋白和淀粉酶含量很高。在形态学上某些纵隔假性胰腺囊肿类似主动脉瘤破裂，行胸部增强 CT 及三维重建可以排除主动脉瘤破裂。在治疗上，推荐使用囊肿肠腔吻合术，不需对胸膜腔进行特殊处理。

6.纵隔内其他占位性疾病

此外，纵隔内还存在很多占位性疾病，如纵隔淋巴结肿大性疾病，包括结节病、纵隔淋巴结结核、恶性淋巴瘤、感染性疾病引起的纵隔淋巴结肿大、肿瘤转移引起的纵隔淋巴结肿大、淋巴结增生症、纵隔甲状旁腺囊肿、胸内甲状旁腺腺瘤、纵隔肉瘤、纵隔血管瘤、纵隔淋巴管瘤、纵隔纤维瘤、血管增大畸形、食管癌、食管憩室等。

二、纵隔炎

纵隔炎指纵隔内的细菌感染，分为急性和慢性。急性纵隔炎多形成脓肿，病情严重。慢性纵隔炎多为肉芽肿样，常由原发肺结核或组织胞质菌病感染所致，起病缓慢，常无症状，在 X 线检查时发现，少数患者也可由于病变引起阻塞或压迫而发生相应的症状和体征。

(一)急性纵隔炎

1.病因

急性纵隔炎系指外伤、手术和感染引起的急性纵隔结缔组织化脓性炎症。临床上较少见。多为继发性,常见的病因是贯通性胸部外伤、食管或气管破裂、咽下异物造成食管穿孔、食管手术后吻合口瘘、食管镜检查时外伤穿孔和食管癌溃疡外穿等。还可能为自发性的,常在呕吐时发生。偶因邻近组织如食管后腔、肺、胸膜腔、淋巴结、心包膜等的感染灶的直接蔓延而引起。

2.病理

纵隔有脂肪、丰富的淋巴和疏松的结缔组织,遭受感染后,极易扩散。食管穿孔引起的纵隔炎常并发胸腔积液,以左侧为多见,并迅速发展成脓胸。若同时有空气进入纵隔可并发纵隔气肿或脓气胸。纵隔脓肿亦可能直接破入食管、支气管或胸膜腔。

3.临床表现

起病有高热、寒战等毒血症状,常伴吞咽困难、胸骨后疼痛,并向颈部放射或引起耳痛。若脓肿形成压迫气管可产生高音调性质的咳嗽、呼吸困难、心动过速和发绀。严重时出现休克可危及生命。体检胸骨有触痛,纵隔浊音界扩大,颈部肿胀和扪及皮下气肿。周围血象白细胞和中性粒细胞明显增多。

X线表现为两侧纵隔阴影增宽,以上纵隔为明显,由于炎症累及周围胸膜致使两侧轮廓较模糊。侧位胸片胸骨后密度增加,气管、主动脉弓的轮廓模糊。形成脓肿,可于纵隔的一侧或双侧见突出的脓肿阴影,气管、食管受压移位。亦可出现纵隔气肿、脓肿和液平面、胸腔液气胸等征象。食管碘油或有机碘液造影可证实食管穿孔部位、食管支气管瘘或食管胸膜瘘。电脑断层扫描可发现严重的深颈部感染所致的纵隔炎。

4.诊断和鉴别诊断

发生于外伤、手术后的急性纵隔炎,诊断并不困难。有吞咽异物、颈部感染、败血症等病史也可以想到本病的可能。除病史外,诊断主要根据临床表现,但由于纵隔炎系感染全过程的一部分,而且单纯纵隔炎在X线胸片上,除可能有纵隔阴影增宽、纵隔气肿外并无特殊表现,因此临床上看到的更多是局限性纵隔脓肿或后纵隔在侧位胸片上有气液面、脓气胸等表现,有时确诊也不容易。X线检查时后前位和侧位胸片很重要。一般床边摄影由于投照条件关系观察不清晰。为了诊断方便最好摄半坐位后前位胸片和侧位胸片。如怀疑食管或气管破裂,可行40%无菌碘油造影,避免用钡剂,以免长期存留,对组织起刺激作用。

5.治疗

治疗原则为:清除病因,尽快引流,控制感染,营养支持。急性纵隔炎的处理,主要是处理发生原因,如因误吞枣核、菱角等异物引起的,须取出异物并同时引流,方能控制感染。如异物已进入胸腔内或形成一侧脓胸则须开胸取出异物同时引流。如系贯通性外伤或手术后引起的,则须根据伤情、病情进行具体处理。

大量抗生素控制感染、输血、输液防治休克。支持营养、吸氧、物理或药物降温以减少全身消耗,均为重要措施。若为食管穿孔必须禁食,为了维持营养,可行胃或空肠造瘘术,胃肠道营养或锁骨下静脉穿刺,行深静脉营养。

（二）慢性纵隔炎

1.病因

慢性纵隔炎又称特发性纵隔纤维化，病因较复杂，已知结核、组织胞质菌病、放线菌、结节病、梅毒、矽肺、外伤后纵隔出血、颈胸部放疗以及药物中毒等，均可引起纵隔纤维化。亦可能与自身免疫有关。部分患者的病因不明。

2.病理

本症进展缓慢，在纵隔形成致密的纤维组织，呈片状或硬块状。好发于前中纵隔的上中部。主要侵犯上腔静脉、无名静脉或奇静脉致发生狭窄或梗阻，其他器官如大的肺血管或食管、气管、支气管亦可受累。少数患者可同时发生颈部纤维化和腹膜后纤维化。

3.临床表现

本症早期通常无症状，但可逐渐出现纵隔器官粘连或受压的症状，主要为上腔静脉梗阻综合征，出现静脉压升高，头面部、颈部及上肢水肿，颈静脉充盈，胸壁上侧支循环静脉扩张。患者有头痛、头晕、呼吸困难、发绀等症状。由于侧支循环的建立，梗阻一般可逐渐减轻，症状亦可改善或消失。病变累及其他器官则可引起各器官梗阻的相应症状。如吞咽困难、咳嗽、气促、肺动脉受压引起肺动脉压升高。累及肺静脉可导致肺血管淤血，出现咯血，偶压迫膈神经引起膈肌麻痹、压迫喉返神经出现声音嘶哑等。

X 线可无异常发现，但大部分患者有纵隔胸膜增厚或上纵隔增宽，病变区可见钙化阴影，钡餐检查显示食管狭窄，体层摄片显示气管、支气管狭窄。血管造影有助于了解上腔静脉及其分支的梗阻情况。CT 及核磁共振检查亦有诊断价值。

本病应注意与其疾病引起的上腔静脉梗阻相鉴别。本病引起的上腔静脉综合征，患者多不发热，血沉正常。本症与中心型或纵隔型肺癌，以及恶性纵隔肿瘤的鉴别，在肿瘤明显时困难不大，在早期则可混淆，有时误诊为过敏反应、血管神经性水肿、右心衰竭，甚至慢性缩窄性心包炎等。

4.治疗

治疗方法有两种。内科保守治疗和外科手术治疗。

内科保守治疗主要根据不同病因采取不同措施，如用抗生素控制炎症，激素促进吸收，利尿剂减轻水肿，低分子右旋糖酐促进静脉侧支循环等方法进行减症治疗，以待侧支循环的建立。

内科治疗无效时可采用外科手术建立侧支循环。如纵隔纤维化病变局限时，可外科切除，以解除器官压迫，并可施行上腔静脉旁路移植手术，以减轻上腔静脉的阻塞。另外，还可直接切开梗阻的静脉进行血栓摘除术、内膜切除术或使用人工血管、自身静脉、同种异体血管进行搭桥短路手术等。国外有在上腔静脉狭窄处做纵切口，以大隐静脉片修补获得成功的报道。

三、纵隔气肿

纵隔气肿也称纵隔积气，是指气体在纵隔结缔组织间隙内聚集，是肺泡外积气的一种形式。多由于机体内含气脏器穿孔或破裂而使气体逸出到纵隔，也可由外界的气体进入纵隔内。

（一）病因及发病机制

常见的病因有：①自发性纵隔气肿：原因不明，其病理生理机制被认为是：肺实质内肺大疱破裂引起的间质气肿有关，气体沿血管、气管间隙进入纵隔；②外伤性纵隔气肿：食管、气管的损伤，张力性气胸，食管自发性破裂；③胃肠道破裂：气体经肠系膜、腹膜后间隙上行至纵隔；④医源性纵隔气肿内镜检查引起的气管、食管穿孔，空腔管道的气体直接进入纵隔，气管切开后从造口处逸出的气体在纵隔内积聚，人工气腹、腹膜后间隙或食管膈肌裂孔上行至纵隔。此外，手术和创伤也可以将外界空气带入纵隔。

（二）病理生理和病理

气管、食管和大血管周围间隙从颈部向胸腔内延续，食管通过食管裂孔穿过横膈与腹膜后间隙相连，这样颈胸腹之间存在着交通，纵隔内气体经食管周围疏松的网状间隙向下行，穿过横膈到膈下，进入腹膜后间隙，然后再到达腹腔。纵隔内气体可来自膈下消化道，但这种情况较少见，如十二指肠溃疡穿孔、溃疡性结肠炎、乙状结肠憩室炎，肠镜检查等都可能引起纵隔气肿。

1.气体来源于上呼吸道

颈部气体来自咽后壁脓肿很常见，牙龈脓肿，颈淋巴结炎、牙龈脓肿、唾液腺感染、扁桃体炎以及面部颌骨骨髓炎也可能产生气体造成纵隔气肿。牙源性感染，拔牙、钻牙也是造成纵隔气肿的原因之一。此外，上呼吸道手术后，也能使空气从口咽黏膜裂口、气管、皮肤破损处进入颈部。

2.气体源于胸内呼吸道

胸部钝性伤，特别是车祸减速伤，易引起气管、主支气管折断或撕裂，致空气进入纵隔内。气管和食管异物、穿孔也可导致纵隔气肿。

3.气体来源于肺实质

纵隔气肿最常来源于肺泡的破裂。肺泡内压力突然升高或血管周围间质压力突然降低，即肺泡和周围间质间隙之间存在一过性压力梯度增加，就会引起肺泡破裂，气体进入肺间质。动物实验表明，跨肺压升高引起肺泡容积增大是肺泡壁破裂的决定性因素。气体进入支气管血管鞘内，产生间质性气肿，随着气泡沿血管鞘走行，并相互融合，体积增加。严重的纵隔气肿，可撕破纵隔胸膜出现气胸。

4.外源性气体进入纵隔

例如，气管切开时，气体进入颈部软组织，胸腔闭式引流后（胸腔压力高或胸引管侧孔位于皮下），气体进入皮下组织，通过颈部，进入纵隔中。

纵隔气肿的气体最常见来源于微小肺泡的破裂，也可以来自上呼吸道逸出的气体，以及胸内呼吸道或消化道逸出的气体。纵隔内存在含气的器官，如气管和食管，并含有许多细菌，

（三）临床表现及辅助检查

1.临床表现

纵隔气肿最常见的症状是胸痛，其中，80%～90%的自发性纵隔气肿患者都有胸痛，随呼吸、运动、体位改变而加重，常放射到背部、肩部或上肢，不适感可延伸到颈部，喉周围气体扩散可能会出现吞咽困难或发声困难。体格检查：50%的患者在颈部和锁骨上区可有握雪感，最典

型的体征是 Hamman 征，即在心前区听到与心跳同步的摩擦音或咔哒音。

2.辅助检查

在正位胸片上能发现纵隔气肿。

（四）诊断和鉴别诊断

纵隔气肿与轻度气胸有时很难鉴别。

（五）治疗及预后

在治疗上，因首先明确引起纵隔气肿的原因。单纯轻度的纵隔气肿，一般只需对症处理，气体可自行吸收。对于严重的纵隔气肿，已对心脏、大血管产生压迫产生的生理功能障碍，影响呼吸时，可在局麻下在颈部、胸骨上窝、两侧锁骨上窝做皮肤小切口，分离至皮下，使纵隔内气体排出。

自发性纵隔气肿多与一个或多个易感因素有关，如支气管痉挛、感染、异物，去除这些易感因素后，自发性纵隔气肿会逐渐自行吸收。对于正压通气所致纵隔气肿的处理在于尽可能离断正压通气。气管、支气管破裂引起的纵隔积气需要早期诊断，并行外科修补，除了张力性纵隔气肿外，通常纵隔内气体在临床上并不产生严重的后果。但是当纵隔内食管或气管穿孔时，纵隔气肿可合并纵隔感染。

诊治精要：一旦去除病因或终止疾病进程，大多数纵隔气肿会消退。因此，最关键的处理在于有效地治疗原发病，很少需要外科直接处理纵隔气肿。

第二节　膈肌疾病

一、膈肌肿瘤

膈肌肿瘤有原发性膈肌肿瘤和继发性膈肌肿瘤，临床极其罕见。男女发病大致相同，两侧膈肌肿瘤的发生率无明显差异。良性与恶性肿瘤的发生率约为 3∶2。膈肌的原发肿瘤主要来源于间叶组织，部分可来源于神经组织。继发性恶性肿瘤可由邻近器官的肿瘤直接浸润或通过淋巴及血行途径转移而来。其临床表现无特异性，随不同的肿瘤类型和部位有不同的表现。良性肿瘤的预后较好，但恶性肿瘤预后差。

（一）病因及发病机制

原发性膈肌肿瘤大多起源于膈肌肌腱部或前方肌层部分。良性肿瘤多数来自间胚叶组织，少数来自神经组织，常见的恶性肿瘤为肉瘤。继发性恶性肿瘤常来源于膈肌周围组织器官的直接浸润或转移，如胸膜、肺、肋骨、脊柱、后腹膜、食管、胃、肝、胆囊及结肠。少数可由甲状腺、肾脏和生殖道转移而来。生长方式以向胸腔和腹腔双侧生长为主，少数可向单侧体腔生长。

（二）病理生理和病理

膈肌肿瘤的来源及病理类型多样化，Anderson 等将膈肌肿块分为六组：原发良性肿瘤、原发恶性肿瘤、继发恶性肿瘤、囊肿、炎症性病变和子宫内膜异位。

(三)临床表现及辅助检查

1.临床表现

良性膈肌肿瘤，一般无临床症状，大多数在X线检查时发现。恶性膈肌肿瘤亦可无特异性的临床症状，诊断较困难，当生长较大，浸润压迫邻近组织器官而出现相应的临床表现。

(1)剧烈的疼痛：胸部及上腹部痛，深呼吸及咳嗽时加重，疼痛常放射至肩部。

(2)顽固性咳嗽、咯血：常见于肿瘤侵犯肺组织。

(3)胸部闷胀不适、呼吸困难：肿瘤压迫肺组织导致肺不张或胸腔积液引起。

(4)胃肠道症状：侵犯膈神经引起顽固性呃逆，侵犯压迫胃可引起恶心、呕吐、食欲减退及吞咽困难。

(5)胸腔积液、腹水：肿瘤侵犯胸膜引起胸腔积液、侵犯腹膜引起腹水。

(6)杵状指和肥大性骨关节病：常见于神经源性肿瘤的患者。

(7)胸廓形状改变：如胸骨隆凸、桶状胸。

(8)偶尔可在下胸部或上腹部触及肿物。

2.辅助检查

(1)X线胸部正侧位片或胸部CT：良性膈肌肿瘤可表现为膈上和(或)膈下的实性圆形或椭圆形肿块影，可有钙化，随膈肌上下活动。恶性肿瘤一般表现为肿物呈分叶状，边界不清，有外侵，常合并胸水或腹水，周围脏器(如肺、肝、脾、胃等)受侵犯及挤压征象。如肿瘤侵犯膈神经，可引起同侧膈肌麻痹，该侧膈肌抬高且无运动。继发性膈肌肿瘤可发现原发肿瘤影像。

(2)MRI：从三维方向显示肿瘤，可判断膈肌肿瘤的位置、大小、密度及浸润范围及与周围组织脏器的关系。

(3)B超：辅助鉴别肝脏及脾脏的病变。

(4)PET-CT：可发现膈肌肿瘤及原发肿瘤病灶，对高度怀疑膈肌转移瘤的患者发现原发肿瘤病灶有帮助，FDG的浓度亦可协助鉴定肿瘤的良恶性。

(5)人工气胸或气腹术：人工气胸可鉴别肺部病变，人工气腹可鉴别膈肌下的肿瘤，尤其是肝脏肿瘤，近年来较少采用。

(6)选择性动脉造影：如膈下动脉造影、肝动脉造影等，可以提供肿瘤血供来源，以便辅助诊断。

(7)胸腔镜/腹腔镜探查活检：诊断困难时可经腹腔镜或胸腔镜探查肿瘤来源并可取活体组织检查明确诊断。

(8)剖胸/腹探查：对于术前不能确诊但确定有手术适应证可手术切除者，行剖胸/腹探查。

(四)诊断和鉴别诊断

1.诊断标准或诊断依据

(1)症状和体征。

(2)辅助检查：胸部CT和MRI是膈肌肿瘤的重要诊断手段之一，可判断膈肌肿瘤的位置、大小、密度及浸润范围和与周围组织脏器的关系。PET有助于发现膈肌肿瘤及原发肿瘤病灶。诊断困难时可用胸腔镜/腹腔镜探查活检以明确诊断组织来源。腹部B超可帮助除外肝、脾的病变。

2.鉴别诊断

膈肌肿瘤与膈上、膈下的邻近组织脏器肿瘤极易混淆而误诊。肿瘤良恶性术前难以判断。胸部CT、MRI及B超有助于为鉴别诊断提供依据，但确诊比较困难，往往是在术后病检才可定性。人工气胸/气腹对诊断有较大帮助，但存在一定风险，临床应用较少。

（五）诊断流程

根据临床症状及相关辅助检查（CT、MRI、B超）评估手术切除的可能性，若能手术切除则行手术治疗，并术中冷冻及术后病理诊断。若无法手术切除则胸腔镜/腹腔镜下病理活检。

（六）治疗及预后

1.治疗原则

膈肌肿瘤一旦诊断，如患者全身情况能够耐受，无手术禁忌，则首选外科手术治疗。恶性膈肌肿瘤术后根据不同的组织类型行化疗、放疗及中西医结合治疗等综合治疗。继发性膈肌转移肿瘤以原发肿瘤的治疗原则进行治疗。

2.治疗方法及具体措施

（1）手术治疗

1）膈肌肿瘤切除术：①膈肌部分切除术。胸部切口通常选择第7肋间，腹部切口一般选择肿瘤所在侧上腹1/4象限。对原发良性膈肌肿瘤可做局部肿瘤切除术。界线清楚的局限性恶性肿瘤可连同部分正常膈肌一并切除。周边部的膈肌肿瘤如侵犯胸壁，其邻近的一部分胸壁亦应同时切除。为减少肿瘤复发，需切除部分正常膈肌且距离肿瘤边缘有一定距离。②膈肌修补术。部分切除膈肌后，如缺损较小，在张力不高的情况下可直接对拢缝合膈肌。如缺损较大，直接缝合后膈肌张力较大或无法直接缝合者，用人工或自体材料替代物做膈肌修补，国内报道常用的有涤纶补片、阔筋膜及带蒂肌瓣，国外常用的修补材料是PTFE或Gore-Tex。其中阔筋膜及带蒂肌瓣手术程序复杂，较为少用，而涤沦补片具有无不良刺激反应，耐受拉力强，防粘连片表面光滑不与脏器粘连，目前被认为是一种良好的膈肌修补材料。

2）胸壁成形术：胸壁小的缺损可直接缝合周围肌肉及软组织。胸壁大块缺损常用可塑性整形材料，并且覆盖以血运丰富的皮、肌肉层瓣。重建胸壁缺损的材料可分为自体组织、同种异体组织和人工材料。人工材料可塑性较大且有较好的骨性支持，手术操作相对简单且创伤较小，因此被较多地应用于临床。但其术后容易感染或变形而致手术失败，迄今为止尚无特别理想的胸壁重建材料。最常采用的人工材料为有机玻璃板/条、钛板、涤纶布等材料。分层修复胸壁缺损，充分胸腔引流，术后修补区要加压包扎，使胸壁修补材料与胸壁肌肉软组织紧贴在一起，以消除空隙，促进粘连。

（2）化疗、放疗：目前尚无针对膈肌肿瘤的专门治疗方案，根据术后病检的病理类型而进行相应的放疗、化疗等多模式的联合治疗。

3.预后

良性膈肌肿瘤预后良好。大部分恶性肿瘤预后很差，术后较短时间常死于恶性肿瘤的复发。

二、膈膨升症

膈膨升症简称膈膨升，又名膈肌膨出症，1774 年由 Petit 首次描述。影像学发展之初，胸透或胸片下膈肌的异常抬高曾被冠以多种名称：膈膨升、膈肌松弛、膈肌麻痹以及膈疝。随着组织胚胎学、病理解剖学和影像学的发展，膈膨升、膈肌麻痹及膈疝才被各自区分开来，分别定义。膈膨升症概念于 1829 年由 Beclard 正式提出。广义上讲，膈膨升是患侧膈肌的异常抬高，分为先天性（或原发性）膈膨升和后天性（获得性或继发性）膈膨升。先天性膈膨升是由于胚胎期横膈内肌肉组织发育异常，导致膈肌先天性缺陷引起的膈肌膨出，即胎儿横膈肌化不全的结果；后天性膈膨升通常用来指膈肌纤维发育不良、萎缩而引起的异常抬高，往往与膈神经损伤有关。此处所指的膈神经损伤的病因不明、部位不明，而膈肌麻痹通常是指明确性质、部位的膈神经损伤。目前，多数的学者倾向于将膈膨升的概念范畴限定于先天性者，并认为后天性的膈膨升应被视作一种综合征而非疾病。此外，区别于膈膨升的肌化不全，膈疝是膈的胚胎个别成分融合不全或连续性缺失而导致的腹腔内容物疝入胸腔。

膈膨升临床罕见。男女发病率相当，左侧发病明显高于右侧。新生儿膈肌异常抬高的发生率低于 1/10 000，但其中先天性膈膨升所占比例甚少，绝大部分抬高的膈肌均为膈肌麻痹所致，所占比例 10 倍于先天性膈膨升。成人胸部 X 线检查发现其发病率约为 1/10 000。膈膨升主要对呼吸系统造成影响，表现为不同程度的限制性通气功能障碍。先天性膈膨升的患儿常合并有其他先天性畸形，且辅助呼吸肌代偿能力有限，故其预后较后天性膈膨升差。

（一）病因及发病机制

1.先天性膈膨升

膈由 4 个胚胎时期的结构衍化而来，即腹侧的横膈、左右两侧胸腹腔隔膜、食管背侧系膜和体壁。横膈出现在胚龄的第 4 周，此时它呈现为胚腔内间质组织的一个背脊，并从颈节水平向下迁移。移行的过程中，来自颈部第 3、4 对生肌节随膈神经伸入横膈，同时胸壁横纹肌亦植入横膈。横膈发育成熟后与 3 个背侧的结构融合形成早期的膈。膈肌最终所需的成分是肌肉组织，胚胎中膈的肌节成分的正常发育是保证膈肌具备正常舒缩功能的关键环节。膈的先天性缺陷是个别胚胎成分发育异常或融合不完善的结果。先天性膈膨升便是由于横膈的胚胎成分异常肌化所致，表现为横纹肌的缺乏或极度退化，膈肌变薄，特别是中心腱部分被纤维弹性组织广泛替代。

横膈在胚胎期形成和发育的同时，肺实质的发育和内脏的旋转也在进行，因此先天性膈膨升常合并呼吸系统和胃肠道异常或畸形。这些异常包括肺发育不全、胃扭转、肠旋转不良和异位肾等。

2.后天性膈膨升

病因复杂，分为膈神经相关及非相关两类。膈神经损伤相关的病因有医源性损伤、非医源性损伤以及感染性因素，造成单侧或双侧膈肌的横纹肌萎缩，使膈肌抬高，电镜下可见肌纤维细胞内线粒体数量减少，胞质内有碎裂及水肿的线粒体结构，出现柱状结构的 Z 线。膈神经损伤非相关的病因包括胸腹腔创伤、毗邻器官病变（膈下脓肿、肺不张及脓胸）以及特发性改变。

然而，目前的诊疗手段仍无法明确大部分后天性膈膨升症的确切病因。

（二）病理生理及病理

先天性膈膨升的膈神经本身无异常，只是横膈肌纤维变薄，甚至在肉眼下呈现半透明样改变，组织学上由两侧浆膜以及分隔两者的稀少肌纤维及纤维结缔组织构成，但膈肌周边部狭窄边缘有发育正常的肌组织。随着出生后腹内压升高、胸腔负压增大，膈肌逐渐伸长变薄，向上升入胸腔。后天性膈膨升的肌纤维呈退化或萎缩，变薄的部分由弹性组织构成。

膈肌有两个最为主要的生理功能，即作为分隔胸腹腔的屏障和最重要的呼吸肌。正常吸气时，膈肌收缩，膈穹隆向下移位，使胸腔的上下和前后径增大，胸腔的容积增大，膈肌的吸气运动可增加肺容量的75%。单侧膈肌功能丧失，肺活量减少约30%。膈肌升高和矛盾运动使患者肺脏受压，膨胀不全，通气功能受损，又可引起纵隔摆动或移位。

膈肌膨出使腹腔容积增大、压力减低，易引起腹腔活动度大的脏器扭转，其中以胃的逆时针转位最为常见，胃底随膈肌抬高，引起腹段食管成角增大和巨大胃泡，患者表现为餐后饱胀感、嗳气、吞咽困难及上腹部疼痛不适。

先天性膈膨升可分为：①局限型：单侧或双侧膈肌的部分膨出，多在成年后发现，以右侧膈肌的前正中部位最为多见，临床上常无特异性症状；②单侧完全型：此型的婴幼儿患者多表现为右侧膈肌抬高，成人则以左侧多见；③双侧完全型：偶见于初生儿，死亡率高。其中，局限型膈膨升症又分为前部、后外侧部及中央部膈膨升症。

（三）临床表现及辅助检查

大部分的膈膨升并没有明显的临床症状，多是在胸部X线检查时意外发现。少数膈膨升可引起包括呼吸、消化及心血管系统的症状，其中以单侧或双侧完全型膈膨升多见。

1.临床表现

（1）呼吸系统症状：在婴幼儿和成人之间，膈膨升对肺功能的影响存在差异。婴幼儿患者难以耐受单侧膈肌功能的丧失，易出现膈衰竭，可有发绀、极度呼吸困难和循环衰竭等致命表现。因为婴幼儿患者：①作为辅助吸气肌的肋间肌发育不成熟，导致其不能满足肺通气；②纵隔尚不固定，易引起纵隔摆动和患侧膈肌反常呼吸运动，从而限制健侧和患侧的肺膨胀；③婴幼儿常处于卧位，腹腔内压力增加，进一步抬高膈肌；④婴幼儿因支气管内径小，气道阻力高，极易被支气管内分泌物阻塞，在肺不张的基础上容易继发肺部感染。故婴幼儿患者出现急性呼吸功能障碍而需呼吸机辅助呼吸的比例较高，为13%～16%。在稍大儿童及青年患者中，一般表现为膈无力，但常无明显症状，当合并有肥胖、慢性支气管炎、肺气肿或胸部骨性关节炎等降低呼吸功能储备的慢性疾病时，呼吸系统症状才逐步显现。

（2）消化系统症状：膈肌的抬高可引起腹腔脏器突向胸腔。右侧主要是累及肝脏，局限型膈膨升在胸片下表现为典型的帽状凸起。完全型膈膨升则表现为肝脏的整体上移，致使胃围绕胃底发生顺钟向移位，而部分横结肠和结肠右曲可能嵌入肝脏和膈肌之间而引起基拉迪蒂综合征。左侧首要累及胃，表现为逆时针转位，胃体趋于水平，从而增大胃泡体积，引起食管下段括约肌的功能障碍，使食物通过幽门及贲门时受阻。患者表现为胃食管反流、餐后饱胀感、嗳气、吞咽困难及上腹部疼痛不适。

（3）心血管系统症状：左侧多见，膈肌位置的改变使两侧胸膜腔压力失衡，造成纵隔摆动或纵隔移位，引起循环系统的症状。患者可出现心悸、心动过速、阵发性心律失常等症状。

2.辅助检查

(1)胸透：是检查膈肌功能的首选方法。它可以观察到膈肌是否有异常抬高和麻痹、膈肌运动是否有力、有无矛盾动作、有无异常收缩。局限型膈膨升表现为局部帽状阴影，虽有膈肌活动，但其活动度有限。在先天性完全性膈膨升的患儿中，胸透可见患侧膈肌抬高，肺野明显缩小，纵隔向对侧移位，膈肌轮廓光滑，但无矛盾运动。膈肌反常呼吸运动幅度在慢而浅的吸气时很小，而在快而深的吸气或咳嗽时，幅度大而明显，故胸透时应嘱患者进行快而深的吸气动作，以免漏诊。但胸透检查缺乏特异性，主要在与膈肌麻痹的鉴别上存在困难。首先绝大部分的膈肌抬高因膈肌麻痹所致，另外矛盾运动作为膈肌麻痹的突出影像学表现，也可能与膈膨升吸气时胸腔负压增大而引起的腹腔脏器突向胸腔的影像学表现混淆。

(2)CT检查：可用于排除纵隔肿物引起的膈肌麻痹，以及膈肌毗邻器官病变引起的膈肌抬高。其他影像学检查(如B超和MRI)和膈肌功能检查(如跨膈肌压差测量和电生理学检查)也被用来评估膈膨升或膈肌麻痹，但由于缺乏具体的临床指导意义而尚未广泛运用。

(四)诊断和鉴别诊断

膈膨升是一个排除性诊断，即当患者膈肌异常抬高出现了上述呼吸系统、消化系统或循环系统症状时，在排除了其他可能引起这些症状的病因的基础上，才可以确定膈膨升的诊断。因此，需详细询问患者病史并进行仔细的体格检查，评估呼吸困难的严重程度，了解有无其他可引起膈肌异常抬高的病症(如纵隔肿物、淋巴结转移、肥胖症、原发性肺疾病或先天性心力衰竭等)。目前缺乏一个量化标准来界定轻度与重度膈膨升，但极度膈膨升则有着明显的病理生理和影像学表现，特别是出现纵隔移位时，患者此时常常伴随有明显的临床症状。但即便是借助于上述诸多的辅助检查，大多数膈膨升仍需术中病理才能获得确切诊断。

先天性膈膨升重点需要与膈肌麻痹进行鉴别。

(五)治疗和预后

治疗原则是通过恢复膈肌的正常解剖位置和张力，改善症状及维持正常的肺容积及肺通气，预防并治疗并发症。目前，逐步形成的针对膈膨升的临床共识为：无症状或出现轻微症状的患者采取保守观察的治疗方案；出现明显临床症状的患者则需积极外科干预。

手术方法：膈肌修补术最早由Morrision于1923年首次提出。膈膨升修补术的手术路径有经胸和经腹之分，但以经胸路径运用较为广泛，经腹手术适用于双侧膈膨升及合并膈下脏器病变的情况。膈肌修补的手术方法主要有膈肌叠瓦式缝合术(即切开膈肌双层褥式缝合术)和膈肌折叠缝合术(即不切开膈肌折叠缝合术)。前者的优点是可防止腹腔脏器损伤，缺点为不易掌握切除的范围，且使薄弱的膈肌再次损伤。后者优点是不需切开膈肌，从而较低限度地损伤膈肌本身及膈神经分支。两种膈膨升修补术的并发症和死亡率均极低。

近年来采用VATS进行膈膨升手术的报道逐渐增多，胸腔镜较传统开胸手术的技术优势和良好的近期手术效果在相关研究中得到了较充分的体现。但鉴于膈膨升的发病率低，相关的病例资料多来自小样本的回顾性研究或个案研究，故开胸手术与VATS的结果比较，尤其是远期复发情况的对比需要未来研究的进一步探讨。

三、膈膨出

膈膨出是由于膈肌纤维发育不全、麻痹或萎缩，全膈或部分膈不正常上升或高位。成人发现率约为 1/10 000。

(一)病因

1.先天性膈膨出

膈在胚胎期胸腹膜肌化不全或不肌化而薄弱，腹内压升高，胸内负压增大，使膈伸长变薄，上升入胸腔，形成膈膨出。分完全性、双侧性和部分性膈膨出三类。后者又分前面型、后外侧型和正中型。

2.后天性膈膨出

各种病因致膈神经损伤病变，使膈肌麻痹(此时可称为膈麻痹)。多为部分性膈膨出，右侧多见。膈下脓肿可并发膈膨出。常见膈神经损伤因素：①感染性神经炎，如脊髓灰质炎、单纯疱疹、带状疱疹、白喉等；②创伤、手术、肿瘤、感染致膈神经周围部分损伤；③感染、肿瘤、创伤使胸 3～5 脊神经根受压；④感染性多发性神经根炎；⑤其他如肺脓肿、肺炎、膈下脓肿、局限性脂肪肝瘤样膨出等。

(二)诊断

1.临床表现

膈膨出常见于右侧，也有双侧。男性较女性多。大多数完全性膈膨出和几乎所有部分性膈膨出病例无症状。若有症状，可分为呼吸系统和消化系统两类。先天性和后天性膈膨出症状无差异，而成人和儿童临床表现明显各异。

(1)完全性膈膨出在新生儿和婴幼儿引起呼吸困难、呼吸急促和呼吸不规则、发绀，吸奶后加重。胸壁呼吸运动受限，叩诊浊音，无肺泡呼吸音，偶可闻肠鸣音。气管、心脏向对侧移位。腹扁平。

(2)完全性膈膨出的儿童可有呼吸困难、反复的肺炎、慢性支气管炎或不明原因的胸痛，食欲减退，体重不增，间歇性肠梗阻等不典型胃肠症状。活动时轻中度呼吸困难。下胸部叩诊浊音。吸气时下胸过度伸展为其特征，即胡佛(Hoover)征。腹呈舟状。

(3)成人左侧膈膨出常有下咽困难、上腹痛、胃烧灼感和嗳气。平卧位或头低位，饱餐后症状加重，侧卧减轻。也可有呼吸困难、气短、咳嗽、肺部反复感染。

2.有关检查

(1)X 线检查是主要诊断方法：完全性膈膨出后前位胸片吸气相呈上升的光滑完整的曲线。透视下后天性膈膨出呼吸时呈矛盾运动。部分性膈膨出常需行透视或体层摄影，以鉴别肺底积液和肿瘤或膈下脓肿以及膈疝等。选择性应用胃肠造影和钡灌肠等，可见升高的结肠、颠倒的胃合并扭转，其上一薄膈。疑难病例必要时做气腹，站立透视见气体于膈下，以鉴别膈疝。

(2)胸肺 CT 扫描或核素肺扫描、肝扫描等，可鉴别肺底肿瘤、积液等。

(三)治疗

1.手术治疗

手术目的为恢复膈肌正常位置,稳定纵隔,获得更多换气。

(1)新生儿和婴幼儿多有严重呼吸困难和发绀,应急诊气管插管机械通气,准备急诊手术。

(2)有症状的儿童、青年和成人应选择时机,手术治疗。

(3)老年人有严重呼吸道症状或因膈膨出影响肺功能,应慎重选择手术。

2.无症状病例

部分性膈膨出而无重要心肺或胃肠症状病例,不需手术治疗。膈神经麻痹的后天性膈膨出可观察一段时间,不急于手术。

四、膈疝

膈肌为位于胸腔与腹腔之间的肌性结构,构成人体主要的呼吸肌。腹腔脏器经膈肌薄弱区或缺损疝入胸腔即为膈疝。膈疝分类以食管裂孔疝最常见,其次为创伤性膈疝和先天性膈疝。可引起胸腹疼痛、呼吸困难为主的临床主诉。外科手术是目前膈疝的主要治疗手段。

(一)食管裂孔疝

1.概述

食管裂孔疝(EHH)是指胃的一部分或全部,以及其他腹腔脏器(结肠、网膜等)经膈肌食管裂孔突入纵隔或胸内。目前一般可将食管裂孔疝分为滑动型食管裂孔疝、食管旁疝、混合型及复合型食管裂孔疝,也可分别命名为Ⅰ型、Ⅱ型、Ⅲ型和Ⅳ型。

食管裂孔疝多见于中老年(高发年龄为40～70岁)、肥胖女性患者,可有腹部手术史、多次妊娠史、慢性咳嗽、长期便秘等腹腔压力增高的情况。该病是一种常见的消化道良性疾病,国外文献报道发病率为4.5%～15.0%,国内报道发病率为3.3%,女性多于男性。食管裂孔疝患者常伴有胃食管反流症状,在欧美白种人群体中较为常见。

2.病因及发病机制

从解剖学分析,胃食管交接部是一个复杂的区域,同时包含了食管下括约肌(LES)、膈肌脚、食管下括约肌腹内段、His角和膈食管韧带,从而构建了正常的胃食管抗反流机制。食管下括约肌是指食管末端长3～4cm的环形肌束。正常人静息时下食管括约肌压为1.33～5.99kPa,为一高压带,防止胃内容物反流入食管。许多因素可导致LES压降低,如腹内压增加,某些激素(胰高血糖素、血管活性肠肽)、食物(高脂饮食、巧克力)、药物(钙拮抗剂、地西泮)等。正常的抗反流机制被破坏,LES压降低、膈肌食管裂孔薄弱最终会导致胃食管反流和食管裂孔疝。

3.病理生理和病理

根据疝内容物,食管裂孔疝可分为4种类型:

(1)滑动型食管裂孔疝(Ⅰ型):最常见,可占裂孔疝90%左右,胃食管接合部和近侧胃经扩大的食管孔突入胸内纵隔。其腹膜性疝囊不完全(为成为疝囊后壁的一部分),多不伴有胃食管反流,常无症状或症状不明显。

(2)食管裂孔旁疝(Ⅱ型):占裂孔疝的5%～20%,表现为胃的一部分在食管左前方通过增宽松弛的裂孔进入胸腔。食管-胃交界部位于膈下,可保持在正常位置。疝囊完整,胃食管反流症状较少。但可产生胃扭转等并发症。

(3)混合型食管裂孔疝(Ⅲ型):约占5%,为滑动型食管裂孔疝与食管旁疝共同存在,多因膈食管裂孔过大所致。

(4)复合型食管裂孔疝(Ⅳ型):除胃外,尚有结肠、网膜、小肠、脾脏或胰腺等其他腹腔脏器疝入胸腔,大多有食管炎,并易产生消化道梗阻嵌顿症状。

4.临床表现及辅助检查

(1)临床表现:食管裂孔疝的临床表现可归纳为以下几种情况:

1)无症状:仅在影像学检查才发现,多为小型疝,患者无消化道症状。尤其随着目前胸部CT在肺癌早期筛查、常规体检中的应用逐渐广泛,无症状的小型食管裂孔疝在CT报告中的检出率逐渐频繁,这需要临床医生根据患者症状、查体,结合影像学检查做出正确判断。

2)典型症状表现:患者典型症状主要为胃食管反流,表现为胸骨后胃灼热、泛酸,少数伴有吞咽不适,在进食后或咳嗽时可诱发。

3)轻度症状:常见于Ⅰ、Ⅱ型疝,如胸骨后不适感,进食后易饱胀、胸闷等。

4)并发症:食管狭窄或胃扭转时可引起吞咽梗阻;食管或胃炎症、溃疡可引起消化道出血,出现呕血、黑便、贫血等情况;反流引起的气道及肺部并发症。

(2)辅助检查:食管裂孔疝的辅助检查包括上消化道造影、内镜和食管功能检查。

1)上消化道造影:是最常用的诊断食管裂孔疝的方法,对于Ⅱ、Ⅲ型疝,造影剂可显示明显的胃部结构位于膈上,诊断较为容易。在诊断Ⅰ型裂孔疝时,当上消化道钡剂造影并配合吞咽时在膈肌上方能看见一球形结构,称为膈壶腹。膈壶腹是正常的生理现象。膈壶腹的上缘邻近食管并形成叫"A环"的肌性环。此环靠近食管下段括约肌下缘。膈壶腹的下缘被膈肌齿状线分开。在膈壶腹内,一个靠近鳞状柱状上皮接合处或食管胃联合处的黏膜环叫"B环"。在放射线诊断时,只有"B环"和膈肌齿状线分开距离＞2cm时,才能诊断为食管裂孔疝。故通过上消化道钡剂造影诊断＜2cm的滑动型食管裂孔疝比较困难。

2)内镜诊断:滑动型食管裂孔疝内镜下可见如下特点:a.齿状线上移。b.食管裂孔压迹松弛、宽大。胃底U形倒镜观察时多见到双环,即下面的裂孔压迹环和上面的贲门环,这是因为膈食管膜和食管周围韧带松弛,食管裂孔增宽,逐渐失去了固定食管下段和贲门的作用。c.内镜下可见疝囊:正常情况下,卧位时齿状线就在食管裂孔压迹处或其水平之下,当有裂孔疝时,随呼吸运动而开闭的食管裂孔压迹仍在原位,而齿状线位置则上移,这两者之间形成一袋状的疝囊。d.内镜下胃底黏膜松弛、变浅或消失,提示His角变钝或拉直。患者出现恶心症状时腹压增加,可见橘红色的胃底黏膜疝入食管内,此为内镜诊断裂孔疝的确凿证据。食管旁疝主要表现:当内镜进入胃内后反转,可见疝在食管裂孔旁脱出,通常在大弯侧见到一憩室状凹陷,即凸入胸腔的疝囊,进入该凹陷,可见清晰的胃黏膜皱襞。混合型食管裂孔疝合并有滑动型食管裂孔疝和食管旁疝的特点。

3)食管功能检查:食管测压检测食管腔内的压力和与之协调的食管肌肉收缩运动,是近年最常用的评估蠕动食管功能、测量LES压力和松弛度的方法。尽管食管测压在诊断食管胃反流病时的作用不明显，但对于诊断裂孔疝有一定帮助。存在高压区分离和呼吸压力反折点是诊断食管裂孔疝的两个标志性现象。在深吸气时，腹部压力上升和胸膜腔内压力减小。因此，测压探头位于胃内时正向偏转，而探头位于胸内食管腔时则为负向偏转。由于吸气时膈肌下降，位于膈肌水平的测压探头先正向后负向偏转。这就是所谓的呼吸压力反折点。通常情况下 LES 和膈肌收缩时产生一个高压区。在这种情况下，近端的 LES 位于或低于压力反折点。然而，在食管裂孔疝患者，高压力区分为两区，近端靠近 LES 和远端靠近膈肌。在这种情况下 LES 成为压力反折点，两个高压区之间的距离变化与呼吸的程度有关，除非裂孔疝足够大，不然很难诊断裂孔疝。为了克服呼吸作用的影响以便正确地分离高压区，并划定呼吸反折点，腔内压力都必须实时监测，目前高分辨率食管测压技术是可行的。

5.诊断和鉴别诊断

(1)诊断标准或诊断依据：食管裂孔疝的诊断主要依据是上消化道造影，小型滑动型疝有时需要加头低位及上腹加压才能显示出来，典型滑动疝膈上囊影及囊内可见胃黏膜纹路，造影剂反流还可反映存在胃食管反流证据。内镜检查除了诊断裂孔疝外，还可以了解食管黏膜损伤，如反流性食管炎、溃疡、狭窄、Barrett 食管、癌变等，也可同时了解胃黏膜情况。对于怀疑有反流者应行食管功能检查，为手术时是否需要加行抗反流术提供参考。

(2)鉴别诊断：鉴别诊断需注意与先天性短食管、食管膈壶腹、贲门失弛缓症，以及其他心脏、上腹部疾病相鉴别。

6.治疗及预后

(1)治疗原则：食管裂孔疝的治疗方案包括内科治疗和手术治疗。内科治疗适用于小型滑动型疝及反流症状轻者。手术治疗指征包括：

1)Ⅱ、Ⅲ和Ⅳ型疝，不论症状如何，均主张手术治疗。

2)有严重反流性食管炎，内科治疗无效者。

3)已有并发症出现，如消化道出血、梗阻、狭窄和穿孔等。

4)重度 Barrett 食管或有癌变者。

(2)治疗方法及具体措施：

1)内科保守治疗：a.控制体重，避免饱食，睡觉时抬高头肩，少进食薄荷、脂肪、糖和巧克力，因这类食物可降低 LES 压力，戒烟酒；b.避免应用降低 LES 压力的药物，如茶碱、吗啡、巴比妥盐类、抗胆碱药物和钙离子通道阻滞剂等；c.质子泵抑制剂，如奥美拉唑、埃索美拉唑等，抑制胃酸分泌，减轻反流；d.胃黏膜保护剂，如硫糖铝等。

2)手术治疗：无论手术经胸、经腹实施，主要手术目的包括复位疝内容物，修补松弛扩大的食管裂孔，行胃抗反流术防治胃食管反流，保持胃流出道通畅，兼治并发症。a.开腹手术：适用于高龄、体质差和无短食管者。将裂孔疝内容物还纳入腹，扩大的膈肌裂孔，以粗丝线间断缝合。抗反流术有典型的 Nissen、Hill、短松式 Nissen、Toupet、Dor 手术等。疗效较可靠，较胸部手术损伤轻，术后肺部并发症少，同时可处理腹部其他病变，尤其短松式 Nissen 术，通过全胃底包绕食管，折叠缝合仅 2cm 或更短，人为形成一 His 角，在一定程度增加 LES 的静息压，操作简单。b.经胸手术：适用于肥胖、疝大、有短食管、食管狭窄及严重食管炎和复发性疝者。一般经左胸后外侧第 7 肋间切口，此法术野暴露优于经腹切口，能更充分游离食管，对短食管型、巨大疝和混合型疝的治疗效果理想。

传统经胸或经腹修补手术，缺点较多。经胸手术胸部切口较大，对心、肺干扰重，麻醉要求高，而且大多只能进行食管裂孔修补。实施胃底折叠术则须切开膈肌，对呼吸功能影响大。经腹手术操作空间小，暴露困难。

在过去的20年间，腹腔镜逐步应用于食管裂孔疝的手术治疗，并显示出作为微创外科的优势，代替了相当部分传统的开放式手术，目前已在全球多家医疗单位开展。相比于开放式手术，腹腔镜修补食管裂孔疝是一项安全、技术可行、微创、术后恢复快、低并发症的外科技术，并具有较低的术后复发率。世界上第一例腹腔镜下食管裂孔疝手术于1992年英国邓迪大学Cuschieri等首先报道。患者整体创伤小，术后恢复快，并发症发生率低。报道的腹腔镜手术并发症发生率在0～28%。而并发症主要包括术中并发症，如食管穿孔、胃穿孔、气胸、胸膜破损、出血和高二氧化碳血症；术后并发症，如肺炎、胸腔积液、心律失常、手术部位感染等。报道的术后死亡率为0～2.40%。

(3)预后：多数文献报道传统开放式手术，术后早期症状完全缓解率可高达80%～90%，少数为50%左右，仅5%完全失败，约10%复发反流。有报道显示腹腔镜术后预后优于开放式手术。

(二)创伤性膈疝

1.概述

创伤性膈疝(TDH)指膈肌创伤性破裂后，腹腔脏器经破口疝入胸腔，以左侧膈疝多见。创伤性膈疝占胸部外伤的0.8%～2.5%，约占胸腹联合伤的4.5%。

2.病因及发病机制

创伤性膈疝按照发现时间，可分为：

(1)早期确诊的：多为钝性伤，膈疝较大，症状明显；

(2)延迟诊断的：膈疝发生距受伤时间可从数周到数年，多为锐器伤或者小型疝。

按照创伤性质，可分为：

(1)锐器伤(穿透伤)：由高速运行的子弹、弹片或尖刀等锐器引起，膈肌破口小，症状和影像学检查不典型可能被漏诊。

(2)钝性伤(闭合伤)：如高处坠落、车祸伤、挤压伤、爆震伤等引起，膈肌破口较大，左侧多见胃疝入胸腔，右侧多见肝脏或结肠，空腔脏器(胃、结肠)的疝入及挤压可导致穿孔或破裂，偶可见肝脏、脾脏等实质性腹腔器官破裂出血。

(3)医源性膈疝：主要见于外科手术后的并发症，如食管癌切除术后、膈肌手术后等。

3.病理生理和病理

创伤性膈疝系钝性伤或锐器穿透伤所致，由于胸腔内呈负压及呼吸时的抽吸作用，腹腔为正压，腹腔脏器进入胸腔，压迫伤侧的肺脏，影响膈肌活动和呼吸，造成肺气体交换功能下降，致机体缺氧及二氧化碳潴留。疝入的脏器占据胸腔体积增多，使纵隔移位，回心血量减少，导致休克。疝入的脏器甚至会出现梗阻、扭转及坏死，致病情恶化。

部分锐器伤患者，早期膈疝症状不典型，可被漏诊，后期在剧烈运动、咳嗽、饱食、呕吐等促因下，可突发腹腔脏器疝入胸腔，继而出现膈疝症状。

4.临床表现及辅助检查

(1)临床表现：较小的创伤性膈疝，早期可无症状，无明显影像学表现者可能被漏诊，并发展为延迟性膈疝。膈疝的典型症状包括：

1)胸闷、呼吸困难，伴下胸部或上腹部疼痛，向肩部放射。

2)患者有明确的钝性伤病史或胸腹部锐器伤病史，锐器伤部位多位于乳头至脐平面的胸腹部区域。

3)可合并恶心、呕吐和腹肌紧张。

4)患侧胸部活动受限，叩诊鼓音，气管向健侧偏移，呼吸音减弱或消失，伤侧胸部可闻及肠鸣音，腹部有空虚感。

创伤性膈疝临床症状的严重程度取决于三个方面：创伤的速度、钝性或锐性的致伤因素；腹腔有无合并脏器损伤，如梗阻、穿孔、出血等；合并创伤的严重程度，如休克和呼吸障碍。

(2)辅助检查：胸腹部外伤患者，急诊胸部X线片或CT是必不可少的。膈疝的胸部X片表现有：

1)伤侧膈抬高，膈面形态不规则或模糊，透视时可见膈肌活动受限。

2)伤侧下肺叶异常阴影，可呈肿块状、片状模糊，肋膈角钝或消失。

3)膈下胃泡消失，膈上胸内出现较大含液气平的囊状影，甚至占据大部胸腔，注意与液气胸鉴别。

4)纵隔、心脏和气管向健侧移位。

5)延迟性膈疝可表现为肠梗阻症状。

胸部CT对膈疝的诊断较X线片具有一些优势，如膈疝内容物为胃肠道时，一般做胸部CT平扫都能查见胸内含液气平面的胃或肠管，明确诊断；如疝入物为大网膜，可见胸内脂肪密度影；疝入肝、脾、肾脏等脏器时，增强CT扫描可予以判断，这种情况CT检查优于钡餐和钡灌肠。同时，对膈疝进行CT扫描时，应注意连续层面的追踪观察，显示膈肌缺损部位可采用薄层扫描。

需要注意的是，往往在患者严重创伤后立即做检查，无论在临床或X线检查都有困难，由于创伤后剧烈疼痛，甚至休克等症状，可将膈疝症状掩盖。此外，胸腔内出血也可掩盖膈疝的征象。有时，当膈肌裂口较小时，患者可无临床症状，影像学检查亦不典型，以致膈疝在几周、几个月甚至几年后才被发现。

5.诊断和鉴别诊断

(1)诊断标准或诊断依据：

1)明确的外伤史，胸腹部钝性或锐性伤史或手术史(食管癌切除术、膈肌手术等)。

2)详细地了解受伤原因、部位及作用力方向是早期诊断的关键。钝性伤致伤暴力大，损伤机制复杂，常合并颅脑、脊柱、骨盆和四肢等部位严重损伤，因此伤情判断困难，易误诊与漏诊。

3)X线片和CT等影像学检查，仔细阅片。

4)对钝性伤患者，外科医师在剖腹探查时应常规探查双侧膈肌，防止漏诊。

(2)鉴别诊断：

1)液气胸/血气胸：外伤患者出现膈疝后，胃或肠管疝入胸腔，在胸片上可出现液气平面，可被误诊为外伤性血气胸(往往钝性伤患者也的确可合并血气胸),甚至进一步考虑安置胸腔闭式引流管,此点要万分谨慎。仔细听诊患者胸腔有无肠鸣音,认真阅片,必要时行胸部CT三维重建。

2)肺部伤情:钝性伤患者可合并肺挫伤、肺内血肿、肺实变不张等伤情,延期伤者可合并肺脓肿等,下叶肺的上述改变,在影像学上可能会干扰膈疝的诊断。鉴别诊断仍主要依赖于仔细阅片。

6.治疗及预后

(1)治疗原则:外科手术是创伤性膈疝的主要治疗手段,一旦确诊应尽快手术,必要时需行急诊手术修补。总之,创伤性膈疝需早期诊断,尽量避免漏诊,尽早修补膈肌裂口,及时、正确地处理合并伤,是提高治愈率、降低死亡率的关键。

(2)治疗方法及具体措施:

1)手术前应积极纠正休克,补充血容量,保证供氧,给予胃肠减压。

2)手术方式:手术应在气管插管麻醉下进行,以清醒插管、低潮气量辅助呼吸为主,避免过度通气。合并有血气胸者,应先做闭式引流,以免气管插管时伤侧出现张力性气胸,造成纵隔移位、心搏出量减少、健侧肺受压,甚至心搏骤停。考虑到腹腔脏器受伤的机会多,多数创伤性膈疝经腹行手术,既可以处理膈肌,又可以探查腹内脏器,包括出血脏器的止血、破裂器官的修补等。但对于胸部或胸腹部联合锐器穿透伤、胸内出血严重或疑有合并气管、食管、大血管损伤,经胸手术是必需的,必要时可同时开腹处理腹内脏器。无论何种方式,胃肠等疝入器官的回纳必须轻柔,防止撕裂,认真判断疝入器官的活性。做好胃肠减压,防止腹胀对呼吸循环的影响及呕吐造成误吸窒息。膈肌缝合采用粗丝线间断缝合修补,对于肋角附着处膈肌撕脱者,可将膈肌直接缝合在相邻肋骨上。创伤性膈疝主要为膈肌的撕裂,少有膈肌的大片缺损,故使用人工补片等材料进行修补的情况较为少见。

根据华西医院胸外科的诊治规范,针对胸部锐器伤患者,只要发现锐器进入胸膜腔,则一律要行开胸手术探查(胸腔镜探查),从而防止膈疝或其他伤情的漏诊。

(3)预后:一般膈肌破裂修补术围术期死亡率为0～2.2%,但伴有胸腹部其他脏器合并伤,以及合并有其他脏器功能不全等情况,手术死亡率可高达22%～87%。死亡原因主要与患者的重要生命器官受损害有直接关系,如心、脑、肝、肾、大血管的损伤及随之而产生的生理病理改变,再加上膈疝对呼吸循环的干扰,增加了抢救的难度。膈疝修补后,远期复发概率较低。

(三)先天性膈疝

1.概述

先天性膈疝(CDH)是胎儿膈肌的发育缺陷导致腹腔内容物疝入胸腔,发生率为(1～4.5)/10 000,常见为后外侧膈疝和胸骨旁疝,而膈肌中央部和心包部膈疝少见。发生于左侧者占75%～90%,右侧者占10%,双侧者<5%。在产前即明确诊断的CDH预后差,围生儿的病死率可高达80%。

2.病因及发病机制

膈肌形成于胚胎期第4～12孕周,由以下4个部分融合而成:原始横膈形成膈肌的腹侧部,胸腹隔膜形成膈肌的背外侧部,食管系膜形成膈肌的背正中部,两侧体壁和背外侧体壁向内侧伸展形成膈肌的周缘部。膈肌的发育过程中如果某一组成部分发育停止或发育不全，就会造成相应部位的缺损，从而形成先天性膈疝。先天性膈疝的具体发病机制尚不十分明确，目前认为其多与细胞活动异常有关。有研究认为引起 CDH 的主要原因是第 8 孕周时，未出现胸腹膜襞(PPF)或 PPF 延迟出现或延迟融合，而第 8 孕周也正是 PPF、横中膈和肋骨间肌融合的时期。

肺的发育于第 3 孕周后开始，由腹侧原始前肠外翻，到第 6 孕周开始连续发出分支。此后孕期到儿童时期(约 8 岁)终末细支气管、腺泡、肺泡、肺泡管才基本发育完成。由于肺、气道、肺血管的起始发育时间十分接近于膈开始发育的时间，故肺发育易受膈发育不全的影响。

3.病理生理和病理

后外侧膈疝又称 Bochdalek 裂孔疝，即膈肌的肋部和腰椎部连接处缺损，缺损多较大甚至近一半膈肌缺如，小型疝少，多无疝囊，左侧多。妊娠第 9～10 周时膈肌缺损已固定，腹腔脏器即开始疝入胸腔，主要严重后果为影响肺发育，导致肺体积较正常发育小、重量轻，且细支气管、小动脉和肺泡数目均明显减少。因此出生后发育不全的肺难以担负起正常呼吸功能而导致婴儿低氧血症。由于肺血管阻力大(肺动脉高压)，又恢复胎儿循环，即经卵圆孔-未闭动脉导管致右向左发分流，更加重低氧血症，合并肺动脉高压可明显提高围术期患儿死亡率。先天性膈疝合并其他先天性畸形发生率可高达 30％～70％，包括心血管畸形(27.5％)、泌尿生殖道畸形(17.7％)、骨骼肌肉系统畸形(15.7％)及中枢神经系统畸形(9.8％)等。胸骨旁疝又称 Morgagni 裂孔疝，位于胸骨和肋骨连接部后面的膈肌缺损。多为女性、肥胖者，右侧疝多见。疝入器官以大网膜多见，有时为结肠，常无症状或轻度上腹部不适或疼痛，少见肠梗阻表现。

先天性膈疝按缺损程度可分为：①A 级：膈肌缺损较小，周围为肌性边界；②B 级：膈疝缺损边界包含了胸壁，但累及少于 1/2 胸壁；③C 级：膈疝缺损边界包含了胸壁，累及多于 1/2 胸壁；④D 级：膈疝缺损几乎是整个膈肌的发育不全。

4.临床表现及辅助检查

(1)临床表现：

1)典型临床表现为新生儿出生即发现呼吸困难、发绀，进食后加重伴呕吐。

2)患侧胸部膨隆，胸廓活动差，叩诊浊音，听诊呼吸音消失并可听及肠鸣音，心脏和器官偏向健侧，腹部可呈空虚状。

3)患儿可合并有其他先天性畸形，具体包括中枢神经系统异常(全前脑畸形、脑膜膨出、颅后窝积液)、心血管异常(室间隔缺损、右心扩大、心内膜垫缺损)、泌尿系统异常(双肾积水、肾缺如、多囊肾、巨输尿管)、单脐动脉、唇/腭裂、羊水过多、骨骼发育异常(四肢短小、股骨短小)等。

(2)辅助检查：

1)产前检查：产前超声检查在 18 孕周即可发现 CDH，产前超声检查对 CDH 的敏感度可达 87％，并随着胎龄增加及检查者经验的积累，检出率还可进一步提高。超声可以显示胎儿膈肌，正常膈肌表现为圆顶突向胸腔的薄带状低回声结构，位于胸腔与腹腔之间，紧贴肺与心脏的下面，肝脏上面。在胎儿矢状及冠状切面显示最清楚。但是超声评价整个膈肌的完整性较困难，只有当腹腔内脏器进入胸腔内，才可能被检出膈疝。产前彩超 CDH 的声像图特征及诊断要点包括：a.胸腔内显示腹腔内脏器回声，包括胃、小肠、肝、脾、结肠，甚至肾等，这是最主要且直接的诊断依据。左侧膈疝以胃疝入胸腔常见，表现为心脏左侧出现胃泡回声与左房相邻，且腹腔内胃泡回声消失。右侧膈疝的疝内容物以肝为主，应注意胃的位置是否后移，同时彩色多普勒血流显像追踪门静脉是否位于膈上方。b.胸腔内肺、心脏及纵隔等脏器受压移位，这也是诊断 CDH 最初最明显的征象。c.腹围小于相应孕周。d.胸腹腔矢状及冠状切面显示正常膈肌弧形低回声带中断或消失，此点征象只有在右侧较大的膈肌缺损时才明显。e.CDH 可合并羊水过多，部分胎儿可有胸腔积液。

在超声诊断不清时，可以选择胎儿磁共振检查（MRI），胎儿气管和肺都充满羊水，故在 T_2 加权图像上呈高信号，在 T_1 像上呈低信号。肺部在大多数情况下由于肺实质的存在而信号中等。MRI 可以清楚显示 CDH 的位置及体积，并可直接测量肺容积，从而准确诊断肺发育不良并进行定量分析。

2）产后患儿的辅助检查：在已有产前检查的提示下，结合患儿出生后症状表现及查体，胸部 X 片及胸腹 CT 针对先天性膈疝一般能予以判断。先天性膈疝的 CT 表现因疝入器官的不同而呈多样化，典型表现有：a.疝入胃可见宽大液气平；b.疝入肠管，可见以中下肺为主的多中小液气平面或呈现蜂窝状多囊积气；c.右肺组织压迫或不张；d.腹腔消化道无气或少气，心脏纵隔向健侧移位；e.胸腔内疝有肝脾脏，CT 值测定符合肝脾密度值；f.膈肌显示模糊、不连续，缺少完整性。

5.诊断和鉴别诊断

（1）诊断标准或诊断依据：依赖于产前检查技术的进步，以及产检医师的经验积累，大部分先天性膈疝在产前即可诊断。结合患儿出生后临床表现和必要的影像学检查（X 线片、CT），对膈疝的诊断可予以明确。

产前彩超检查提示与 CDH 预后相关的因素包括：

1）诊断膈疝的孕周的时间。产前诊断 CDH 的时间越早，提示肺发育受损程度越高，预后越差。

2）合并其他畸形或染色体异常，预后差。

3）羊水过多说明膈疝影响了胎儿静脉回流及羊水吞咽、胃肠道受压梗阻等，多因为疝内容物过多、肺受压明显、心功能衰竭等，也是预后不良的因素之一。

4）胎儿肺-头围比（LHR）以及健侧肺的质量与胎儿体质量之比也是评估胎儿肺发育情况的指标，两者具有相关性，特别是在左侧膈疝的评估意义更大，LHR＞1.6 时，产后胎儿生存率明显升高。

5）胸腔内是否存在肝，是判断预后的重要指标，一旦出现肝膈疝，即肝脏疝入胸腔，则预后明显较差。

6）通过 MRI 或三维超声测定胎儿肺容积，对 CDH 胎儿肺发育不良进行分级，可预测产后新生儿的死亡风险。

7）心室的不对称也是预后不良因素。

（2）鉴别诊断：先天性膈疝需与膈膨升、先天性肺囊腺瘤畸形、肺肿瘤、胎儿胸腔积液、肺部肿物、肺隔离症等鉴别，主要还是依赖于影像学手段予以鉴别。

6.治疗及预后

(1)治疗原则:产前如能诊断出先天性膈疝并对肺发育不良的程度进行较为准确的评估,患儿父母则可选择是否终止妊娠、是否给予产前干预或是否在产后行相应的对症支持治疗等。产后对于CDH,手术修补是主要的治疗手段。

(2)治疗方法及具体措施:较大儿童或成人型,由于肺发育好,手术成功率高。但肺发育不全的新生儿,如不及时手术治疗,死亡率可高达90%。术前应尽快气管插管辅助通气,胃肠减压,积极纠正内环境紊乱。新生儿手术均采用经腹途径,缝合膈疝缺损一般无困难,极少使用合成材料补片,腹膜缝合困难时可分期缝合。患儿围术期需积极纠正低氧血症及内环境紊乱,改善氧合,采用呼吸机支持、高频振荡通气、ECMO。患儿出现肺动脉高压被认为是一个预后不良因素,可采用一氧化氮吸入控制肺动脉高压。

在20世纪80年代,先天性膈疝被普遍认为应该在出生后立即手术,但目前随着相关支持技术的应用,如呼吸机、ECMO等,观念已有所改变,手术时间已不被认为极度紧急,认为在术前经各种措施使新生儿状况稳定4~16小时,纠正缺氧和低灌注可改善CDH患儿生存状况和减少潜在的肺动脉高压形成。目前仅有小于5%的患儿在出生后24小时内接受手术,一半以上的患儿在出生5天后接受手术,患儿术前基本情况的稳定被逐渐重视。

目前欧洲先天性膈疝委员会推荐一组标准治疗方案,认为新生儿出生后应立即插管,避免高压通气(<2.45kPa),防止将气体吹入胃或小肠内,避免使用面罩通气。同时监测生命体征,维持血压,导管前氧饱和度0.85~0.95,导管后0.70以上,二氧化碳分压5.985~7.980kPa,必要时使用ECMO,不必常规使用肺表面活性物质,必要时加用多巴胺、多巴酚丁胺等改善循环。待血压稳定、血氧饱和度达到上述要求,乳酸<3mmol/L,尿量>2mL/(kg·h)等,然后择期手术。

随着目前产前诊断技术的进步,尤其是超声检查已能够确诊子宫内胎儿的先天性膈疝及其他畸形,产前诊断正确性可达50%~97%。1985年,Harrison首先报道了在羊胎中治疗先天性膈疝的手术方法,可促进肺良好发育从而获得出生后存活。目前子宫内胎儿膈疝修补仍处于试验阶段,2015—2016年,欧洲和北美的部分医学中心仍在开展相关临床试验,具体手术效果还有待验证。

(3)预后:患儿罹患先天性膈疝,特别是出生6小时内出现症状的高危患儿死亡率仍相当高。CDH患儿死亡率高的主要危险因素是肺发育不全和持续性肺动脉高压,故近来对CDH治疗研究主要是针对这两个方面,术前处理也主要针对上述两点问题,力争使患儿呼吸及循环功能稳定,能较好地耐受手术。

目前先天性膈疝术后的总体存活率为75%,在部分医学中心可高达85%~90%。但手术后存活的患者,经远期肺功能测定仍表现有一定程度减退,大约87%CDH存活者存在远期并发症。30%~0%CDH存活者发生慢性肺部疾病、持续肺动脉高压、喘息样症状、反复呼吸道感染等;约43%的患儿需要利尿剂治疗,出生后1年约35%的患者需要支气管扩张剂及糖皮质激素治疗。长期随访看,患儿的肺功能异常术后会逐渐改善,尤其是在出生6个月以后,这可能与肺发育及肺代偿功能增强有关。故应早期监测患者的肺功能(从出生后6个月开始),并及时治疗,以减少或减缓慢性肺部疾病的发生。

先天性膈疝患儿随访较常见的问题还有胃食管反流、膈疝复发、各种神经系统症状，以及其他器官合并的先天性畸形等，先天性膈疝修补术后可出现胃食管反流，是术后存活者最常见的胃肠道疾病，1 岁内的发生率为 20%～84%，24 小时测压及 pH 测定表现为食管蠕动功能明显减弱，这种食管下端蠕动功能减弱与膈疝修补术后出现胃食管连接解剖异常及膈肌发育不良可能相关。术后存活者肠梗阻发生率为 4.2%～20%，这可能与修补术后发生的肠麻痹与肠扭转有关。积极治疗胃食管反流和肠梗阻有利于改善先天性膈疝术后存活者的预后，提高生存质量。此外，先天性膈疝患者通常患有神经发育异常，术后 1 岁内运动神经障碍发生率为 60%，3 岁时为 73%，60%的患儿在 3 岁时可发现语言问题，约 10%的患者有行为障碍。

第九章　职业与环境性肺疾病

第一节　职业性哮喘

一、概述

2019年1月30日卫健委发布《职业性哮喘的诊断》(GBZ 57-2019)，其中给出的职业性哮喘的定义，指职业活动中因接触某些化学物质引起的由多种细胞包括嗜酸粒细胞、肥大细胞、T淋巴细胞、中性粒细胞、平滑肌细胞、气道上皮细胞等细胞组分参与的气道慢性炎症性疾病，伴有可变的气流受限和气道高反应性。本标准中职业性哮喘包括职业性变应性哮喘及职业反应性气道功能不全综合征。

接触了工作环境中某些特异性致喘物后引起的哮喘样症状，可以表现为直接导致哮喘症状发生或原有哮喘症状的加重和再发，以及反应性气道功能紊乱综合征(RADS)。虽然此三者均为工作环境相关的哮喘，但分属于三个不同的疾病范畴。另外，有机粉尘可以诱发如嗜酸粒细胞性支气管炎、鼻炎以及哮喘样不适等，这些都是哮喘之外的范畴，虽然其发病可以与职业因素相关。

RADS，也被称为刺激物诱导的哮喘，其概念于1985年首先提出。患者既往无呼吸道过敏性疾病，但在一次暴露于高水平刺激性蒸气或烟雾后，可诱发出咳嗽、喘鸣和(或)呼吸困难，以及气道高反应性。这些症状和支气管高反应性可以持续好几年。由于RADS是在一次暴露于大量的刺激物之后出现，无预先致敏和反复的职业性接触，故没有支气管哮喘的典型病理过程，而不能列入职业性哮喘的范畴。并且RADS的发生率明显比职业性哮喘的发病率低。

一些原有支气管哮喘的患者，在接触某些工作环境的致喘物后，可以有哮喘症状加重或再发作，但其属于原有哮喘的病理过程再次激发，并非由工作环境的特异性致喘物首次致敏而诱发。而这些致喘物只是作为与其他诱发哮喘急性发作的刺激物质一样，加重了哮喘的症状或者诱导哮喘的急性发作。所以，这类患者也不在职业性哮喘的范畴。

职业性哮喘是最常见的职业性肺疾病，约占所有职业性肺疾患者群的25%，其发病率超过了由于石末或石棉沉着引起的肺疾患。2003年的数据显示，成人哮喘中有约15%属于职业性哮喘。但发病率的研究很难得出全球的数据，所以此种研究的对象通常是某一特定地区的职业活动。

二、职业性致喘物与发病机制

近年来国内外职业性哮喘发病率逐年增加，尤其在欧美国家职业性哮喘已成为最常见的职业性肺部疾病。流行病学研究表明，职业环境中的许多物质可引起哮喘，这些物质称为职业性致喘物。大多数职业性致喘物具有一定的变应性，具有变应性的职业性致喘物称为职业性变应原。目前已知有360多种可以诱发哮喘的职业性致喘物质，而且随着化学物合成技术和工农业生产的快速发展，其种类将不断增多，根据其来源和特性通常分为两大类。

（一）职业性高分子量物质

通常为动、植物及微生物蛋白、多糖、糖蛋白、多肽等，分子量20～50kD，为复合的多价抗原，以Ⅰ型变态反应为主导，常诱导体内特异性IgE抗体（sIgE）的产生，为IgE依赖T细胞调控的发病机制。这些致敏物诱发哮喘的临床特征与一般吸入屋尘、尘螨、花粉等所致哮喘相似，经过在工作场所致敏原的再次暴露，在肥大细胞、嗜碱性粒细胞或可能在巨噬细胞表面引起抗原特异性IgE反应，导致炎性介质和炎症细胞进入气道，引发气道炎症，导致哮喘发作。个体特异质在发病中占重要地位。某些抗原物如蘑菇孢子、真菌或动物蛋白既可产生哮喘，又可产生外源性变应性肺泡炎。

（二）职业性低分子量化学物

包括有机或无机化学物以及药物，一般分子量较小（<5kD），可通过免疫机制和非免疫机制诱发哮喘。免疫机制包括IgE依赖T细胞调控机制、非IgE依赖T细胞调控机制，非免疫机制包括黏膜刺激神经源性炎症机制、药理性作用。致喘物不同，其发病机制也不尽相同，即使同一致喘物，引起哮喘的发病机制也可不同，有时几种发病机制同时存在。研究认为，多数低分子量化学物作为半抗原，进入体内后与体内蛋白分子等价结合形成完全抗原，通过IgE依赖T细胞调控机制使人致敏，如酸酐、甲苯二异氰酸甲酯（TDI）、偏苯三酸酐（TMA）、抗生素、铂盐等在体内与呼吸道自身蛋白或细胞结合为全抗原，形成抗原决定簇，诱导特异性IgE的产生。同类化学物中，常存在抗原的交叉致敏能力，如TDI与二苯甲烷二异氰酸酯（MDI）或者邻苯二甲酸酐（PA）与四氯苯酐（TCPA）之间等。部分低分子化学物质，也可通过非IgE依赖T细胞调控机制诱发哮喘，T淋巴细胞可能直接参与介导气道炎症反应，如异氰酸酯、plicatic酸（引起北美红刺柏哮喘的致敏原）。非免疫机制主要见于高浓度刺激性气体（SO_2、Cl_2、NH_3、NO_2、O_3等）或粉尘颗粒，直接损伤呼吸道黏膜柱状纤毛上皮并破坏细胞间正常连接点后，杯状细胞增多，活动减弱，坏死脱落，黏液腺肥大，分泌亢进，伴炎症细胞激活和聚集，释放介质并引起支气管收缩和局部化学性炎症、再上皮化和神经重新分布，改变气道感受器的阈值，造成非特异性气道高反应性；有些吸入性化学物可以通过某些药理作用而诱发哮喘，其机制是复杂的或抑制胆碱酯酶活性或阻断β肾上腺素受体或直接促进肺和气道的肥大细胞释放组胺等介质，导致气道平滑肌痉挛而诱发哮喘。

（三）职业接触

本病所涉及的行业颇为广泛，分布于化工、合成纤维、橡胶、塑料、黏合剂、电子、制药、印刷、纺织、皮革、油漆、印染、颜料、染料、照相、冶炼、农药、家禽饲养、粮食及食品、饮料、木材加工、作物种植、美发、实验研究等工农业及技术部门。

三、病理生理和病理

哮喘发病早期或急性发作时产生的气道狭窄，多为气道平滑肌收缩和黏膜水肿，此时很少发现器质性改变，气道狭窄有较大的可逆性；随着病情持续、黏膜水肿进一步发展，且由于炎性细胞特别是嗜酸性粒细胞聚集，黏液分泌亢进，可出现慢性黏液栓形成，此时临床症状持续且缓解不完全。若哮喘反复发作，即可进入气道不可逆阶段，主要表现为支气管平滑肌肥大，气道上皮细胞下的纤维化及气道重塑，以及周围肺组织对气道的支持作用消失，此时即使用大剂量皮质激素，效果仍较差。

四、临床表现

（一）潜伏期及前驱症状

职业性变应性哮喘一般发病前有较长的潜伏期，从接触变应原到发病有数周至数年，与暴露的浓度、接触的频度有一定关系。发病的前期可先出现鼻（流涕、喷嚏、鼻塞）、眼黏膜刺激症状或皮肤瘙痒、红斑、丘疹或湿疹等皮肤过敏性疾患。

（二）症状

发病早期，症状均在接触职业性变应原后出现，表现为工作期间或工作后数小时发生喘息、气促、胸闷、咳嗽、喘鸣，周末放假或离开工作环境，上述症状可自行缓解或消失，但接触后又会复发。也有相当部分患者在发病初期仅表现为咳嗽，伴有或不伴有咳痰，无明显的喘息症状。持续接触职业性变应原可导致症状与工作的关系会变得模糊，且病情多有进展，症状可持续存在。随着病情发展，可出现较严重的哮喘急性发作，如喘息、气急、胸闷等症状可突然加剧，呼吸困难呈呼气性，表现为吸气时间短，呼气时间长，患者感到呼气费力，常伴有胸闷和胸部发紧的感觉。突发的胸痛要考虑自发性气胸的可能。

（三）体征

哮喘的体征与哮喘的发作有密切关系，在哮喘缓解期可无任何阳性体征。在哮喘发作期，根据病情严重程度的不同可有不同的体征。

（1）一般体征：哮喘患者在发作时，精神一般比较紧张，呼吸加快、端坐呼吸，严重时可出现口唇和指（趾）发绀。

（2）呼气延长和双肺哮鸣音：在胸部听诊时可听到呼气时间延长而吸气时间缩短，伴有双肺如笛声的高调音，称为哮鸣音。这是小气道梗阻的特征。两肺满布的哮鸣音在呼气时较明显，称呼气性哮鸣音。很多哮喘患者在吸气和呼气时都可闻及哮鸣音。

（3）重症哮喘的体征：在哮喘严重发作时，支气管发生极度狭窄，患者变得更窘迫，说话不连贯，皮肤潮湿，呼吸和心率加快，并出现呼吸肌疲劳的表现，哮鸣音反而消失，称为沉默肺。呼吸频率≥25 次/分，心率≥110 次/分，奇脉≥25mmHg 是重症哮喘的指征。患者垂危状态时可出现沉默肺或呼吸乏力、发绀、心动过缓、意识恍惚或昏迷等表现。

五、实验室检查

（一）生理学试验

1.肺功能检查

常用的指标有 FEV_1 及 VC、$FEF_{25\%\sim75\%}$、PEFR、Raw、FRC 等。肺功能降低程度有助于诊断及病情判断，同时亦用于支气管激发试验。职业性哮喘肺功能检查表现为可逆性气道阻塞，与非职业性哮喘相似。

2.非特异性吸入激发试验（NS-BPT）

NS-BPT 是吸入组胺或乙酰胆碱，以激发浓度（PC_{20}）即 FEV_1 下降 20%时所需最低组胺或乙酰胆碱的浓度作为指标，阳性表明有气道高反应性，但不能确认是由何种物质所致。

3.职业性变应原支气管激发试验（A-BPT）

A-BPT 是利用吸入一定浓度的可疑职业性变应原物质诱发呼吸道反应的方法，观察患者吸入可疑化学性致喘物后出现的临床症状、体征，并用肺功能指标判断变应原与发生气道阻塞之间的关系，包括实验室及职业型（工作现场）支气管激发试验。实验室支气管激发试验，包括雾化吸入试验和隔离室内暴露试验，依次吸入由低到高不同浓度的变应原提取液，观察其所引发的效应，以引起 FEV_1 下降 15%的变应原浸液（提取液）的浓度（PC_{15}）来表示气道反应性的高低，可以确定单一抗原物质，直接确认职业性致喘物，被认为是确定职业性哮喘病因的“金标准”。但该检查需要较好的实验室和技术条件，技术要求高，目前在各国开展率低。职业型（工作现场）支气管激发试验，无需特殊设备，方法简便，安全系数较高，易于接受，但需花费较多时间，只能证明哮喘为工作场所的某些物质所引起，常很难完全确定到某一特定变应原，在复杂的污染环境中，难以确定单一的变应原。

A-BPT 的观察应包括三个方面：

（1）症状与体征的变化：阳性反应者几乎均先以鼻咽部卡他症状、喉鸣、球结膜充血等表现开始，继之出现胸闷、气短、心悸、咳嗽、呼吸困难及肺部弥漫的哮鸣音等。

（2）气道反应类型：可见到三种反应类型，即速发反应、迟发反应及双相反应。低分子量化学性变应原，较之一般抗原物更多产生迟发反应及双向反应。

（3）气道反应的程度：以肺功能指标来表示。目前被普遍接受的指标是 FEV_1，如与激发前比较 FEV_1 下降 15%以上则为阳性。其他指标如 $FEF_{25\%\sim75\%}$ 下降 25%，PEFR 下降 25%，比气道传导率（sGaw）减少 35%～40%，Raw 增加 35%～40%，FRC 增加 25%，以及 VC 下降 10%等均可作为参考。

保证本试验成功的主要因素如下：

（1）合适的变应原吸入浓度，如果过高则引起刺激反应，而非过敏反应。

（2）受试时症状已缓解，听诊无哮鸣音，受试者测试前 $FEV_1 \geq 70\%$ 预计值，严密观察下部分患者可放宽至 $FEV_1 > 60\%$ 预计值。

（3）心和（或）肺功能不全、主动脉瘤、近期有心肌梗死或脑血管意外、未经控制的高血压、甲状腺功能亢进、妊娠、近期上呼吸道感染（小于 2 周）等不宜进行。对于某些强变应原（如青霉素等)或既往有高敏感状态史(如过敏性休克)者也不宜进行试验。

(4)需停用的药物:

1)停用吸入短效 β_2 受体激动剂或抗胆碱能药物 6 小时、口服短效 β_2 受体激动剂或茶碱类药物 12 小时、长效或缓释剂型药物停 24 小时。

2)停用吸入糖皮质激素 12 小时、口服糖皮质激素 48 小时。

3)停用抗组胺药物 48 小时。

4)其他药物,如β受体阻滞剂、巴比妥类药、苯二氮䓬类等药物可降低对激发剂的耐受程度,测定前 48 小时停用。

(5)测定前 6 小时避免饮用咖啡、浓茶及含酒精的饮料,测定前 2 小时避免剧烈运动或冷空气吸入。

(6)准备好安全急救措施,如氧气、药品等,严格细致地观察所出现的症状体征变化,掌握好激发的时间与剂量,一旦出现阳性反应迹象,应及时终止激发,必要时使用药物终止。

(7)职业型的 BPT 应持续观察至少 8～24 小时。

(二)免疫学检查

1.抗原皮肤试验(A-ST)

近 20 年来,许多国家对哮喘患者主要开展点刺试验和皮内试验,并认为是目前最常用、简便、传统的体内试验方法。点刺试验的安全性较皮内试验高,特异性高,但敏感性差;皮内试验的特异性较差,但敏感性较高。近来国外研究表明,当抗原纯度相同时,皮肤点刺试验阈值浓度和特异性吸入支气管激发试验阈值呈明显的正相关,可用其来指导实验室支气管激发试验的吸入抗原的起始浓度。但影响皮肤试验结果的干扰因素较多,而且皮肤和支气管是两种不同的靶器官,在免疫细胞的数量、敏感性和介质释放能力等方面均存在较大差异,当皮试结果与病史不相符合时,仍需进行 sIgE、A-BPT 的测定。

2.特异性 IgE 检测(sIgE)

sIgE 的检测在变态反应体外诊断中占有重要地位,用于高分子量和一些低分子量致敏原的检测,具有更高的可靠性,现已被广泛使用。以前用放射免疫吸附试验(RAST)或酶联免疫吸附试验(ELISA)方法测定,仅为定性指标。目前应用荧光酶免疫分析法(FEIA)的 CAP 过敏原检测系统测定各种 sIgE,其实质方法虽为 RAST,但能精确、定量测定人血清或血浆中过敏原 sIgE,是目前 IgE 介导的过敏性疾病最为准确、安全可靠、简单易行的检测方法,是正确评估变态反应发展和以后发生过敏性疾病风险的有效手段。sIgE 检测的敏感性依赖于末次暴露至检查时的间隔时间,且与基因型、暴露强度、持续暴露时间、抗原暴露方式和抗体应答的持续性均相关。

(三)呼出气一氧化氮检测(FeNO)

在哮喘的诊断和治疗中目前 FeNO 应用较多。研究表明 FeNO 与诱导痰、组织及肺泡灌洗液嗜酸性粒细胞计数高度相关,与血中嗜酸性粒细胞水平有明显的相关性,尽管哮喘患者症状缓解,支气管活检仍提示存在嗜酸性粒细胞气道炎症,其 FeNO 水平也明显增高,通过病史、查体以及过敏原、血清免疫球蛋白(IgE)、肺功能(支气管舒张或激发试验)以及 FeNO 等综合评判可以明确哮喘的诊断,尤其是哮喘急性发作时,FeNO 可以达到 100～200ppb。更重要的是，FeNO动态监测有助于评价哮喘病情控制的情况及对吸入激素治疗的反应，指导治疗和调整吸入激素的剂量，这样临床监测病情更加客观准确，更有效地避免了哮喘的急性发作。

呼出气一氧化氮检测（FeNO）可以直接反映气道炎症、预测吸入糖皮质激素（ICS）反应性及指导激素的升降级治疗等，且具有无创、操作简单、重复性好、敏感性高等特点，在哮喘的诊断和治疗方面具有重要价值。因此是对传统哮喘检查方法的一个重要补充。故目前也开始应用于职业性哮喘的诊断。

六、诊断和鉴别诊断

（一）诊断

根据确切的职业性变应原接触史和哮喘病史及临床表现，结合特异性变应原试验结果，参考现场职业卫生学调查资料，进行综合分析，排除其他病因所致的哮喘或呼吸系统疾患后，方可诊断。

（二）鉴别诊断

应排除工作前存在的支气管哮喘病史，并与慢性气管支炎、慢性阻塞性肺疾病、心源性哮喘、胸腔外上气道疾病、气管支气管软化及复发性多软骨炎、弥散性泛细支气管炎、外源性变应性肺泡炎等病进行鉴别。

七、治疗及预后

（一）预防性筛查

接触致喘物作业人员应做就业前及上岗后定期体检，发现有呼吸道过敏性疾患或特异性体质者不宜参加该类工作。

（二）脱离接触

对疑似职业性哮喘患者，应暂时脱离接触或进行脱离恢复试验，并进行必要的实验室检查，尽快确立发生哮喘症状与职业接触的关系，以完成诊断。确诊后应立即调离原工作岗位，这是控制和消除气道炎症的关键环节，大多患者可以明显改善症状，甚至不药而愈。

（三）治疗

目前以抑制炎症为主的规范治疗能够控制哮喘的临床症状。哮喘的治疗应以患者的病情严重程度为基础，根据其控制水平类别选择适当的治疗方案，具体处理按照中华医学会呼吸病学分会哮喘学组制定的支气管哮喘防治指南（支气管哮喘的定义、诊断、治疗和管理方案）。治疗的目的在于尽快缓解症状，解除气流受限和低氧血症。药物及用法主要是重复吸入速效β_2受体激动剂，口服或静脉使用糖皮质激素、吸入抗胆碱药物和静脉应用氨茶碱等。严重哮喘发作合并急性呼吸衰竭者，必要时予以机械通气治疗；对慢性持续期的治疗应根据病情严重程度选择适当的治疗方案，以抗感染及对症治疗为主要原则。强调长期使用一种或多种哮喘控制性药物，如吸入糖皮质激素、长效β_2受体激动剂、口服半胱氨酰白三烯（Cys-LTs）受体拮抗剂、缓释茶碱等，必要时可予以最小控制剂量的口服糖皮质激素；对缓解期的治疗以抗感染为首要原则，其治疗目的是控制气道的慢性炎症、预防哮喘的急性发作，使用的药物主要以吸入糖皮质激素为主。

(四)其他处理

哮喘缓解后可安排其他工作,对重度哮喘患者,根据其健康状况酌情安排工作。

(五)预后

职业性哮喘的症状、体征均在暴露于工作现场、接触职业性致喘物后出现,大多患者如能及时脱离接触环境,症状、体征可及时缓解或消失,再接触后又可复发。极少部分患者即使及时脱离工作环境,哮喘仍可持续多年,可能与支气管呈超反应状态或致敏原仍残留在肺内有关,如松香可存在肺内数年之久。如不及时彻底脱离接触环境,可反复出现哮喘症状,甚至着凉、劳累、异味刺激等因素也可诱发哮喘急性发作。因此早期诊断、及时脱离对预防长期患病是非常重要的。

第二节　职业性肺病

一、肺尘埃沉着症

(一)概述

肺尘埃沉着症是一种职业病,在职业活动中长期生产性粉尘并在肺内潴留而引起的以肺组织弥散性纤维化为主的疾病。肺尘埃沉着症是粉尘在肺内的蓄积和组织对粉尘存在的反应,因吸入粉尘所致的肺泡功能结构单位的损伤,其早期表现为巨噬细胞肺泡炎,晚期导致不同程度的肺纤维化。

从肺尘埃沉着症发病机制及肺尘埃沉着症的病理演变进展过程来看,肺组织纤维化是吸入致病性粉尘,主要是吸入无机矿物性粉尘后肺组织一系列病理反应的结果。这一系列病理反应包括巨噬细胞性肺泡炎、尘细胞性肉芽肿和粉尘致肺组织纤维化。三种病理反应有先后发生的过程,但也会同时存在。

1.肺尘埃沉着症的分类

因粉尘的化学性质不同,其致病的能力及其所致的肺组织的病理学改变也有所不同,但其基本特征是肺组织弥散性纤维化。因此,肺尘埃沉着症是不同无机矿物性粉尘所引起的这一类疾病的总称。

目前我国职业病目录中规定了13种肺尘埃沉着症的具体病名,即矽肺、煤工肺尘埃沉着症、石墨肺尘埃沉着症、碳黑肺尘埃沉着症、石棉肺沉着病、滑石肺尘埃沉着症、水泥肺尘埃沉着症、云母肺尘埃沉着症、陶工肺尘埃沉着症、铝肺尘埃沉着症、电焊工肺尘埃沉着症、铸工肺尘埃沉着症和其他肺尘埃沉着症。肺尘埃沉着症作为目前我国主要的职业病,和劳动保险等密切相关。因此,职业性肺尘埃沉着症诊断必须根据我国颁布的职业病危害因素分类目录和职业病目录,按照肺尘埃沉着症诊断标准进行。

2.产生肺尘埃沉着症的主要作业领域

许多工业生产过程都可以产生粉尘而引起肺尘埃沉着症,因此肺尘埃沉着症仍是当前我国危害最广泛而严重的职业病。产生粉尘引起肺尘埃沉着症的主要作业领域是：

(1)矿山开采中各种金属和非金属矿山的开采风钻、掘进、爆破、凿岩、运输、采煤。

(2)金属冶炼业中矿石的粉碎、筛分和运输。

(3)机械制造业中铸造的配砂、造型、清砂、喷砂以及电焊工作业。

(4)建筑材料行业，耐火材料、玻璃、水泥、石料生产中的开采、破碎、碾磨、筛选、拌料等；石棉的开采、运输和纺织。

(5)宝石加工业中宝石的切割、打磨。

(6)家装行业中各类石材的切割、家具的打磨。

(7)公路、铁路、水利、水电建设中的开凿隧道、爆破等。

3.我国肺尘埃沉着症流行病学概况

根据统计现患肺尘埃沉着症患者八十余万例，其中主要是硅肺和煤工肺尘埃沉着症，占总数的80%。从行业分布来看，以煤炭行业最为严重，其次是冶金行业，之后依次是有色金属、建材、机械、轻工、铁道。大量乡镇企业和私人企业的兴起已成为我国经济结构中的一个非常重要的组成部分，特别是大量的矿石开采业、小煤窑的开采、小水泥制造、小冶炼业的兴起、家装材料的改变等，已成为我国肺尘埃沉着症患者的主要来源。大多数肺尘埃沉着症患者未经职业诊断，不被统计，据估计已诊断肺尘埃沉着症患者数远小于实际肺尘埃沉着症患者数。

(二)肺尘埃沉着症的发病机制

肺尘埃沉着症的病因明确，系长期吸入生产性矿物性粉尘引起的肺组织纤维化。关于其发病机制，近一个世纪来国内外学者进行了广泛深入研究，除了粉尘本身的机械刺激作用和化学溶解作用外还提出了各种学说，在发病过程的某一阶段或某一局部解释了 SiO_2 致肺纤维化的机制，然而至今仍有不少疑点得不到满意的解释。

1.免疫反应

免疫反应在肺尘埃沉着症发病中的作用一直受到人们的重视，意大利学者 Viglianl (1950)首先提出矽肺与免疫的关系。肺尘埃沉着症的免疫现象主要表现在肺尘埃沉着症患者血清中免疫球蛋白的增高，并存在有 IgM、IgA 及 IgG 免疫复合体，另在矽结节及其周围的免疫球蛋白和分泌免疫球蛋白细胞的增多，患者补体系统紊乱，例如 C_3、C_4 水平增高。实验证明在石英尘的作用下，肺泡巨噬细胞被激活并吞噬石英尘粒，随后释放出各细胞因子，如白细胞介素-1(IL-1)、肿瘤坏死因子(TNF-α)和巨噬细胞生长因子(MDGF)等，它们可作用于 T 淋巴细胞和成纤维细胞。T 淋巴细胞受到刺激可释放出淋巴细胞因子。这些成分类似于免疫反应产物可激活 T 淋巴细胞和 B 淋巴细胞，产生多种抗自身抗原抗体，从而导致自身组织的损伤。但个体易感性和肺尘埃沉着症的特异抗原性问题仍未完全清楚。

2.肺泡巨噬细胞反应和细胞因子的释放

巨噬细胞具有吞噬外来异物的功能；具有抗感染、维护其周围肺组织及内环境的平衡、增强和调节炎症反应和免疫应答等多方面的功能；并可由多种物质刺激使其活化。肺泡腔内的巨噬细胞不断地受到外源性物质的刺激，处于活化状态，巨噬细胞的活化可引起功能性变化和产生多种酶、细胞刺激物质和代谢产物。当肺部发生炎症或免疫反应时，巨噬细胞可释放出各种介质，以控制和增强其反应能力。

粉尘吸入肺部的早期，首先表现为急性炎症细胞（中性粒细胞）反应，其释放白细胞毒素及趋化因子（如C3、C5a、白细胞三烯等），进一步促使中性粒细胞增多和肺泡巨噬细胞增生。肺泡巨噬细胞吞噬尘粒，致使巨噬细胞损伤并释放出溶酶体酶（溶菌酶、酸性磷酸酶、组织蛋白酶、乙醇半乳糖苷酶及葡萄糖醛酸酶等）及分泌各种生物活性物质（如细胞因子），同时伴有炎症反应和各类细胞（包括成纤维细胞）的增生及胶原纤维的增多，最终形成尘性纤维化。经多年研究，现已公认在肺尘埃沉着症发病中肺泡巨噬细胞起着关键性靶细胞的作用。

细胞因子是一组具有调控炎症、免疫反应和创伤愈合作用的多效应蛋白，巨噬细胞是细胞因子的主要来源。此外，中性粒细胞、淋巴细胞、肺泡上皮细胞等受到刺激时也会产生细胞因子。细胞因子种类繁多，来源各异，但在结构和功能上有其共同的特点，即细胞因子为小分子分泌性蛋白或多肽，其量微小，但具有极高的生物活性。每种细胞因子均与其相应的受体结合，产生信号，表达其生物学功能。每种细胞因子受体可分布于多种细胞上，使其表达多种功能。细胞因子的作用多由细胞本身或相邻的细胞以自分泌或旁分泌的形式提供细胞间通信机制。多数细胞因子具有生长因子活性、多相性和网络性。由于粉尘颗粒反复、持续地激发巨噬细胞及其他细胞产生和释放各种细胞因子或致纤维化的相关因子，使肺组织产生尘结节及间质纤维化成为一个慢性过程。目前已知在肺尘埃沉着症纤维化发展过程中，涉及的细胞因子有白介素-1（IL-1）、肿瘤坏死因子-α（TNF-α）、血小板生长因子（PDGF）、纤维粘连蛋白（FN）、前列腺素E（PGE）、β-转化生长因子（TGF-β）、胰岛素样生长因子-1（IGF-1）和神经肽等。这些细胞因子有的可直接刺激或几种细胞因子协同作用刺激成纤维细胞增殖和促进胶原合成产生纤维化。由此可见，肺尘埃沉着症纤维化的发生发展过程是多细胞和多种生物活性物质（多细胞因子）参与的，有促进与抑制相互作用的复杂过程，是机体调控与相互制约作用的结果。

3.氧化应激反应与自由基

（1）尘粒本身就是氧化剂的重要来源，其表面可产生自由基。而氧化效应可由尘粒本身或白细胞源的氧化剂或两者共同作用直接氧化损伤组织细胞或通过氧化应激刺激细胞活化。

（2）巨噬细胞在氧化酶（NADPH）的作用下，使分子氧减少一个电子形成超氧阴离子（$O_2 \cdot$），经过一系列连续反应形成 H_2O_2 和羟自由基（OH·）。这些活性氧（ROS）都是氧化剂。而羟自由基（OH·）是生物系统中最常见的，具有毒性很强的致病自由基。暴露于石英或石棉的巨噬细胞可产生多功能的NO自由基。NO与超氧阴离子（$O_2 \cdot$）产生高活性的超氧亚硝基自由基损伤组织细胞。也有认为 H_2O_2 通过与粉尘中金属的作用可产生自由基。现已证明 H_2O_2 在大鼠实验肺尘埃沉着症中可以介导和促进肺尘埃沉着症纤维化。

4.肺泡上皮细胞反应与纤维化的形成

肺泡上皮细胞是肺泡结构的重要组成部分，分为Ⅰ型和Ⅱ型两种。在人体肺总细胞群中，Ⅰ型肺泡上皮细胞、Ⅱ型肺泡上皮细胞、内皮细胞、间质细胞、肺泡巨噬细胞这些细胞共同维持肺生理和代谢功能的平衡，一旦平衡失调即可造成肺损伤，引发疾病。

纤维化是结缔组织增生的结果，其受到一系列复杂因素的影响和调控。首先表现在受损部位产生炎性趋化性，由巨噬细胞及中性粒细胞释放出细胞因子如肿瘤转化生长因子（TGF-β）和细胞外基质成分如纤维粘连蛋白（FN），促使成纤维细胞吸附在受损部位及其细胞外基质，刺激成纤维细胞的增殖，并合成透明质酸（HA）。后者可以通过巨噬细胞释放细胞增殖因子参与纤维化过程，透明质酸可能是成纤维细胞活化的一种标志物。加上其他细胞因子（PDGF、TGF-α 和 TGF-β）与 FN 协同作用，加速了细胞内胶原的合成和释放到细胞外的过程，再通过肽链的交联，形成成熟的胶原纤维。而抗 TNF 抗体能抑制成纤维细胞增殖和胶原的合成。

粉尘的毒性导致肺组织纤维化病变的形成过程是十分复杂的，涉及多种细胞、多种生物活性物质，表现有炎症反应、免疫反应、细胞与组织结构的损伤与修复，以及胶原增生与纤维化的形成，是多种因素互相作用与互相制约的结果，最终形成尘结节。而这种纤维化组织的特点是其中含有大量的硅氧基形成的桥基，能把胶原更紧密地连接起来，且不断增大，致使肺尘埃沉着症病变不断进展。

（三）肺尘埃沉着症病理

1.概述

病理学在认识肺尘埃沉着症的病因及发病中起了重要的作用。

肺尘埃沉着症是以肺组织纤维化为主的疾病。现在认为粉尘吸入所致的组织反应不光只限于终期的肺纤维化，应包括病理改变的全过程。因此，认为肺尘埃沉着症是因吸入粉尘所致的肺泡功能结构单位的损伤，其早期表现为巨噬细胞肺泡炎，晚期导致不同程度的肺纤维化。在肺尘埃沉着症的发生上，粉尘的性质、浓度和粒径的大小，以及暴露时间是重要因素。而肺组织对粉尘的清除反应是决定肺尘埃沉着症发病的重要环节。

2.肺尘埃沉着症的基本病理改变

肺组织内粉尘的大量蓄积势必引起肺结构的损伤，其表现不论吸入粉尘的理化特性或生物学活性如何，一般基本病变是相似的，主要表现为巨噬细胞性肺泡炎、尘细胞肉芽肿和尘性纤维化。

（1）巨噬细胞性肺泡炎：大量研究表明，任何外源性的刺激物如粉尘、化学物或生物激惹物、致敏原等，只要进入并阻留在肺泡内，首先引起的是巨噬细胞性肺泡炎。其起始阶段表现为肺泡内有大量中性多形核白细胞为主要成分的炎性渗出物，而后肺泡内巨噬细胞增多并取代白细胞而形成以肺泡巨噬细胞占绝对优势，伴有少量中性多形核白细胞和巨噬细胞、脱落的上皮细胞、脂类及蛋白成分的肺泡炎。现在认为中性多形核白细胞释放的活性氧（ROS）和巨噬细胞大量合成及分泌的各种生物活性因子能直接损伤肺泡上皮细胞及毛细血管，致使肺组织结构受明显破坏。

（2）尘细胞性肉芽肿：在巨噬细胞性肺泡炎的基础上，粉尘和含尘巨噬细胞（尘细胞）可在肺组织的呼吸性细小支气管及肺泡内、小叶间隔、血管及支气管周围、胸膜下及区域性淋巴组织内聚集形成粉尘灶即尘斑或尘细胞肉芽肿或结节。在实验性矽肺中可观察到这种肉芽肿从起始阶段的尘细胞结节发展成为细胞纤维性结节及纤维细胞性结节，终形成胶原纤维组成的纤维性结节。晚期，胶原纤维矽结节可出现玻璃样变或相互融合病灶。应该指出的是，上述病理过程任何一个阶段的尘性病变除尘细胞、胶原纤维外，常有少量的淋巴细胞、浆细胞等其他成分。人们可根据尘细胞肉芽肿病变的不同阶段来判断某一粉尘的致肺纤维化病变的能力。

（3）尘性纤维化：当肺泡结构受到严重破坏，不能完全修复时，则为胶原纤维所取代而形成以结节为主的结节性肺纤维化或为弥散性肺纤维化或两者兼有。矽肺时常见有典型的结节性纤维化，晚期在结节和间质纤维化基础上可形成块状纤维性病灶。

3.肺尘埃沉着症的病理类型和诊断

(1)肺尘埃沉着症的病理分型：根据我国肺尘埃沉着症病理诊断标准，分为三型。

1)结节型肺尘埃沉着症：病变以尘性胶原纤维结节为主，伴有其他尘性病理改变的存在。如最常见的矽肺和以矽尘为主的其他混合型粉尘所致的肺尘埃沉着症。

2)弥漫纤维化型肺尘埃沉着症：病变以肺的尘性弥散性胶原纤维增生为主，伴有其他尘性病变。如石棉沉着病及其他硅酸盐肺，以及其他含矽量低的粉尘所致的混合型肺尘埃沉着症。

3)尘斑型肺尘埃沉着症：病变以尘斑伴有灶周肺气肿为主，并有其他尘性病变的存在。如单纯性煤肺和其他碳系肺尘埃沉着症，以及一些金属肺尘埃沉着症。

(2)肺尘埃沉着症的病理诊断：肺尘埃沉着症的病理诊断和肺尘埃沉着症的X线诊断一样，必须严格按照国家标准的规定来执行。首先是定性诊断，即根据职业史和病变的性质进行肺尘埃沉着症的命名及病理分类；其次，根据标准做出肺尘埃沉着症的分期；再次，做出相关的并发病的诊断。

鉴于肺尘埃沉着症的诊断涉及国家劳保规定、职业病待遇，政策性强，诊断时要严格执行国家《尘肺病理诊断标准》。诊断者应该是从事该专业的病理工作者，并能熟练掌握肺尘埃沉着症病理诊断的内容和标准，工作中可以参考肺尘埃沉着症病理诊断标准片，必要时通过会诊来做出符合实际的正确诊断。

我国的《尘肺病理诊断标准》是根据多年来我国职业病病理工作者汇集的肺尘埃沉着症尸检病例的材料进行研究后制定的，其涉及多种粉尘作业工种，基本反映了我国工业生产中无机粉尘的危害性质和粉尘吸入后的肺部反应。由于暴露粉尘的性质不同，以及粉尘浓度的高低、接尘时间的长短及个体易感性的差别，肺组织纤维化的表现形式有所不同，诊断时主要依据肺组织纤维化的形态来分类，以结节病变为主的称为结节型肺尘埃沉着症；以尘斑为主的称为尘斑型肺尘埃沉着症；以弥散性纤维化病变为主的称为弥漫纤维化型肺尘埃沉着症。然后再按主要病变的损害程度与分布范围分为一、二、三期。《尘肺病理诊断标准》是我国从病理上诊断肺尘埃沉着症的唯一依据，它适用于我国规定的13种肺尘埃沉着症，并与我国肺尘埃沉着症X线诊断标准相呼应，目前使用《GBZ 25-2014 职业性尘肺病诊断的病理》。

(四)肺尘埃沉着症的临床表现

肺尘埃沉着症是一种慢性疾病，病程均较长，在临床监护好的情况下，许多肺尘埃沉着症患者的寿命甚至可以达到社会人群的平均水平。但短期大量的暴露于高浓度粉尘和(或)游离二氧化硅含量很高的粉尘，肺组织纤维化进展很快，易发生并发症，患者可在较短时间内出现病情恶化。

1.症状

肺尘埃沉着症患者的临床表现主要是以呼吸系统症状为主的咳嗽、咳痰、胸痛、呼吸困难四大症状，此外还有喘息、咯血以及某些全身症状。

(1)咳嗽：咳嗽是肺尘埃沉着症患者最常见的主诉，主要和合并症有关。早期肺尘埃沉着症患者咳嗽多不明显，随着病程的进展，患者多合并慢性支气管炎，晚期患者常易合并肺部感染，均使咳嗽明显加重。特别是合并有慢性支气管炎者咳嗽可非常严重，也具有慢性支气管炎的特征，即咳嗽与季节、气候等有关。肺尘埃沉着症患者合并肺部感染，往往不像一般肺部感染时有明显的全身症状，可能仅表现为咳嗽明显加重。吸烟患者咳嗽较不吸烟者明显。少数患者合并喘息支气管炎，表现为慢性长期的喘息，呼吸困难较合并单纯慢性支气管炎者更为严重。

(2)咳痰：肺尘埃沉着症患者咳痰是常见症状，即使在咳嗽很少的情况下，患者也会有咳痰，主要是由于呼吸系统对粉尘的清除导致分泌物增加所致。在无呼吸系统感染时，一般痰量不多，多为黏液痰。煤工肺尘埃沉着症患者痰多为黑色，也有些煤工肺尘埃沉着症患者可咳出大量黑色痰，其中可明显看到有煤尘颗粒，多是大块纤维化病灶由于缺血溶解坏死所致。石棉暴露工人及石棉沉着病患者痰液中则可验到石棉小体。如合并肺内感染及慢性支气管炎，痰量则明显增多。痰呈黄色黏稠状或块状，常不易咳出。

(3)胸痛：胸痛是肺尘埃沉着症患者最常见的主诉症状，几乎每个患者或轻或重均有胸痛，其和肺尘埃沉着症期别以及临床表现多无相关或平行关系，以矽肺和石棉沉着病患者胸痛更多见。胸痛的部分原因可能是纤维化病变的牵扯作用，特别是有胸膜的纤维化及胸膜增厚，脏层胸膜下的肺大疱的牵拉及张力作用等。胸痛的部位不一，且常有变化，多为局限性；疼痛性质多不严重，一般主诉为隐痛，亦有描述为胀痛、针刺样痛等。

(4)呼吸困难：呼吸困难是肺尘埃沉着症的固有症状，且和病情的严重程度相关。随着肺组织纤维化程度的加重，有效呼吸面积的减少，通气/血流比例的失调，缺氧导致呼吸困难逐渐加重。合并症的发生则明显加重呼吸困难的程度和发展速度，并累及心脏，发生肺源性心脏病，使之很快发生心肺功能失代偿而导致心功能衰竭和呼吸功能衰竭，是肺尘埃沉着症患者死亡的主要原因。

(5)咯血：较为少见，可由于上呼吸道长期慢性炎症引起黏膜血管损伤，咳痰中带少量血丝；亦可能由于大块状纤维化病灶的溶解破裂损及血管而咯血量较多，一般为自限性。肺尘埃沉着症合并肺结核是咯血的主要原因，且咯血时间较长，量也会较多。因此，肺尘埃沉着症患者如有咯血，应十分注意是否合并有肺结核。

(6)其他：除上述呼吸系统症状外，可有程度不同的全身症状，常见的有消化功能减弱、食欲减退、腹胀等。

2.体征

早期肺尘埃沉着症患者一般无体征，随着病变的进展及合并症的出现，则可有不同的体征。听诊发现有呼吸音改变是最常见的，合并慢性支气管炎时可有呼吸音增粗、干啰音或湿啰音，有喘息性支气管炎时可闻及喘鸣音。大块状纤维化多发生在两肺上后部位，叩诊时在胸部相应的病变部位呈浊音甚至实变音，听诊则语音变低，局部语颤可增强。晚期患者由于长期咳嗽可致肺气肿，检查可见桶状胸，肋间隙变宽，叩诊胸部呈鼓音，呼吸音变低，语音减弱。广泛的胸膜增厚也是呼吸音减低的常见原因。合并肺心病心力衰竭者可见心力衰竭的各种临床表现，缺氧、黏膜发绀、颈静脉充盈怒张、下肢水肿、肝脏肿大等。

3.实验室检查

(1)常规检查：肺尘埃沉着症患者临床实验室检查主要根据病情的需要，合并感染时需要检查血常规，但肺尘埃沉着症患者合并慢性呼吸道感染时白细胞往往并无明显的升高。严重的呼吸道或肺内感染需要痰液的细菌学培养以指导临床治疗。此外,痰液的结核分枝杆菌检查对是否合并结核及治疗具有重要意义。大块状纤维化需要和合并肺癌鉴别,痰液的细胞学检查可能是有帮助的。

(2)肺功能检查:肺功能检查应该是肺科疾病的常规检查,它不仅对了解患者的肺功能代偿状况,评价劳动能力和致残程度是非常重要的依据,而且在一定程度上对疾病的诊断和鉴别诊断也是有帮助的,不同类型的肺功能损害可能具有不同的临床意义,如单纯肺尘埃沉着症肺功能损害以限制性通气功能障碍或混合性通气功能障碍为主,而以严重阻塞性通气功能障碍为主可能提示合并有慢性支气管炎或喘息性支气管炎。石棉肺沉着病多为限制性通气功能障碍。肺功能残气量的增加则是肺气肿指征之一。血气分析则是合并呼吸衰竭或肺心病心力衰竭临床急救治疗必需的检查项目。

(3)其他检查:随着肺尘埃沉着症发病机制研究的深入,生化、免疫学指标的实验室检查,以及细胞和分子水平的实验室研究有许多报道,如血清铜蓝蛋白、羟脯氨酸、石棉暴露的癌基因改变和基因表达的研究、细胞增殖与细胞凋亡的研究等。但迄今为止,尚没有特异性的指标或/和病变程度密切相关的指标可作为诊断、鉴别诊断或判定病情的指标而应用于临床实践,也不能作为健康筛检或健康监护的检查项目。血清铜蓝蛋白是一种糖蛋白,具有氧化酶功能,在矽肺患者的血清中可见到铜蓝蛋白增高,也见到在抗纤维化治疗后有降低,但其正常值仍不能确定,临床的确切意义并不清楚。

(五)肺尘埃沉着症的并发症

肺尘埃沉着症患者由于长期接触生产性矿物性粉尘,使呼吸系统的清除和防御机制受到严重损害,加之肺尘埃沉着症慢性进行性的长期病程,患者的抵抗力明显减低,故肺尘埃沉着症患者常常发生几种不同的并发症。肺尘埃沉着症并发症对肺尘埃沉着症患者的诊断和鉴别诊断、治疗、病程进展及预后都产生重要的影响,也是患者常见的直接死因。我国肺尘埃沉着症流行病学调查资料显示,肺尘埃沉着症患者死因构成比呼吸系统并发症占首位,其中主要是肺结核和气胸;心血管疾病占第二位,其中主要是慢性肺源性心脏病。因此,及时正确地诊断和治疗各种并发症,是抢救患者生命、改善病情、延长寿命、提高患者生活质量的重要内容。

1.呼吸系统感染

呼吸系统感染,肺内感染是肺尘埃沉着症患者最常见的并发症。由于长期接触粉尘,在粉尘的化学和物理作用的刺激下,呼吸道黏膜损伤,常合并慢性支气管炎,呼吸道分泌物增加,长期的慢性炎症和机械刺激作用使呼吸系统的清除自净功能严重下降。肺部广泛的纤维化使肺组织损伤,通气功能下降,纤维化组织的收缩、牵拉,使细支气管扭曲、变形、狭窄,引流受阻;加之慢性长期的病程,患者抵抗力降低,都是肺尘埃沉着症患者易于发生肺内感染的因素。

感染的病原微生物可以是细菌、病毒、支原体、真菌等。部分肺尘埃沉着症患者长期住院极易发生院内感染,治疗往往更困难。长期、反复滥用抗生素和激素,也是导致复杂多菌群感染,微生物产生耐药性,造成临床治疗困难的主要原因。

根据患者临床表现,咳嗽、咳痰、呼吸困难明显加重,要考虑到肺部感染的可能,应做进一步的检查。肺影像检查是最重要的,和既往胸片比较,新出现的淡薄的、不规则的斑片状阴影,可做出感染的诊断,及时给予治疗。

2.气胸

肺尘埃沉着症并发气胸是急诊,诊断不及时或误诊,可造成严重后果,应予十分重视。

肺组织纤维化使肺通气/血流比例失调,导致纤维化部位通气下降,而纤维化周边部位则代偿性充气过度造成泡性气肿,泡性气肿相互融合成为肺大疱,发生在肺脏层胸膜下的肺大疱破裂致气体进入胸腔是发生气胸的主要原因。肺组织表面和胸膜的纤维化及纤维化组织的牵拉和收缩,也可发生气胸。气胸发生往往有明显的诱因,任何能使肺内压急剧升高的诱因都可导致气胸的发生,主要有:合并呼吸系统感染时,咳嗽、咳痰加重,用力咳嗽和吸气困难,通气阻力增加,肺内压升高,使肺大疱破裂;用力憋气,如负重、便秘时发生气胸;意外的呛咳,如异物对咽部及上呼吸道的刺激等。

肺尘埃沉着症患者并发的气胸多是自发性气胸。按肺脏裂口及胸腔压力的不同气胸分为三种:闭合性气胸、开放性气胸、张力性气胸。

肺尘埃沉着症患者肺组织及胸膜的广泛纤维化,肺组织收缩不好,加之黏膜的牵拉,使形成的裂口很难闭合,故肺尘埃沉着症患者并发开放性气胸常见,由于裂口经久不能闭合,胸腔长时间和大气直接相通,加之胸腔插管排气等医源性原因,常造成胸腔感染,临床病程较长。

肺尘埃沉着症患者的气胸症状和体征主要决定于气胸发生的快慢、气胸的类型、胸腔气体的多少及是否合并胸腔内感染等。如气胸发生缓慢,进入胸腔的气体较少,患者可没有症状,可能只是在体检中才发现胸腔有积气。肺尘埃沉着症患者由于胸膜纤维化常发生局限性包裹性气胸,一般胸腔气体较少,临床症状也不明显。有时可见同时发生多处包裹性气胸。对于急性发病者,可突然感到患侧胸部强烈的刺痛或胀痛,疼痛可向同侧的背部和肩部放射。一般在一侧肺体积压缩 30%时患者会有明显的呼吸困难发生,随着肺压缩体积的增加,呼吸困难将加重,严重时患者有窒息感觉。临床上也可见到在一侧气胸治疗过程中又发生另一侧气胸或双侧同时发生气胸。

肺尘埃沉着症患者突然发生典型的气胸症状和体征,临床诊断并不困难,及时进行 X 线检查,可明确诊断,并确定肺脏被压缩的程度。但在治疗肺尘埃沉着症患者气胸时,难度较一般气胸患者大得多,闭式引流技术很重要,需要根据病情、气胸部位等酌情处理。

3.慢性肺源性心脏病

慢性肺源性心脏病是由于肺、胸或肺动脉慢性病变引起的肺循环阻力增高,右心室超负荷造成肥大,最后导致心力衰竭。肺尘埃沉着症患者发生慢性肺源性心脏病的主要原因一是肺尘埃沉着症病变本身,二是肺尘埃沉着症患者多合并慢性支气管炎。肺尘埃沉着症致肺组织广泛的纤维化,使肺通气面积缩小,通气/血流比例失调,局部或广泛的肺气肿使肺内压升高,压迫肺毛细血管床;肺组织纤维化也使肺毛细血管床减少,肺血管受纤维化的压迫和牵拉,管腔面积缩小;肺血管本身纤维化,管壁增厚,弹性减小。这些都使肺动脉压升高,肺循环阻力增加,从而增加右心后负荷。肺尘埃沉着症患者合并慢性支气管炎是非常普遍的。长期的慢性支气管炎使气道狭窄,通气阻力增加,继之发生肺气肿、肺内压升高,进一步导致肺动脉压升高,也是肺尘埃沉着症患者合并慢性肺源性心脏病的主要原因。此外,肺尘埃沉着症患者长期慢性缺氧可引起心肌变性,并常继发红细胞增多,使血液黏稠度增加,也导致肺循环阻力增加。

根据心功能情况分为代偿期和失代偿(衰竭)期。代偿期的患者仍以原发病的临床表现为主。检查可有肺动脉压升高和右心肥大的体征，心脏受累及的主要表现是肺动脉第二音亢进和上腹部剑突下可见比较明显的心脏搏动。大部分肺尘埃沉着症合并肺心病的患者均有肺气肿的体征；胸廓呈桶状，肋间隙较宽，叩诊呈过清音或鼓音，呼吸音减弱。由于肺气肿，心脏虽有增大，但心浊音界则多无扩大。肝浊音上界下降到第5肋间以下。心电图检查可见肢体导联低电压和右心肥大改变。

失代偿期的病心脏功能逐渐出现失代偿，特别是在合并肺部感染时，使心脏功能很快恶化，表现为呼吸困难加重、心悸、甲床及黏膜发绀；由于静脉回流受阻出现颈静脉怒张、肝大和压痛、下肢水肿、少尿等；心律增快，可闻及由于相对三尖瓣关闭不全引起的剑突下收缩期吹风样杂音或心前区奔马律。心功能衰竭往往和呼吸功能衰竭同时发生，加重呼吸困难和缺氧的表现，出现严重的二氧化碳潴留导致高碳酸血症和呼吸性酸中毒；神经系统受累及时，出现头痛、烦躁不安、语言障碍，以至嗜睡和昏迷，发生肺性脑病。

肺尘埃沉着症患者并发肺心病的诊断主要是在心功能代偿期确定是否心脏已经受累及，即是否有肺动脉高压及右心肥大，如有右心功能衰竭的表现，诊断则不困难。肺动脉高压及右心增大应根据体征、X线检查、心电图、超声心动图、心向量图等进行诊断。

4.呼吸衰竭

肺尘埃沉着症并发呼吸衰竭是肺尘埃沉着症患者晚期常见的结局。随着肺尘埃沉着症所致肺组织纤维化的进展，正常的肺组织被纤维化组织取代以及胸膜纤维化的发生，肺的容量、通气量降低，有效呼吸面积减少；纤维化部位的有效通气减少，血流则可能相应正常，而没有纤维化的部位则发生代偿性气肿或通气过度；两者均导致通气不足和通气/血流比例失调。肺尘埃沉着症患者长期咳嗽、咳痰，呼吸道分泌物增多，多数合并慢性支气管炎，均导致呼吸道狭窄，呼吸阻力增高，发生阻塞性通气障碍。由于肺尘埃沉着症纤维化病变呈进行性的加重，病程较长，晚期肺尘埃沉着症患者多并发慢性代偿性呼吸衰竭。上呼吸道及肺部感染、气胸等诱因是导致发生失代偿性呼吸衰竭的主要原因；滥用镇静及安眠类药物也是导致肺尘埃沉着症患者呼吸衰竭的原因之一。严重肺尘埃沉着症病例由于肺组织大面积纤维化及合并慢性呼吸系统感染，可表现严重失代偿性呼吸衰竭。肺尘埃沉着症患者的呼吸衰竭多表现为缺氧和二氧化碳潴留同时存在。缺氧对中枢神经系统、心脏和循环系统以及细胞和组织代谢、电解质平衡都有明显的影响。二氧化碳潴留对中枢神经系统、呼吸及酸碱平衡则有明显的影响。

呼吸困难是主要表现，在呼吸衰竭代偿期，患者有轻度的呼吸困难，活动较多或轻体力活动时觉气短、呼吸费力、胸闷等，休息后可得到缓解。在失代偿期，呼吸困难明显加重，早期表现呼吸频率加快，呼吸表浅，随缺氧的加重和时间延长，呼吸变深，频率变慢；严重时出现呼吸窘迫甚至潮式或间隙式呼吸，患者可出现烦躁不安、神志恍惚、谵妄、昏迷。可并发肝肾功能的损害，尿中出现蛋白、红细胞及管型。呼吸衰竭晚期可发生胃肠黏膜缺氧而致糜烂、出血。发绀是缺氧的主要体征，肺尘埃沉着症患者呼吸衰竭表现为中心性发绀，发绀程度主要取决于血中还原型血红蛋白的量，故受到血红蛋白总量的影响。一般在血氧饱和度低于75%时即有明显的发绀。

二氧化碳潴留主要表现为精神和神经方面的症状。早期表现为头胀、头痛，继之表现为烦躁不安、兴奋、失眠、幻觉、神志恍惚及其他精神症状，最后进入神志淡漠、昏迷，即肺性脑病。

二氧化碳潴留时碳酸酐酶作用加强，离解出更多的 H^+，使血液 pH 下降致呼吸性酸中毒。由于个体对呼吸性酸中毒的代偿能力不同，临床症状和二氧化碳潴留程度的关系也因人而异。

二氧化碳潴留患者常有面部肌束及四肢震颤，手部可有扑翼样震颤或间隙抽动。昏迷患者瞳孔缩小，对光反应迟钝或消失。神经系统检查肌腱反射减弱或消失，锥体束征可呈阳性。患者周围血管扩张，四肢浅表静脉充盈，皮肤潮湿、红润。深度昏迷患者或伴严重酸中毒，血压下降，有休克和循环衰竭的表现。

根据肺尘埃沉着症病史及导致呼吸衰竭的诱因，具有缺氧及二氧化碳潴留的临床表现，结合有关体征，一般均可做出正确的诊断。但许多肺尘埃沉着症患者的呼吸衰竭发生缓慢，临床表现也相对隐匿，诊断往往疏忽，此时严密的观察病情，及时的实验室血气分析对诊断和治疗都是很重要的。

（六）肺尘埃沉着症的诊断

肺尘埃沉着症诊断必须根据职业史，肺影像学特点可结合病理学依据进行分期。目前使用《GBZ 70-2015 职业性尘肺病的诊断》，本标准规定了肺尘埃沉着症的诊断原则、肺尘埃沉着症 X 线胸片诊断分期。适用于以下所列的各种肺尘埃沉着症的诊断，即矽肺、煤工肺尘埃沉着症、石墨肺尘埃沉着症、炭黑肺尘埃沉着症、石棉肺沉着病、滑石肺尘埃沉着症、水泥肺尘埃沉着症、云母肺尘埃沉着症、陶工肺尘埃沉着症、铝肺尘埃沉着症、电焊工肺尘埃沉着症、铸工肺尘埃沉着症及其他肺尘埃沉着症。

1.用于肺尘埃沉着症诊断的术语定义

（1）小阴影：在 X 线胸片上，肺野内直径或宽度不超过 10mm 的阴影。小阴影按其形态分为圆形和不规则形两类。

（2）密集度：一定范围内小阴影的数量。密集度划分为 4 大级即分别为 0、1、2、3 级，每大级再划分为 3 小级，即 4 大级 12 小级分类法。即 0/－，0/0，0/1 为 0 级；1/0，1/1，1/2 为 1 级；2/1，2/2，2/3 为 2 级；3/2，3/3，3/＋为 3 级。

（3）大阴影：在 X 线胸片上，肺野内直径或宽度大于 10mm 的阴影。

（4）小阴影聚集：在 X 线胸片上，肺野内出现局部小阴影明显增多聚集成簇的状态，但尚未形成大阴影。

（5）胸膜斑：在 X 线胸片上，肺野内除肺尖部和肋膈角区以外出现的厚度大于 5mm 的局限性胸膜增厚或局限性钙化胸膜斑块。一般由于长期接触石棉粉尘而引起。

（6）肺区：在 X 线胸片上，将肺尖至膈顶的垂直距离等分为三，用等分点的水平线将左右肺野各分为上、中、下三个肺区，左右共 6 个肺区。

2.诊断原则

根据可靠的生产性矿物性粉尘接触史，以技术质量合格的 X 线高千伏或数字化摄影（DR）后前位胸片表现为主要依据，结合工作场所职业卫生学、肺尘埃沉着症流行病学调查资料和职业健康监护资料，参考临床表现和实验室检查，排除其他类似肺部疾病后，对照肺尘埃沉着症诊断标准片，方可诊断。劳动者临床表现和实验室检查符合肺尘埃沉着症的特征，没有证据否定其与接触粉尘之间必然联系的，应当诊断为肺尘埃沉着症。

3.诊断分期

(1)肺尘埃沉着症一期:

有下列表现之一者:

1)有总体密集度1级的小阴影,分布范围至少达到2个肺区。

2)接触石棉粉尘,有总体密集度1级的小阴影,分布范围只有1个肺区,同时出现胸膜斑。

3)接触石棉粉尘,小阴影总体密集度为0,但至少有两个肺区小阴影密集度为0/1,同时出现胸膜斑。

(2)肺尘埃沉着症二期:

有下列表现之一者:

1)有总体密集度2级的小阴影,分布范围超过4个肺区。

2)有总体密集度3级的小阴影,分布范围达到4个肺区。

3)接触石棉粉尘,有总体密集度1级的小阴影,分布范围超过4个肺区,同时出现胸膜斑并已累及部分心缘或膈面。

4)接触石棉粉尘,有总体密集度2级的小阴影,分布范围达到4个肺区,同时出现胸膜斑并已累及部分心缘或膈面。

(3)肺尘埃沉着症三期:

有下列表现之一者:

1)有大阴影出现,其长径不小于20mm,短径大于10mm。

2)有总体密集度3级的小阴影,分布范围超过4个肺区并有小阴影聚集。

3)有总体密集度3级的小阴影,分布范围超过4个肺区并有大阴影。

4)接触石棉粉尘,有总体密集度3级的小阴影,分布范围超过4个肺区,同时单个或两侧多个胸膜斑长度之和超过单侧胸壁长度的二分之一或累及心缘使其部分显示蓬乱。

肺尘埃沉着症X线胸片的影像学改变是一个渐变的过程,动态系列胸片能系统地观察病变演变过程,更准确地判定小阴影的性质,能为诊断提供更为可靠的依据。因此,原则上两张以上间隔时间超过半年的动态胸片方可做出确诊。但特殊情况下,有可靠的生产性无机粉尘接触史和职业卫生学调查资料支持,有典型的肺尘埃沉着症X线胸片表现,并有明确的临床资料可排除其他疾病,亦可考虑做出诊断。

(七)肺尘埃沉着症的鉴别诊断

1.肺尘埃沉着症与肺结核的鉴别

(1)血行播散型肺结核与一、二期肺尘埃沉着症的鉴别:急性血行播散型肺结核起病急并有严重结核中毒症状和呼吸道症状。痰结核分枝杆菌检查阴性,X线胸片上显示分布均匀,大小、密度一致的粟粒状阴影,直径为2~3mm。与肺尘埃沉着症不同的是粟粒阴影分布更加广泛,包括肺尖区、肋膈角处均有结节阴影分布但缺乏肺尘埃沉着症的纤维化和网状结构变化。另外,X线的变化迅速,经抗结核治疗仅1~2个月即可吸收或病灶融合,而肺尘埃沉着症患者均有明确的粉尘作业史,呼吸道症状渐进性加重,特别是呼吸困难尤为明显,但无全身结核中毒症状,肺尘埃沉着症的粟粒结节多沿支气管分布,呈现两肺中内带较密集、周边较稀疏的分布不均、结节大小不等特征。病灶一般则需2~3年以上才有较为明显的改变。

亚急性血行播散型肺结核是结核分枝杆菌多次、反复、小量经血液循环播散致肺所造成的病变，当初次的播散病灶趋向愈合时又发生新一轮的播散，使病灶数目增多、范围加大，呈现新旧病灶混合状态。因此，X线胸片显示病灶分布、大小、密度均不一致的影像。病灶分布显示肺的上部较多并有向中下肺野逐渐减少现象。在抵抗力较差和治疗不当的情况下，可有程度不等的病灶融合而成斑片阴影，进一步发展则会出现大片渗出、干酪、空洞等影像。

二期肺尘埃沉着症可出现类圆形小阴影和不规则形小阴影，直径＜10mm，并伴有胸膜改变。早期多分布于两肺中下肺野，随着病情进展，肺尘埃沉着症结节逐渐增大增多，密集度增加，波及双上肺野，与结核病变不同。随着小阴影的增多，出现灶周肺气肿，肺纹理可减少或严重变形甚至可完全被肺尘埃沉着症小阴影所掩盖。

当肺尘埃沉着症合并结核时部分小阴影变大、边缘不清，密度增加。如一侧肺合并肺结核时可使两肺病灶显得很不对称。肺尘埃沉着症一旦合并肺结核，肺尘埃沉着症病变的进展将会加速，结核的治疗也会更为困难。

(2)浸润型肺结核球形阴影与二、三期肺尘埃沉着症的鉴别：

浸润型肺结核除大叶实变外，主要X线胸片影像是大小、范围不等的斑片影和结核球，且多分布在两上肺野，因而与肺尘埃沉着症大阴影有相似之处。其鉴别点在于结核球往往单发，好发于上叶尖后段，下叶基底段。直径多＜3cm，很少超过5cm。常有纤维包膜形钙化存在。呈同心环形、弧形或点状钙化。结核球邻近区域常有许多小病灶，并可出现相应区域胸膜粘连。

肺尘埃沉着症大阴影的大小一般长径超过20mm，宽径超过10mm，密度较高并较为均匀，大都呈对称性分布，形态多为长条形呈纵轴排列，往往在肺的外带，其动态变化为缓慢，周边伴有灶周气肿影像，早期大阴影密度较低，继续发展大阴影逐渐密实、向心性收缩，这些特点均可与浸润型肺结核结核球鉴别。

单纯二、三期肺尘埃沉着症少有中毒症状。如出现发热、盗汗等结核中毒症状，血沉增快，咯血时应考虑肺尘埃沉着症结核可能已经存在。根据上述这些特点两者即可鉴别。

(3)单发或多发肺尘埃沉着症大阴影与浸润型肺结核斑片影的鉴别：两者都可发生在肺上野，病灶呈斑片样分布，并可有动态变化。肺尘埃沉着症的斑片影多出现在两肺上野外带，呈对称性纵向排列，密度较低且均匀；浸润型肺结核具有多种形态病灶并存特点，因此肺部阴影除表现斑片状阴影外，还可有结节状、条索状和空洞及点状病灶混合存在。肺结核早期的浸润阴影多发生在锁骨下，往往肺部病灶双侧不对称，斑片影密度不均、病灶周边模糊、可出现空洞。当病灶以纤维增殖成分为主时，则可有纤维硬结或钙化的表现，病灶周边可出现卫星灶，并产生相应的胸膜粘连，病灶无定向排列顺序。除纤维硬结病灶和包膜完整的结核球外，动态变化都较迅速。

(4)肺结核空洞与肺尘埃沉着症空洞的鉴别：肺结核和肺尘埃沉着症在疾病发展的过程中均可出现空洞，但两者有很大差异。单纯肺尘埃沉着症空洞较为少见，大都发生在上中肺野的大阴影中，空洞多为单发、中心性，厚壁，直径较小，其他肺野有网状、圆形小阴影和不规则小阴影的背景改变。结核性空洞可为单发，也可呈多发的形态不一的空洞，多在上叶尖后段、下叶基底段。如在大块干酪灶或结核球内出现空洞，往往有偏心溶解现象。肺尘埃沉着症患者肺团块状阴影发生空洞也常常是在肺尘埃沉着症的基础上合并肺结核的结果。

2.肺尘埃沉着症与肺癌的鉴别

在胸片上弥漫性肺癌要和一、二期肺尘埃沉着症鉴别，后者除有职业史外，发病较缓慢、病程较长。小阴影的大小较一致，在肺内分布较均匀。周围型肺癌则要和三期肺尘埃沉着症中的大阴影区别，肺癌中的肿块多为单个，发生在肺的前部，如上叶前段、中叶等处，呈类圆形，边缘有分叶、毛刺，肿块内钙化少见。有肺尘埃沉着症大阴影的病例肺内大多有一期或二期肺尘埃沉着症小阴影，大阴影多为两侧性，位于两上肺后部较多，正位片上可呈长条状，侧位片上多呈梭形，边缘无毛刺，内部常可见钙化，周围肺部可有瘢痕旁型肺气肿，在复查中可见大阴影逐渐向肺门部移动。

在石棉沉着病病例中常可见由于瘢痕而致的良性的、小的、以胸膜为基底的结节，其形态多呈楔状、线状或不规则状，有时和肺癌难以鉴别。和其他肺部肿块一样，其良性的线索可在两年内无改变。大部分和石棉有关的胸膜斑和壁层胸膜有关，但有些病例的胸膜斑起源于叶间裂胸膜，可和肺内结节混淆，此时高分辨 CT 常可证实胸膜斑和细线状的叶间裂胸膜的关系。

3.肺尘埃沉着症与胸膜间皮瘤的鉴别

孤立型胸膜间皮瘤需和邻近胸膜的周围型肺癌区别，后者常呈分叶状，边缘不太光滑，且有细毛刺，而良性孤立型胸膜间皮瘤多表面光滑。弥漫型恶性胸膜间皮瘤需和胸膜转移性肿瘤，特别是来源于腺癌和胸癌瘤者鉴别，但两者的鉴别很困难。如为两侧性，结节大小不一，而且互相分离者可能为转移瘤，而连续的峰样的大结节样病灶则可能为弥散性胸膜间皮瘤。

4.肺尘埃沉着症与特发性肺间质纤维化的鉴别

本病无无机粉尘的接触史是与肺尘埃沉着症鉴别的关键，在肺部影像学征象方面则不具备特征性，与肺尘埃沉着症的影像学表现较难鉴别，但胸片上发现团块样改变和肺门淋巴结蛋壳样钙化，则有利于肺尘埃沉着症的诊断。

5.肺尘埃沉着症与结节病的鉴别

结节病为一种全身性肉芽肿性疾病，多见于中青年，肺内病变常伴有肺门淋巴结肿大，预后好的可自行消退。除胸部影像学改变外，可有浅表淋巴结（颈部、腋下）肿大、肝脾大或皮肤及眼部损害。

血管紧张素转化酶（ACE）增高，皮肤结节病抗原（Kveim）试验阳性而结核菌素试验阴性对确诊本病的帮助很大。皮质激素治疗的满意效果也是重要的佐证。

极少数鉴别困难者进行浅表淋巴结的组织活检、电子支气管镜肺组织活检或纵隔淋巴结组织活检可获得满意的阳性结果。

6.肺尘埃沉着症与外源性过敏性肺泡炎的鉴别

急性外源性过敏性肺泡炎患者肺内小结节阴影可经 4～6 周后逐渐消失，慢性病例产生肺纤维化改变，与肺尘埃沉着症的影像学改变较难鉴别。若结合病史，发病前有有机粉尘接触史，起病时有发热，喘息性支气管炎表现则有利于本病的诊断。血清检查证实有特异性抗体为确诊本病的有力佐证。

7.肺尘埃沉着症与肺含铁血黄素沉着症的鉴别

有风湿性心脏病病史和反复发生的心力衰竭是肺含铁血黄素沉着症的特点和发生的基础。二尖瓣狭窄肺淤血后形成的含铁血黄素沉着胸部，X线特点是肺内结节阴影大小不等，密度一般较高，且密集于肺门周围，心影呈典型的二尖瓣型。特发性患者肺内病变于缓解期可有所消退或变异。痰和胃液中检出含铁血黄素细胞有助于确诊。

肺尘埃沉着症晚期患者可发生心力衰竭，肺内可出现肺淤血的X线征象，但很少产生含铁血黄素沉着。

8.肺尘埃沉着症与肺泡微石症的鉴别

胸部X线的主要鉴别在于肺尘埃沉着症时肺内为圆形小阴影和不规则小阴影，通常多混合存在，且小阴影较肺泡微石症为大，但密度较肺泡微石症肺内的砂粒阴影低，动态观察小阴影有变化，这些特点和肺泡微石症不同。病史中本病多有同胞发病的家族史，是诊断的主要线索。

支气管肺泡灌洗液沉淀物在高倍显微镜下可见大量磷酸钙结晶，是提示本病的重要证据。经电子支气管镜做肺活体组织检查，阳性率也很高。

9.肺尘埃沉着症与组织胞质菌病的鉴别

肺内出现粟粒结节阴影时，需与一、二期肺尘埃沉着症相鉴别。组织胞质病肺门淋巴结常肿大、结节影不增大也不产生融合，可有空洞形成。除胸部X线改变外，患者常有发热、淋巴结和肝脾大、贫血等表现。血补体结合试验阳性有重要提示作用。淋巴结活检或肺组织活检可确诊。

（八）肺尘埃沉着症的预防与治疗

1.肺尘埃沉着症的预防

肺尘埃沉着症是完全可预防的疾病。三级预防是疾病预防的根本策略。肺尘埃沉着症是病因明确的外源性疾病，是人类生产活动带来的疾病，一级预防是根本，只要真正做好一级预防，肺尘埃沉着症则可不发生。同时要做好二级预防和三级预防。

（1）控制尘源，防尘降尘：在做好工程防护，控制防尘的发生，降低粉尘浓度方面，我们已经有了非常成熟的经验，并取得了明确的效果，坚持湿式作业，禁止干式作业；通风除尘，排风除尘；密源或密闭、隔离操作；进行技术革新和工艺改革，加强个体防护；同时安全卫生知识教育培训；切实做好监督检查。实践证明，这些都是行之有效的防尘降尘方法，是一级预防的重要措施。

（2）开展健康监护和医学筛检：对从事粉尘作业的人员开展健康监护和定期的医学检查，是早期发现肺尘埃沉着症患者的主要手段。早期发现患者或高危人群，早期采取干预措施，可预防疾病的进一步发展或延缓发展，甚至可使高危人群不发展成肺尘埃沉着症患者。做好健康监护和医学筛检是做好二级预防的重要措施。

（3）做好三级预防，延长患者寿命，提高生活质量：对已患肺尘埃沉着症的患者，应该积极地开展三级预防，即预防并发症的发生，包括加强个体保健，增强机体的抵抗力；建立良好的生活习惯，不吸烟，预防感冒和发生呼吸系统感染；早期发现并治疗并发症。以预防和治疗并发症，改善临床症状为目的，采取综合治疗是肺尘埃沉着症患者临床治疗的主要方法。

2.肺尘埃沉着症治疗

肺尘埃沉着症病理改变是肺组织弥散性纤维化，而纤维化是肺损伤矛盾的修复机制，且理论上Ⅰ型肺泡上皮细胞是不能再生的组织，Ⅱ型上皮再生的能力也是非常有限的。肺尘埃沉着症是慢性病，治疗的原则应该是：预防并积极治疗并发症，延缓病情进展，减轻患者痛苦，延长患者寿命，提高生活质量。达到这些目的临床上应有以下治疗方式：

(1)药物治疗：随着克矽平抗纤维化研究的进展，开始了以抗纤维化治疗为目的大量研究，包括各地自行开展的研究工作和国家组织的科技攻关研究，目前主要药物有汉防己甲素、磷酸羟基哌喹、矽肺宁。大量研究结果显示，这些药物有预防和延缓纤维化进展的作用。抗纤维化药物治疗作用机制：抑制胶原合成；影响细胞分泌功能，阻止胶原、黏多糖从细胞内向细外分泌，使其不能在细胞外形成胶原纤维；使不溶性的矽肺胶原蛋白降解为小分子的肽段；可与铜离子络合，影响胶原的交联反应；降低脂类与糖含量，减少形成尘结节的基质。

临床疗效：多认为抗纤维化治疗能够在一定程度上延缓纤维化的进展，并有一定的长期疗效。

(2)大容量肺灌洗治疗：大容量肺灌洗治疗可以排出一定数量的沉积于呼吸道和肺泡中的粉尘及由于粉尘刺激所生成的与纤维化有关的细胞因子，被认为有病因治疗的意义，同时可使滞留于呼吸道的分泌物排出，有明确改善临床症状的效果，因此既可以预防肺尘埃沉着症的发生，也可以控制肺尘埃沉着症的进展。

支气管肺泡灌洗术可分为单侧全肺灌洗、双侧全肺灌洗，均需在全麻下进行。

大容量肺灌洗是风险性较高的操作技术，特别要求麻醉技术，要有一定的条件和有经验的医师，在严格掌握适应证的情况下进行。预防和处理术中及术后并发症至关重要，肺灌洗术常见的并发症包括低氧血症、心律失常、肺不张、支气管痉挛、肺感染、气胸、急性心功能不全等。

(3)综合治疗：肺尘埃沉着症患者根据病情需要个体化治疗，往往需要药物、肺灌洗和康复保健治疗相结合。

首先要加强肺尘埃沉着症患者健康管理，及时脱离粉尘作业，适当安排好工作或休养，定期复查、随访；嘱患者有良好的生活习惯，不吸烟，预防感冒，根据肺功能状况减轻体力劳动；开展健身疗法，进行防病治病及养病知识宣传，适当加强营养，提高身体抵抗力；早期的肺尘埃沉着症或接触大量粉尘的患者尽可能尽早行肺灌洗治疗。

其次需要从以下几个方面临床治疗：

1)对症治疗主要是止咳、平喘、祛痰，预防治疗感冒、抗感染。

2)支持免疫治疗可适当使用免疫调节药物治疗细胞免疫低下状态，增强机体抵抗力。

3)及时发现并积极治疗并发症，治疗结核、气胸、呼吸衰竭、肺心病等并发症。

4)抗纤维化治疗使用汉防己甲素、矽肺宁等。

5)改善血液循环，减少血液黏稠度治疗，部分患者因长期低氧状态而至红细胞增多，血液黏稠度增高需要这方面的治疗。

6)家庭氧疗可延长寿命，减少住院次数，提高生命质量。

二、石棉肺

（一）概述

石棉肺是长期吸入石棉粉尘导致肺部弥散性肺间质纤维化改变为特征的疾病。与肺癌、胸膜间皮瘤和肺结核的发病关系密切，晚期常严重损害患者的肺功能。

（二）病因

石棉是一种纤维状矿物质，含有不同浓度的镁、铁、铝、钙及钠的硅酸盐结合体。石棉均具有细纤维、可弯曲晶体的共性，具有耐酸、耐碱、耐热、坚固、拉力强度大、不易断裂、抗腐蚀、绝缘性能良好等物理特点，在工业方面用途广泛。

按矿物学分类，石棉分为蛇纹石类和角闪石类两大组。蛇纹石类又称温石棉，是一种白色丝状长纤维，柔软，易弯曲，产量高，占石棉用量的90%以上。角闪石类有5种，即青石棉（又称蓝石棉）、铁石棉、直闪石石棉、透闪石石棉和阳起石石棉。这5种石棉均为短纤维，较温石棉具有更强的耐酸性。石棉主要产于加拿大、南非、津巴布韦、俄罗斯和我国的四川、辽宁、河北、青海等省。

石棉影响健康主要有四类，即石棉肺、胸膜斑及胸膜钙化、肺癌和胸膜间皮瘤。其中以肺癌和胸膜间皮瘤对人的影响最大。因此，石棉粉尘所造成的危害备受各国重视。

（三）发病机制

石棉肺的发病机制不甚清楚。有学者认为石棉纤维在体内缓慢溶解后，使二氧化硅刺激组织产生纤维化。也有学者认为石棉纤维锋利的末端损伤肺和胸膜而引起肺纤维化。但两种学说均不能解释疾病的发展过程。近年来研究认为，石棉尘颗粒为针状纤维性粉尘，石棉粉尘吸入后，沉积于呼吸性细支气管，部分到达肺泡。沉积的石棉纤维部分向肺间质内移行，部分被Ⅰ型肺泡上皮细胞吞噬。石棉纤维的沉积引起肺泡巨噬细胞在肺泡管、细支气管周围间质及肺泡腔内聚集，引起细支气管黏膜出血、阻塞性细支气管炎、上皮脱落性肺泡炎和弥散性肺间质纤维化。

（四）病理

石棉粉尘吸入后对肺部损害主要分三种情况：①肺间质纤维化；②胸膜斑或渗液；③胸膜间皮瘤。这三种损害可单独发生，也可同时存在。

早期石棉肺主要发生在两肺中下部，外观呈灰白色，质地变硬，切面肺组织结构消失，纤维呈不规则线性向胸膜下肺实质内延伸，相互交织呈网格状。大气道往往无病变，但纤维化区域的支气管可由于肺实质的丧失和瘢痕收缩而闭塞。晚期纤维组织广泛增生，肺泡塌陷并伴炎性机化，肺组织大面积毁损或呈蜂窝状改变，石棉小体散布其间。石棉小体是石棉纤维在肺内被一层铁蛋白和酸性黏多糖包裹形成的，长20～200μm、宽1～10μm，呈金黄色，哑铃状、竹节状或蝌蚪状，铁反应阳性，又称含铁小体。肺间质纤维化和石棉小体同时存在，是诊断石棉肺的病理依据。

胸膜斑，表现为壁层胸膜局限性纤维增厚，大小从1～2cm至10cm以上的纤维组织。常发生于脊柱两侧胸壁和膈胸膜，可单侧或双侧，斑块坚硬，高出表面，并与周围胸膜分界清楚，不透明,呈乳白色斑块状或结节状、乳头状。显微镜下胸膜斑是一种透明板状胶原纤维,其表面被覆间皮细胞。斑块实质内看不到石棉小体,但电子显微镜下可观察到少量石棉纤维。胸膜斑可发生钙化,在胸部X线片检查时易于发现。

胸膜间皮瘤潜伏期较长,可从开始接尘长达30～40年后发生,与石棉接触有明确关系,甚至有因居住环境污染而发病者。石棉肺引起的其他胸膜病变包括胸腔积液、胸膜粘连和广泛胸膜纤维化。支气管肺癌通常在接触石棉粉尘20～30年后发生,肿瘤细胞类型以腺癌多见,但鳞癌亦不少见。

(五)临床表现

石棉肺起病多隐匿,多在接触石棉粉尘7～10年以上才开始出现症状。石棉肺时咳嗽较轻微,以干咳为主,随病情进展,渐出现呼吸困难。呼吸困难与病变严重度有关,先是劳力性气短,严重时稍有活动即感气短。胸痛往往较轻,常为背部或胸骨后钝痛,咯血较少见,但如合并肿瘤则可发生咯血。

早期体格检查常无异常发现,胸廓运动多正常,病变严重时呼吸动度受限,触觉语颤降低,一侧或双侧肺底叩诊呈浊音,有时在双肺底部及腋下听到类似尼龙粘扣启开的 Velcro 啰音。随病情进展,在吸气期均可闻及 Velcro 啰音。晚期患者可有杵状指(趾)、发绀、食欲减退、消瘦等症状。当发生心力衰竭时心脏增大,肺底闻及湿性啰音。患者晚期多因肺源性心脏病致心力衰竭和呼吸衰竭而死亡。

(六)器械检查

1.X线表现

石棉肺的胸部X线变化除肺实质的变化外,胸膜的改变往往比肺实质的改变出现早且明显。

(1)肺部改变:早期表现为在两肺下野和基底部有边缘不规则、细小、弥漫、均匀分布的网状、结节状小阴影。小结节状阴影逐渐增多,使肺野透亮度减低,形成所谓"毛玻璃样"改变。晚期随病情进展,肺纤维化程度逐渐加重并向肺中野扩展,双肺中、下野可出现蜂窝状阴影,但不规则阴影很少出现在肺上野。即使有的病例两上肺野受累,也较中、下肺野为轻,随病情进展,中、下肺野纤维化加重,两上肺逐渐出现代偿性肺气肿。一般在胸片出现中等度X线变化,接触石棉粉尘至少在10年以上。

石棉肺在HRCT上的特征性表现为:和胸膜平行的线条状阴影、网点状影、小叶间隔线增厚、蜂窝样肺等改变,影像学改变以中、下肺野明显。

(2)胸膜改变:在石棉肺患者很常见,以侧胸壁胸膜增厚、粘连,肺尖胸膜、肋膈角模糊、叶间胸膜增厚及胸膜斑等为主要表现,其中以胸膜斑表现具有特征性。胸膜斑是一种局限性的纤维化斑块,多发生在侧胸壁和侧后胸壁,也常见于膈肌的腱膜部,形态不规则,常有钙化。胸膜斑的正面投影,呈模糊的面纱样改变。胸部CT,尤其是HRCT能较好地辨认出胸膜斑,尤其对纵隔胸膜及心包胸膜上的胸膜斑的辨认更有帮助。

2.肺功能检查

石棉肺肺功能的典型改变为限制性通气功能障碍及弥散功能降低。表现为用力肺活量(FVC)、肺容量(TLC)均降低,残气量(RV)正常或稍增加,肺通气/血流比例失调。晚期为混合性通气功能障碍。石棉肺患者 PaO_2 常有所下降、活动后明显，而 $PaCO_2$ 则很少升高。

（七）诊断及鉴别诊断

1.诊断

石棉肺的诊断依据和矽肺相似，包括职业史、石棉粉尘接触史、临床表现及技术质量合格的 X 线胸片，在排除其他类似的肺部疾病后，可做出石棉肺的诊断。

2.鉴别诊断

有时需与其他疾病相鉴别，如特发性肺间质纤维化、外源性过敏性肺泡炎、硬皮病、类风湿性疾病、癌性淋巴管炎、结节病及药物引起的肺间质纤维化。如果诊断困难，必要时行纤支镜检查或开胸肺活检。

3.并发症

肺癌是石棉肺的主要并发症，大约 50%石棉肺患者死于肺癌。接触石棉的人群中发生肺癌的危险性是不接触者的 2～10 倍，吸烟者更甚。据统计，若以不吸烟人群患肺癌的危险度为 1，吸烟者则为 10，吸烟并接触石棉的工人患肺癌的危险度增加到 53～92 倍。由于石棉肺的肺损害为弥散性的，肺功能损害较为严重，因此，即使发现也难以承受手术治疗或放、化疗。

恶性间皮瘤也是石棉肺的并发症之一，间皮瘤往往在接触石棉粉尘多年后发病，胸痛、气短为其最常见症状，胸腔积液多为血性渗出性，胸腔积液细胞学检查和胸膜活检有助于明确诊断。

石棉肺并发肺结核的发病率约在 10%左右，病情较矽肺合并肺结核缓和些，但应注意预防，一旦发现，及时治疗。石棉肺患者易反复发生呼吸道感染，且较难控制，可致呼吸衰竭，甚至死亡。

（八）治疗

石棉肺患者一经诊断，即应调离粉尘作业，根据劳动能力安排合适工作。目前尚无有效药物或其他方法用于石棉肺的治疗，主要是预防和控制并发呼吸道感染。

石棉肺常合并结核、真菌感染、心力衰竭，此外大约还有 50%左右的患者因合并肺部肿瘤而死亡，患者发现肿瘤时往往因肺功能极差，已失去手术和放、化疗机会，预后极差。

三、硅沉着病

（一）概述

硅沉着病是肺尘埃沉着病的一种，由于在生产活动中长期吸入含有游离二氧化硅的生产性粉尘而引起的以肺组织弥散性纤维化为主的全身性疾病，又称矽肺。是肺尘埃沉着病中发展较快、病情较重、预后较差的一种类型，也是世界上最古老、最广泛发生的职业病，硅沉着病是中国目前职业病防治中的首要疾病。

（二）病因与发病机制

（1）硅沉着病最多的工业有采矿、基建、筑路、隧道开掘、水电建设工程及含硅矿石的粉碎（石英粉、玻璃、陶瓷、耐火材料业）。硅沉着病发病较多的工种在矿山为凿岩风钻工、爆破工、运输工、支柱工，在工厂为粉碎工、筛粉工、包装工、拌料工、喷砂工等。

(2)影响硅沉着病发病的因素:粉尘的性质、颗粒的大小和比重、接触粉尘时间和数量、保护措施和人体防御功能。

(3)吸入含有游离二氧化硅的生产性粉尘沉积在呼吸性支气管和肺泡壁上,巨噬细胞吞噬二氧化硅并遭受损伤和死亡,产生大量致纤维化因子,引起肺间质的广泛纤维化。

(三)临床表现

按接触粉尘浓度、含量及接触粉尘年限不等,硅沉着病有3种临床表现形式,即慢性硅沉着病、加速性硅沉着病、急性硅沉着病,临床上以慢性硅沉着病最为常见。

硅沉着病发病比较缓慢,早期无任何症状,常是职业健康检查肺部X线片时被发现,随着病情进展可出现多种症状。症状无特异性,轻重程度与硅沉着病病变并不一致。

1.呼吸困难

是最早出现的症状,呈进行性加重。病情较轻者在从事重体力劳动时出现;病情较重者轻体力劳动时即可出现;病重或有并发症者,安静时即感呼吸困难,甚至不能平卧。

2.胸闷、胸痛

是较早出现的症状,初起胸闷,胸部隐痛或针刺样痛,与呼吸、体位及劳动无关;晚期胸痛减轻,代之以胸部紧迫感、沉重感,呼吸困难。

3.咳嗽、咳痰

早期刺激性咳嗽,并发感染咳嗽加重,伴咳痰,少数有血痰。

4.体征

早期无异常体征,晚期可出现慢性阻塞性肺疾病的体征,并发肺部感染、肺源性心脏病、心力衰竭时可有相应体征。

(四)诊断

诊断标准:①确切接触矽尘的作业史。②质量良好的X线胸片上有符合硅沉着病诊断标准的改变,并排除其他疾病。硅沉着病病例应按我国《GBZ 70-2015 尘肺病的诊断》进行诊断和分期。

(五)辅助检查

1.X线检查

为检查硅沉着病的主要方法。典型硅沉着病的主要表现为:①结节阴影,是硅沉着病特有征象,早期多分布在中下野,以右侧为多,随病程进展,呈弥散性分布全肺;②网状阴影,是肺间质纤维性病变的表现,表现为细网、粗网及间隔线;③大块纤维化,病灶融合为晚期硅沉着病的表现,是结节在肺内聚集,随后融合成质地均匀的团块阴影,多见于上、中肺野,双侧或单侧。次要表现:肺门、肺纹理、肺野、胸膜改变等。

2.肺功能测定

早期肺功能损害不明显。随着病情进展,第1秒用力肺活量与用力肺活量下降,残气量及其肺总量之比增加,严重者弥散功能障碍,静息状态动脉血氧分压可有不同程度降低。

(六)治疗

硅沉着病的治疗主要是综合治疗:应脱离接触粉尘,在国家指定的专业防治机构进行诊断治疗。

（七）注意事项

硅沉着病患者肺功能下降，易发生多种并发症，主要包括以下几种。

1.肺结核

是硅沉着病常见的严重并发症，也是硅沉着病的主要致死原因，应加以注意。肺结核常出现发热、咯血等症状，痰中可找到结核菌；胸部X线片示结核空洞常较大，形态不规则，多为偏心，内壁有乳头凸出，形如岩洞，结核病变周围胸膜增厚。

2.肺部感染

是硅沉着病最常见的并发症，可促进硅沉着病发展，诱发呼吸衰竭甚至死亡。

3.肺源性心脏病

严重感染时可诱发呼吸衰竭和右心衰竭。

4.自发性气胸

多见于并发肺气肿和肺大疱及晚期硅沉着病患者。

第十章 理化因素所致肺部疾病

第一节 放射性肺损伤

放射性肺损伤(RILI)是指肺接受放射线照射后发生的病理生理改变,并导致相应的临床症状,其多发生于接受了胸部放疗的恶性肿瘤患者,如肺癌、食管癌、乳腺癌、纵隔肿瘤等。临床上往往根据 RILI 发生时间的早晚,将其区分为放疗后 6 个月内发生的放射性肺炎(RP)和放疗 6 个月后发生的放射性肺纤维化(RPF)。RILI 是胸部放疗主要的放射剂量限制性毒性之一,其发生与多种剂量学、临床及生物学因素相关,文献报道恶性肿瘤患者接受胸部放疗后症状性 RILI 的发生率为 2%～30%(基于不同的分级标准)。RILI 无特异性的临床症状及体征,RP 患者主要表现为气紧、干咳和低热等间质性肺炎症状,RPF 主要表现为不同程度的呼吸困难,后期可能出现肺动脉高压及肺心病,并伴随相应症状。糖皮质激素是 RP 治疗的基石,多数患者经规范治疗后症状可明显缓解,但其肺内的影像学改变可持续存在,整体预后较好;RPF 目前尚无针对性的有效治疗手段,临床上主要是对症支持抗感染,并减少急性发作,但其整体预后较差,相当部分患者进行性发展为右心衰竭。

一、病因及发病机制

(一)RILI 的病因及影响因素

肺是对放射线最为敏感的器官之一,其肺泡毛细血管复合体也是对放射线最为敏感的功能亚单位。RILI 是放射线直接作用于功能亚单位,导致其结构和功能的损伤,持续发展及一系列分子事件进行性叠加的结果。肺组织接受放疗后首先产生活性氧、活性氮等氧化损伤因子,这些损伤因子进一步导致细胞 DNA、脂质及蛋白的氧化损伤,并激活相应的炎性细胞因子,最终诱发功能亚单位中细胞的损伤及死亡,当损伤的功能亚单位超出可代偿的阈值后,患者即出现相应的症状。

研究显示多种剂量学因素、临床因素及生物学因素与 RILI 的发生相关。就临床因素来说:年龄>65 岁,女性、一般身体状态较差的患者 RP 发生危险性更高;合并有肺部基础疾病与 RP 的发生相关,其中合并有间质性肺疾病患者症状性及重度 RP 的发生率更高,但慢性阻塞性肺疾病(COPD)和 RP 的相关性目前还无定论,可能的原因在于 COPD 患者的肺体积更大,在同等受照肺体积的条件下,肺实质受照体积更小,这种解剖学的优势部分抵消了 COPD 本身对 RP 的易感性;中叶及下叶肿瘤随着呼吸运动位移更大,肿瘤周围正常肺组织受照体积有所增加，同时下肺的通气及血流灌注较上肺更好，下肺放疗后产生的氧自由基也相应增多，从而导致该部位肿瘤患者放疗后症状性 RP 的发生率更高；吸烟患者在放疗期间继续吸烟可能降低 RILI 的发生率，其可能原因在于吸烟产生的 CO 诱导了肺组织乏氧，从而降低了正常肺组织对放疗的敏感性，但有吸烟史的患者发生 RILI 的可能性要明显大于非吸烟患者；既往或同步应用化疗药物可导致 RILI 发生率升高，其中包括博来霉素、放线菌素 D、环磷酰胺、阿霉素、丝裂霉素、吉西他滨、伊立替康、紫杉醇等。同步放化疗时，紫杉醇联合铂类方案较依托泊苷联合铂类方案的 RP 发生率更高。此外，放疗后应用阿霉素、吉西他滨、依托泊苷、长春瑞滨及紫杉醇等化疗药物还可能诱发既往放射野内出现回忆性放射性肺炎；同步应用靶向药物如厄洛替尼及贝伐单抗等也可能导致 RILI 发生率升高，同时舒尼替尼也有诱发回忆性放射性肺炎的报道。

就剂量学因素来说：平均肺剂量（MLD）及接受特定剂量的正常肺体积（V_x）与 RP 的相关性得到了广泛的研究。MLD 一般定义为正常肺组织接受的平均照射剂量，文献报道常规分割放疗时，MLDs≤15Gy、17.5～20Gy、22.5～25Gy，以及≥27.5Gy 时，RP 的发生率分别为 0、13％、21％、43％，大分割立体定向放疗时 MLD＞6Gy 是症状性 RP 发生的危险因素。V_5、V_{10}、V_{20}、V_{25}、V_{30} 都显示了同 RILI 的相关性，在常规分割放疗中，V_{20}＞30％、V_{30}＞18％是症状性 RP 的危险因素，大分割立体定向放疗时 V_{20}＞10％是症状性 RP 的危险因素。

就生物学因素来说，研究发现患者的遗传易感性同 RILI 的发生相关，多项研究应用候选基因的单核苷酸多态性（SNP）来评估肺对放疗的内在敏感性，其在欧美人群中得到了阳性结果，但在中国人群中却未得到相似结论。TGF-β 是同纤维化发生相关的多功能多肽，在爬升放疗剂量时监测 TGF-β 对预测 RILI 有一定价值，但放疗前应用 TGF-β 作为筛查指标预测 RILI 却并不成功。此外，研究显示 IL-1、6、8、10 也与 RILI 有一定的相关性。

（二）RILI 的发病机制

肺泡表面由大量的Ⅰ型肺泡上皮细胞（占 90％～95％）和少量的Ⅱ型肺泡上皮细胞（5％～10％）所覆盖，Ⅱ型肺泡上皮细胞是Ⅰ型肺泡上皮细胞的前体细胞，内含板层小体，可以合成及分泌肺泡表面活性物质。肺组织接受放疗后，放射线及其衍生的氧化损伤因子可直接损伤两种肺泡上皮细胞的 DNA，促进其凋亡，导致肺泡表面活性物质分泌减少，正常的肺泡张力无法有效维持。

大量凋亡剥脱的Ⅰ型肺泡上皮细胞可刺激Ⅱ型肺泡上皮细胞的增殖，促进生长因子及蛋白酶的分泌，导致细胞外基质的降解，并使机体自然清除凋亡细胞的能力减弱。

放疗后肺泡上皮细胞及血管内皮细胞的丢失，血管完整性的破坏，共同导致了其屏障功能的减弱。同时，放疗后肺微血管密度及肺灌注的降低，也导致了肺组织乏氧。

放射性损伤本身刺激多种炎症细胞聚集于损伤部位进行无序修复，同时激活大量的炎性细胞因子。肺组织接受放疗后的一个标志性事件即是细胞因子的大量产生，第一次产生的高峰可在放疗后数小时至数天，并于放疗 2 周后回复到基线水平，第二次产生的高峰多在放疗后 6～8 周。第二次细胞因子产生高峰即同 DNA 的氧化损伤、ROS/RNS 水平增加、乏氧、肺灌注降低，以及 TGF-β_1 表达增加相关。TGF-β_1 是肺纤维化的关键因子之一，其可促进成纤维细胞的化学趋向性，促使其转化为肌成纤维细胞，并最终导致肺结构的重塑。此外，其炎性反应还以巨噬细胞的聚集活化为特征，而巨噬细胞又可分泌多种促炎性及促纤维化细胞因子，并与其募集的炎性细胞共同导致损伤加重及肺结构重塑，同时巨噬细胞聚集所导致的耗氧量增加也加重了组织乏氧。

二、病理生理和病理

RILI 实质为放疗导致的肺间质性炎症和肺间质纤维化，为一个连续变化的过程，其病理表现同其他因素导致的肺间质性炎症及肺间质纤维化类似。

三、临床表现及辅助检查

RP 多发生于放疗后 6 个月内，其临床症状同其他间质性肺炎类似，最常见的症状为中-重度的呼吸困难，60%的患者可出现干咳症状，如伴发肺部感染，可有咳痰症状，<10%的患者会出现低热症状，咯血症状罕见。在重症 RP 中，患者还可表现为肺动脉高压及急性肺心病。RP 患者大多无明显的阳性体征，少见情况下可查及湿性啰音及胸膜摩擦音。RPF 多发生于放疗后 6 个月至 24 个月，部分患者可无 RP 的前驱病史，患者可能表现为无症状或呼吸困难，部分患者可发生慢性的肺功能不全，进而导致肺动脉高压及肺心病。

对于 RILI 的辅助检查来说，影像学检查最为常用也最为重要，同时胸部放疗后患者的肺部影像学改变往往比临床症状更易观察到，研究显示 50%的胸部放疗后患者可观察到肺部的影像学改变。常用的影像学检查包括胸部 X 线片及 CT，其典型 RP 表现为在放射野内，与放射野形状大小一致，有着相对锐利边界的弥散模糊影、实变影、斑片影、条索影、蜂窝样改变及支气管气像等，部分患者还可观察到纵隔向患侧偏移及同侧横膈上抬，以及邻近心包腔、胸膜腔及叶间裂的积液。RPF 的最常见的影像学改变为肺纤维化及支气管扩张。值得注意的是，随着目前固定野调强放射治疗(IMRT)、旋转调强放射治疗(IMAT)应用的日益广泛，更多的放射野穿行于肺，部分 RP 患者的影像学表现不再局限于放射野内或高剂量区内，而呈现一种弥散性分布。正电子发射计算机断层显像(PET-CT)是目前一项新兴的影像检查手段，其在解剖信息的基础上，可同步获得病灶的生物学信息。研究显示，放疗后第 7 天及第 14 天肿瘤外肺组织的标准摄取值(SUV)增高可以预测 RILI 的发生。除影像学检查外，肺功能检测同 RILI 的相关性也有大量研究，包括第 1 秒用力呼气量(FEV_1)及一氧化碳弥散度(DLCO)，但就报道结果来说，其与 RILI 的相关性总体来说较弱。此外，RP 患者的支气管灌洗检查通常可发现肺泡的淋巴细胞炎，由气道上皮细胞及支气管腺上皮细胞分泌的糖蛋白 KL-6 水平增高也提示间质性肺炎的发生。

四、诊断和鉴别诊断

RILI 的诊断主要依据患者的放疗史、症状及影像学表现。在我国 RILI 的诊断可参考 2002 年颁布的《GBZ 110-2002 急性放射性肺炎诊断标准》及 2015 年发表的专家共识《放射性肺损伤的诊断及治疗》。其诊断依据如下：既往有胸部放疗史；有相应的胸部 X 线片或 CT 影像学改变，主要为表现为局限于放射野内的肺实变影、支气管气像、斑片影、条索影或蜂窝样改变;患者有咳嗽(干咳)、气紧、低中度发热等临床症状,上述症状为放疗后新出现或较前加重或经放疗消失或减轻后重新出现或加重;血象多表现为中性粒细胞百分比高于正常,但白细胞总数无明显异常或轻度升高。

RILI需与肿瘤进展、肿瘤的直接侵犯或淋巴管炎、肺部感染(细菌或真菌)、COPD急性发作、心脏病、心源性肺水肿、肺梗死、贫血、药物所致肺炎等加以鉴别。其中肿瘤进展或肿瘤直接侵犯在影像学上可加以鉴别;COPD急性发作及肺部感染多有中-高热、咳痰,痰培养可培养出相应的病原体,其影像学表现也不局限于放射野内,其中COPD急性发作患者还有COPD病史;心脏病、心源性肺水肿等多有心功能不全并可查及相应的心脏体征;肺梗死起病急,多伴有胸痛、气紧,部分患者有咯血症状,胸部增强CT或肺血管造影可见肺血管内的栓子;药物所致的肺炎有相应的药物治疗史,且其影像学改变不局限于放射野内,而多发生于双下肺。

五、治疗及预后

RILI治疗以经验治疗为主,其中糖皮质激素是RP治疗的基石,辅以对症支持及抗感染治疗,而RPF以对症支持及急性加重期的抗感染治疗为主。

(一)RP的治疗及预后

对于单纯只有影像学改变而无明显临床症状的患者,以观察为主,不需特殊治疗。

对于有症状的2~3级RP,糖皮质激素是其主要的治疗药物,其使用的原则为“大剂量、缓减量、长疗程”。糖皮质激素首选口服给药,推荐剂量为泼尼松1mg/(kg·d),晨间顿服,一般服用剂量为60~100mg。如患者症状较重,气紧明显(3级RP),可选择静脉用药,包括地塞米松及甲基泼尼松龙,三种药物的等效剂量换算为:5mg泼尼松=0.75mg地塞米松=4mg甲基泼尼松龙。其中甲基泼尼松龙在肺泡中的浓度较其他激素更高,达峰时间较地塞米松更短,对下丘脑-垂体-肾上腺轴的抑制作用较地塞米松更小,但其价格较其他两种激素更高,临床上需根据患者各方面情况综合分析,加以选择。首发给药后如患者症状明显缓解,同时影像学表现明显好转,则足量给药2周或症状稳定1周以上,再逐步减量。每次减去原剂量的1/4~1/3,减量后持续该剂量给药1~2周,如患者症状稳定,则再次减量并重复上述流程,直至停药。减量至等效泼尼松20mg/d时,需密切观察患者症状并适当延长用药时间,防止因减量太快而导致病情反弹。如在用药过程中,患者症状反弹,需排除感染因素,而后将糖皮质激素剂量上调至上一个有效剂量,并延长用药时间。糖皮质激素的总用药时间为4~8周。

如考虑RP患者合并有肺部感染,首先应尽量取得病原学证据,如痰培养、咽试纸、血培养等。在病原学结果回复前,可按照经验和抗生素应用指南用药,如氨苄西林/舒巴坦±大环内酯类或第二代或三代头孢菌素±大环内酯等,考虑真菌感染可使用氟康唑等。病原学结果回复后,根据药敏结果调整用药。如患者无明显感染证据,据《放射性肺损伤的诊断及治疗》推荐,也可考虑使用一线抗生素预防感染,其中罗红霉素有抗纤维化作用,可考虑优先使用,建议每个月使用抗生素1周时间。

除以上治疗以外,可合并止咳等对症支持治疗,并加用维生素A、维生素C、维生素E等抗氧化药物辅助治疗。4级的重度RP需加用机械辅助通气维持患者的呼吸功能。RP患者总体预后较好，多数患者在规范化的治疗后，其症状可明显好转甚至消失，但其胸部的影像学表现可长期存在。

（二）RPF 的治疗及预后

RPF 的治疗关键在于活化气道分泌，以避免过多黏液形成黏液栓阻塞气道，并反复感染，治疗包括胸部叩击、体位引流、吸入甘露醇干粉剂或 4%～7%高渗盐水。其他治疗包括营养支持、规律锻炼及肺炎双球菌、流感疫苗的疫苗接种，急性加重期的抗感染治疗。糖皮质激素对已发生的 RPF 作用还不明确。RPF 患者的预后较差，多进行性地发展为右心衰竭。

第二节　吸入性肺炎

吸入性肺炎是指吸入酸性物质、胃内容物、动物脂肪以及其他刺激性液体和挥发性的碳氢化合物后引起的化学性肺炎，严重时可发生呼吸衰竭或急性呼吸窘迫综合征（ARDS）。

一、病因与发病机制

临床上以吸入胃内容物后因胃酸引起的肺炎较为多见，且更为重要。胃内容物吸入后，由于胃酸的刺激，产生急性肺部炎症反应，其严重程度与胃液中盐酸浓度、吸入量以及在肺内的分布情况有关。当吸入胃酸的 pH≤2.5 时，吸入量 25mL 即能引起严重的肺组织损伤；吸入液的分布范围越广泛，损害越严重。主要见于以下几种情况。

1.神志不清者误吸

全身麻醉、脑血管意外、癫痫发作、酒精中毒、麻醉过量或服镇静药后，喉保护性反射功能减弱或消失，异物即可吸入气管。

2.食管气管病变

食管失弛缓症、食管上段癌肿、Zenker 食管憩室，食管下咽时不能全部入胃而反流入气管；各种原因引起的气管-食管瘘，食物可经食管直接进入气管内。

3.医源性因素

胃管刺激咽部引起呕吐，气管插管或气管切开影响喉部功能，抑制正常咽部运动，可将呕吐物吸入气道。

4.儿童误吸

煤油、汽油、干洗剂、家具上光剂等误吸多见于儿童。

5.老年人

老年人反应性差更易发生吸入性肺炎。

二、分类

（一）误吸的分类

误吸分为显性误吸和隐性误吸。

显性误吸是指在进食中出现明显的呛咳或窒息。隐性误吸则是指不伴有咳嗽的误吸。隐性误吸患者无咳嗽或其他明显不适，多起病隐匿，临床表现不典型，漏诊率高，治疗时机延迟，治疗效果欠佳。研究表明，71％老年社区获得性肺炎存在隐性误吸。

隐性误吸的临床征象：对重症老年患者，许多实验检查常常难以实行，可通过以下临床观察来判断是否有隐性误吸。如泌涎困难、食物及唾液自口腔流出、咀嚼时间过长、食物在口腔滞留、一口食物要分多次咽下、咽下延迟、餐后口腔残留食物、吞咽时喉结上提减弱或消失、咽下后打嗝、吞咽时头颈的姿势异常、咽下疼痛、口咽感觉迟钝等。上述表现常常提示患者容易发生误吸。

（二）吸入性肺炎的分类

吸入性肺炎通常可分为以下三种类型：

1.化学性吸入性肺炎

吸入物直接损伤肺组织引起的化学性炎症。如吸入高酸性胃液（$pH<2.5$）引起的急性吸入性肺水肿，又称 Mendelson 综合征。

2.感染性吸入性肺炎

指误吸含有定植菌的口腔分泌物引起的细菌性肺炎。

3.其他吸入综合征

吸入阻塞性物质引起的肺不张和炎症。如气道阻塞、肺脓肿、外源性类脂性肺炎、慢性间质性肺炎、偶发分枝杆菌肺炎等。

三、病理生理和病理改变

吸入性肺炎的主要病理改变为支气管黏膜充血和水肿，甚至黏膜上皮组织坏死脱落。严重者细支气管或肺泡充血、水肿和出血，使肺呈现广泛的炎症性改变。

研究表明，除胃酸之外，胃内容物可能还含有大量其他物质，也可导致严重肺损伤。吸入胃内容物会造成严重的气管、支气管和肺实质的化学性损伤，引发严重的肺实质炎症反应。胃内容物吸入后肺损伤涉及炎症介质、炎症细胞、黏附分子和相关酶的广泛病理改变。抗感染治疗可减轻胃酸引起的肺损伤。

四、临床表现

吸入性肺炎的临床表现差异极大。许多老年吸入性肺炎的临床表现常不典型，有的仅有精神萎靡、食欲减退、反应迟钝等，仅部分患者肺部听诊可闻及干湿啰音。

（一）主要症状

（1）发热。

（2）精神萎靡、食欲减退。

（3）咳嗽、咳痰。

（4）胸闷、呼吸困难。

（5）胸痛。

(6)乏力。

(7)咯血或痰中带血。

(8)呕吐。

(9)休克。

(二)主要体征

(1)湿性啰音。

(2)干性啰音。

(3)发绀。

(4)呼吸音降低。

五、辅助检查

(一)血常规

血白细胞总数及中性粒细胞分类计数可正常或增高。

(二)胸部影像学

误吸后1～2小时，即能见到两肺散在不规则边缘模糊片状阴影，继之可出现结节、实变影，可融合成片团影，部分患者胸部CT可见支气管气象征。肺内病变分布与吸入时体位有关，常见于中下肺叶，右肺为多见。如发生肺水肿，则两肺出现的片状、云絮状阴影融合成大片状，从两肺门向外扩散，以两肺中内带为明显(图10-2-1～图10-2-3)。

(三)血气分析

正常或低氧血症，严重者可出现呼吸衰竭。

(四)痰培养

部分患者可培养出病原菌。

(五)吸入性肺炎的生物学标志物检测

包括胃蛋白酶测定(痰液)、富脂巨噬细胞检测(痰、肺泡灌洗液)、可溶性髓样细胞触发受体-1(sTREM-1，血液或肺泡液)水平、呼出气冷凝液中白细胞三烯检测法及一些潜在的生物学标志物。

1.富脂巨噬细胞检测

富脂肺巨噬细胞被认为是发生吸入的标志。研究表明，诱导痰富脂巨噬细胞指数与食管pH相关，富脂巨噬细胞指数是吸入的敏感指标，但因其影响因素较多，缺乏特异性，不能单独用来诊断吸入。

2.胃蛋白酶测定

有学者认为胃蛋白酶可以作为诊断吸入的指标。研究表明，肺炎组的痰液胃蛋白酶阳性率明显高于非肺炎组(42% vs 21%)，肺炎的发生率与气管分泌物胃蛋白酶水平的升高相关。通过对胃蛋白酶的检测发现，当同时存在气管插管和鼻饲管两项危险因素时，吸入发生概率显著升高。

(六)α-淀粉酶检测

α-淀粉酶浓度(肺泡灌洗液)随误吸危险因素的增加而增加($P<0.001$)。诊断吸入性肺炎

时，其诊断的准确性为88%。α-淀粉酶活性测定对吸入性肺炎的诊断具有较高特异性、敏感性及相对较长的时间窗，有望成为吸入性肺炎新的生物标志物。

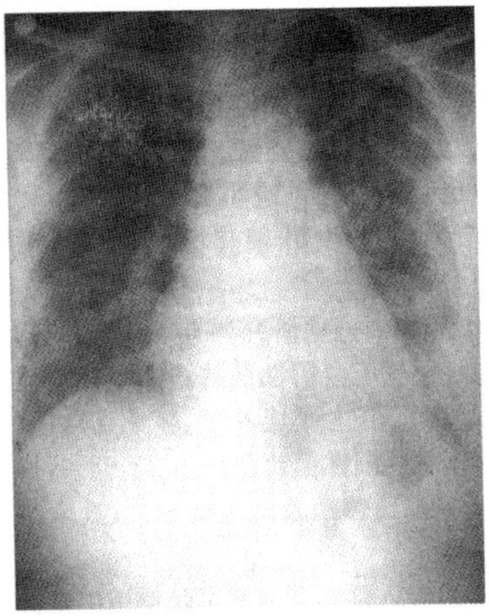

图 10-2-1　吸入性肺炎

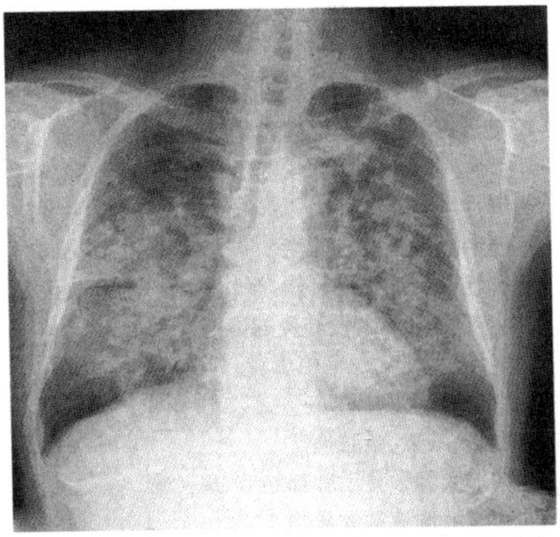

图 10-2-2　硫酸吸入性肺炎

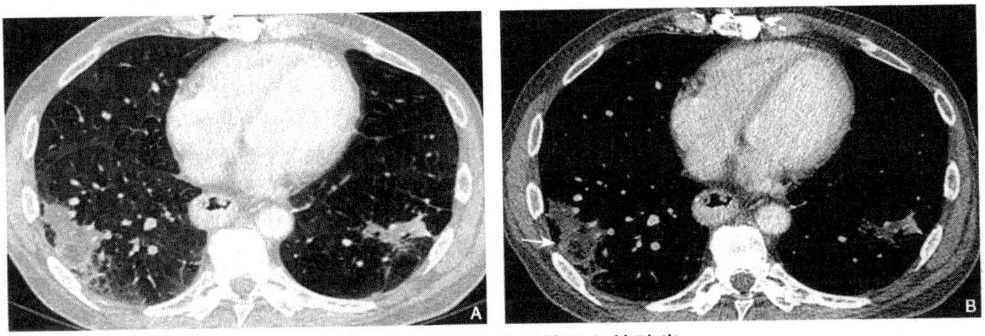

图 10-2-3　外源性类脂性吸入性肺炎

A.胸部HRCT的肺窗显示双侧的不规则实变影；B.右肺实变中含有脂肪影（箭头所指）

（七）评估吸入风险的常用检查方法

1.吞咽激发试验（SPT）

它是在上咽部注射0.4mL（第一步）和2mL（第二步）蒸馏水后3秒内诱导出舌咽反射。注射0.4mL时吸入的敏感度和特异度分别约为100%和83.8%，使用2mL时敏感度和特异度分别约为76.4%和100%。

2.吞水试验（WST）

受试者10秒内饮用10mL水，如果饮水过程没有中断，没有发生误吸，为正常试验结果。其敏感度和特异度分别约为72%和70.3%。

3.电视透视检查（VFSS）

检查时患者口服泛影葡铵造影剂，高分辨率录像记录下全部吞咽动作。电视透视检查可以对吞咽功能障碍做出病理生理的诊断，被认为是判定吞咽功能障碍的金标准。

4.咳嗽反射评估

包括咳嗽动力部分（可用咳嗽峰流速评估咳嗽的强度）和咳嗽感觉部分（如咳嗽反射敏感性）的评估。

六、诊断

如果有明确的误吸史，结合临床症状、体征和辅助检查，吸入性肺炎的诊断并不困难。对吸入风险进行正确的评估对吸入性肺炎的诊断尤为重要。

（一）化学性吸入性肺炎的诊断要点

（1）有误吸病史。

（2）突然出现刺激性咳嗽、咳痰。

（3）咳出的痰液中包含胃内容物。

（4）呼吸困难严重或并发呼吸衰竭。

（5）胸片常有气道浸润影。

（6）肺泡灌洗液常有异物。

（7）抗感染治疗效果欠佳，而肺泡灌洗治疗效果好。

（二）感染性吸入性肺炎的诊断要点

（1）多见于老年人、卒中患者。

（2）有误吸病史。

（3）发热、咳嗽、咳脓痰。

（4）胸部影像学显示肺部结节、斑片影。

（5）肺泡灌洗液常无异物。

（6）抗感染治疗有效。

七、鉴别诊断

吸入性肺炎的鉴别诊断如表 10-2-1 所示。

表 10-2-1　吸入性肺炎的鉴别诊断

	化学性吸入性肺炎	感染性吸入性肺炎	支气管异物	细菌性肺炎	肺结核
误吸呛咳史	有	有	有	无	无
痰液中胃内容物	有	无	无	无	无
肺泡灌洗液中异物	有	无	无	无	无
影像学	气道浸润影	斑片、结节影	异物影	斑片、实变	结节、片团影、条索影
抗感染治疗效果	差	好	无效	好	无效
肺泡灌洗效果	好	差	差	差	差

八、治疗及预后

（一）治疗原则

吸入性肺炎的主要治疗原则是通畅呼吸道、控制感染、减轻气道及肺实质化学性炎症、纠正呼吸衰竭。

（二）治疗方法及具体措施

（1）通畅呼吸道：尽早吸出分泌物或异物，通畅呼吸道，是抢救成功的关键。下呼吸道机械性阻塞可因吸入中性液体或颗粒性物质引起（如溺水者、严重意识障碍患者，可吸入非酸性胃内容物或喂进的食物等），需立即行电子支气管镜或气管插管给予充分吸引。

（2）采取适当的体位，及时翻身、拍背，鼓励患者咳嗽。

（3）应用促排痰药物，加强痰液引流。

（4）抗感染治疗。

感染性吸入性肺炎一般涉及多种微生物的混合感染，包括革兰阴性菌、革兰阳性菌、厌氧菌，甚至真菌。革兰阴性菌为老年吸入性肺炎的主要致病菌。而厌氧菌是口咽部优势定植菌，也是吸入性肺炎重要的致病菌，最常分离到的厌氧菌为拟杆菌属、消化链球菌属和梭形杆菌属细菌。2016 年国内一项研究调查了 2851 例老年吸入性肺炎患者，发现革兰阴性菌约占 62.68％，排名前四的分别是铜绿假单胞菌、大肠埃希菌、肺炎克雷伯杆菌、鲍曼不动杆菌；革兰阳性菌比例约占 23.68％，排名前两位的分别是金黄色葡萄球菌及肺炎链球菌；真菌感染比例约占 12.07％。

细菌性吸入性肺炎通常主张使用广谱抗生素经验性治疗，需兼顾革兰阴性菌、革兰阳性菌和厌氧菌。厌氧菌是口咽部优势定植菌，一旦有口咽分泌物吸入，就应考虑抗厌氧菌治疗。

对于厌氧菌感染，常用药物为克林霉素，也可选择甲硝唑联合克林霉素。多数广谱抗生素对厌氧菌感染也有一定疗效。对于危重病例，可经验性使用氨基糖苷类或环丙沙星联合下述药物中的一种：第三代头孢菌素、亚胺培南、抗假单胞菌的青霉素或含 β-内酰胺酶抑制剂的 β-内酰胺类。对青霉素过敏的患者可选用氨曲南加克林霉素。

（5）糖皮质激素的使用：尚存在争议。有主张短期应用大剂量糖皮质激素，减轻肺部浸润．促进肺部化学性炎症的吸收。但有研究表明，激素不能降低并发症的发生率，也不能改善疾病的转归，还可能延长住院时间、并发感染，故不推荐使用。

（6）氧疗：紧急情况下应立即给予高浓度吸氧。必要时给予机械通气。

（7）肺段灌洗或全肺灌洗：对于化学性吸入，如为胃酸类，不主张行支气管肺泡灌洗，因为实验发现酸吸入后几分钟内，即可在肺内扩散进入全身。

（8）加强营养支持，保证出入量及酸碱平衡。

（9）调节免疫力。应用泛福舒、胸腺肽等。

（10）积极治疗基础疾病：对于脑卒中合并吞咽障碍患者，可早期接受系统化的康复训练，不仅能够使患者的心理状态及吞咽功能得到最大程度的恢复，还能够有效地降低吸入性肺炎的发生率。

（11）其他对症支持治疗。

（三）预后

吸入性肺炎常见于老年人或患有意识障碍、吞咽障碍、胃食管反流等疾病的患者。其发病率高，进展迅速，易快速导致呼吸衰竭，甚至死亡。隐性误吸因患者多起病隐匿，临床表现不典型，漏诊率高，常延误治疗时机，治疗效果差。但若诊断准确，治疗及时，部分患者可迅速缓解，甚至完全治愈；部分患者出现急性呼吸衰竭等并发症，甚至死亡；部分患者遗留下肺部慢性炎症、肺纤维化、慢性呼吸衰竭或其他器官系统障碍。

九、预防

防止食物、口咽分泌物和胃内容物误吸入气道是预防吸入性肺炎的关键。

（一）饮食与口腔卫生

预防进食时食物呛入气管对预防吸入性肺炎尤为重要。一般认为脑血管意外的患者最适合进食泥状食物。及时清除口腔内食物残渣、分泌物。对于鼻饲者，建议每天至少行口腔清洁2次。生活自理的患者建议每天早、晚各漱口1次。

（二）体位

适当的进食体位，可显著提高吞咽安全性。一般认为躯干与地面角度>45°最安全。对昏迷患者，可采取头低及侧卧位。鼻饲后需保持半卧位30～60分钟，以利于食物消化，防止因体位过低食物逆流发生误吸。

（三）主动与被动活动

对长期卧床的老年鼻饲患者，要鼓励或协助做一些主动或被动活动，以促进患者的胃肠蠕动，促进食物的消化与吸收。

（四）留置胃管

对于重度吞咽障碍的患者，鼻胃管可以保证营养供给，防止自主进食时食物呛入气管。但鼻胃管本身也是吸入的危险因素。临床上应该权衡利弊决定是否给予胃管鼻饲饮食，对严重吞咽困难和有误吸的老年患者建议留置胃管。鼻饲前应检查胃内残余物，在鼻饲时和鼻饲后30分钟嘱患者保持坐位，建议每次鼻饲量应<200mL，间隔时间>2小时为宜，速度不宜过快，以>15分钟喂完此量为宜，温度在40℃左右较合适，以免冷热刺激而胃痉挛造成呕吐。建议夜间停止鼻饲。

（五）气管插管或气管切开

对昏迷、大量痰液或分泌物不能自行排出者，可行气管插管或气管切开。

（六）术前准备

手术麻醉前充分让胃排空。

（七）应用ACEI类药物

P物质是喉及上呼吸道迷走神经释放的神经递质，对咳嗽起原动力作用。ACEI类药物可抑制P物质的降解，增加血清和气道内P物质浓度，降低咳嗽阈值，减少吸入性肺炎的发生。对严重吞咽困难和误吸者，建议应用ACEI类药物，即使血压正常亦应常规使用。

（八）应用促胃动力药物

可加速胃排空，减少空腹胃容积，降低吸入危险。

(九)胃造瘘术

研究表明,直接经皮内镜空肠造口术可显著减少有高度吸入危险患者的吸入事件,降低吸入性肺炎的发生率,但并不是首选的治疗方法。

(十)电刺激

在喉返神经周围埋藏电极,电刺激喉下和舌骨周围肌肉对重度吞咽障碍可能有效,但需进一步的研究。目前不推荐对吞咽肌肉乏力患者进行肌肉力量训练和电刺激治疗。

(十一)避免镇静剂的使用

镇静剂可降低咳嗽反射的敏感性,增加误吸的危险。

(十二)慎用利尿剂、抗组胺剂和抗胆碱药

利尿剂、抗组胺剂和抗胆碱药可抑制唾液分泌,增加口咽部细菌寄植,加重吞咽困难,应避免使用。

(十三)预防接种

接种肺炎球菌多糖疫苗、灭活流感疫苗等。

第三节　类脂性肺炎

类脂性肺炎(LP)是肺对一些脂类物质的一种慢性炎症反应。根据发生类脂性肺炎的不同原因可分为外源性和内源性。外源性类脂性肺炎是因吸入植物性、动物性或矿物性油类所致。内源性类脂性肺炎亦称为胆固醇性肺炎,是继发于肺部慢性疾病的胆固醇沉积所致的肺泡炎症及间质纤维化改变,是一种少见疾病。

一、病因及发病机制

外源性类脂性肺炎吸入的矿物油又以液状石蜡最常见。用液状石蜡滴鼻剂常流入肺脏下垂部;用液状石蜡作缓泻剂,误吸时可吸入两肺。矿物油刺激性小,经咽部进入支气管树而不引起咳嗽反射,也能阻碍气道上皮的纤毛运动对吸入油类的排除。

矿物油为惰性物质,在体内不被水解,吸入肺脏迅速乳化,被巨噬细胞所吞噬,通过淋巴管运走;若留下残留物,可引起肺纤维化。植物油,如橄榄油,可被乳化,但不能为肺的酯酶所水解,故不会损伤肺,大部分被咳出。动物油可被肺酯酶所水解,释放脂肪酸,引起显著的炎症反应。在同一病变中能同时存在早期炎症和晚期纤维化。

幼儿、衰弱和老年患者,患有帕金森病、肺血管疾病和类风湿关节炎等有吞咽障碍的神经系统疾病和食管疾病的患者,易发生吸入性类脂性肺炎。

内源性类脂性肺炎是肺癌、支气管扩张、放射治疗及继发于硬皮症或尘肺的纤维化等的并发症,也可以发生于脂肪栓塞、肺泡蛋白沉着症和脂质累积症等疾病时。

二、病理及病理生理

矿物油引起的类脂性肺炎，可见肺泡间隔增厚和水肿，含有淋巴细胞和充满脂质的巨噬细胞。在肺淋巴管和肺门淋巴结中可见小油滴。可见大量纤维化，正常肺结构消失。如是结节状，病变很像肿瘤，称石蜡瘤。

胆固醇肺炎，是由于慢性肺部疾病，如肺炎、结核、癌肿等病因刺激使肺泡上皮细胞大量破坏，胆固醇等类脂质变性释放，并被组织细胞吞噬形成泡沫细胞在肺泡腔或肺泡壁所致。也有人认为吸烟引起Ⅱ型肺泡上皮细胞内形成或含有胆固醇过多。病变早期主要为：肺泡腔和肺泡管内充盈大量泡沫细胞和少量炎性细胞，病变晚期可累及肺泡间隔导致其纤维化及支气管炎症改变。其病变多累及肺段或肺叶，其体积常有缩小，胸膜常受累增厚并钙化，病变进展时呈现纤维化、小支气管扩张及慢性支气管炎样改变。肺大体标本的切面可见灰色或黄色的外观。镜检：在肺泡和肺泡壁可见含大量胆固醇的巨噬细胞。核位于中央，苏丹染色，胞质明亮。肺泡内皮细胞增生，并有不同程度的小叶间纤维化。

三、临床表现

多数患者无症状，常X线胸片发现异常才引起注意。常见症状为咳嗽、活动后呼吸困难，可发生胸痛、咯血、发热(常为低热)、寒战、盗汗和体重减轻。体检可无体征。或有发热、呼吸急促、胸部听诊呈浊音，可听到支气管性或支气管肺泡性呼吸音和干湿啰音或捻发音。

动脉血气分析可正常，运动后可出现低氧血症。重症患者可有低氧血症、低碳酸血症和轻度呼吸性碱中毒。肺功能测验为限制性通气功能障碍、肺顺应性下降。痰液检查，痰液中巨噬细胞内可见直径5～50mm的空泡，集合成团，苏丹染色时呈局限性块影，似支气管肺癌。胸部X线可表现为类肿块型、肺叶肺段实变或不张等多种表现。胸部CT检查可出现以下几种非特异表现：①病变按肺段或肺叶分布，呈实变、浸润并呈扇形或三角形，近肺门侧密实，外界淡薄，其内可见含气支气管腔，实变区CT值较低(<10HU)。②肿块样病变呈分叶状，伴毛刺且无明显胸膜牵拉征象，局部合并胸膜增厚，肿块CT值较低(<20HU)。③不张样病变合并病灶周围小结节影及条索状影。

四、诊断与鉴别诊断

诊断类脂性肺炎依靠详细询问病史，有吸入油脂类物史或有慢性肺部疾病史，临床出现反复咳嗽、咳痰、痰中带血，并经抗感染、抗结核治疗无效，未发现明确癌肿及结核证据时，应考虑本病可能。痰液中查见充满脂质的巨噬细胞有助于诊断。肺部有块状阴影，可做经纤支镜肺活检(TBLB)或开胸肺活检，有助于明确诊断。肿块样病变需与周围型肺癌、结核瘤鉴别；实变型病变要与肌化性肺炎、真菌感染等鉴别；最终诊断依赖于病理组织发现泡沫细胞。

五、治疗及预后

（一）治疗原则

LP的治疗原则主要包括：终止继续吸入、促进已吸入的脂类物质排出以及对症支持治疗。外源性LP以预防为主，如避免用液状石蜡滴鼻或导泻，尤其是易患人群，诊断明确者应尽早促进吸入的脂类物质排出；内源性LP以手术切除为主，尤其是难以与肺癌鉴别者。

（二）治疗方法及具体措施

1.促进脂类物质排出

指导患者进行咳嗽锻炼，每天多次，持续数月，并采取拍背、体位引流、机械排痰等方式促进油脂类物质排出。祛痰剂对于促进油脂排出无确切疗效。

有研究证实支气管肺泡灌洗可能有助于促进脂类排出，改善患者预后。越早进行治疗效果越好，可减轻继发感染风险，并减少梗阻的加重和肺间质的损害，但对于被巨噬细胞吞噬的脂类物质可能清除效果欠佳。近年来有研究提示采用脂类乳化剂如0.05%聚山梨醇酯溶于乳酸林格液中作为灌洗液可能优于单纯用生理盐水作为灌洗液，但还有待更多研究证实。

2.糖皮质激素治疗

糖皮质激素对LP的疗效仍存在争议，理论上可能有助于减轻炎症反应和肺纤维化发生，但因缺乏足够循证医学证据支持，故未常规推荐使用。对于吸入量大、单纯清除治疗效果欠佳，尤其是肺损伤严重并且进展的患者，可以考虑给予全身使用糖皮质激素治疗。对于糖皮质激素的用法文献报道差异较大，尚无相关指南及共识给予推荐。有文献报道可给予泼尼松口服，初始剂量1mg/(kg·d)，逐渐减量，维持数月。注意长期应用糖皮质激素易引起感染、类库欣综合征、头晕、头痛、眩晕、胃出血、肠穿孔、消化道溃疡、骨坏死、病理性骨折、骨质疏松症、肌无力、月经失调等不良反应。

3.对症支持治疗

包括吸氧、控制容易导致误吸的危险因素等，必要时呼吸支持治疗；内源性LP应以治疗原发疾病为主；合并感染时完善病原学检查并给予抗感染治疗。有病例报道提示：对于考虑非典型分枝杆菌感染和原发性硬化性胆管炎合并LP的患者，建议分别经验性给予大环内酯类药物和他汀类药物治疗；还有研究提示静脉输注免疫球蛋白可改善LP患者预后，但尚需更多研究证实。

4.手术治疗

内源性LP可考虑手术切除，尤其是难以与肺癌鉴别者。外源性LP如反复感染、合并肺脓肿、局部肺功能损毁严重且长期内科治疗无效者，也可以考虑手术清创治疗，如采用肺叶切除术清除病灶。近年来还有关于对难治性LP进行肺移植后治疗成功的病例报道。

（三）预后

本病多进展缓慢，呈良性病程。多数患者经治疗后临床症状及影像学改变可在数周至数月内逐渐恢复，部分患者病情可进行性加重或迁延，导致发生呼吸衰竭甚至死亡或病灶不能完全吸收，继发支气管扩张、肺纤维化等慢性肺损伤。预后不良的原因除了与导致发生LP的基础病因有关以外，合并存在其他消耗性疾病，持续暴露于油脂类物质吸入环境中或继发感染等也是导致病情进展的危险因素。

六、诊治精要

(1)对于出现难治性或反复发生的肺炎或不明原因肺部结节，尤其是有 LP 发生危险因素的人群，应警惕 LP 的可能性，详细询问病史，必要时尽快完善痰液、BALF 或者肺组织病理检查等明确。

(2)外源性 LP 以预防为主，对有误吸风险的患者应避免采用液状石蜡滴鼻或导泻。

(3)外源性 LP 诊断明确者应尽早终止继续吸入，并促进吸入的油脂类物质排出。

(4)内源性 LP 以治疗原发疾病为主，难以与肺癌鉴别者应考虑手术治疗。

第十一章　机械通气疗法

第一节　有创机械通气

一、概述

(一)适应证

1.低通气

一般认为,低通气导致血气 pH<7.30 是有创机械通气的适应证。

2.低氧血症

所有低氧血症患者均应接受氧疗,严重低氧血症(FiO_2 为 1.0 时 SpO_2<90%)保守治疗无效,应考虑气管插管和有创机械通气。

3.呼吸疲劳

即使血气正常,如果出现明显呼吸频数、呼吸困难、辅助肌参与、鼻翼翕动、大汗、心动过速等,也是有创机械通气的适应证。

4.保护气道

有些患者即使没有呼吸异常,但可能需要保护气道而行气管插管,此类患者可能需要有创机械通气。但人工气道本身并非有创机械通气的绝对指征。

(二)有创机械通气的目标

(1)提供充分氧合。

(2)提供足够的肺泡通气。

(3)避免肺泡过度膨胀。

(4)保持肺泡复张。

(5)改善人机同步。

(6)避免内源性 PEEP。

(7)尽可能使用最低的 FiO_2。

(8)选择恰当的通气目标时,需考虑呼吸机相关肺损伤风险。

(三)呼吸系统运动方程

气体至肺的运输由呼吸机、呼吸力学、呼吸肌的相互作用决定,可用呼吸系统的运动方程进行描述:

$$P_{\text{vent}}+P_{\text{mus}}=\frac{V_T}{C}+\dot{V}\times R+PEEP$$

其中 P_{vent} 为呼吸机提供的压力，P_{mus} 为呼吸肌产生的压力，V_T 为潮气量，C 为顺应性，$\dot{V}$ 为吸气气体流量，R 为气道阻力。呼吸肌产生的负压(自主呼吸)、呼吸机提供的压力或者两者共同提供的压力使气流进入肺。固定压力下，流量与气道阻力以及肺和胸壁的弹性阻力(顺应性的倒数)成反比。如需要更大的潮气量或更高的流速，则需要提供更高的压力。

二、通气模式

(一)概况

自机械通气诞生以来，基于触发参数和控制参数的不同，出现了许多不同的通气模式，目前不同厂家不同型号的呼吸机可能对相同或类似通气模式的命名有差异。

(二)辅助控制模式(A/C)

目前所有商业呼吸机的控制模式均为辅助控制模式，即控制模式下患者也可以触发，如果患者的触发频率高于设置的呼吸频率，那么呼吸机将在患者触发后按照设定的容量或压力控制方式给予一次辅助通气。A/C 模式包括容量控制和压力控制模式。

1.容量控制通气(VCV)

容量控制模式下需要设置的参数包括呼吸频率、潮气量、吸气流速或吸气时间、吸气末暂停时间、呼气末正压、吸入氧浓度、触发灵敏度。此外需要设置吸气流量为恒定气流(图 11-1-1)或减速气流。

(1)容量控制通气时，潮气量恒定，与气道阻力或呼吸系统顺应性无关。

(2)容量控制通气时，若呼吸系统顺应性降低或者气道阻力增加，则气道峰压升高。

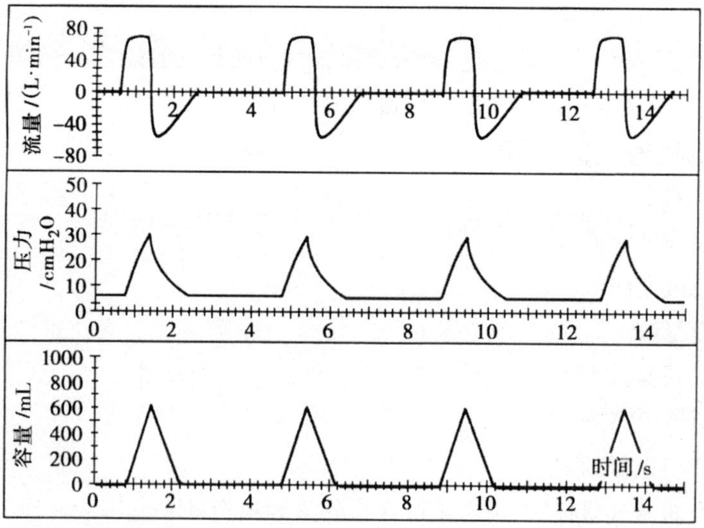

图 11-1-1 恒定流速容量控制模式下的流速-时间曲线、压力-时间曲线和容量-时间曲线

(3)容量控制通气时，若选择恒定流速通气，吸气流量恒定，与患者吸气力量无关。如患者用力吸气，流量恒定可导致人机不同步。

(4)容量控制通气时,吸气时间由吸气流量、吸气气流波形和潮气量决定。在保证每分通气量的情况下,可采用容量控制通气。

2.压力控制通气(PCV)

压力控制模式(图 11-1-2)下需要设置的参数包括呼吸频率、吸气压力、吸气时间、呼气末正压、吸入氧浓度、触发灵敏度。

(1)压力控制通气时,作用于气道的压力恒定,与气道阻力或呼吸系统顺应性无关。

(2)压力控制通气时吸气相为减速气流,气流流量由压力控制水平、气道阻力和呼吸系统顺应性决定。呼吸系统顺应性降低时,吸气流量下降较快。

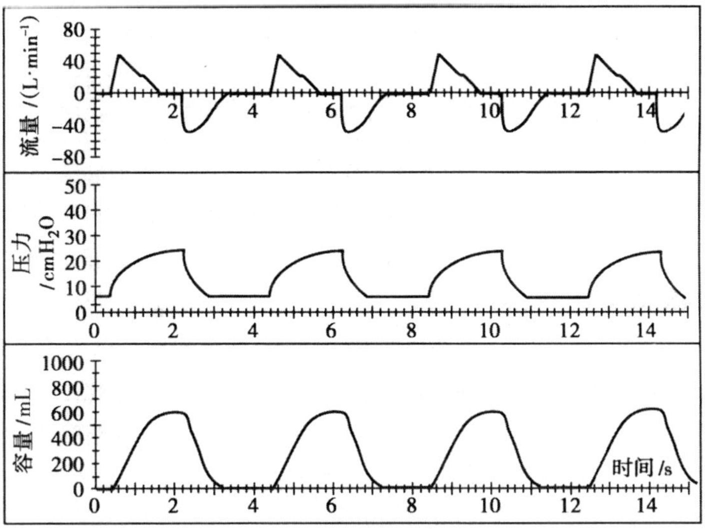

图 11-1-2　压力控制模式下的流速-时间曲线、压力-时间曲线和容量-时间曲线

(3)影响潮气量的因素:压力控制模式下影响潮气量的因素包括呼吸系统顺应性、气道阻力、压力设置和压力上升时间设置以及患者吸气努力程度。如果吸气末流量尚未达到零,那么延长吸气时间可增加潮气量,否则不能增加潮气量。

(4)压力控制通气时吸气流量不恒定有助于改善人机同步。

(三)压力支持通气(PSV)

压力支持模式(图 11-1-3)下所有呼吸都是患者触发及切换的,无须设定呼吸频率。压力支持模式下需要设置的参数包括压力支持水平、呼气末正压、吸入氧浓度、触发灵敏度、呼气触发灵敏度。

(1)压力支持模式均为患者触发,必须设置恰当的窒息报警。

(2)吸气流量下降至预设水平(如 5L/min 或吸气峰流量的 25%),呼吸机切换至呼气相。部分呼吸机可调整该触发灵敏度,从而调整吸气时间,更好地与患者呼吸周期相适应。如果设定的比例较高,则吸气时间缩短。一般而言,阻塞性肺疾病患者需要较高的切换流量,而限制性肺疾病患者需要较低的切换流量。

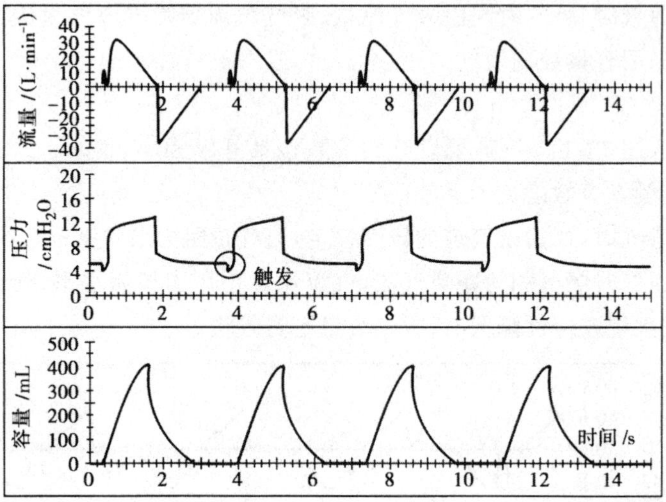

图 11-1-3 压力支持模式下的流速-时间曲线、压力-时间曲线和容量-时间曲线

(3)压力支持模式下，每次呼吸的潮气量、吸气流量、吸气时间以及总体呼吸频率都不固定。潮气量取决于压力支持水平、压力上升时间、呼吸力学特点和患者的吸气力量。

(四)同步间歇指令通气(SIMV)

临床上 SIMV 常常与压力支持模式联合应用。同步间歇指令通气是控制通气和压力支持(PS)模式的结合，其中控制通气可以是容量控制或者压力控制。SIMV 模式下，呼吸机既可行指令通气，也允许自主呼吸。SIMV 模式需要设置的参数包括呼吸频率、呼气末正压、压力支持水平、吸入氧浓度、触发灵敏度、潮气量＋吸气时间/吸气流速(指令为容量控制)或支持压力＋吸气时间(指令为压力控制)。

(1)SIMV 模式(图 11-1-4)下，根据设定的频率，呼吸机自动设置 SIMV 触发窗，该时间窗内若患者无触发，呼吸机将在 SIMV 触发窗结束时给予一次设定的控制通气(容量控制或压力控制)，若患者有触发，则在触发时给予一次设定的支持通气，此后患者若再有触发，则按照设定的压力支持参数给予辅助呼吸，直至下一呼吸周期。

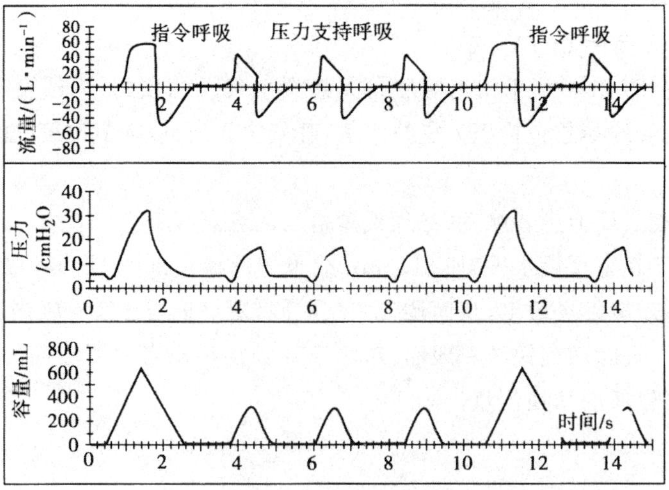

图 11-1-4 SIMV(VC)＋PS 模式的流速-时间曲线、压力-时间曲线和容量时间曲线

(2)SIMV+PS 模式的优点是既保证了一定的通气量(控制通气),又能够保留自主呼吸。

(3)指令通气和自主呼吸时患者的吸气努力程度可能相当,因此认为患者在指令通气时得到休息,而在自主呼吸时得到锻炼的想法并无根据。

(4)SIMV 模式下不同的呼吸支持方式可能导致人机不同步。

(五)其他通气模式

1.气道压力释放通气(APRV)

某些呼吸机通过 BiLevel 和 BiVent 模式实现 APRV。气道压力短暂释放至较低水平,随后又迅速恢复使肺充气,从而实现肺泡通气。

(1)高压水平持续时间较低压水平的持续时间长。

(2)常用于急性呼吸窘迫综合征患者。

(3)每分通气量取决于肺顺应性、气道阻力、压力释放幅度、压力释放持续时间以及患者自主吸气力量。

(4)氧合取决于高压水平。

(5)与传统正压通气相比,APRV 的潜在优点是利用患者自主的吸气努力,在较低的气道压下达到肺复张效果。

2.压力调节容积控制通气(PRVCV)

压力调节容积控制通气是适应控制通气的一种,其他类似的模式包括 AutoFlow 和 VC+等。该模式下,呼吸由呼吸机或患者触发,压力限制的压力水平不固定,呼吸机通过比较设定潮气量和实际潮气量调整压力水平。PRVCV 结合了压力控制(非恒定流量)和容量控制(恒定潮气量)的特点。

3.成比例辅助通气(PAV)

PAV 可提供与呼吸中枢神经输出功率呈一定比例的呼吸支持。呼吸机根据吸气流量监测患者的呼吸驱动力,通过整合流量和容量,测定弹性和阻力,之后根据运动方程计算所需要的压力。

(1)通气过程中,呼吸机将根据运动方程计算出的压力和潮气量每 5 毫秒计算一次呼吸功(WOB)。

(2)呼吸机每 4~10 秒实施吸气末和呼气末暂停 300 毫秒,测定阻力和顺应性。

(3)调节支持比例 5%~95%,分配呼吸机和患者做功的比例。

(4)PAV 模式要求患者的呼吸驱动力和神经肌肉系统功能正常。

4.神经调节辅助通气(NAVA)

通过多组食管电极记录膈肌电活动,电活动被放大后决定压力支持水平(NAVA 增益)。NAVA 模式下,呼吸的触发、限定和切换均由膈肌电活动引起(神经-通气耦联)。呼吸机将根据神经驱动水平、呼吸力学、吸气肌的功能调整支持水平。

三、临床呼吸机常见参数设置

1.潮气量的设定

潮气量(VT)的设定:在所有容量控制的方式下,应给予合适的潮气量选择,VT 设置不足则可能导致患者出现呼吸性酸中毒、呼吸频率增加、功耗增加等；VT 设置过高可能导致患者呼吸性碱中毒，肺容积过大导致气压伤等问题的出现。临床选择合适的 VT 至关重要。通常根据患者的理想公斤体重(IBW)来计算，潮气量的选择应为 8～12mL/kg，但 ARDS 的潮气量选择为 6～8mL/kg，临床现阶段提倡低潮气量通气并结合患者呼吸系统顺应性和阻力进行调整，避免平台压超过 30～35cmH_2O。

IBW 的计算方式有很多种，现临床常用的为：

$$IBW=身高(m)^2\times 22$$

例如：一名男性患者身高为 170cm，实际体重 70kg。该患者的 IBW 为 $1.70^2\times 22=63.58$kg，则该患者初始的 VT 应设置为 63.58×8=508.64mL≈500mL。

2.呼吸频率的设定

呼吸频率的选择应根据每分通气量及动脉血气的结果来调节，成人的呼吸频率通常设定为 12～20 次/分。在临床上亦可根据每分通气量和 VT 计算公式得出：$MV=f\times VT$。而要计算 MV 首先要求得体表面积，体表面积可根据 Dubois 体表面积图，也可根据体表面积计算公式得出：

$$BSA(m^2)=[身高(cm)+体重(kg)-60]/100$$

而每分通气量约等于男性体表面积的 4 倍、女性体表面积的 3 倍。

例如：上述患者

$BSA=(170+70-60)/100=1.8m^2$

$MV=1.8\times 4(男性)=7.2L/min\approx 7.0L/min$

$f=MV/Vt=7.0(L/min)/500mL=7000(mL/min)/500mL=14$ 次/分

所以，该患者的初始呼吸频率应设置为 14 次/分。

需要注意的是，此次假设计算患者的一般情况是正常的，当患者体温高于 37℃时，每增加 1℃，每分通气量增加 9%，代谢性酸中毒时，每分通气量增加 20%。

3.流速的设定

理想的流速应满足患者吸气峰流速的需要，成人常用的流速设置一般为 40～60L/min，根据患者的吸呼比可调节，流速越高吸气时间越短，呼气时间越长，所以在 COPD 的患者中提倡使用高流速通气，以达到延长患者呼气时间的目的。临床上可以根据患者的潮气量和流速算出患者的吸气时间：$Ti=VT/Flow$。

4.时间设定

吸气时间通常设置为 0.8～1.2 秒，在压力模式控制的条件下是直接可控制的，合适的设置的吸气时间能保证人机同步性。但应注意患者的舒服度、PEEPi 监测及心血管系统的影响。

5.FiO_2 设定

机械通气的初始阶段可给予 100%纯氧快速纠正低氧血症，但是临床上患者血氧饱和度正常及血气分析正常的情况下，一定要及时调节吸入氧浓度，直至 $FiO_2\leqslant 40\%$，并维持 $SaO_2\geqslant 90\%$。若临床上患者 SaO_2 不能维持正常水平，除了升高 FiO_2 外，亦可在一定范围内调节 PEEP 等。但临床上一定要控制吸入 FiO_2 浓度，防止氧中毒的发生。

6.PEEP 调节

临床上在大多数情况下，可设定最低的 PEEP（3～5cmH_2O）来维持正常人的功能残气量，且通常不会引起并发症。当患者气管插管或处于仰卧位时，FRC 通常会下降。

治疗性 PEEP 是≥5cmH_2O。它通常是用来治疗因为肺内分流增加、通气/血流比例失调、FRC 和肺顺应性的降低，所引起的顽固性低氧血症。高的治疗性 PEEP（如≥15cmH_2O）仅对少部分的 ARDS 患者有益，因为高 PEEP 常会造成心肺并发症，因此必须动态监测患者对治疗性 PEEP 的生理反应。

（1）PEEP 的适应证：①胸部 X 线提示双侧浸润。②重复性肺泡塌陷合并 FRC 降低。③肺顺应性的降低。④在高 FiO_2＞50％时，PaO_2＜60mmHg。⑤ ARDS 的 PaO_2/FiO_2＜200。⑥顽固性低氧血症：FiO_2 增加 20％，PaO_2 改善＜10mmHg。

使用治疗性 PEEP 改善肺部氧合的最好例子仍然是 ARDS。不使用 PEEP 的机械通气支持对 ARDS 是没有改善的。虽然塌陷的肺泡在吸气正压期间可能重新打开，但是不稳定的肺泡和呼吸道，在呼气期间气道压恢复至大气压时，常使肺泡再次塌陷。因为呼气约占呼吸周期的 2/3，所以血液在呼吸期间流经这些塌陷的肺泡时，会产生类似于分流的情况，使低氧血症一直存在。

PEEP 可显著避免小气道和肺泡的塌陷，且使肺泡重新复张。在肺水肿时，充满液体的肺泡，也可使用此方法恢复 FRC。因为肺部顺应性和气体分布改善，减少静脉混合血的分流效应，并改善氧合。PEEP 因为能够改善氧合，所以能使 FiO_2 降低，并且帮助避免使用过高 FiO_2 造成的并发症。使用 PEEP 能改善的临床状况有：① ALI 或 ARDS。②心源性肺水肿。③双侧弥漫性肺炎。

（2）PEEP 的禁忌证：因为 PEEP 可能会造成心输出量的降低与循环功能的障碍，导致血压下降。其绝对禁忌证为未处理的气胸，增加 PEEP 可能会进一步增加胸膜腔的空气，造成死亡。PEEP 的相对禁忌证为血液容量的降低，如果因出血或脱水造成有效血循环不足，就必须在开始使用 PEEP 前治疗，使用药物增加血液容积和心输出量后再使用一定量的 PEEP。

四、并发症

（一）呼吸机相关肺损伤

1.跨肺压

跨肺压是导致呼吸机相关肺损伤的重要因素，跨肺压由肺泡压和胸腔内压的差值决定。

（1）小潮气量通气（急性呼吸窘迫综合征患者 4～8mL/kg），以减少过度膨胀肺损伤的风险。

（2）保持平台压不超过 30cmH_2O。

（3）在无法测定胸腔内压的情况下，注意自主呼吸窘迫的程度，若窘迫程度明显，需要适当增加镇静深度。

2.肺泡不复张性损伤

（1）PEEP 水平过低时，无法维持肺泡复张，肺泡将随呼吸周期开放和闭合，引起炎症反应,导致肺泡-毛细血管通透性增加。

(2)急性呼吸窘迫综合征患者应用适当水平 PEEP 可避免上述损伤。

3.氧中毒

长时间高浓度氧可造成肺损伤。动脉氧合充分的前提下($SpO_2>90\%$),应尽可能降低 FiO_2。不能因为害怕氧中毒而不给予恰当水平的 FiO_2。

(二)气压伤

跨肺压升高是气压伤的危险因素。气压伤可表现为气胸、纵隔气肿、心包气肿、皮下气肿。机械通气患者突发血流动力学不稳定或吸气峰压突然升高,需要警惕张力性气胸。

(三)内源性呼气末正压

内源性呼气末正压(PEEP)是因呼气时间不足和(或)气道阻力增加造成气体陷闭而引起的,陷闭气体产生的压力称为内源性 PEEP。内源性 PEEP 引起肺泡压力升高,对血流动力学产生不利影响。内源性 PEEP 可能造成触发困难,人机不同步。

(四)对血流动力学的影响

(1)正压通气增加胸腔内压,减少静脉回流,使右心室充盈减少。

(2)肺泡压力升高超过肺静脉压时,肺血管阻力增加,使右心室后负荷增加,心排血量降低。

(3)右心室扩大造成室间隔向左移动,从而影响左心室功能。

(4)部分患者通过补充血管内容量可以抵消 PEEP 对血流动力学的不利影响。

(五)呼吸机相关肺炎

气管插管 48 小时后,或者拔管 48 小时内发生的肺炎称为呼吸机相关肺炎。

五、机械通气的撤离

当导致应用机械通气的病因好转时,就应及时评估并进行撤离机械通气(简称撤机)的相关工作。撤机过程主要包括三个步骤:①评估患者是否具备撤机条件(筛查试验);②自主呼吸试验;③评估是否可以拔除人工气道。

1.筛查试验

导致患者呼吸衰竭的病因祛除或好转后,可考虑撤离呼吸机并进行筛查试验。具体包括以下四项内容。

(1)导致机械通气的病因好转或祛除。

(2)通气和氧合状况基本稳定:$PaO_2/FiO_2>150\sim200mmHg$,$PEEP\leqslant5\sim8cmH_2O$,$FiO_2\leqslant0.4\sim0.5$,$pH\geqslant7.25$。

(3)血流动力稳定,无心脏缺血表现,临床没有显著的低血压,无需或仅需小量升压药[多巴胺$<5\sim10\mu g/(kg\cdot min)$]。

(4)有自主吸气及咳嗽能力。

2.自主呼吸试验(SBT)

目前较准确的预测撤机的方法是 3 分钟自主呼吸试验,包括 3 分钟 T 管试验和 CPAP

$5cmH_2O$/PSV 试验。在 3 分钟期间内，达到以下指标时应终止试验：①呼吸频率/潮气量(L)(浅快指数)＞105；②呼吸频率＜8 次/分或＞35 次/分；③自主呼吸潮气量＜4mL/kg；④心率＞140 次/分或变化＞20%，或新发的心律失常；⑤血氧饱和度＜90%。

3 分钟自主呼吸通过后，继续自主呼吸试验 30～120 分钟。若可耐受，预测撤机的成功率较高(70%)。

(1)临床客观指标：

1)动脉血气分析：FiO_2＜40%，SpO_2≥85%～90%；PaO_2≥50～60mmHg，pH≥7.32；$PaCO_2$ 增加≤10mmHg。

2)血流动力学稳定：HR＜120～140 次/分或改变＜20%；收缩压 90～200mmHg 或改变＜20%，无需血管活性药物。

3)呼吸系统功能，如呼吸频率≤30～35 次/分，或改变≤50%。

(2)临床主观指标：

1)无精神状态的改变：如嗜睡、昏迷、兴奋或焦虑等。

2)无呼吸功耗的增加：辅助呼吸肌活动、矛盾呼吸或出汗等。

3.SBT 失败的处理

自主呼吸试验(SBT)失败易致患者出现呼吸肌疲劳，因此，再次 SBT 评估时间至少应间隔 24 小时；同时应积极寻找所有可能引起撤机失败的原因并及时处理。

(1)呼吸系统因素：包括呼吸负荷增加，如气道阻力增加、肺顺应性下降和内源性 PEEP 的发生等，以及呼吸肌功能的受损。

(2)心血管因素：心功能较差的患者，降低正压通气支持水平会导致心脏前后负荷的增加，易诱发心肌缺血或心力衰竭。

(3)神经系统因素：如并存呼吸中枢功能异常、膈神经功能障碍或神经肌肉疾病等。

(4)代谢因素：营养不良导致蛋白质分解代谢和肌肉功能的减退，摄食过度会进一步增加呼吸肌的通气负荷。

(5)心理因素：导致撤机失败的常见因素是呼吸机依赖、恐惧和焦虑。

4.拔管

SBT 主要用于评估患者的自主呼吸能力，但在拔管前还须对患者的上气道的通畅性和气道的保护能力进行全面评估。

(1)气囊漏气试验：主要用于评估上气道的通畅情况。具体操作如下：容量控制通气模式下设置潮气量 8～10mL/kg，保证吸入和呼出潮气量之差＜20mL。将气囊完全放气，待患者稳定后，连续记录 5～6 次呼出潮气量的大小，取其中最小 3 个数的平均值，并计算吸-呼潮气量的差值或相差率，当吸-呼潮气量的差值＜110mL 或(吸气潮气量－呼气潮气量)/吸气潮气量＜15%提示试验结果阳性，多提示上气道梗阻或再插管风险高，可予拔管前 24 小时使用糖皮质激素预防拔管后喘鸣，同时准备好再插管的设备(包括气管切开设备)。但其存在假阳性可能，应充分考虑患者上气道解剖特点、插管管径的粗细、气囊周围痰液堆积等因素做出综合评估。

(2)气道保护能力的评价:主要评价内容包括神志、痰量、吸痰频率、咳嗽力量和吞咽功能等。临床中可采用白卡试验对患者咳嗽力量进行评价:将一张白色卡片放在距气管插管开口1～2cm处,鼓励患者自主咳嗽,重复3～4次,如果分泌物喷到卡片上即为阳性。

第二节 无创机械通气

一、概述

无创机械通气(NIV)是治疗呼吸衰竭的方法之一。无创机械通气不需要建立人工气道,通过密闭良好的鼻罩、口鼻面罩、全面罩或头罩等给予正压通气,在呼吸科病房和重症监护病房均有较多应用。

二、适应证

1.慢阻肺急性加重

多项研究证实慢阻肺急性加重患者能够从无创正压通气中获益,可降低气管插管率和病死率。普遍接受的适用范围为pH 7.10～7.35,初始 $PaCO_2$＜92mmHg。更严重的病例可能需要有创通气。

2.急性心源性肺水肿

如果患者存在休克或者需要急诊再血管化治疗的急性冠脉综合征,则不宜无创机械通气。

3.免疫抑制患者的急性呼吸衰竭

此类患者发生呼吸机相关肺炎的风险较高,且通常无大量气道分泌物,故可能从无创机械通气中获益。

4.预防拔管后呼吸衰竭

建议慢阻肺患者拔除气管插管后常规给予无创机械通气。利用无创机械通气过渡有可能缩短有创机械通气时间。

5.肥胖低通气综合征

无创机械通气是此类患者的常规治疗。

6.其他

无创机械通气在哮喘持续状态和急性呼吸窘迫综合征中有益的证据均不充分。

三、禁忌证

1.绝对禁忌证

①严重呼吸窘迫;②严重血流动力学不稳定;③头面部外伤或畸形;④上气道梗阻;⑤心搏

骤停；⑥意识障碍，格拉斯哥评分<10分；⑦上消化道出血；⑧患者拒绝。

2.相对禁忌证

①无法配合；②近期食管/胃手术史；③大量气道分泌物；④误吸或气道保护能力差。

四、NPPV的常见模式

1.双水平正压通气(BiPAP)

(1)自主呼吸触发+时间触发(图11-2-1)。

(2)自主呼吸频率>呼吸机预设频率时，呼吸机与患者呼吸频率保持完全同步。

(3)自主呼吸频率<呼吸机预设频率时，呼吸机按照提前预设的频率通气。

(4)适用大多数患者，且临床常用，ΔPS=IPAP-EPAP，决定患者潮气量的大小。

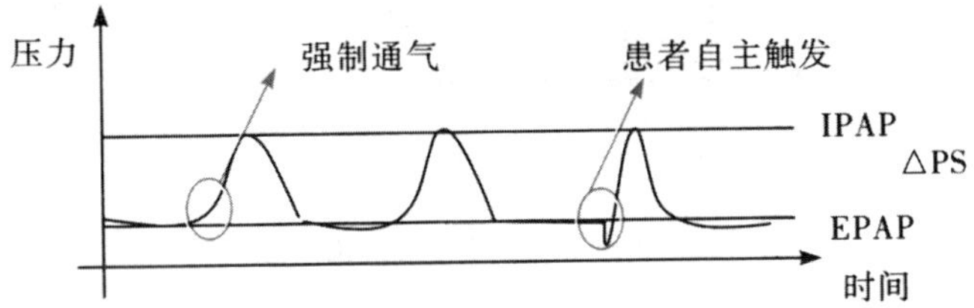

图11-2-1　BiPAP模式下波形

ΔPS决定潮气量大小

2.持续气道正压通气(CPAP)

(1)在整个呼吸周期内，气道都保持正压，且吸气相和呼气向压力相等，相当于PEEP，可增加功能残气量、抵消内源性PEEP，改善氧合、减轻呼吸功耗(图11-2-2)。

(2)适用于自主呼吸稳定的轻度患者、阻塞性睡眠呼吸暂停综合征(OSAS)、肺水肿。

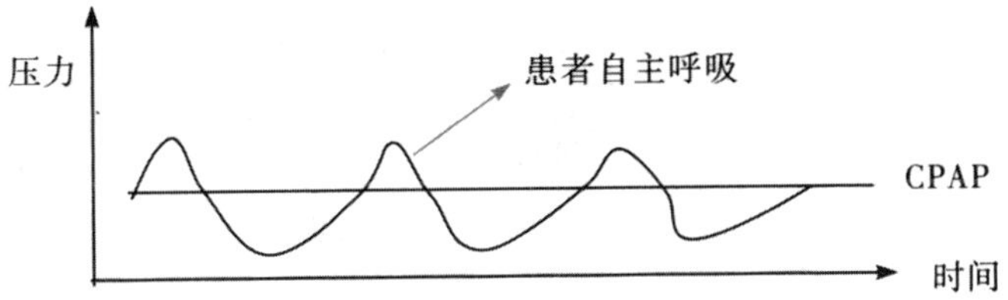

图11-2-2　CPAP模式患者在一定的压力支持下自主呼吸

五、NPPV常用参数的设置

1.吸气相气道正压(IPAP)(图11-2-3)

(1)IPAP越高，对患者的支持越大，患者呼吸做功就越少，增加通气量，降低$PaCO_2$。

(2)调节原则：一般6～10cmH_2O开始，5～20分钟内逐渐增至合适治疗水平，常用范围为10～25cmH_2O。

2.呼气相气道正压(EPAP)

(1)相当于PEEP，增加功能残气量，复张肺泡，增加氧合(图11-2-4)。

(2)有内源性PEEP时，外源性PEEP可以对抗内源性PEEP降低呼吸做功。

(3)一般从 $4cmH_2O$ 开始调节，研究指出，使用 $4cmH_2O$ 或更高的 EPAP，可以改善流经呼吸系统的持续气流，减少 CO_2 的重复吸入，常用范围为 $4\sim6cmH_2O$，低氧性呼吸衰竭时可以调节到 $4\sim12cmH_2O$。

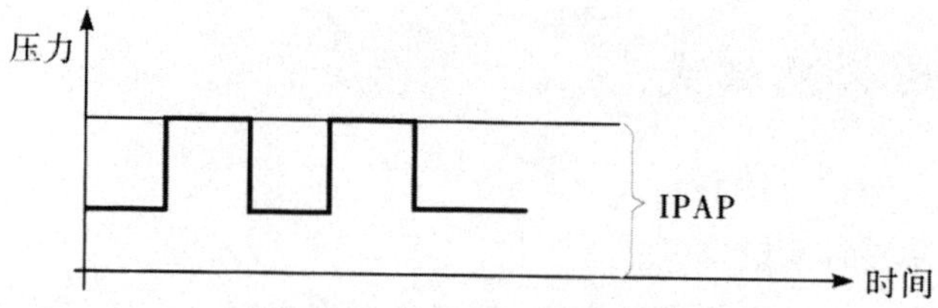

图 11-2-3 吸气相压力

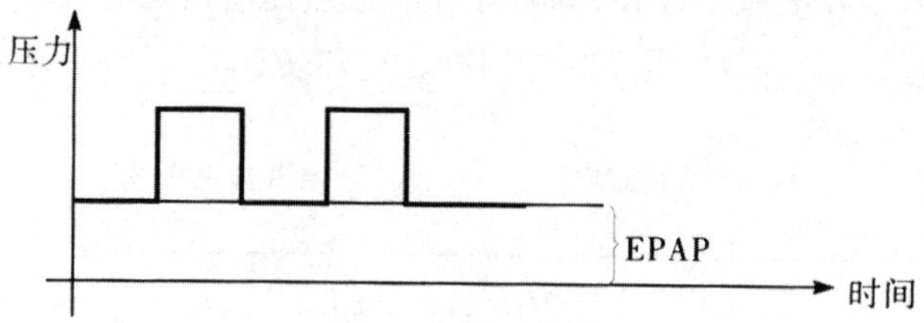

图 11-2-4 呼气相压力

3.呼吸频率(RR)

S/T 模式时，设定的呼吸频率(RR)为后备频率，保证通气量，一般设置为 10～20 次/分。

4.压力上升时间

(1)患者触发呼吸机送气后压力达到目标压力的速度(图 11-2-5)。

(2)可以减少患者呼吸做功，提高患者舒适度，减少人机不协调。

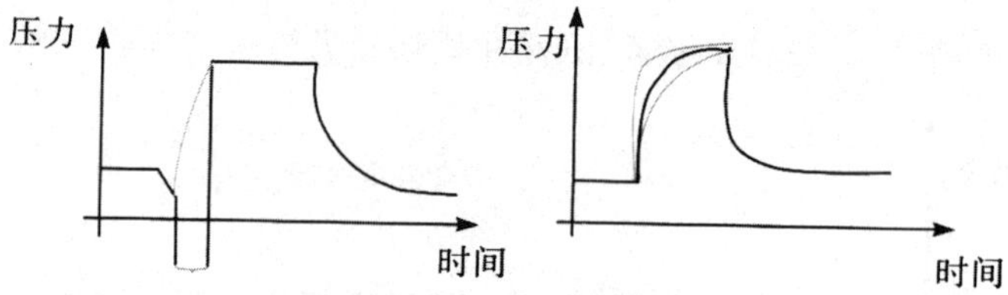

图 11-2-5 压力-时间曲线图

六、NPPV 在不同疾病中的应用

呼吸衰竭的病因众多，其病理生理学变化也有较大的差异，因此，NPPV 在不同基础疾病的患者中应用的价值和依据也有较大的差异。下面针对临床上比较常见的基础疾病进行论述。

(一)慢性阻塞性肺疾病急性加重

NPPV 在慢性阻塞性肺疾病急性加重(AECOPD)中的应用已经有近 30 年的历史，文献报道较多。多项 RCT 及荟萃分析结果均显示，与常规治疗相比，NPPV 用于 AECOPD 的成功率可达 80%～85%。有效的 NPPV 治疗可在短时间内(通常为 1～2 小时)使 $PaCO_2$ 降低、pH 增高，呼吸困难减轻和生命体征稳定(即时效应)；长时间(数天～数周)应用可降低气管插管率，缩短住院时间和降低住院病死率(总体治疗效应)。

临床上对如何选择合适的 AECOPD 患者接受 NPPV 治疗仍然缺乏统一的标准。对存在 NPPV 应用指征而没有 NPPV 禁忌证的 AECOPD 患者，早期应用 NPPV 治疗可改善症状和动脉血气，降低气管插管的使用率和病死率，缩短住院或住 ICU 的时间。对于病情较轻（动脉血 pH＞7.35，$PaCO_2$＞45mmHg）的 AECOPD 患者是否应用 NPPV 存在争议，需要综合考虑人力资源和患者对治疗的耐受性。对于出现严重呼吸性酸中毒的 AECOPD 患者，NPPV 治疗的成功率相对较低，可以在严密观察的前提下短时间（1～2 小时）试用，有改善者继续应用，无改善者及时改为有创通气。对于伴有严重意识障碍或有气管插管指征的 AECOPD 患者，不推荐常规使用 NPPV。只有在患者及其家属明确拒绝气管插管时，在一对一密切监护的条件下，将 NPPV 作为一种替代治疗的措施。目前的研究结果不支持有意识障碍的 AECOPD 患者使用 NPPV 治疗。然而，如果患者的意识改变与高碳酸血症有关，NPPV 治疗后意识显著改善，可以继续使用 NPPV。

当没有有创通气条件或患者/家属拒绝有创通气时，NPPV 可作为替代治疗，文献报道其成功率为 60%～70%。但此种情况必须在患者及其家属同意和理解的前提下，以及在一对一密切监护下进行。

（二）稳定期慢性阻塞性肺疾病

NPPV 对稳定期 COPD 的作用研究结果存在差异。稳定期慢性阻塞性肺疾病患者应用 NPPV 的指征如下：①伴有乏力、呼吸困难、嗜睡等症状；②气体交换异常：$PaCO_2$≥55mmHg 或在低流量给氧情况下 $PaCO_2$ 为 50～55mmHg，伴有夜间 SaO_2＜88%的累计时间占监测时间的 10%以上；③对支气管舒张剂、糖皮质激素、氧疗等内科治疗无效。通常治疗 2 个月后重新评价，如果依从性好（＞4h/d）且治疗有效继续应用。由于现有的研究结果不一致，目前尚未统一认识。对于有应用指征的患者，可以尝试应用 NPPV，如果有效且依从性好（＞4h/d），则继续应用。

（三）心源性肺水肿

心源性肺水肿可以导致呼吸困难和低氧血症，NPPV 有可能在改善氧合和呼吸困难的同时，通过下列机制改善心功能：①胸内正压作用于心室壁，降低心室跨壁压，抵消了左室收缩时需要对抗的胸内负压，并能反射性抑制交感神经的兴奋性，降低外周血管阻力，减轻心脏后负荷；②胸腔内压升高，体循环的回心血量减少，减轻了左心的前负荷。

NPPV 可改善心源性肺水肿患者的气促症状，改善心功能，降低气管插管率和病死率。首选 CPAP，而 BiPAP 可应用于 CPAP 治疗失败和 $PaCO_2$＞45mmHg 的患者。目前多数研究结果认为 BiPAP 不增加心肌梗死的风险，但对于急性冠状动脉综合征合并心力衰竭患者仍应慎用 BiPAP。

（四）免疫功能受损合并呼吸衰竭

免疫功能受损患者，如恶性血液病、艾滋病、实质性器官或骨髓移植术后等，一旦气管插管，容易继发呼吸机相关性肺炎和气道损伤。其感染病原体复杂，治疗难度大，病死率高。对于免疫功能受损合并呼吸衰竭患者，建议早期首先试用 NPPV，可以减少气管插管的使用，降低病死率。因为此类患者总病死率较高，建议在 ICU 密切监护条件下使用。但也有研究表明，NPPV 与面罩氧疗比较优点不明显。

（五）支气管哮喘急性严重发作

支气管哮喘（简称哮喘）急性严重发作由于呼气流速受限，常导致严重的肺动态过度充气和内源性呼气末正压（PEEPi），是严重喘息的基础。在常规药物治疗的基础上，机械通气是挽救患者生命的重要措施，但气管插管本身可以刺激气道，导致气道痉挛加重等不良反应，因此，能否通过早期应用 NPPV，减少气管插管，是临床上重要的问题。NPPV 在哮喘严重急性发作中应用存在争议，在没有禁忌证的前提下可以尝试应用。在治疗过程中应用时给予雾化吸入支气管舒张剂等治疗。如果 NPPV 治疗后无改善，应及时气管插管进行有创通气。

（六）NPPV 辅助撤机

有创通气患者早日撤机，对减少人工气道和呼吸机相关的并发症（呼吸机相关性肺炎等）具有重要意义。NPPV 作为过渡性或降低强度的辅助通气方法，可帮助实现提早撤机拔管并降低撤机失败率。目前 NPPV 辅助撤机的方案有两种，一种是拔管后序贯使用 NPPV（有创-无创序贯策略）；另一种是拔管后常规氧疗。当出现呼吸衰竭加重后再使用（NPPV 补救策略）。目前的研究报道中，支持有创-无创序贯策略的依据较多。而 NPPV 补救策略的研究结果显示不能降低再插管率，反而因为延误了插管时间而增加病死率。

以肺部感染控制窗为切换点进行有创与无创序贯机械通气治疗策略，使有创通气时间明显缩短，住 ICU 时间减少，呼吸机相关性肺炎发生率明显下降，病死率降低。应用指征：①患者在 COPD 急性发作前生活基本可以自理；②感染是 AECOPD 的原因；③经过治疗后肺部感染得到有效控制；④全身的一般状态比较好，意识清楚；⑤痰液不多和气道清除能力较好；⑥需要的通气参数：吸入氧浓度＜40%，压力支持＜12cmH$_2$O（1cmH$_2$O＝0.098kPa），同步间歇指令通气（SIMV）频率＜12 次/分。

（七）辅助纤维支气管镜检查

对于基础功能差、呼吸困难或低氧血症等患者，纤维支气管镜检查过程可能导致严重的呼吸困难和呼吸衰竭加重，无法耐受检查。NPPV 作为临时辅助通气的方法，可帮助顺利完成纤维支气管镜检查，可以改善低氧血症和降低气管插管风险，但应做好紧急气管插管的准备。

（八）手术后呼吸衰竭

胸部外科手术后肺部并发症（如肺部感染、肺不张和急性呼吸衰竭等）仍然是临床上常见的问题。NPPV 可防治手术后呼吸衰竭，在 COPD 或充血性心力衰竭患者行肺切除术后的作用尤为明显，但不建议用于上呼吸道、食管、胃和小肠术后呼吸功能不全的患者。

（九）肺炎

肺部炎症渗出和实变可直接导致气体交换面积减小和通气/血流比例失调。严重的肺炎也可合并急性肺损伤和急性呼吸窘迫综合征而导致呼吸困难和低氧血症。当肺炎患者出现呼吸困难和低氧血症时，NPPV 的治疗价值存在争论。越来越多的研究提示 NPPV 治疗可用于肺炎轻度 ARDS 患者。应用需要综合考虑患者的临床状况和疾病的进展等问题，权衡 NPPV 治疗的利弊。对于合适的患者，可以在 ICU 中密切监护下实施 NPPV 治疗。一旦 NPPV 治疗失败，应及时气管插管。

（十）急性呼吸窘迫综合征

急性呼吸窘迫综合征（ARDS）是临床各科常见的呼吸危重症，除控制原发病外，机械通气是最为重要的治疗手段。能否通过NPPV实现早期辅助通气，减少气管插管和降低病死率是近年来研究的热点问题。由于ARDS的病因多样性，病情严重程度不同，疾病的发展规律不同（好转、稳定或恶化），研究的结果也存在较大的差异。从现有的应用经验和研究的结果来看，NPPV可能适合于“有选择病例”的ARDS的早期干预，因此不建议常规应用NPPV。对符合以下条件者可试行治疗：①患者清醒合作，病情相对稳定；②无痰或痰液清除能力好；③无多器官功能衰竭；④简明急性生理学评分（SAPSⅡ）≤34；⑤NPPV治疗1～2小时后PaO_2/FiO_2>175mmHg；⑥基础疾病容易控制和可逆（如手术后、创伤等）。如NPPV治疗1～2小时后低氧血症不能改善或全身情况恶化，应及时气管插管有创通气。

（十一）胸壁畸形或神经肌肉疾病

胸壁畸形或神经肌肉疾病使呼吸动力不足和胸壁顺应性降低导致肺泡通气量下降和高碳酸血症。NPPV的应用可以改善动脉血气，减缓肺功能下降趋势。应用的参考指征主要如下：①有疲劳、晨起头痛、嗜睡、噩梦、遗尿、呼吸困难等症状；②有肺心病体征；③气体交换指标：白天$PaCO_2$≥45mmHg或夜间SaO_2下降（SaO_2<90%的持续时间超过5分钟或累计时间>10%的总监测时间）；④急性呼吸衰竭恢复期但存在高碳酸血症或因急性呼吸衰竭反复住院；⑤FVC<50%预计值。排痰能力低和吞咽功能障碍者，不宜应用NPPV。

（十二）胸部创伤

胸部创伤导致的多发性肋骨骨折（连枷胸）和肺挫伤均可发生呼吸困难和低氧血症。应用的指征：予以足够的局部镇痛和高流量吸氧后，如仍存在低氧血症且没有其他并发症和无创通气禁忌证，应首选CPAP治疗。治疗时需要注意肺创伤的其他并发症（如气胸等），建议开始治疗在ICU中监护下进行。

（十三）拒绝气管插管的呼吸衰竭

有创通气的使用需要综合分析利弊和征求患者本人或其家属的同意。部分患者或其家属拒绝气管插管有创通气治疗。此时，NPPV作为有创通气的替代治疗，其成功率与基础疾病类型、感染的情况、疾病的严重程度、患者的综合健康状况等多种因素有关。

（十四）其他疾病

NPPV也可用于多种疾病导致的呼吸衰竭，包括肺囊性纤维化、支气管扩张症、气管插管前改善氧合、辅助纤维支气管镜检查及辅助麻醉手术等。基础疾病及其严重程度、临床综合状况等各种因素影响着NPPV治疗的效果和安全性，需要综合考虑，权衡利弊来选择应用NPPV。

七、无创通气操作流程

无创通气操作流程见表11-2-1。

表11-2-1 无创呼吸机操作流程

	流程说明/注意事项
核对医嘱	确定医生已开立即使用无创呼吸机的医嘱

续表

	流程说明/注意事项
查阅病史	病史及体格检查 住院相关资料(诊断、住院原因及使用呼吸机原因) 住院治疗记录 动脉血气分析报告
避免交叉感染	洗手: (1)拿取物品前; (2)操作过程中认为有污染的可能 当可能被体液及血液污染时,需遵循一般感染措施 (1)戴手套、口罩,必要时请穿戴隔离衣
物品准备	安装完好的无创呼吸机一台,根据患者脸型选择大小合适的鼻/面罩一个、听诊器 灭菌注射用水
确认患者及呼吸机的初始设定	患者意识清楚、与患者交流使用NPPV的重要性,呼吸时用鼻子吸气,防止气体进入胃内 初始的压力IPAP为10～25cmH_2O 呼吸频率一般由患者控制,可设置正常范围 PEEP:一般设置3～5cmH_2O,Ⅰ型呼吸衰竭根据患者情况增加 FiO_2:稳定时吸入FiO_2<40%,维持血氧饱和度>90%
监测并记录患者对呼吸机的设定反应	胸部听诊(判断两侧呼吸音是否异常) 观察患者上机前后生命体征、神志及血氧饱和度的变化 呼吸系统症状和体征:呼吸困难的程度、人机同步性等
注意事项	患者行无创机械通气期间,应时刻注意患者生命体征变化,有无胃肠胀气、误吸、痰液引流状况等 对于长时间机械通气的患者,应注意鼻面部的压疮问题,必要时要有一定的防御措施,如使用鼻面部的压疮贴 选择合适的鼻/面罩,合适的头套松紧度,严密防止漏气可有效提高肺通气,提高无创通气的成功率

八、NPPV呼吸机及相关配件

(一)呼吸机的选用

无创呼吸机是目前临床上最常用于NPPV治疗的呼吸机,可以提供较高的流量,漏气补偿较好(能够维持设定的压力、自动调节流量触发阈值和吸气结束的阈值等),具有简单易用、体积小、价格较便宜等优点。但可提供的通气模式与可调节的通气参数较少,部分呼吸机不能直接调节吸入氧浓度,监测报警较差及单管连接时潜在的重复呼吸。有创呼吸机用于NPPV的优点是可提供较高的气道压、调节吸入氧浓度、多种通气模式和参数设置,可防止重复呼吸,监测报警系统较完善,但可以提供的最大吸气流量及漏气补偿能力低,漏气量稍大时呼吸机不能正常工作甚至故障,同时价格昂贵。一般来说,有创呼吸机不用于NPPV。

(二)呼吸机的性能要求和选用

1.吸气触发

吸气触发是呼吸机的重要性能之一。灵敏的触发机制可改善人机协调性,增加患者的舒适性。吸气信号包括有压力和流量等。流量衍生的触发信号,如流量、容量和流量自动追踪等,成为 NPPV 吸气触发的主流方式。从触发的阈值来看,可以是固定触发阈值或可调节性触发等。触发阈值的设置需要平衡触发灵敏度与避免误触发之间的关系,根据患者的实际情况调整。目前常用的吸气流量触发阈值为 2～51 次/分。

2.吸呼切换(吸气终止)

呼气切换信号通常采用流量相关的测值或时间,如吸气峰流速降至设定的阈值(如 30%的峰流速)、预置的吸气流量或流量自动追踪技术等,也可调整呼气切换的阈值以满足更好的呼气同步。有些呼吸机可设置吸气时间上限,不管吸气末流量如何,一旦满足设定的吸气时间则切换为呼气,可防止漏气导致的吸气时间过长。部分呼吸机可以同时联合应用上述呼气切换信号,任何一个指标达到阈值,即转为呼气。

3.吸气的压力和流量

呼吸机提供的吸气压力是辅助通气的驱动力,吸气流量和潮气量的大小与吸气压力呈正相关。吸气压力性能考虑因素:①可提供的最高吸气压力,通常至少能提供 $30cmH_2O$ 的压力。②能够维持预设压力的最大吸气流量,为漏气补偿能力的重要性能指标之一,以提供 120L/min 以上为宜。③具备吸气压力上升时间(指吸气触发至达到设定的吸气压力所需要的时间)可调节功能,呼吸费力和呼吸频率快时,则缩短上升时间;相反则适当延长上升时间。

4.氧气供给

多数 NPPV 最终的吸入氧浓度取决于吸入气体中空气与氧气流量的比例。不同的部位(呼吸机出口、管道或罩内)供给氧气、不同的管道连接方法(双流向或单流向)和不同的吸气流量(包括漏气量)均影响实际的吸入氧浓度。需要通过血氧饱和度监测来调节吸入氧流量。高端 NPPV 呼吸机和有创呼吸机内配有可调节的气体混合模块,可提供稳定和更高的吸入氧浓度。

5.气道湿化

加温湿化的优点是可温化、湿化管路的气体,稀释气道分泌物,促进分泌物的排出,同时提高患者舒适度和耐受性;缺点是管道内出现冷凝水,可改变通气环路的顺应性及阻力,影响吸气和呼气触发的功能。

6.监测报警

无创呼吸机可根据压力、流量或容量报警,脱管报警是最基本的报警方式,有些还可动态显示压力和流量波形等。完善的监测数据和报警设置有利于 NPPV 的合理安全应用。

(三)人机连接方法

连接方法有鼻罩、口鼻面罩、全面罩、鼻囊管及接口器等,目前以鼻罩和口鼻面罩最常用。选择合适的连接方式是 NPPV 成功的重要因素之一。急性呼吸衰竭治疗中口鼻面罩应用最多,占 70%;鼻罩占 25%;鼻囊管占 5%;其他的连接方法(如头罩、接口器等)较少。理想的罩的基本要求是密封性好、舒适、重复呼吸无效腔低和安全。鼻罩的优点是无效腔较小,患者的耐受性良好,可以减少幽闭恐惧症,出现呕吐误吸概率小,可以随时排痰或进食,尤其适用于牙齿完好的患者。其缺点是患者张口呼吸时影响辅助通气效果和容易经口漏气。口鼻面罩的优点是允许患者经口或经鼻呼吸,避免了经口的漏气,可给予较高的吸气压力,且对患者的要求稍低。缺点是阻碍语言交流,限制经口进食,妨碍吐痰,增加无效腔通气量(导致 CO_2 重复呼吸),幽闭恐惧症更多见。NPPV 治疗时口鼻面罩改善通气和血气的效果优于鼻罩。需要注意的是,不同厂家设计以及不同型号的罩有明显的差异。罩的固定方法对效果(尤其是漏气)有显著的影响。需要掌握每一个罩的特点,利用其长处,避免其缺点。临床上应提供不同型号的鼻罩、口鼻面罩、全面罩、鼻塞和鼻囊管,以备选用。呼吸衰竭比较严重,尤其是有张口呼吸者,初始治疗时应选用口鼻面罩,待病情改善后可以更换为鼻罩。

九、NPPV 通气模式选择和常用的通气参数设置

NPPV 多采用辅助通气模式。模式的选择:对于Ⅰ型呼吸衰竭主要是换气功能障碍、肺泡顺应性下降,呼吸驱动正常,以改善肺泡的顺应性、增加功能残气量为主要目的模式,如 CPAP。Ⅱ型呼吸衰竭则主要是通气功能障碍,呼吸驱动不足、气道阻力增加,而通气辅助的主要目的是增加动力、降低阻力,如 S、S/T、AVAPS、PCV 等。

关于通气参数的设定,目前通常采用"患者可以耐受的最高吸气压法",也就是说,CPAP 的压力或 NPPV 的吸气压力从低压开始,在 20～30 分钟内逐渐增加压力,根据患者的感觉选择能够耐受的最高压力。在治疗 AECOPD 的报道中,平均的吸气压力为 17～18cmH_2O。

十、常见不良反应与防治

1.口咽干燥

多见于使用鼻罩又有经口漏气时,寒冷季节尤为明显。避免漏气(能够明显降低通过口咽部的气流量)和间歇喝水通常能够缓解症状。严重者可根据每个患者的具体情况和环境因素选用加温湿化器。

2.罩压迫和鼻梁皮肤损伤

罩对患者面部有一定的压迫是难以避免的。过长时间的压迫可造成患者明显不适,甚至鼻梁皮肤的损伤,使患者无法耐受。在 NPPV 通气之初即在鼻梁贴保护膜可以减少鼻梁皮肤损伤的风险;选用合适形状和大小的罩、摆好位置和调整合适的固定张力、间歇松开罩让患者休息或轮换使用不同类型的罩(避免同一部位长时间的压迫),均有利于减少压迫感和避免皮损。使用额垫可以减少鼻梁的压力,也能减少罩的上下滑动。

3.胃胀气

主要是由于反复的吞气或上气道内压力超过食管贲门括约肌的张力,使气体直接进入胃。昏迷和一般状态差的患者贲门括约肌的张力降低,容易有胃胀气。防治的方法是在保证疗效的前提下避免吸气压力过高($<$25cmH_2O)。有明显胃胀气者,可留置胃管持续开放或负压引流。

4.误吸

口咽部分分泌物、反流的胃内容物或呕吐物的误吸可以造成吸入性肺炎和窒息。临床上

第十二章　小儿呼吸系统危重症

第一节　新生儿窒息

生儿窒息是指由于产前、产时或产后的各种因素，使胎儿发生宫内窘迫或娩出过程中发循环障碍，导致出生后1分钟内无自主呼吸或未能建立规律呼吸，以低氧血症、高碳酸血症中毒为主要病理生理改变的疾病，是新生儿死亡及小儿致残的主要原因之一。根据世界卫生组织的统计，每年全世界400多万新生儿死亡中约有1/4是死于新生儿窒息，这些患儿未能接受正确的复苏；而有100万以上的婴儿由于围生期窒息而出现不同程度的后

、概述

前、产时及产后任何可引起胎儿或新生儿血氧饱和度下降的因素均可引起新生儿窒息。国外尚无统一的新生儿窒息诊断标准，大多数国家或地区仍将Apgar评分作为新生儿诊断依据。Apgar评分操作简便易行，但存在主观评估干扰，且易受其他混杂因素如早发育异常等影响。1996年，美国儿科学会和美国妇产科学会对严重的可能引起神经症的围生期窒息联合发布了新的诊断标准，我国在2013年由中国医师协会新生儿专会结合临床研究和窒息的预后转归制定了窒息诊断和分度的标准。目前国内仍沿用评分作为新生儿窒息的诊断标准。

、常见病因

能导致胎儿或新生儿缺氧的各种因素均可引起窒息。

妇疾病

缺氧：呼吸功能不全、严重贫血及一氧化碳中毒等。

胎盘功能障碍：心力衰竭、血管收缩（如妊娠高血压综合征）、低血压等。此外，年龄≥<16岁及多胎妊娠等窒息发生率较高。

盘异常

胎盘、胎盘早期剥离和胎盘钙化、老化等。

带异常

受压、脱垂、绕颈、打结、过短和牵拉等。

应避免反流、误吸可能性高的患者使用 NPPV。适当的头高位或半从卧的药物,避免饱餐后使用等有利于减少误吸的危险性。

5.排痰障碍

由于没有人工气道,排痰主要依靠患者咳嗽。对于咳嗽排痰能力较响 NPPV 的疗效,不利于感染的控制。在 NPPV 治疗期间,鼓励患者间时经鼻导管吸痰(清除口咽部分泌物和刺激咳嗽)或用纤维支气管镜治疗。

6.漏气

漏气可以导致触发困难、人机不同步和气流过大等,使患者感觉不舒监护,经常检查是否存在漏气并及时调整罩的位置和固定带的张力,用鼻口腔的封闭,可以避免明显漏气。

7.不耐受

是指患者感觉 NPPV 治疗过程导致不适,无法耐受治疗,其原因人机同步、通气模式与参数、患者的不适应和基础疾病等因素有关。

处理方法有:

(1)选择合适的连接方法。

(2)正确的操作程序和逐渐适应过程。

(3)人机的同步性:人机不同步造成呼吸对抗,使呼吸困难加重,无因有:不能触发吸气、漏气、通气模式和参数设置不合理等。

(4)严密监护:及时发现问题,寻找引起患者不适和不耐受的原因高耐受性。

(5)患者的心理和经济因素。

8.幽闭恐惧症

部分患者对戴罩,尤其是口鼻面罩有恐惧心理,导致紧张或不接教育和解释、观察其他患者成功地应用 NPPV 治疗,有利于增强患者的

9.睡眠性上气道阻塞

由于睡眠时上气道肌肉松弛,有可能出现类似阻塞性睡眠呼吸暂时间明显缩短,潮气量下降,影响疗效。需要对患者入睡后的呼吸情阻塞,可采用侧卧位或增加 PEEP 水平(清醒后需要下调至基础的水平

十一、感染的控制和设备安全

NPPV 使用的罩、管道、排气阀和固定带等可能接触患者和气道定进行清洁消毒。每次使用前检查和定期更换空气过滤网。呼吸机的推荐来进行,常规进行计划性维护和检测。

4.胎儿因素

(1)早产儿、小于胎龄儿、巨大儿等。

(2)畸形,如后鼻孔闭锁、肺膨胀不全、先天性心脏病等。

(3)宫内感染致神经系统、呼吸系统受损;呼吸道阻塞,如胎粪吸入等。

5.分娩因素

难产,产钳、胎头吸引,产程中使用麻醉药、镇痛药及催产药等。

三、发展过程

(一)原发性呼吸暂停

缺氧初期,机体出现代偿性血流灌注重新分配。由于儿茶酚胺分泌增加和其选择性血管收缩作用,使肺、肾、消化道、肌肉及皮肤等的血流量减少,而脑、心及肾上腺的血流量增加。此时由于缺氧而导致的呼吸停止,即原发性呼吸暂停,表现为呼吸暂时停止、心率先增快后减慢,血压升高,伴有发绀,但肌张力存在。若病因解除,经清理呼吸道和刺激即可恢复自主呼吸。

(二)继发性呼吸暂停

若缺氧持续存在,在原发性呼吸暂停后出现几次喘息样呼吸,继而出现呼吸停止,即继发性呼吸暂停。此时表现为呼吸停止、心率和血压持续下降,周身皮肤苍白、肌张力消失。此阶段对通过清理呼吸道和刺激无反应,通常需正压通气方可恢复自主呼吸。

临床上有时难以区分原发性呼吸暂停和继发性呼吸暂停,为不延误抢救,均可按继发性呼吸暂停处理。

四、诊断标准

国内现行多以 Apgar 评分作为新生儿窒息的诊断标准,1996 年美国儿科学会和美国妇产科学会及 2013 年中国医师协会新生儿专业委员会制定的窒息诊断和分度的标准尚未得到广泛认可。

(一)基于 Apgar 评分的新生儿窒息诊断标准和分度

自 1953 年美国学者 Virginia Apgar 提出使用 Apgar 评分系统对新生儿窒息进行评价以来,Apgar 评分至今一直被认为是一种简便易行的评估新生儿窒息的方法。Apgar 评分由 5 项体征组成,评分者不需借助实验室检查即可对初生的婴儿进行简便迅速的评估,为保证 Apgar 评分的客观性,评分者最好为非接生者,如麻醉医生或新生儿科医生。Apgar 评分用于评估新生儿窒息,敏感性较高,但其本身有许多局限之处。如早产儿特别是超低出生体重儿,由于自身发育不成熟、肌张力低下和对外界刺激的反应相对较差,Apgar 评分与实际状况不相符,可能低于正常。再如某些伴有先天发育异常的患儿可能存在肌张力低下、呼吸节律或心律异常,影响 Apgar 评分结果。产妇分娩前及分娩中使用镇静剂、麻醉剂等药物亦可影响新生儿,使其处于抑制状态,造成新生儿 Apgar 评分偏低。

Apgar 评分是临床评价出生窒息程度的简易方法。

1.评价时间

分别于出生后 1 分钟、5 分钟和 10 分钟进行。

2.内容

包括皮肤颜色、心率、对刺激的反应、肌张力和呼吸(表 12-1-1)。

3.评价标准

每项 0～2 分,满分共 10 分。1 分钟 Apgar 评分 8～10 分为正常,4～7 分为轻度窒息,0～3 分为重度窒息。

表 12-1-1　新生儿 Apgar 评分内容及标准

体征	0 分	1 分	2 分
皮肤颜色	青紫或苍白	躯干红,四肢紫	全身红
心率(次/分)	无	＜100	＞100
弹足底或插鼻管后反应	无反应	有皱眉动作	哭,喷嚏
肌张力	松弛	四肢略屈曲	四肢活动
呼吸	无	慢,不规则	正常,哭声响

4.评估的意义

1 分钟 Apgar 评分反映窒息严重程度,5 分钟和 10 分钟 Apgar 评分除反映窒息严重程度外,还可反映窒息复苏的效果及帮助判断预后。

5.注意事项

应客观、快速及准确地进行评估;胎龄小的早产儿成熟度低,虽无窒息,但评分较低;孕母应用镇静药等,评分可较实际低。

(二)美国标准

美国儿科学会和美国妇产科学会在 1996 年对可能引起神经系统后遗症的严重围生期窒息进行了定义,提出诊断严重的围生期窒息时应同时具备以下四条标准:

(1)脐动脉血气分析提示严重的代谢性或混合性酸中毒(pH＜7.00)。

(2)Apgar 评分 0～3 分持续 5 分钟以上。

(3)新生儿出现神经系统的异常表现,如惊厥、昏迷或肌张力低下。

(4)出现多器官(如心血管系统、消化系统、血液系统、呼吸系统或泌尿系统)功能损伤的表现。

(三)中国医师协会新生儿专业委员会制定的标准

2013 年中国医师协会新生儿专业委员会制定了《新生儿窒息诊断和分度标准建议》,具体如下:

(1)有导致窒息的高危因素。

(2)出生时有严重呼吸抑制,至出生后 1 分钟仍不能建立有效自主呼吸且 Apgar 评分≤7 分;持续至出生后 5 分钟仍未建立有效自主呼吸且 Apgar 评分≤7 分或出生时 Apgar 评分正常但至出生后 5 分钟降至≤7 分者。

(3)脐动脉血气分析 pH＜7.15。

(4)除外其他引起低 Apgar 评分的病因,如呼吸、循环、中枢神经系统先天性畸形,神经肌肉疾病,胎儿失血性休克,胎儿水肿,产妇产程中使用大剂量麻醉镇痛剂、硫酸镁引起的胎儿被动药物中毒等。

以上第 2～4 条为必备标准,第 1 条为参考标准。其分度标准为无缺氧缺血性脏器损伤为轻度窒息,有缺氧缺血性脏器损伤为重度窒息。

五、并发症

窒息时缺氧,并非只限心肺,而是全身性的多脏器受损,严重者往往伴有并发症。

(一)脑

缺氧缺血性脑病(HIE)是新生儿窒息后的主要并发症。由于窒息缺氧时血脑屏障受累,血浆蛋白和水分经血管外渗引起脑水肿,肿胀的细胞压迫脑血管,使血流量减少,造成组织缺血加重缺氧,最终导致脑组织神经元坏死。在缺氧时还常伴有高碳酸血症,导致 pH 下降,脑血管调节功能紊乱,动脉血压降低,引起供血不足,造成脑白质梗死。离心脏最远的脑室周围大脑前、中、后动脉供血终末端的白质如旁矢状区可发生血管梗死、白质软化,故 HIE 是缺氧、缺血互为因果的病变,临床诊断依据和分度标准为:

(1)具有明确的围生期缺氧史,特别是围生期重度窒息(Apgar 评分 1 分钟＜3 分,5 分钟＜6 分或经抢救 10 分钟后始有自主呼吸;或需用气管内插管正压呼吸 2 分钟以上者)。

(2)生后 12 小时内出现以下异常神经症状:意识障碍,如过度兴奋(肢体颤抖、睁眼时间长、凝视等)、嗜睡、昏睡,甚至昏迷;肢体肌张力改变,如张力减弱、松软;原始反射异常,如拥抱反射过分活跃、减弱或消失,吸吮反射减弱或消失。

(3)病情较重时可有惊厥。应注意新生儿惊厥特点,如面部、肢体不规则、不固定的节律性抽动、眼球凝视、震颤伴有呼吸暂停、面色青紫。

(4)重症病例出现中枢性呼吸衰竭,瞳孔改变、间歇性伸肌张力增强等脑干损伤表现。

(二)心

由于缺氧时影响传导系统和心肌,轻症时房室传导延长,T 波变平或倒置,重症时心律不齐或缓慢,常能听到收缩期杂音。酸中毒时心肌收缩力减弱而输出量减少,血压下降,进一步影响了冠状动脉和脑动脉的灌注,最后出现心力衰竭,上海医科大学儿科医院报告窒息后心力衰竭发生率达 22.5%,超声心动图见到心房水平右向左分流者是窒息后心力衰竭的重要依据,多普勒测定心排血量则可观察心功能损害程度及其恢复情况。

(三)肺

肺主要表现为呼吸紊乱,在羊水吸入的基础上容易继发肺炎,经过积极复苏者尚需注意气胸,有肺水肿和肺血管痉挛可伴发通气弥散障碍。肺动脉压力增高可促使动脉导管重新开放恢复胎儿循环,加重缺氧可致肺组织受损,出现肺出血。

(四)肝

窒息缺氧可降低胆红素与白蛋白的联结力,使黄疸加深,时间延长,也可因肝脏受损和Ⅱ、

Ⅴ、Ⅶ、Ⅸ及Ⅹ等凝血因子的减少而易发弥散性血管内凝血(DIC)。

(五)其他

重度窒息儿肾功能低下易引起低钠血症,胃肠道受血液重新分布的影响易产生坏死性小肠结肠炎,由于无氧代谢糖原消耗剧增,容易出现低血糖,钙调节功能减弱,易发生低血钙。

六、治疗

复苏必须分秒必争,由产科、儿科医生合作进行。

(一)复苏方案

采用国际公认的ABCDE复苏方案:A(airway,清理呼吸道)、B(breathing,建立呼吸)、C(circulation,恢复循环)、D(drugs,药物治疗)、E(evaluation and environment,评估和保温),其中评估和保温(E)贯穿于整个复苏过程中。

执行A、B、C、D每一步骤的前后,应对评价指标即呼吸、心率(计数6秒心率然后乘10)和皮肤颜色进行评估,根据评估结果做出决定,执行下一步复苏措施,即应遵循:评估→决定→操作→再评估→再决定→再操作,如此循环往复,直到完成复苏。

严格按照A→B→C→D步骤进行复苏,其顺序不能颠倒,大多数经过A和B步骤即可复苏,少数则需要A、B及C步骤,仅极少数需要A、B、C及D步骤才可复苏,复苏过程中应用纯氧,也有用空气进行正压通气复苏成功的报道,复苏过程中应注意下述几点:

(1)清理呼吸道和触觉刺激后30秒仍无自主呼吸,应视为继发性呼吸暂停,即刻改用正压通气。

(2)复苏过程中禁用呼吸兴奋剂。

(3)复苏过程中禁用高张葡萄糖,因为应激时血糖已升高,给予高张葡萄糖可增加颅内出血发生的机会,同时糖的无氧酵解增加,加重代谢性酸中毒。

(4)通气改善前不用碳酸氢钠,避免CO_2产生增多,加重呼吸性酸中毒。

(二)复苏步骤

将出生新生儿置于预热的自控式开放式抢救台上,设置腹壁温度为36.5℃,用温热毛巾揩干头部及全身,以减少散热;摆好体位,肩部以布卷垫高2～3cm,使颈部轻微仰伸,然后进行复苏。

1.清理呼吸道(A)

清理呼吸道,如羊水清或稍浑浊,应立即吸净口和鼻腔的黏液,因鼻腔较敏感,受刺激后易触发呼吸,故应先吸口腔,后吸鼻腔,如羊水混有较多胎粪,于肩娩出前即开始吸净口腔和鼻腔,在肩娩出后,接生者双手紧抱其胸部,复苏者应立即气管插管,吸净气道内的胎粪,然后再建立呼吸。

2.建立呼吸(B)

建立呼吸包括触觉刺激和正压通气。

(1)触觉刺激:清理呼吸道后拍打或弹足底1～2次或沿长轴快速摩擦腰背皮肤1～2次,(切记不要超过2次或粗暴拍打),如出现正常呼吸,心率>100次/分,肤色红润可继续观察。

(2)正压通气：触觉刺激后无规律呼吸建立或心率<100 次/分，应用面罩正压通气，通气频率 40～60 次/分，吸呼比 1∶2，压力 20～40cmH_2O，即可见胸廓扩张和听诊呼吸音正常为宜，面罩正压通气 30 秒后，如无规律呼吸或心率<100 次/分，需进行气管插管，进行复苏气囊正压通气，其频率、吸呼比及压力同面罩正压通气。

3.恢复循环(C)

恢复循环即胸外心脏按压，如气管插管正压通气 30 秒后，心率<60 次/分或心率在 60～80 次/分不再增加，应在继续正压通气的条件下，同时进行胸外心脏按压，其机制为：胸骨受双指法压，直接使心室射血、停止按压、静脉血流入心脏，即心泵机制。胸骨受压，胸膜腔内压增加、肺循环血经左心流向体循环、停止按压、胸膜腔内压减低，腔静脉血经右心流向肺循环，即胸泵机制，胸外心脏按压主要为胸泵机制，此方法是用双手拇指或中、示指按压胸骨体下 1/3 处，频率为 120 次/分(每按压 3 次，正压通气 1 次)，按压深度为 1.5～2cm，按压或抬起过程中，双手拇指或中、四指指端不能离开胸骨按压部位，也不宜用力过大以免损伤。

4.药物治疗(D)

目的是改善心脏功能，增加组织灌流和恢复酸碱平衡。

(1)肾上腺素：

1)作用：可直接兴奋心肌起搏组织和传导系统的β受体，使心率加快、心排血量增加，同时兴奋血管α受体，使血管收缩、血压升高。

2)指征：在保证通气的条件下，有代谢性酸中毒存在的证据(临床表现或血气分析证实)。

3)方法：如无血气分析结果，可给予 5%碳酸氢钠 3～5mL/kg，加等量 5%葡萄糖液后缓慢(>5 分钟)输入；若有血气分析结果，可根据公式：5%碳酸氢钠量(mL)=BE 值×体重(kg)×0.5，先给半量。

4)疗效：若心率≥100 次/分，提示效果良好。

(2)多巴胺：

1)作用：主要是兴奋心脏β受体，小剂量[1～2μg/(kg·min)]可扩张脑、肾、肠系膜和冠状血管，对心脏无明显作用；中等剂量[2～10μg/(kg·min)]直接兴奋心脏β受体，使心率加快、心排血量增加；大剂量[>10μg/(kg·min)]兴奋血管α受体，使血管收缩，血压升高。

2)指征：应用肾上腺素、扩容剂和碳酸氢钠后，仍有循环不良者。

3)方法：开始剂量为 2～5μg/(kg·min)，以后根据病情可增加剂量，最大剂量为 15～20μg/(kg·min)连续静脉点滴(其半衰期极短)。

4)疗效：有效者血压增加，心率稳定(有时可出现心动过速)。

(3)纳洛酮：

1)作用：纳洛酮是半合成吗啡拮抗剂，阻断吗啡样物质与其受体结合，从而拮抗所有吗啡类镇痛药的呼吸抑制、缩瞳、胆总管痉挛及致幻作用，并降低镇痛效应，半衰期为 1～1.5 小时，无习惯性和成瘾性，无明显不良反应。

2)指征：生后有呼吸抑制表现，其母亲产前 4 小时内用过吗啡类麻醉镇痛药者。

3)方法：应给予纳洛酮，每次 0.1mg/kg，静脉或肌内注射或气管内注入，均应快速输入。

4)疗效：有效者自主呼吸恢复，如呼吸抑制重复出现，可反复给药。

5.复苏后的监护与转运(E)

复苏后需监测肤色、体温、呼吸、心率、血压、尿量、血气、血糖和电解质等，如并发症严重，需转运到 NICU 治疗，转运中需注意保温，监护生命指标和予以必要的治疗。

七、预后

慢性宫内缺氧、先天性畸形、重度窒息复苏不及时或方法不当者，20 分钟 Apgar 评分低，出生 2 周时神经系统异常症候仍持续者预后均不良。

1.低 Apgar 评分

持续的低 Apgar 评分，生后 5 分钟 Apgar 评分为 0～3 分，10 分钟评分少于 5 分，是预后不良的敏感指标。重度窒息者，其病死率及神经系统后遗症随 Apgar 评分的时间延长而增加。

2.惊厥

出生后 24 小时内出现惊厥或持续惊厥者。

3.肌张力低下

生后较早出现肌张力低下，且长期肌张力低下或由肌张力低下转为伸肌张力增强者。

4.神经症状

后早期出现昏迷，有脑干损伤表现如中枢性呼吸衰竭，瞳孔改变，伸肌张力增强等，且 1 周后异常神经症状未消失者。

5.脑电图异常

持续异常，尤其呈周期性、多灶性或弥散性改变者。

6.颅脑超声检查异常

特别是脑萎缩或脑实质囊性变者或未成熟儿脑实质囊性变和脑室扩大者。

7.头颅 CT 检查

有颅内出血者。

八、预防及护理

(一)预防

(1)围产保健：加强围产保健，及时处理高危妊娠。

(2)胎儿监护：加强胎儿监护，避免和及时纠正宫内缺氧。对宫内缺氧胎儿，可通过羊膜镜了解胎粪污染羊水的程度或在胎头露出宫口时取胎儿头皮血进行血气分析，以估计宫内缺氧程度。PG 和 SP-A 在接近出生前偏低或 L/S、PG、SP-A 均很低，发生呼吸窘迫综合征(RDS)的危险性非常高，须积极采取措施。

(3)避免难产：密切监测临产孕妇，避免难产。

(4)熟练掌握复苏技术：培训接产人员熟练掌握复苏技术。

(5)配备复苏设备：医院产房内需配备复苏设备，高危妊娠分娩时必须有掌握复苏技术的人员在场。临床复苏时应予注意，气道未清理干净前(尤其是胎粪污染儿)，切忌刺激新生儿使其大哭，以免将气道内吸入物进一步吸入肺内。

（二）护理

1.轻度窒息

以保暖、清理呼吸道、吸氧为主。

2.重度窒息

除在轻度窒息的处理同时，给予纠正酸中毒、肾上腺素强心治疗、异丙肾上腺素、氨茶碱等解除血管及肺支管痉挛。同时给予抗生素，补充血容量，如右旋糖酐、人血白蛋白等支援对症综合治疗。

第二节 急性呼吸窘迫综合征

急性呼吸窘迫综合征（ARDS）又名休克肺综合征，是在抢救或治疗的过程中发生以肺微循环障碍为主的急性呼吸窘迫和低氧血综合征。它是肺对不同情况下严重损伤时的非特异性反应，其特征是严重的进行性呼吸衰竭，尽管吸入高浓度氧仍不能纠正。近年来，虽由于对本征的早期诊断及呼气末正压呼吸器的应用，使预后有所改善，但病死率仍很高。引起ARDS的原发病或基础病很多，其发生常与一种或多种高危因素有关。儿科最常见的因素是婴幼儿肺炎、败血症、心肺复苏后、感染性休克、误吸和溺水。

一、病因

（一）原发病因（35%）

引起ARDS的原发病或基础病很多，其发生常与一种或多种高危因素有关，如感染性或出血性休克、头部创伤和其他神经性肺水肿、烫伤、药物中毒，胰腺炎和大量输血等间接原因引起。

（二）环境因素（25%）

由于小儿抵抗力免疫力都比成人低，特别是患病后，正常成人处于的环境没有问题，但患儿可由于吸烟或吸入化学物质导致该症状的发生。

（三）疾病因素（18%）

很多时候患儿患有其他肺部疾病，导致该症状出现，如小儿吸入性肺炎、肺部感染、肺栓塞、肺挫伤和放射性肺炎等直接原因引起。

（四）其他因素（12%）

患儿自身免疫力低下，呼吸系统主要器官可能发育不够完善导致作用力量不足够，从而呼吸困难至呼吸窘迫。

上述原因的最终结果是肺毛细血管上皮通透性弥散性增加，最终造成肺水肿、肺泡和小气道内充满水肿液、黏液、血液等渗出，而致肺透明膜形成，引起明显的右到左的肺内分流，使肺变得僵硬。同时，由于肺表面活性物质的大量消耗和破坏，Ⅱ型肺泡上皮细胞增生，最终肺泡间隔增厚伴炎症和纤维增生所致。

二、临床表现

起病急，多见于严重外伤、休克、重症感染的患者突然出现呼吸增快，在24～48小时可出现严重呼吸窘迫，呼吸时常带鼻音或呻吟，有明显发绀及胸凹陷现象，但多无咳嗽和血沫痰，肺部体征极少，有时可闻支气管呼吸音及偶闻干、湿性啰音。晚期才有肺部实变体征，如叩浊、呼吸音减低及明显管状呼吸音。典型的临床经过可分为以下四期：

（一）急性损伤期

ARDS如系创伤诱发，急性损伤期的时间较为明确，如系氧中毒所引起则难以确定损伤的时间，此期并无肺或ARDS特征性体征。虽然某些患儿有通气过度、低碳酸血症和呼吸性碱中毒，但动脉血氧分压（PaO_2）仍正常，胸部听诊及X射线检查正常，原发性损伤在肺部者例外。

（二）潜伏期

亦称表面稳定期，继上期之后持续6～48小时，此期患儿心、肺功能稳定，但通气过度持续存在，胸片可见细小网状浸润和肺间质性积液。通过连续观察，发现最终发展为ARDS患儿在此期的血细胞比容、动脉血氧分压、肺血管阻力和pH与不发生ARDS者有明显区别。因此，在此期患儿虽然表面稳定，但有可能发展为ARDS，需提高警惕。

（三）急性呼吸衰竭期

突然气促、呼吸困难、刺激性咳嗽、咳出白色泡沫痰或血痰、心率增快、恐惧感伴有发绀、鼻翼翕动、三凹征，肺部有时可闻及哮鸣音，吸氧及增加通气量后，缺氧状态不见好转。

（四）严重生理障碍期

从急性呼吸衰竭期过渡至本期的界限不明显，如患儿出现ARDS不常见的高碳酸血症时，表明病情转重，但并非不可逆，严重ARDS的慢性肺部病变，需要为时数月的呼吸支持才能消失。但有一些低氧血症及高碳酸血症的患儿对通气治疗毫无反应，最终死于难治性呼吸衰竭合并代谢紊乱。因此，也称此期为终末期。

三、检查

血气分析早期可见进行性低氧血症和代谢性酸中毒，当病情逐渐发展，可发生二氧化碳潴留。早期PaO_2小于8.0kPa（60mmHg）及动脉氧饱和度（SO_2）降低，$PaCO_2$小于4.7kPa（35mmHg）。晚期PaO_2继续下降，$PaCO_2$可高于正常，计算肺泡动脉氧分压差（$A\text{-}aDO_2$）可急骤增加，主要反映肺内右到左分流增加。由于明显肺水肿和表面活性物质缺乏，肺变得僵硬，肺功能检查显示肺潮气量减少和肺活量明显下降，X线表现早、中期可无异常或呈轻度间质性改变，表现为肺纹理增多、边缘模糊，继之出现斑片状阴影；中晚期，斑片状阴影增多，呈磨玻璃样或见散在小片状肺泡性实变的阴影；晚期两肺普遍密度增高，可见两肺广泛不同程度的融合性实变，间质水肿加重，肺泡性水肿亦较前明显，支气管气相明显。

四、诊断及鉴别诊断

(一)诊断标准

(1)有严重感染或休克等基础病变。

(2)上述患者在发病24～48小时突然出现呼吸窘迫,并进行性加重(成人呼吸>35次/分,小儿可达50～80次/分)。

(3)严重发绀和胸凹陷,吸氧难以纠正。

(4)肺部体征较少,临床症状、肺部体征和X线表现不成比例。

(5)血气除严重低氧血症外,有进行性A-aDO_2增加,一般A-aDO_2>26.6kPa(200mmHg)其肺内分流量超过10%。

(6)肺嵌入压正常,表明肺毛细血管静脉压不高。根据原发疾病抢救治疗过程中发生的进行性低氧血症,通常的氧疗法不能纠正,血气分析和X线改变可做出诊断。

(二)鉴别诊断

ARDS尚需与急性心源性肺水肿、阻塞性肺不张、原发性肺部感染、吸入性肺炎和其他全身性疾病引起的发绀、呼吸困难等症相鉴别。

五、治疗

(一)综合性治疗和药物治疗

1.积极治疗原发病和避免医源性高危因素

积极控制原发病和遏制其诱导的全身失控性炎症反应是治疗的关键。严重感染是引起ARDS首位高危因素,也是影响ARDS的首要原因。因此,应积极控制感染,抢救休克,尽量少用库存血,及时进行骨折复位和固定等措施也很重要。

2.液体管理

ARDS患儿在最初3天的液体量呈负平衡,可显著降低患儿的病死率。2006年,美国国家心肺血液研究所公布了ARDS协作网"液体和导管治疗试验"(FACTT)结果,限制性液体管理策略使呼吸机脱机天数缩短,肺生理学指标得到相应的改善,ICU外的治疗天数延长,并且使60天内的死亡率下降,这些数据表明限制性液体管理策略对ARDS患儿的预后效果更好。应用利尿剂减轻肺水肿能改善氧合,减轻肺损伤,缩短ICU住院时间。但是,应用利尿剂减轻肺水肿可能会导致有效循环血量下降和器官灌注不足。因此,在维持循环稳定和保证组织器官灌注前提下,以最低有效血容量来维持循环功能,实施限制性液体管理(利尿和限制补液),保持体液负平衡,一般按生理需要量的70%给予。必要时可放置Swan-Ganz漂浮导管,动态监测肺动脉楔压(PAWP),保持PAWP在14～16cmH_2O。若无测定PAWP条件,应仔细观察患儿尿量、血压,随时调整输入液体量,避免输液过多过快。值得注意的是,尽管在FACTT研究中表明限制性液体管理策略有较好的预后,但休克的患儿是否如此,尚待进一步研究;对于脓毒症的早期治疗不宜限制液体量,进行早期有目标性的治疗(大量液体复苏)可以改善预后;由于没有将需要透析治疗的患儿考虑在FACTT的研究之中,关于这类患儿还没有明确的液体管理策略可供参考。

采用晶体液还是胶体液进行液体复苏存在争论。低蛋白血症是严重感染发生 ARDS 的独立危险因素，可导致 ARDS 病情恶化，机械通气时间延长，病死率增加。尽管白蛋白联合呋塞米治疗未能明显降低伴低蛋白血症 ARDS 患儿的病死率，但与单纯应用呋塞米相比，氧合明显改善、休克时间缩短。对于有低蛋白血症的患儿，在补充白蛋白等胶体液时联合应用呋塞米，有助于实现液体负平衡。

3.营养支持

应尽早给予营养支持，首选肠内营养，强调个体化治疗和采用持续泵入。在 ARDS 早期应采用允许性低热卡的能量供给原则，避免过度喂养。适当降低糖类比例，降低呼吸商。采取充分措施，避免反流和误吸。

Puntes-Arruda 等 Meta 分析显示，给予含有高浓度的二十碳五烯酸和 γ-亚油酸和 ω-3 脂肪酸的肠内营养能增加氧合、减少 ICU 停留时间和降低 28 天死亡率。在标准营养配方基础上，添加鱼油、亚麻酸与抗氧化剂的营养配方可能为 ALI 患儿更理想的选择。最近 Rice 等发现，每天 2 次给予 n-3 脂肪酸、γ-亚油酸和抗氧化剂并不能缩短机械通气时间和降低 60 天死亡率。

4.应用糖皮质激素

作用于 ARDS 的多个发病环节，糖皮质激素很早就已经用于 ARDS 的治疗。但是，糖皮质激素给药的时机和剂量备受争议。

Peter 等使用多层贝叶斯模型方法对 1996—2007 年所有随机对照试验进行 Meta 分析，结果显示糖皮质激素在预防 ARDS 方面并没有明显优势，高危患儿使用糖皮质激素反而易使患儿发展为 ARDS，并增加死亡率，不建议常规使用糖皮质激素防治 ARDS。2009 年 Kim 等对来自韩国 245 名 H1N1 流感患儿进行研究，糖皮质激素治疗组 30 天的病死率高于非激素治疗组，笔者认为对于 H1N1 流感病毒感染而导致的 ARDS 患儿不建议早期给予糖皮质激素治疗，可能与糖皮质激素可延长病毒的复制有关。然而，对于其他因素导致的 ARDS，早期给予糖皮质激素可能改善预后，Seam 等对美国 4 家三级医院 ICU 共 79 名患儿实施 2∶1 随机对照研究(RCT)，结果显示早期给予甲基泼尼松龙持续性治疗可通过明显降低重要炎症和凝血指标改善临床症状和预后，但需要进一步大规模 RCT 进行证实。

既往应用糖皮质激素治疗 ARDS 的研究中，所采用的甲泼尼龙剂量不一。Tang 等对 1967—2007 年所有使用低剂量甲泼尼龙 0.5～2.5mg/(kg·d)治疗 ARDS 的研究进行 Meta 分析，结果显示低剂量持续使用糖皮质激素治疗 ARDS 有利于改善患儿的预后(包括死亡率)，并且未见糖皮质激素相关不良反应增加。Lamontagne 等进行应用糖皮质激素高、低剂量组之间预后的比较，发现对于 ARDS 及重症肺炎使用低剂量糖皮质激素持续治疗可降低病死率，改善预后。

5.应用粒细胞-巨噬细胞集落刺激因子(GM-CSF)

维持肺稳态的重要成分，也是肺泡上皮细胞生长因子、肺泡细胞修复来源物质。目前的研究结果存在争议，需要更大样本量研究 GM-CSF 在 ARDS 中的疗效和安全性。

6.输血

在临床稳定、有充分氧输送证据(除外发绀型心脏病、出血、严重低氧血症)的患儿,建议将血红蛋白浓度70g/L作为ARDS患儿红细胞输注的临界值。

7.血液净化

在高容量血液滤过的情况下,连续性血液净化可清除1万～30万的中分子量细胞因子,通过吸附机制清除IL-6等细胞因子,减少肺血管外的肺水含量、维持内环境稳定和机体容量调节,改善氧合。但是,血液净化确切疗效尚待进一步研究。

8.干细胞治疗

儿科报道较少。大部分成果为病例报道或动物实验,证据可信度不高。因此,2015新指南未将干细胞治疗纳入治疗措施中。

9.其他

研究表明,β_2受体激动剂并不能降低ARDS死亡率。因此,不推荐使用β_2受体激动剂。前列腺素E_1、酮康唑、己酮可可碱、内毒素和细胞因子单克隆抗体、重组人活化蛋白C等药物的作用不确定,需要进一步研究明确。

(二)呼吸支持治疗

呼吸支持治疗是纠正或改善顽固性低氧血症的关键手段,可以防止肺泡塌陷、减轻肺水肿、改善肺泡氧合和防止呼吸肌疲劳。

1.氧疗

是纠正ARDS低氧血症的基本手段,使PaO_2达到60～80mmHg。根据低氧血症改善的程度和治疗反应调整氧疗方式。首先使用鼻导管,当需要较高的吸氧浓度时,可采用面罩或头罩吸氧。但是,氧疗常常难以奏效。

2.无创支持通气

在ARDS高危患儿中,早期无创正压通气可以改善气体交换、降低呼吸功,避免潜在的有创通气并发症。对于免疫功能低下的ARDS患儿,早期可以首先试用无创支持通气。但是,不推荐有严重疾病的ARDS患儿进行无创支持通气。

接受无创支持通气患儿若临床症状无明显改善或有恶化的表现,包括呼吸频率增加、呼吸功增加、气体交换障碍、意识水平改变,则需要气管插管和有创机械通气。ARDS患儿接受无创通气时,应该使用口鼻或全面罩,实现最有效的人机同步,应该密切监测潜在的并发症,如皮肤破裂、胃腹胀满、气压伤及结膜炎等。接受无创正压通气时,强烈推荐进行加温加湿。

3.常频机械通气

(1)时机选择:ARDS患儿经高浓度吸氧(＞50%)不能改善低氧血症(PaO_2＜60mmHg)时,应气管插管。早期机械通气能更有效地改善低氧血症、降低呼吸功、缓解呼吸窘迫、改善全身缺氧和防止肺外器官损害。

(2)体位:气管插管可导致声门关闭功能丧失、胃内容物反流并误吸到下呼吸道。因此,平卧位机械通气容易出现呼吸机相关肺炎(VAP),而半卧位则显著降低VAP。如果没有脊髓损伤等体位改变的禁忌证,ARDS患儿应采用30°～45°半卧位。

(3)通气模式:压力限制型通气模式易于与患者的自主呼吸同步,可减少或避免应用镇静剂和肌松剂;提供的气流为递减波型,有利于气体的交换和增加氧合;压力波形近似方形,产生同样潮气量所需压力明显要比容量限制型通气模式低;ARDS肺部病变多为不均匀分布,若有一持续压力平台,可率先使一些顺应性好的肺泡得到充气,随着压力的持续及时间的推移,另一些顺应性稍差的肺泡亦得到充气而不至压力过高,从而避免了呼吸机相关肺损伤(VALI)。

在压力限制型通气模式的常用通气模式,如压力辅助通气(PAV)、压力控制通气(PCV)、压力支持通气(PSV)和压力控制-同步间歇指令通气(PC-SIMV)中,在ARDS的早期阶段,选用PCV,因为PCV比PAV、PSV和PC-SIMV可提供更多的通气辅助功,从而减少患儿自主呼吸功和氧耗量。在撤机时,可改用PC-SIMV或PSV,以锻炼患儿的呼吸肌力量。

采用保留部分自主呼吸的通气模式是ARDS呼吸支持的趋势。部分通气支持模式可部分减少对机械通气的依赖,降低气道峰值压,通过提高心排血量而增加全身氧的输送,改善通气/血流值,保留患儿主动运动能力和呼吸道清洁排痰能力,减少对血流动力学和胃肠运动的干扰。一项前瞻性对照研究显示,与控制通气相比,保留自主呼吸的患儿镇静剂使用量、机械通气时间和ICU住院时间均明显减少。因此,在循环功能稳定、人机协调性较好的情况下,ARDS患儿机械通气时有必要保留自主呼吸。常用的自主呼吸模式:

1)压力支持通气(PSV):需要自主呼吸触发,触发后每次吸气时呼吸机给予一定支持压力,呼吸频率完全取决于患儿,潮气量大小取决于压力大小和患儿呼吸力量。该模式除有定压型模式的优点外,尚有比较完善的自主呼吸特点,需患儿有较好的自主呼吸触发能力。PSV非常符合ARDS患儿具有较强的自主呼吸、较大的吸气流速、较快的呼吸频率和较大通气量的特点。早期研究提示,ARDS患儿应尽早使用PSV+PEEP治疗,以减轻呼吸肌营养不良和缩短呼吸机时间。近年来,PSV改善ARDS观点受到挑战。随着PSV支持水平增加,潮气量明显增加,吸-呼气转换时间明显延迟,触发延迟时间显著延长,人机难以同步。神经电活动辅助通气(NAVA)是应用实时监测膈肌电活动信号实施机械通气的新技术,通过膈肌电活动信号触发吸气和呼气切换,根据膈肌电活动信号的幅度决定通气支持水平。吴晓燕等研究提示,与PSV相比,NAVA通气支持时间、通气支持水平与自身呼吸形式更加匹配,应用NAVA更能改善ARDS患儿人机同步性。

2)反比通气(IRV):当吸气时间超过1/2呼吸周期,称为IRV。IRV可使气道平均压增高,肺内分流减少,而伴以较低的PEEP和PIP水平。因为呼气时间缩短,产生内源性PEEP,可增加功能残气量。但是,IRV与自主呼吸不协调,且可能对血流动力学产生影响,并不能降低死亡率,主要用于正比通气无效的患儿。

3)双相正压通气(BiPAP):让患儿的自主呼吸交替地在两种不同的气道正压水平上进行,以两个压力水平间转换引起呼吸容量的改变而达到机械通气辅助的作用,其实质是自主呼吸+双水平的持续气道正压。BiPAP可满足从指令到间歇指令和自主呼吸的不同需要,不仅允许自主呼吸间断出现,也允许在两个压力水平上持续存在,克服传统机械通气自主呼吸和控制通气不能并存的特点,改善人机对抗。研究表明,肺复张手法联合BiPAP比单纯小潮气量容量控制/辅助通气具有迅速改善氧合、肺顺应性明显增加、缩短带机时间、稳定血流动力学及减少镇静药物的使用等优点。

(4)镇静、镇痛和肌松:机械通气需要考虑用镇静镇痛剂,以缓解焦虑、躁动、疼痛,减少过度的氧耗。镇静方案包括镇静目标和评估镇静效果的标准。根据镇静目标来调整镇静剂的剂量，常用 Ramsay 评分来评估镇静深度、制订镇静计划。以 Ramsay 评分 3～4 分作为镇静目标。每天均需中断或减少镇静药物剂量直至患儿清醒，以判断患儿的镇静程度和意识状态。

恰当的肌松剂应用能增加胸壁顺应性，促进人机同步，减少机体氧耗和呼吸功，甚至可能会减少呼吸机相关肺损伤（VALI）。不合理应用肌松剂会导致痰液引流障碍、肺不张、通气/血流值失衡和 ICU 获得性衰弱等严重并发症，延长机械通气时间和住院时间。机械通气的 ARDS 患儿应尽量避免使用肌松剂。如确有必要使用肌松剂，应监测肌松水平，以预防膈肌功能不全。

（5）肺保护性通气策略（限制潮气量和平台压）：自 1972 年以来，应用大潮气量（10～15mL/kg）一直是 ARDS 正压通气的标准用法。20 世纪 90 年代，VALI 受到重视，并提出保护性机械通气策略。其中，小潮气量通气是最为接受的一种模式。研究显示，肺保护性通气措施可明显减少 VALI。大潮气量通气可引起肺泡过度扩张和呼气时肺泡萎陷，反复的潮气性肺泡过度牵拉可诱发病理改变与 ARDS 相似的弥散性肺泡损伤；损伤的肺可诱导释放炎性细胞因子进入循环，引起多器官功能衰竭。2000 年，美国 ARDS 协作网进行的大样本多中心 RCT 显示，小潮气量（6mL/kg 理想体重）的病死率（31%）比常规通气组（12mL/kg 理想体重）的病死率（39.8%）降低约 9%，28 天内平均上机天数明显减少。小潮气量通气还能降低炎性介质和细胞因子水平，对 VALI 患儿具有良好的抗炎和屏障保护作用。Meta 分析显示，小潮气量通气可显著降低气胸发生率和病死率。

气道平台压是指吸气平台时的气道压力。气道峰压包括用于扩张肺泡的压力（约等于平台压）和用于扩张气道的压力。因此，肺泡压以平台压而不是气道峰压表示更为准确，平台压能更直接地反映 VALI 的危险程度，高平台压不仅可引起气压伤，也可引起类似 ARDS 的弥散性肺损伤。Terragni 等研究发现，大约 1/3 的严重 ARDS 患儿，尽管用 6mL/kg 理想体重的潮气量进行通气，根据胸部 CT 扫描，仍有肺泡过度扩张的证据；对于使用 6mL/kg 潮气量，气道平台压仍在 28～30cmH_2O 以上的患儿，逐步减小潮气量至 4mL/kg，以控制气道平台压在 25～28cmH_2O，72 小时后肺泡灌洗液中 IL-1b、IL-6、IL-8 及 IL-Ra 等炎症因子的表达均显著下降。对于重症 ARDS 患儿即使设定 6mL/kg 的潮气量，若平台压仍在 28～30cmH_2O 以上，仍有可能导致 VALI，需要结合平台压进一步降低潮气量。

由于不同 ARDS 患儿的正常通气肺组织容积差异较大，可能出现同一潮气量通气时不同 ARDS 肺组织所受应力水平存在显著差异。因此，ARDS 患儿潮气量的选择应强调个体化，还应综合考虑患儿病变程度、平台压水平、胸壁顺应性和自主呼吸强度等因素的影响。如对于胸壁顺应性显著降低的患儿（如严重肥胖、腹腔高压），常因胸腔内压力异常增加导致大量肺泡塌陷，为增加跨肺泡压复张塌陷肺泡，此时平台压水平有可能会超过 30cmH_2O。对于重度 ARDS 患儿，过强的自主吸气会显著增大跨肺泡压和增加肺泡过度牵张的风险，此时应适当降低平台压水平或抑制自主呼吸强度。

对于任何机械通气的患儿，在控制通气模式下，应该根据肺的病理状态和呼吸系统顺应性设置潮气量。2015 年指南推荐，以患儿的年龄或者体重为依据（5～8mL/预计千克体重），控制潮气量在患儿生理潮气量范围之内或以下。呼吸系统顺应性差的患儿，潮气量应为预测每千克体重 3～6mL。对于肺顺应性保持较好的患儿，潮气量应更接近生理范围(5～8mL/预测千克体重)。在没有跨肺压数值的情况下，吸气平台压力不超过 28cmH$_2$O。胸壁弹性增加(即胸壁顺应性减小)的患儿可以允许吸气平台压稍高(29～32cmH$_2$O)。

(6)允许性高碳酸血症：在保证 ARDS 患儿氧合的同时，允许 PaCO$_2$ 在一定范围内缓慢升高，即允许性高碳酸血症(PHC)。应用小潮气量通气难免发生高碳酸血症和呼吸性酸中毒。PHC 是肺保护性通气策略的结果，并非 ARDS 的治疗目标。目前采用 PHC 策略的安全性还有争议。大多数研究提示实施 PHC 策略是安全的。但在缺血性心脏病、左心衰竭或右心衰竭、肺动脉高压和颅脑损伤时应禁用。目前尚无理想的 PaCO$_2$ 上限值，一般主张保持 pH>7.2，PaCO$_2$ 不超过 9.33kPa(70mmHg)。对于非常严重的二氧化碳潴留患儿(经积极处理后 pH 仍低于 7.2)，不推荐常规补充碳酸氢盐。有条件单位此时可考虑联合应用体外膜肺氧合(ECMO)、体外二氧化碳清除技术。

(7)确定最佳 PEEP：ARDS 肺泡塌陷不但可导致顽固性低氧血症，且部分可复张的肺泡周期性塌陷开放而产生的剪切力会导致或加重呼吸机相关肺损伤。PEEP 在具有导致肺复张效应的同时，也具有肺泡过度膨胀的双刃剑效应。肺复张与高 PEEP 联合使用有可能使原来正常通气的肺泡过度膨胀，导致 VALI 和加重 ARDS。ARDS 应采用防止肺泡塌陷的最佳 PEEP。

在过去 10 余年，已有 3 个 RCT 研究评价两种不同 PEEP 法对 ARDS 患儿病死率的影响，在应用小潮气量通气的基础上积极加用高 PEEP 可明显改善 ARDS 患儿的氧合，但是不能降低 ARDS 的死亡率和 VALI 的发生率。Meta 分析显示，高 PEEP 加小潮气量通气不能改善成人 ARDS 的病死率。虽然高 PEEP 与低 PEEP 法的 RCT 未能证明降低 ARDS 的病死率。然而，从总体上看，最佳 PEEP 的选择应强调个体化设置。高 PEEP 对于重度 ARDS 患儿是有好处的。对于轻度 ARDS(或急性肺损伤)患儿，应慎重使用高 PEEP。

设置最佳 PEEP 的方法有很多，包括 FiO$_2$/PEEP 递增法、低位转折点法、最大顺应性法、肺牵张指数法、胸部 CT 导向的 PEEP 递减法和最佳氧合法。Amato 和 Villar 研究显示，在小潮气量通气的同时，以静态压力-容积(P-V)曲线低位转折点压力+2cmH$_2$O 来确定 PEEP 能遏制肺部炎症介质的释放，降低 ARDS 的死亡率。Villar 多中心 RCT 显示，用 FiO$_2$/PEEP 递增法治疗 ARDS 的住院死亡率为 55.5%，而低位转折点设置 PEEP 治疗 ARDS 的住院死亡率明显降低为 34%。若有条件，应根据静态 P-V 曲线低位转折点压力+2cmH$_2$O 来确定最佳 PEEP。

通过缓慢增减 PEEP 达到肺复张目的，同时严密监测氧合水平和血流动力学改变；而对于 PEEP 的调节，重度 ARDS 患儿使用中等水平的 PEEP(10～15cmH$_2$O)并缓慢增加直至出现可被观察到的氧合水平和血流动力学反应；当 PEEP 水平高于 15cmH$_2$O 时，平台压需要一定限制。一般情况下，PEEP 初调时，可用 3～5cmH$_2$O，FiO$_2$ 维持在30%～50%；若氧合不佳，可参考 FiO$_2$ 逐步上调 PEEP，每次可调 2cmH$_2$O，儿童 PEEP 一般用10～15cmH$_2$O 已经足够，最高根据年龄可调至 16～20cmH$_2$O。

(8)肺复张：是在设定潮气量的基础上，在短暂时间内(一般是 30～120 秒)以较高的 CPAP 或 PEEP，一般是 30～45cmH$_2$O，使萎陷的肺泡尽可能复张，促使塌陷肺泡复张、增加肺容积、改善氧合。肺复张是肺保护性通气策略的重要手段。

常用的肺复张手法包括控制性肺膨胀、PEEP 递增法及压力控制法。尽管研究显示肺复张联合高 PEEP 保持肺泡开放可持续改善患儿的氧合状况，儿童患儿应用肺复张手法（采用恒压通气、吸气压 30～40cmH$_2$O，持续时间为 15～20 秒）后 6 小时，FiO$_2$ 可降低 6.1%。但是，ARDS 协作网经 550 例的临床验证，认为肺复张手法可短暂改善氧合而不能改善病死率，可增加气胸发生率，肺复张的效果与 ARDS 的病因、肺损伤的严重程度、ARDS 病程、实施肺复张的压力和时间、患儿的体位及肺的可复张性等因素有关。肺复张治疗 ARDS 是否安全也无定论。Fan 等发现肺复张手法还可引起 8%～12%患儿出现短暂而显著的低血压及低氧血症，实施过程中需要密切关注正常通气肺泡是否出现过度膨胀甚至发生气压伤。

2015 年指南不推荐常规应用肺复张，仅用于威胁生命的难治性低氧血症，建议对中重度 ARDS 患儿实施肺复张，不建议对 ARDS 患儿进行持续肺复张，对血流动力学不稳定和有气压伤高危风险患儿实施肺复张应慎重。

(9)吸入气氧浓度(FiO$_2$)：对于不同病情的 ARDS 患儿，氧合目标的设定应根据患儿是否存在组织缺氧的危险因素（如血红蛋白下降、血容量不足和心排血量降低）进行适当调整 FiO$_2$ 水平并维持 SpO$_2$ 为 88%～95%和 PaO$_2$ 为 55～80mmHg。一旦氧合改善，应及时降低 FiO$_2$。对于严重的低氧血症，为达到该目标可能需进行高浓度吸氧，甚至需要 100%吸氧。尽管可能出现氧中毒，但是没有研究证实单独高浓度吸氧会加重 ARDS 肺损伤。如果不及时纠正严重的低氧血症，则会危及患儿的生命安全。

(10)俯卧位通气：通过减少肺组织压缩，促进肺内液体移动，改善通气/血流值，明显增加氧合。PALISI 研究显示，俯卧位通气可显著改善急性肺损伤儿童的氧合，但是对脱离呼吸机天数、死亡率、肺损伤恢复时间、无肺外器官衰竭天数和认知功能损害等无显著改善。最近研究显示，俯卧位通气优于仰卧位通气，可以降低严重 ARDS 患儿的死亡率。Rival 等研究发现，俯卧位通气联合肺复张可显著改善氧合。

俯卧位通气主要用于治疗早期重度 ARDS($PaO_2/FiO_2<100$mmHg)，尤其对于 PEEP 水平＞10cmH$_2$O 患儿，2015 年指南不推荐将其作为常规治疗。如果无严重低血压和室性心律失常等禁忌证，可考虑俯卧位通气作为短期的抢救措施。需要注意预防婴儿猝死综合征、气道阻塞、低血压、呕吐和意外拔管。

(11)撤离机械通气：不同病种导致的呼吸衰竭儿童中，拔管失败率为 2%～20%，最常合并上气道水肿。对于儿科患儿（包括新生儿），预防使用糖皮质激素既能减少拔管后喘鸣的发生，又可减少再插管的次数。只要患儿一般情况好，神志清醒，有较强的咳痰能力，PEEP 降至 5cmH$_2$O 以下，FiO$_2$ 降至 40%以下，PaO$_2$＞60～70mmHg，即可停机。一旦达到撤机指征，应立即撤机，无须感染完全控制或病变完全恢复正常；避免加用经面罩机械通气“康复”或“过渡”或进行所谓的“序贯通气”。

4.高频振荡通气(HFOV)

是一种完全不同于传统机械通气的呼吸支持方式，气道内气体在设定的平均气道压力水平上进行高频振荡，从而产生小于解剖无效腔的潮气量（1～4mL/kg）和高通气频率（3～15Hz，即 180～900 次/分）。HFOV 通过较高的平均气道压持续维持肺泡开放，改善氧合；因其潮气量很小，能避免肺泡过度牵张，减少 VALI 发生。

Meta 分析显示，HFOV 虽可改善氧合但不能改善患儿病死率。2015 新指南推荐，在低氧性呼吸衰竭患儿的呼吸道平台压超过 28cmH_2O 而又没有胸壁弹性下降证据的情况下，HFOV 可作为一种替代的通气模式，且应被考虑在中重度儿童急性呼吸窘迫综合征(pARDS)患儿中使用。

在 HFOV 时，可调节的参数有 FiO_2、平均气道压力(MAP)、振幅及呼吸频率(1Hz、60 次/分)。参数调整需要根据患儿实际情况、胸部 X 线片和血气结果来进行。HFOV 参数初设时，应用稍高于常频通气时的 MAP(2～3cmH_2O)，以达到合适的肺容量(功能残气量)，保持肺泡扩张和良好的氧合。若氧合不满意，可每次 1～2cmH_2O 的幅度提高 MAP。FiO_2 可先设置为 100%，后根据患儿的血氧饱和度调整。振幅可先置于 30～35cmH_2O，以可触及良好的胸廓抬举为准，根据患儿的二氧化碳潴留情况调整。呼吸频率初设需按不同的年龄段设置(婴儿 10～15Hz，儿童 6～10Hz，成人 4～7Hz)，每次调整不超过 0.5～1.0Hz；吸/呼值通常为 0.33。每次调整好参数后，应及时复查血气，定期复查胸片。

当病情稳定好转后，使用 HFOV 的患儿很少直接撤机，通常转为常频机械通气。转为常频机械通气时，应考虑患儿原发病的治疗情况及氧合、通气状况。当原发病好转，FiO_2 降至 60%以下，MAP 降至 10～20cmH_2O，若能维持正常氧合，无二氧化碳潴留，可转为常频通气。

HFOV 的危险主要有肺泡过度膨胀、气漏。尽管气胸是应用 HFOV 的适应证，但是有报道 HFOV 气压伤总体发病率与常频通气相近或更高。在使用 HFOV 时，气道湿化不充分、MAP 过高、感染或气管供血减少，则可能出现呼吸道黏膜缺血坏死，导致坏死性气管支气管炎；使用较高的 MAP 可能会导致静脉回流减少而出现低血压，对于接受 HFOV 的患儿需加强对循环系统的监测。HFOV 可增加脑室内出血和脑室周围白质软化的机会，增加颅内出血的危险。HFOV 治疗早期过度通气会造成低二氧化碳血症，使脑血流减少，造成缺血性脑损伤，还存在继发呼吸机相关性肺炎、高浓度氧所致氧中毒的风险。

5.体外膜肺氧合(ECMO)

是重症 ARDS 的救援措施。目前静脉-静脉 ECMO 是较理想的选择，对新生儿、儿童的治疗效果优于成人。体外生命支持组织报道 1990—2010 年共 44 824 例用 ECMO 治疗患儿，接受 ECMO 的 ARDS 儿童存活率为 54%。2009 年英国的常规通气支持与 ECMO 治疗成人重型呼吸衰竭的多中心研究显示，ARDS 早期接受 ECMO 治疗 6 个月生存率 63%，而传统机械通气组 6 个月存活率仅 47%，对于严重 ARDS 接受高浓度氧吸入或较高压力支持治疗超过 7 天的患儿，ECMO 的疗效明显下降；建议 Murray 评分>3 或 pH<7.2 的成人重症 ARDS 有指征者早期进行 ECMO 治疗。在 2009 年 H1N1 大流行性期间，多个研究显示，采用 ECMO 治疗的成人和儿童严重 ARDS 存活率都在 70%以上，ECMO 能够降低严重 ARDS 患儿住院死亡率，改善远期预后。然而，对现有的 9 篇(包括 3 篇随机对照研究)文献的 Meta 分析表明，ECMO 不能改善成人 ARDS 的预后。2015 新指南建议，重度 ARDS 患儿如果呼吸衰竭被考虑是可逆的或适合进行肺移植的，应该考虑接受 ECMO；对可能从中获益的患儿不应做太多限制，但若其生存分析结果有限的话，则不建议使用。

6.体外二氧化碳清除技术（$ECCO_2R$）

能有效清除二氧化碳。目前临床上可选择无泵式体外肺辅助系统（pECLA）或低流速泵驱动静脉二氧化碳清除系统。

与单独使用小潮气量通气或高频通气相比，$ECCO_2R$ 能减少肺损伤和显著改善 ARDS 预后。Terragni 等以 pH 作为启动指征，当 ARDS 患儿平台气道压在 28～30cmH_2O 时，按每千克体重 1mL 降低潮气量直到平台气道压在 25～28cmH_2O，同时为保证清除二氧化碳和缓冲 pH，可以增加呼吸频率直到 40 次/分及每小时 20mmol 输注碳酸氢钠，如经过上述治疗后，pH 仍小于 7.25，立即启动 $ECCO_2R$。

7.非机械通气辅助治疗

（1）肺表面活性物质：ARDS 患儿多伴有肺表面活性物质（PS）减少或功能缺失，易引起肺泡塌陷。1980 年日本 Fuji-wara 等首次用牛 PS 治疗 10 例呼吸窘迫综合征新生儿获得成功。PS 能增强肺顺应性、减少呼吸功，维持肺泡稳定性，促进肺水清除，降低张力，对肺泡上皮细胞有保护作用。2005 年，Willson 等对 153 例 1～21 岁的 ARDS 患者采用 2 次经气管滴入 80mL/m^2 小牛 PS，显示小牛 PS 可显著增加氧合和降低病死率。但是，Meng 等 Meta 分析纳入 9 个临床试验共 2575 例 ARDS 患儿，给予外源性 PS 仅能改善给药后 24 小时内的氧合，并不能改善患儿死亡率，而且氧合超过给药后 120 小时，会有较高的不良反应发生率。此外，也尚未解决 PS 最佳用药剂量、给药时间和间隔等问题。外源性 PS 不能作为常规治疗。

（2）一氧化氮吸入：一氧化碳是内源性血管扩张剂。吸入一氧化氮可选择性扩张肺血管，显著降低肺动脉压，减少肺内分流，改善通气/血流值失调，同时具有抗炎的特性。Afshari 等 Meta 分析 14 个随机对照研究，共纳入 1303 例 ARDS 患儿，结果显示吸入一氧化氮仅能一过性提高开始 24 小时氧合，不能降低死亡率、缩短机械通气时间和住院时间，反而可能增加肾功能不全风险。2015 新指南推荐，吸入一氧化氮不作为儿童 ARDS 的常规治疗，可用于被证实有肺动脉高压或严重右心室功能不全的患儿和作为重度患儿的抢救措施或转换体外生命支持的桥梁。

六、监测

（1）监测所有 ARDS 患儿或者 ARDS 高危人群生命体征，评估潮气量及肺顺应性。

（2）有创通气的 ARDS 患儿，持续监测呼出潮气量和吸气压，避免损伤性肺通气。在压力控制模式时，以峰值压力为基础监测吸气压。在容量控制模式时，以平台压为基础监测吸气压。对于怀疑胸壁顺应性异常或有自主呼吸的患儿，评估吸气压要谨慎。监测流速-时间曲线和压力-时间曲线，检测呼气流量受限程度或人机是否不同步。在婴儿和低龄儿童中，应在气管插管末端监测呼气相潮气量，并对呼吸通路的顺应性进行适当补偿。

（3）监测氧合参数、严重程度评分及二氧化碳。监测 FiO_2、SpO_2、Paw 和 PEEP，评估 ARDS 的严重程度。根据 ARDS 严重程度、无创监测指标，调整监测血 pH 和 $PaCO_2$ 频率；不推荐采集外周静脉血气监测 ARDS 患儿病情。

(4)对于有创机械通气的儿童，建议采用呼气末二氧化碳-时间曲线、二氧化碳体积图和(或)经皮二氧化碳测量连续监测二氧化碳水平。

(5)至少每天对患儿的临床和生理条件进行评估，避免不必要的长时间机械通气，尽早脱离呼吸机。

(6)复查胸部影像学的频率要根据临床情况决定。

(7)血流动力学监测可用于评价机械通气及疾病对心功能的影响或氧转运情况。对疑似伴有心功能不全的ARDS患儿，建议完善超声心动图，评估心功能、前负荷状态及肺动脉压力。对于严重的ARDS患儿，要留置外周动脉导管，连续监测动脉血压和血气分析。

第三节　呼吸衰竭

呼吸衰竭是指由于各种原因导致的呼吸生理功能严重障碍而失代偿，使机体动脉血氧分压(PaO_2)降低和(或)二氧化碳分压($PaCO_2$)增加。儿童呼吸系统发育尚不充分，当受到各种致病因素损害时容易引起失代偿而发生呼吸衰竭。急性呼吸衰竭是儿科临床最常见的危重急症之一。

一、分类

1.按照发病时间和病情进展情况分类

可分为急性呼吸衰竭和慢性呼吸衰竭。慢性呼吸衰竭是由慢性呼吸系统疾病所致，如慢性阻塞性肺疾病、慢性肺纤维化、重度肺结核等。患者的呼吸功能损害是渐进性的，因此，呼吸功能障碍逐渐发生，而使机体出现缺氧或伴二氧化碳潴留。当机体有较长时间的代偿和适应仍能满足个人的生活及基本活动时称为代偿性慢性呼吸衰竭；当并发呼吸道感染或因其他因素所致代偿失调时，称为失代偿性慢性呼吸衰竭。

2.按照引起呼吸衰竭的原发病变部位分类

可以分为中枢性呼吸衰竭(神经中枢病变)、外周性呼吸衰竭(外周呼吸器官病变)和混合性呼吸衰竭(神经中枢及呼吸器官均有病变)。

3.按照动脉血气的结果分类

可以分为Ⅰ型呼吸衰竭和Ⅱ型呼吸衰竭。Ⅰ型呼吸衰竭又称为低氧血症型呼吸衰竭或换气障碍型呼吸衰竭，血气结果为PaO_2降低，见于肺实质严重损伤的各种病变。Ⅱ型呼吸衰竭又称为通气功能衰竭，血气表现为PaO_2降低的同时伴$PaCO_2$升高，见于各种肺内病变(呼吸道梗阻或生理无效腔增大)和肺外因素(中枢性呼吸衰竭、呼吸肌疾病、胸廓疾病)引起肺泡通气量不足。Ⅰ型呼吸衰竭患儿病情继续加重可转变为Ⅱ型呼吸衰竭，而Ⅱ型呼吸衰竭经治疗好转后，也可能转变为Ⅰ型呼吸衰竭并最终治愈。

二、病因

（一）气道梗阻

1.儿童常见的气道梗阻原因

(1)过敏反应：常见过敏原包括动物毛发、皮屑，蜜蜂或昆虫叮咬，食物（如坚果、鱼、虾、蟹及贝类），药物，花粉，植物等。过敏诱发气道黏膜发生血管神经性水肿导致呼吸道阻塞，引起通气功能障碍。

(2)化学灼伤：气道黏膜、肌层、软骨和浆膜组织结构被化学性物质（酸、碱）损害导致通气功能障碍。

(3)急性喉炎：多见于病毒、细菌感染。喉部黏膜发生炎症、水肿及炎症分泌物阻塞导致通气功能障碍。

(4)急性会厌炎：常见于B型嗜血流感杆菌（Hib）感染，也可见于其他细菌或病毒感染。会厌炎性肿胀阻塞气管导致通气功能障碍。

(5)烟火吸入灼伤：气道黏膜灼伤肿胀坏死导致通气功能障碍。

(6)异物吸入：儿童容易因为好奇或意外将异物吸入呼吸道，如花生、食物、气球残片、纽扣、硬币或小玩具等，阻塞气道导致通气功能障碍。

(7)扁桃体周围脓肿：多见于A组β型溶血性链球菌感染。巨大脓肿会阻塞气道导致通气功能障碍。

(8)咽后壁脓肿：儿童容易发生咽部淋巴组织化脓性感染，局部形成脓肿阻塞气道导致通气功能障碍。

(9)气管软化：原发性气管软化系软骨发育不良所致，继发性气管软化见于气管外的巨大血管压迫、气管食管瘘术后或长期气管插管的患儿。吸气时气管管径明显缩小导致通气功能障碍。

(10)创伤：儿童多动而且缺乏自我保护意识，容易发生颈部和上呼吸道创伤。

(11)声带病变：如声带严重水肿、发育异常。

(12)天性气道畸形：如后鼻孔闭锁，小下颌畸形（Pierre Robin 综合征），会厌畸形，喉部畸形、囊肿，气管畸形等。

（二）肺部及胸部疾病

新生儿期以呼吸窘迫综合征（RDS）、胎粪吸入综合征、气漏综合征、肺不张、肺出血、先天性膈疝、先天性乳糜胸、支气管肺发育不良、新生儿肺炎、支气管肺先天发育异常等为主要病因。儿童期以细菌或病毒感染性肺炎、闭塞性气管炎、毛细支气管炎、哮喘、张力性气胸、脓胸、血气胸等疾病常见。

（三）心脏疾病

严重先天性心脏病、严重心律失常、心肌炎、心内膜弹力纤维增生症等伴心力衰竭和肺水肿时容易导致呼吸功能不全甚至衰竭。

（四）神经系统及肌肉疾病

新生儿期的常见疾病包括严重窒息所致呼吸衰竭、早产儿频发呼吸暂停、严重颅内出血、破伤风、膈神经麻痹等。儿童期的常见疾病为脑炎、脑膜炎、惊厥持续状态、中枢神经系统畸形、脊髓病变、重症肌无力、药物中毒等。

（五）其他

严重营养不良，遗传性代谢病，中毒等。

三、发生机制

呼吸衰竭的主要病理生理改变是缺氧和二氧化碳潴留。

（一）通气功能障碍

气道内的病变，如气道黏膜肿胀，分泌物、血、异物堵塞，气道外的病变导致气道受压变形，严重时均会导致气道梗阻，使呼吸阻力明显增加，肺泡通气量下降。由于肺泡通气量决定了二氧化碳的排出速率，因此，当气道梗阻使肺泡二氧化碳排出减少时就会导致二氧化碳在肺泡内累积；同时，气道梗阻导致的通气功能障碍还会使肺泡通气量减少和吸入的氧减少，结果导致肺泡内氧分压降低。新生儿气道细小，毛细支气管缺乏平滑肌，气管和支气管壁软弱，更容易塌陷，使气道阻力增加。由于这些生理上的不足，即使气道黏膜只有轻微炎症和水肿，也会大大增加呼吸道阻力，在肺部疾病时更易于发生阻塞性通气功能障碍，因此新生儿极易发生急性呼吸衰竭。

通气功能障碍引起的肺泡内氧分压降低和二氧化碳分压增高会破坏肺泡-血液之间氧和二氧化碳气体交换的生理平衡状态，导致机体氧供应不足和二氧化碳排出不够。肺泡内的氧、二氧化碳与血液间的梯度决定了肺气体交换的效率。常用肺泡气体方程式来表示 FiO_2、$PaCO_2$ 与肺泡氧分压（P_AO_2）的关系：$P_AO_2=[FiO_2(760-47)]-PaCO_2/R$。R 为呼吸商（常为 0.8）。根据 P_AO_2 与 PaO_2 的差值可以分析呼吸衰竭程度。

（二）弥散障碍

肺泡内的二氧化碳与氧气通过分子弥散，顺着压力差的方向运动，肺泡毛细血管内游离的二氧化碳与氧气也通过分子弥散，顺着压力差的方向运动。在生理情况下，肺泡内的氧压力高于毛细血管内，因此氧气向着毛细血管内弥散；而二氧化碳的运动方向相反。二氧化碳和氧气的运动速度与肺泡膜两侧的气体分压差、单位时间内弥散量的大小、肺泡膜面积与气体弥散常数及血液与肺泡的气体接触时间相关。当肺实质病变时，如 RDS 时，肺泡膜增厚，弥散距离变大导致弥散量减小；肺炎时，肺泡壁由于炎性渗出而增厚，也会导致弥散距离增大，弥散量减小；另外血液与肺泡气体接触时间变短也会影响气体的弥散。由于二氧化碳的弥散能力很强，所以肺泡二氧化碳分压（P_ACO_2）几乎与 $PaCO_2$ 相同，而且肺实质轻度病变时对其影响很小。氧气的弥散能力明显弱于二氧化碳，因此，一般临床上肺组织病变导致气体的弥散功能障碍首先影响的是氧气。

（三）通气/血流值失调

肺泡内氧气通过弥散进入肺泡毛细血管，同时肺泡毛细血管内的二氧化碳弥散进入肺泡内，这个过程称为肺换气。换气过程能否顺利进行不仅与肺泡毛细血管内的氧气与二氧化碳分压梯度密切相关（这个压力梯度依赖于肺泡保持正常的通气量），还与肺泡毛细血管能否保持正常的血流速度密切相关。例如，当肺泡通气正常而肺泡的血流障碍(肺血管栓塞或肺灌注不良)时，尽管肺泡内的氧气和二氧化碳与肺泡毛细血管内的氧气和二氧化碳的压力能够保持平衡，但是完成了气体交换的血液量少于正常，而导致机体实际有部分血液未能完成气体交换，这种情况称为无效腔通气；又如，当肺泡通气不足(肺泡萎陷)而肺泡血流正常时，流经肺泡的血流中有部分不能进行气体交换，这种情况称为肺内分流。因此通气(V)与血流(Q)比值必须相互适应才能保证正常的气体交换。上述无效腔通气和肺内分流的情况会导致通气与血流比值(V/Q/)失调。在肺内分流情况下，由于二氧化碳的排出有可能通过肺泡通气的增加或缓冲系统所代偿，从而使得 $PaCO_2$ 无明显增加；但是未经肺氧合的分流血液的混入，可使 PaO_2 明显降低，此时必须吸入较高浓度的氧气才能纠正低氧血症。

(四)肺外分流

除呼吸系统本身病变所致的通气和弥散障碍所出现的低氧和高碳酸血症外，先天性心脏病或早期新生儿动脉导管和卵圆孔尚未解剖性关闭，当肺部疾病导致肺动脉压力增高(PPHN)时，可出现动脉导管和(或)卵圆孔水平的右向左分流。此时严重的低氧血症与肺部病变不成比例，一般吸氧难以纠正低氧血症。

四、临床表现

(一)呼吸困难

呼吸困难表现为不同程度的频率、节律和幅度改变。外周性呼吸衰竭主要表现为气促、辅助呼吸肌做功(点头样呼吸、鼻翼翕动、三凹征)，而疾病的终末期却表现为呼吸变浅，呈喘息样。中枢性呼吸衰竭主要表现为呼吸节律明显异常，出现潮式、间歇或抽泣样呼吸。

(二)发绀

发绀系缺氧所致。当动脉血氧饱和度低于 85%时，即可出现皮肤、黏膜发绀即临床所见的口唇、甲床发绀。

(三)精神神经症状

急性呼吸衰竭的精神症状较明显，缺氧和二氧化碳潴留均引起烦躁不安、意识障碍、精神错乱、狂躁、昏迷、抽搐等症状。症状轻重与呼吸衰竭发生速度有关。严重二氧化碳潴留可出现腱反射减弱或消失、锥体束征阳性等。

(四)循环系统症状

缺氧和二氧化碳潴留早期会引起心率增快，血压升高的代偿反应；严重缺氧和二氧化碳潴留会导致心排血量下降、血压降低、心律不齐、休克；还可引起肺动脉高压，引发右心衰竭，伴有体循环淤血体征。

(五)消化系统

严重呼吸衰竭会导致胃肠道黏膜充血水肿、糜烂渗血、应激性溃疡、消化道出血，还可引起肠麻痹，出现腹胀、呕吐；还会导致肝功能损伤、肝大。

(六)泌尿系统

由于肾小球及肾小管缺氧坏死可导致肾功能异常或衰竭，蛋白尿，管型尿，尿中出现红细胞。

（七）原发疾病的表现

引起呼吸衰竭的原发疾病不同，其临床表现各异，同时要注意有无需要紧急处理的呼吸系统急症，如张力气胸、大量胸腔积液、大片肺不张或大量痰堵等。

五、诊断和评估

（一）诊断及注意事项

血气分析是诊断呼吸衰竭的主要手段。但应该对患儿的病情全面评价，要根据病史、临床表现和其他检查手段做出全面的诊断分析，而不能只靠血气分析就做出最终诊断。另外，还要重视对患儿呼吸衰竭的持续评估。

呼吸衰竭的血气诊断标准：Ⅰ型呼吸衰竭，PaO_2 降低，儿童＜8.0kPa(60mmHg)，婴幼儿＜6.67kPa(50mmHg)。Ⅱ型呼吸衰竭，PaO_2 降低的同时伴 $PaCO_2$ 升高，儿童＞6.67kPa(50mmHg)，婴幼儿＞6.0kPa(45mmHg)。

具有引起呼吸衰竭潜在可能的原发病时，当患儿出现缺氧的临床表现就应该立即对患儿进行全面评估，强调及时获取和监测血气资料。对于突发性事件或意外事件，接诊时应该根据临床的缺氧表现及时做出临床诊断和处理，而不应该等待血气分析结果后才对患儿进行处理。

临床工作中注意不要轻易将气促患儿诊断为呼吸衰竭，虽然有时候患儿有呼吸困难和气短的感觉、鼻翼翕动、呼吸费力和吸气时胸骨上、下与肋间凹陷等临床表现，都反映呼吸阻力增大，患儿正在竭力维持通气量，但并不都代表呼吸衰竭。反之，患儿发生呼吸衰竭时不一定都有上述表现，呼吸衰竭早期或程度未到最重时呼吸频率以增快为主，伴有容易发现的呼吸困难，而呼吸衰竭终末期的患儿表现为呼吸减慢、微弱呈喘息样。尤其是中枢性呼吸衰竭以呼吸节律的改变为主，患儿呼吸困难的临床表现并不一定十分明显，而主要出现的是呼吸节律异常和意识改变，应该注意观察。

血气分析不仅是诊断呼吸衰竭的主要手段，而且也是病情评估的重要指标。但是在进行结果分析时一定要结合临床表现，尽可能排除各种可能的干扰因素，还要注意新生儿、婴幼儿的血气结果是否有其各自的特征。因此，不同年龄患儿呼吸衰竭的诊断应根据该年龄组血气正常值判断，忽略婴幼儿与儿童的不同，而应用同一标准诊断呼吸衰竭是不妥的，容易发生误判。

$PaCO_2$ 可以反映患儿的通气功能，当患儿通气功能障碍时 $PaCO_2$ 增高；PaO_2 反映换气功能，如果患儿肺换气功能障碍则 PaO_2 减低。如果 PaO_2 下降而 $PaCO_2$ 不增高提示患儿的当前状态为单纯换气障碍。$PaCO_2$ 增高提示患儿通气不足，同时可伴有一定程度 PaO_2 下降，此时不能简单地认为患儿合并有换气障碍，而应该计算肺泡/动脉氧分压差（P_AO_2/PaO_2）。还可以简便地计算 PaO_2 和 $PaCO_2$ 之和，如此值小于 14.6kPa(110mmHg)，包括吸氧患儿，提示患儿可能有换气功能障碍。

通气不足导致的呼吸衰竭，需要进一步区分是中枢性呼吸衰竭还是外周性呼吸衰竭。中枢性病变导致的通气不足常表现为呼吸节律异常，呼吸减弱、减慢；外周性病变（颈部、胸部各种器官病变)导致的通气不足,常见呼吸道梗阻,胸部呼吸幅度受限制,肺部气体分布不均匀等异常因素,患儿大都有明显的呼吸困难表现。

换气障碍所致的呼吸衰竭,需要根据吸入氧浓度与 PaO_2 的相关性进一步判断换气障碍的性质和程度。

(1)当吸入低浓度(30%)氧时,患儿的 PaO_2 即明显改善,为弥散功能障碍;如患儿的 PaO_2 有一定程度改善,为通气/血流值失调;如患儿的 PaO_2 无改善,为病理性的肺内分流。

(2)可以根据吸入高浓度(60%以上)氧后患儿 PaO_2 的改变,初步判断肺内分流量的大小。

还应注意对呼吸衰竭患儿病情进行全面评价。例如,要结合患儿的循环状况和血红蛋白含量对机体氧气运输能力做出评价。另外,患儿是否缺氧,不能只看 PaO_2,还要看组织的氧供应能否满足其代谢需要,所以需要结合血乳酸值进行判断,当组织缺氧时乳酸堆积,还可参考剩余碱(BE)的改变来判断有无组织缺氧。另外,要结合血气分析的其他指标(pH、HCO_3^- 等)对患儿进行综合判断,强调动态监测血气,结合患儿临床变化,及时了解患儿代偿情况。急性呼吸衰竭的代偿需要 5~7 天,因此,要注意患儿既往呼吸和血气改变,才能对目前病情做出准确判断。

新生儿呼吸衰竭的判断更为复杂,迄今尚无统一诊断标准,需要结合临床和实验室多方面的指标进行判断。临床表现为呼吸困难(呻吟、三凹征),中心性发绀,顽固呼吸暂停,肌张力明显降低,呼吸频率>60 次/分。血气分析指标包括:①在 FiO_2 为 100%时,PaO_2<60mmHg 或氧饱和度<80%。②$PaCO_2$>60mmHg。③动脉血 pH<7.25。还有人认为凡是需要接受机械通气(不包括 CPAP)的新生儿均可考虑有呼吸衰竭。

要注意,单凭血气分析结果中显示的血氧分压降低和(或)二氧化碳分压增加就定义新生儿呼吸衰竭是不够全面的。低氧可由呼吸衰竭引起,但也可以由先天性心脏病或心力衰竭所致,所以不能单纯以低氧血症就断定患儿需要呼吸支持。高碳酸血症是判断呼吸衰竭相对可靠的指标,$PaCO_2$ 进行性增高(>65mmHg)伴动脉血 pH 下降(<7.25)是可能需要辅助机械通气的指征。

(二)评估

1.临床评估

儿童,尤其是婴幼儿、新生儿的呼吸系统代偿能力有限,因此,呼吸衰竭的发生和进展常较迅速,不易早期被发现,所以早期认识呼吸衰竭很重要,只有早期发现或尽可能预测呼吸衰竭,才能避免气体交换障碍的发生和恶化。当怀疑患儿有呼吸衰竭时,应对患儿的通气状态进行快速评估,包括呼吸运动的强弱、呼吸频率、是否存在上呼吸道梗阻。此外,要注意患儿是否存在低氧及高碳酸血症时引起的意识状态改变,如少哭少动、嗜睡与激惹等。在处理已出现的呼吸衰竭伴低氧时,不必等待患儿只吸空气(21%氧)状态下的血气分析结果,而应该立即纠正低氧血症,并针对引起呼吸衰竭的原发病进行诊断和治疗。

2.肺气体交换状态评估

PaO_2 降低和 $PaCO_2$ 增高伴 pH 降低是诊断呼吸衰竭的重要指标,可反映通气和氧合状态。但 PaO_2 还可能受心脏右向左分流的影响,而 $PaCO_2$ 可能在慢性碱中毒时代偿性增加,这些情况本身并非呼吸系统问题，因此，不能仅仅凭血气分析指标异常就诊断为呼吸衰竭。当患儿因呼吸衰竭需要用氧时，单凭 PaO_2 不能完全反映患儿低氧程度和判断肺部病变的恶化或好转，此时应结合患儿 FiO_2 值进行评估，如肺泡-动脉氧分压差（$A\text{-}aDO_2$），$A\text{-}aDO_2=(713mmHg\times FiO_2)-[(PaCO_2/0.8)+PaO_2]$。当肺弥散功能正常时，肺泡氧分压（$P_AO_2=713mmHg\times FiO_2-PaCO_2/0.8$）与 PaO_2 的差值很小（<10mmHg），而肺部疾病严重时，会影响气体弥散，此时 P_AO_2 与 PaO_2 差值增大。另外，当存在肺内或肺外（心脏水平）分流时，也是如此，差值越大提示疾病程度越重。因此，该指标可以作为病情转归的动态评估指标。

综上所述，在评估氧合状态时需要同时考虑 PaO_2 和给氧浓度，而 $A\text{-}aDO_2$ 能反映呼吸衰竭的严重程度及其变化趋势，并能做出定量判断。另外，在临床上还可以用 P_AO_2/PaO_2 值或 P_AO_2/FiO_2 值作为呼吸衰竭严重程度的评估指标，其意义与 $A\text{-}aDO_2$ 类似，P_AO_2/PaO_2 值或 P_AO_2/FiO_2 值越小提示肺部疾病越重。

动脉血 $PaCO_2$ 水平可以直接反映肺泡通气量的状态，它受 FiO_2 的影响很小。$PaCO_2$ 显著增高往往是需要机械辅助通气的指征。判断是代谢性酸碱平衡紊乱还是呼吸性酸碱平衡紊乱时，需要结合血 pH 与 $PaCO_2$ 才能得出正确判断，这对呼吸衰竭的正确评估也十分重要。

六、治疗和预后

（一）病因治疗

针对引起呼吸衰竭的直接病因，采取各种有效措施。特别是要促进那些引起呼吸衰竭的病变的恢复，如肺炎时感染的控制、中枢神经疾患的脑水肿治疗、ARDS 患儿的肺水肿治疗等。原发病不能立即解除的，改善血气的对症治疗有重要作用；但呼吸功能障碍不同，侧重点亦异。呼吸道梗阻患儿的重点在改善通气，ARDS 患儿重点在换气的改善，而对肺炎则应兼顾两方面。因此，正确的诊断是合理治疗的前提，只有对患儿呼吸衰竭病理生理特点有明确的了解，才能把握不同病情特点，采取不同的治疗方案。

（二）氧疗

对于呼吸功能不全者，吸入低-中浓度氧（0.3～0.5）数小时，可以提高血氧饱和度（SO_2>90%），急性缺氧用中等浓度氧（0.4～0.5），慢性缺氧给低浓度氧（0.3～0.4）。呼吸衰竭患者吸入氧 12～24 小时，可以解除低氧血症，发绀和呼吸困难逐渐消退。长时间吸入低浓度氧一般不会产生严重不良反应。但吸入氧大于 80%，24～48 小时可以导致气道炎症和水肿，甚至严重的气道黏膜过氧化损伤。血氧水平过高，可以导致视网膜病变。动脉氧水平的提高必须和缺氧症状的改善相联系，因组织摄取氧的能力受到氧解离曲线、血红蛋白水平、心排血量等因素影响。

（三）气道管理

保持呼吸道湿化和雾化，防止气道上皮细胞过于干燥而变性坏死。清除气道分泌物可以采用拍背、气道雾化等方法，也可以使用沐舒坦等药物化痰。对于先天性或获得性气道发育导致通气障碍者或二氧化碳潴留者，应给予气管插管、机械通气和必要的手术处理，目的为解除气道阻塞、修复瘘管等先天性畸形。气管插管后小儿应每隔 1～2 小时向气管滴入生理盐水，然后行负压气道吸引。

(四)机械通气

1.一般参数设置原则

调节潮气和通气频率,保持通气量相对稳定,控制 $PaCO_2$ 在 4.7～6kPa(35～45mmHg)。新生儿和小于 3 个月的婴儿通气频率 40～50 次/分,幼儿为 30～50 次/分,儿童为 20～40 次/分。容量控制或压力控制时的通气潮气量在 6mL/kg。如果 FiO_2＞40%方能够维持 SO_2＞85%,应将呼气末正压(PEEP)设置在 2～4cmH_2O。

2.机械通气效果判断

对于肺泡通气量与血氧合状况是否合适,采用以下公式可以判断潜在通气和换气效率:$a/A(PO_2)-PaO_2/P_AO_2$,其中 $P_AO_2=FiO_2\times(PB-PH_2O)-PaCO_2/R$,$P_AO_2$ 为肺泡气氧分压,PB 为海平面大气压(760mmHg),PH_2O 为肺泡汽水蒸发分压(47mmHg),R 为呼吸商(0.8)。如果 a/A＞0.5,正常或轻度呼吸功能不全;a/A＜0.5,呼吸衰竭或严重呼吸功能不全;a/A＜0.3,严重呼吸衰竭,可以有呼吸窘迫。

3.过度通气

目前不主张采用过度通气的方法,因可能对于新生儿和婴幼儿带来脑血流显著下降,诱发缺血缺氧性脑损伤。对于通气效果不佳者,可以容许存在高碳酸血症,即 $PaCO_2$ 能够保持在 7～9kPa(50～65mmHg),而不必调高通气潮气量和气道峰压。必要时可以考虑将通气频率加快到 50～70 次/分,以增加分钟通气量。

(五)应用呼吸兴奋剂

对于中枢性急性呼吸衰竭,可以使用尼可刹米(可拉明)、盐酸洛贝林(山梗菜碱)等药物兴奋呼吸中枢,但疗效不持久,使用时必须确定气道通畅,新生儿一般不用。尼可刹米(可拉明)肌内、皮下或静脉注射,患儿小于 6 个月 75mg/次,1～3 岁 125mg/次,4～7 岁 175mg/次。盐酸洛贝林皮下或肌内注射 1～3mg/次,静脉注射 0.3～3mg/次,必要时间隔 30 分钟可重复使用。

(六)降低颅内压

遇有脑水肿时,原则上采用"边脱边补"的方式,控制出入液量,达到轻度脱水程度。常用药为甘露醇,静脉推注每次 0.25～0.5g/kg,间隔 4～6 小时重复应用。一般用药后 20 分钟颅内压开始下降。或采用甘露醇-甘油/氯化钠(复方甘油)(0.5～1.0g/kg)交替应用,间隔 4～6 小时,直至症状缓解可逐渐停药。利尿剂多采用呋塞米,肌内或静脉注射,每次 1～2mg/kg,新生儿应间隔 12～24 小时。主要不良反应为脱水低血压、低血钠、低血钾、低血氯、低血钙等。已经存在水、盐电解质紊乱者应注意及时纠正。

(七)纠正酸中毒

1.呼吸性酸中毒

呼吸衰竭时的主要代谢失平衡是呼吸性酸中毒。一般应保持气道通畅,兴奋呼吸,必要时采用机械通气方式,降低组织和循环血中的二氧化碳。

2.代谢性酸中毒

采用碱性药物如碳酸氢钠,通过中和体内固定酸,提高血浆 HCO_3^-,纠正酸中毒。此外,酸中毒可以刺激气道痉挛和降低支气管扩张剂的作用，碳酸氢钠可以缓解支气管痉挛。低氧和酸中毒可以导致心肌麻痹及肺内小血管痉挛，补充碳酸氢钠可以起强心和舒张肺内血管作用，有利于改善肺内血液灌流。一般应用5%碳酸氢钠，剂量为每天2～3mmol(3～5mL)/kg(1mL=0.6mmol)，先用半量(1～1.5mmol/kg)。计算方法：HCO_3^-(mmol)=0.3×BE×体重(kg)。静脉滴注或缓慢推注时，可以将碳酸氢钠用乳酸-林格液或葡萄糖生理盐水稀释为1.4%浓度，以降低碱性液对静脉血管的刺激。如果补充碱性液过快或没有及时改善通气和外周循环，可能产生代谢性碱中毒，可以导致昏迷和心搏停止。在出现代谢性碱中毒时，可以迅速适当降低通气量产生呼吸性酸中毒、补充生理盐水或给予口服氯化铵、静脉注射或口服氯化钾纠正。

（八）强心药和血管活性药、利尿剂

在持续低氧血症并发心力衰竭时可使用洋地黄制剂、利尿剂、血管张力调节制剂等。

1.毛花苷C(西地兰)和地高辛

在呼吸衰竭时心肌缺氧，容易导致洋地黄中毒，应考虑减少其用量。

2.多巴胺和多巴酚丁胺

兴奋心脏β_1受体，扩张肾、脑、肺血管，增加肾血流量和尿量，为休克和难治性心力衰竭的主要药物。其半衰期非常短，必须连续静脉滴注。多巴胺2～10μg/(kg·min)，多巴酚丁胺2～20μg/(kg·min)，可以联合应用，从低剂量开始。

3.酚妥拉明

为α受体阻滞剂，可以直接扩张外周小动脉和毛细血管，显著降低周围血管阻力及心脏后负荷，提高心排血量。适用于低氧引起的肺血管痉挛、重症肺炎、急性肺水肿、充血性心力衰竭等疾病时的呼吸衰竭。剂量为静脉滴注0.1～0.3mg/次，用5%～10%葡萄糖盐水稀释，每分钟2～6μg速度滴入。应用中注意纠正低血压和心律失常，在伴有中毒性休克时应补充血容量。

4.一氧化氮(NO)吸入

新生儿低氧性呼吸衰竭伴持续肺动脉高压，可以吸入NO治疗。起始剂量为10～20ppm，3～6小时，随后改为5～10ppm，可以维持1～7天或更长时间，直到缺氧状况根本缓解。

5.利尿药

在呼吸衰竭伴急性肺水肿、急性心力衰竭时，可以应用呋塞米促进肺液吸收、减轻心脏负荷。

（九）预后

采取积极有效措施，治疗基础疾病及诱发因素，缓解缺氧与二氧化碳潴留，防止并发症。Ⅰ型呼吸衰竭旨在纠正缺氧，Ⅱ型呼吸衰竭还需提高肺泡通气量。因此，保持呼吸道通畅，积极控制感染和合理给氧是抢救呼吸衰竭患儿的主要措施，及时去除原发病或诱因，可以缓解病情。慢性呼吸衰竭经治疗一般可以缓解病情，关键是预防。合并两个以上脏器功能衰竭者、年轻幼小者、合并营养不良、伴有惊厥、昏迷者病死率高。

七、预防及护理

（一）预防

要积极治疗导致呼吸衰竭的疾病，治疗休克和严重感染时，要控制输液速度和出入量平衡，避免长时间吸入高浓度氧，是防止急性呼吸衰竭的有效措施。血液气体微量分析的临床应用，可借以观察其动态改变，有助于早期发现异常，分析病因，及时处理，以抢救生命。

（二）护理

1.密切观察病情

监测呼吸与心血管系统，包括观察全身情况，呼吸频率、节律、类型，以及心率、心律、血压及血气分析结果。观察皮肤颜色、末梢循环、肢体温度等变化。

2.保持呼吸道通畅

(1)协助排痰：鼓励清醒患儿用力咳痰，对咳嗽无力的患儿定时翻身拍背，边拍背边鼓励患儿咳嗽，使痰易于排出。

(2)吸痰：无力咳嗽、昏迷、气管插管或气管切开的患儿，应定时给予吸痰。吸痰前充分给氧。动作需轻柔，负压不宜过大，吸痰时间不宜过长。

(3)湿化与雾化吸入：可用加温湿化器，亦可用超声雾化器，湿化呼吸道，同时加入解痉、消炎、化痰药物，每日数次，每次15～20分钟，有利于痰液排出。

3.合理给氧

一般采用鼻导管、口罩、头罩或面罩给氧，通常应给低流量(1～2L/min)、低浓度(25%～30%)持续吸氧。在严重缺氧、紧急抢救时，可用高浓度高流量吸氧。但持续时间以不超过4～6小时为宜。

参考文献

1.王辰.呼吸康复基础教程(翻译版).北京:人民卫生出版社,2019.

2.庚俐莉.呼吸科急危重症救治手册.郑州:河南科学技术出版社,2019.

3.陈荣昌.呼吸与危重症医学(2017—2018).北京:中华医学电子音像出版社,2018.

4.贺蓓,周新.呼吸系统疾病诊疗基础.北京:中国医药科技出版社,2018.

5.王辰,陈荣昌.呼吸支持技术.北京:人民卫生出版社,2018.

6.梁名吉.呼吸内科急危重症.北京:中国协和医科大学出版社,2018.

7.戴元荣,李兴芳,陈张琴.临床呼吸内科常见病诊治.上海:上海交通大学出版社,2017.

8.王洪武,金发光,柯明耀.支气管镜介入治疗.北京:人民卫生出版社,2017.

9.孙红霞.睡眠呼吸暂停低通气综合征防治.北京:科学出版社,2017.

10.吴秋歌.常见呼吸病诊断与治疗精要.长春:吉林科学技术出版社,2016.

11.刘芳,陈华文,路光明.临床呼吸病学.武汉:湖北科学技术出版社,2016.

12.刘莹.呼吸内科诊疗基础与临床处置要点.长春:吉林科学技术出版社,2016.

13.李钊.呼吸科急症与常见病治疗学.长春:吉林科学技术出版社,2016.

14.丁国正.呼吸内科诊疗进展.长春:吉林科学技术出版社,2016.

15.韩颖萍.实用呼吸病临床手册.北京:中国中医药出版社,2016.

16.白春学,蔡柏蔷,宋元林.现代呼吸病学.上海:复旦大学出版社,2014.

17.何权瀛.呼吸内科.北京:中国医药科技出版社,2014.

18.李轶伦.间质性肺疾病的影像学进展.继续医学教育,2019,33(4):139-141.

19.沈丽莎,周建英.肺癌与常见呼吸系统合并症的处理.中国实用内科杂志,2019,39(5):412-415.

20.黄艳,朱毅.非吸烟间质性肺炎患者气道功能状态评估.南京医科大学学报(自然科学版),2019,39(7):993-996.

21.任涛,唐以军,王梅芳,等.弥漫性肺疾病70例临床报道.中华保健医学杂志,2019,21(6):535-538.

22.朱杰.肺特发性间质性肺炎与结缔组织病相关性间质性肺疾病的比较分析.基层医学论坛,2019,23(13):1840-1841.

中国国家
人文地理

《中国国家人文地理》编辑委员会

《中国国家人文地理》宁夏回族自治区编纂指导委员会

《中国国家人文地理·银川》编辑委员会

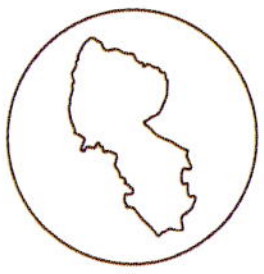

目 录

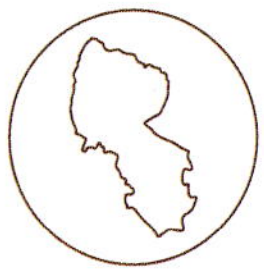

总 序

《周易》曰:“观乎人文，以化成天下”“仰以观于天文，俯以察于地理，是故知幽明之故”。察地理、观人文，体现的是中华民族对自然环境和社会人文的关注，是道法自然与教化天下的情怀。

中华民族有 5000 多年连绵不断的文明史，而承载中国历史文化的地理空间是广袤复杂的。在一个辽阔的地域上，由于地理环境、人群构成、社会历史发展进程的不同，自然、经济、人文、社会等诸方面存在着明显的地域差异，也孕育了不同特质、各具特色的地域景观。

中国是一个统一的多民族国家，中华文化是丰富多彩又浑然一体的文化。一方水土养一方人，一方水土孕育一方文化，一方文化影响一方经济、造就一方社会。不同个性特质、各具鲜明特色的地域文化，不仅是源远流长的中华文化的有机组成部分，也是中华民族的宝贵财富。地域文化的发展既是地域经济社会发展不可忽视的重要组成部分，又是地方经济社会发展的窗口和品牌，已成为增强地域经济竞争能力和推动社会快速发展的重要力量。

这套《中国国家人文地理》丛书，以地级行政区域为地理单位，从时间和空间两个维度，以历史为线索，以地理为载体，权威、立体、详细地展现地域的历史文化、人文资源、地理国情、生态环境以及经济社会发展，并归纳提炼出特色地域文化，打造城市名片，可以称得上是一部区域的“百科全书”，对提升城市软实力，扩大对外影响力，助推地方经济和社会发展具有重要意义。其实，这套丛书的意义远远超出地理区域，它展示和讲述的虽然只是一个个具体的局部，但它为人们提供了一个个不同的视角、一个个不同的出发地，让人们多角度地去认识一个多元一体化的伟大国度，从而生动具体地领略它的包容博大、多姿多彩、生机勃勃。正因为如此，这套丛书绝非地域推介的集成，而是一套从个性出发，了解我们国家全貌、民族完整历史的教科书。丛书将文字、图片、地图、信息图表相融合的设计，为传统的图书注入了新的视觉体验，以雅俗共赏的方式将中华文化和各地人文地理的精华呈现给社会大众，为读者带来了一份精彩的文化大餐。

这套丛书从策划到执行，都得到了中央、国家有关部委和地方各级政府的大力支持，并已列入“十三五”“十四五”时期国家重点出版物出版专项规划和国家重大出版工程，这体现了国家对它的认可和重视。丛书的出版，必将充分发挥出版记录历史、传承文明、宣传真理、普及科学、资政育人的功能，为弘扬中华优秀传统文化，增强中华文化软实力，扩大中华文化影响力，建设社会主义文化强国作出重要贡献，并为中华文化走出去提供助力。

编撰《中国国家人文地理》丛书是新时代文化领域的一件大事。因此，我欣然为这套丛书作序，并相信全国将会有更多的城市陆续参与到这一大型图书工程中来，共同讲好中国故事，传播好中国声音，凝聚中国力量，建设美丽中国，为中华文化增色添彩。

第十一届全国政协副主席

序

党的十八大以来，习近平总书记两次来宁夏视察，擘画建设经济繁荣、民族团结、环境优美、人民富裕美丽新宁夏的宏伟蓝图，赋予宁夏努力建设黄河流域生态保护和高质量发展先行区的重大使命。银川全力以赴扛起重大政治责任和历史使命，坚决落实党中央、自治区党委及自治区政府决策部署，完整、准确、全面贯彻新发展理念，融入新发展格局，以勇于创新、敢为人先的引领者姿态，奋力书写新时代黄河流域生态保护和高质量发展先行区的银川篇章，先后荣获中国“十大大美之城”、全国文明城市、全国创新驱动示范城市、全国营商环境标杆示范城市、中国投资热点城市等多项称号，一幅大美银川画卷正徐徐展开。

银川之美，美于得天独厚的生态环境。银川东临九曲奔流的黄河，西依雄浑巍峨的贺兰山，湖泊湿地与层峦叠嶂相映成趣，大漠落日与翠湖连天兼美并存，既有江南的灵秀灵动，也有西北的雄伟雄奇。200多处面积总和约为650平方千米的大小湖泊湿地星罗棋布，历史上享有“七十二连湖”之名，素有“塞上湖城”“黄河明珠”之美称。银川深入践行“绿水青山就是金山银山”的理念，大力实施生态优先战略，在全国率先以立法形式设立“黄河流域生态保护主题宣传实践月”，统筹推进山水林田湖草沙系统治理，持续推进“四尘”同治、“五水”共治、“六废”联治，编制“一河一山一滩”保护修复方案，建成区绿化覆盖率、绿地率、人均公园绿地面积位居全国前列。依托优美的生态环境和深厚的文化底蕴，银川旅游以“宁夏二十一景”为主脉，以主城区为核心，以黄河生态文旅岸线精品带和贺兰山东麓生态文旅廊道为两翼，打造“贺兰山上有风景、黄河岸边有文化、银川城里有故事”的城市文化旅游品牌形象。今日之银川，天更蓝、地更绿、水更美，绿色生态底色更加浓郁。

银川之美，美于活力迸发的创新发展。这方热土，因实干而朝气蓬勃；这座城市，因活力而光芒四射。银川大力实施创新驱动发展战略，凝聚起加快建设创新发展引领市的强大合力，聚力发展新材料、新能源、新食品“三新”产业，加快打造世界葡萄酒之都、中国新硅都、算力之都、智能终端材料和半导体材料生产基地、新型电池生产基地、枸杞精深加工基地、高端奶产业基地、能源转型示范基地“三都五基地”，构筑起高质量发展的“四梁八柱”。银川科技创新能力不断加强，大型水轮机叶片铸造技术世界一流，G12 硅棒长度超过引晶物理极限……产业发展的含金量、含绿量、含新量持续提升，在全国乃至世界前沿并跑领跑。银川累计培育了全区 50% 以上的科技型企业，搭建了全区 60% 以上的科技创新平台，拥有全区 70% 以上的高校院所，集聚了全区 80% 的科技人才，这些都是推动产业快速升级和银川高质量发展的“硬核”力量，成为银川拼经济、强首府、惠民生、快发展的信心所在、底气所在。今日之银川，产业动能更强、活力更足、底色更好，为高质量发展注入新动力。

银川之美，美于宜居宜业的幸福家园。岁月在这里隽永，生活在这里悠然，激情在这里澎湃，欢喜在这里绵长。银川是百姓诗意安居的幸福家园，大力推进城市更新行动，深入实施交通疏堵、功能完善等“五大工程”，持续擦亮民生“十心实事”品牌，推进健康银川建设，全力办好人民满意的教育，不断提升基层治理效能……银川是就业创业者奋发有为的圆梦热土，持续深化行政审批制度改革和优化营商环境，建立“独任审批师”队伍，打造“一件事、一个人、一次办”的行政审批新模式；启动“十万大学生留银川专项行动”，筑巢引凤持续擦亮“人才兴市”招牌，连续两年获得“中国年度最佳引才城市”殊荣。城市的街巷弥漫着温暖的光芒，霓虹灯下的繁华夜市散发着诱人的香气，那里是人们聚集、交流、分享快乐的地方；小巷深处每一扇窗户都敞开着对生活的热爱，每一座楼宇都是居民梦想的延伸。今日之银川，城市更美丽、更宜居、更温馨，人民群众的幸福感和获得感不断增强。

银川之美，更美于一代代银川人奔流到海的生生不息和敢为人先的久久为功。闽宁镇是习近平总书记当年亲自提议、亲自命名、亲自推动建设的东西部扶贫协作示范点。一批又一批移民踏上这片戈壁滩，靠着愚公移山的艰苦奋斗精神，把脱贫致富的史诗写在大地之上。一批又一批福建挂职干部、企业、社会组织将热血播撒在这片戈壁滩上，挂职干部带货直播，技术专家田间授课，支教老师俯身育苗，支医青年救死扶伤。在这里处处都是福建宁夏血浓于水的山海深情，时时都有东西协作脱贫攻坚的创新实践。让昔日天上无飞鸟、地下不长草、十里无人烟、风吹沙粒跑的“干沙滩”，变成了现在绿树成荫、良田万顷、经济繁荣、百姓富裕的“金沙滩”。2021 年 2 月 25 日，在全国脱贫攻坚总结表彰大会上，习近平总书记向闽宁镇亲授“全国脱贫攻坚楷模”牌匾，闽宁镇书写了中国减贫奇迹的银川精彩篇章。银川全面推进乡村振兴，继续坚持在“产业兴旺、生态宜居、乡风文明、治理有效”上统筹发力、持续用力，打造农村人居环境示范样板村 18 个，宜居宜业和美乡村 6 个。今日之银川，农业更强、农村更美、农民更富，绘就塞上“富春山居图”。

潮平两岸阔，风正一帆悬。银川将牢记嘱托、真抓实干，始终坚持把新发展理念贯穿各项事业发展全过程，充分发挥首府示范引领、辐射带动、服务保障“三个作用”，聚力“三新”产业，奋力打造“三都五基地”，以国际化、生态化、城市化的视野，不断提供创富的机遇，吸引越来越多的投资者和企业来到这里投资兴业，让更多怀揣梦想的人来这里创业定居，实现我们共同的宜居之梦、创富之梦、聚银之梦。

《中国国家人文地理·银川》编辑委员会

2023 年 12 月

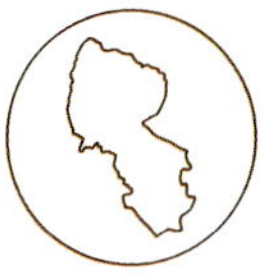

银川名片

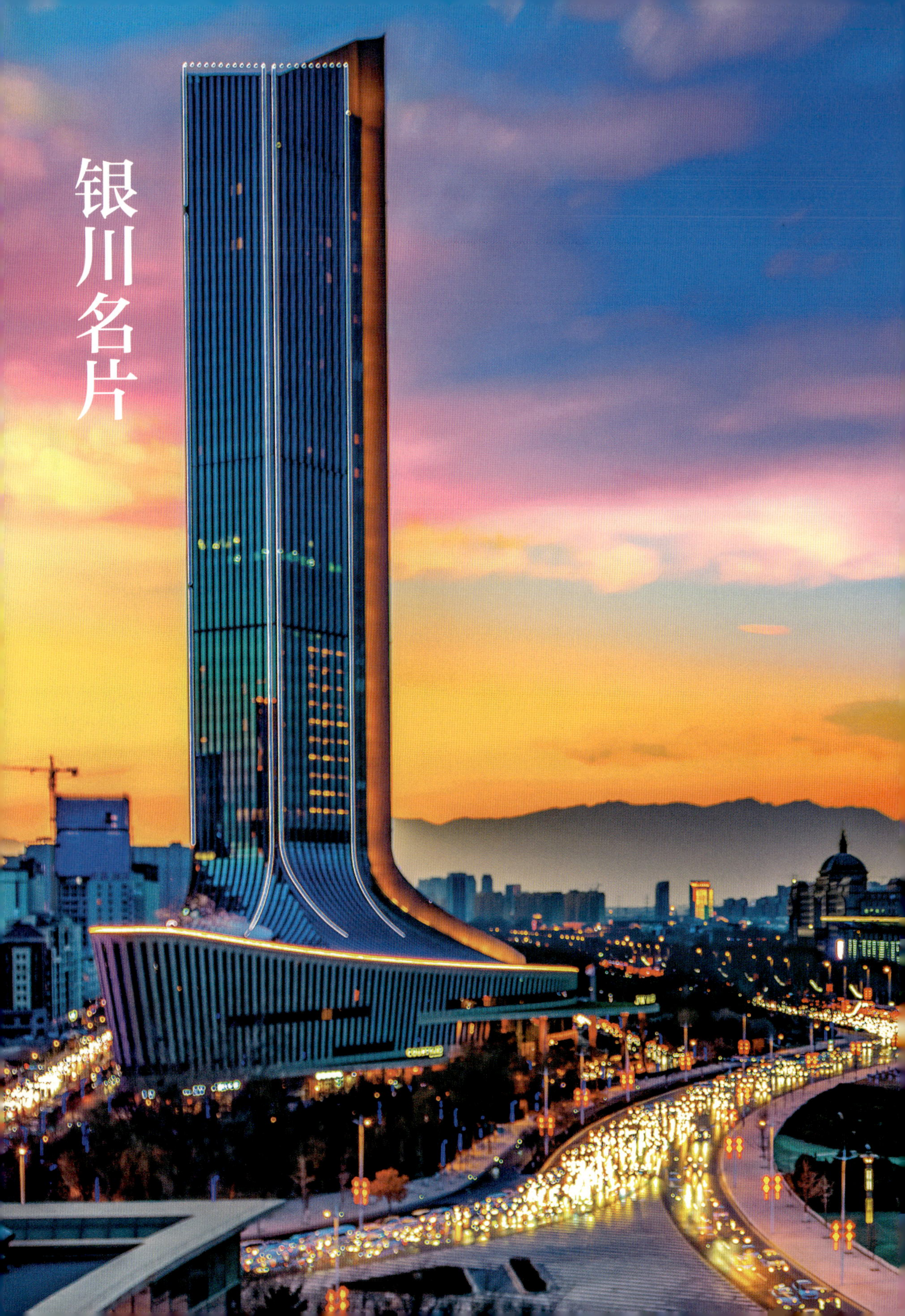

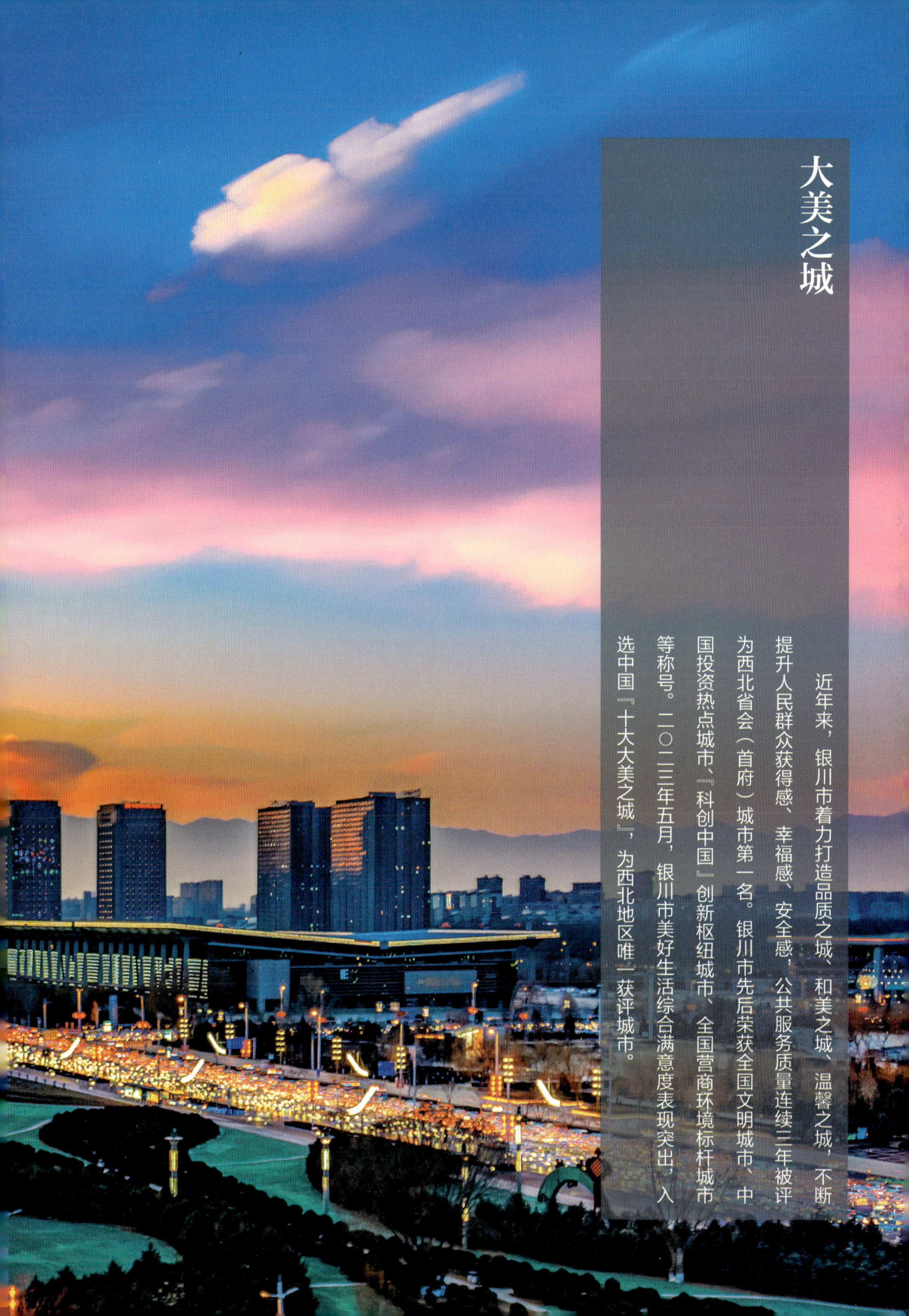

大美之城

近年来，银川市着力打造品质之城、和美之城、温馨之城，不断提升人民群众获得感、幸福感、安全感，公共服务质量连续三年被评为西北省会（首府）城市第一名。银川市先后荣获全国文明城市、中国投资热点城市、『科创中国』创新枢纽城市、全国营商环境标杆城市等称号。二〇二三年五月，银川市美好生活综合满意度表现突出，入选中国『十大大美之城』，为西北地区唯一获评城市。

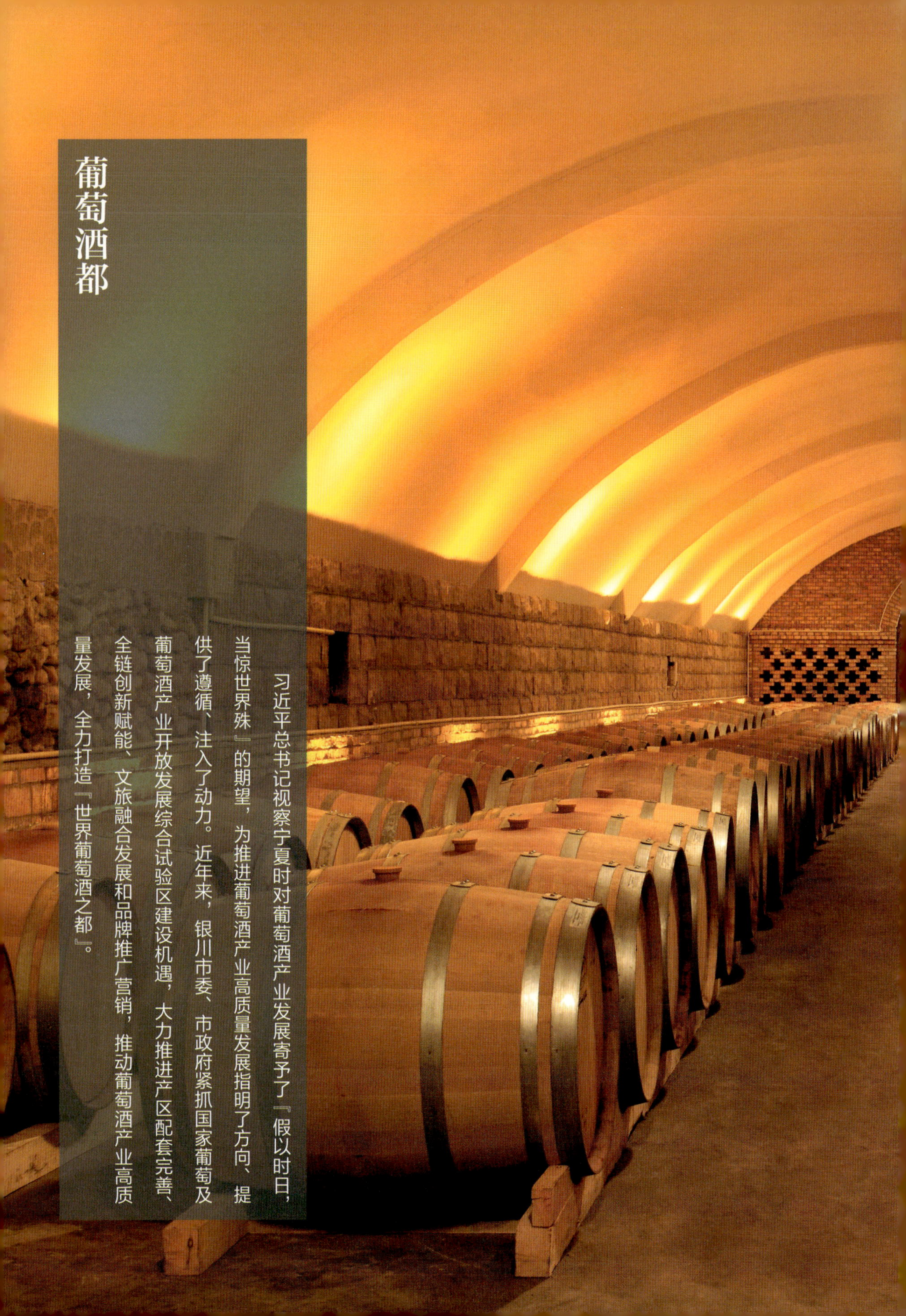

葡萄酒都

习近平总书记视察宁夏时对葡萄酒产业发展寄予了『假以时日，当惊世界殊』的期望，为推进葡萄酒产业高质量发展指明了方向、提供了遵循、注入了动力。近年来，银川市委、市政府紧抓国家葡萄及葡萄酒产业开放发展综合试验区建设机遇，大力推进产区配套完善、全链创新赋能、文旅融合发展和品牌推广营销，推动葡萄酒产业高质量发展，全力打造『世界葡萄酒之都』。

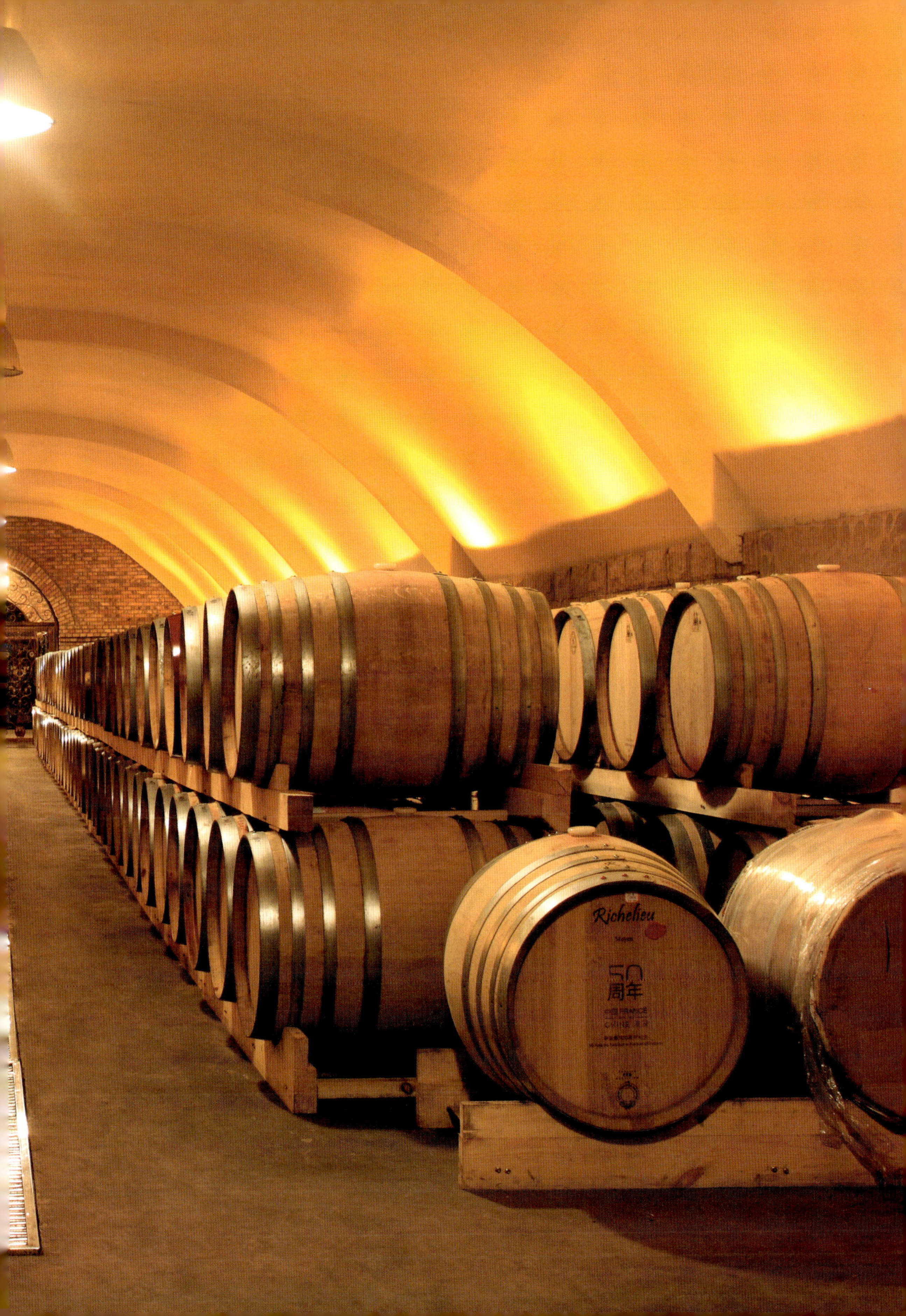
Richelieu
50
周年

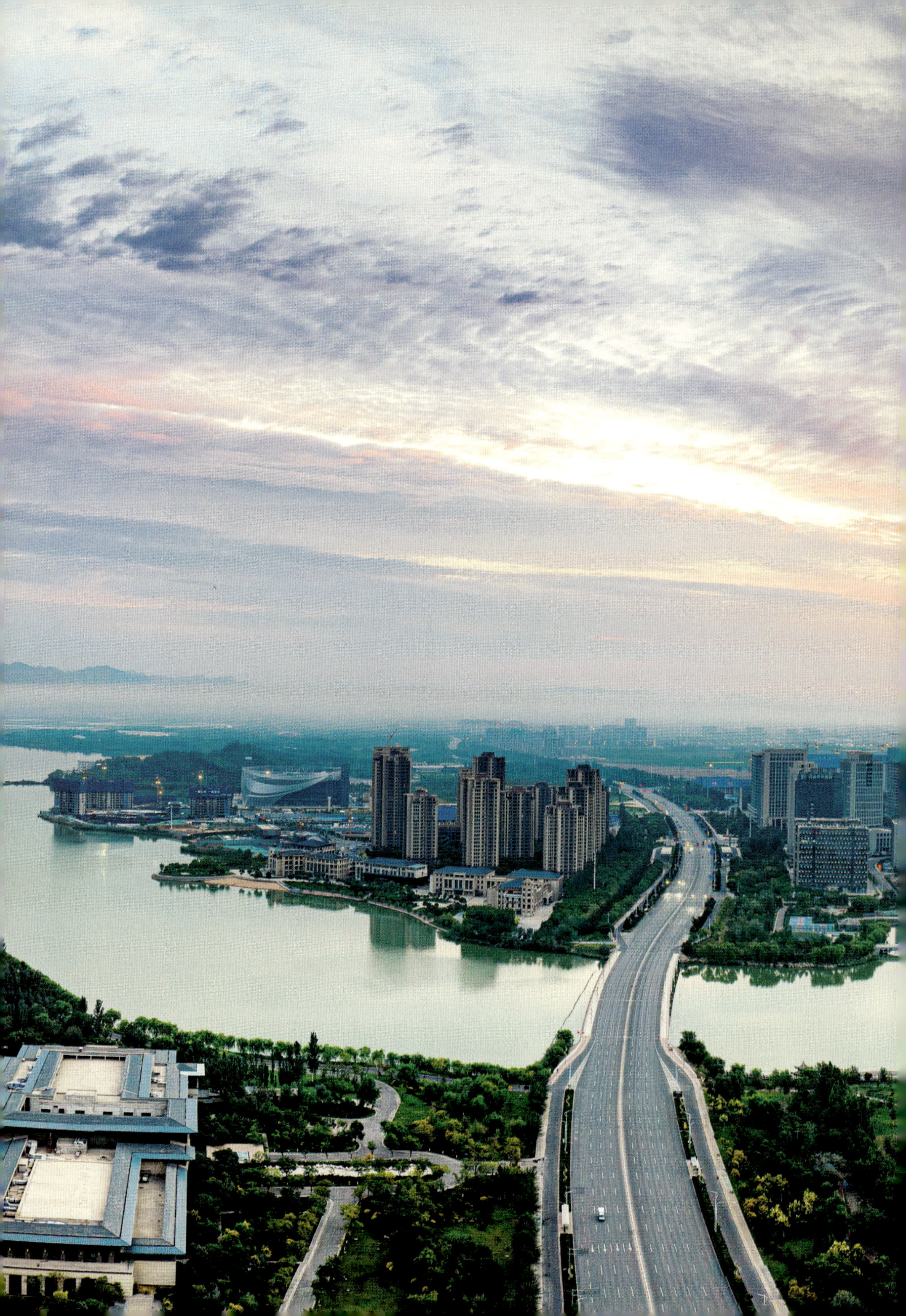

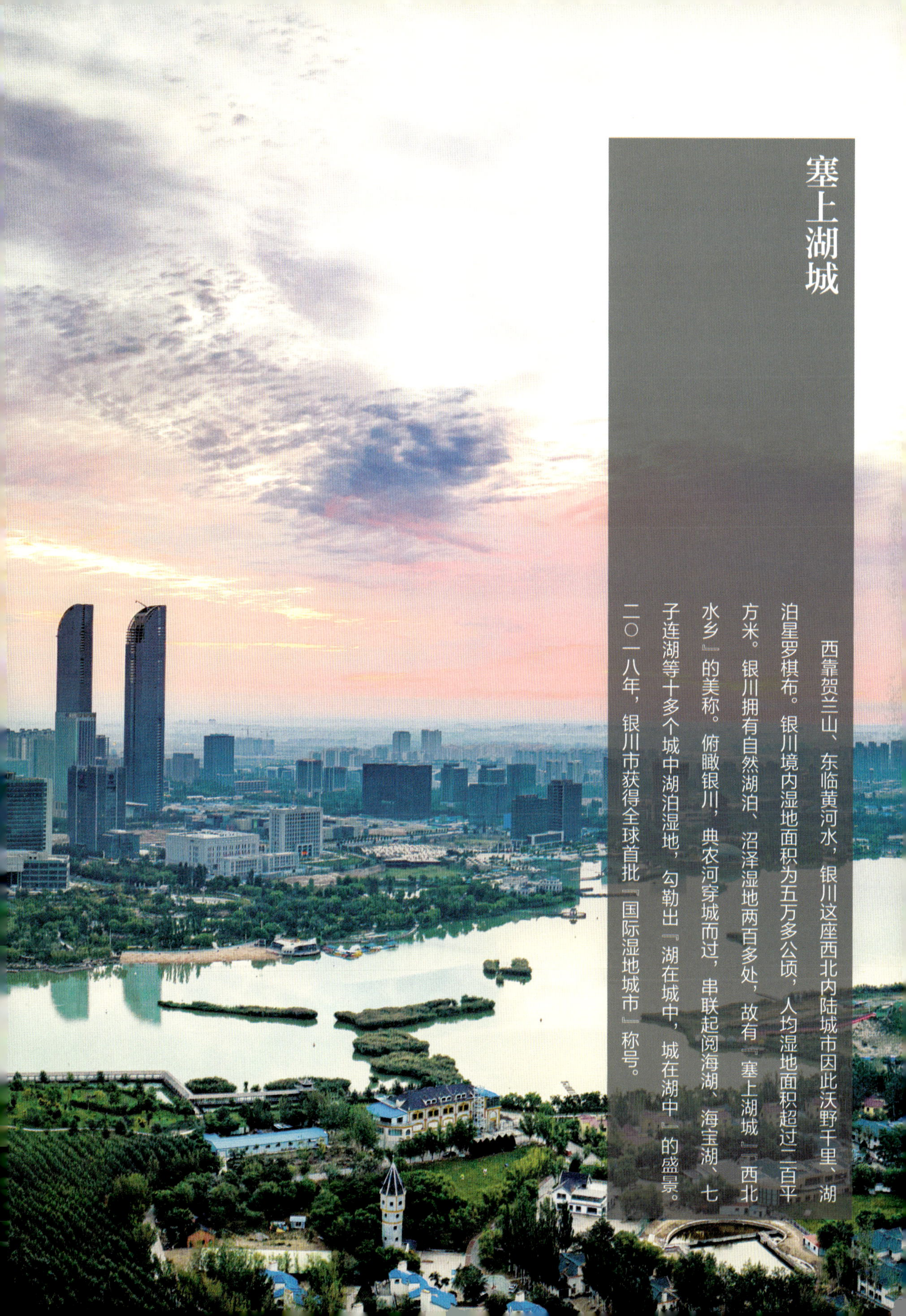

塞上湖城

西靠贺兰山、东临黄河水，银川这座西北内陆城市因此沃野千里、湖泊星罗棋布。银川境内湿地面积为五万多公顷，人均湿地面积超过二百平方米。银川拥有自然湖泊、沼泽湿地两百多处，故有“塞上湖城”“西北水乡”的美称。俯瞰银川，典农河穿城而过，串联起阅海湖、海宝湖、七子连湖等十多个城中湖泊湿地，勾勒出“湖在城中，城在湖中”的盛景。二〇一八年，银川市获得全球首批“国际湿地城市”称号。

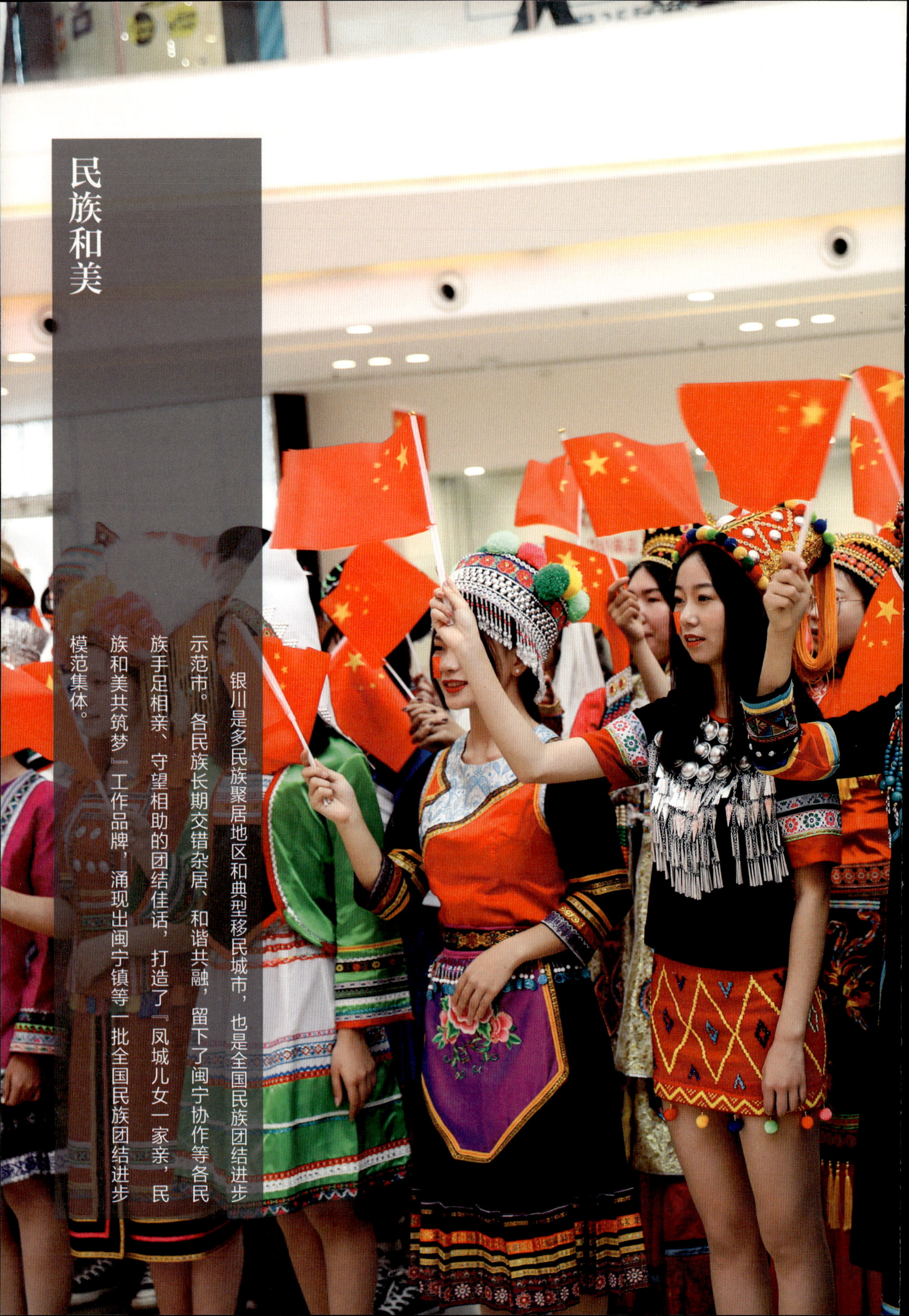

民族和美

银川是多民族聚居地区和典型移民城市，也是全国民族团结进步示范市。各民族长期交错杂居、和谐共融，留下了闽宁协作等各民族手足相亲、守望相助的团结佳话，打造了『凤城儿女一家亲，民族和美共筑梦』工作品牌，涌现出闽宁镇等一批全国民族团结进步模范集体。

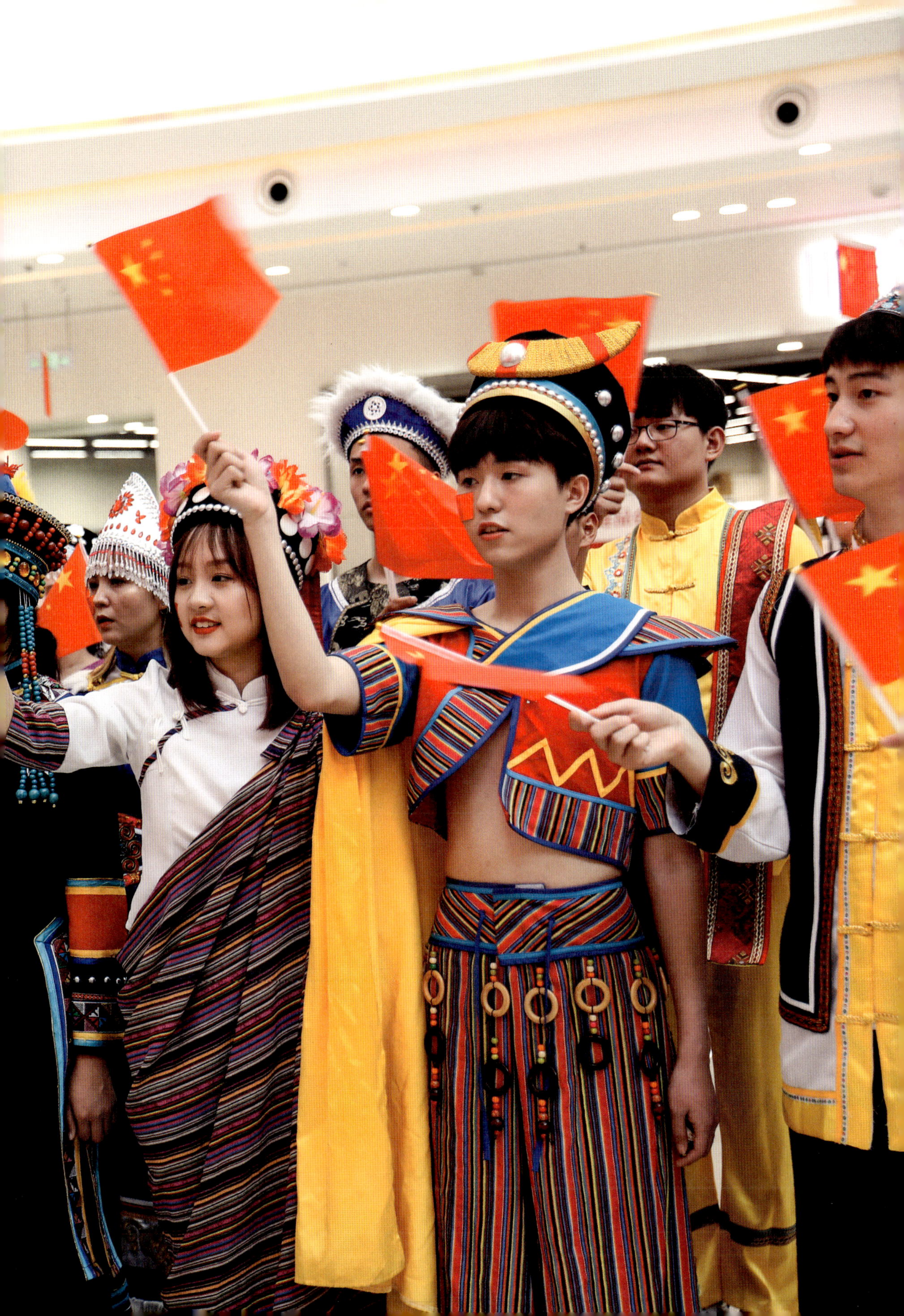

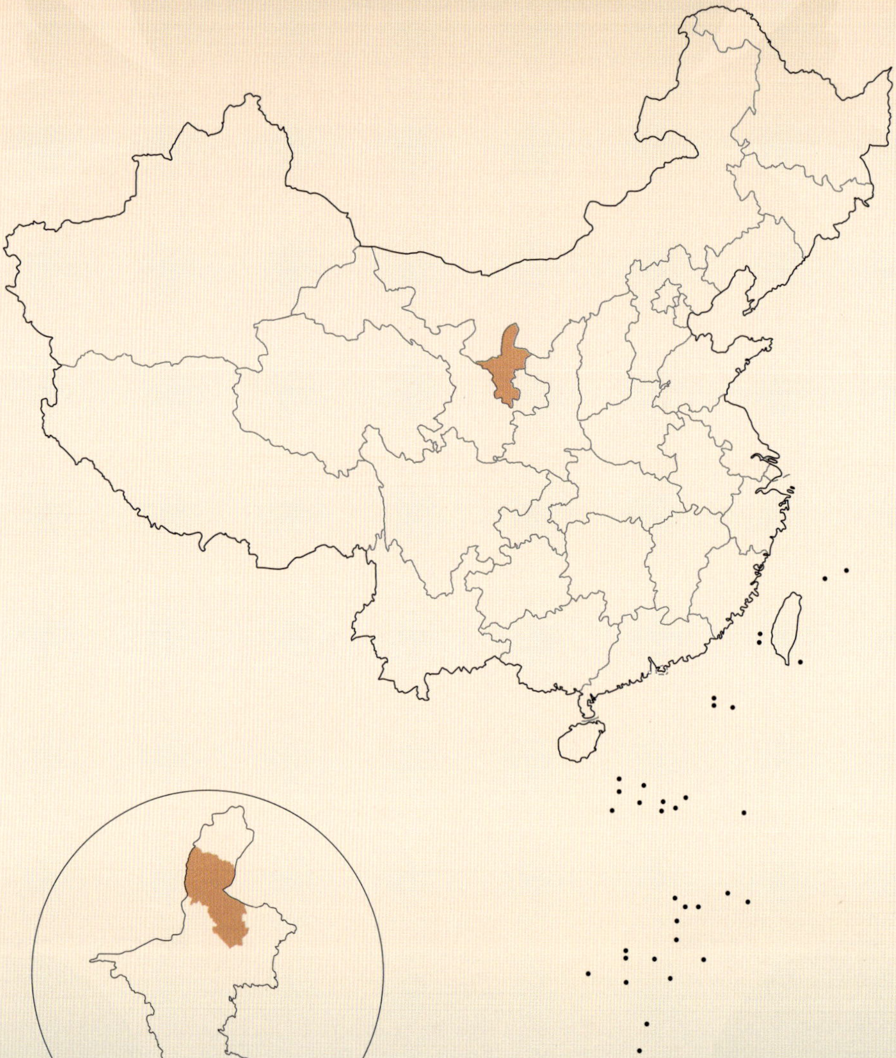

银川在宁夏的位置示意图

宁夏在中国的位置示意图

银川概况

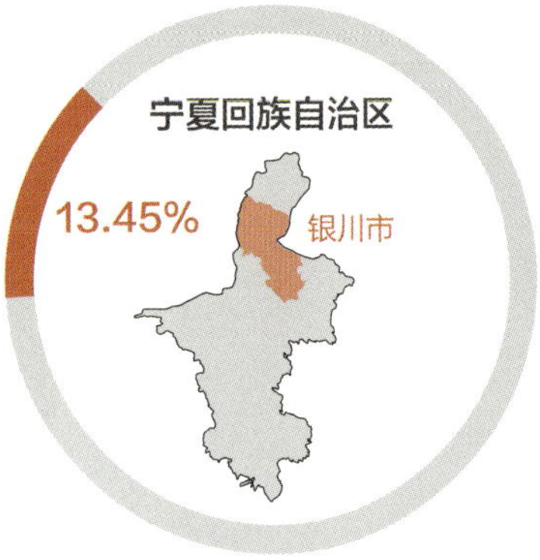

银川市面积 8874 平方千米

地理位置

银川市位于黄河上游宁夏平原中部，介于东经 105° 50′ ~ 106° 41′、北纬 38° 17′ ~ 38° 39′之间。银川市东临黄河，与吴忠市盐池县和内蒙古自治区鄂尔多斯市鄂托克前旗接壤；西依贺兰山，与内蒙古自治区阿拉善盟为邻；南与吴忠市利通区、青铜峡市相连；北与石嘴山市平罗县、内蒙古自治区鄂托克前旗相连。

银川市是“一带一路”重要节点城市、国家向西开放的重要窗口，国务院批复的西北地区重要中心城市、黄河“几”字弯都市圈区域中心城市、中国—阿拉伯国家博览会永久举办地，同时也是东北、华北连接西北乃至中亚和中东地区的重要通道。

行政区划

银川市是宁夏回族自治区首府，下辖三区两县一市，即兴庆区、金凤区、西夏区，永宁县、贺兰县，灵武市，市政府驻地在金凤区。

银川市建成区面积为 196 平方千米，城镇化率为 81.74%，共有 26 个乡镇、26 个街道，274 个建制村，293 个社区。

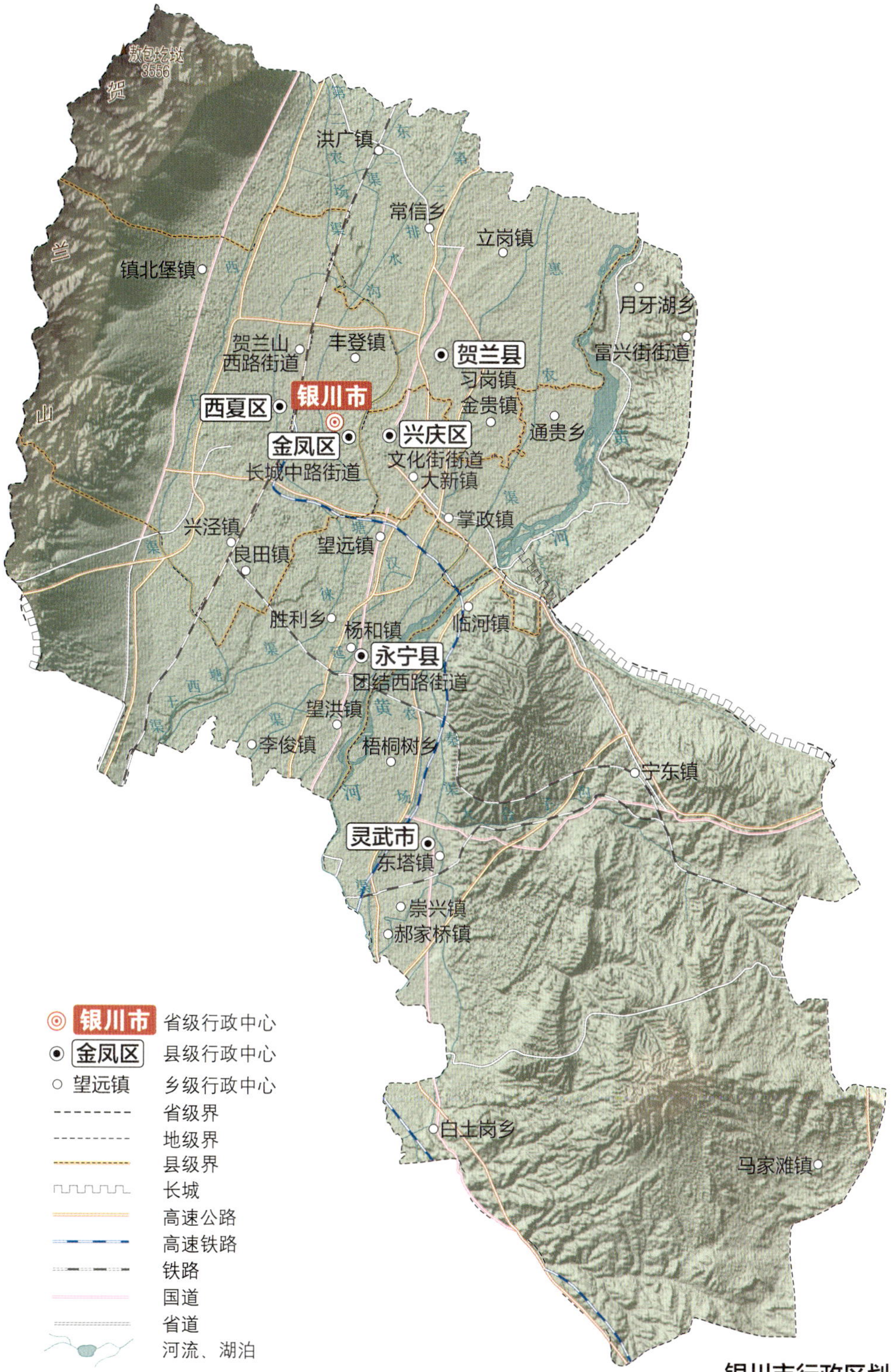
敖包圪垯
3556
贺
兰
山
洪广镇
常信乡
立岗镇
镇北堡镇
月牙湖乡
富兴街街道
贺兰山
西路街道
丰登镇
贺兰县
习岗镇
金贵镇
银川市
西夏区
金凤区
兴庆区
通贵乡
文化街街道
长城中路街道
大新镇
掌政镇
兴泾镇
良田镇
望远镇
临河镇
胜利乡
杨和镇
永宁县
团结西路街道
望洪镇
李俊镇
梧桐树乡
宁东镇
灵武市
东塔镇
崇兴镇
郝家桥镇
白土岗乡
马家滩镇
银川市
省级行政中心
金凤区
县级行政中心
望远镇
乡级行政中心
省级界
地级界
县级界
长城
高速公路
高速铁路
铁路
国道
省道
河流、湖泊

银川市行政区划示意图

地形地貌

银川市境内主要有山地和平原两种地形地貌，西部、南部较高，北部、东部较低，略呈西南一东北方向倾斜，自西向东分别为贺兰山地、洪积扇前倾斜平原、洪积冲积平原、冲积湖沼平原、河谷平原、河漫滩地等。银川市的海拔在 1010 ~ 1150 米，地面坡度为 2‰左右，土层较厚。

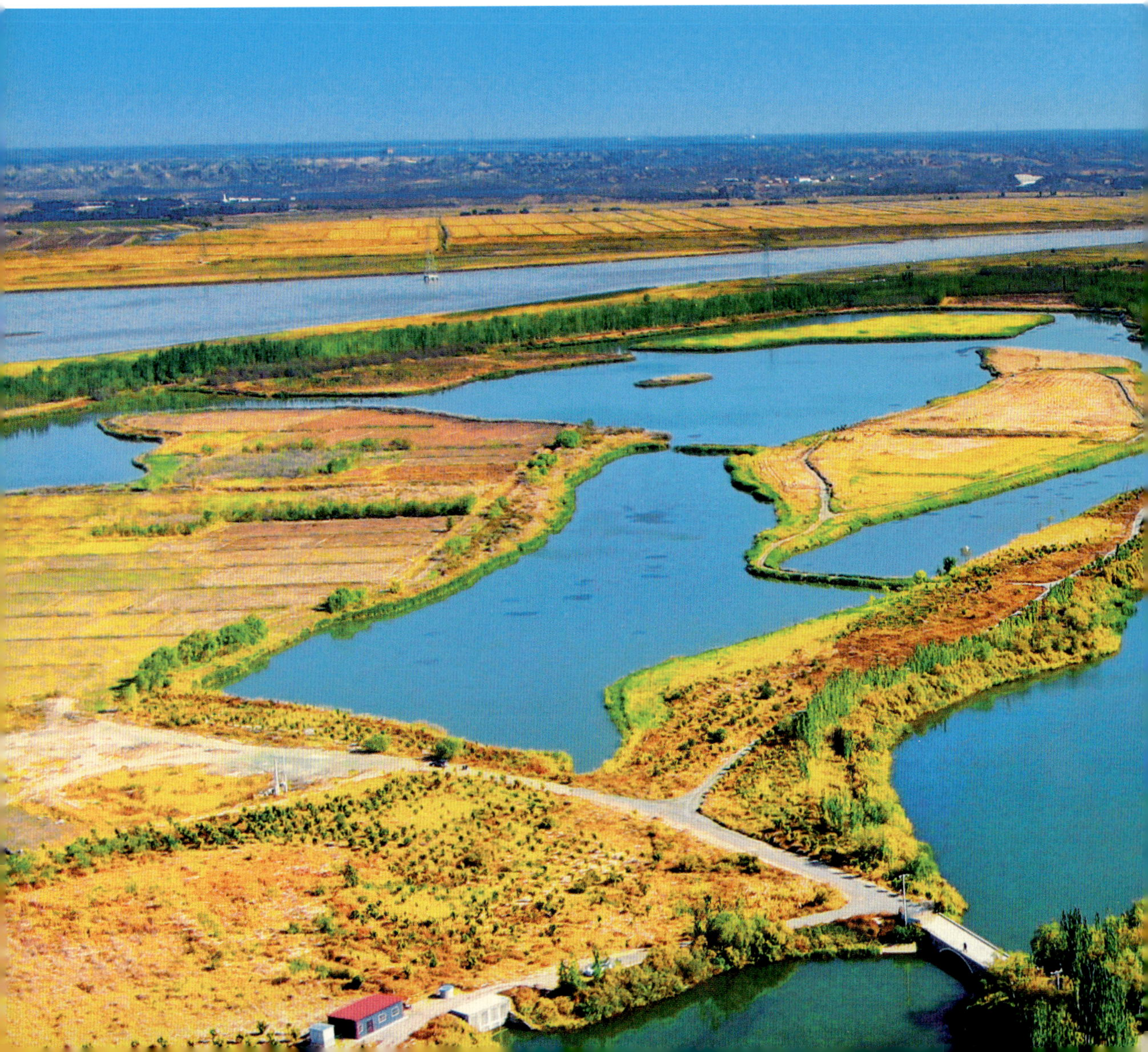

银川西部的贺兰山为石质中高山，呈北偏东走向，全长 150 余千米，宽 20 ～ 30 千米，是阻挡西北冷空气和风沙长驱直入银川的天然屏障，最高峰敖包圪垯海拔 3556 米。贺兰山在银川市境内绵延约 70 千米，占地面积为 5.88 万公顷，山高坡陡，气势雄伟。

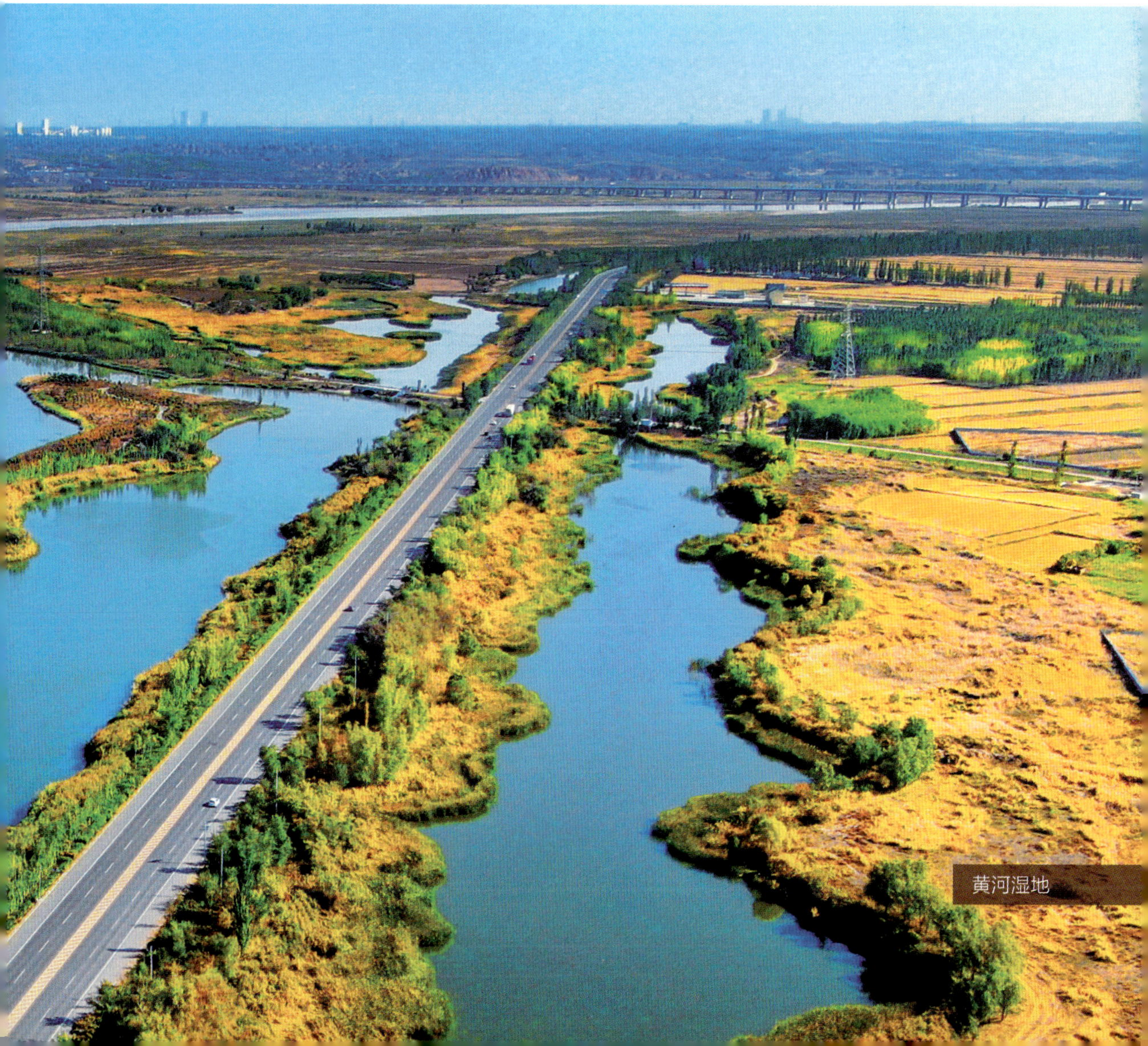
黄河湿地

银川 气候特点

四季分明

春迟夏短

秋早冬长

昼夜温差大

气候

银川市地处温带大陆性气候区，年平均气温在 10.1℃ 左右，年平均日照时数为 2760.4 小时，是中国太阳辐射和日照时数最多的地区之一（气候资料统计年限为 1991—2020 年）。

年平均降水量 188.9 毫米

无霜期 185 天

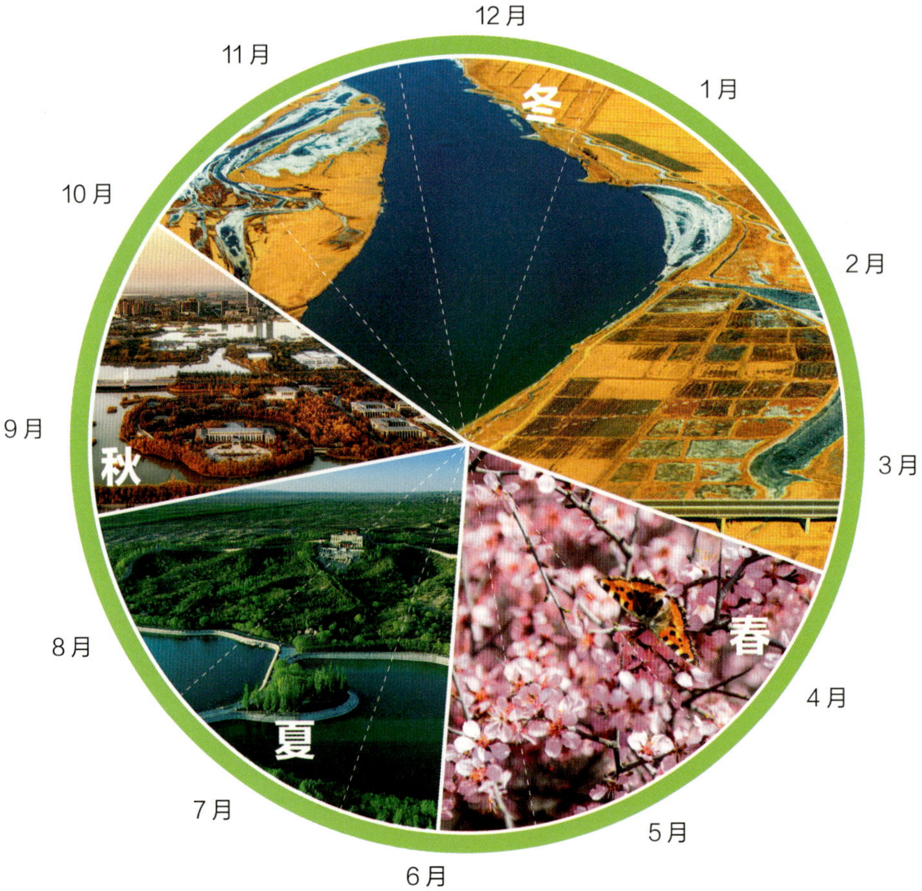

人口

截至 2022 年年末，银川市常住人口为 289.68 万人，其中城镇人口为 236.78 万人，农村人口为 52.9 万人。

银川市是多民族聚居地区，有汉族、回族、蒙古族、藏族、维吾尔族、苗族、彝族、壮族、布依族、朝鲜族、满族、侗族、瑶族、白族等 55 个民族共同在此生活。

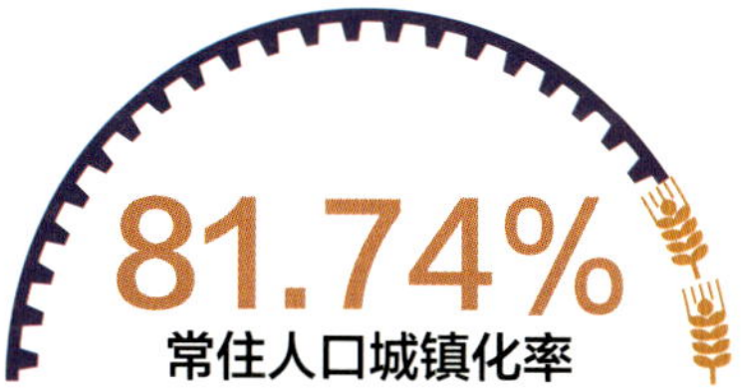

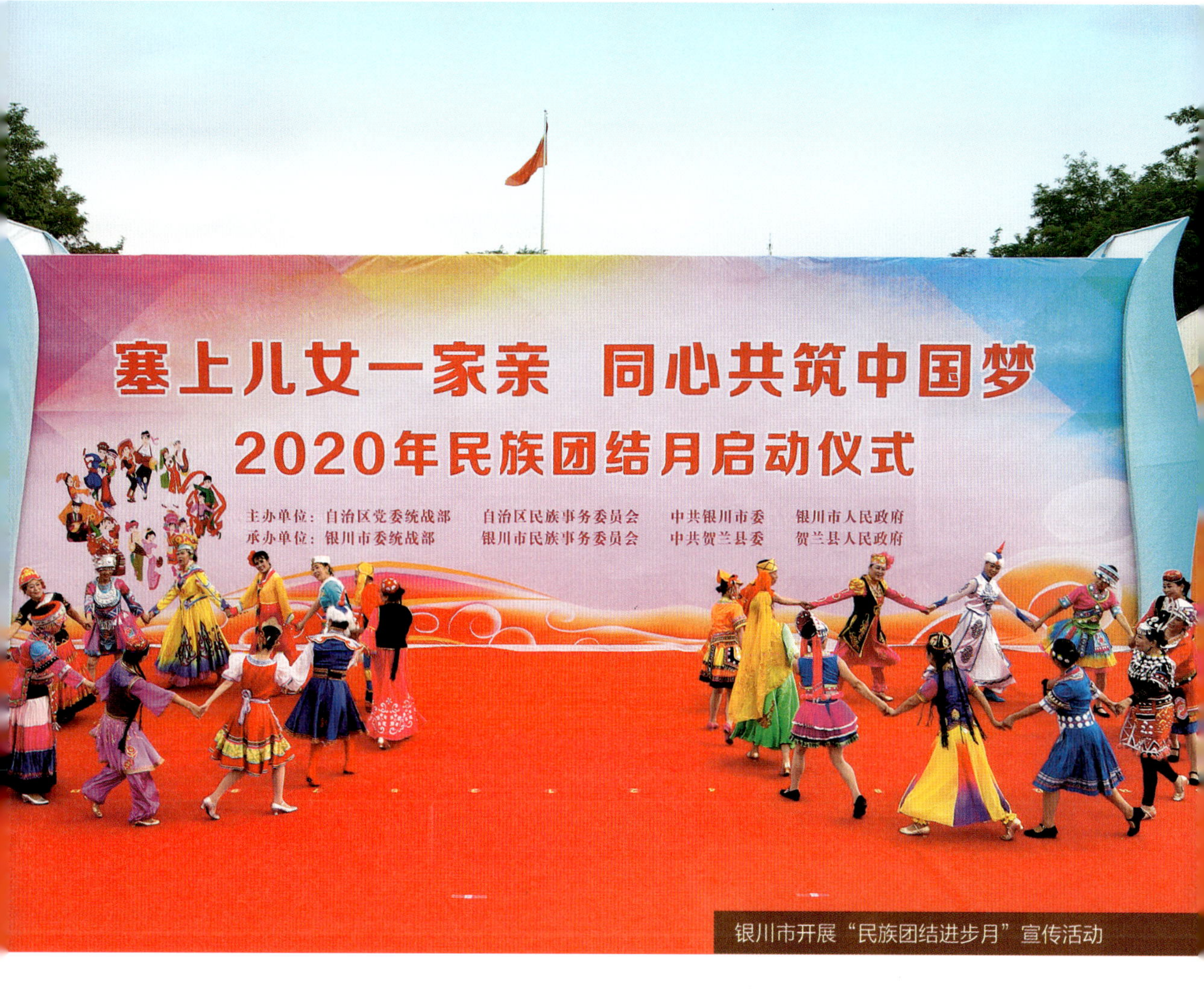

银川市开展“民族团结进步月”宣传活动

经济

2022 年银川市
GDP 2554.19 亿元

2022 年，银川市实现 GDP2554.19 亿元，按可比价格计算，比上年增长 4.1%。其中，第一产业增加值为 91.69亿元，增长4.7%；第二产业增加值为1256.55亿元，增长 7.3%；第三产业增加值为 1205.95 亿元，增长1.5%。

银川市 2022 年三次产业结构比例

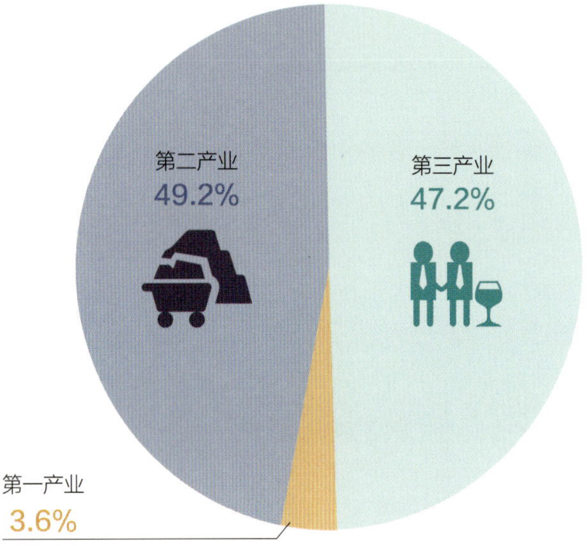

农业

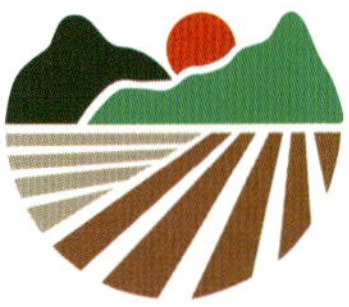

银川市耕地面积 207.94 万亩

水田 **92.85 万**亩
水浇地 **113.54 万**亩
旱田 **1.55 万**亩

银川市自然条件得天独厚，特色物产为水稻、水产、枸杞、甘草、滩羊。银川所在的河套灌区是西北农业发展的精华地区，粮食单产水平在全国位居前列，是国家重要的商品粮基地；贺兰山东麓处于世界葡萄种植的黄金地带，也是中国最具潜力的葡萄酒产区。

2022 年，银川市农林牧渔业总产值为 189 亿元，按可比价格计算，比上年增长 5.1%。

工业

2022 年，银川市全部工业增加值为 1078.42 亿元，比上年增长 8.9%。

其中，规模以上（规上）工业增加值增长 10.3%。在规上工业中，轻工业增加值增长 17%，重工业增加值增长 9.7%；国有企业增加值增长 10.6%，股份制企业增加值增长 9.7%，外商及港澳台商投资企业增加值增长 14.4%。

银川市 2022 年规上工业企业部分经济数据

- 企业工业产销率为 98.4%
- 营业收入为 4516.12 亿元，比上年增长 33%
- 电力、热力生产和供应业增加值同比增长 10.4%
- 石油、煤炭及其他燃料加工工业增加值比上年增长 15.3%
- 销售产值增长 25.4%
- 利润总额为 287.24 亿元，比上年增长 8.3%
- 高技术产业增加值比上年增长 37.3%

服务业

2022 年，银川市服务业实现增加值 1182.13 亿元，比上年增长 1.3%。

银川市 2022 年服务业增加值及增长比例

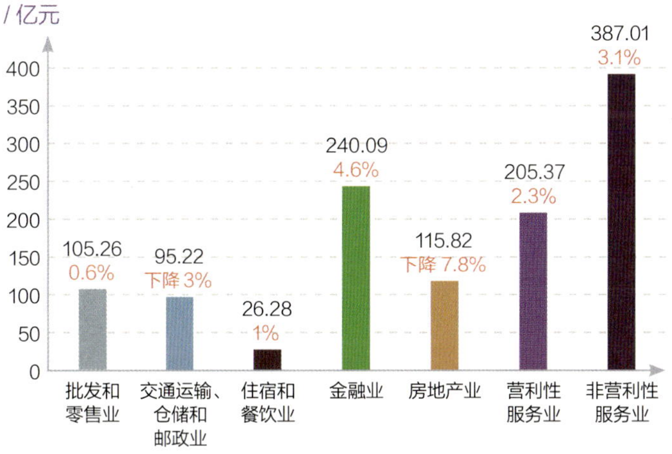

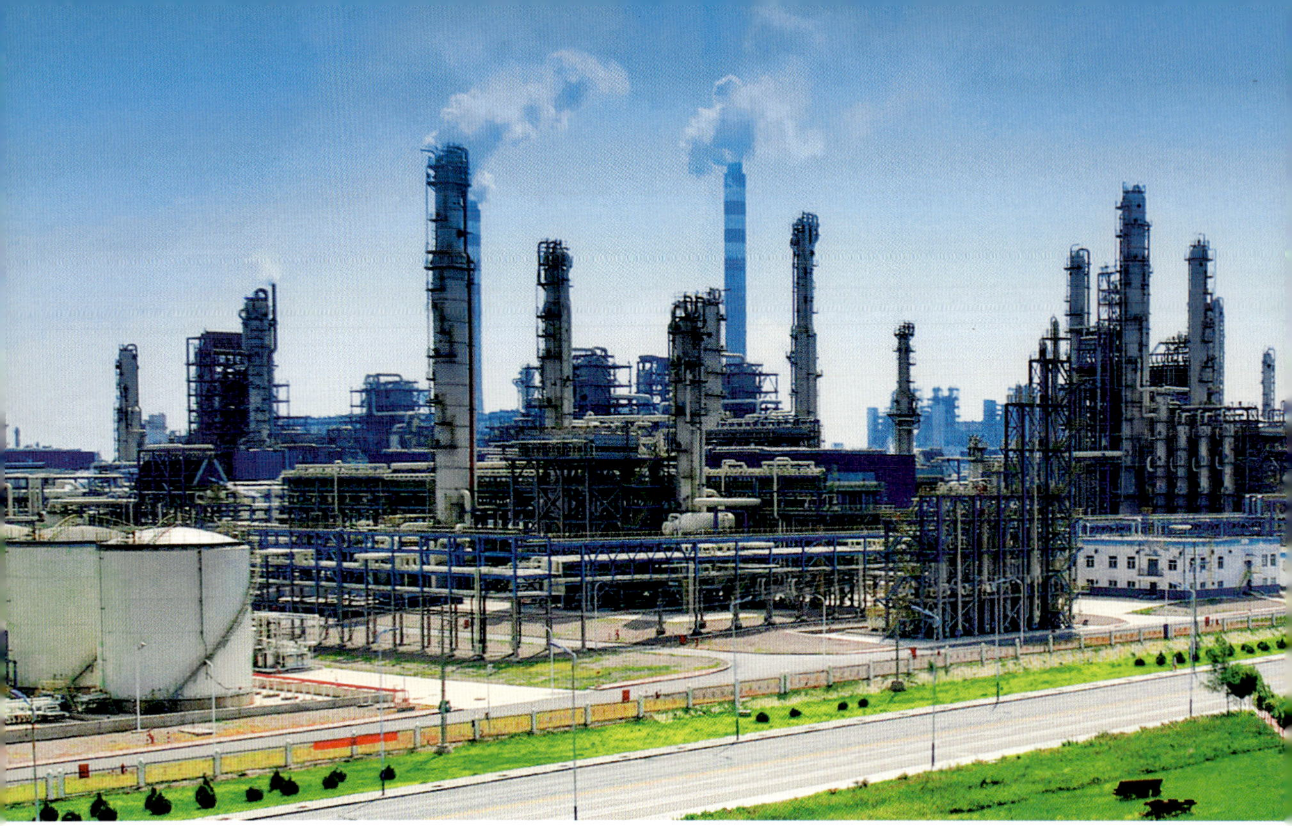

矿产资源

在全区查明资源储量的49种矿产中，银川市有16种，以煤为主，建材、化工、冶金辅助原料矿产次之。

银川市煤炭资源丰富，具有矿地相对集中、少数矿种质量特优、埋藏浅、开发技术条件好、开发潜力大的优势。市域内煤炭资源主要分布在宁东煤田的横城矿区、灵武矿区、鸳鸯湖矿区、积家井矿区、马家滩矿区和红墩子矿区等产煤地。灵武矿区的不黏结煤是气化和生产活性炭的理想原料，主采煤层厚，埋藏浅，地质构造与水文地质条件简单，宜于机械化开采。宁东能源化工基地是国家重要的大型煤炭生产基地、"西电东送"火电基地、煤化工产业基地和循环经济示范区，同时，基地大力发展光伏、光热发电等绿色能源与可再生能源制氢、新型储能等清洁能源产

历史溯源

水洞遗址
北典农城
宁夏镇城
康熙驻跸

银川历史沿革图

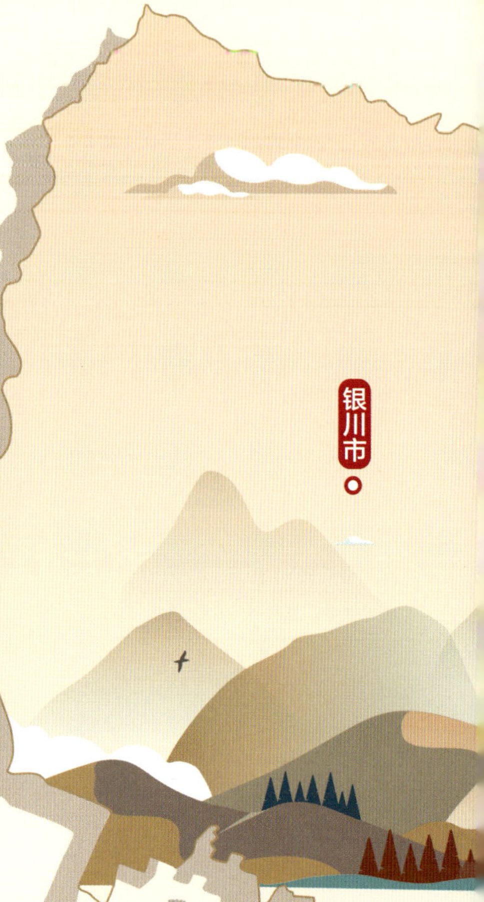

旧石器时代、新石器时代

今银川市境内已有人类生活。水洞沟遗址是银川市最早的古人类遗址

春秋战国

今银川市成为北方许多游牧部落的居住地

秦

秦始皇统一六国后，今银川市属北地郡

西汉

- 元狩四年（公元前119年）前后，置廉县，为银川平原第一个县级建制
- 元鼎五年（公元前112年），建北典农城（俗称“吕城”，又称“饮汗城”），为银川建城之始

魏晋南北朝

- 东晋义熙三年（407年），匈奴人赫连勃勃建大夏割据政权，将饮汗城改建为“丽子园”，丽子园兼具游乐、驻兵和屯粮等功能
- 北魏，在北典农城基础上置怀远县，隶灵州，至西魏废
- 北周建德三年（574年），从江南移民两万至此，复置怀远县，增设怀远郡，隶属灵州，领怀远一县，郡、县同治怀远县

隋

- 开皇三年（583年），撤郡存怀远县
- 大业三年（607年），灵州改为灵武郡，怀远县属灵武郡

唐

- 仪凤二年（677年），怀远县遭黄河水淹，城废。次年在故城西（今银川市兴庆区老城区）重建新城

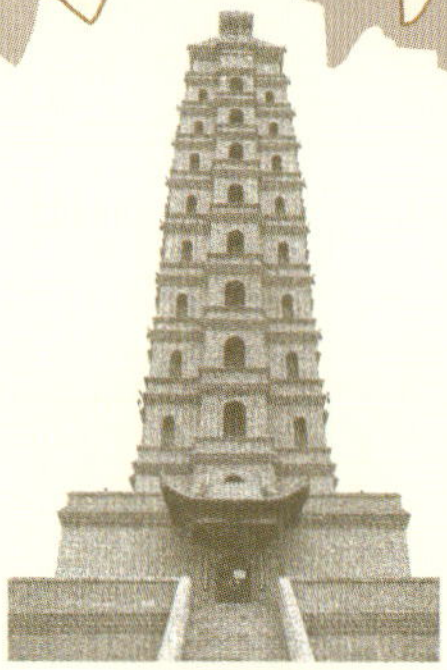

海宝寺塔

宋

- 北宋开宝年间，怀远县城改置怀远镇
- 北宋咸平四年（1001年），党项族首领李继迁攻占今银川平原
- 北宋天禧四年（1020年），李继迁之子李德明改怀远镇为兴州
- 北宋显道二年（1033年），李德明之子李元昊升兴州为兴庆府，西夏中期更名为中兴府
- 南宋宝庆三年（1227年），成吉思汗灭西夏，攻陷中兴府
- 南宋景定二年（1261年），置西夏中兴等路行省（亦称中兴府行省、中兴路行省、西夏行省）管辖原西夏故地，以中兴府（今银川市）为行省首府

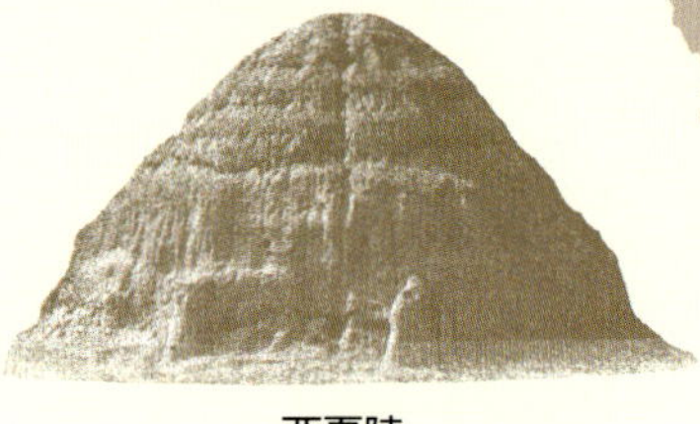

西夏陵

元

- 至元二十五年（1288年），中兴府降改为宁夏府路，是为宁夏地名之始

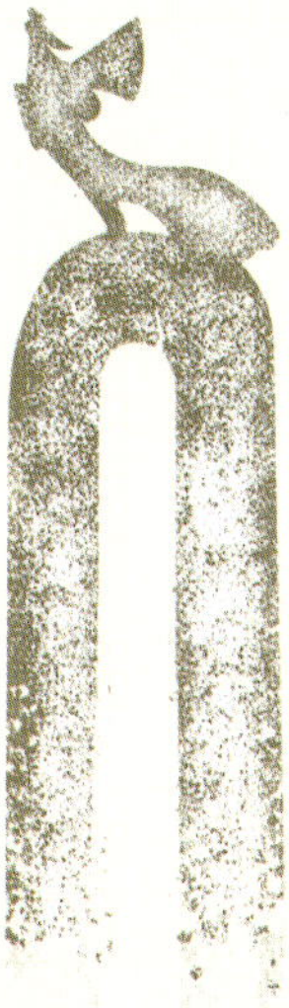

银川凤凰碑

明

- 洪武九年（1376年），设宁夏卫，治今银川市兴庆区老城区
- 建文帝时在银川设宁夏镇，下辖七卫，实行军政合一管理，系“九边重镇”之一

清

- 雍正二年（1724年），置宁夏府，治今银川市兴庆区老城区

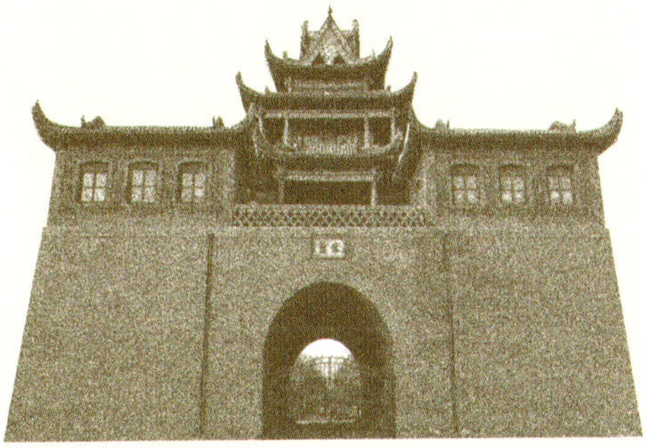

银川鼓楼

民国

- 1913年，因宁夏道与宁夏县同名，且宁夏为古朔方地，故改宁夏道为朔方道，在今银川境内的有宁夏、宁朔等县，仍属甘肃省
- 1928年10月17日，宁夏从甘肃分出，成立宁夏省，省会仍名“宁夏”城（今银川市兴庆区老城区）
- 1944年1月，经宁夏省政府呈报国民政府行政院，建议将宁夏省会命名为银川市
- 1947年4月18日，银川市正式成立，为宁夏省会
- 1949年9月23日，中国人民解放军第十九兵团解放银川，9月29日银川市人民政府成立

中华人民共和国

- 1949年10月1日，中华人民共和国成立，银川市为宁夏省省会
- 1954年，宁夏省建制撤销，银川市为甘肃省银川专署所在地
- 1958年10月25日，宁夏回族自治区成立，银川市为自治区首府，是自治区政治、经济、文化中心

水洞遗址

水洞沟遗址位于灵武市临河镇，西距银川市中心 19 千米，南距灵武市中心 30 千米，距河东机场 11 千米，占地面积 7.8 平方千米，是我国最

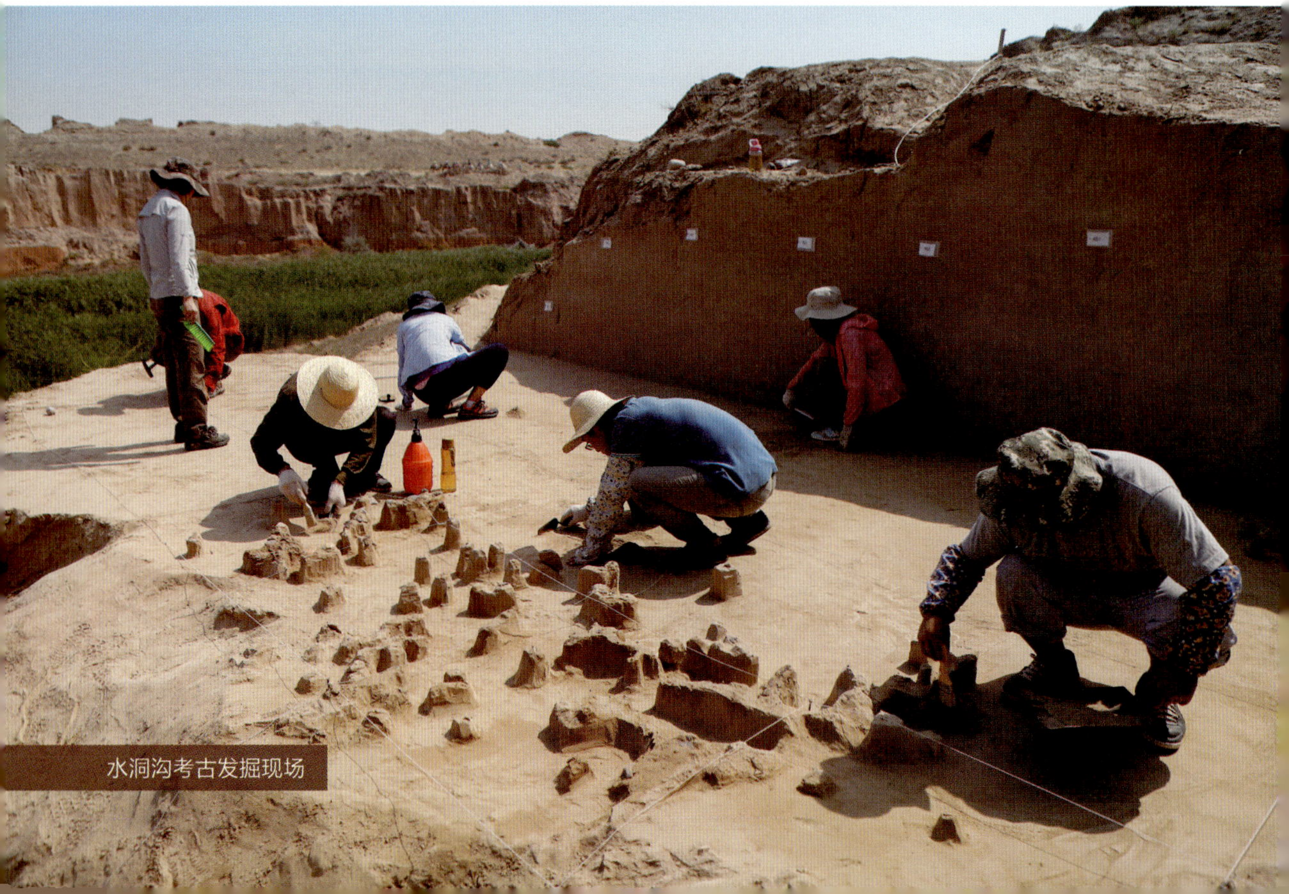

水洞沟考古发掘现场

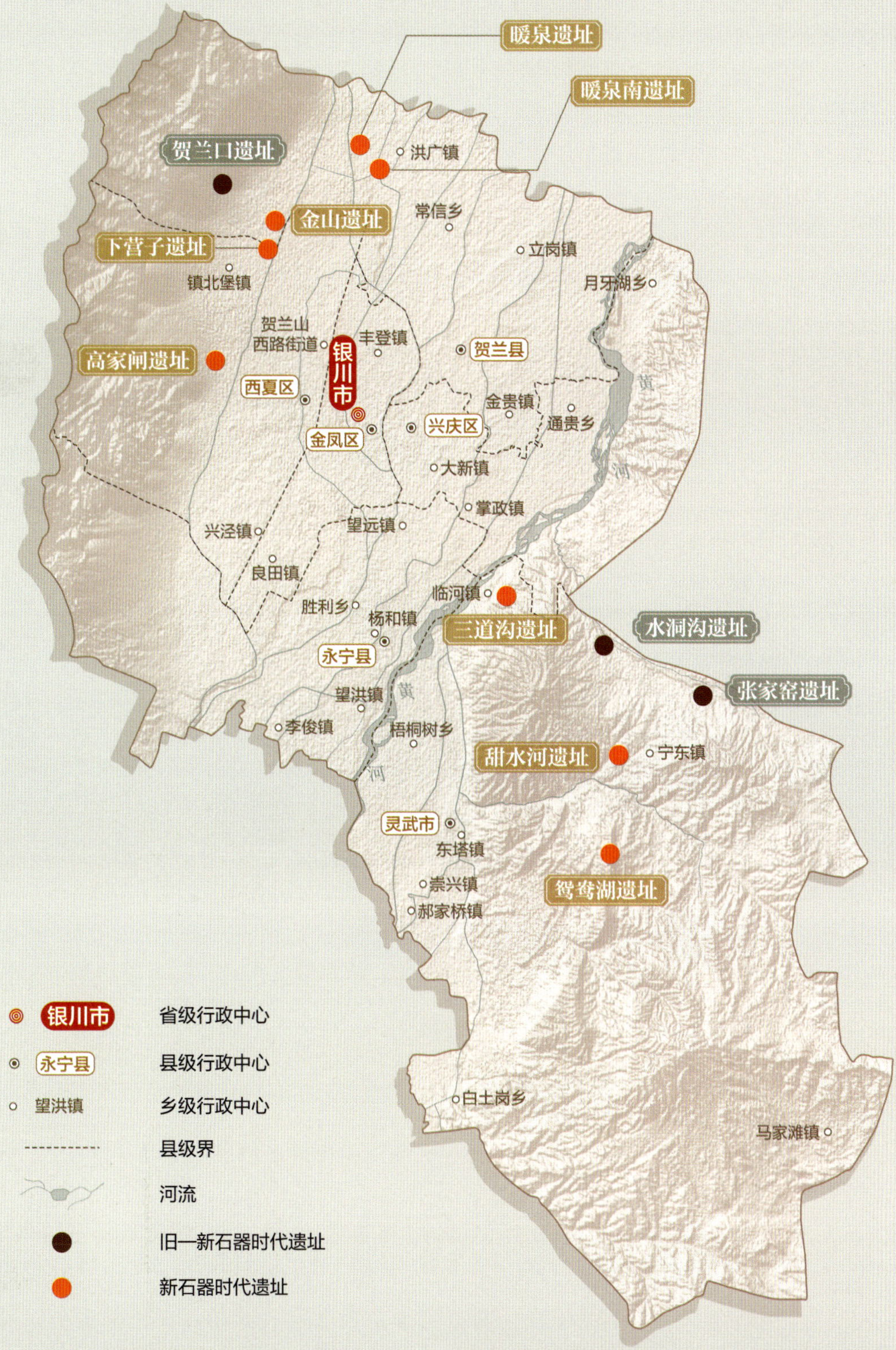

银川市部分旧石器时代、新石器时代遗址分布图

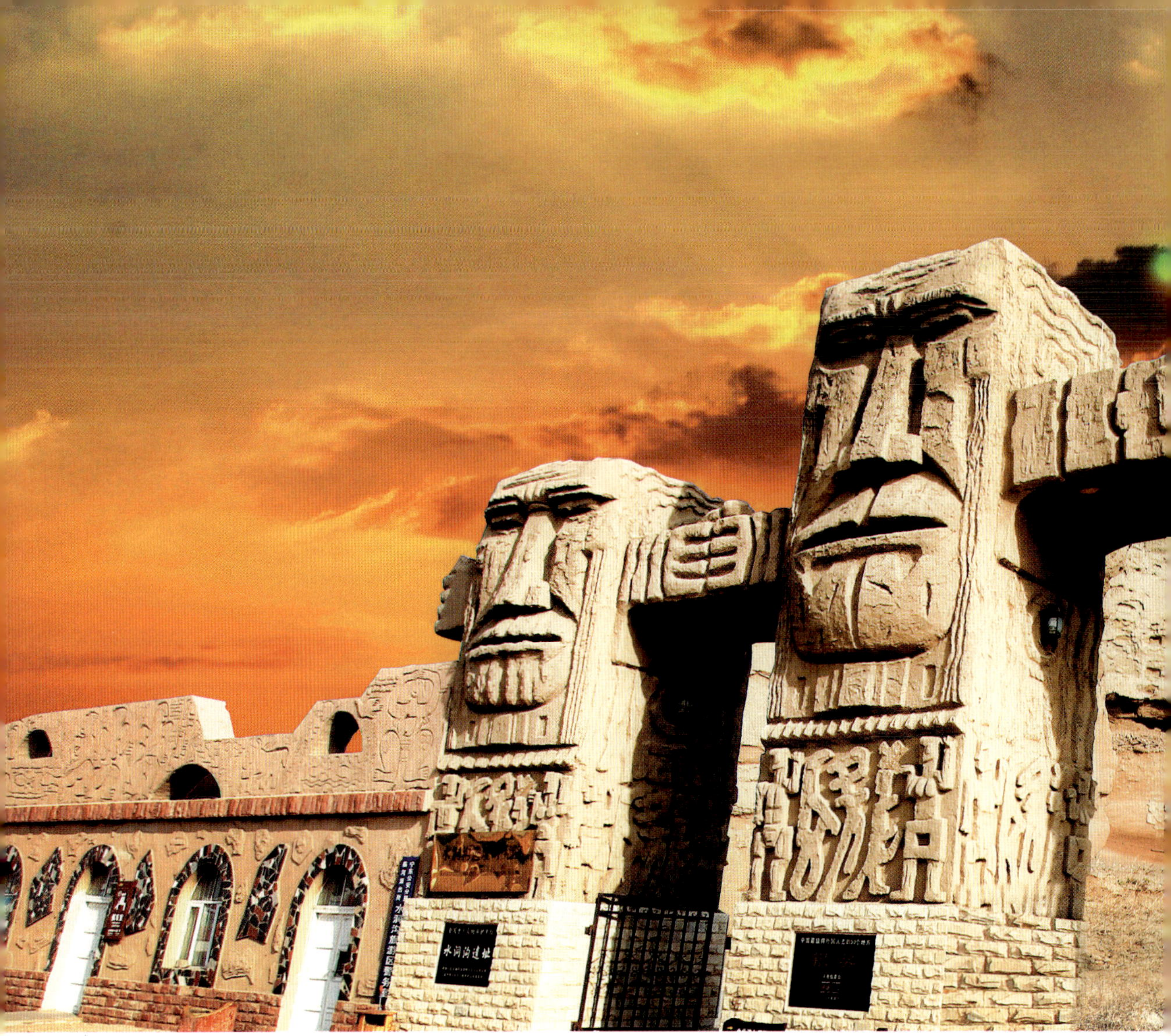

早发现、发掘和系统研究的旧石器时代晚期文化遗址，迄今仍然是中国旧石器时代晚期文化遗址中最具代表性的遗址之一，被誉为“中国史前考古的发祥地”“中西方文化交流的历史见证”。水洞沟遗址处于东西方旧石器时代文化和文明重要的交会点上，是全国重点文物保护单位、国家5A级旅游景区、“最具中华文明意义的百项考古发现”之一。

1923年，法国古生物学家德日进、桑志华首次发现并发掘了水洞沟遗址，结束了中国史前考古遗址中没有旧石器时代文化的历史，揭开了中国旧石器时代文化研究的新篇章。此后水洞沟考古工作持续了

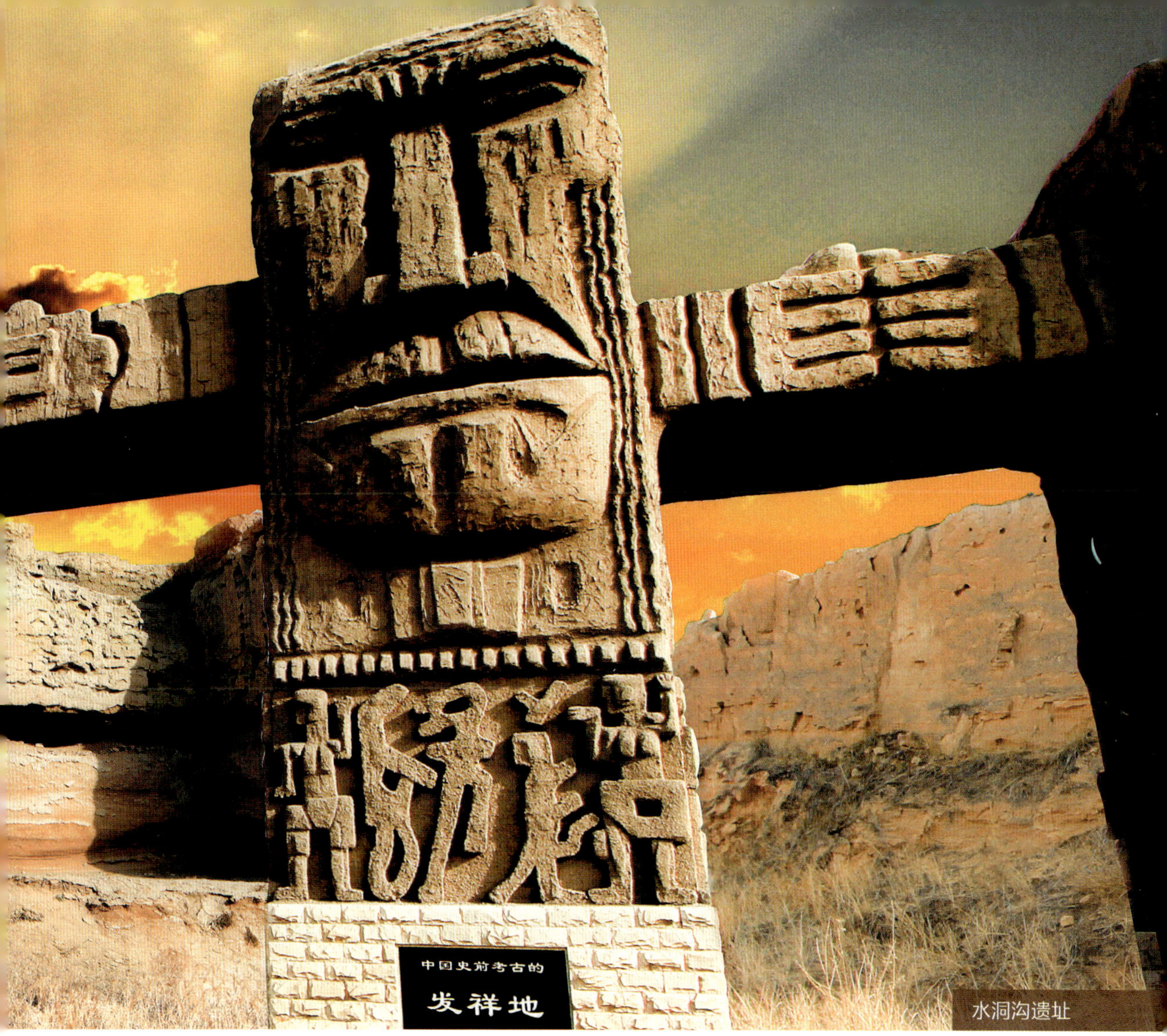

水洞沟遗址

百年，经过中外考古学家 6 次正式发掘，先后发掘出 5 万多件石器和上百件动物化石。其中构成水洞沟文化基础的一些石制品、工具，可以与欧洲、西亚、中亚和东北非的莫斯特、奥瑞纳时期人类居住地出土的石器媲美。水洞沟遗址出土的大量勒瓦娄哇石核，与欧洲古老的奥瑞纳文化遗存的石核形状相似。对这种地区相隔遥远、文化相似的现象，国外考古专家认为是人类“大距离迁徙的同化影响”。在国际学术界，尤其在东西方旧石器时代文化比较研究中，水洞沟遗址占有重要的学术地位。

北典农城

西汉时期，汉王朝为了巩固政治统治、加强经济建设，在宁夏平原实行移民实边政策，宁夏北部成为重要的农业开发区。同时，宁夏也成为西汉王朝安置匈奴降众的民族政策实验区。西汉元狩二年（公元前121年），匈奴浑邪王率四万余人归降，汉武帝在宁夏境内设置北地属国安置匈奴降众，于是“陇西、北地、河西益少胡寇”。第二年，汉武帝进一步加大对宁夏平原的开发力度，“徙贫民于关以西，及充朔方以南新秦中，七十余万口，衣食皆仰给县官”。官府供给粮食、衣服、耕牛、种子，鼓励移民开渠灌溉，屯垦戍边。大批移民的到来，使宁夏平原劳动力充足，引黄灌区得到迅速开发，为沿黄区域的发展奠定了坚实的物质和人口基础。《后汉书·西羌传》曾记载，包括今银川地区在内的北地诸郡“沃野千里，谷稼殷积，水草丰美，土宜产畜，牛马衔尾，群羊塞道”。

汉王朝在今银川市兴庆区掌政镇洼路村一带修建了北典农城，该城是当时上河农都尉的驻地之一，上河农都尉主要负责管理银川平原的屯田事业。在《水经注》中，有一段文字记载了北典农城的地理位置:“河（黄河）水又北迳典农城东，俗名之为吕城，皆参所屯，以事农甿。”河南宛西吕城（今河南省南阳市西）的一部分人迁徙至北典农城屯居，北典农城因此又被叫作“吕城”。在《元和郡县图志》中，北典农城也被称为“饮汗城”。据有关专家考证，饮汗城应该是北方游牧民族对北典农城的称呼。“饮汗”的“汗”为胡语“城”之意,“饮”是“吕”字的音转,“饮汗”就是“吕城”。

北典农城的出现，为银川漫长的城市历史揭开了帷幕。其后，历经汉、三国、两晋、南北朝、隋、唐的更迭，北典农城的名称经历了饮汗城、丽子园、怀远县的变换，但基址仍未挪出该区域。2009 年 4 月 10 日，银川市第十三届人民代表大会第十次会议审议通过了政协银川市委员会关于将银川建城时间确定为西汉元鼎五年（公元前 112 年）的

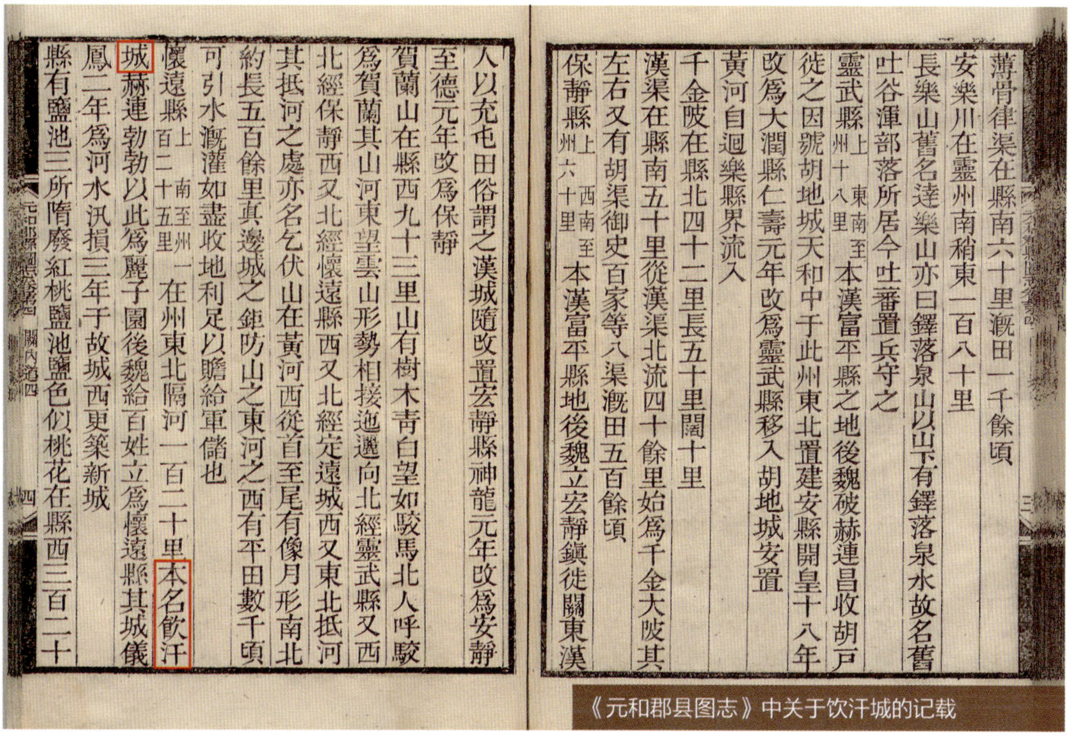
薄骨律渠在縣南六十里溉田一千餘頃
安樂川在靈州南稍東一百八十里
長樂山舊名達樂山亦曰鐸落泉山以山下有鐸落泉水故名舊
吐谷渾部落所居今吐蕃置兵守之
靈武縣上 東南至州十八里 本漢富平縣之地後魏破赫連昌收胡戶
徙之因號胡地城天和中于此州東北置建安縣開皇十八年
改爲大閏縣仁壽元年改爲靈武縣移入胡地城安置
黃河自迴樂縣界流入
千金陂在縣北四十二里長五十里闊十里
漢渠在縣南五十里從漢渠北流四十餘里始爲千金大陂其
左右又有胡渠御史百家等八渠溉田五百餘頃
保靜縣上 西南至州六十里 本漢富平縣地後魏立宏靜鎮徙關東漢
人以充屯田俗謂之漢城隨改置宏靜縣神龍元年改爲安靜
至德元年改爲保靜
賀蘭山在縣西九十三里山有樹木青白望如駮馬北人呼駮
爲賀蘭其山河東望雲山形勢相接迤邐向北經靈武縣又西
北經保靜西又北經懷遠縣西又北經定遠城西又東北抵河
其抵河之處亦名乞伏山在黃河西從首至尾有像月形南北
約長五百餘里真邊城之鉅防山之東河之西有平田數千頃
可引水溉灌如盡收地利足以贍給軍儲也
懷遠縣上 南至州一百二十五里 在州東北隔河一百二十里本名飲汗
城赫連勃勃以此爲麗子園後魏給百姓立爲懷遠縣其城儀
鳳二年爲河水汎損三年于故城西更築新城
縣有鹽池三所隋廢紅桃鹽池鹽色似桃花在縣西三百二十

《元和郡县图志》中关于饮汗城的记载

议案，北典农城被正式确定为银川建城之始。

北典农城建成300多年后，东晋十六国时期赫连勃勃创建大夏政权，今宁夏全境在其政权范围之内。由于贺兰山东麓到处山湖相依，景色迷人，赫连勃勃就把近河的饮汗城改名为“丽子园”，并在此修建了

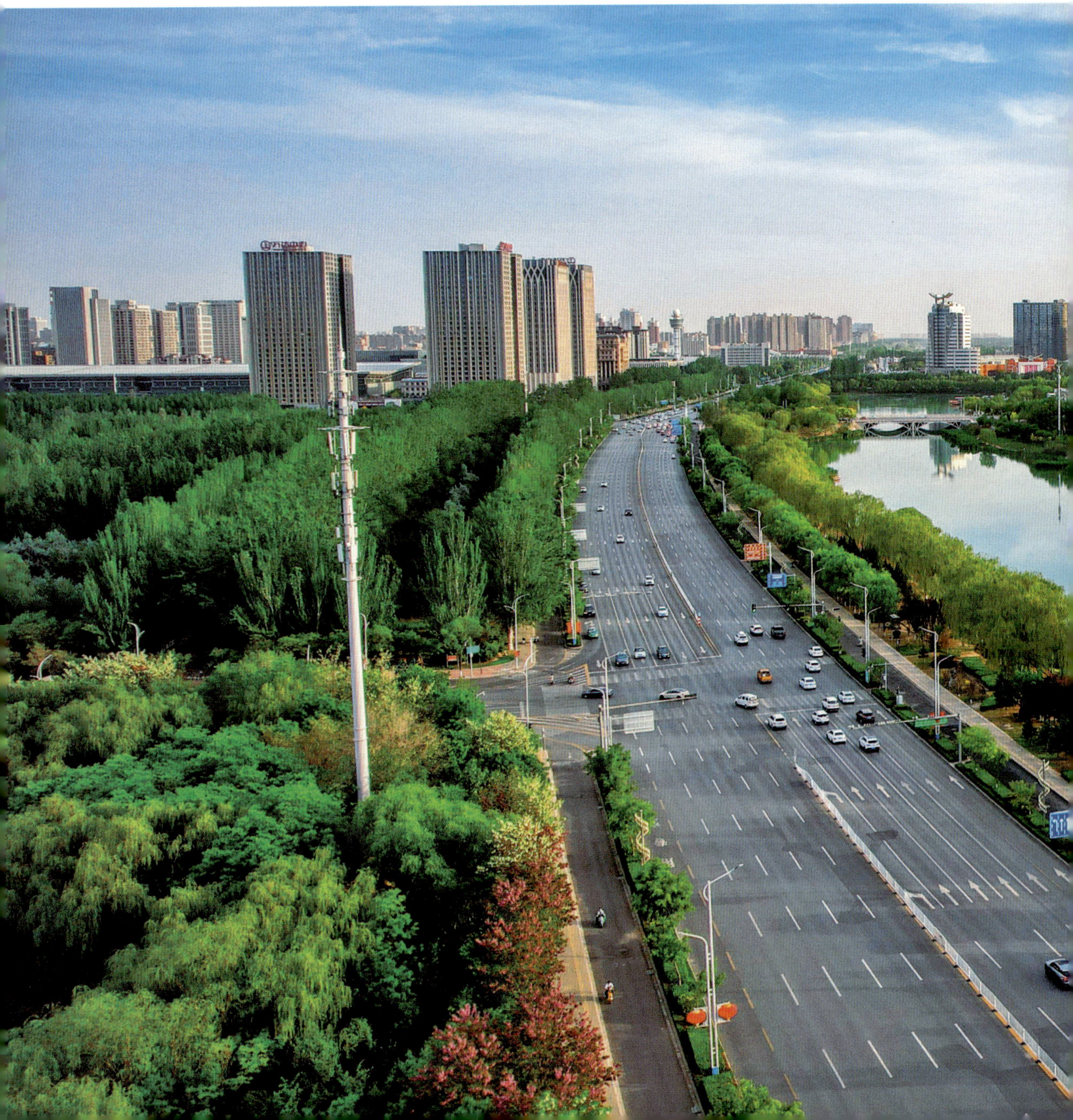

行宫和皇家园林。

丽子园到北魏、北周时期改建为怀远县和怀远郡。唐仪凤二年(677 年)，城池被河水冲毁，次年在旧怀远城西较高处建了一座怀远新城，即今银川市兴庆区老城区所在地。

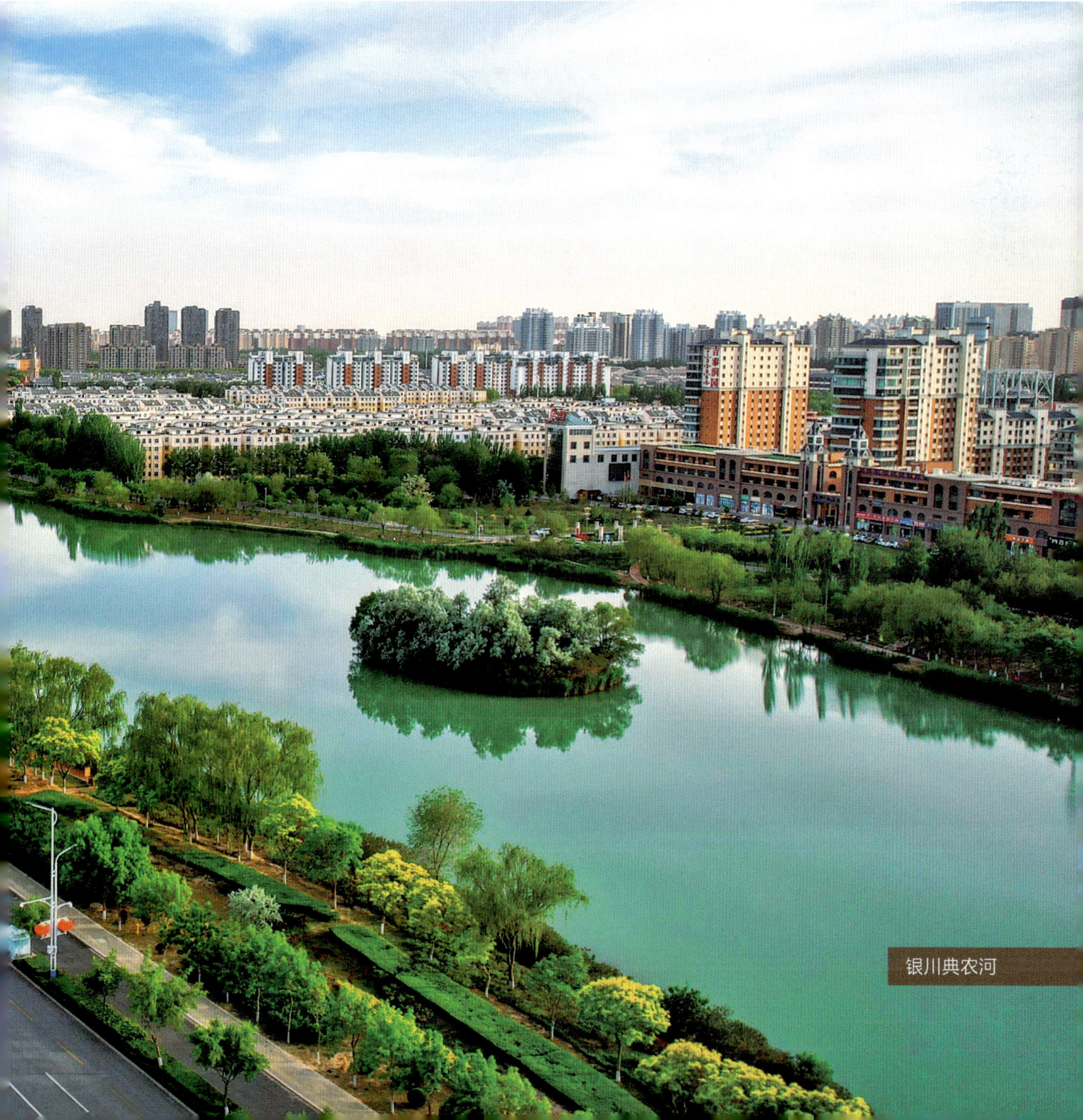
银川典农河

宁夏镇城

元末，战乱频繁，宁夏城池难以守备，宁夏镇城西半部分（今兴庆区进宁街以西地区）被弃，另筑东城区，面积仅为原北宋时兴庆府城的一半，俗称“半个城”。

明洪武三年（1370年），朝廷设宁夏府治于此，城池沿袭元末旧制。洪武五年（1372年），废宁夏府，“徙其民于陕西”。洪武九年（1376年），为加强北部边地的长城防御，设宁夏镇（治所位于今银川市），并在镇城设宁夏卫，均隶属陕西都指挥使司。朝廷又从中原及江南调拨军民移居宁夏，其中以吴越（今江浙地区）人居多。移民带来了先进的生产技术和文化，“江左之风”在此盛行。为永久固防，永乐元年（1403年）增设前卫、中屯卫、左屯卫、右屯卫，加之宁夏卫，宁夏镇城又成了五卫的军事驻地。

明正统九年（1444年），镇城人口激增，亟须扩大宁夏镇城，于是元末被弃守的西半部城池被重新启用、修复，城墙高度依然为三丈五尺，砌以砖石。

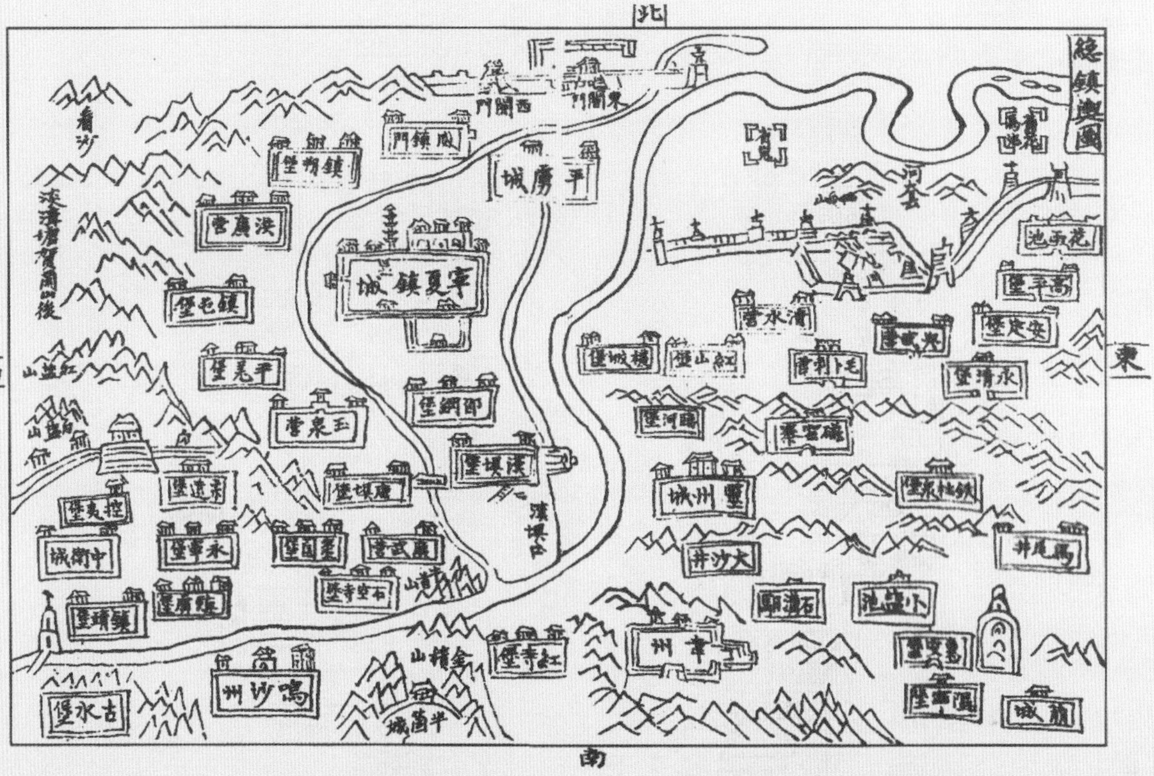

宁夏镇总图（万历《朔方新志》）

经过大规模的修复扩建后，明代的宁夏镇城环城引水为池，池深二丈，阔十丈，水四时不竭，产鱼鲜。镇城有 6 座城门，东曰“清和”，西曰“镇远”，北曰“德胜”，南曰“南薰”，西南曰“光化”，西北曰“振武”。城门之上建有城楼，城墙四角均建角楼。清和门、镇远门、光化门、振武门之外建有月城；南薰门、德胜门外建有关城，时称南关、北关。南关门曰“昭阳太平”楼，北关门曰“平虏庆府”楼。另外

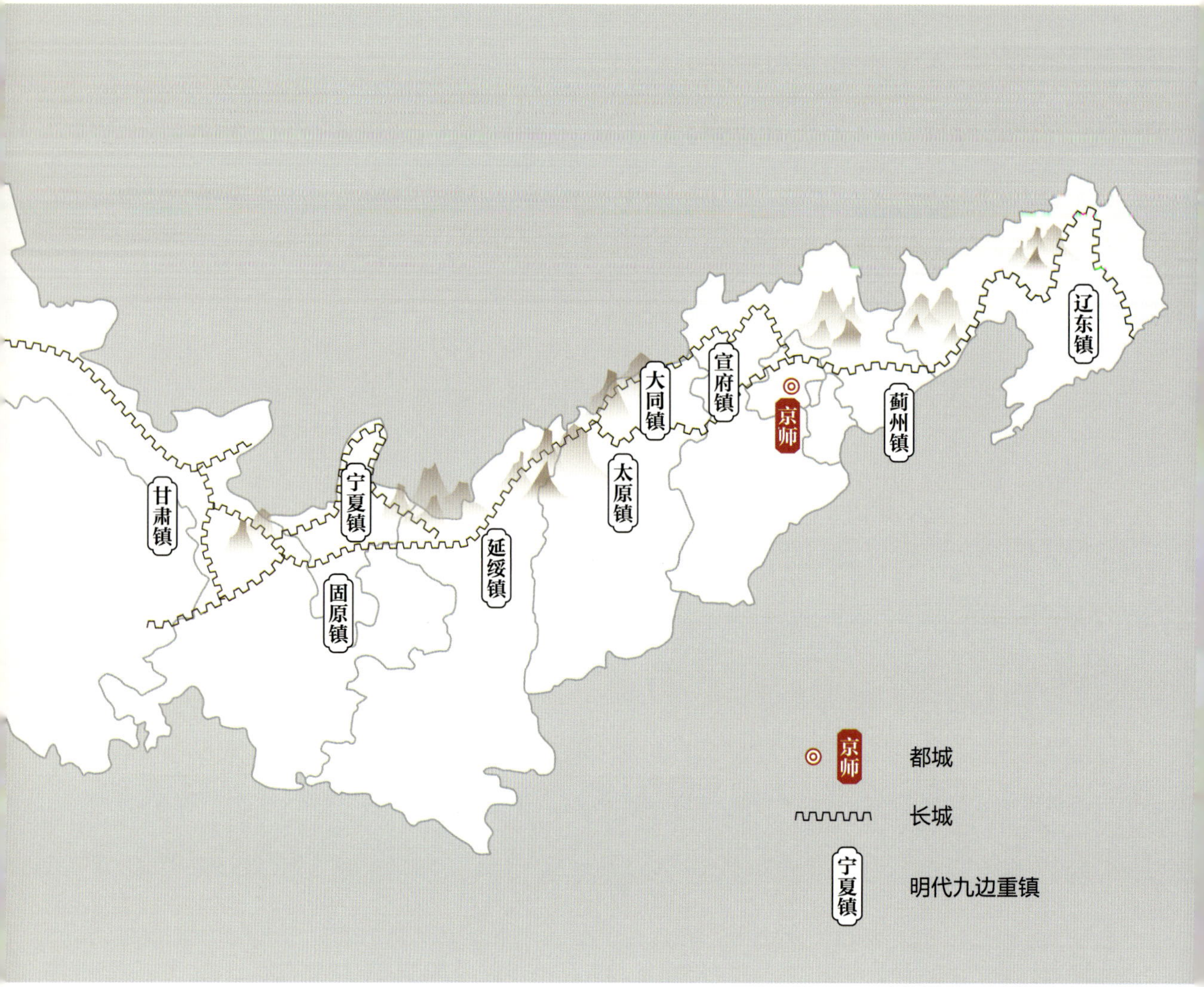

明代九边重镇示意图

还有 85 座悬楼、70 座铺楼。城郭门楼、角楼及悬楼、铺楼雄伟工绝，“以至炮铳具列，闸板飞悬。火器、神臂之属，制备极其工巧”，一显九边重镇之武威。

宁夏镇城不仅有总兵官大员镇守，还有明太祖朱元璋第十六子庆王朱㮵就藩，其宗室传十世，历 252 年。镇城内设藩王府 10 处，有庆王府、真宁王府、弘农王府、丰林王府、巩昌王府、寿阳王府、延川王府、华阴王府、蒙阴王府、镇远王府。其中庆王府约在今新华东路以北、解放东路以南、中山南街以西、朝阳巷以东地域。庆王府内有棂星门、端礼门、承运门，有承运殿、后殿、王宫、宗庙、书堂、迎薰阁、延宾馆、逸乐园等建筑，设承奉司、长史司、仪卫司、纪善司、典膳司、典宝所、良医所、审理所、工正所、奉祠所、典仪所等机构。

镇城内还建有都察院、太监宅、帅府、总兵官宅、公议府、按察司、天使馆及宁夏五卫等30多处公署、卫所和官邸。除署衙司所及地方显贵的府院宅第外，还建有文庙、儒学、书院、射圃、演武亭等修文习武的场所，有坛祠庙宇寺观20多处。为满足生产、军事和贵族生活的需要，镇城设官营“杂造局”“兵车厂”“神机库”等作坊；开辟了熙春、毓秀、清和、永春等32处街坊市集，分别交易“胡麻、糟糠杂物”“苏杭杂货、鱼肉、瓜菜、五谷”“布帛”“果品、颜料、纸笔、山货、鞋帽”及“骡、马、猪、羊”等。

当时的宁夏镇，还是一座风景优美的园林城市。镇城内外，建有丽景园、金波湖、南塘、小春园、静得园、寓乐园、凝和园等53处景观。其中，建于镇城清和门外红花渠东岸的丽景园是庆王朱㮵的私家园林，规模宏大，风景绝佳。园内宫馆轩楼、亭榭台池呈一时之盛。

明万历二十年（1592年），宁夏镇副总兵哱拜发动兵变，镇城遭到破坏。第二年起，巡抚周光镐、杨时宁、黄嘉善、崔景荣先后主持重修镇城，“城楼渐复旧制，仍为巨镇伟观”。如果说西夏兴庆府确定了银川城墙的范围与形制，那么宁夏镇则确定了其华丽与坚固的风格，镇城布局合理，结构严谨，商业繁华，文化发达，一直延续至清代。

康熙驻跸

清康熙年间，噶尔丹举兵南下内犯，康熙皇帝率大军三次御驾亲征。在第三次亲征中，由于噶尔丹部分势力据守的萨克萨特呼里克在宁夏之北，从宁夏出兵可以直捣敌巢，所以，康熙皇帝决定以此为后方基地，来到宁夏亲自指挥部署这次军事行动。

康熙三十六年（1697 年）二月初六日，康熙皇帝带皇子胤禔和一班文武大臣，从北京启程出德胜门，经宣府（今河北省张家口市宣化区）、大同、神木、榆林西行。三月十七日，宁夏总兵官殷化行到安边（今陕西省榆林市定边县安边镇）迎驾，然后康熙皇帝一行沿东边墙（今宁夏灵武市至盐池县明长城）西进，先后驻花马池营（今盐池县城关）、兴武营（今盐池县境内）、清水营（今灵武市境内），三月二十四日驻宿横城（今兴庆区内，长城重要关卡），二十五日由横城渡过黄河，康熙皇帝命大学士伊桑阿祭拜“黄河之神”，一行人当晚宿营于黄河西岸边。在横城堡，康熙皇帝即兴写下一首七言诗《横城堡渡黄河》：“历尽边山再渡河，沙平岸阔水无波。汤汤南北劳疏筑，唯此分渠利赖多。”

三月二十六日，康熙皇帝一行抵达宁夏府城（今银川市），以原总兵冯德昌府第为行宫。在宁夏期间，康熙皇帝亲自筹集军需，调集兵马，然后命孙思克、博霁、阿兰台、殷化行、李林隆等将领分统清军，由大将军费扬古出任统帅，自宁夏出发，开赴前线。康熙皇帝驻跸宁夏府城前后共十八天，期间检阅了八旗前锋——黑龙江兵，并出北门检阅绿营马步兵操练，亲自射箭，又登南薰门城楼阅兵；命皇子率部院大臣祭奠新故宿将赵良栋，又派员祭奠和抚恤宁夏原总兵陈福及其他宁夏阵亡将士；在行宫门前与官民绅商各界人士见面，并为宁夏留下了“碑训”。听闻宁夏、兰州驻防满兵有圈取民居建造营房的，康熙皇帝立即谕示：“造营房，令地方官查明给还原主，令其居住”“将宁夏所圈民房九千余间悉还于民”。

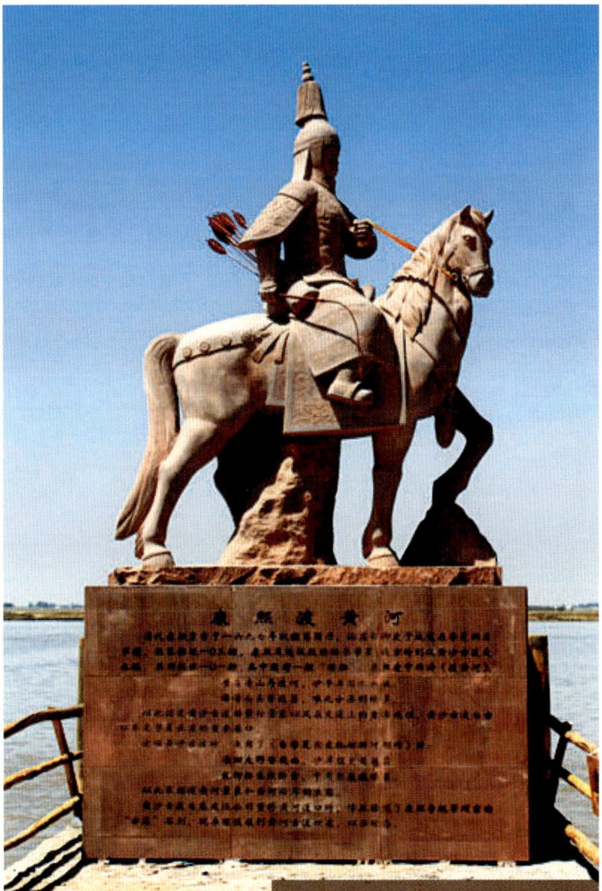

康熙皇帝渡黄河雕塑

闰三月（康熙三十六年第二个三月）十五日，康熙皇帝由黄河乘船北行，随驾船只共101艘。在宁夏境内先后驻尧甫堡（今石嘴山市平罗县境内姚伏镇）、流穆河西岸、峡河西岸、哨马营（今石嘴山市惠农区境内）、石嘴子（今石嘴山市惠农区石嘴山黄河大桥北1.5千米处黄河岸边）等处，并一路以渔猎补充食用。四月十五日，行至今内蒙古自治区途中，接报噶尔丹已于四月十三日服毒自杀，乱平，遂下令班师，至五月回到北京。

在返京途中，康熙皇帝又作《凯旋言怀》："黄舆奠四极，海外皆来臣。眷言漠北地，茕茕皆吾人。六载遑不息，三度勤征轮。边圻自此静，亭堠无烟尘。兵革方既偃，风教期还淳。兴廉遵昔轨，崇文育群伦。所用惟才俊，非仅荣簪绅。尔俸与尔禄，脂膏出细民。永念固邦本，不愧王国宾。"

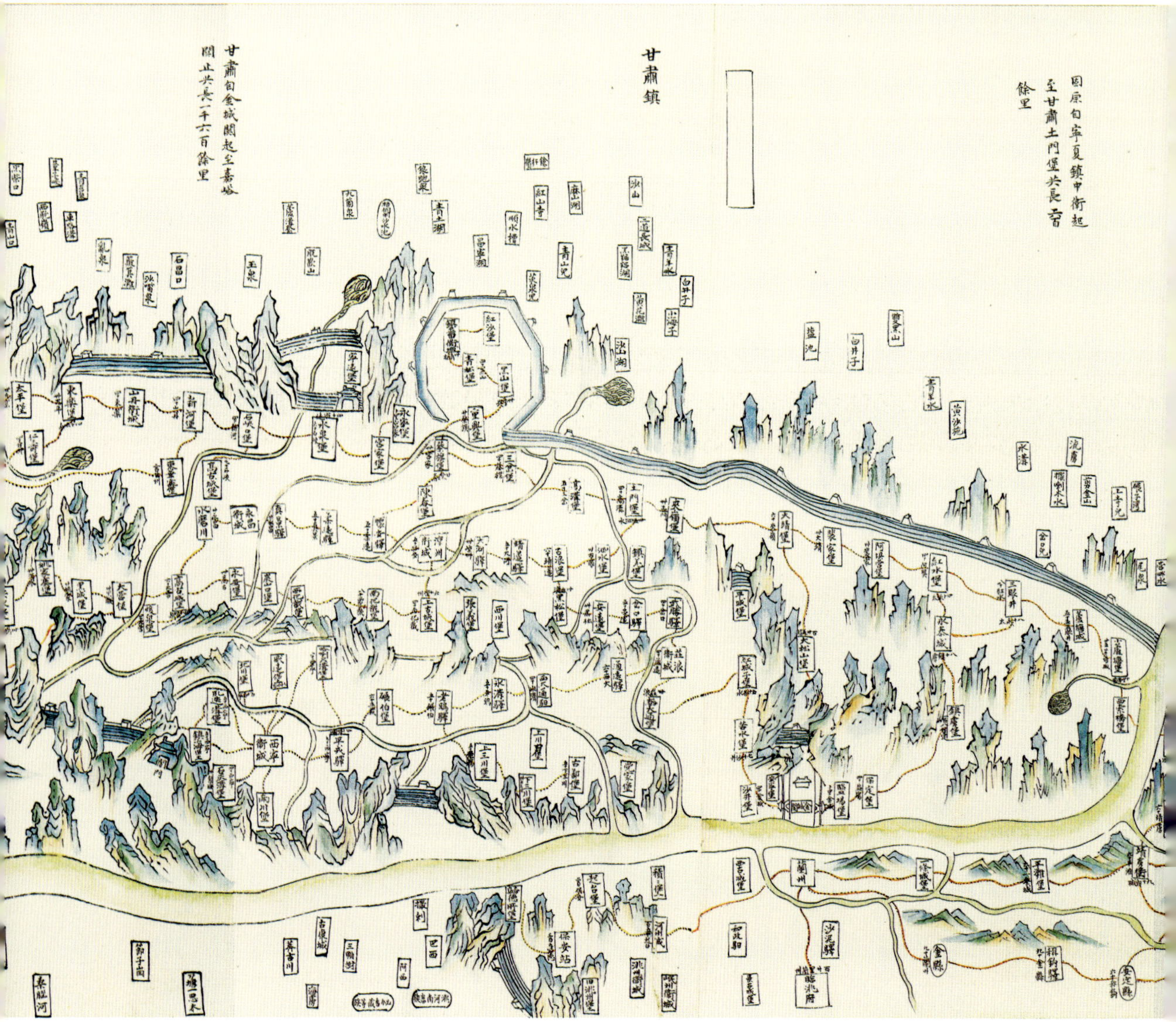

此次西巡宁夏府城，康熙皇帝对宁夏籍官兵在历次战役中的杰出贡献给予了充分肯定：“若夫秦风（指陕西军队作风）健勇，自昔为然，其在朔方（指宁夏），尤胜他郡。”康熙皇帝驻跸宁夏府城十八天，体恤民苦，吊祭故臣，严饬军纪，整肃官风，这些举措深得民心，至今银川各地还流传着康熙皇帝驻跸宁夏的种种传说。

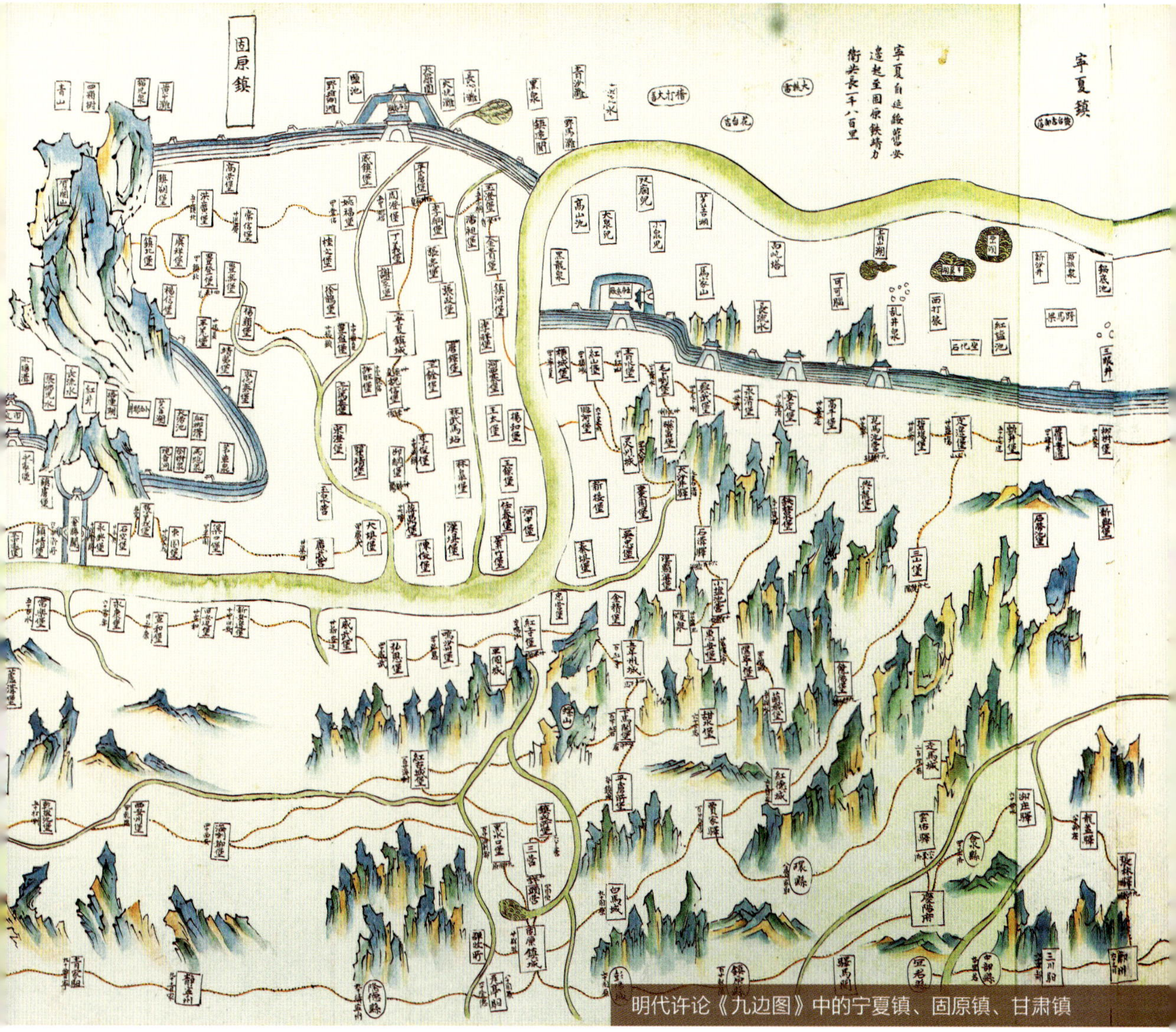

明代许论《九边图》中的宁夏镇、固原镇、甘肃镇

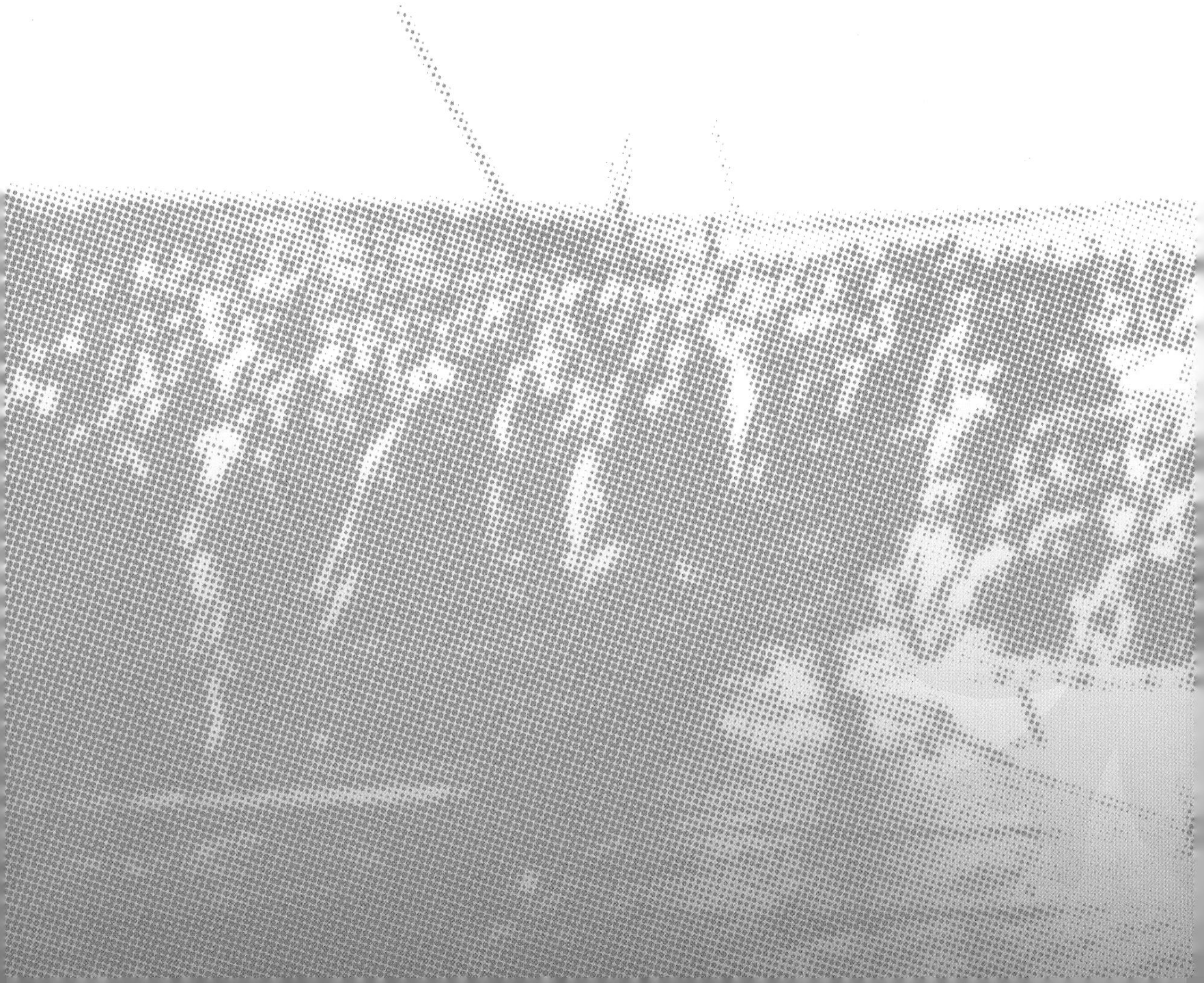

孙中山联俄、联共、扶助农工三大政策，介绍俄国十月革命的经验，是中国共产党的重要舆论阵地，对于民主革命思想和马列主义在银川地区的传播起到了重要作用。

同时，中共党员刘伯坚还利用自己的公开身份，有计划地向军政干部讲授帝国主义侵华史、国民革命史等，阐述打倒帝国主义列强、推翻封建军阀统治的意义，介绍十月革命的经验，宣传国共合作、实行国民革命的重要性，并多次在群众集会上发表演讲。他运用辩证唯物主义的观点，理论联系实际，阐述人类社会的发展规律，说明中国革命的大趋势。他引用中国近代史上帝国主义侵略，官僚、地主剥削，军阀混战，社会动荡不安，劳苦大众无法生存的实际，论述进行革命的必要性和必然性。当时青年学生踊跃参加刘伯坚的演讲活动，伏龙、肖明、李秉乾、贾午、贾一中等中共党员也经常发表演讲。他们演讲的内容多以当时的革命形势为主题，介绍北伐战争的进展与南方工人运动的情况，宣传打倒列强，铲除军阀，打倒土豪劣绅，反对贪官污吏；号召发扬五四精神，学科学，讲民主，反对封建专制；鼓励青年积极向上，参加革命。

1926年冬，国民军联军总政治部还在驻地举办了一期马列主义学习班，吸收“五中八师”的青年学生参加。这是马克思主义在宁夏城首次正式公开传播。刘伯坚亲自讲授《共产党宣言》《社会主义概论》《劳工神圣》《共产主义ABC》《国家与革命》等马克思主义著作。通过学习，一些进步青年了解了阶级和阶级斗争学说，懂得了无产阶级和共产党的基本概念，懂得了为什么要加入共产党。随着国民军联军的到来和共产党人的大力宣传，打倒列强、打倒军阀的呼声响彻宁夏城上空，沉闷的封建落后局面被打破，很多进步青年学生积极行动起来，纷纷加入革命行列，革命的浪潮在大街小巷涌动。

百折不挠

中共宁夏特别支部

1926年9月，中共陕北党组织派李临铭、牛化东、吕振华、王兆卿等30多名党员和进步青年，由钱崝泉带领，途经宁夏赴兰州，到国民军联军刘郁芬部的军事政治学校学习。当时，正值国民军联军大部队分批经宁夏开赴陕西，宁夏急需加强地方工作以支持部队过境。此时，宁夏没有中共党组织，缺少领导干部，尽快建立地方中共党组织、发展本地革命力量成为当务之急。应驻宁夏国民军联军中党组织的要求，李临铭、贺维新、马思然、陶振亚、郭维华5名中共党员和一些进步青年留在宁夏工作。这些留下来的中共党员与驻宁国民军联军宣传队及《中山日报》社的中共党员马云堃、贾一中等人，在宁夏城（今银川）共同成立了宁夏第一个地方党组织——中共宁夏特别支部，李临铭任书记，马云堃负责常务工作，贾一中负责共青团工作，办公地址设在今银川鼓楼。中共宁夏特别支部暂归国民军联军中的中共党组织领导，1927年3月后直属中共陕西省委领导。

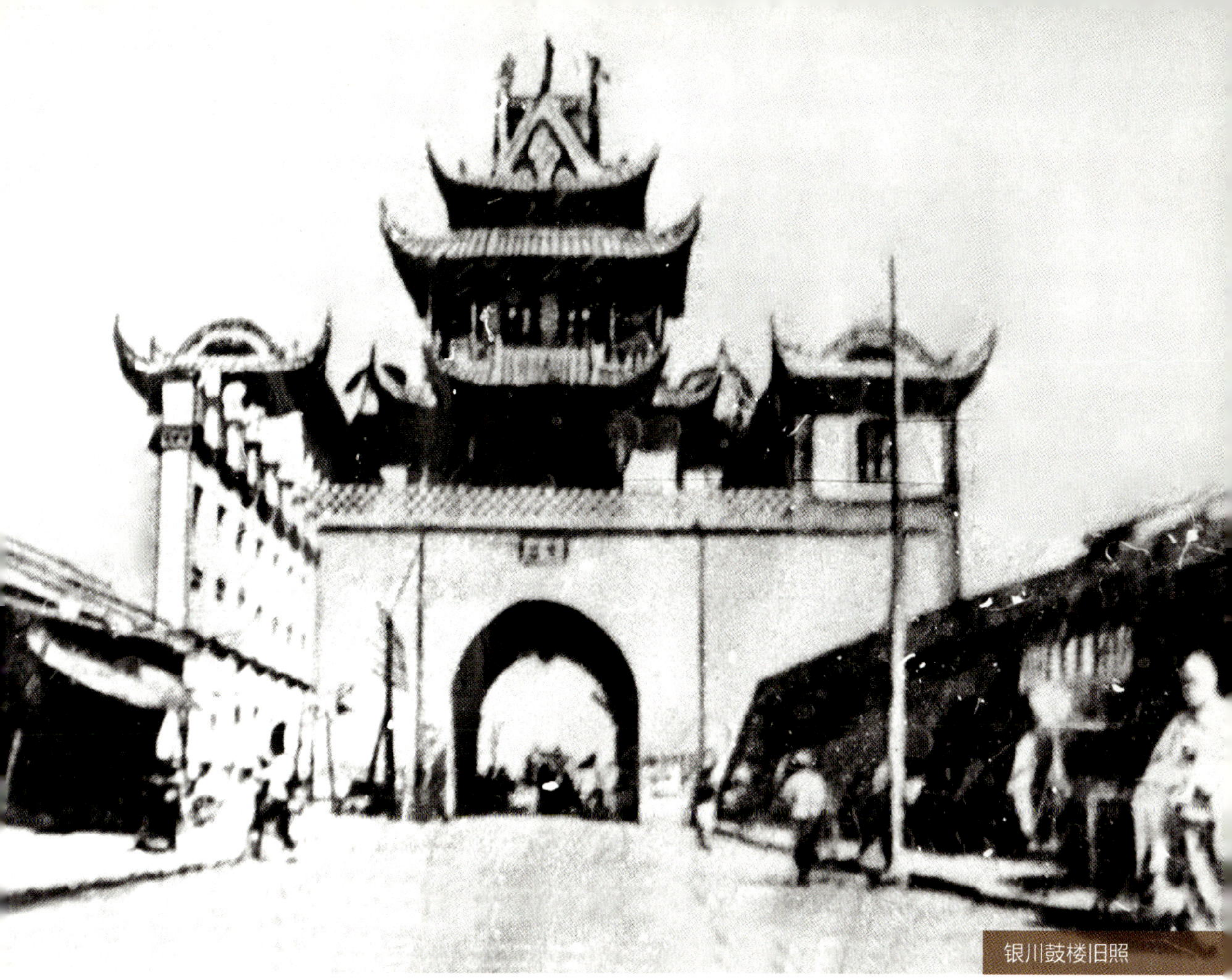
银川鼓楼旧照

中共宁夏特别支部的成立，是银川乃至宁夏革命斗争史上的一件大事，它标志着自辛亥革命以来资产阶级领导的银川地区旧民主主义革命的结束，中国共产党领导下的彻底的反帝反封建的新民主主义革命的开始。它让灾难深重的银川人民在黑暗中看到了光明和希望。

中共宁夏特别支部成立后，在国民军联军总政治部的领导下，同国民军联军宣传队紧密配合，做了大量宣传、发动和组织工作，提高了群众的觉悟，使宁夏城一度出现了革命高潮。中共宁夏特别支部成员在军政机关、学校、社会团体中普遍建立了“列宁室”或“中山俱乐部”，悬挂马克思、恩格斯、列宁和孙中山的肖像，教唱《国际歌》，陈列《新青年》杂志和鲁迅的《彷徨》《呐喊》、蒋光慈的《新梦》《莫斯科吟》《少年漂泊者》、瞿秋白的《饿乡纪程》《赤都心史》、高语罕的《白话书信》等进步书籍供群众阅读。特别支部还组织“五中八师”的学生上街贴标语、演讲、画漫画、演话剧；在寒假期间，组织学生参加社会调查，使学生通过身边的现实，了解阶级和阶级压迫，使他们树立阶级斗争的观念，提高无产阶级革命的觉悟。

中共宁夏特别支部利用节日、纪念日或重大事件的契机，组织群众集会游行，激发群众的反帝爱国热情。1927 年“五一国际劳动节”，特别支部在宁夏城举行了盛大的群众游行活动。国民军联军总政治部的中共党员伏龙在玉皇阁上向游行群众发表了鼓舞人心的演讲，号召广大群众联合起来，为人类解放事业而斗争。群众高呼口号，高唱《国际歌》，表现出了极大的革命热情。当天晚上，宁夏城内还举行了灯火晚会，各街道张灯结彩，与会者手执灯笼、火把，呼口号、发传单，人心振奋，全城沸腾。5 月 30 日，宁夏城又举行了五卅国耻纪念日两周年集会，中共党员组织各界群众声讨日本帝国主义侵略者在上海屠杀中国工人的暴行。中共党员肖明、伏龙等人还自编自演了话剧《顾正红》，当演到日本资本家杀害中国工人顾正红时，全场群众义愤填膺，“打倒日本帝国主义”等口号声响彻云霄。《顾正红》是宁夏城历史上演出的第一部话剧。在群众思想觉悟得到提高的基础上，中共宁夏特别支部组织成立了工会、农会、学生会、商会等团体，通过这些组织开展革命活动。

1927 年春，中共宁夏特别支部还积极为中山学院选送学员，培养革命骨干，先后从“五中八师”选送进步青年袁金章、雷启霖、李雨村、张子宽、刘廷栋等到中山学院学习，这些青年日后都成了银川地区的进步人士。

1927 年第一次国共合作全面破裂后，国民党开始在银川地区反共“清党”，中共党员被驱逐，各群众团体被迫解散，《中山日报》被查封。中共宁夏特别支部书记李临铭难以立足，于5月返回陕北定边，贾午去了西安，郭伯瑞回到山西榆次。中共党组织为了坚持斗争，决定由贾一中领导银川地区党的工作。贾一中以高小教师职业为掩护，继续开展工作，但不久就被国民革命军第二集团军北路军总司令宋哲元发现，令其限期离境。同时，马云堃也被驱逐出境。当时已到寒冬，贾一中、马云堃没有回家的路费，师范附小教师张得志资助了贾一中并送其至宁夏城外，目送其安全离开宁夏。马云堃先到平罗，经爱国人士刘堂琛介绍，在宝丰小学临时任教，1928年4月在叶松龄等人的资助下返回北京。大革命时期在银川地区发展的中共党员也与党组织失去了联系，中共宁夏特别支部解体。

据1927年9月中共陕西省委扩大会议文件《党务工作报告》记载，中共宁夏特别支部有6名成员，其中3人负责党的工作，1人负责工人运动，1人负责青年运动，1人负责国民党工作。另据中共中央西北局党校移交给陕西省档案馆的一份材料《宁夏党组织的创建》（编号第00181号）记载：“当时入党有8人，入团的有三四十人。”经查证核实，大革命时期中共宁夏特别支部共有党员14名，在银川本地发展的党、团员多是“五中八师”的学生。其中，中共党员有白虹剑、叶松龄、征克非等，共青团员有张子华（王绪祥）、孙殿才（赵忠国）、王子端、李天才、潘钟林等。

中共宁夏特别支部虽然仅存在了一年时间，但它使中国共产党提出的反帝反封建思想深入银川人民心中，使封闭落后的银川人民受到了一次广泛深入的民主革命教育，群众的思想觉悟和革命热情得到很大提高，扩大了中国共产党在银川人民群众中的政治影响，播下了革命火种，为迎接新的革命高潮到来准备了条件。

中共宁夏工委

1937年10月，为适应国共两党合作抗日的新形势，建立广泛的抗日民族统一战线，组织和领导各族各界人民开展抗日救亡运动，中共中央研究了宁夏有关工作的情况，决定成立中共宁夏工作委员会（以下简称中共宁夏工委，由杨一木（杨寿亭）、李仰南、霍士廉（未到职）、苏文（陆平）4人组成，李仰南为书记。中共宁夏工委的建立，标志着党领导下的宁夏人民革命斗争进入了一个新阶段。根据中共中央的指示，中共宁夏工委提出了党在宁夏的工作方针，即建立党的地下组织，发动群众，开展抗日救亡运动，壮大抗日民族统一战线力量，逼迫马鸿逵抗日，一旦日军侵入宁夏，立即开展抗日游击战争。

中共宁夏工委建立后认真执行党的抗日民族统一战线方针，积极发展党员，在宁夏省城及各县基本上都发展了党的地下工作者，同时建立了党组织的秘密活动据点，很快打开了工作局面，领导和推动了宁夏省城及周边地区抗日救亡运动的蓬勃发展。据中共陕甘宁边区党委组织部1940年冬编写的《抗战中宁夏党的工作》一书记载：1938年，中共宁夏工委下属5个党支部、32名党员。

1938年秋冬以后，马鸿逵“防共”“反共”活动逐步升级，下令取缔抗日团体，追捕共产党人，加紧了对中共宁夏地下党组织及其领导下的抗日救亡运动的监视和破坏。为了安全起见，中共宁夏工委决定将大部分党员撤回边区党组织。至此，中共宁夏工委地下党组织的工作基本处于停顿状态。

1939年10月，中共中央决定派崔景岳接替李仰南的工作。12月下旬，崔景岳和王博打扮成商人模样，来到了宁夏。崔景岳和李仰南在中宁县城相会并交接工作。来到宁夏后，王博在宁朔县汉坝小学任

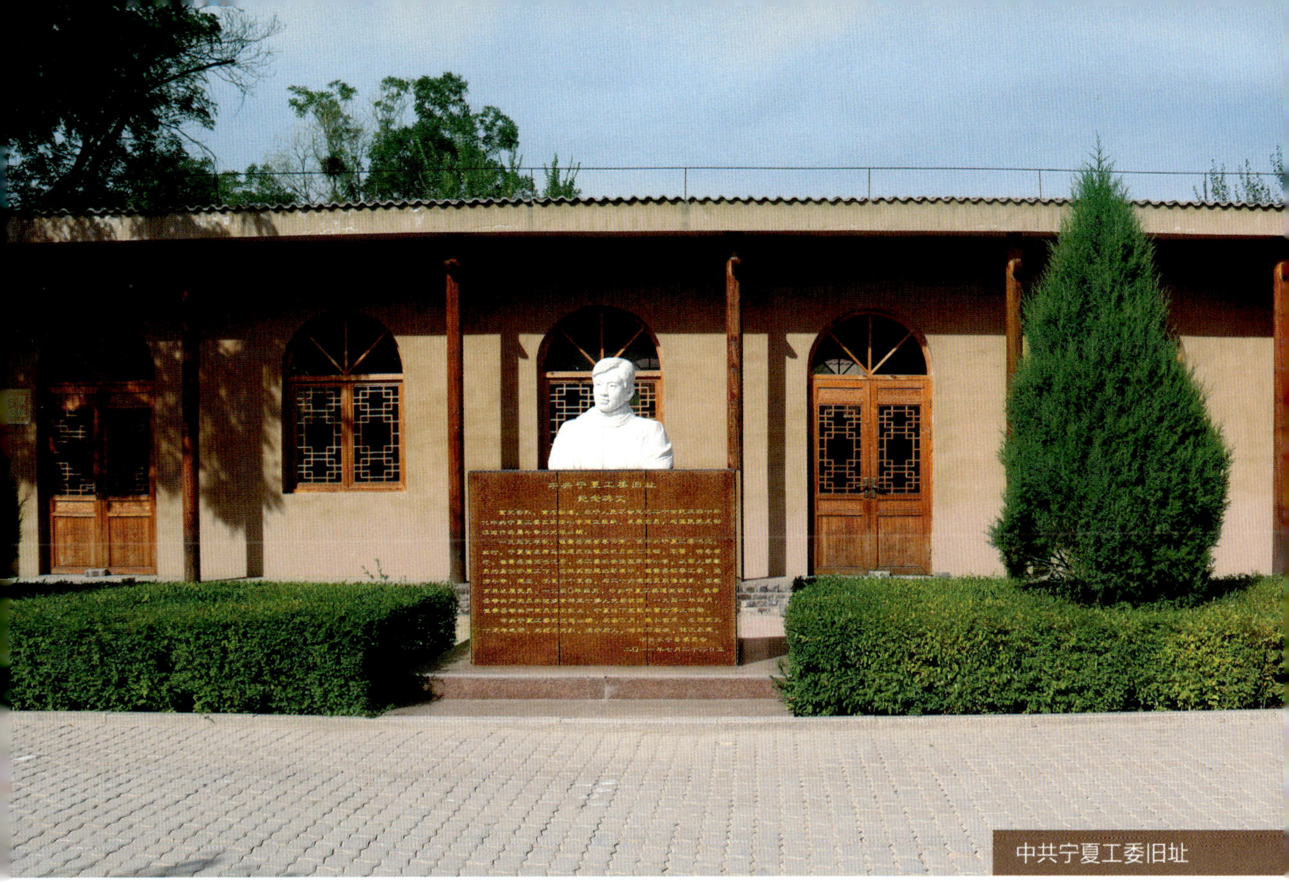

中共宁夏工委旧址

教，崔景岳到宁朔县宋澄堡小学当老师，以此为掩护开展党的工作。

1940 年 3 月初的一个夜晚，崔景岳、白玉光、王博召开会议，决定重建中共宁夏工委，由崔景岳任书记，白玉光任组织委员，王博任宣传委员。会上，他们认真讨论分析了宁夏的形势和开展对敌斗争的方式，确定当前工作重点：一是如果日军进攻宁夏，就组织武装力量准备打游击；二是尽快让已经暴露、引起敌特注意的江生玉、王世同、姚怀廉等中共党员撤回延安；三是把公开宣传抗日和党的秘密工作结合起来，积极发展党员，壮大党的组织。新成立的中共宁夏工委共有 5 个党支部、26 名党员。

1939 年冬至 1940 年春，国民党掀起了第一次反共高潮，马鸿逵变本加厉地对中共宁夏工委地下党组织进行侦查和搜捕。1940 年 4 月上旬，中共党员杜琳准备把自己发展的一名新党员介绍给崔景岳，写

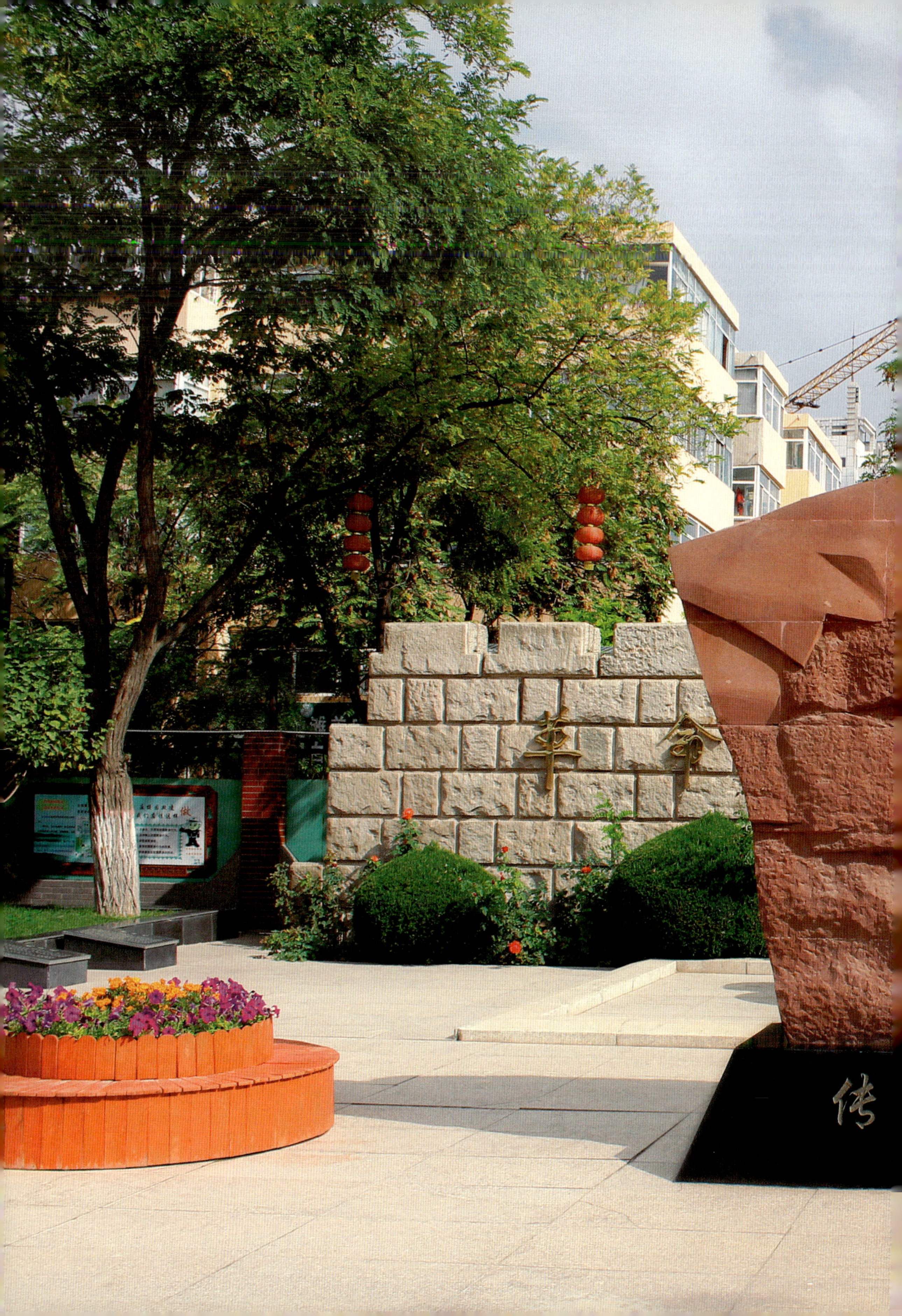
革命
传

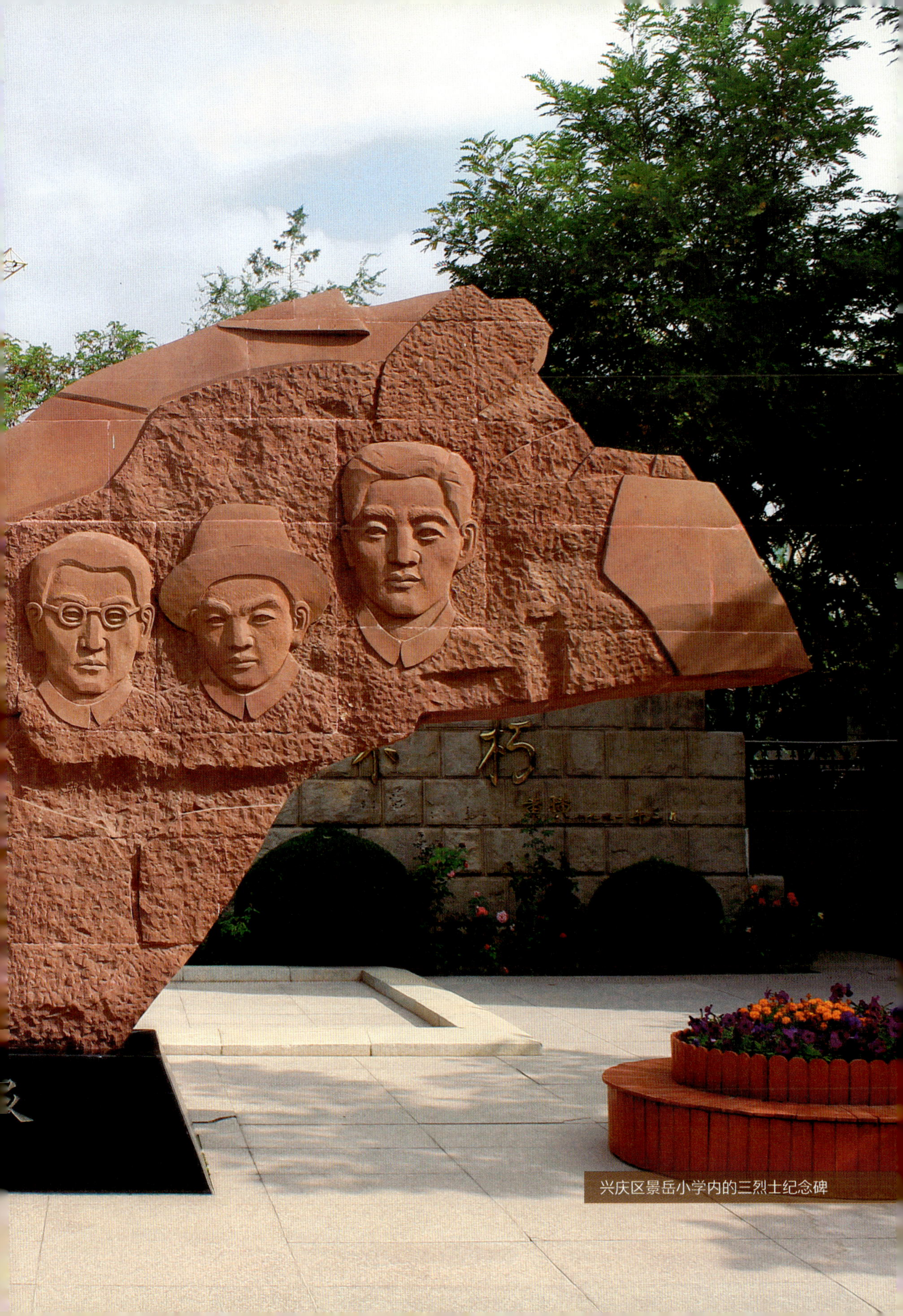

兴庆区景岳小学内的三烈士纪念碑

信邀崔景岳到他家商议。4 月 13 日，崔景岳如约来到杜琳家里，但是被国民党特务侦知。夜里，特务马孝贤、李郁华等人带领宪兵包围了杜家，将崔景岳、杜琳一起逮捕。被捕后，崔景岳进行了坚贞不屈的斗争，但是由于叛徒的告密，崔景岳身份暴露，相关的共产党人和进步青年遭到追捕。中共宁夏工委地下党组织遭到破坏。

在狱中，崔景岳千方百计地将中共宁夏工委地下党组织遭敌破坏的情况报告给上级党组织。为了同敌人进行斗争，在崔景岳的倡议下，狱中党支部成立，由崔景岳、白玉光、王博、马云泽、孟长有 5 人组成。经过讨论，狱中党支部制定了对敌斗争的策略。在狱中党支部的领导下，同志们很快团结起来，同敌人展开了针锋相对的斗争。

1941 年 4 月 17 日深夜，敌人将崔景岳、孟长有及中共三边回民巡视团特支书记兼团长马文良押赴宁夏省城城隍庙（今银川市兴庆区景岳小学）后，凶残地用锹把、洋镐将崔景岳、孟长有、马文良的头骨、肩胛骨打折后将他们推入大坑掩埋。三位坚强的共产党人在生命的最后时刻高呼“中国共产党万岁！”“同志们，坚持下去，天就要亮了！”等口号，英勇就义。

宁夏少年抗日战地服务团

1936 年春，贺自正任宁夏实验小学校长。他学识渊博，思想开明，治教有方，在学校形成了“爱国、爱校、爱家”的风尚。在任期间，他面向全国聘用优秀教师。这些被聘用的教师大多亲身经历过“一二·九”运动，思想进步。来到实验小学后，贺自正把《全民抗战》《大众生活》《世界知识》等进步刊物带到学校，在教师中广为传阅。在课堂上，贺自正经常向学生宣传全国抗日救亡的形势，传播民主爱国思想。

翌年春，贺自正又从山西太原聘用杨文海和薛云亭两位教师。杨文海在山西时曾参加了反帝大同盟，在中共地下党组织领导下从事革命活动，后因地下党组织遭敌破坏，与党组织失去联系，才来到宁夏省城任教。杨文海到实验小学后，在“七七事变”后的第二天，就与进步教师薛云亭、涂春林等组织全校师生上街游行，抗议日本帝国主义的侵华暴行，掀起了宁夏省城抗日救亡运动的新高潮。

1937 年 8 月，江苏省淮安县下河镇小学教师与高年级学生组成的新安长途修学旅行团（以下简称新安旅行团）一行 18 人，在校长汪达之的带领下，实践“生活即教育，社会即学校”的新教育主张，从江苏淮安出发，途经上海、南京、北平（今北京）、包头，再经五原、临河，历经近两年后到达宁夏境内，在石嘴山、平罗、宁夏省城等地通过放映电影、幻灯片，演唱救亡歌曲，推销进步书刊等形式，广泛开展抗日救亡宣传活动。在宁夏省城，他们多次到实验小学与师生座谈、联欢，演出话剧，教唱抗日歌曲，介绍全国的抗日形势，放映反映儿童抗日斗争史的《小五义》、反映祖国被日本吞食的《民族痛史》、宣传防空常识的《防毒面具制造法》等无声电影，还放映他们自己制作的《全国总动员》《儿童与抗战》《抗日漫画辑》《保卫大西北》等幻灯片。每次放映活动都会激起实验小学师生对日本帝国主义侵略者暴行的痛恨，“打倒日本帝国主义”的口号声响彻校园上空。新安旅行团的爱国精神和抗日救亡热情，使宁夏省城的广大群众特别是青少年深受感染，备受鼓舞。

1937 年 12 月，在新安旅行团的影响下，实验小学的进步教师杨文海、薛云亭、孙芳山、涂春林等秘密组织成立了“西北少年抗日战地服务团”（以下简称少战团），最初的成员有宋谦、李志纯、马春元、钱钺、杨茂岚、徐振华、李有祯、邵景禄、杜子英、饶钰馗、史文通、贺守中、冒海大、杜子玉、刘鑫、巨玉莲、王介文等人，成员都是十四五岁的少年。少战团成立之初的计划是：第一步，以战地服务的名义，离开宁夏奔赴抗日战场；第二步，把队伍带到延安去学习；第三步，在延安学习后，取得党组织许可，前往战地服务，之后重返宁夏从事革命活动。少战团经过充分酝酿，制定了团歌、团章、团员守则，还起草了《宣言》及《告西北同胞书》，选举宋谦、李志纯任正、副团长，下设组织、宣传、生活等部。少战团团章规定少战团的宗旨是“爱护中华，赶走强盗”，战斗口号是“火线就是战场，战地就是课堂”。少战团团员必须遵守团的纪律，做到“三要”“三不做”和“三不怕”。“三要”即一要服从组织决定，二要保守组织秘密，三要忠心耿耿为抗战、为战地服务。“三不做”即一不做亡国奴，二不做汉奸，三不做（日军）顺民。“三不怕”即一不怕苦，二不怕难，三不怕牺牲。

少战团成立后，随着国共合作和全国抗日形势的发展，活动逐渐公开。经杨文海、薛云亭等教师多次带领少战团员请愿，宁夏省政府于1937年1月正式批准，将“西北少年抗日战地服务团”改名为“宁夏少年抗日战地服务团”，准许其在宁夏境内活动。自此，少战团在宁夏境内进行抗日宣传活动具有了合法地位。

1937年11月，中共宁夏工委书记李仰南来到实验小学任庶务主任。他广交朋友，积极发展地方抗日力量，将杨文海、薛云亭、涂春林、高立天等进步教师团结在党组织周围，并积极支持和指导少战团的工作。在李仰南的启发下，学校成立了读书会，组织学生阅读《全民抗战》《群众》《青年自学丛书》《文艺阵地》等进步书刊，教唱《大路歌》《毕业歌》《九一八以来》《松花江上》等抗日歌曲。同时，还在学校开设了军体课，进行军训和防空、防毒演习，开展献金募捐、给前方

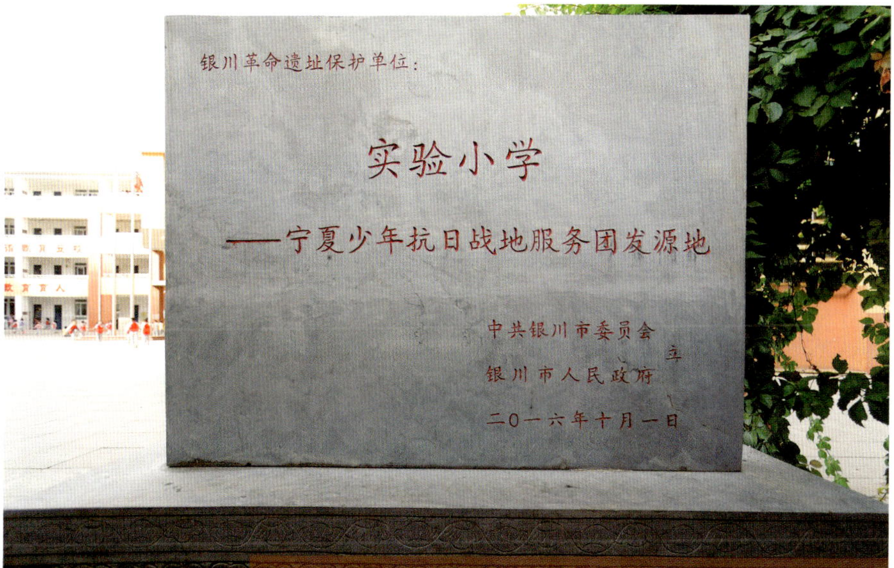

实验小学——宁夏少年抗日战地服务团发源地纪念碑

战士写慰问信等活动。这些活动为日后少战团发动群众，开展抗日救亡运动做了思想上、组织上的准备。

李仰南还十分注重对杨文海、薛云亭、高立天等少战团发起人的培养，就学校如何开展抗日救亡活动、全国抗日形势和国家前途等问题与他们多次交流意见，促膝谈心，借给他们延安出版的《新华日报》《解放》等报刊，还送给杨文海一份《中国共产党章程》。当时，杨文海阅读了毛泽东同志关于抗日民族统一战线问题的讲话，深受启发，马上找李仰南商量如何在宁夏省城开展抗日救亡活动和统一战线工作，并且把进步报刊推荐给其他进步教师阅读，在教师中产生了很大影响。经过一段时间的培养，杨文海、薛云亭、高立天等人向李仰南提出了加入中国共产党的要求，1938 年初，李仰南代表党组织吸收他们 3 人为中国共产党党员。此后，少战团的抗日救亡活动在中共宁夏工委的领导下进入高潮，少战团团员迅速从几十人发展到 200 余人，先后组织了宣传队、歌咏队、剧团，活动也由校内走上街头、走向民众，成为当时全省抗日宣传救亡运动中一支最活跃的力量。

当时，少战团开展抗日宣传活动的主要形式是办街头壁报。壁报由进步教师涂春林主编，每月一期，每期抄写两份，一份贴在鼓楼，一份贴在第一市场（今新华街口南）。壁报中有连环画、漫画和抗日战争形势图，由少战团员向群众宣讲，揭露日本帝国主义的侵略暴行。另外，少战团还在集市、街头进行讲演活动。在讲演中，团员们不仅向群众介绍全国的抗日形势，还向群众做时事报告，演唱《义勇军进行曲》《大刀进行曲》《游击队之歌》《打倒汉奸》《小放牛》等抗日救亡歌曲，演出《王芳救国》《九一八以来》《放下你的鞭子》《保卫卢沟桥》《打回老家去》等优秀剧目。

1938 年 3 月，少战团宣传队由杨文海、涂春林等教师带领，赴平罗、贺兰、宁朔（旧县名，1960 年撤销，在青铜峡市和永宁县境内）、金积、中卫等 7 县进行了为期 3 个月的抗日救亡宣传。7 月，少战团由实验小学校长高立天、教师薛云亭带队，联合宁夏中学宣传队赴平罗、贺兰、黄渠桥、石嘴山等地进行抗日救亡宣传。在几个月的宣传中，少战团团员们一路渡黄河，爬沙窝，顶酷暑，走遍宁夏全省各主要城镇，激发了全省民众的抗日热情。

少战团的抗日救亡宣传活动，推动了宁夏全省各地抗日救亡运动的开展，各地以学校为阵地，也纷纷建立了抗日救亡团体。杨一木、李东甫、王振刚等中共党员在黄渠桥北校成立了“宁夏少年战地服务团分团”，有 100 余人参加。平罗县城小学在中共党员苏文、校长刘廷栋和教师贺闻韶的领导下，成立了“少年农村服务团”，有 100 余人参加。石嘴山、宝丰、姚伏等城镇学校，都成立了人数不等的学生抗日救亡团体。中宁恩和小学在中共党员江生玉的领导下，也成立了抗日救亡宣传队。中卫中学在抗战前就有尚建庵（尚钺，失去组织关系的老中共党员）在那里任教，他在学生中做了大量抗日救亡宣传、教育工作，培养了一批爱国青年。

1938 年 7 月，国民党宁夏省党部下令“划一全省救亡组织”，取缔少战团，教师杨文海和部分少战团团员被迫离开宁夏省城，赴延安参加革命，少战团遂解体。

少战团诞生于全国抗日救亡运动的高潮之中，虽然仅存在不到一年的时间，但在中共宁夏工委的领导下，从银北到银南，从城市到农村，进行了广泛、深入的抗日救亡宣传活动，加深了群众对中国共产党抗日主张的认识和理解，激发了广大青年学生的抗日救亡热情，为中共地下党组织培养和输送了一批骨干，在银川乃至宁夏抗日救亡运动史上书写了光辉的一笔。

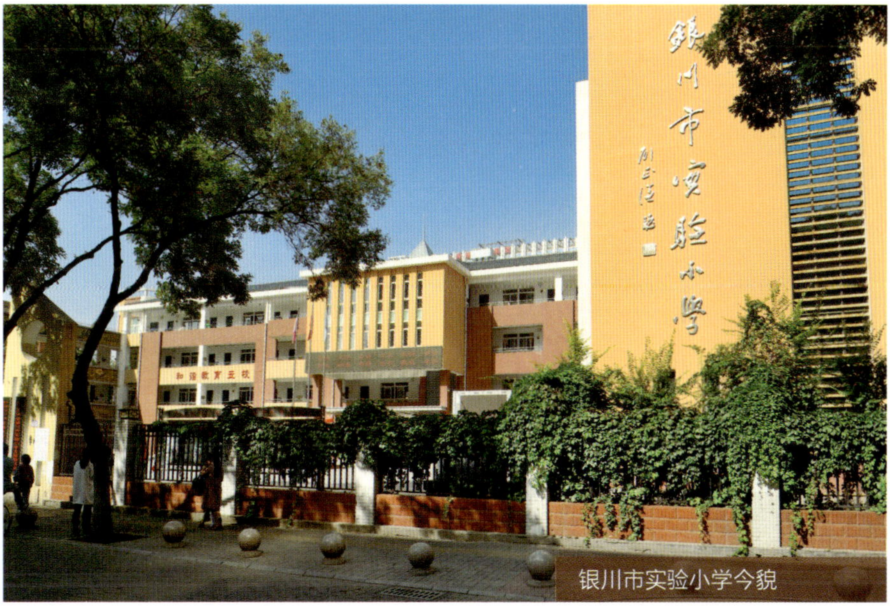

银川市实验小学今貌

古城新生

银川解放

1949 年 8 月，在西北决战取得决定性胜利后，中央军委和毛泽东主席指示，对国民党西北军队“除用战斗方式解决外，尚需兼取政治方式去解决”。为贯彻中共中央关于解决宁夏问题的方针，中国共产党曾通过各种渠道，尽一切努力争取和平解放宁夏，通过国民党起义将领傅作义、邓宝珊和马鸿逵部驻西安办事处的孟宝山等人做马鸿逵的工作，第一野战军领导曾约请与马鸿逵素有交情的兰州市军管会副主任韩练成给马鸿逵写信，劝其接受和平解放的方针。宁夏各界和平人士也为争取宁夏的和平解放奔走联络，出谋划策，积极开展和平运动。

1949 年 9 月 5 日，彭德怀司令员再派以郭南浦为团长的和平代表团赴宁夏继续做争取马鸿逵、马鸿宾部的工作。经过洽谈，马鸿宾决定和平起义，于 9 月 19 日签署《中国人民解放军十九兵团与国民党第八十一军和平解决协定》，和平起义成功。马鸿宾父子为和平解放宁夏作出了积极的贡献。但马鸿逵父子在和平解决宁夏问题上，始终执迷不

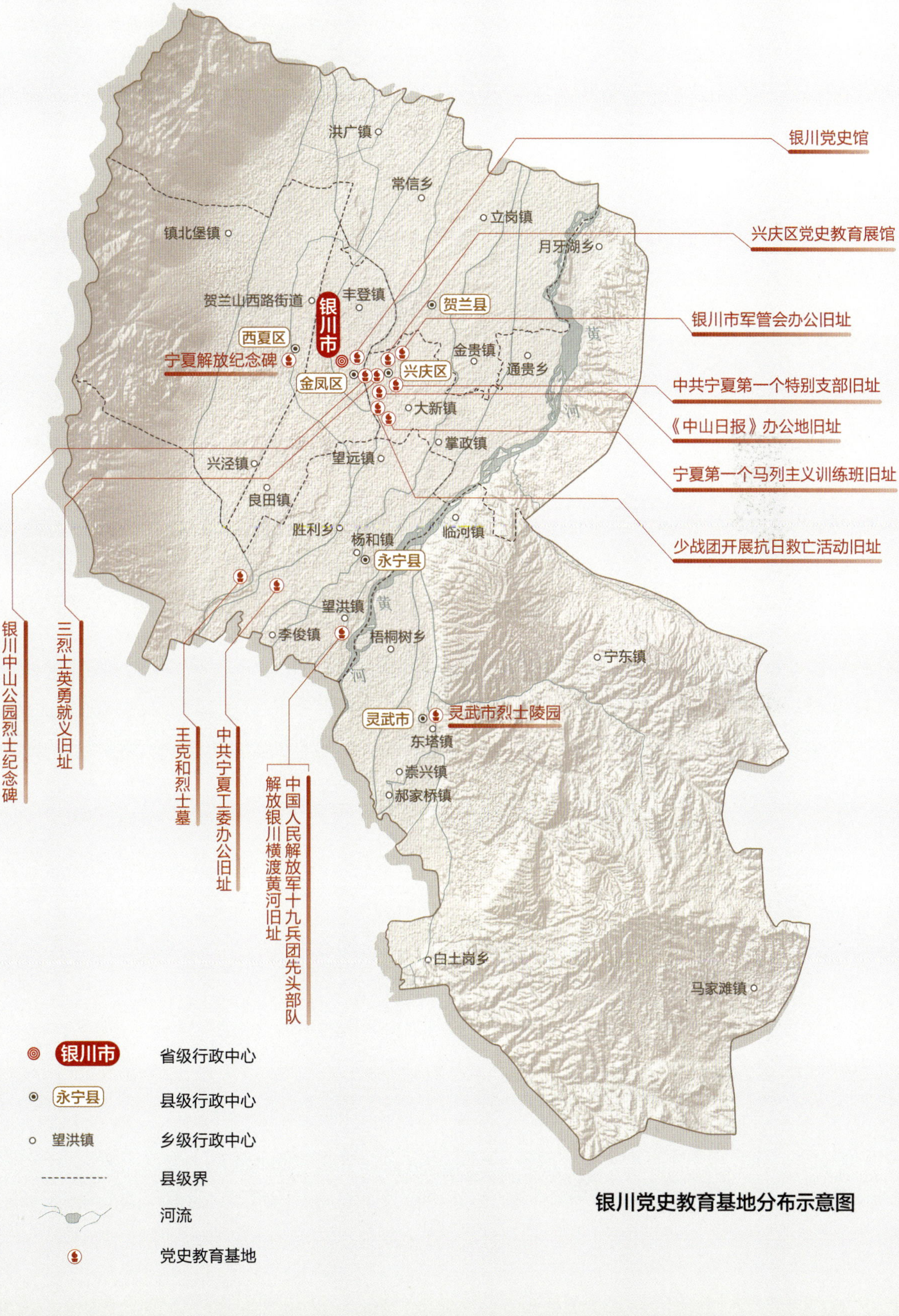

银川党史教育基地分布示意图

动地退回。一时间，城内城外群众感动不已，奔走相告，就连马鸿逵部的军官见此情景也感慨万分：“大军纪律严明，秋毫无犯，和善博爱，真乃仁义之师！”

9 月 25 日，解放军大部队陆续进城，银川街道两旁贴出了“毛主席万岁！”“中国共产党万岁！”“欢迎中国人民解放军解放银川！”等标语。10 时后，工人、学生和其他市民自发组织起来，上街游行庆祝，

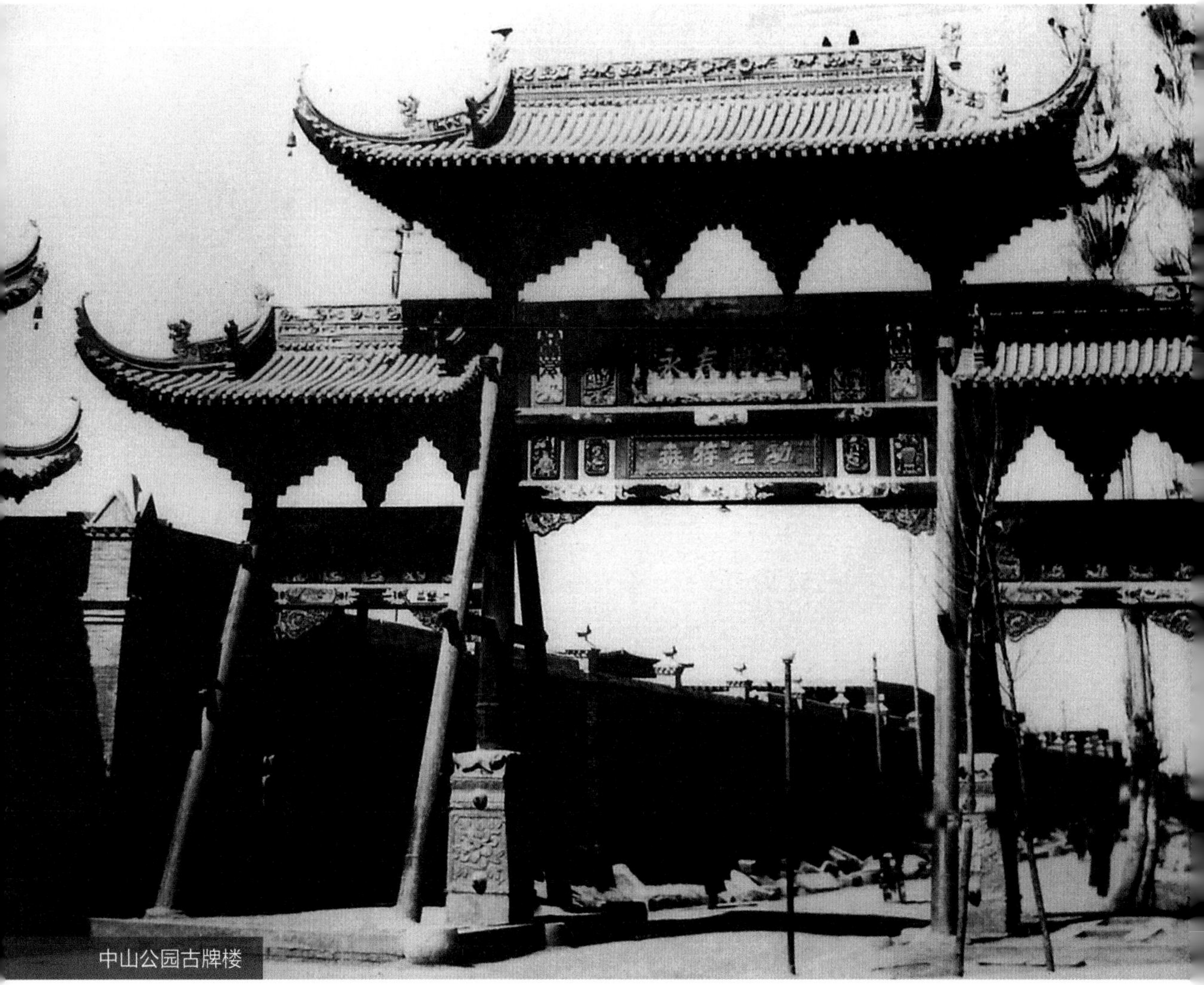

中山公园古牌楼

连马鸿逵部的军乐队也自动加入了游行队伍，口号声、欢呼声伴随着锣鼓军号声此起彼伏，全城人民沉浸在幸福与欢乐之中。

9 月 26 日，解放军十九兵团司令员杨得志、政委李志民、副司令员兼参谋长耿飚、副政委兼政治部主任潘自力等首长随同部队进驻银川。解放军入城部队从南门进城，各族各界群众 2 万余人手持各色小旗，聚集街道两旁，敲起锣鼓，载歌载舞，欢庆塞上古城银川解放。

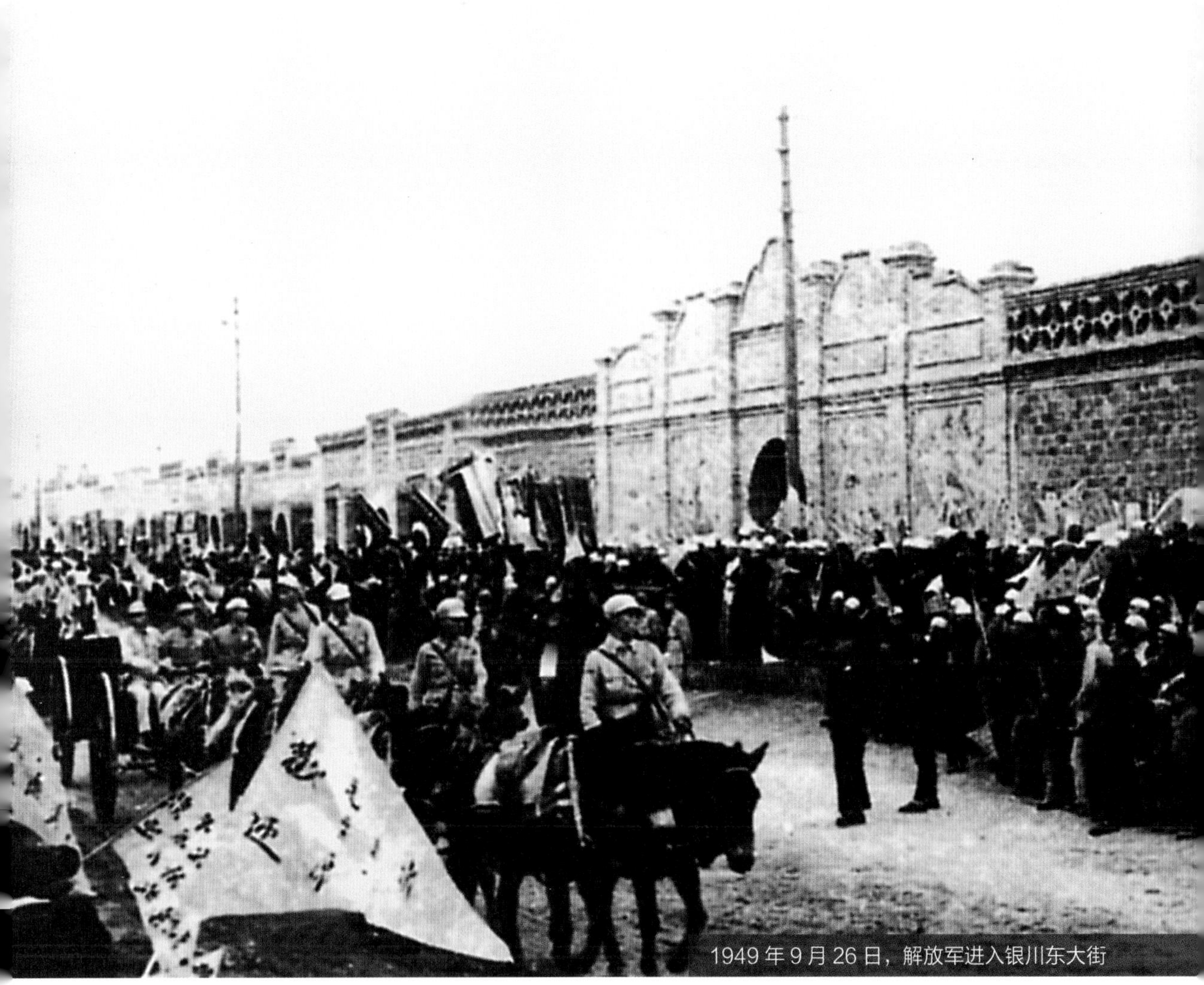

1949 年 9 月 26 日，解放军进入银川东大街

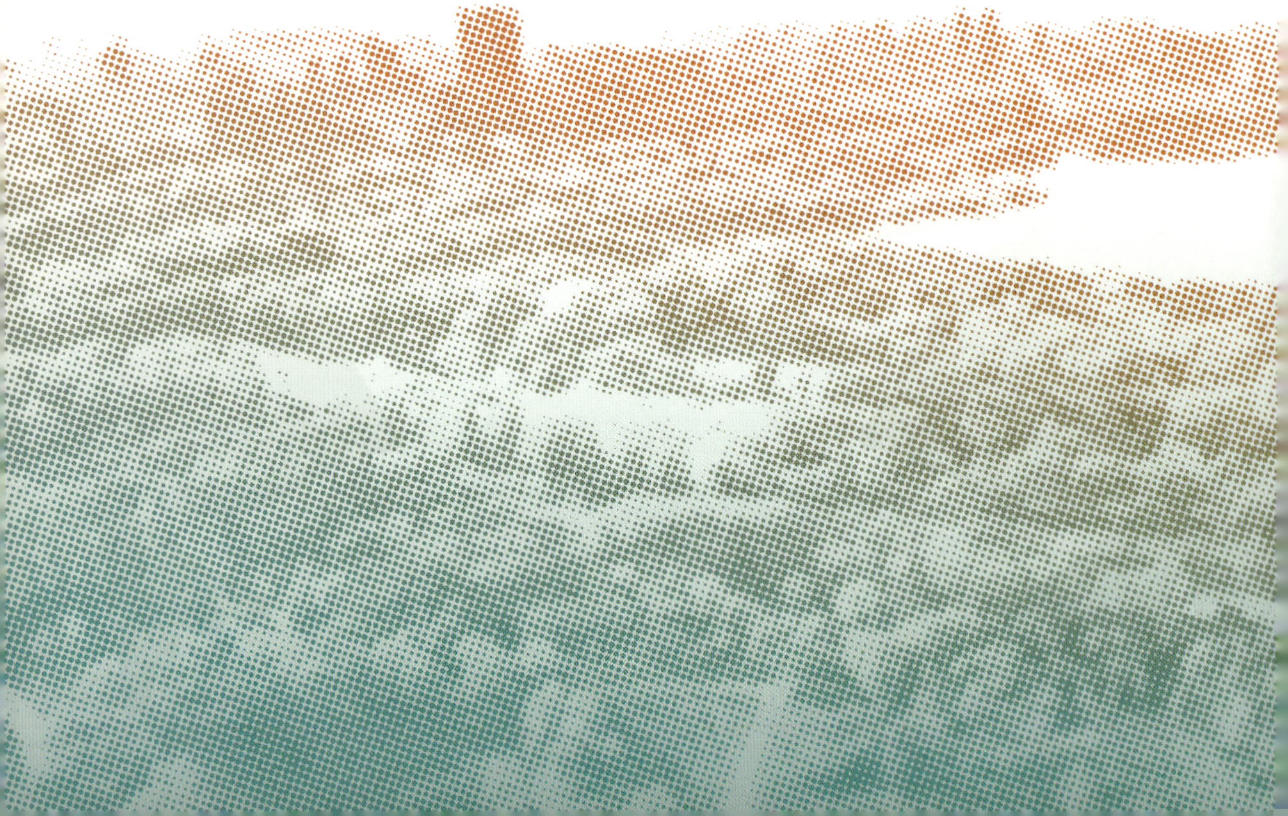

名胜古迹

时空记忆
卫戍古迹
古渠津渡
宝塔楼阁

时空记忆

贺兰山岩画

贺兰山岩画主要分布在贺兰山东西两麓 47 个山口中，银川市境内共有 12 个岩画点，从北到南依次为大西峰沟、小西峰沟、白虎沟、插旗口、贺兰口、苏峪口、回回沟、拜寺口、水吉口、滚钟口、红旗沟、柳渠口。岩画点所在区域峰峦叠嶂、树木葱茏、水草丰茂，是远古游牧民族生存的乐园。游牧民族用他们的智慧创造出璀璨的岩画文化，记录了古代人类社会生活的方方面面。贺兰山岩画具有巨大的文史艺术价值，被誉为“石头上的史书”“史前人类艺术长廊”“中华文化溯源地”，是研究中国文化史、宗教史、原始艺术史和古人类历史的文化宝库。

关于贺兰山岩画的产生年代，目前学术界还未形成一致的看法，多数学者认为新石器时代晚期贺兰山岩画已经诞生。古代先民们使用石制或者其他工具，在岩石上磨刻、敲凿或绘制图案，岩画大多浅浅地刻于黑色石头的光面上，有的线条钝圆，有的较为锋锐，有的细腻，有的粗犷，多数岩画比较写实，部分岩画较为抽象。从比较大型的岩画来

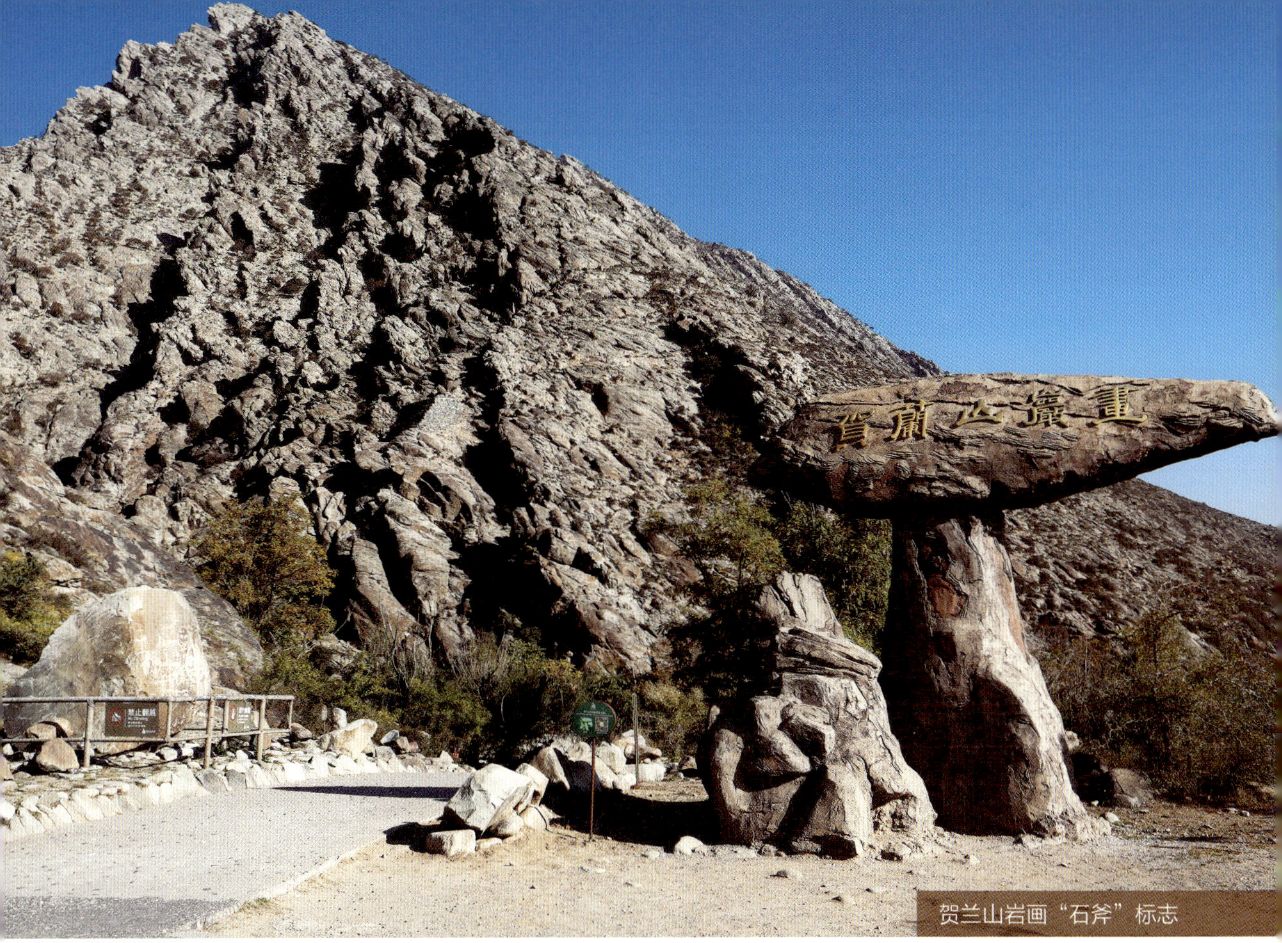

贺兰山岩画“石斧”标志

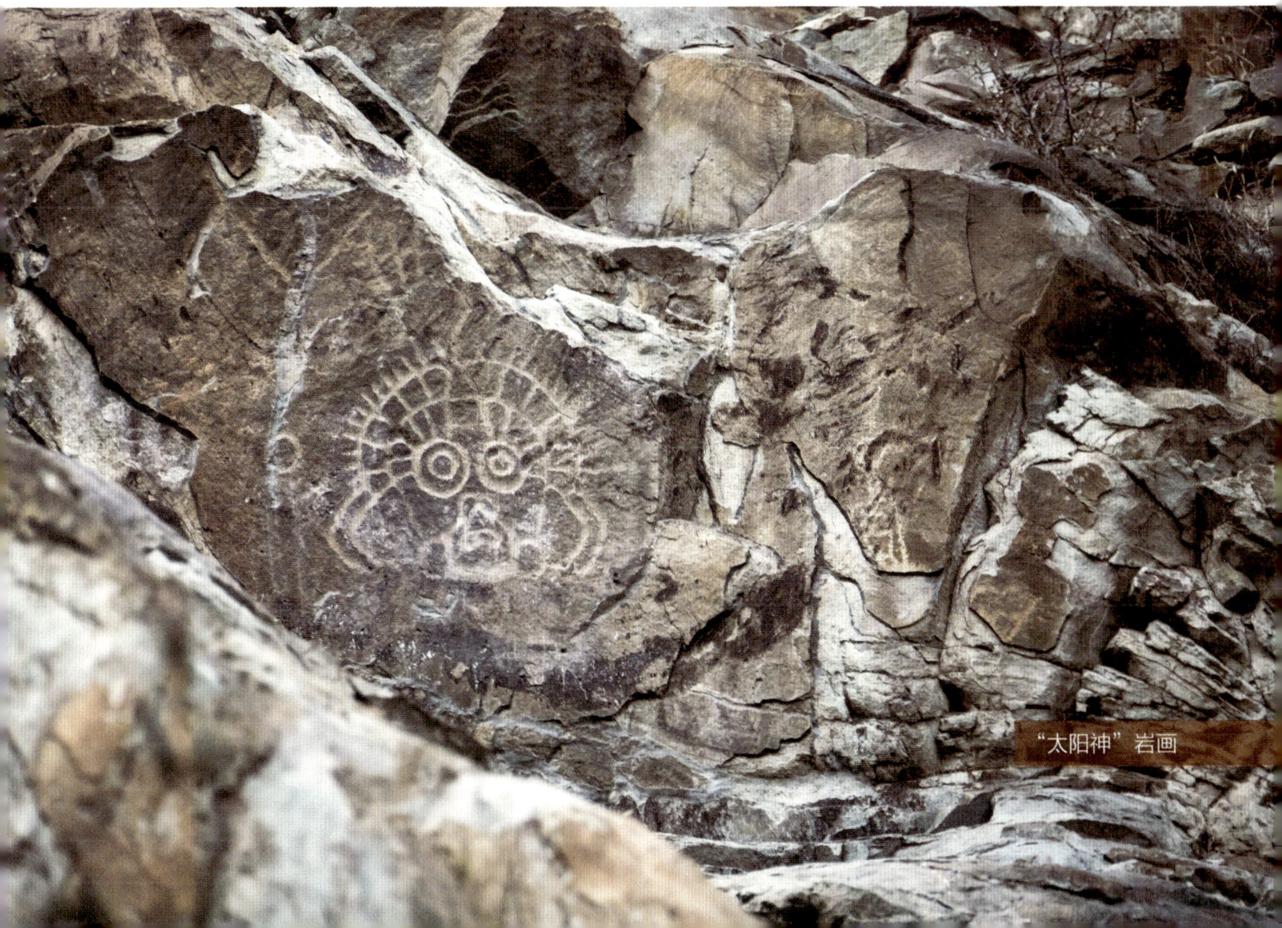

“太阳神”岩画

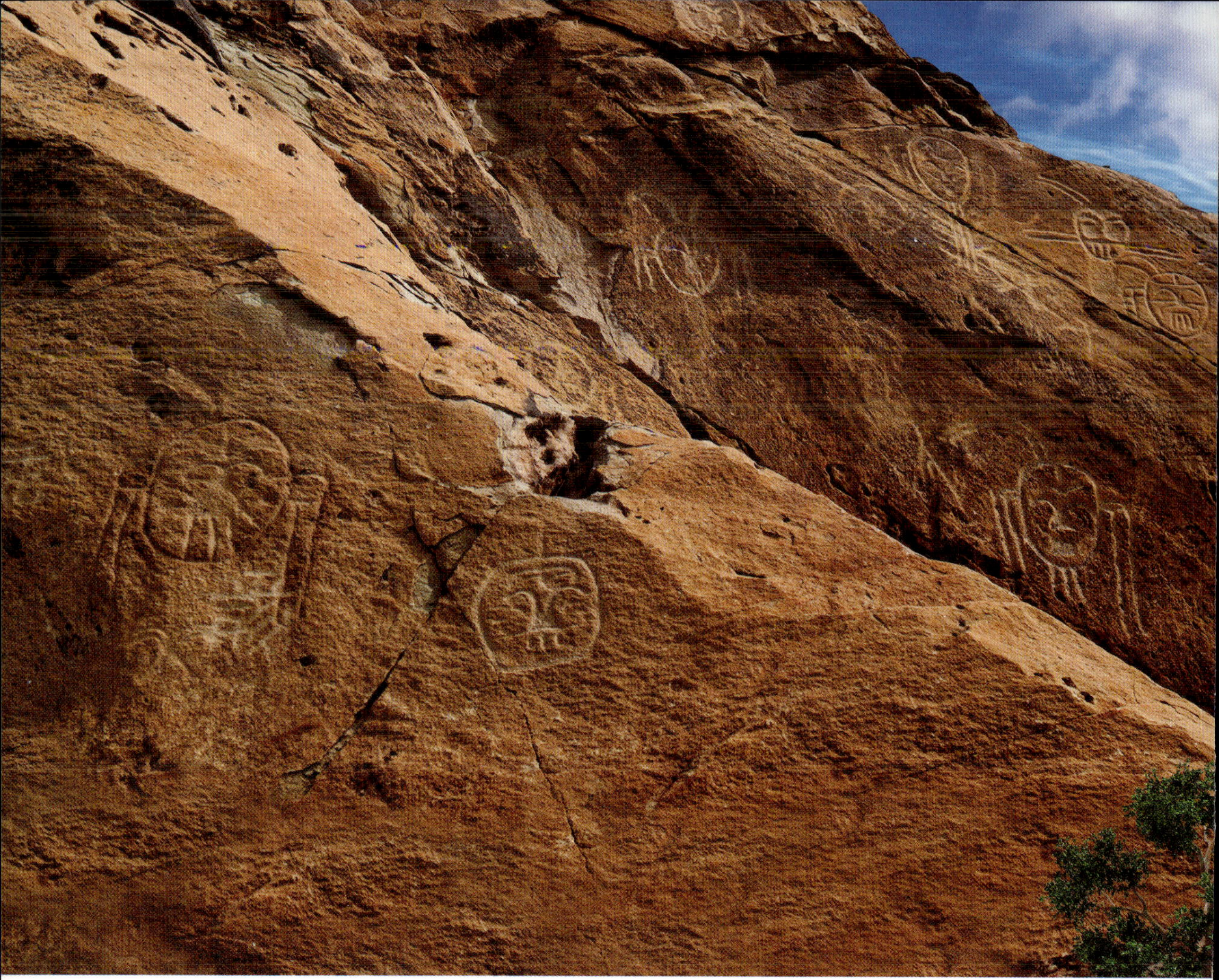

看，上面的内容不仅有章有序，而且错落有致，具有极高的观赏性，甚至同一岩壁上的岩画包含了多个时代的作品，为区分岩画内容的雕刻时代、研究不同时代岩画刻画手法提供了重要资料。

就内容来说，贺兰山岩画记录了古代先民丰富多彩的生活场景，图案涉及人面像、动物、植物、手印、天体、水纹、工具、符号等上百种物象，以及远古先民放牧、狩猎、祭祀、争战、娱舞等场景，见证了古代先民从狩猎、游牧到农耕畜牧的发展足迹。其中最有代表性的一幅被称为“太阳神”。“太阳神”是人面岩画，画上的人头部有放射性线条刻槽，双目圆睁，长有睫毛，表情威武。这类人面岩画在我国很少见，在世界范围内看，人面岩画大部分集中在环太平洋地区的 11 个国家。

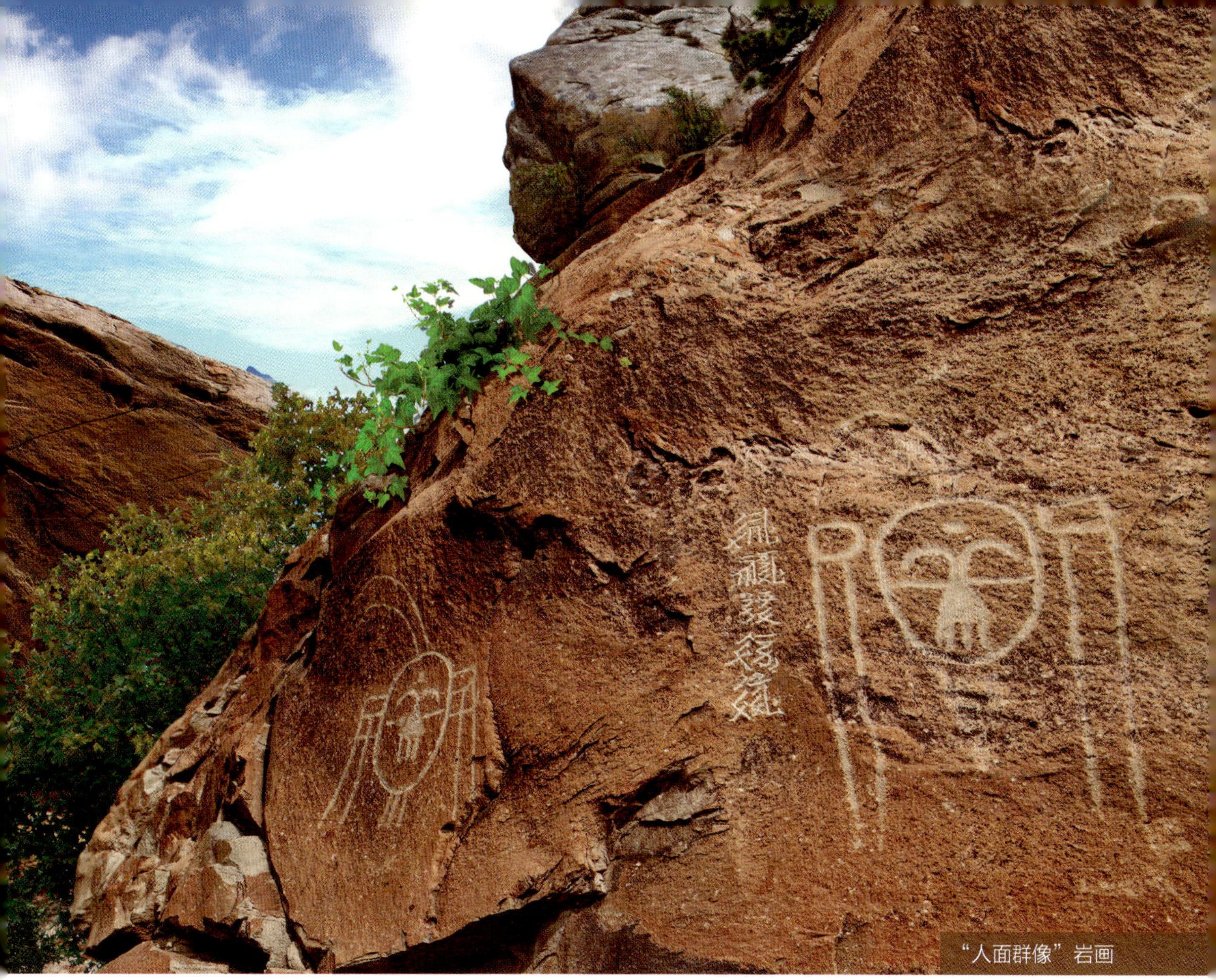

“人面群像”岩画

有专家推测，远古时期贺兰山下有大量居民，甚至形成了部落。在贺兰山，集中且表现内容丰富的人面像群已成为岩画界的研究重点。

贺兰山岩画与其周边地区岩画、亚洲其他地区甚至欧洲岩画有着惊人的相似性：从制作岩画的位置看，岩画基本上是刻在深山峡谷、江河湖海沿岸，邻近水源；从岩画内容看，岩画图像基本以动物为主，羊、鹿、马、老虎、狼、野猪等比较常见；从岩画图像风格看，具有从写实性向程式化、抽象化过渡的趋势；从岩画构图手法看，都比较稚拙、简单；从岩画制作技法看，绝大多数岩画都是敲凿、凿刻而成。

岩画跨越时空，穿过重重历史迷雾，为我们发现人类文明的传承、更好地保护好我们的自然生态环境、传承中国和世界文化遗产具有重要意义。

西夏陵

西夏陵位于贺兰山东麓，陵区南北长约10千米，东西宽约5千米，总面积约50平方千米。随着山丘的自然起落，陵区内布列着李继迁裕陵、李德明嘉陵、李元昊泰陵、李谅祚安陵、李秉常献陵、李乾顺显陵、李仁孝寿陵、李纯祐庄陵、李安全康陵9座西夏王陵和271座王公大臣的陪葬墓。西夏陵在建造风格上以高大宏伟的密塔状陵台为中心，将贺兰山与黄河、都城等融为一体，形成一种自然和谐的景象，是我国留存至今规模最大、保存最完整的西夏历史遗存。

王陵是西夏陵的主体部分，每座王陵的陵域面积大小不等，多为8～15万平方米，各陵的布局基本相似，皆坐北朝南，均以陵城为核心，陵城城墙四面中部皆设门、阙，四角设角阙，城内包括献殿、墓道封土、陵塔等遗迹。陵城南侧凸出设月城，月城南墙中部辟门，并筑门阙，内设神道、石象生。月城前方置阙台、碑亭等建筑。陵城之外，有的陵又另设一重三面或四面围合的外城。陵域最外围筑有四座角台。

1972年发掘的6号陵墓室为土洞结构，辟有墓道、甬道。墓室由中室和东西配室组成，中室距地表24.86米，前宽6.8米，后宽7.8米，长5.6米，壁面设护墙木板，室内没有发现葬具。东西两配室大小相同。6号陵出土器物以金、银制的马具、饰物等最为精美，有嵌绿松石鎏金银饰2件、花瓣形镂孔金饰1件、金扣边1件、金鞍饰2件、鎏金兽面形银饰1件、竹雕1件、珠饰3件，还有武器、器皿、小型装饰物和钱币等。此外6号陵还出土大量建筑构件，以绿釉琉璃鸱吻、脊兽和雕龙栏柱最具代表性；还有西夏文、汉文碑残块、石雕力士志文支座、石象生残块及经幢等。

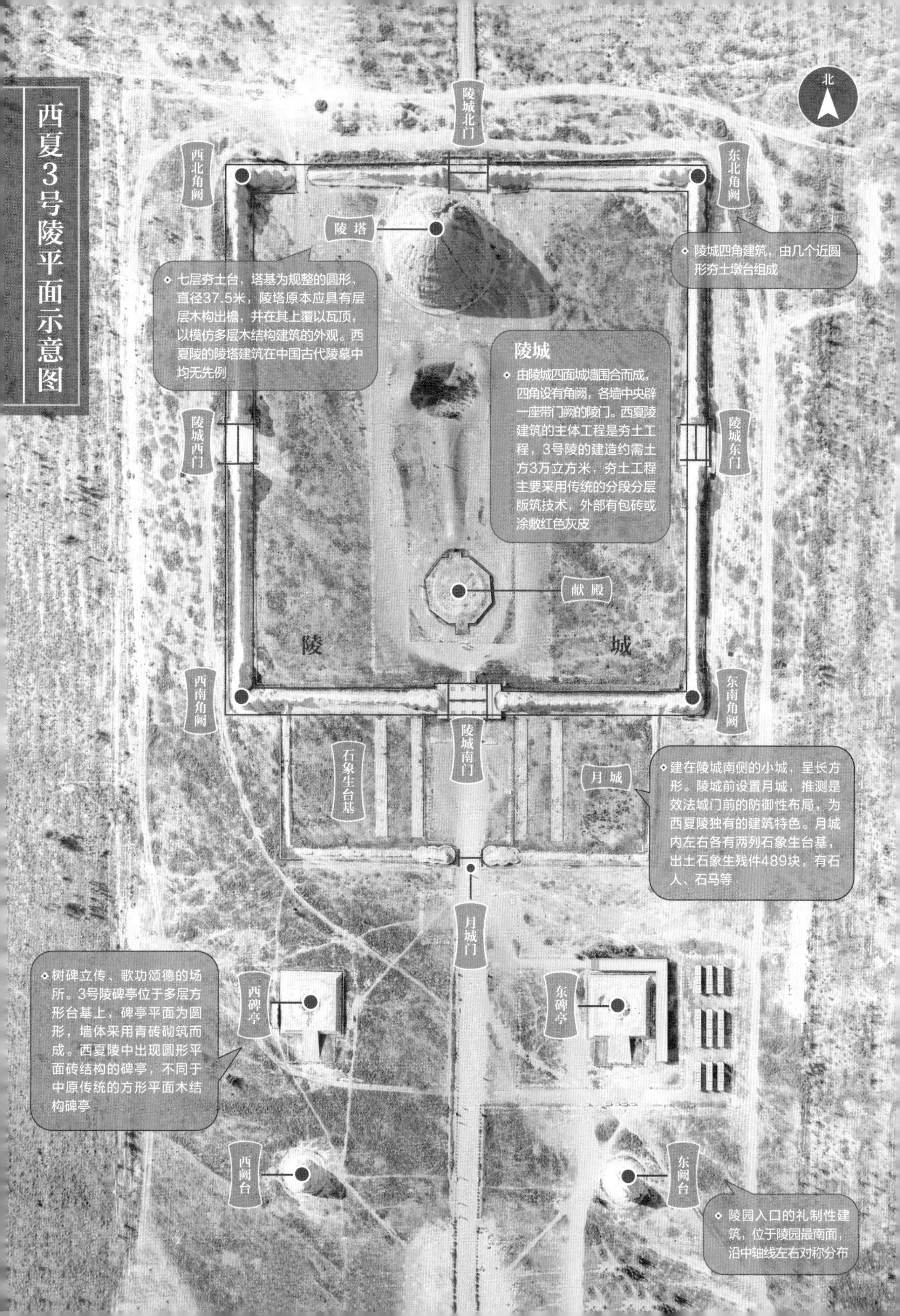
北
陵城北门
西北角阙
东北角阙
陵塔
陵城四角建筑，由几个近圆形夯土墩台组成
七层夯土台，塔基为规整的圆形，直径37.5米，陵塔原本应具有层层木构出檐，并在其上覆以瓦顶，以模仿多层木结构建筑的外观。西夏陵的陵塔建筑在中国古代陵墓中均无先例
陵城
由陵城四面城墙围合而成，四角设有角阙，各墙中央辟一座带门阙的陵门。西夏陵建筑的主体工程是夯土工程，3号陵的建造约需土方3万立方米，夯土工程主要采用传统的分段分层版筑技术，外部有包砖或涂敷红色灰皮
陵城西门
陵城东门
献殿
陵
城
西南角阙
东南角阙
石象生台基
陵城南门
月城
建在陵城南侧的小城，呈长方形。陵城前设置月城，推测是效法城门前的防御性布局，为西夏陵独有的建筑特色。月城内左右各有两列石象生台基，出土石象生残件489块，有石人、石马等
月城门
树碑立传、歌功颂德的场所。3号陵碑亭位于多层方形台基上，碑亭平面为圆形，墙体采用青砖砌筑而成。西夏陵中出现圆形平面砖结构的碑亭，不同于中原传统的方形平面木结构碑亭
西碑亭
东碑亭
西阙台
东阙台
陵园入口的礼制性建筑，位于陵园最南面，沿中轴线左右对称分布
西夏3号陵平面示意图

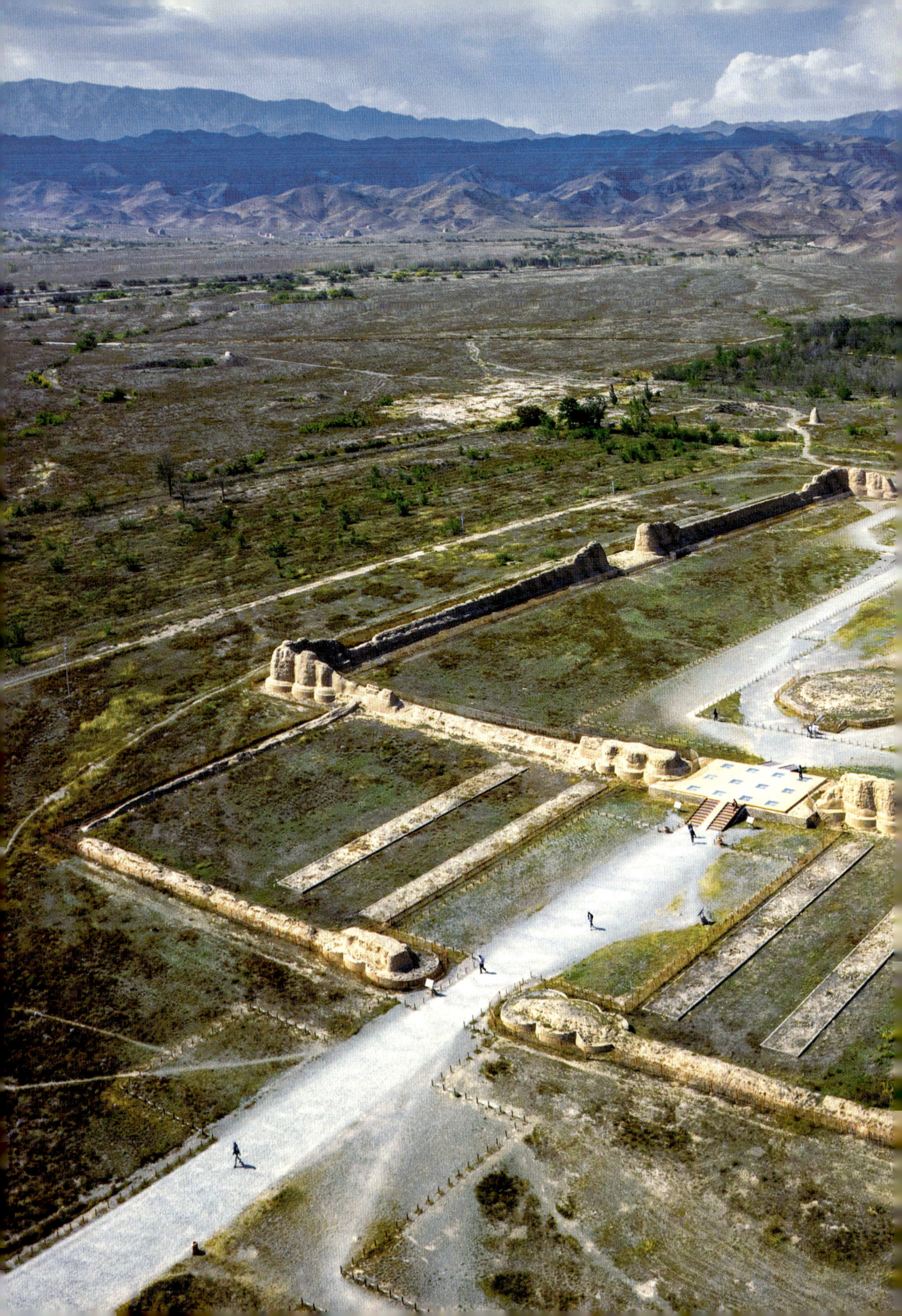

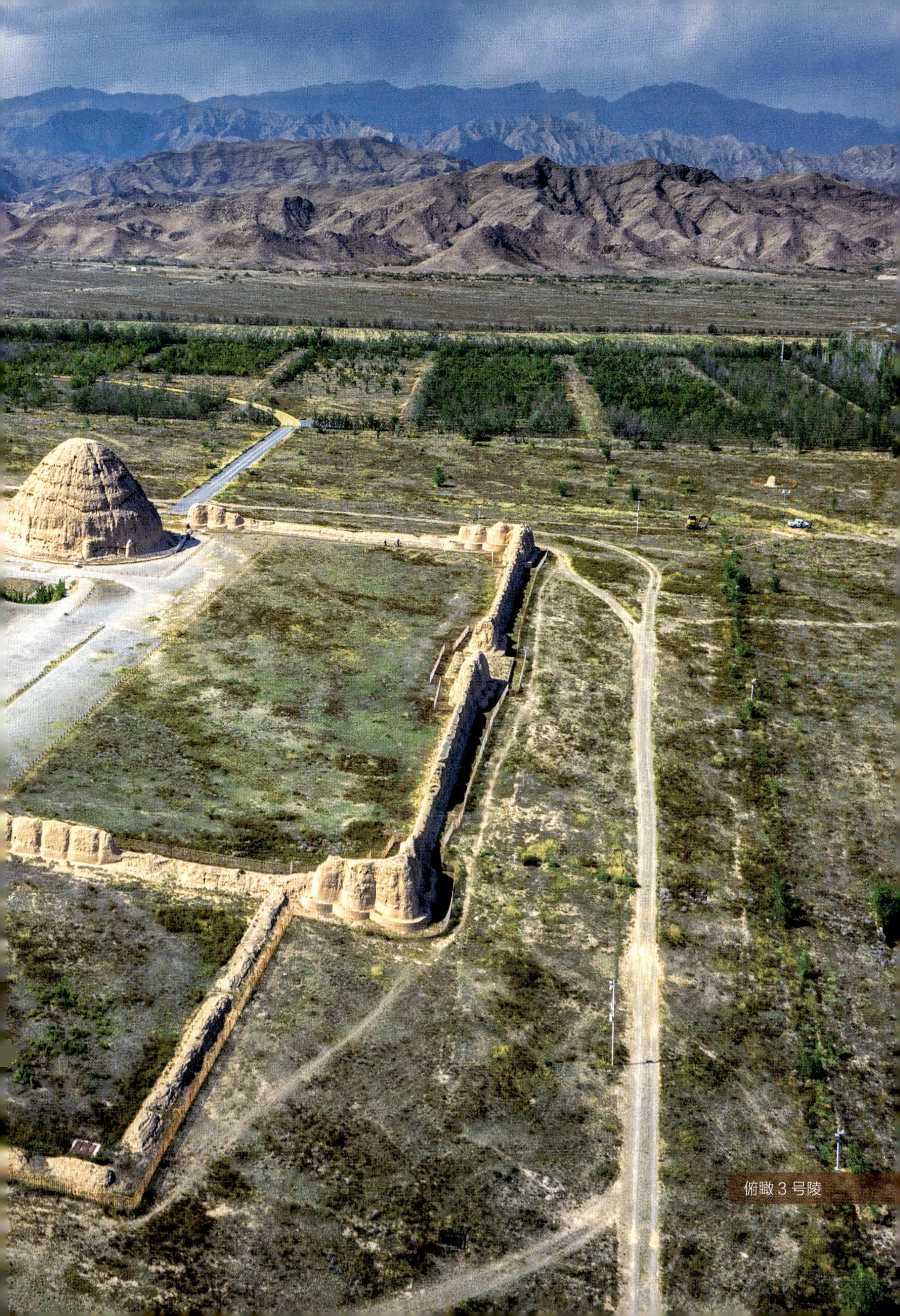

俯瞰 3 号陵

卫戍古迹

三关口明长城

三关口原名赤木口，位于永宁县西部，距县城 42 千米。贺兰山到此突辟一缺口，这里山脉蜿蜒曲折，地形雄奇险峻。此处两山夹峙的山坳中原建有关隘，贯通宁夏平原与阿拉善高原，堪称咽喉之地。三关口位于宁夏回族自治区与内蒙古自治区的交界地，今有银（银川市）巴（阿拉善左旗巴音浩特镇）公路由此关口通过，在关口处可看到残断的明长城遗址。

明嘉靖十年（1531 年），宁夏佥事齐之鸾主持修建了南起大坝堡、北连三关口、长达 80 千米的长城，但这段长城后被风沙掩埋。嘉靖十九年（1540 年），宁夏巡抚都御史杨守礼与总兵任杰主持修葺了旧有的边墙，并增筑了三关口以北的长城，从宁夏境内由里往外设头道关、二道关与三道关。头道关关墙南北与长城连接，此处山势开阔，是“缓口可容百马”之处。北侧城墙沿山脊向北延伸，墙体以石块垒砌，城墙每段拐弯处，各有墩台一座，墙、墩台现已残损，仅留部分基址。

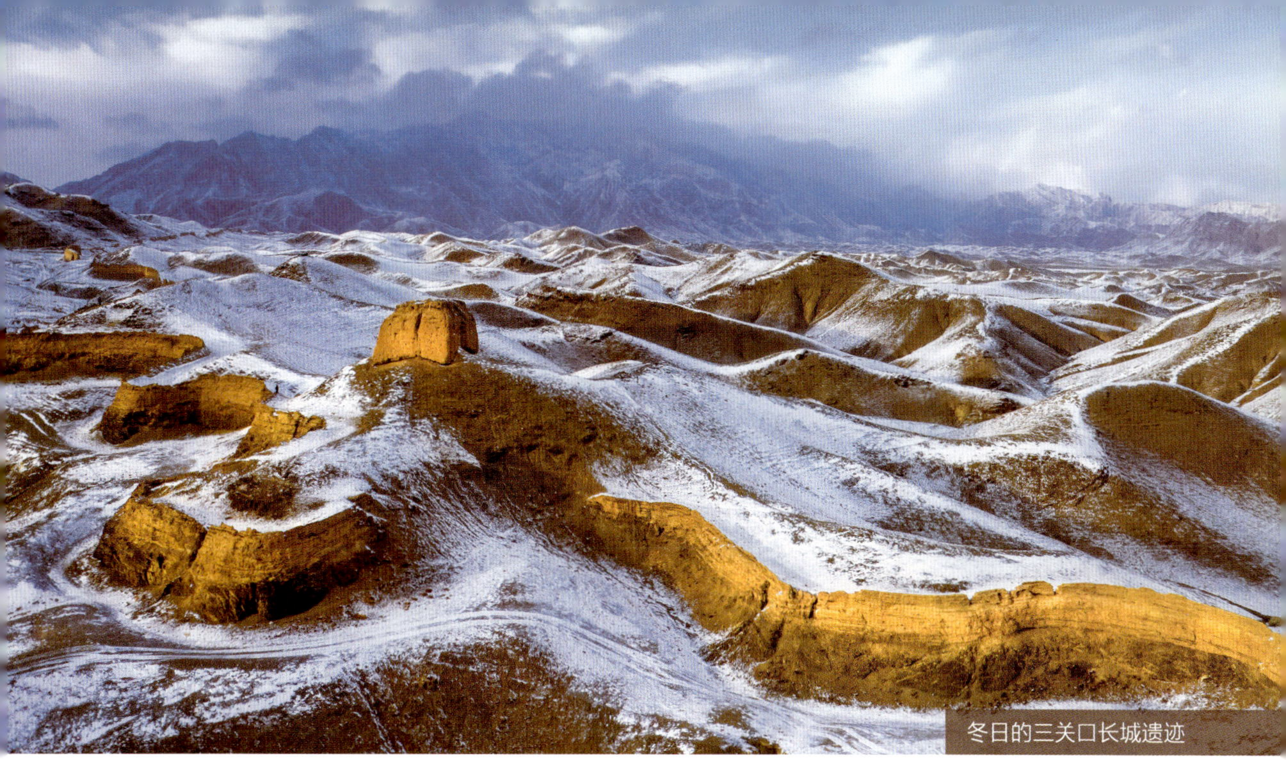

冬日的三关口长城遗迹

由头道关向东南延伸的长城至今保存较为完整，墙体高约 7 米，基宽 6.5 米，顶宽 3.5 米，墙顶两侧筑有女墙。

三关口明长城所在之处多沙砾、少土壤，当年修筑长城时，士兵们遍剖诸崖谷，以获得土壤；又因无水，做水车百辆，到距关口 20 多千米处的平吉堡取水；然后用水将土壤和砾石搅拌，夯筑成城墙，因此城墙十分坚固。头道关向西 6 千米即二道关，二道关关口南侧有一座 20 多米高的山头，山头上设有墩台，墩台平面是一个边长为 11 米的正方形，高约 8 米。二道关向西 4 千米是三道关，此关所在之处两山相夹，山谷狭窄，一水中分，山陡壁峭，在此可仰望山峰巍峨，可俯视谷底险峻，地势十分险要，颇有“一夫当关，万夫莫开”之势。筑此关时曾依山砌有石质长城和深沟各一道。

昔日三关口一带绵延纵横的长城与墩台、烽火台左右连属，实有西控大漠咽喉要道之势。明代诗人潘九龄在《次南涧中丞公阅赤木口途中口占》一诗中这样评价三关口：“百堵当关千仞险，一劳为国万年安。悬知此后烽烟息，共说毡裘胆已寒。”

藏兵洞

藏兵洞位于灵武市临河镇下桥村水洞沟遗址东侧 4 千米处的红山堡大峡谷中，蜿蜒曲折于悬崖之上，是明代红山堡守军由地上转入地下，隐蔽军队、保护自己的地道，总长约 3 千米，是全国保存最为完整的古代立体军事防御体系之一，也是我国长城防御体系中唯一一处长城、城堡和地下藏兵洞紧密联系在一起的防御地道。藏兵洞上下相通，左右相连，像迷宫一样，对洞内情况不熟的人很难走出去。

明代鞑靼、瓦剌欲入居河套，灵州（今灵武市、吴忠市部分区域）长城一线是明王朝在宁夏最北面的防守线，因此这一带就成为鞑靼、瓦剌军南下的首攻之地。他们突破长城后，要攻打红山堡，只能从峡谷中通过。红山堡守军哨兵一旦发现敌情，便以哨声为信号，两岸藏兵洞中的士兵就冲出来，把敌军扼杀在峡谷当中。后来，鞑靼、瓦剌多次由灵州至盐州（今陕西省榆林市定边县）间拆墙南下，寇掠灵州等地，掳掠

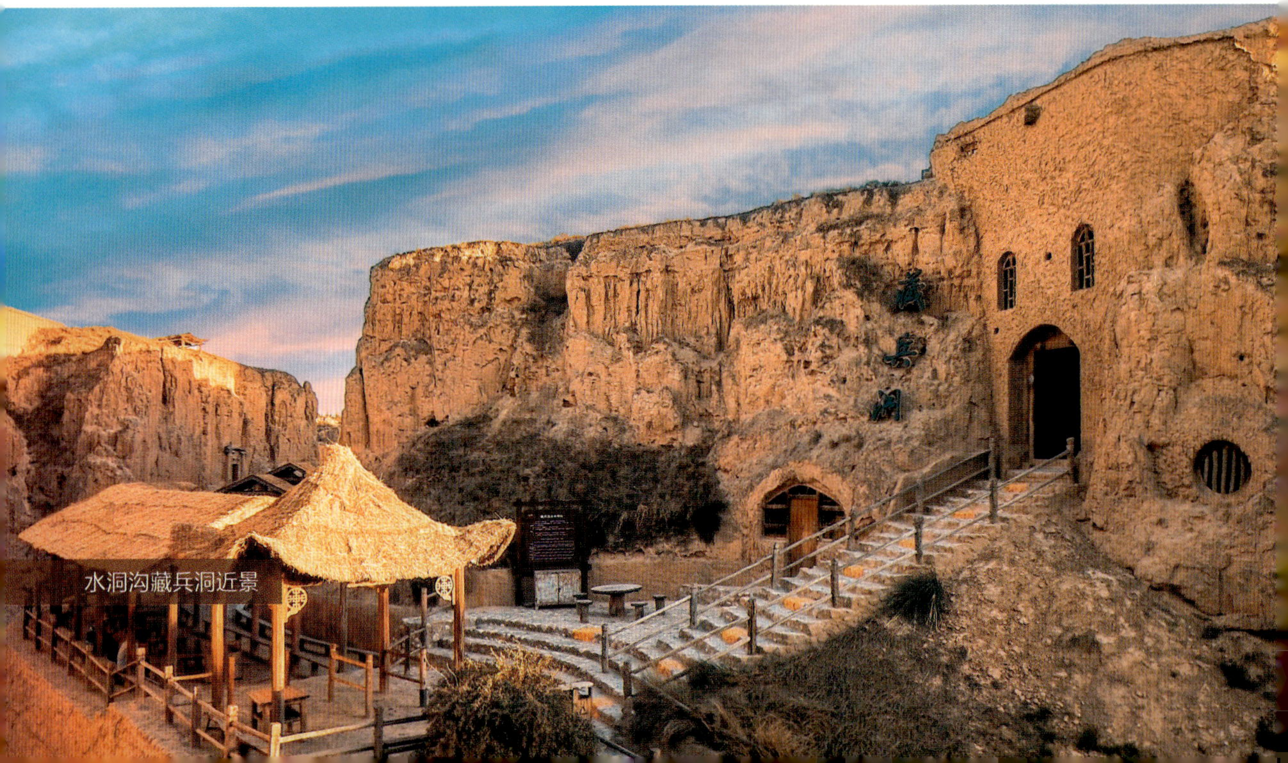

水洞沟藏兵洞近景

后退回北方，不再进入红山堡。这可能跟藏兵洞等立体防御工事在军事上发挥的重大作用有关。

2006 年开始，宁夏对藏兵洞进行保护性清理、疏通，开辟出长 1200 米、面积约 3000 平方米的 1 号藏兵洞。2012 年 9 月，总长 2600 米、总体洞道宽 2 米、高 2.2 米、面积约 6850 平方米的 2 号藏兵洞也对外开放。如今，藏兵洞已成为宁夏人气不断攀升的旅游景点。

藏兵洞分上下两层，由坑道、会议大厅、观察口、居室、储藏室、伙房、兵器库、炮台、水井、陷阱等部分组成，其中坑道是藏兵洞的主体。此外，考古专家在 2 号藏兵洞内还发现了边贸物品。2 号藏兵洞内出土了马镫、秤、油灯、斗、格、皮囊、弩等文物 11 种，包括铁制马镫 182 件，铜杆、木杆秤 171 件，铁质油灯 10 盏，木制斗、格等量器 36 件，皮囊 7 件。考古专家认为，1 号藏兵洞是一个重要的地下运兵、伏击的防御工事，2 号藏兵洞的功能更倾向于边境贸易场所，很可能是一座古代的地下“商城”。

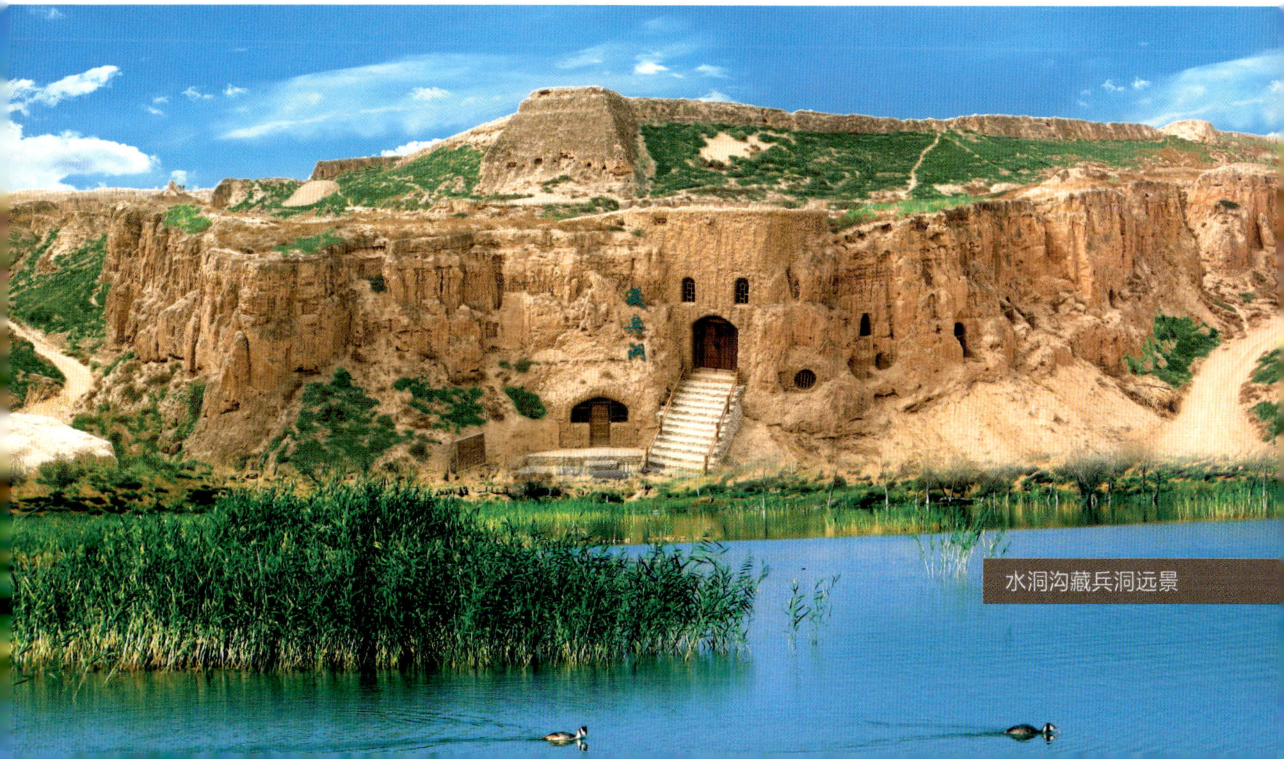

水洞沟藏兵洞远景

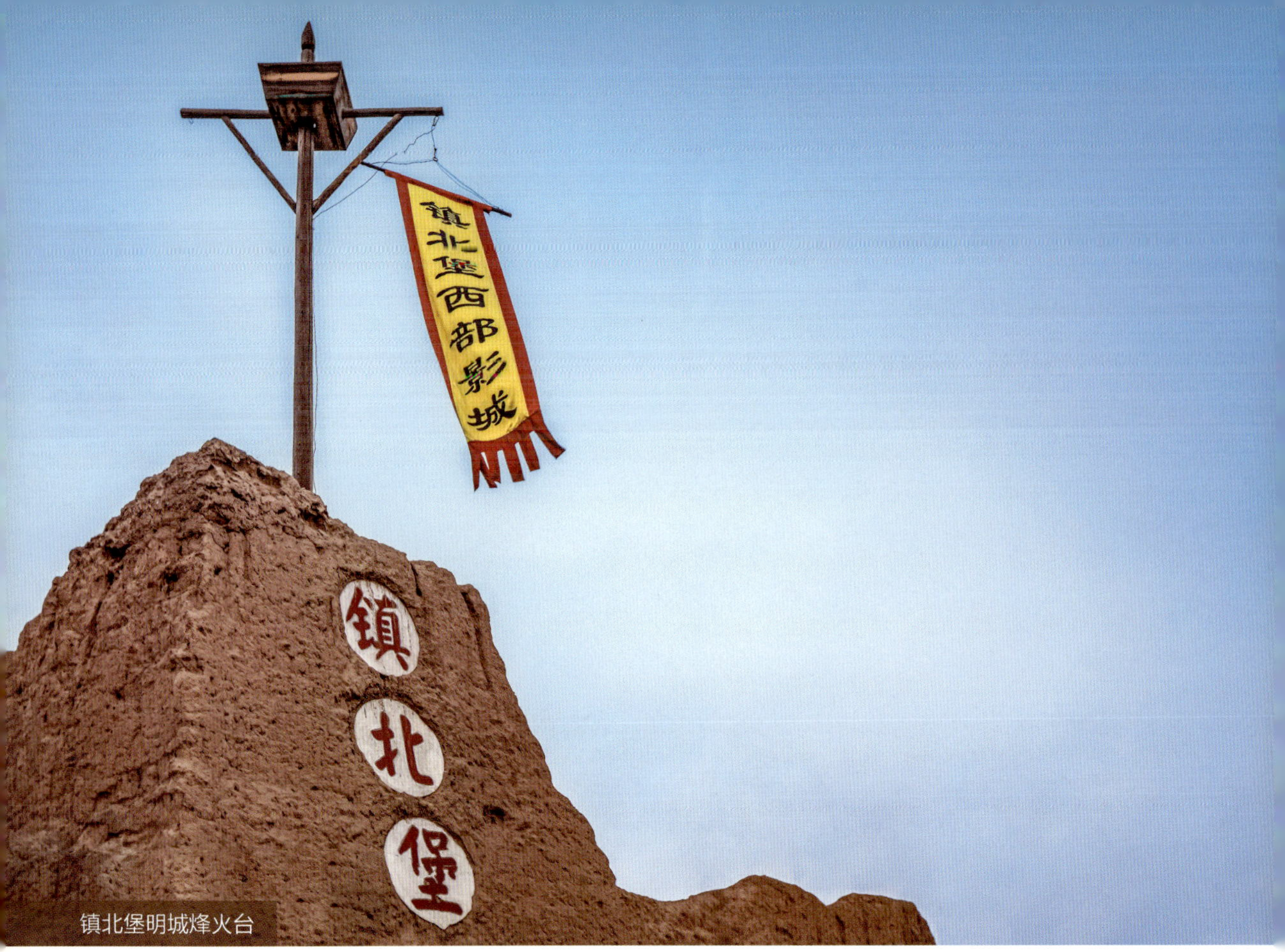

镇北堡明城烽火台

镇北堡

镇北堡是我国明清时期的军事防御建筑，位于银川市西北 35 千米处镇北堡镇境内，现存城堡遗址两处，两处城堡遗址相距约 200 米。据明嘉靖《宁夏新志》记载：“弘治十三年（1500 年），巡抚、都御史王珣奏委指挥郑玘筑之。置步兵二百名守哨，把总官一员。凡居人樵牧，始有依附。”《朔方道志》记载：“镇北堡城，系土城，距县城（指宁朔县城，即新满城）四十里，明置操守。清乾隆三年震圮，五年重修。”据上述记载和镇北堡现存的遗址可以推断，南边的城堡是旧城堡，建于明弘治十三年（1500 年），北边的城堡是在南边的城堡因地震毁坏后于清乾隆五年（1740 年）建造的。镇北堡是明代长城沿线重要的军事城堡。

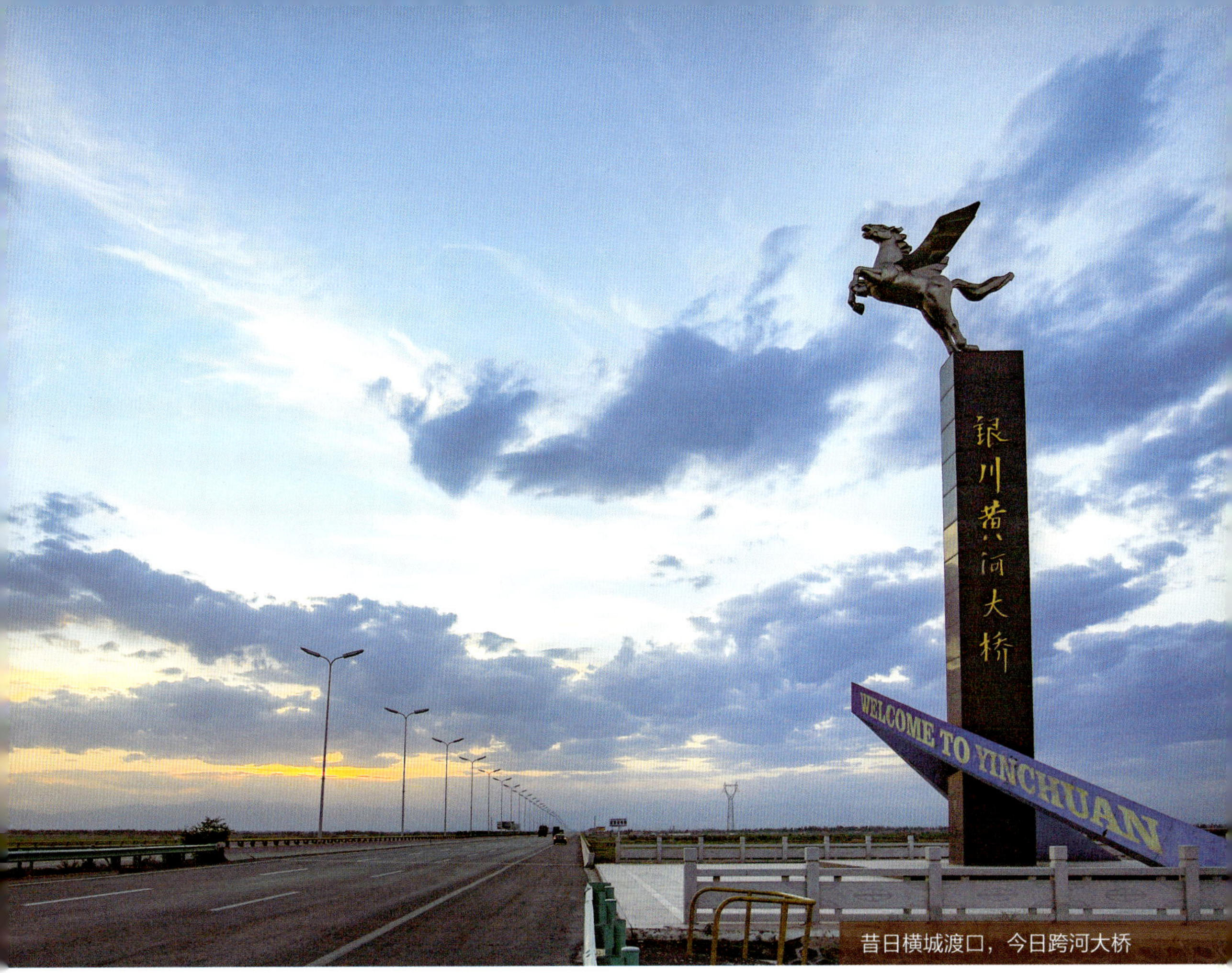

昔日横城渡口，今日跨河大桥

口，是西夏国都兴庆府通往辽、宋的门户。”元明时期，横城渡往来繁忙，有“渡者蚁集河堧”的历史记载。清代，横城渡是宁夏府的水运主要口岸之一。清顺治十八年（1661 年），札萨克信顺额尔克岱青善巴、札萨克丹津额尔德尼台吉联名上奏朝廷，请求开放横城、平罗为民族贸易市场，朝廷批准。蒙古人在此卖马、骆驼、牛、羊及其皮毛，买铁器、布匹、茶叶及粮食。民族贸易市场的开设，吸引了很多兰州、陕西的商人到此经商。每逢交易之日（每月 3 次），回族、蒙古族、汉族商人纷至沓来，他们收购的各种土畜产品，多数用船转运至包头出售。康熙三十六年（1697 年）春，康熙帝第三次亲征噶尔丹，取道明代形成的“沿边大道”进入宁夏，就是由横城西渡黄河进入宁夏城的。

黄河河道经常变更，因此黄河两岸河岸经常发生坍塌，横城渡口常处于移动状态。明代，这里建成戍台一座，取名“宁河台”。台四周筑城墙环卫，高 16.8 米。台上建 3 个守望亭，台下四面建 38 座厢房，为士兵营房及渡口人员住所。加上亭、房高度，宁河台总高超 21 米，这在漫漫平原之上显得异常巍峨，时人称之“宁夏胜境”。明代文学家、翰林王家屏到此，特作《中路宁河台记》，记述了横城渡的重要作用：“横城之津危，则灵州之道梗；灵州之道梗，则内郡之输挽不得方轨而北上，而宁夏急矣！”宁夏的安危与渡口是否通畅密切相关，所以筑宁河台守卫横城渡。

此后，又历经 300 余年，横城渡口一直是银川要津，直到 1996 年银川黄河大桥通车，横城渡口才完成它的历史使命。

仁存渡口

黄河干流贯穿宁夏北部，两岸往来，全仗津渡。仁存渡口位于永宁县李俊镇雷台村境内，曾是连接此处黄河东西两岸的咽喉要道。北魏时期，北魏政权在固原和吴忠境内分别设置了高平镇和薄骨律镇两大军镇。北魏太平真君七年（446 年），太武帝拓跋焘下诏，命令薄骨律镇守将刁雍将河西历年屯垦积存的粮食运往今内蒙古自治区五原县一带。这年冬天，刁雍下令造船 200 艘用于运粮，将在今永宁县南部、青铜峡一带搜集到的粮食通过仁存渡口运走，这也是仁存渡口发挥宁夏平原水运码头作用的开端。

西夏时期，经过多次修缮，仁存渡口成为西夏第一渡。此时，官渡都以木船为渡具，而私渡则大量使用浑脱（一种用羊皮或其他动物皮制成的渡河的浮囊）。晚清到民国时期，老银川晋商八大家运输货

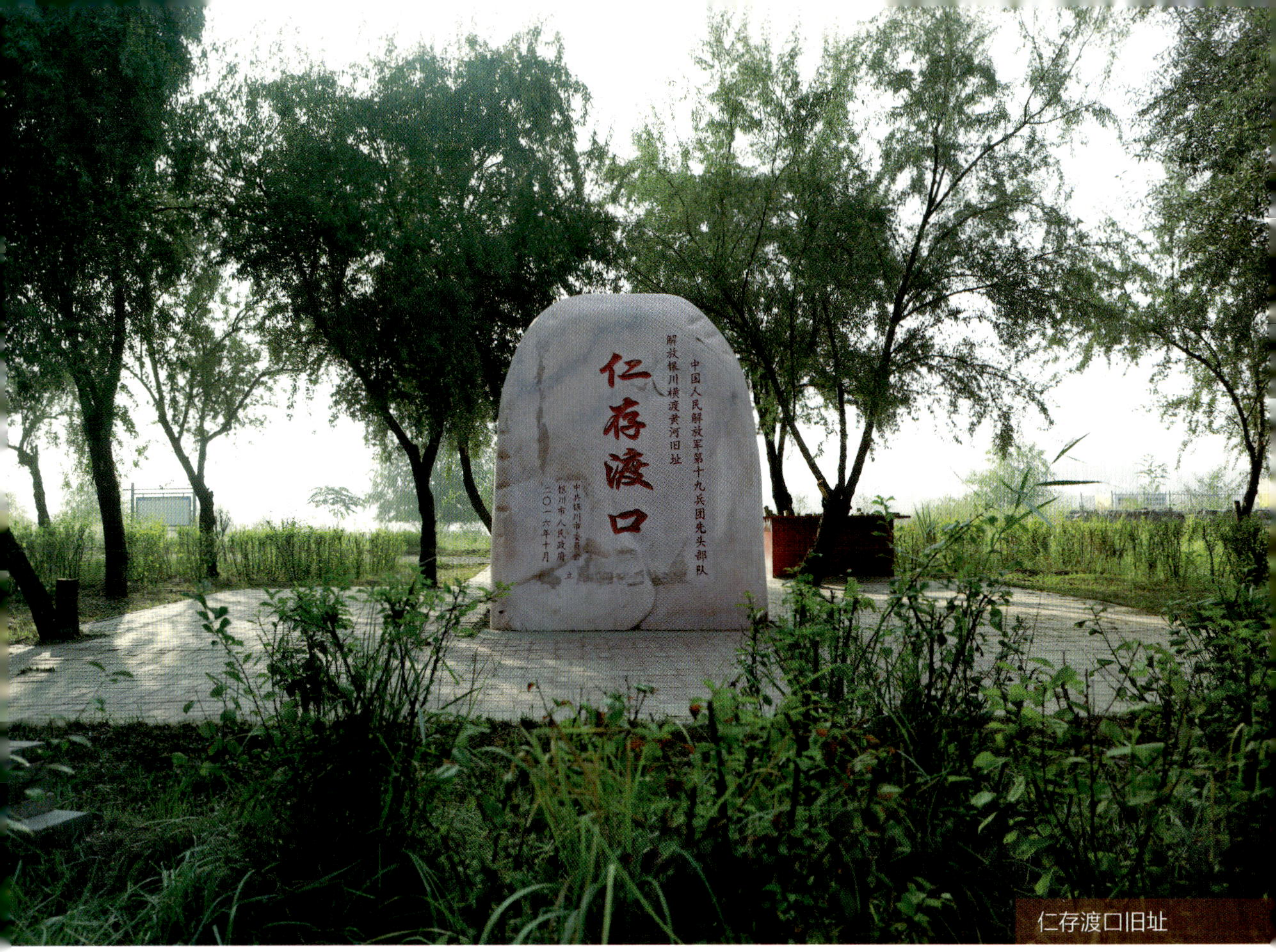

仁存渡口旧址

物大多会选择在仁存渡口装船。1936 年，宁夏省政府修通宁夏至兰州公路，公路由中宁、白马、金积、吴忠经仁存渡口过河，遂将仁存渡口定为汽车过往二甲级渡口。随后，银川到灵武的公路延伸，宁夏和甘肃、陕西之间的过往车辆都要在仁存渡口渡河才能到达延伸公路。

历史上的仁存渡口不仅是宁夏运输的重要出入口，更是革命记忆的表征。1949 年 9 月，解放军十九兵团第六十四军第一九一师第五七二团由此渡河，拉开了解放银川的序幕。从此以后，这个古渡口被赋予了一抹鲜艳的红色。1970 年，叶盛黄河大桥建成，仁存渡口逐渐退出历史舞台。如今的仁存渡口不再承担运输功能，但却是黄河金岸上的红色渡口，具有纪念意义和教育意义。

宝塔楼阁

海宝塔

海宝塔位于兴庆区民族北街海宝公园中的海宝塔寺内，又称赫宝塔、黑宝塔，因与承天寺塔（俗称西塔）遥遥相对，被俗称为北塔。

海宝塔坐西面东，位于大雄宝殿与玉佛殿之间，与天王殿、大雄宝殿、玉佛殿、卧佛殿等寺院建筑都建在一条东西向的中轴线上。海宝塔是一座方形九层十一级（檐）楼阁式砖塔，由塔基、塔座、塔身、塔刹组成，通高 53.9 米，其中塔基高 5.7 米，边长 19.2 米；塔座高 4.2 米，边长 14.4 米。东壁正中辟一券门，券门前置卷棚歇山顶抱厦一间，抱厦起翘很高，突出了塔的入口。入券门迎面的佛龛中供有罗汉像，从南北两侧的暗道可登上塔座顶面。塔身平面呈正方形，塔身内部为上下相通的方形空间，每层向内略有收分，各层之间以木板相隔，沿梯可至顶层。每层塔室四面均有拱券通道与券门相接，既可采光通风，又能供游人眺望。塔顶置一桃形绿色琉璃塔刹，形制罕见。

明弘治《宁夏新志》载："黑宝塔，在城北三里，不知创建所由。"

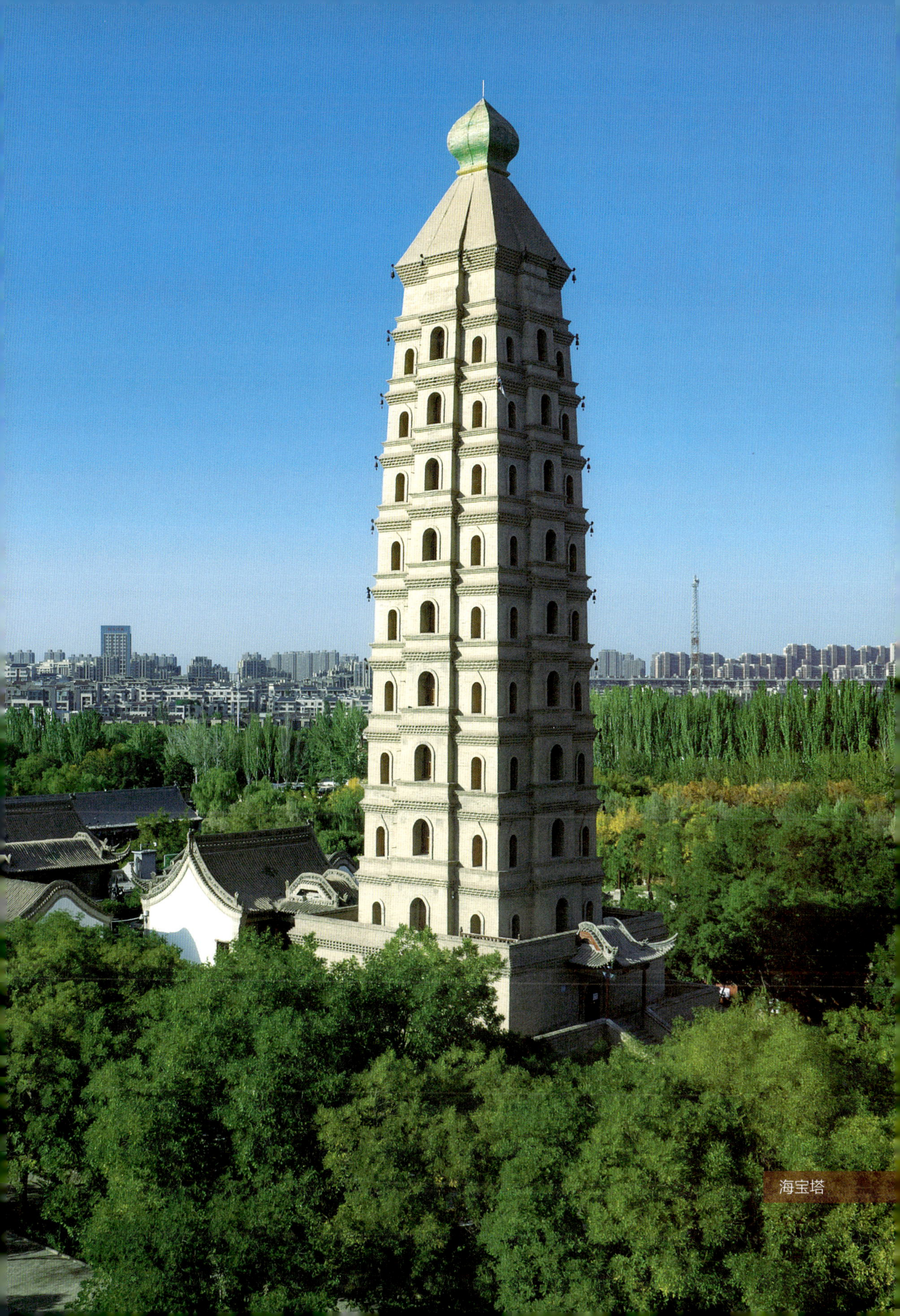
海宝塔

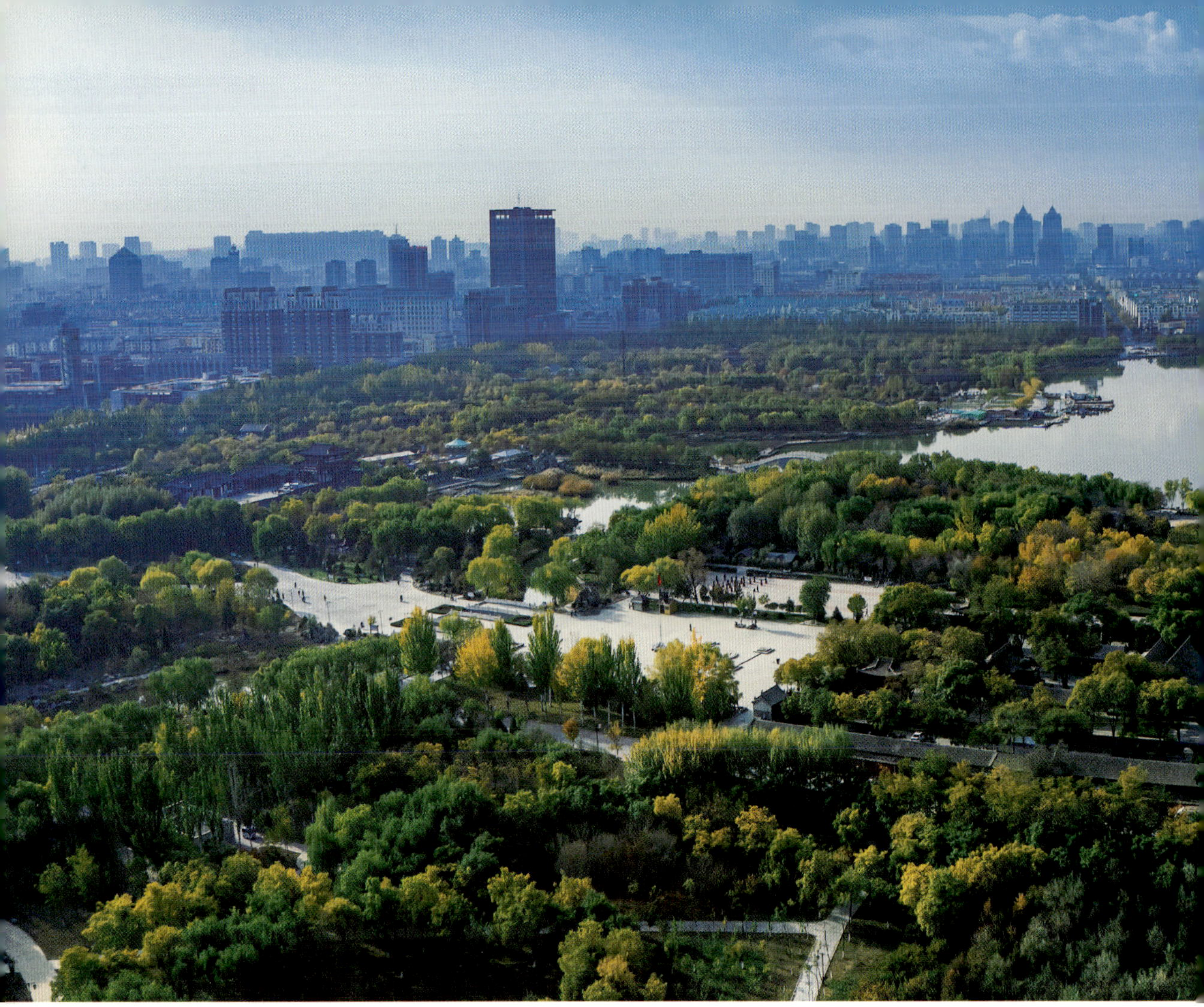

明万历《朔方新志》载:“黑宝塔，赫连勃勃重修……”乾隆《宁夏府志》认为黑宝塔“盖汉、晋间物矣”。上述说法虽不知所据，但为研究海宝塔的创建年代提供了一些线索。佛教传入中国后，到十六国时期已很兴盛，后秦国主姚兴信仰佛教，致使国民“事佛者十室而九”。赫连勃勃曾为姚兴部属，他建立夏国后，很有可能建造了这座佛塔。

历史上海宝塔多次遭到损坏，其中以地震的破坏性最大。据载,“康熙四十八年地震，颓其巅四层。次年，僧照野募修”“起于康熙四十九年六月十二日，讫于康熙五十一年七月十五日”“乾隆三年地震倾圮，惟存砖台塔址，十八年总镇韩柯亭修葺，殿宇焕然一新”

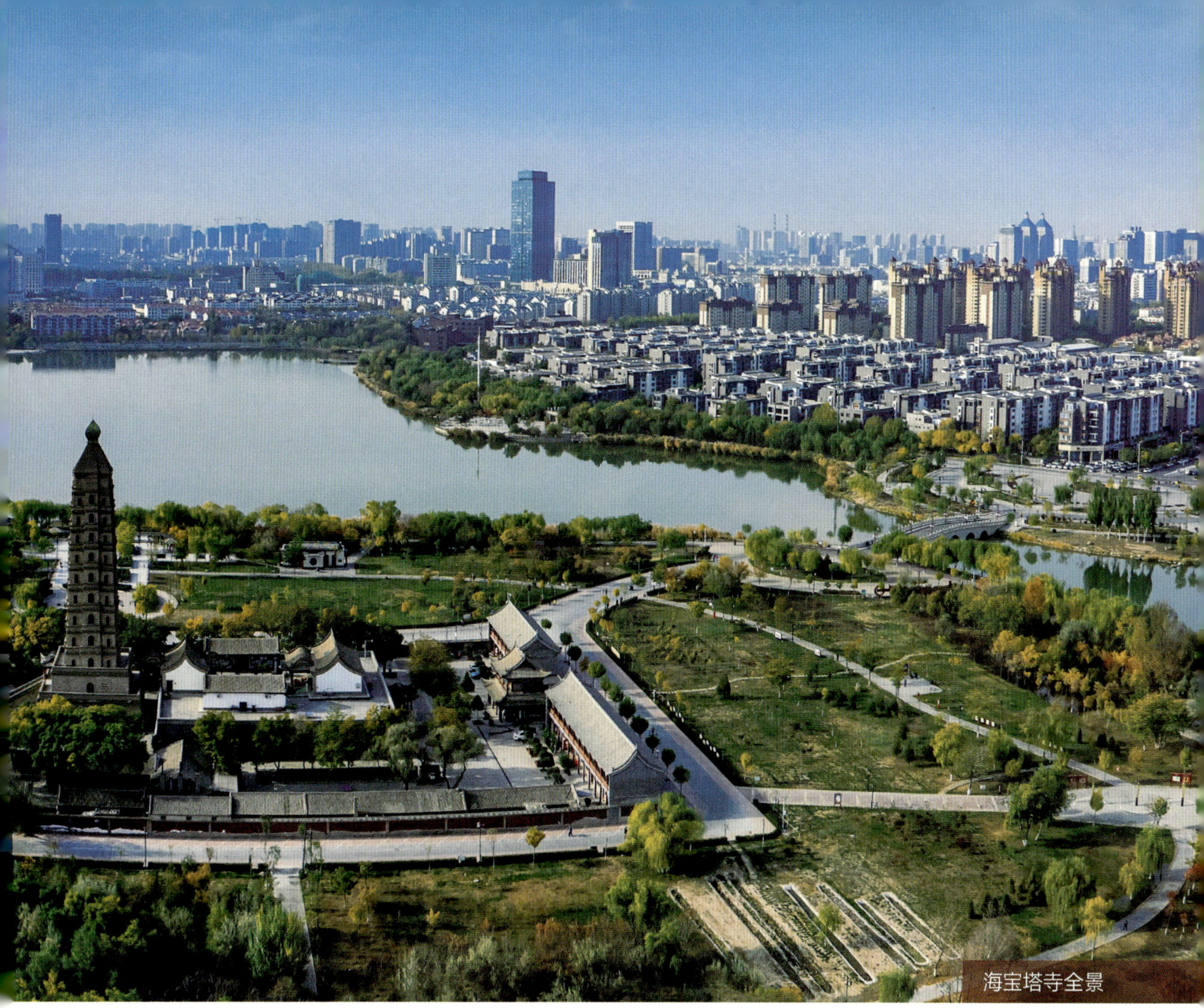

海宝塔寺全景

“四十三年山后郡王、宁夏满汉官吏军民捐资重建”。1920 年，海原发生大地震，海宝塔自塔尖以下震开裂缝四条。1942 年，宁夏官绅商募资对海宝塔进行了维修。

明清时期，海宝塔为“宁夏八景”之一，称“古塔凌霄”。塔寺周围湖水环抱，亭台楼阁错落有致，景色十分秀丽。每年农历七月十五日，海宝塔寺都会举办庙会。中华人民共和国成立后，党和政府十分重视对海宝塔的保护。1961 年，海宝塔被国务院列入第一批全国重点文物保护单位，并多次被维修。1980 年以来，地方政府及国家文物部门多次拨款，对海宝塔及寺院内建筑进行翻修；1998 年，又对海宝塔内部进行了修缮。

承天寺塔

承天寺塔坐落在兴庆区进宁南街76号的承天寺内，与海宝塔相对，俗称西塔，是一座八角十一级楼阁式砖塔，塔高64.5米。

承天寺塔塔基为边长26米的正方形，塔底层边长5米。底层面东开门，通过宽0.9米、长4.8米的券道可进入塔室。塔室呈正方形，边长2.1米，室内各层为木板结构，有木梯可盘旋登塔。塔身第3、5、7、9层设南北向窗洞，第4、6、8、10层设东西向拱形窗洞，其他各面及1、2层各面设券门壁龛，第11层设四明四暗的圆窗。塔身收分较大，每层之间的塔檐上下各挑出三层棱角牙砖，每个檐角下均挂铁铎（古乐器），丰富了塔身外轮廓线的变化。最高一层檐口上有五层叠涩砖向外挑出，上覆八面攒角刹座，其上为绿色琉璃砖贴面的桃形塔刹。整座塔呈角锥形，古朴简洁，秀削挺拔。

据明嘉靖《宁夏新志》载，李元昊死后，“太后（没藏氏）承天顾命，册制临轩”，为保“幼登宸极”的李谅祚“圣寿以无疆，俾宗而祧延永”，于西夏天祐垂圣元年（1050年，北宋皇祐二年）“大崇精舍，中立浮图”，建造承天寺塔，将西域高僧进献的佛骨贮埋于塔下。又于西夏福圣承道三年（1055年）“役兵民数万”，起承天寺，将北宋所赐大藏经贮于其中。又据明清宁夏志书记载，明初，承天寺毁，“一塔独存”，万历年间重修。清乾隆三年十一月二十四日（1739年1月3日），宁夏大地震，承天寺塔被毁。嘉庆二十五年（1820年）重建的承天寺塔，基本上保持了原塔的形制。

中华人民共和国成立后，承天寺塔得到了人民政府的重视和保护，先后整修了楼梯、塔顶，并装置了避雷针。2006年，承天寺塔被国务院公布为第六批全国重点文物保护单位。

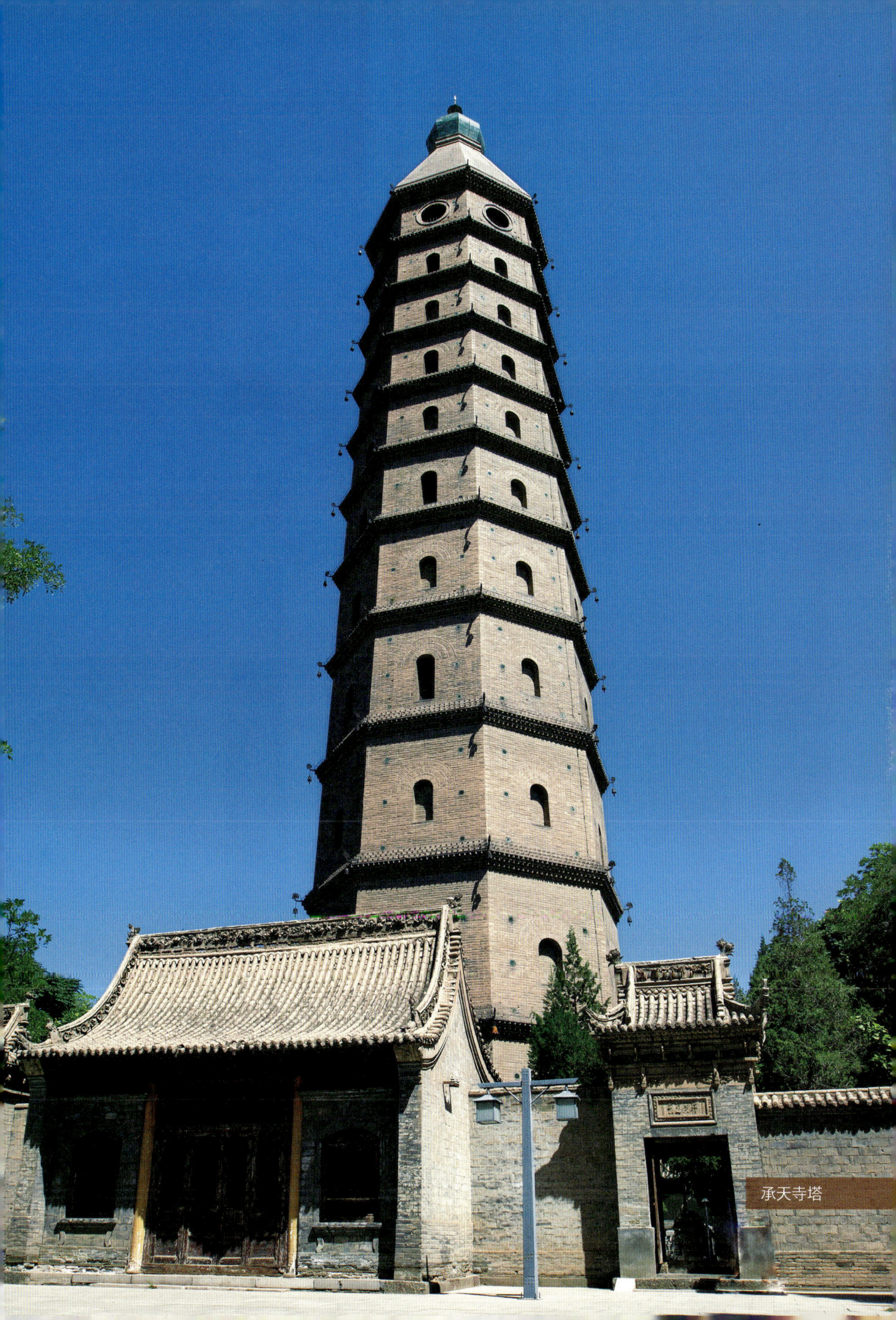
承天寺塔

拜寺口双塔

拜寺口双塔坐落在银川市西北 45 千米处的贺兰山拜寺口内，为八角形密檐式砖塔。双塔东西对峙，相距 100 米左右。拜寺口双塔是保存较为完整的西夏佛塔，已有近千年历史，是中国佛塔建筑史上不可多得的艺术珍品，具有较高的考古价值、历史文化价值、研究价值和观赏价值。

东塔高 13 层、39 米，除第 1 层较高外，以上各层之间宽度逐渐收缩。塔顶为上仰莲花刹座，其上承托数层相轮，塔刹已毁。底层为八边形，边长 2.93 米。塔身每层叠涩出檐，檐下八面皆饰有两个对称的彩塑兽面，双兽面目狰狞。兽面之间绘有日月、云彩图案。塔身外壁施以白粉，檐棱角涂以红、绿、蓝三色。塔室为圆形空心式，内径 3.47 米。

西塔高 13 层、41 米，其外形与东塔相似，但略显浑厚粗壮。底层边长 3.1 米，券门面南，门高 1.7 米，宽 0.5 米。塔身砌体厚 2.83 米，每层八面皆有浅佛龛一个，龛内有罗汉、力士塑像。第 12 层东面佛龛右上角残存西夏文字两个，佛龛的两边饰以彩塑兽头，口含流苏，张口瞠目，威猛孔武。在塔身每个转角处雕有日、月、花卉装饰。第 14 层 8 个转角各有一个力士，裸体挺腹，背负莲座，栩栩如生。塔檐出瓦垄，兽头瓦当外露。棱角砖涂红、绿、蓝三色。

在双塔周围，曾采集到北宋“至道元宝”“咸平元宝”和“天圣元宝”等钱币，地表散落有大量绿色琉璃瓦残片及其他建筑材料，具有明显的西夏建筑材料的特征，据此可推断拜寺口双塔建于西夏时期。双塔历经多次地震，仍完好无损，至今保持着初建时的面貌。1988 年 1 月 13 日，拜寺口双塔被国务院公布为第三批全国重点文物保护单位。

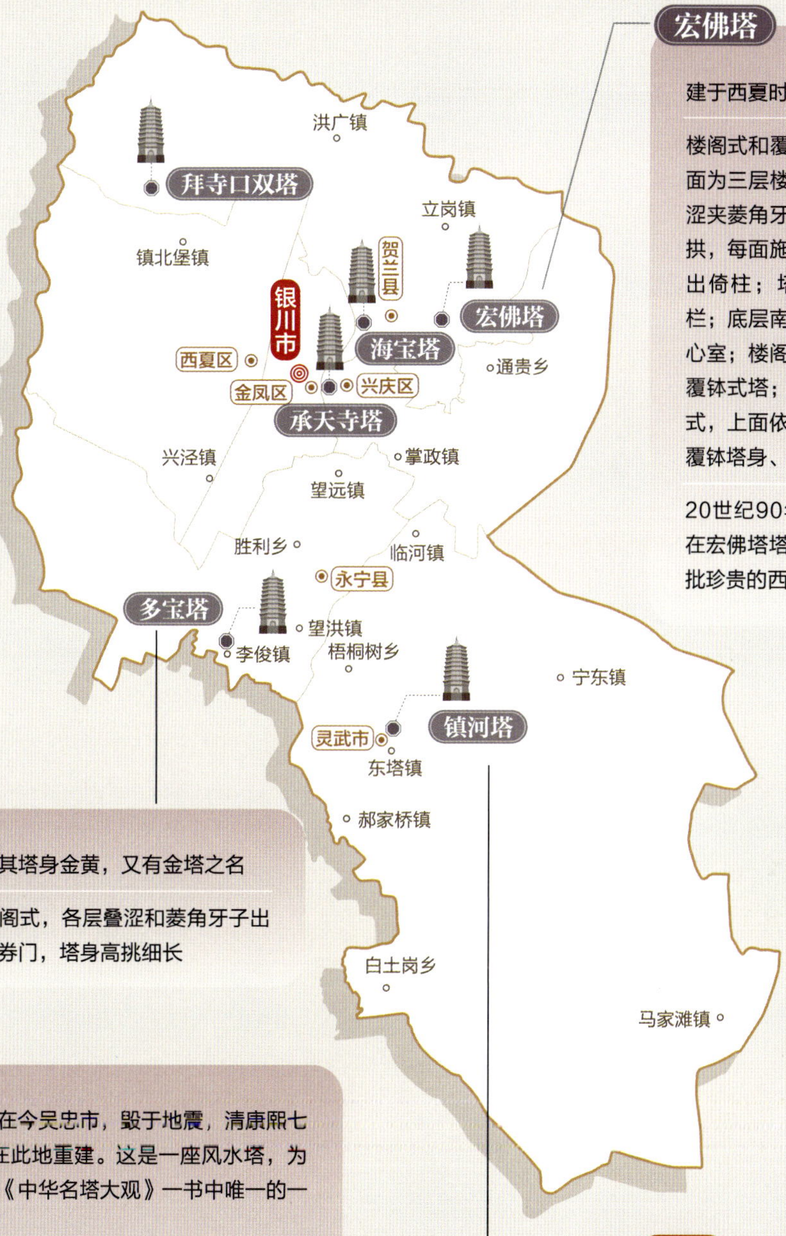

宏佛塔

建于西夏时期

楼阁式和覆钵式的复合塔。下面为三层楼阁式塔身，各层叠涩夹菱角牙子出檐；檐下施斗拱，每面施补间铺作两朵，隐出倚柱；塔身浮雕出平座勾栏；底层南面辟有券门通向塔心室；楼阁之上是一座完整的覆钵式塔；其基座为折角多边式，上面依次为圆形须弥座、覆钵塔身、相轮、伞盖

20世纪90年代落架大修时，在宏佛塔塔内天宫发现了一大批珍贵的西夏文物

多宝塔

俗称李俊塔，因其塔身金黄，又有金塔之名

八边十三层，楼阁式，各层叠涩和菱角牙子出檐，各层交替辟券门，塔身高挑细长

镇河塔

又名东塔，原塔在今吴忠市，毁于地震，清康熙七年（1668年）在此地重建。这是一座风水塔，为镇水患而建，是《中华名塔大观》一书中唯一的一座镇河塔

八边十一层楼阁式塔，上面几层收分明显，形成优美的外轮廓曲线。在塔身底层建有一层围廊，形成了以塔为中心的宽阔空间

琉璃塔刹为覆钵式，黄绿琉璃在蓝天下分外鲜艳，极具观赏性

以这座塔为依托，建立起一座规模不小的寺院

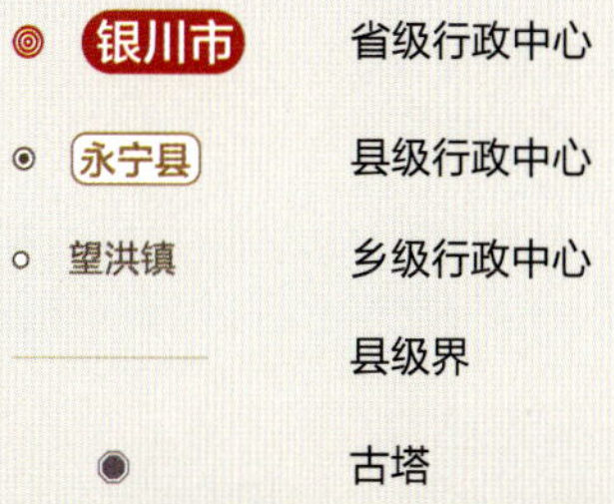

银川古塔分布示意图

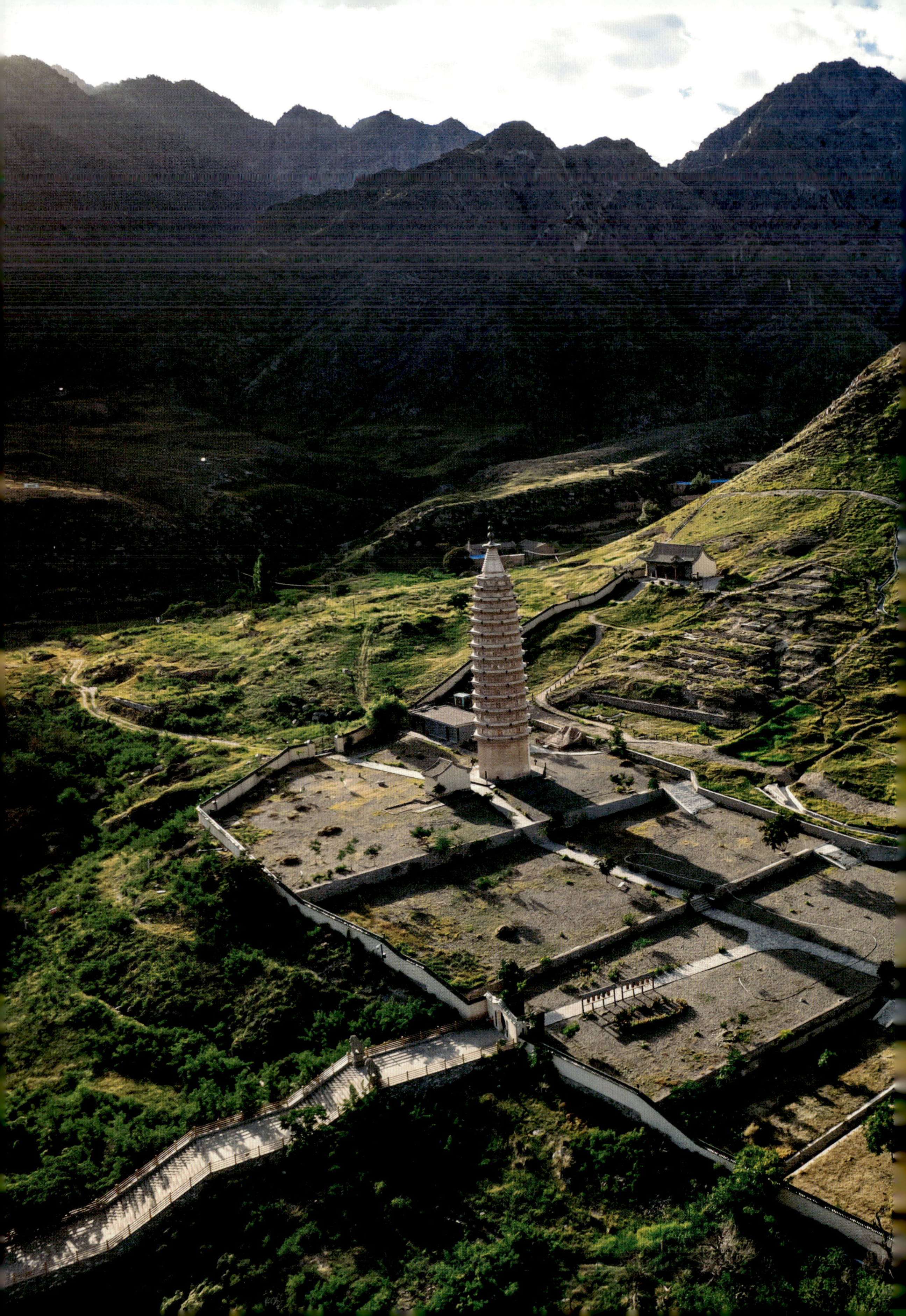

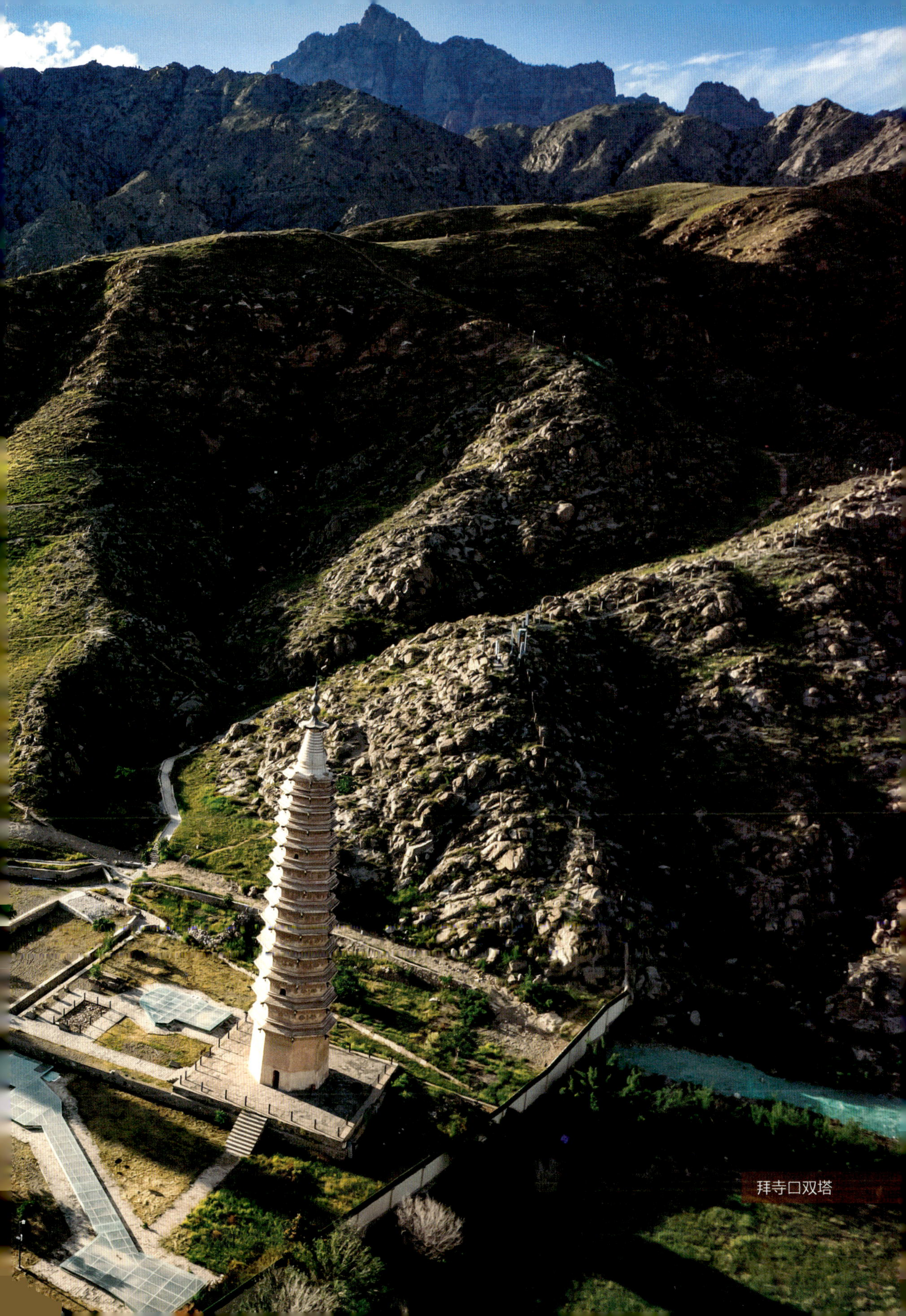

拜寺口双塔

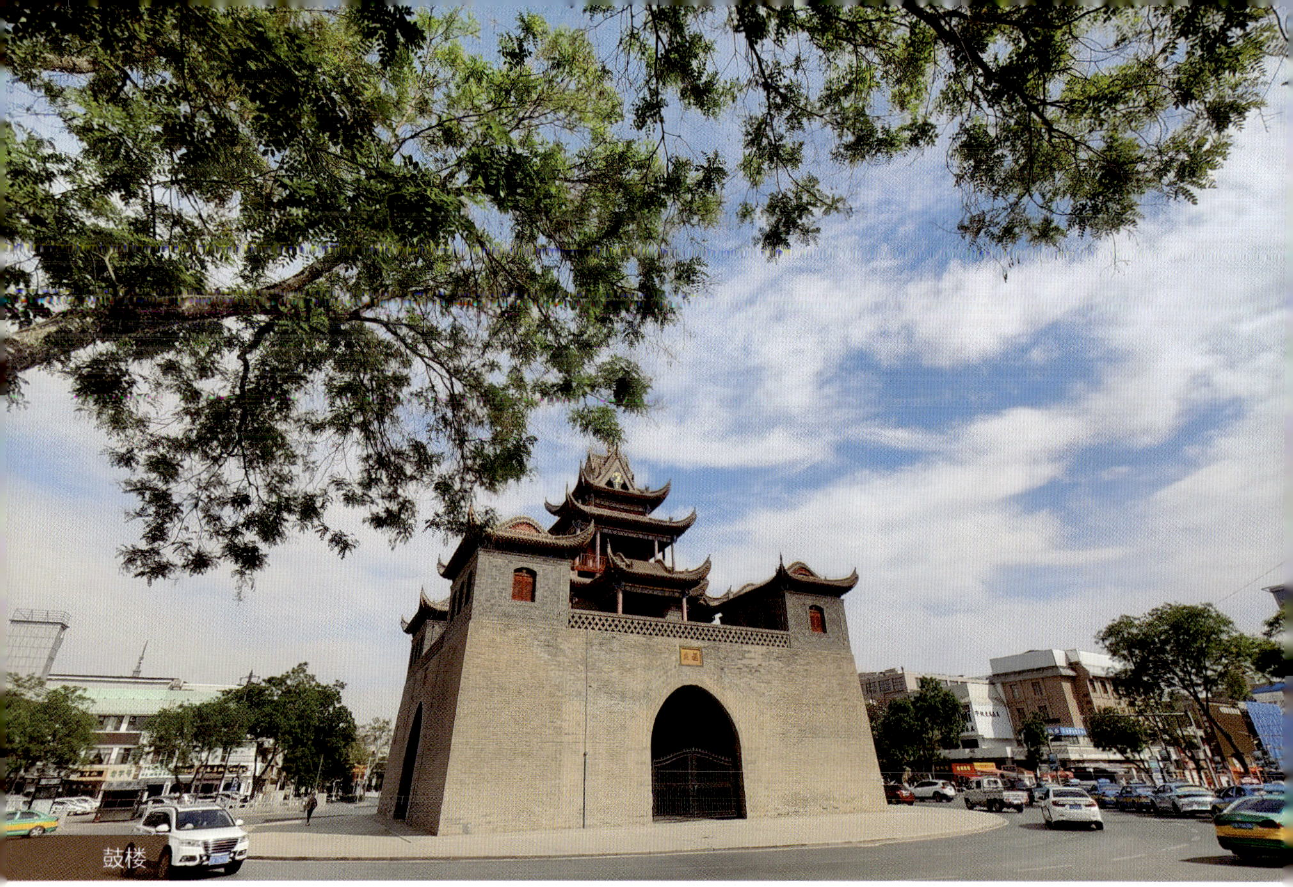

鼓楼

鼓楼

银川鼓楼，又称四鼓楼、四牌楼，俗称“鼓楼”，位于银川市城区解放东路和鼓楼南北街十字路口中央。据《朔方道志》载，鼓楼始建于清道光元年（1821年），由宁夏知府赵宜喧主持修建；光绪三十四年（1908年）由地方绅商捐资续建，贡生张锡保监修；1917年由宁夏县知事余鼎铭接续重修，并在四角增建了角坊。中共宁夏特别支部成立后在此办公。

鼓楼通高26米，下部为高大的方形台基，台基底边长24米、高8.5米，青砖砌筑。台基四面各有一券顶门洞，可以互通。门洞宽5米，洞额石刻为赵宜喧手书，东曰“迎恩”，西曰“挹爽”，南曰“来薰”，北曰“拱极”。台基之上建十字歇山顶三层楼阁，有木梯可上。钟楼挑檐飞脊，俊俏华丽，结构严谨，甚为壮观。1985年，银川市人民政府将其列入银川市第一批文物保护单位。

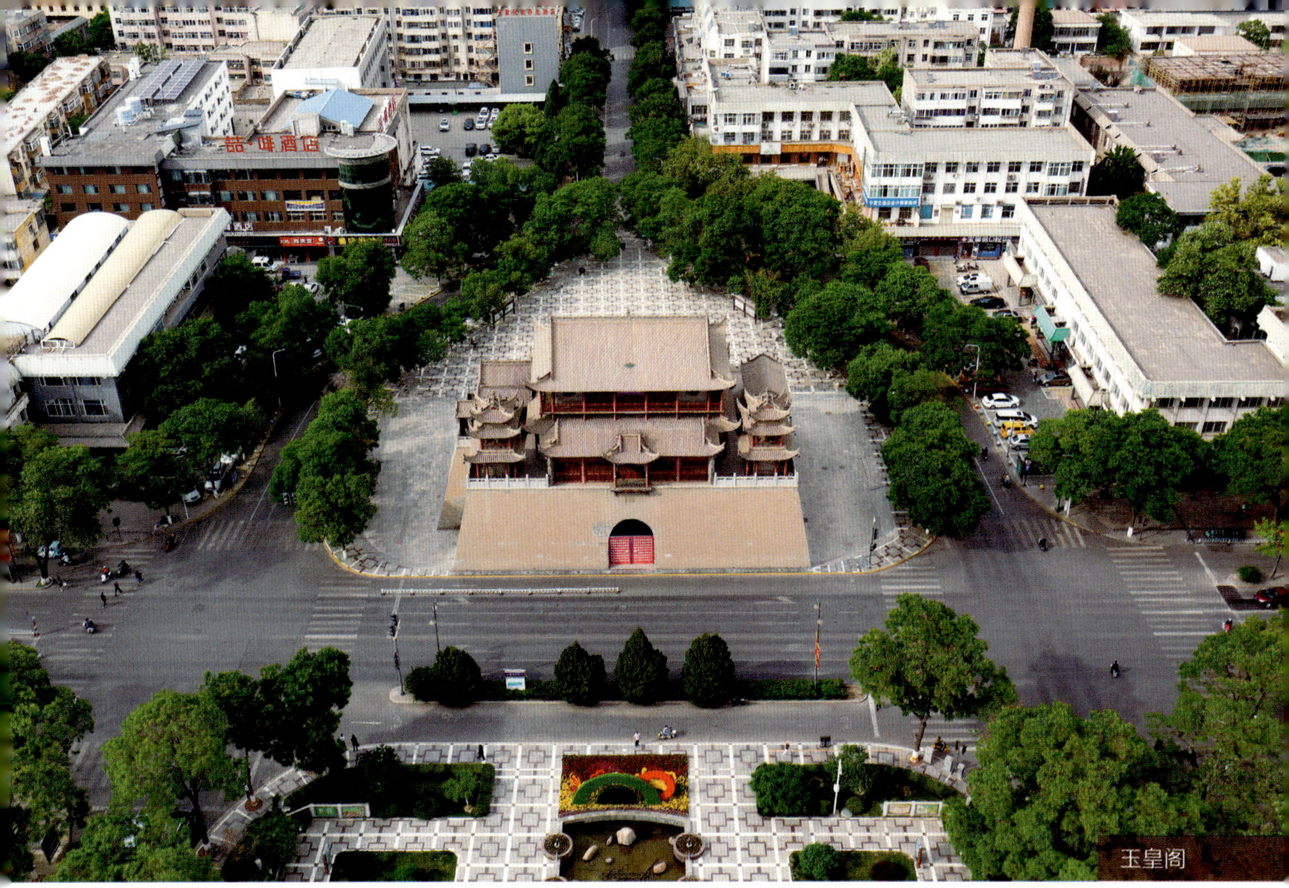

玉皇阁

玉皇阁

玉皇阁位于银川市城区解放东路和玉皇阁北街的交会口，台基长37米，宽28.1米，高8米，夯土建成，外包长条青砖。台基正中辟有南北向拱形门洞。台基上中央是坐北向南的二层重檐歇山顶大殿，面宽5间，进深2间，高14.1米，底层南面接出卷棚顶大殿。卷棚顶大殿前接出一卷棚抱厦，东西两侧为对称的两层重檐式钟楼、鼓楼。玉皇阁雕梁画栋，四周飞檐叠起，门窗洞连，布局巧妙，建筑艺术精湛，是一座具有浓郁民族风格的古代建筑。

从历史文献中的《宁夏府城图》可以看出，现在玉皇阁的位置是明代的鼓楼所在地。玉皇阁曾在清乾隆三年（1738年）大地震中被毁，现存玉皇阁当为震后重新建造的，因内置玉帝铜像而得名。2013年，玉皇阁被国务院列为第七批全国重点文物保护单位。

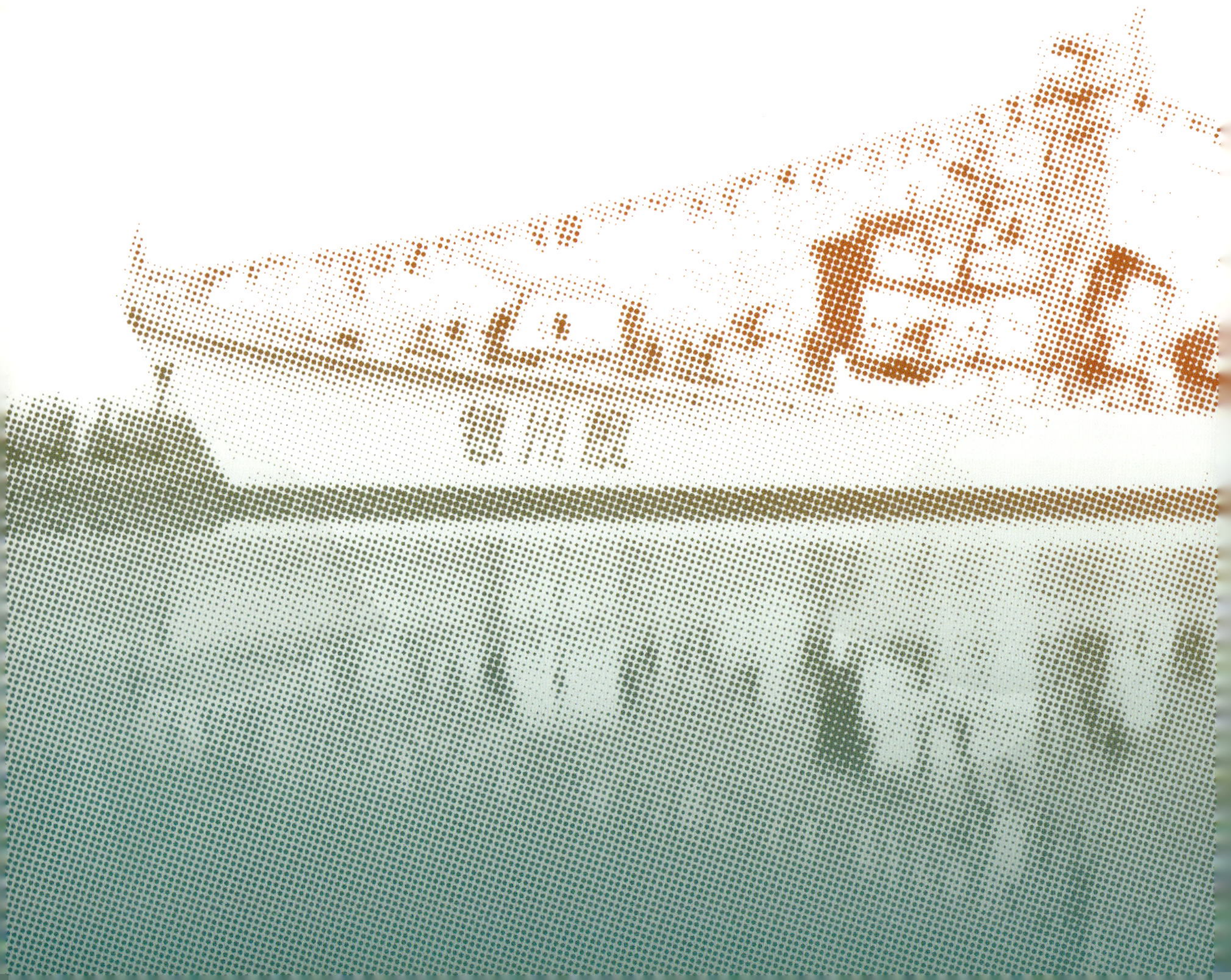

山河览胜

贺兰巍然
黄河金岸
凤城湖光

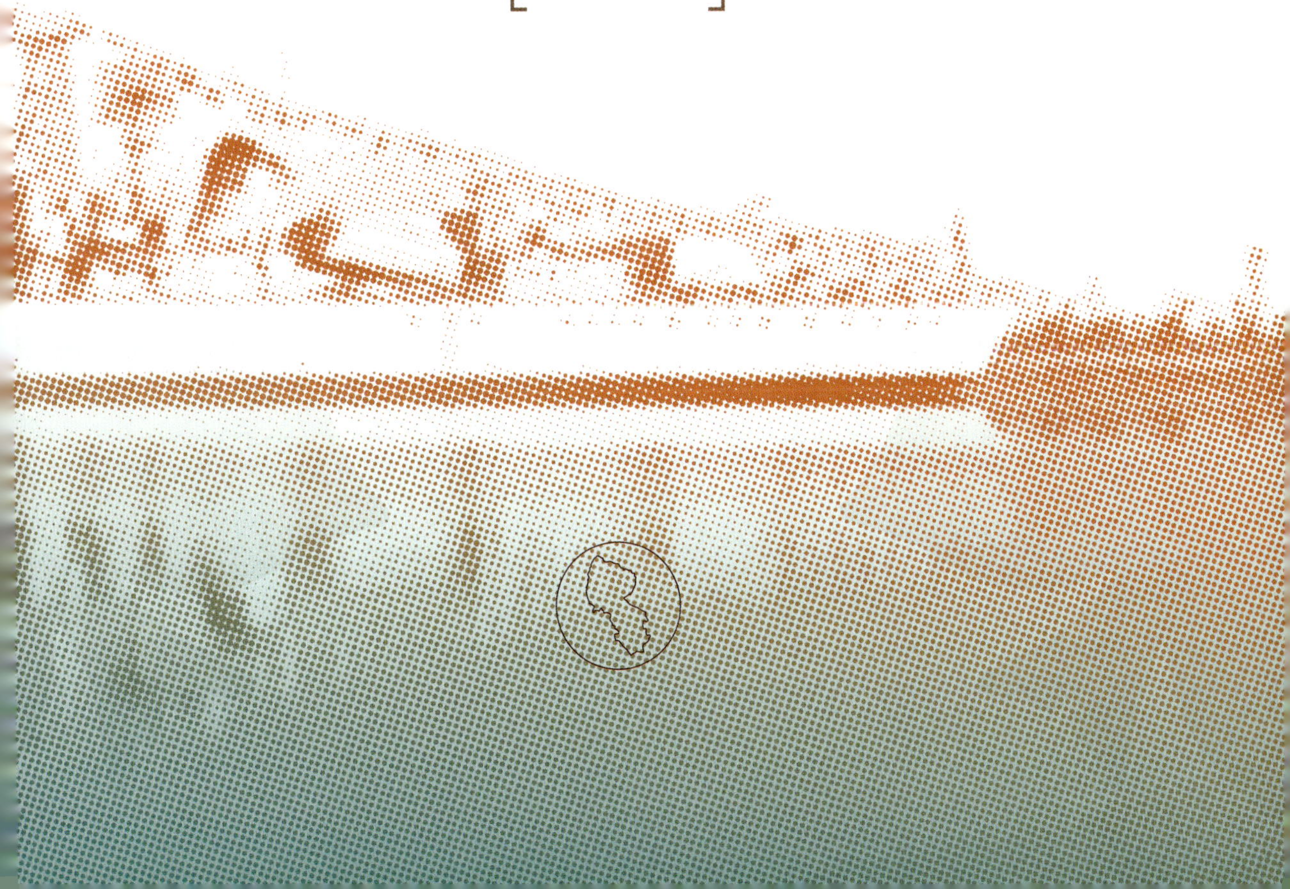

贺兰巍然

宁夏贺兰山国家森林公园

宁夏贺兰山国家森林公园（以下简称贺兰山森林公园）位于贺兰山国家级自然保护区中段、银川市西北 25 千米处，总面积为 9587 公顷，主峰灵光顶海拔 2908 米，为国家 4A 级旅游景区，由原苏峪口国家森林公园更名而来，是集自然景观与文物古迹为一体的城郊山岳型景区。贺兰山森林公园秉承“绿水青山就是金山银山”的理念，注重生态保护。公园内植被覆盖率达 70%，拥有野生动植物资源 898 种，其每平方千米野生岩羊分布量居世界首位。

贺兰山森林公园内山体巍峨，森林茂密，自然风光秀丽，人文景观独特，已建成樱桃谷、松涛山庄、青松岭、世纪塔、兔儿坑、崖壁栈道等大小近百个景点，拥有“贺兰晴雪”和“贺兰睡佛”等著名自然景观，以及贺兰山博物馆、诗词木步道、大规模人工瀑布、观光缆车、峡谷索桥、高空峡谷走钢丝等参观、体验、观赏项目。公园内四季景观皆宜：春季山花烂漫，适合踏青赏花；夏季“凉”辰美景，适合避暑休闲；秋季层林尽染，适合登高望远；冬季冰雪覆盖，适合开展冰雪运动。贺兰山森林公园是进行森林观光游、登山健身游、休闲体验游、诗词探秘游、户外探险游和大中小学生研学旅行游的绝佳胜地。

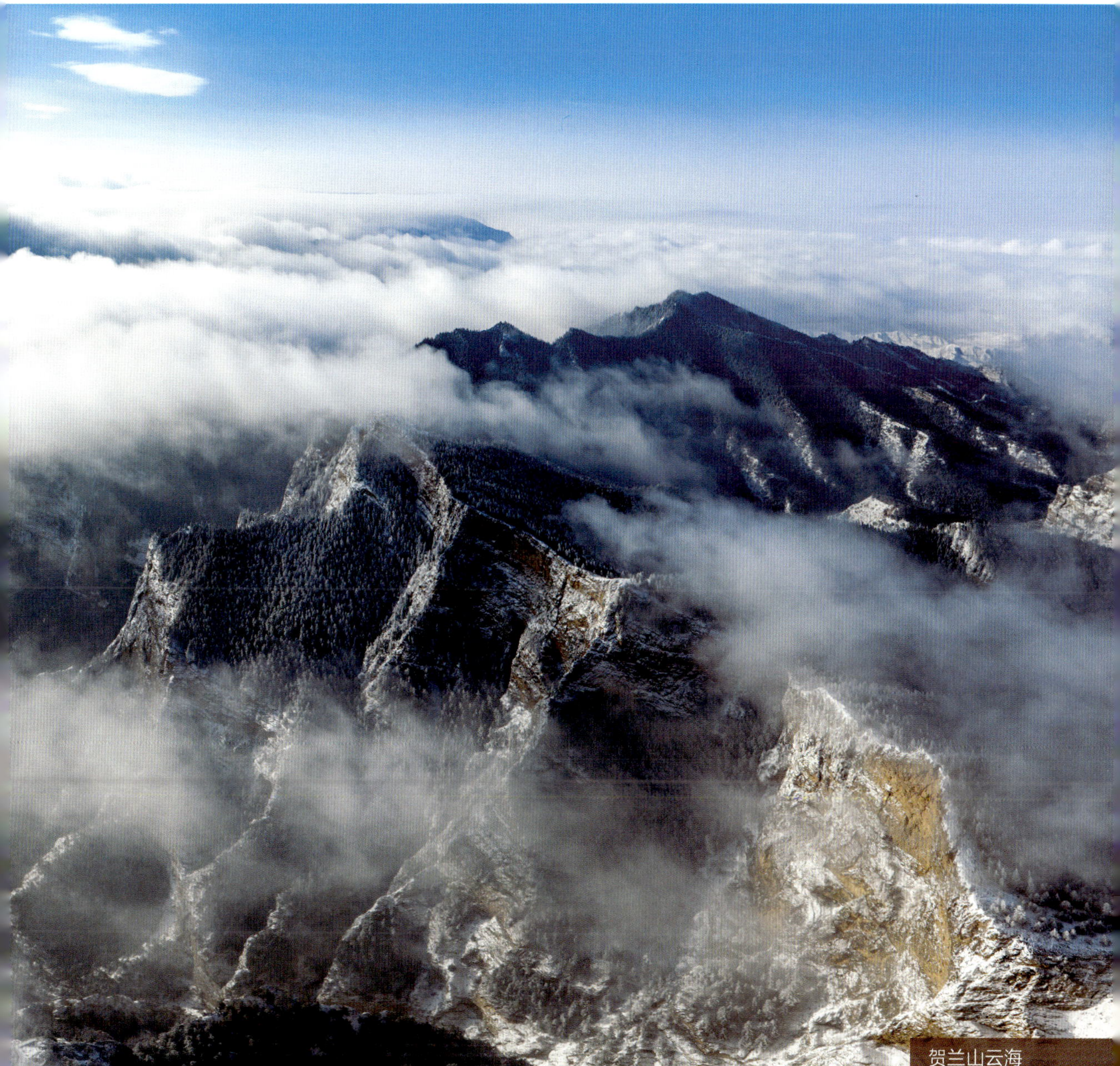

贺兰山云海

贺兰山滚钟口风景区

贺兰山滚钟口风景区（以下简称滚钟口），因其三面环山、形似大钟而得名，当地人俗称“小口子”。滚钟口位于银川市西北35千米处，占地面积为4.31平方千米，其中绿地面积为1.128平方千米，景区内绿地覆盖率达26%，是宁夏著名的游览避暑胜地。景区内植被种类丰富，有70多种常绿树和落叶林，有民国时期建造的胜境牌坊、百年古树“宁夏第一槐”、三峰矗立的笔架山地貌景观等，是一个集自然景观和人文景观于一体的综合性景区。

在景区北部一条宽窄不断变化、蜿蜒曲折的深沟内，有多处寺

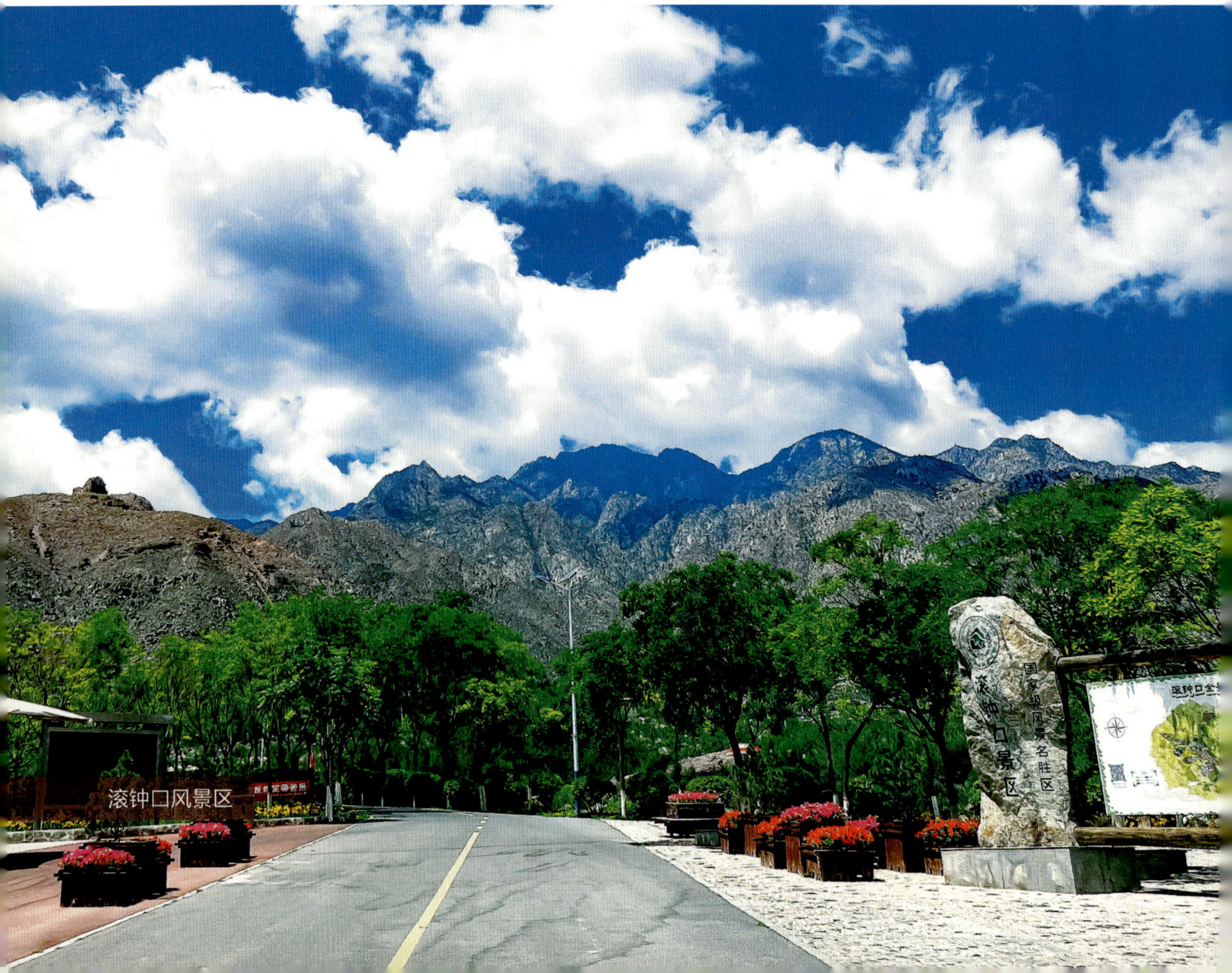

庙遗址，此沟被称为“大寺沟”。沟内树木苍翠，“狮吼”“卧虎”“顽猴”“仙人指路”“青羊跳涧”等怪石林立，神态各异，令人叹为观止。大寺沟的两侧奇峰耸立，高挺险峻，一条清澈见底的溪流在其间缓缓流淌。寺庙楼阁等建筑依山临水，随势自然，布局巧妙，错落有致，与山、石、林、泉浑然一体，有台榭飞阁之胜、芳林花径之幽，令人流连忘返。

滚钟口的自然美景融合了中国传统文化的诗情画意和美学意境，众多遗存散发着传统文化的神韵，饱含着历史的古香，给人以浑然天成的和谐美感，蕴含着宁夏人民坚忍不拔的精神。

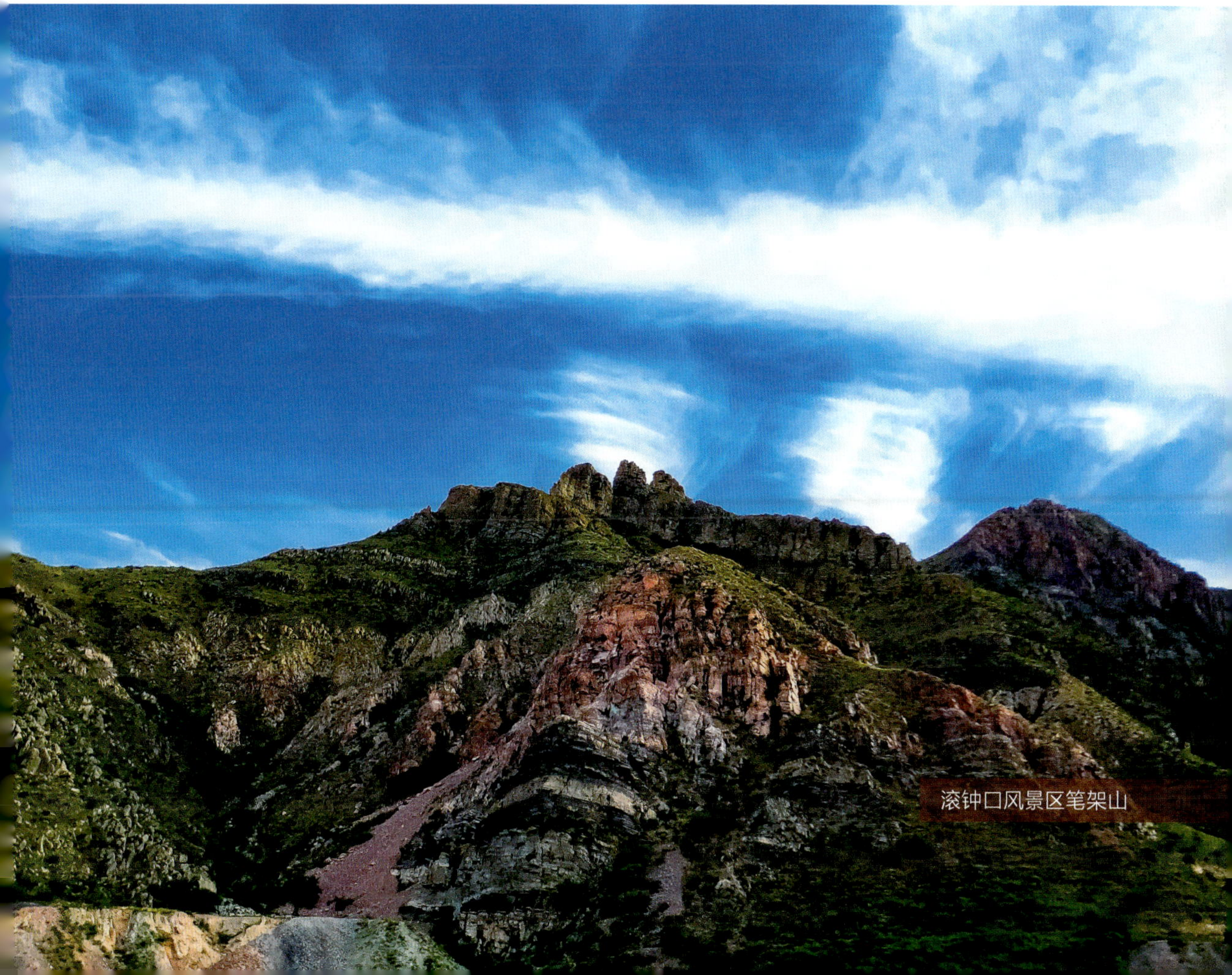

滚钟口风景区笔架山

黄河金岸

宁夏银川黄河外滩国家湿地公园

宁夏银川黄河外滩国家湿地公园（以下简称黄河外滩湿地公园），位于黄河宁夏银川段、银青高速黄河大桥至滨河黄河大桥范围内的黄河洪积冲积平原上。这里地势平坦，湿地率达88.29%，水域面积占公园总面积的60.04%，包括银川黄河省级湿地公园、银川滨河新区黄河外滩省级湿地公园和银川黄河湿地公园三部分，2017年10月被国家林业局（现为国家林业和草原局）批准建立国家湿地公园（试点），2020年5月被国家林业和草原局确定为国家重要湿地。黄河外滩湿地公园总面积为1190公顷，分为湿地保育区（827.69公顷）、恢复重建区（162.10公顷）、科普宣教区（46.76公顷）、合理利用区（141.64公顷）以及管理服务区（11.81公顷）。

公园内生物种类丰富，共有维管植物44科102属129种，栖息有野生脊椎动物116种，包括国家一级保护野生动物黑鹳、白尾海雕，国家二级保护野生动物小天鹅、白琵鹭、鸢、灰鹤、红隼、苍鹰等。

除了自然景观，公园内还有汉墓、明小龙头、明长城、明长堤等众多历史遗迹，以及双龙亭、黄沙耕园、观鸟崖、七彩滩、水云寨、河图渔网、黄河水车、月照桥、十里栈道、百鸟河图、千顷稻香、万亩果园等现代景观，呈现出一派鱼游清池、蝶舞花香、飞鸟翔集的生态美景。

黄河外滩湿地公园以保护黄河湿地生态系统为核心，以维护黄河湿地生物多样性为重点，以雄浑秀丽的自然景观和底蕴深厚的历史人文景观为特色，通过生态保护、科普宣教、科研监测、生态旅游等方面的开发建设，成为黄河中上游湿地生态系统健康完整、景观资源丰富多彩、文化底蕴深厚、湿地自然景观独特优美、生态文化价值凸显的国家级湿地公园，大力推动了银川市生态文明建设的步伐。

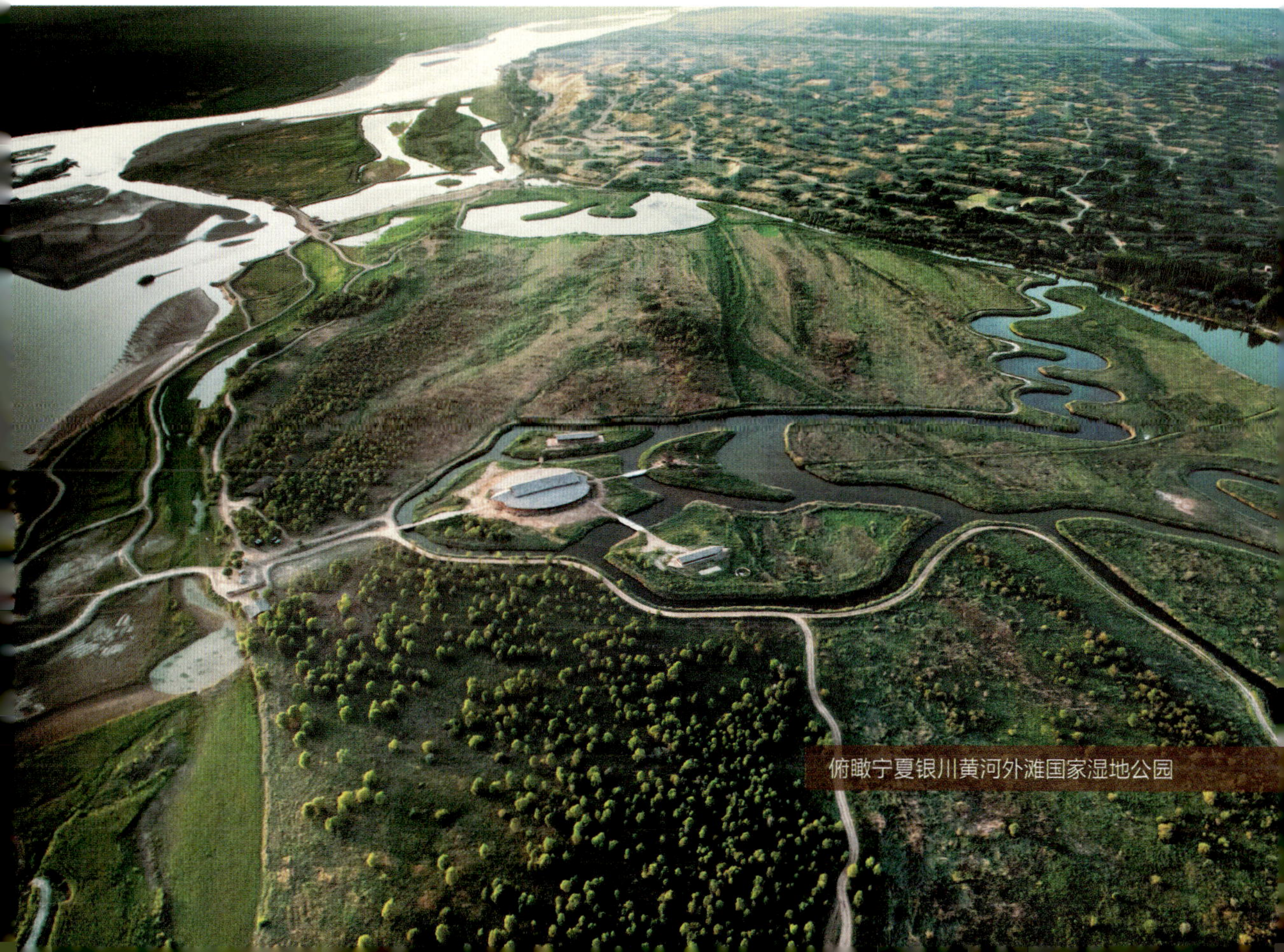

俯瞰宁夏银川黄河外滩国家湿地公园

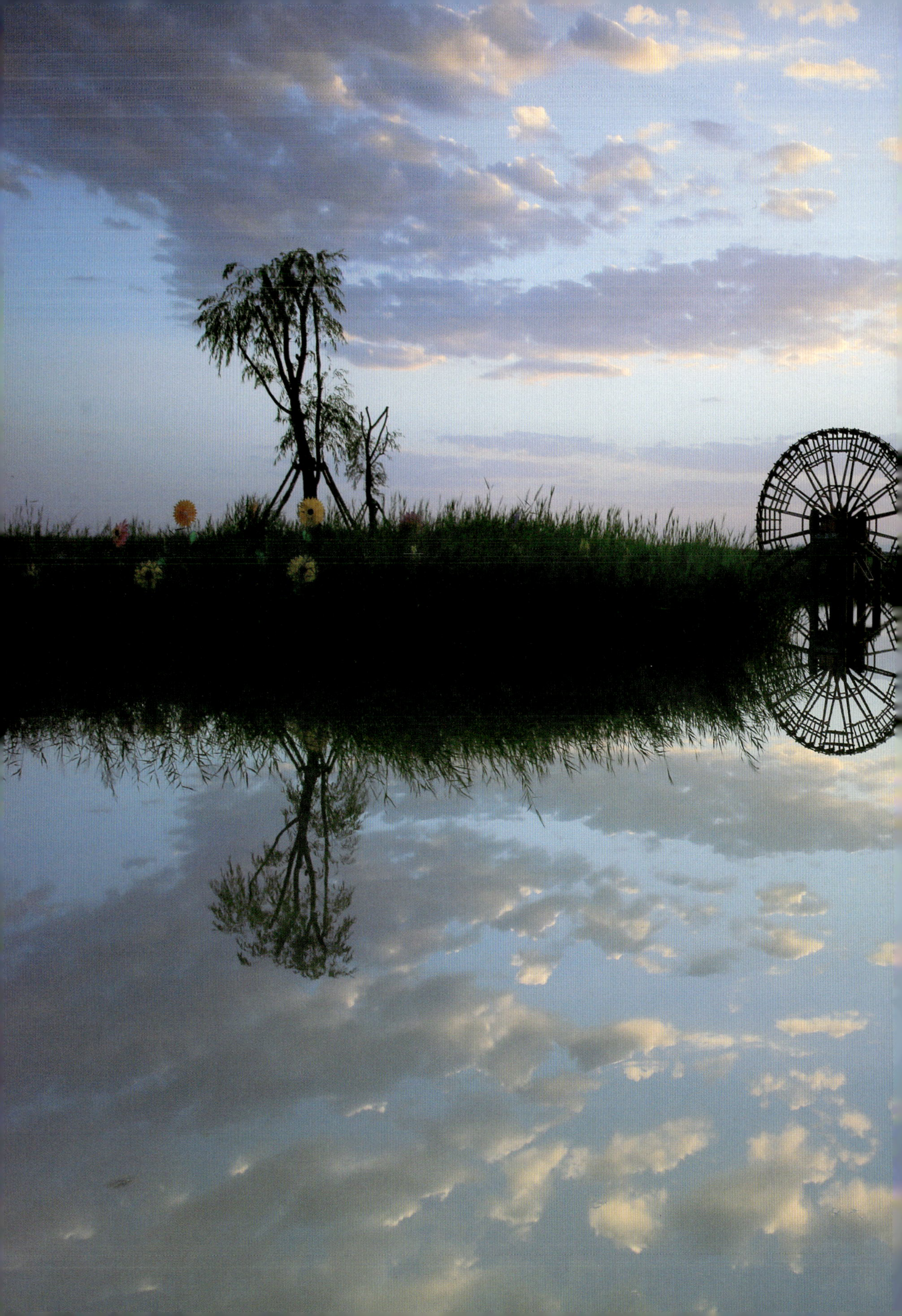

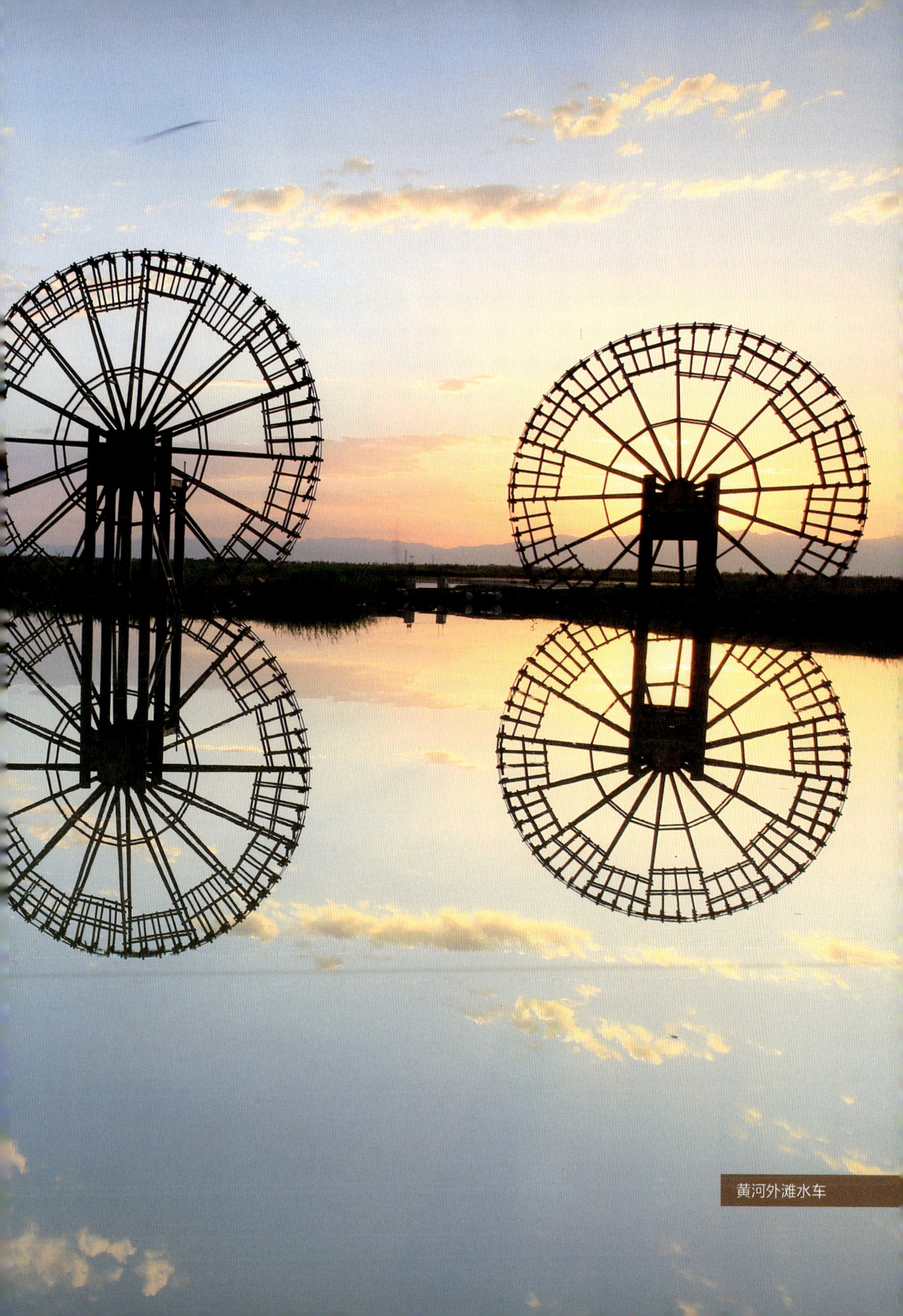

黄河外滩水车

银川黄河军事文化博览园

银川黄河军事文化博览园是国家4A级旅游景区、国家国防教育示范基地、自治区爱国主义教育基地。景区以建设“西北独有、国内一流”的军事主题公园、国内首家实景军事研学拓展基地为目标，打造集军事博览、主题纪念、国防教育、研学旅行、拓展训练、互动体验、度假休闲于一体的军事主题博览园。

园内主要展示我国自主研发的第一代导弹驱逐舰——银川舰、我国自行设计建造的“035G”型常规动力潜艇，我国自主研制的轻型、超

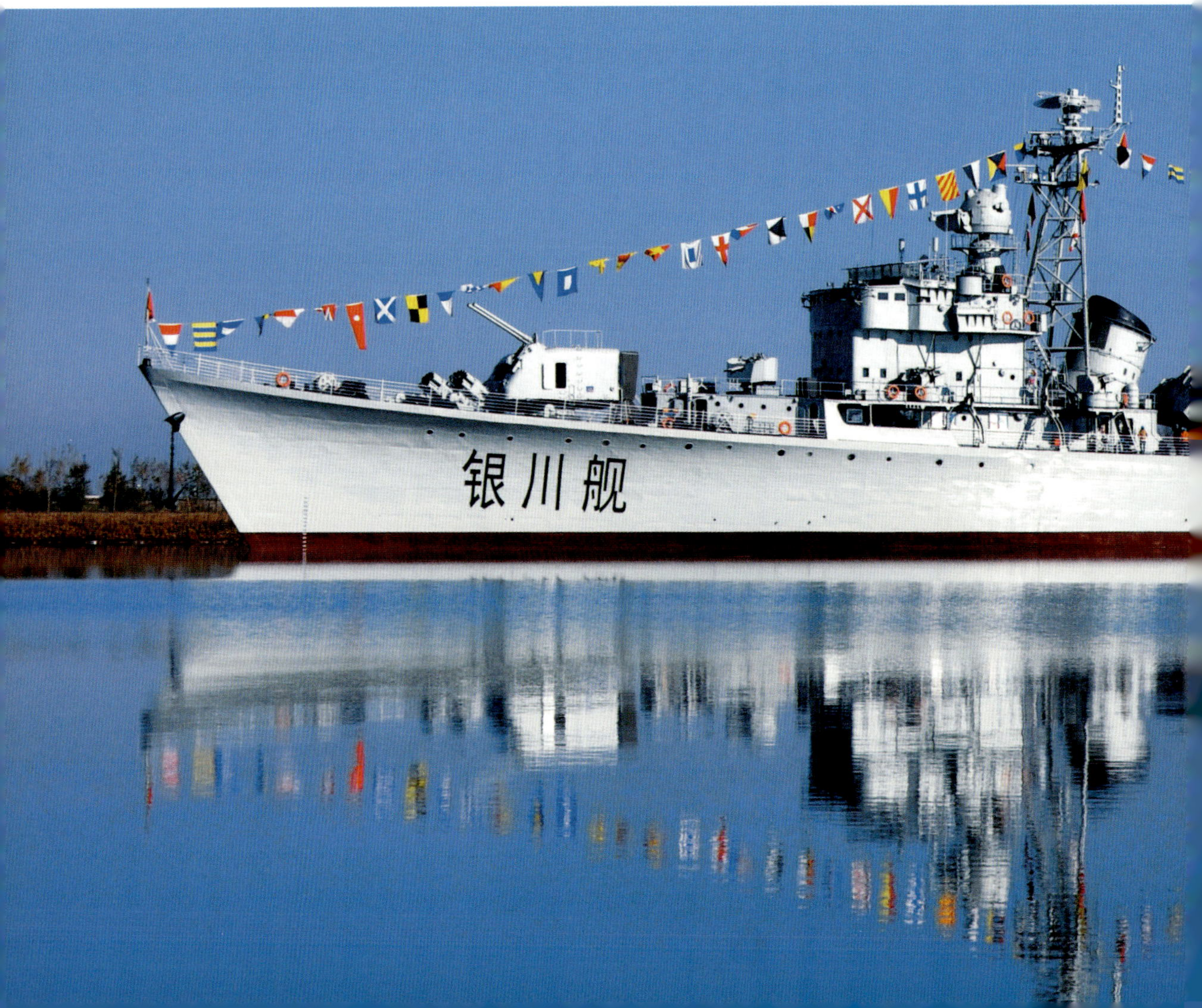

音速、全天候歼－10S 战机及坦克、火炮、装甲车等百余件武器装备。为充分发挥国防教育示范基地和爱国主义教育基地引领作用，做好军事文化的展示与传播，景区与国家大型军工企业联手打造了航空馆、航天馆、船舶馆、兵器馆及电子馆，运用现代科技手段，通过图片、模型、影片、场景互动，展示我国在军事领域的发展历程和辉煌成就。

景区标准化军事拓展基地涵盖军事娱乐、越障训练、真人 CS 对抗、亲子体能互动等项目，是西北地区功能齐全、产品丰富、特色鲜明的大型军事文化体验基地。

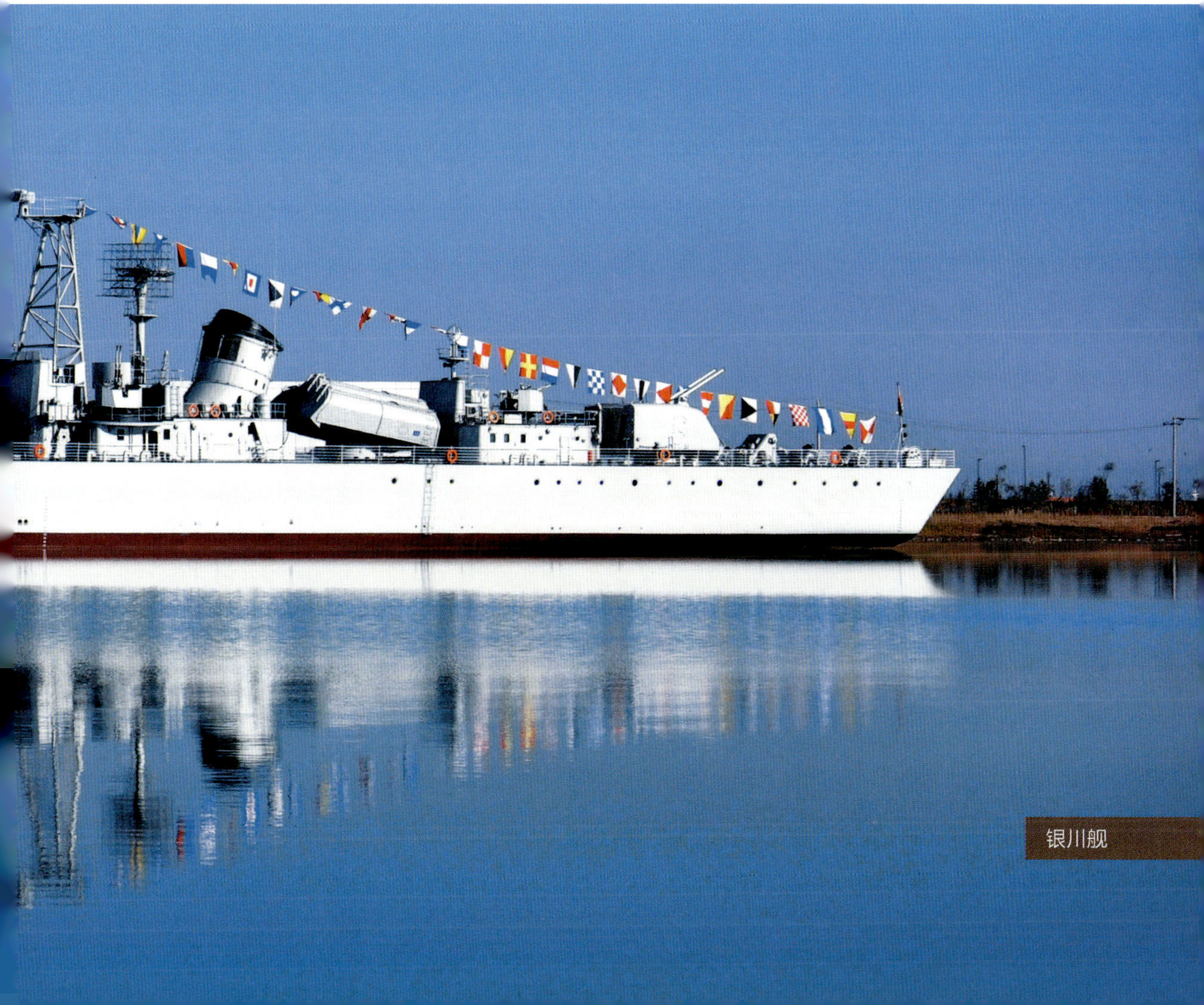

银川舰

凤城湖光

七十二连湖，水系萦绕，碧波荡漾。人们依水而居，湖城美景尽收眼底。自秦汉以来，银川兴修了秦渠、汉延渠、唐徕渠等水利工程，富庶的引黄灌溉区孕育了独特的“塞上江南”。明清时期，大量水渠缺少相应排水设施，造成许多渠间洼地积水，水多则成湖，进而形成七十二连湖的盛景，因此银川在历史上有“水抱城”的美称。乾隆《宁夏府志》将七十二连湖列为宁夏八景之一，称“连湖渔歌”。数十湖泊，互相连属，有诗曰：“闲说连湖七十二，沧波深处聚鱼多。”

如今，银川市坚持走绿色发展和可持续发展道路，大力实施生态立市战略，始终保持湿地只增不减、只扩不缩的定力，扩湖拓面、退田还湿、连通水系，强化湿地保护和恢复，湿地面积达 5.3 万公顷，拥有 6 处国家湿地公园、近 200 个自然湖泊，市区湿地率达 10.65%，湿地保护率达 78.5%，成为东亚—澳大利亚和中亚—印度鸟类重要的迁徙途经地。据统计，银川鸟类品种从 2012 年第二次鸟类普查时的 169 种增加到 2022 年的 239 种，其中不乏大鸨、小鸨、中华秋沙鸭、黑鹳、白尾海雕等国家一级保护鸟类，仅阅海湖、鸣翠湖、宝湖等湿地公园内的鸟类种群数量就比 2009 年增加了 35%。阅海湖、大小西湖、宝湖、海子湖、海宝湖、鹤泉湖等湖泊与流淌千百年的唐徕渠、汉延渠等古灌溉渠系，使“城在湖中，湖在城中”的“塞上湖城”景象始终魅力不减。

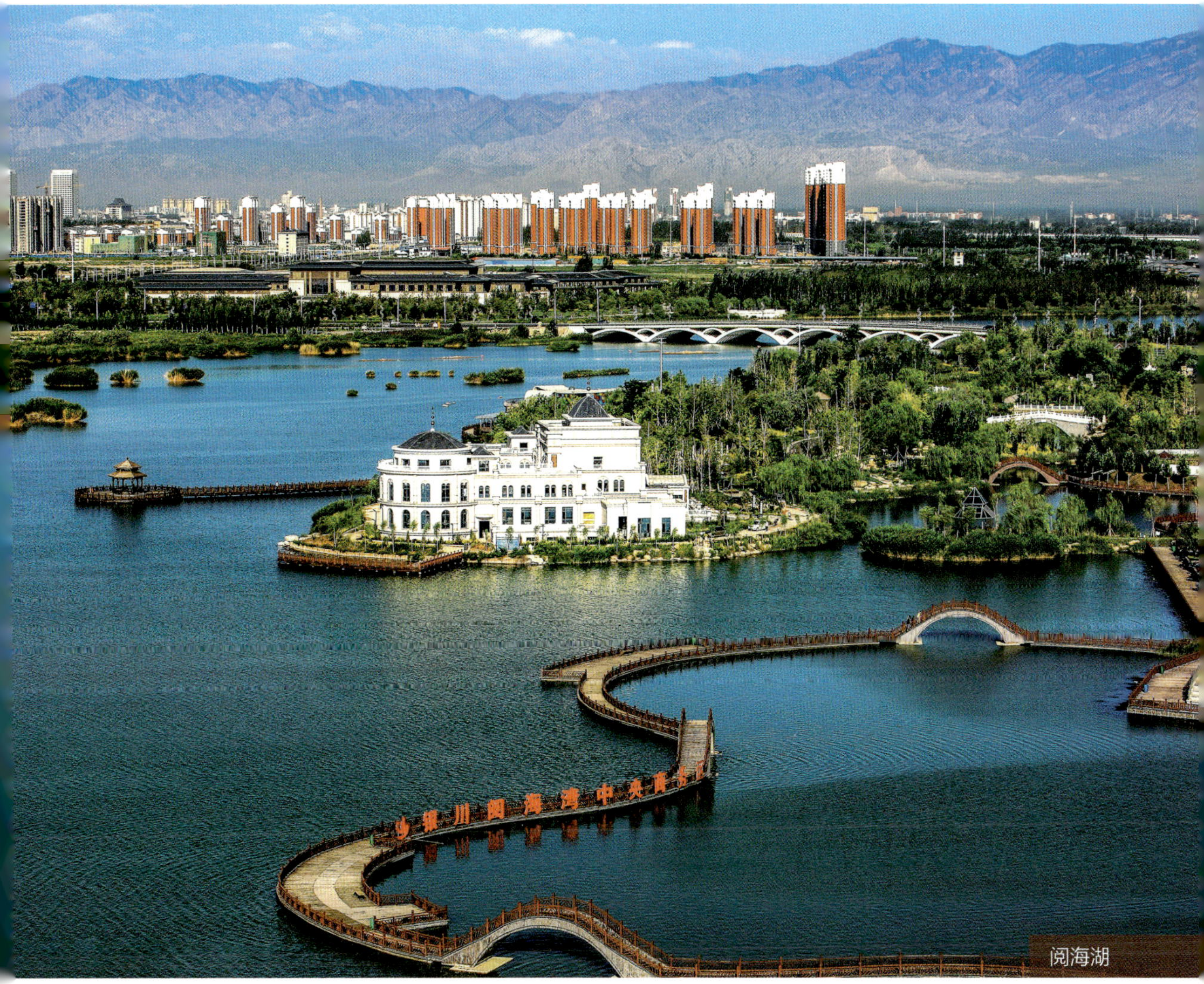

阅海湖

鸣翠湖

鸣翠湖是历史上银川七十二连湖的重要组成部分，位于银川市兴庆区掌政镇境内，总面积约为589公顷，享有“中国生态保护最佳湿地”的美誉，是“宁夏二十一景”之一。

经过多年的保护与发展，鸣翠湖的生态效益和环境效益日臻凸显。这里共有维管植物109种、水生浮游植物69种、鸟类97种。每逢春夏季，成千上万只鸟儿在这里栖息繁衍。景区湖光细柳、草树烟绵、百鸟翔集、鱼跃其间。波光粼粼的水面、舒适宜人的气候，吸引了大量游人来此观光游览。鸣翠湖的湿地生态文化资源禀赋和潜力得到充分彰显，

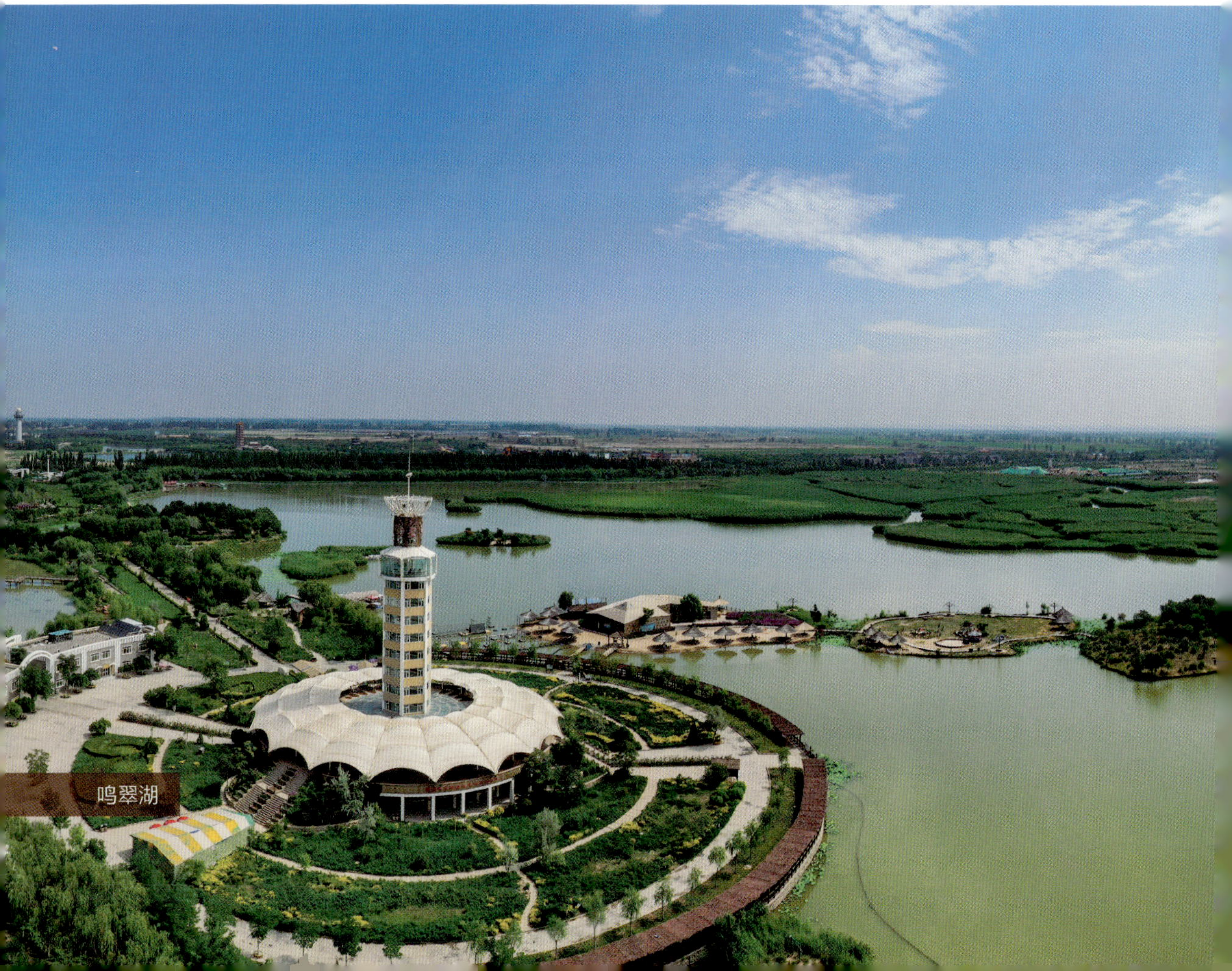

鸣翠湖

已成为湿地生态保护体系完整、景观风格特色突出、人与自然和谐共生的国家湿地公园。

宝湖

宝湖是银川市的城中湖，为银川市“绿肺”之一，因其形似元宝和湖中有金马驹的传说而得名。

宝湖位于金凤区，南起宝湖中路，北至银新铁路专线，西靠正源南街，东临唐徕渠，湖泊总面积约为 76.67 公顷，其中水面面积约为 40 公顷，绿地、休闲设施面积约为 36.67 公顷，平均水深 1.4 米，最

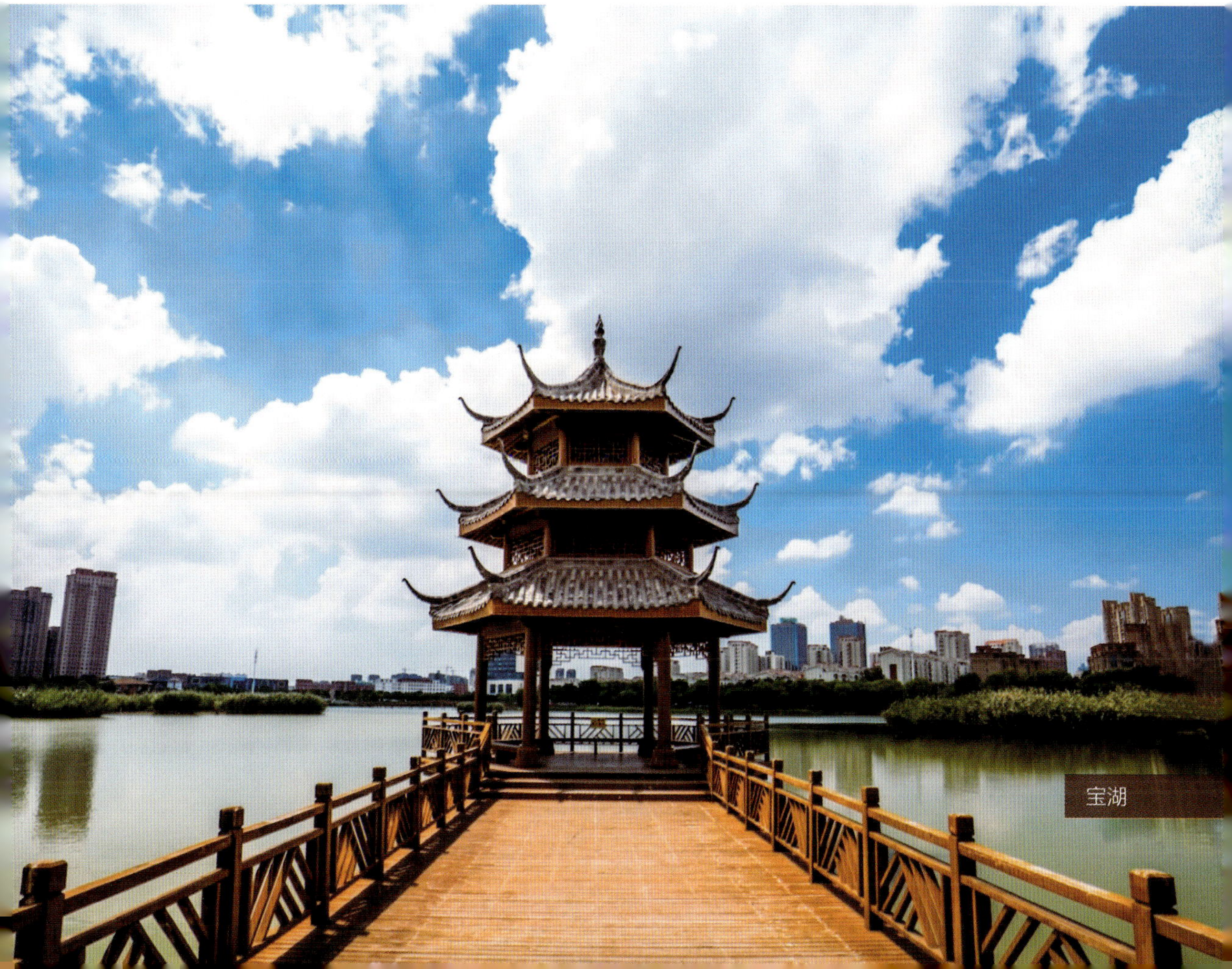
宝湖

深处深 2.5 米左右，蓄水量为 56 万立方米。宝湖由唐徕渠补水，补水口位于宝湖东南侧，年最大补水量为 80 万立方米，最大补水流量为 0.62 立方米 / 秒。宝湖湖水清澈明亮，芦苇摇曳生姿，两岸绿树成荫、花团锦簇，为周边建设生态型住宅提供了良好环境。

近年，随着国家对生态建设、自然资源保护力度的加大，宝湖环湖道路、广场、平台、栈桥等设施及水环境和生态环境得到全方位提升改造，新建了景观大道广场、晨曦广场、儿童活动广场，滨水平台、停车场、仿木栈道桥、荷花栈桥、自然石护岸等设施。宝湖的绿化面积由原来的 25.87 公顷增加到现在的 36.54 公顷，国槐、杨树、柳树、白蜡、梓树、紫叶李等各类树木增加到 100 余种 3.5 万株，地被植物增加到 60 多种 21 余万株。

拱桥是宝湖上“荷花栈桥”的重要景观。该拱桥位于宝湖水域东部，通体呈白色，汉白玉质地的桥栏上刻有精美的花纹。夏季，游人登上拱桥，可赏周边水域的景色，莲叶田田，荷花朵朵，美景如画，令人心旷神怡。拱桥西侧，水面更为宽广，茂密的苇丛点缀其间，细细观之，荷花伴以碧波、水草，“邀来”灵动水鸟，与周边水域的景观紧密呼应、融为一体，凸显了“城中有湖、湖中有城”的美丽景观。

阅海湖

阅海湖位于金凤区境内，西依巍巍贺兰山，东临滔滔黄河水，距市中心仅 3 千米。以阅海湖为基础建立的宁夏银川阅海国家湿地公园总面积约为 2667 公顷，是中国西部干旱带重要的湖泊湿地类型，同时也是银川市面积最大、原始地貌保存最完整的一块湿地，享有“银川之肾”“城市绿肺”的美誉。阅海湖作为东亚—澳大利亚和中亚—

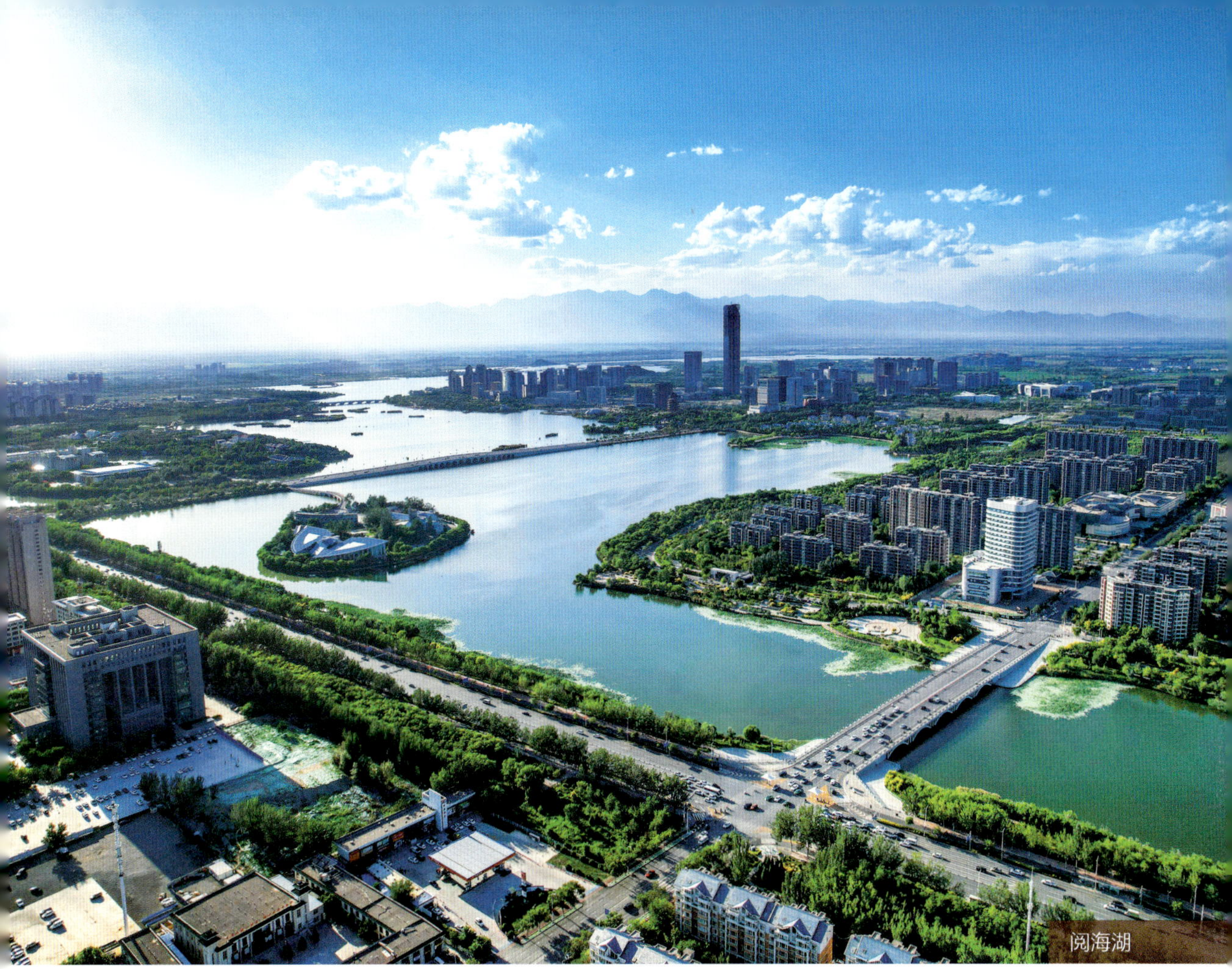
阅海湖

印度鸟类迁徙路线重叠区，每年都有110余种鸟类、数十万只候鸟在这里驻足。

公园内的湿地由湖泊、沼泽、草甸、鱼塘等组成，湿地资源丰富，生态系统完整。每年春夏时节，数十万只鸟类在这里繁衍栖息。夏季千顷蒲苇吐翠，万只水鸟飞鸣，荷花争相斗艳，飞鸟、游鱼、水草和谐共生，仿佛世外桃源、人间仙境。冬天的阅海湖银装素裹，滑冰滑雪者舞动身影，享受冰雪运动带来的乐趣，体验大自然的无穷魅力。阅海冰雪场总面积为60万平方米，可同时容纳3000～5000人溜冰、滑雪，这里视野开阔、空气清新，是距银川市区最近、交通最便捷、项目最多的冰雪运动佳地。

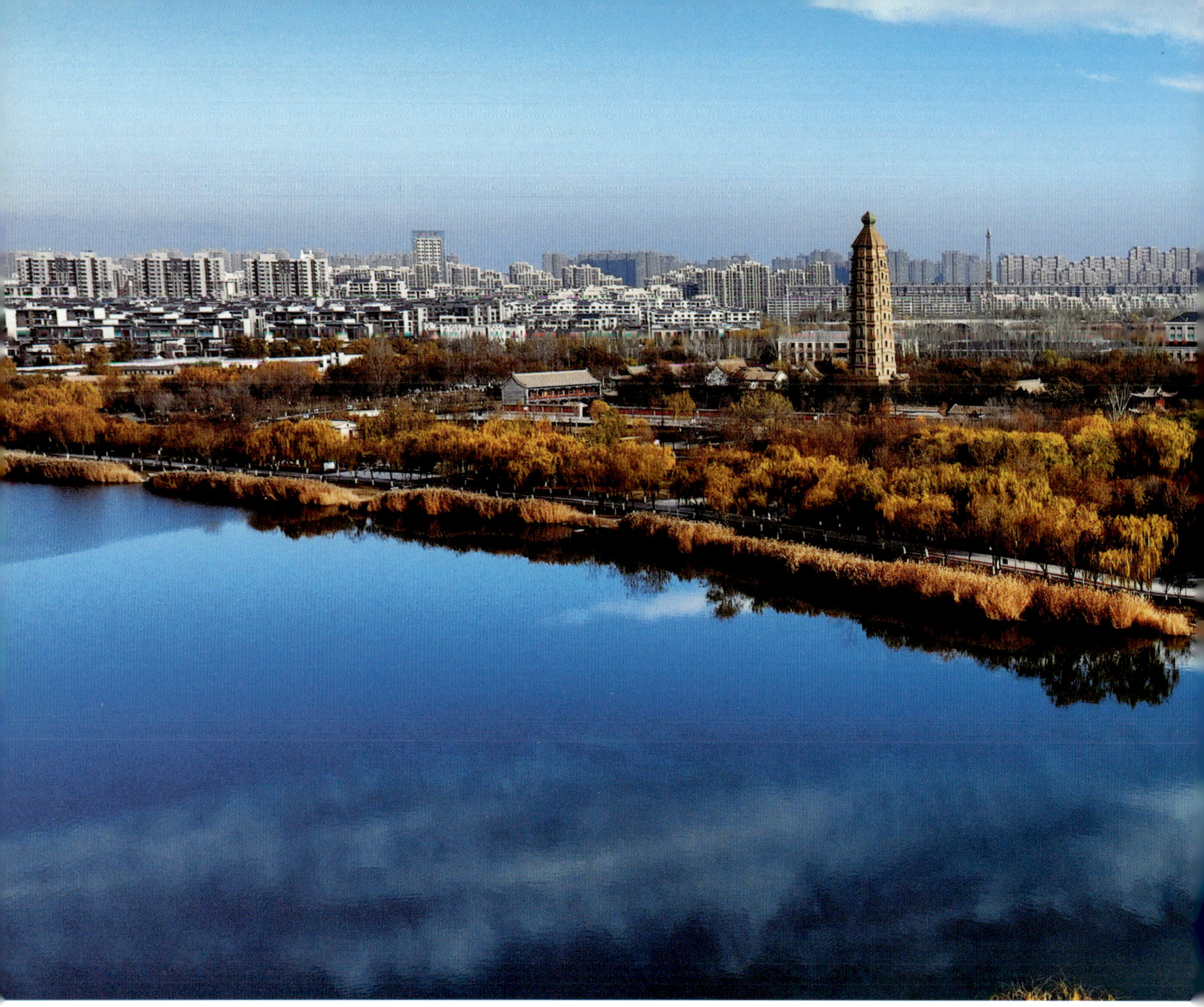

海宝湖

海宝湖位于兴庆区北部，得名于此处的全国重点文物保护单位——海宝塔，为典农河银川段重点湖泊之一。

2008 年，海宝湖湿地被列入银川市湿地恢复与利用项目建设，配套建设了海宝湖公园。海宝湖东起民族北街，西至天平街，南起上海路，北至贺兰山路，水面面积约为 86.67 公顷，平均水深 1.2 米，总蓄水量为 116 万立方米。

海宝湖分为南北两湖，北湖与典农河水系相通，植被资源丰富，南湖水域宽阔，设有亲水平台、木栈道、景观桥等设施供人们休闲娱

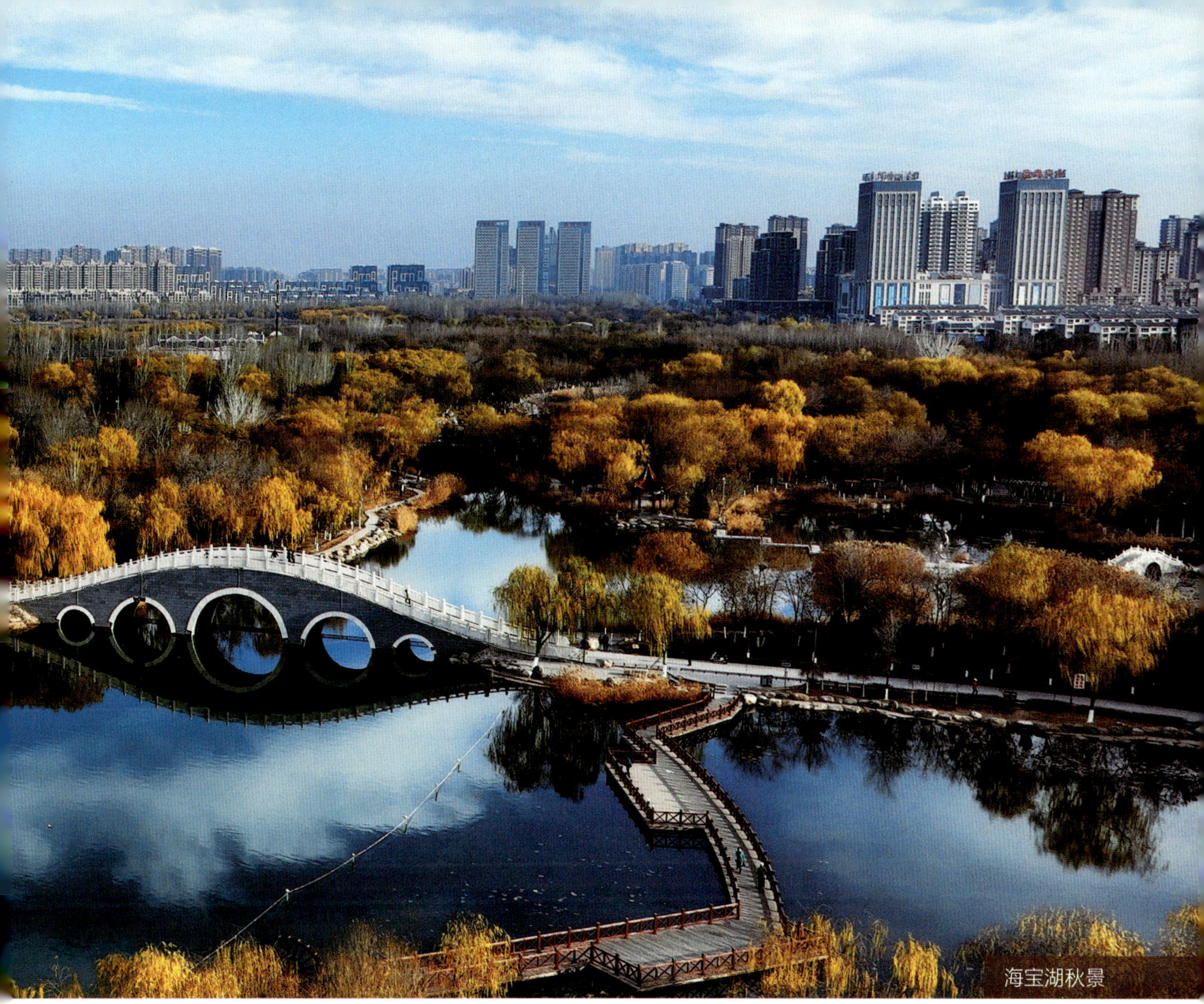
海宝湖秋景

乐。南北两湖及水系周边种植了大量植物，如千屈菜、红花多枝柽柳、荷花、菖蒲、芦苇等，自然景观和人文景观融为一体。春季湖面波光粼粼、绿意初现；夏季湖面与周边绿树红花相映成趣，各种鸟类在水面与天空之间自由飞翔，文须雀、贺兰山红尾鸲、红嘴鸥等野生候鸟如约而至，引来广大游人入园观鸟赏景。

园内湖光塔影、小桥流水、曲径通幽、亭台楼阁、奇山异石、花香宜人、碧波荡漾，形成了南湖动水区、北湖静水区、商业文化区、生态文化区、休闲文化区等功能区域的发展布局，成为大美银川“一丝碧带穿城过，绿水青山入画来”的一道靓丽风景。

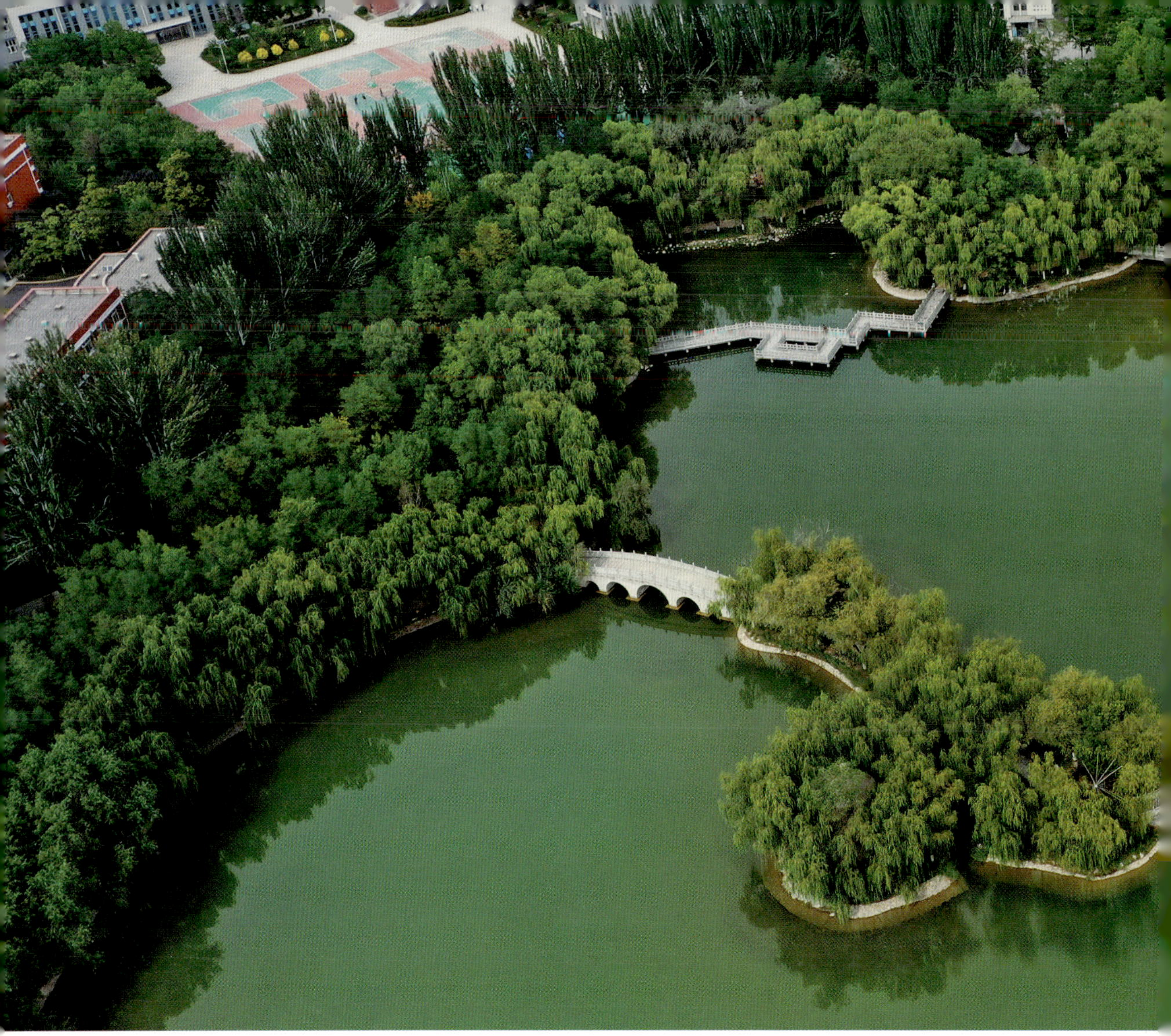

燕鸽湖

燕鸽湖位于兴庆区大新镇境内，东至京藏高速、西至燕庆街、南至迎燕巷、北至银川新四中，占地面积约为 12 公顷，陆地用地面积约为 6.4 公顷，水域面积约为 5.4 公顷，主要栽种垂柳、国槐、金叶榆、樟子松等树木。

燕鸽湖水域广阔，水草茂盛，凉亭曲径，鸥鹭翱翔，形成一片“水乡泽国”的胜景，是一个适合居住和休闲的好去处。阳春三月，这里便成了候鸟迁徙途中的栖息港湾，是红嘴鸥迁徙的重要补给站；盛夏之时，贺兰砚具有极高的艺术价值，历来受到文人墨客的喜爱，清末就有“一端二歙三贺兰”的说法。2011 年 5 月，砚台制作技艺（贺兰砚制作技艺）入选第三批国家级非物质文化遗产名录。

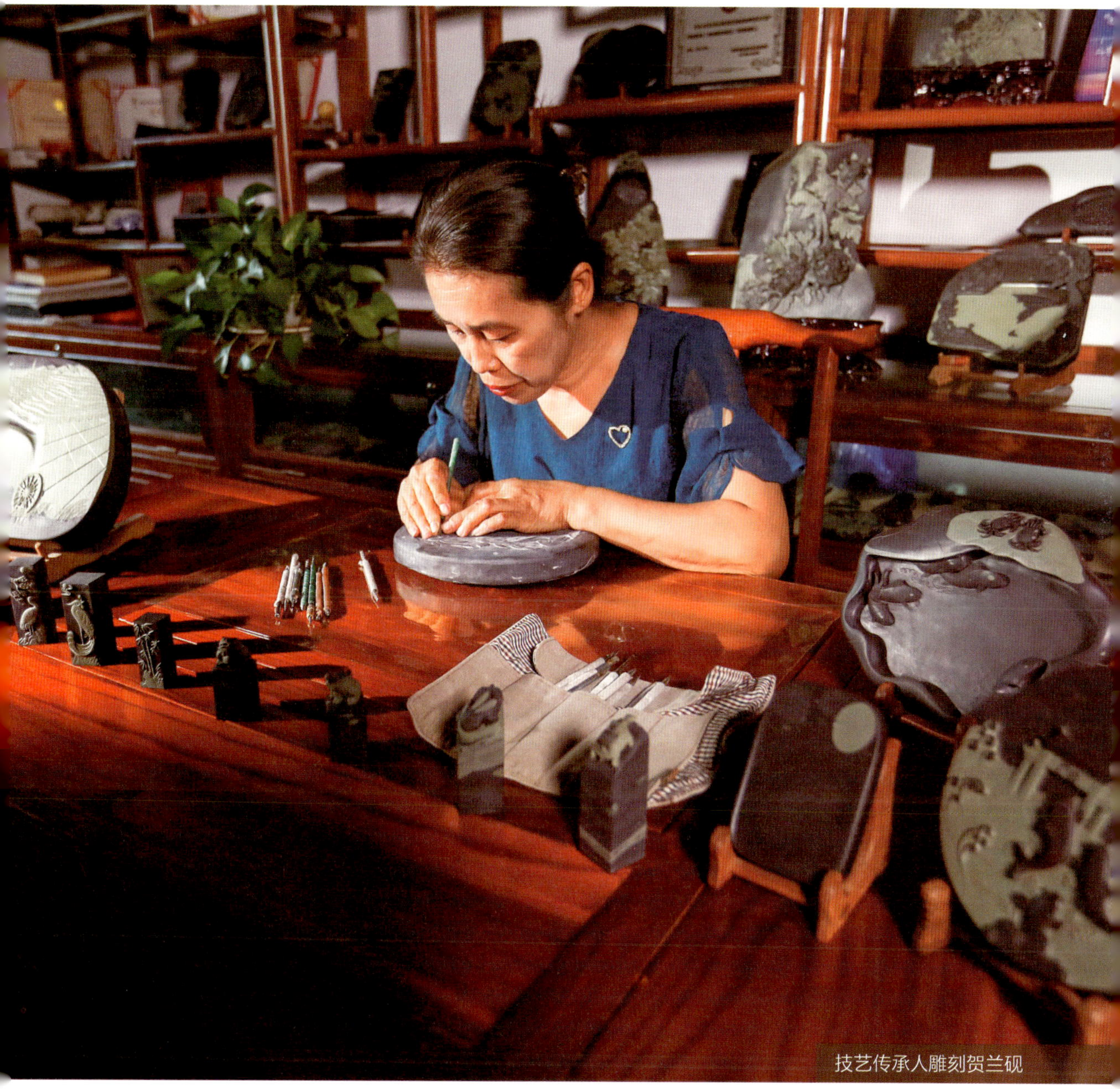
技艺传承人雕刻贺兰砚

剪纸

剪纸又叫窗花或剪画。剪纸常用的方法有两种：剪刀铰和刀剪。剪刀铰是先借助剪刀对单张纸进行创作，再把剪好的单张纸（一般不超过 8 张）粘贴起来，用剪刀对图案进行再加工。刀剪则是先把纸张折成数叠，放在由灰和动物脂肪组成的松软的混合物上，然后用小刀慢慢刻划。剪纸艺人一般是竖直握刀，根据一定的模型将纸加工成需要的图案。和剪刀铰相比，刀剪的优势就是一次可以加工多个剪纸图案。

剪纸的纸张多为单色，主要为红色、绿色、褐色、黑色、金色等，刀刻的主要方法有阴刻、阳刻、阴（刻）阳（刻）结合。随着市场需求的不断变化，现代剪纸艺人也开始尝试点染、套色、分色、填色等多种加工方式。

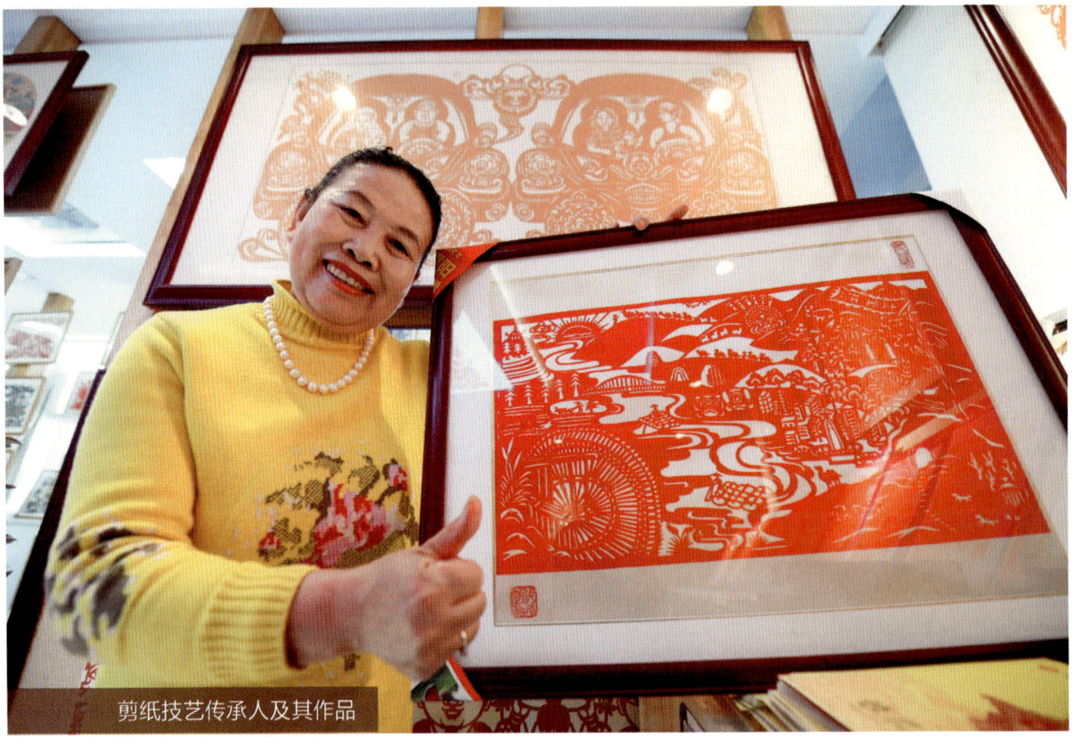

剪纸技艺传承人及其作品

剪纸作为一项传统的民间艺术，历史悠久，底蕴深厚。它扎根民间，具有浓郁的民间生活气息。随着“非遗”进校园、进社区等活动的开展，宁夏已陆续培养了千余名剪纸爱好者。

2014 年，剪纸入选第四批国家级非物质文化遗产代表性项目名录扩展项目名录。

滩羊皮鞣制工艺（二毛皮制作技艺）

二毛皮是指出生 30 天左右的滩羊羔的皮。二毛皮皮厚且质地坚韧、轻便，毛发短、弯曲柔软、不掉浮毛、色泽晶莹，如起伏的波浪，因此有“九道弯”之赞。将皮板倒提，皮毛自然下垂，如涟漪荡漾；轻抖则如梨花纷飞，轻盈洁白。

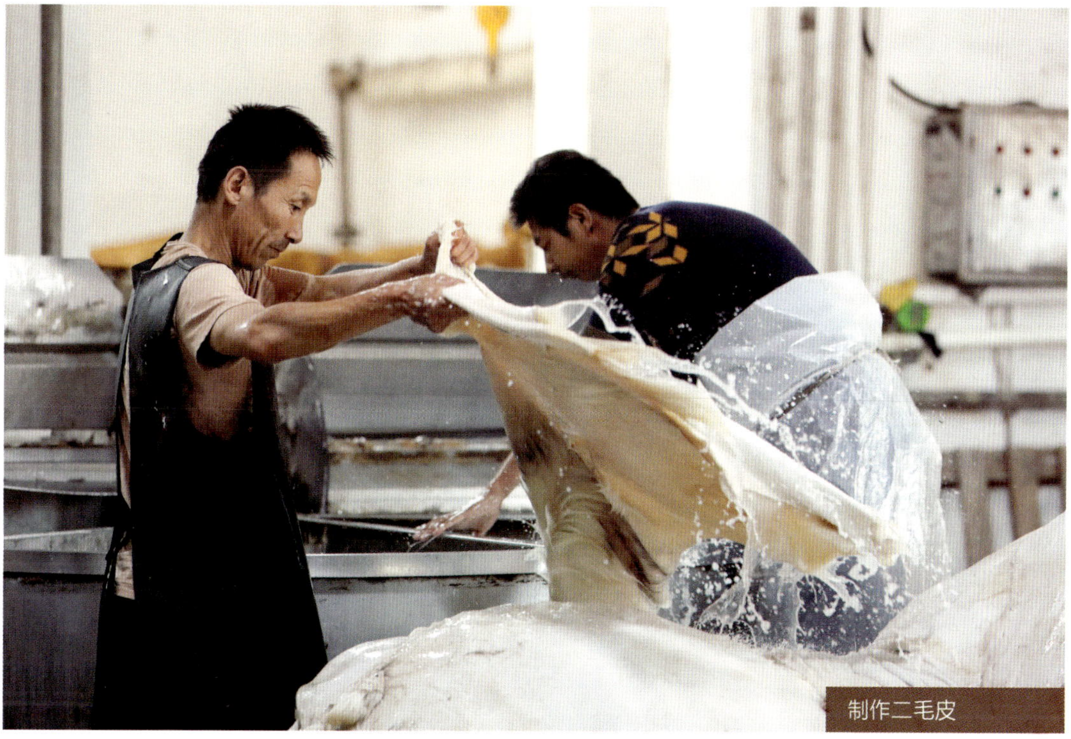

制作二毛皮

制作二毛皮，需使用纯碱（碳酸钠）、蓝矾（五水硫酸铜）、硫酸、元明粉（硫酸钠）、氯化钠、脱脂剂、漂白粉等材料对滩羊羔的皮进行深加工，工序有30多道，如选皮、打灰整皮、抓毛清皮、下池泡皮（洗血）5遍、洗皮（脱油脱脂）、清水洗（浸泡一天一夜）、上机去油去肉、泡洗、脱水（需一天一夜）、熟皮、干铲、晾晒、喷水、回软、定形（手工绷展）、去潮、护理、裁制、缝合、加工面子、制成成品等工艺流程。用二毛皮制成的皮衣穿着舒适，保暖性佳；用其制作高档服饰的镶边，色调明快，样式别致。

制作二毛皮在宁夏已有数百年历史，清乾隆年间的《宁夏府志》中就有“布衣褐，冬羊裘”的记载。民国初年，外商在今贺兰县的洪广地区开设作坊和店铺专营二毛皮，产品畅销海内外。

麻编

考古研究表明，最早的麻制品距今已有一万多年。据《诗经》和《考工记》记载，西周至战国时期，人们用苎麻织布，然后用苎麻布制作衣服、鞋、帽及其他用品。宁夏境内的麻类植物资源非常丰富，固原市隆德县沙塘镇的新石器时代遗址出土了纺织麻制品用的石制或陶制纺锤、纺轮、骨针、骨锥等。此项技艺主要在宁夏南部、银川南部等区域传承。

如今，宁夏麻编的原料仍以苎麻为主。工匠们将苎麻的茎皮纤维加工、漂洗后，编织成杯垫、杯套、拖鞋、帽子、脚垫、玩具、背包等实用工艺品，或者纺成麻线再编织成艺术品。麻编制品既保留了天然材料的质朴清新，又体现了编织技艺的高超巧妙，富有天然野趣。

麻编制品坚固耐用、时尚环保，深受人们的喜爱，同时也受到了国际友人的好评与追捧，成为人们健康生活、居家装饰和馈赠亲友不可

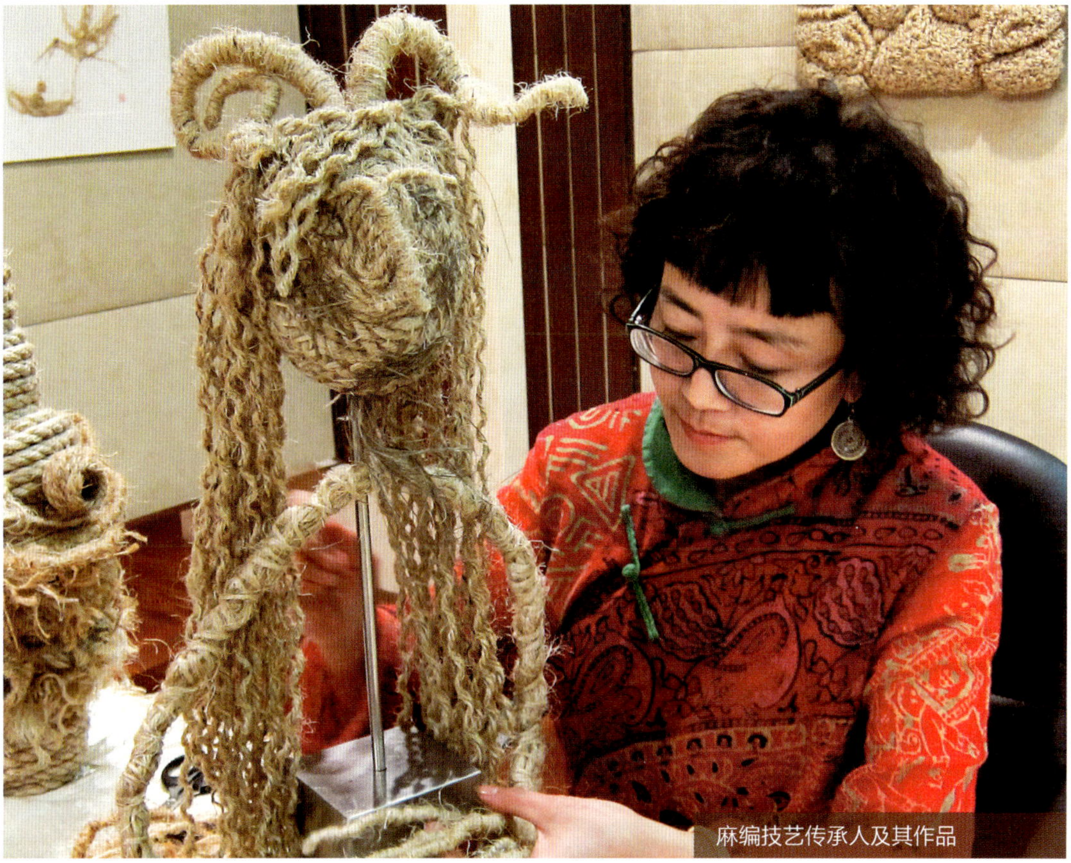
麻编技艺传承人及其作品

多得的特色产品。2016 年 1 月，麻编入选第四批自治区级非物质文化遗产代表性项目名录。

编结

编结起源于古代的结绳记事，作为装饰艺术始于唐宋时期。明清时期，人们开始给结命名，赋予其更加丰富的内涵。银川市的编结技艺主要在兴庆区和永宁县传承。

编结作品中的每一个结都由一根丝线编结而成，并根据其形、意命名。不同的结结合在一起或与其他具有吉祥图案的饰物搭配组合，就

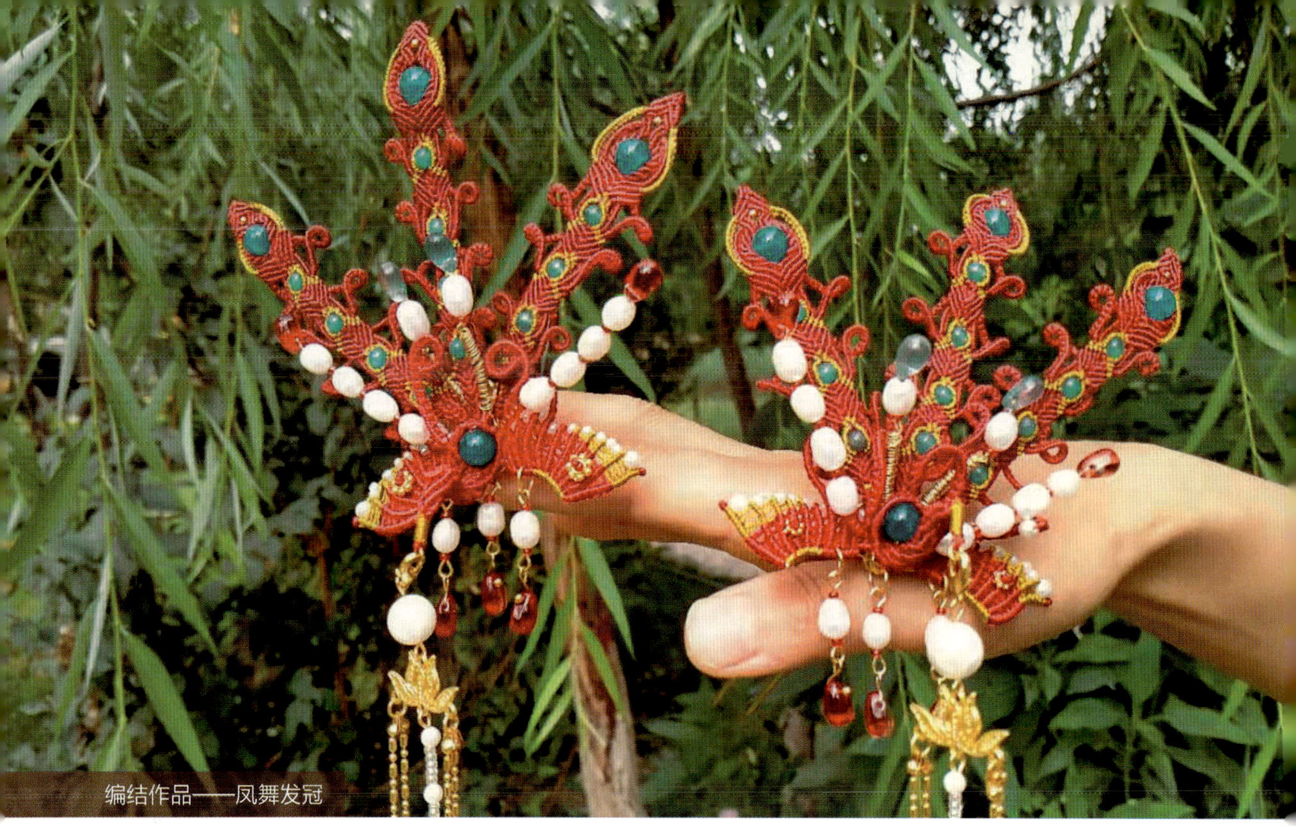
编结作品——凤舞发冠

形成了造型独特、寓意深刻、内涵丰富的中国传统吉祥装饰物品，如“吉庆有余”“福寿双全”“双喜临门”“吉祥如意”“一路顺风”等组配，都蕴含着美好的祝福。

如今，编结与现代生活相结合，产品更加丰富多彩，其中主要有两大系列：吉祥挂饰和编结服饰。每个系列又包括多个品种，如吉祥挂饰有大型壁挂、室内挂件、汽车挂件等；编结服饰有戒指、耳坠、手链、项链、腰带、古典盘扣等。编结是中国特有的民间手工编织技艺，具有较高的历史价值、文化价值、艺术价值、社会价值以及实用价值。2019 年，编结入选第五批自治区级非物质文化遗产代表性项目名录。

马氏口弦制作技艺

口弦又称为口簧、口弦子等。在宁夏，口弦演奏的音乐是语义性音乐，即它可以模拟语言。其激发方式按形制不同分为两类：第一类

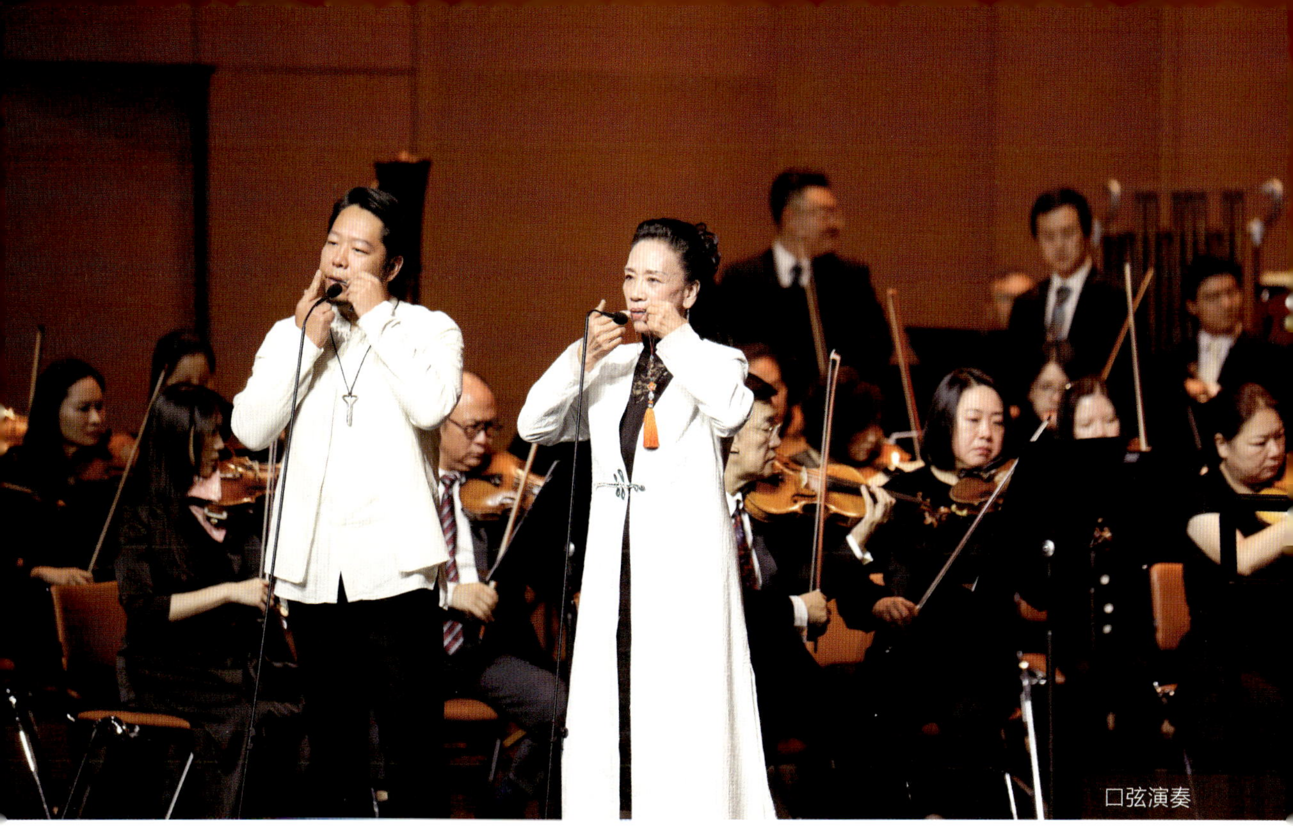
口弦演奏

叫作“拉簧式”，也称为“绳振式”，此口弦为竹木制自体簧（自体簧是指琴身与琴簧由整块材料独立制作完成，不再进行二次接合、嵌合等组合工序）；第二类叫作“拨簧式”，即对开放式的簧尖部进行弹拨。

演奏者演奏口弦时以口腔作为簧舌共鸣腔，从而控制口弦演奏的声音，并在持续的基音弹奏中不断调整口、唇、舌、颚的位置，甚至包含了喉音控制技巧，从而改变口弦发声的震颤、虚实、顿挫，让基音与泛音产生和谐交替的旋律。

口弦作为黄河流域极具代表性的器乐符号，见证了人类器乐历史的发展，是具备重要价值的文化信息资源，也是民间器乐艺术的真实见证。随着文化旅游产业发展以及国家对非物质文化遗产保护越来越重视，以乐性思维看待口弦、保护和发展好宁夏口弦的相关产业和音乐创作，对黄河流域文化的传承发展具有重要意义。

银川市非物质文化遗产分布示意图

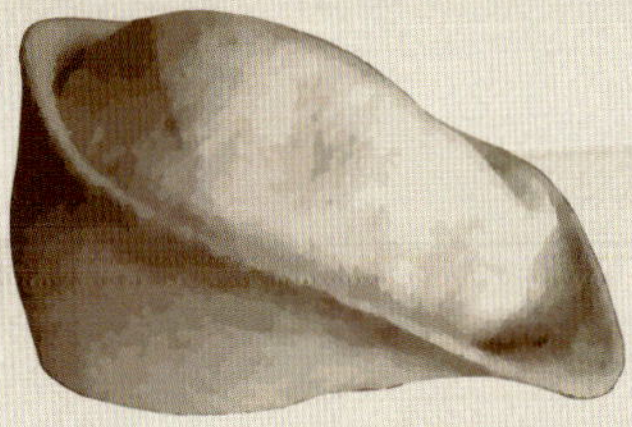

擀毡

银川市国家级非物质文化遗产

- 宁夏小曲
- 花儿
- 民间器乐
- 砚台制作技艺（贺兰砚制作技艺）
- 滩羊皮鞣制工艺（二毛皮制作技艺）
- 剪纸

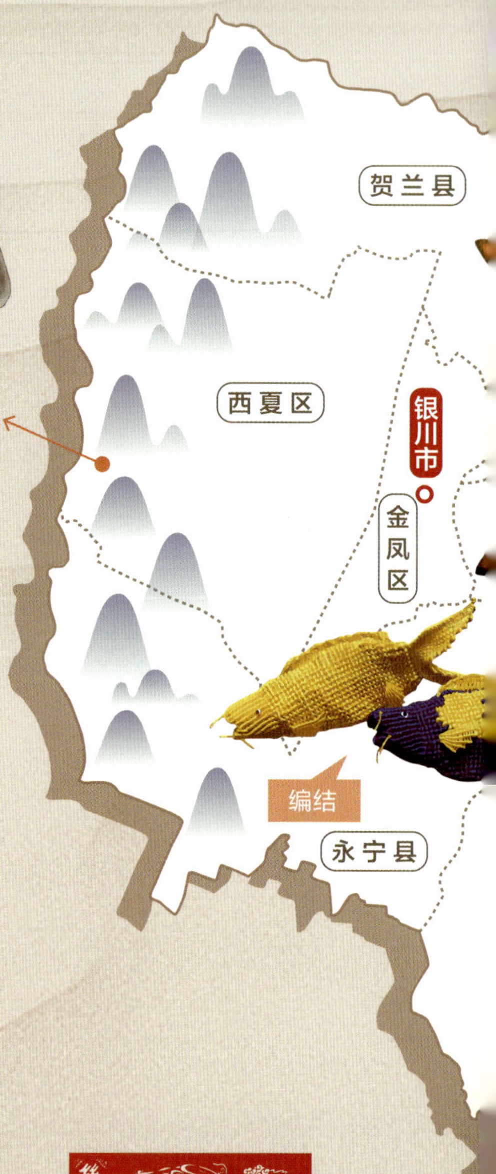

编结

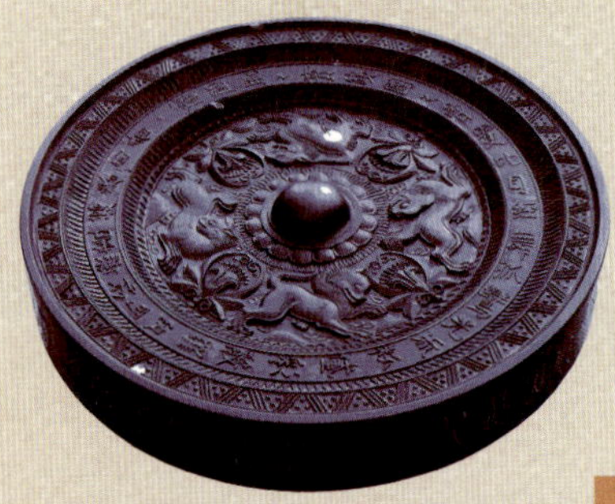

砚台制作技艺（贺兰砚制作技艺）

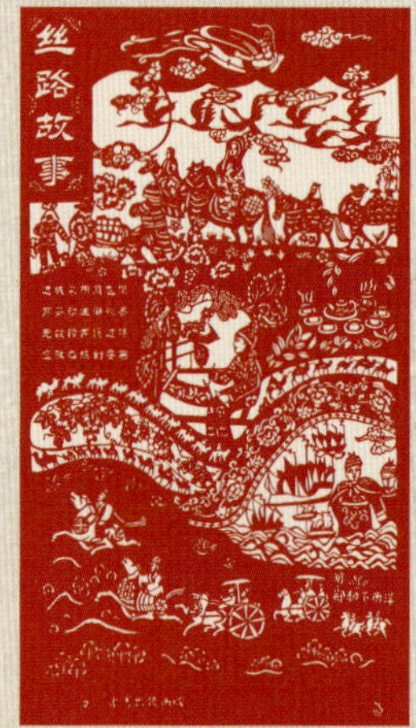

剪纸

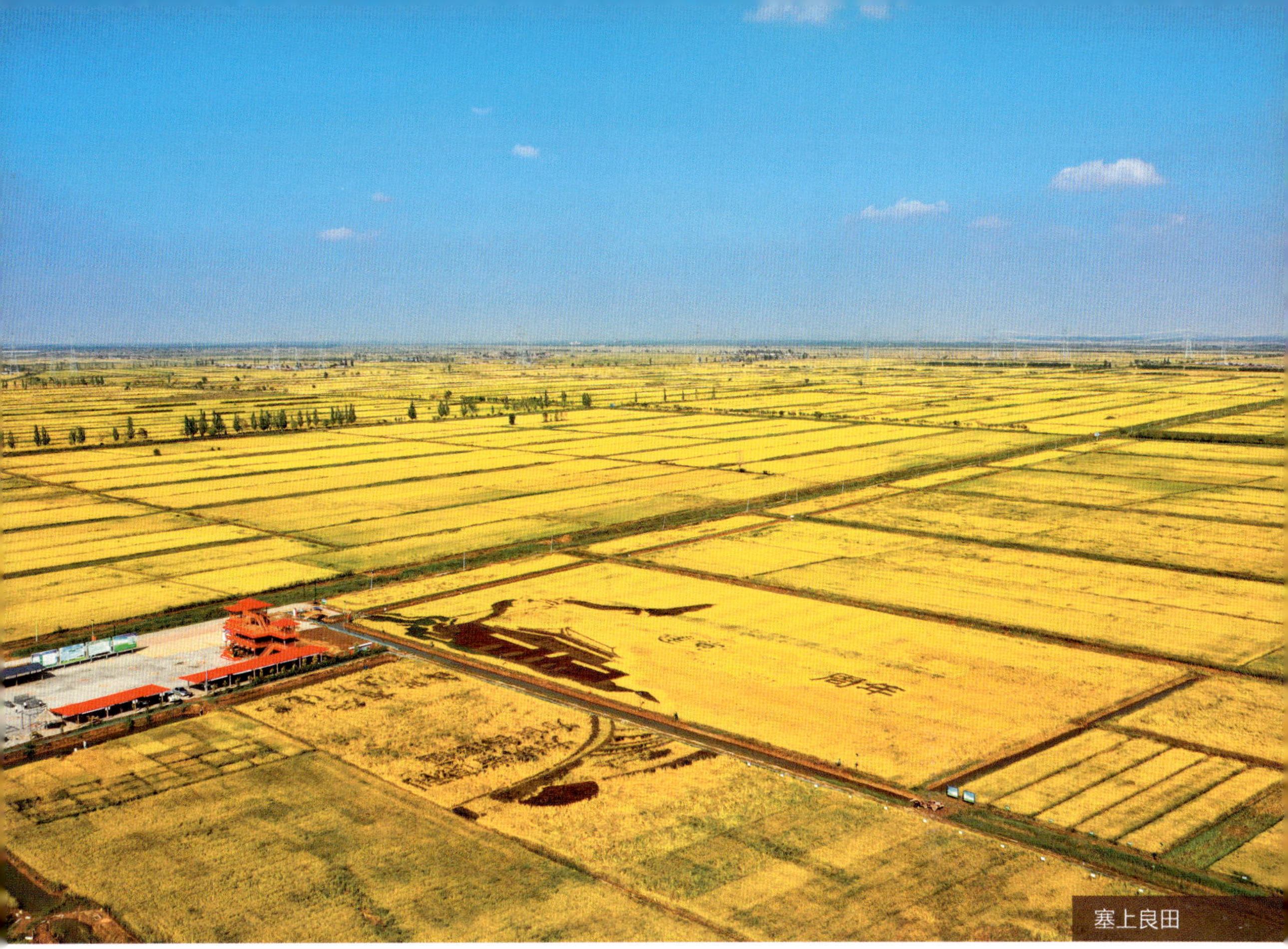
塞上良田

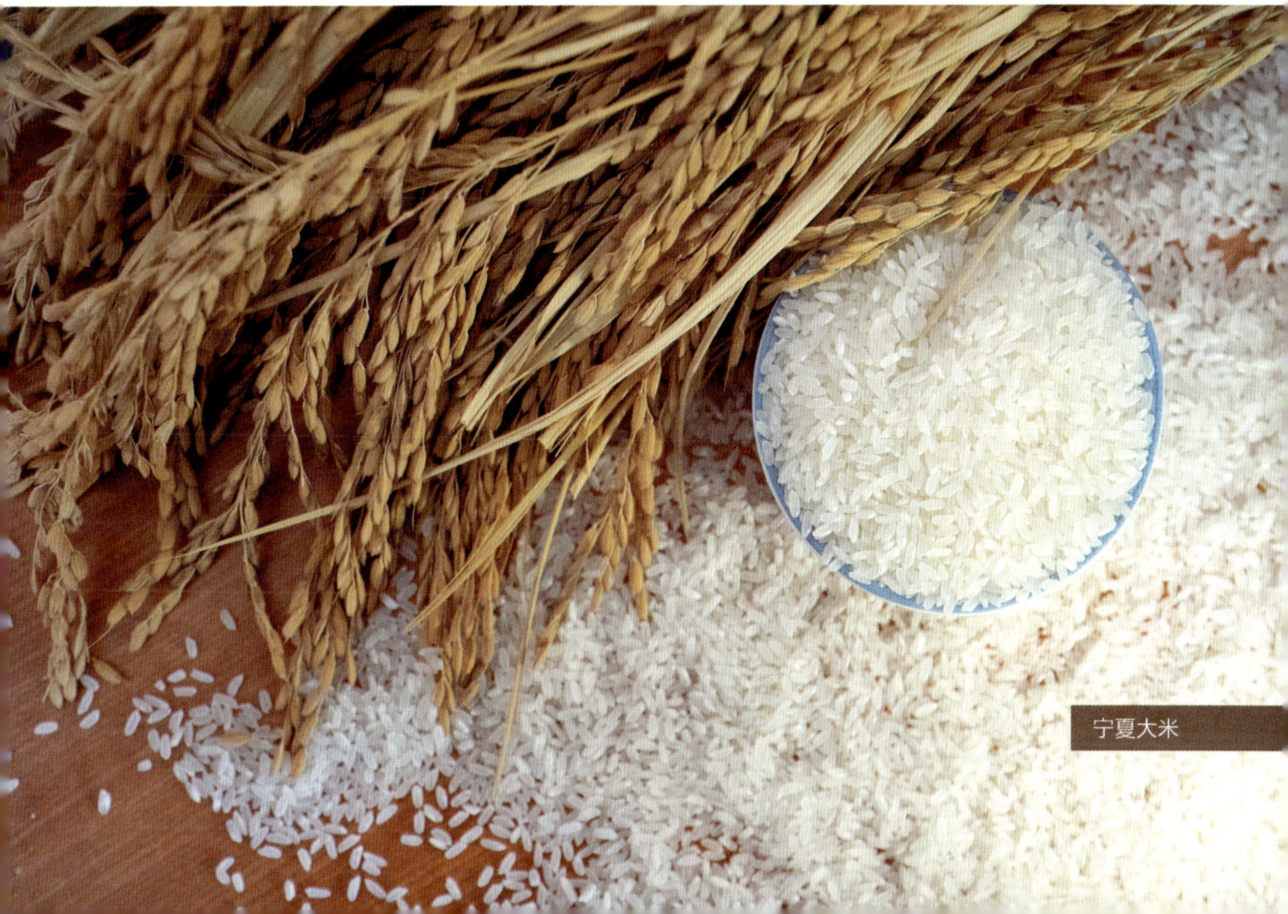
宁夏大米

灵武长枣

灵武长枣是具有地方特色的鲜食珍品，它抗逆性强，果实营养丰富，在灵武已有1300多年的栽培历史，是宁夏重点推广发展的优良枣品种。灵武长枣果实呈长椭圆形，果皮为紫红色，果肉为绿白色，口感致密酥脆、酸甜，被誉为“果中珍品”。经过多年实践总结，设施长枣在每年2月份上市，比大地长枣提前了7个月，是目前全国上市最早的枣子，灵武长枣的供应销售链因此更长。灵武长枣的品牌价值达19.5亿元。

原东塔镇李鞑子洼老人李清福说，这一带的农民过去只种庄稼，不种果木。明代时，他们的先祖从山西移居到灵武。先祖移居到此后，开始种植果木，这里的枣树结出来的枣子味道好，声名远播。如今的李鞑子洼已更名为园艺村，它与周围的几个村子至今都保留着大片老枣树

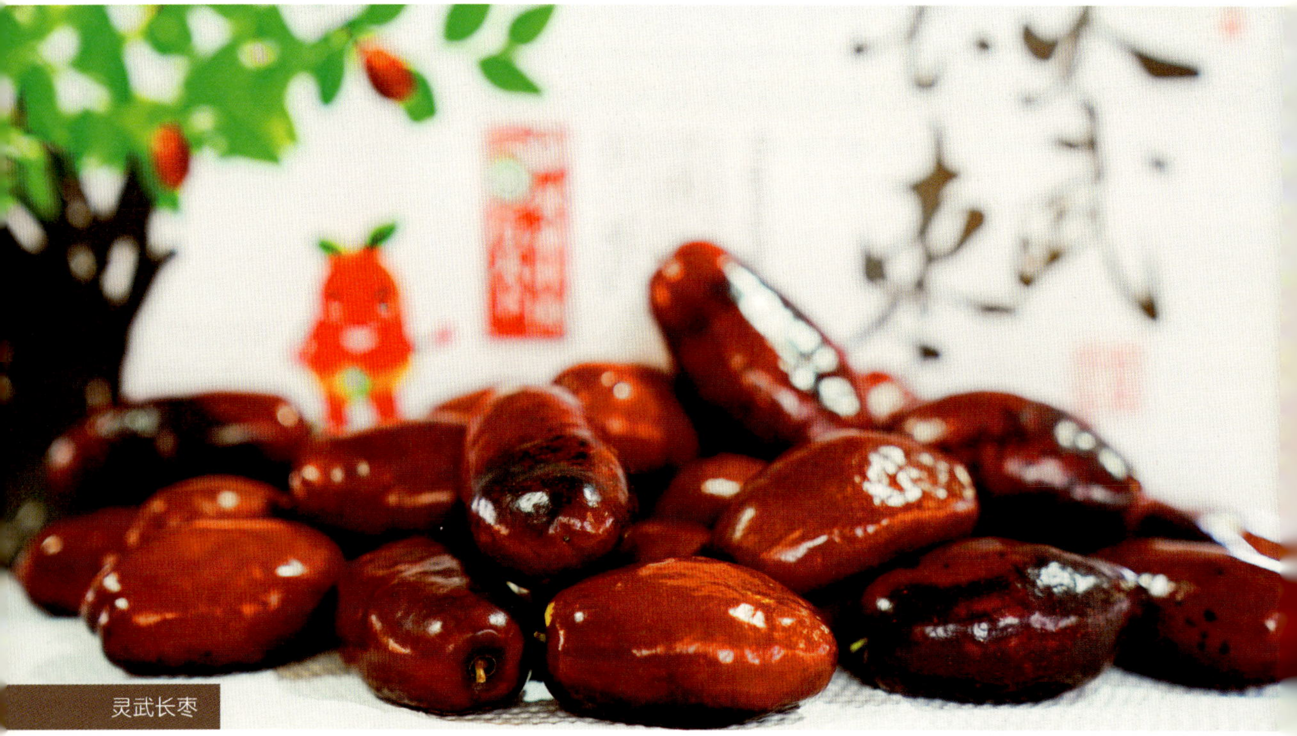

灵武长枣

林，累计达 1.65 万株，其中长枣树占了一半。

鲜食是食用灵武长枣的最佳方法。除了鲜食，灵武人还开发出蒸食、枣酒等食用方法和产品。2006 年 5 月，灵武长枣正式被原国家质量监督检验检疫总局（现国家市场监督管理总局）批准为地理标志保护产品；2006 年 6 月，灵武市被国家林业局（现国家林业和草原局）批准为“中国灵武长枣之乡”；2017 年 1 月，农业部（现农业农村部）批准对“灵武长枣”实施国家农产品地理标志登记保护；2018 年，灵武市和灵武长枣被国家林业和草原局批准为全国 42 家经济林产业区域特色品牌建设试点单位和品牌之一；2019 年，灵武长枣产区被农业农村部、国家发展改革委、自然资源部等国家九部委联合认定为第二批中国特色农产品优势区之一。

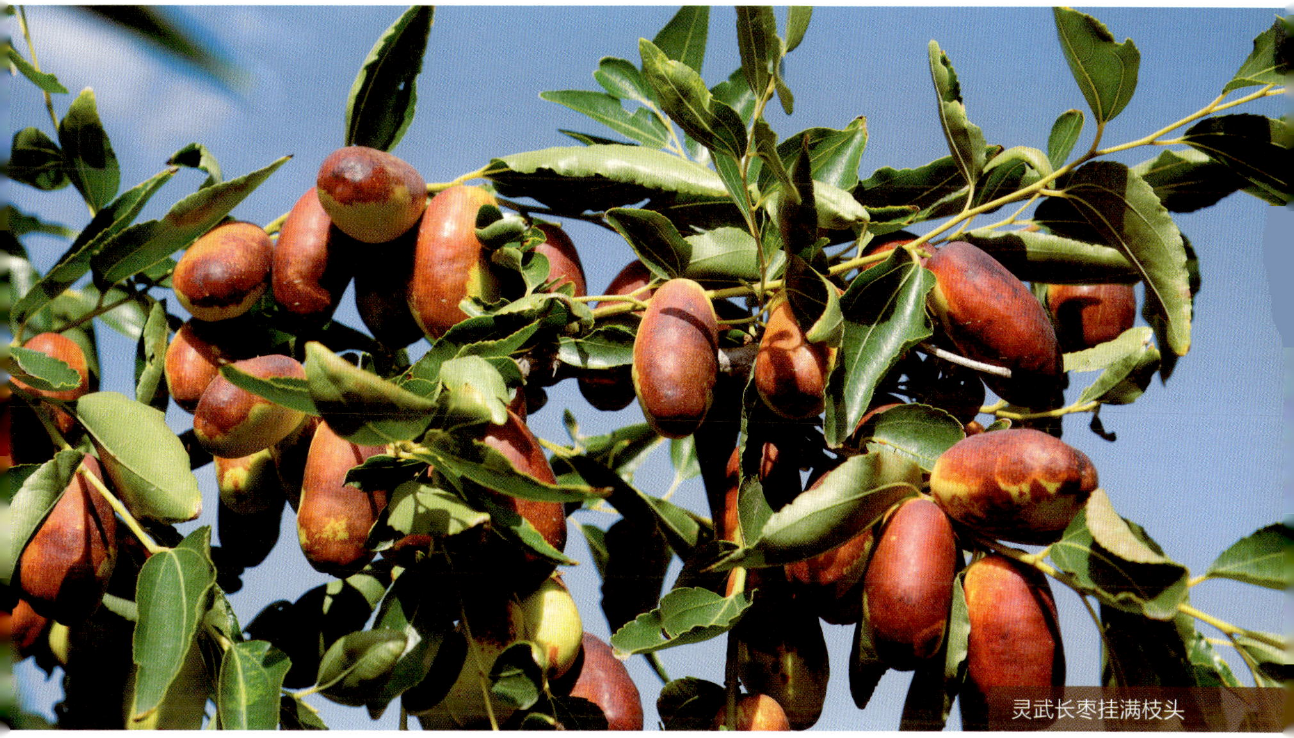

灵武长枣挂满枝头

银川鲤鱼

“天下黄河富宁夏”，黄河流经银川，水势陡然放缓，为银川留下了“塞上湖城”的美誉，同时也以良好的水质孕育了品质优良的银川鲤鱼。2010 年，农业部（现农业农村部）批准对“银川鲤鱼”实施国家农产品地理标志登记保护。

银川当地人饲养银川鲤鱼采用低碳高效循环流水养殖系统，将标准化养殖成的商品鱼放入净水设施池内，鱼在不间断流动的净水中生活，经过 15 ～ 20 天的停食透水瘦身养殖，减少体重、消除腥味、改善外观、提升品质，瘦身后的银川鲤鱼体色光鲜、体质强健、无土腥味、少脂

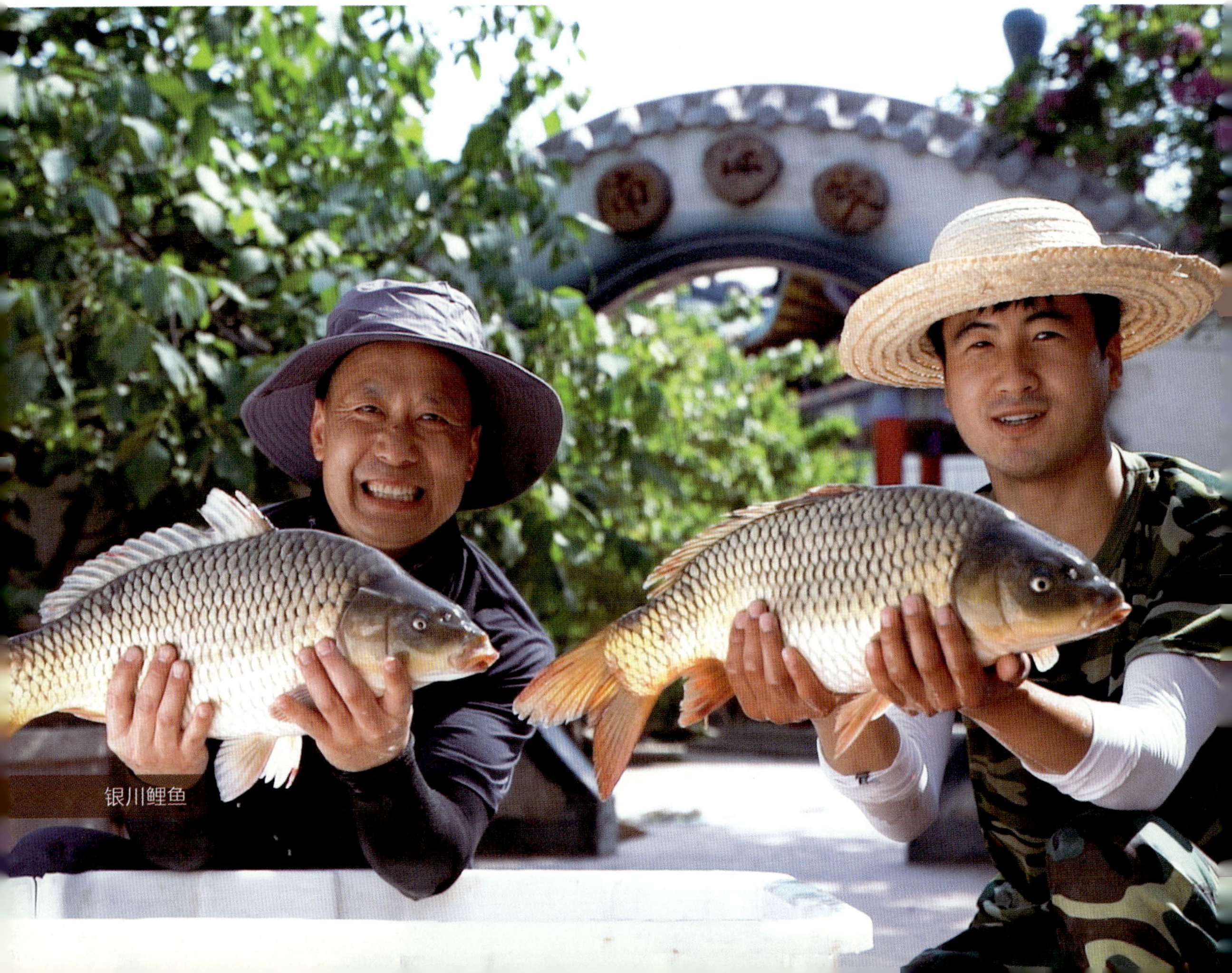

银川鲤鱼

肪、口感好、质量佳。同时，鱼的残饵及排泄物被集中收集发酵，转化为有机肥，为植物生长提供养料，形成生态循环、绿色种养殖的健康循环体系。银川鲤鱼上市前均需经过生产企业自检，合格后企业开具电子食用农产品承诺达标合格证，确保每一条上市的银川鲤鱼的安全性。

宁夏菜心

宁夏得天独厚的自然气候使其成为供粤港澳市场菜心的主要产地。2018 年 2 月，农业部（现农业农村部）批准对“宁夏菜心”实施国家

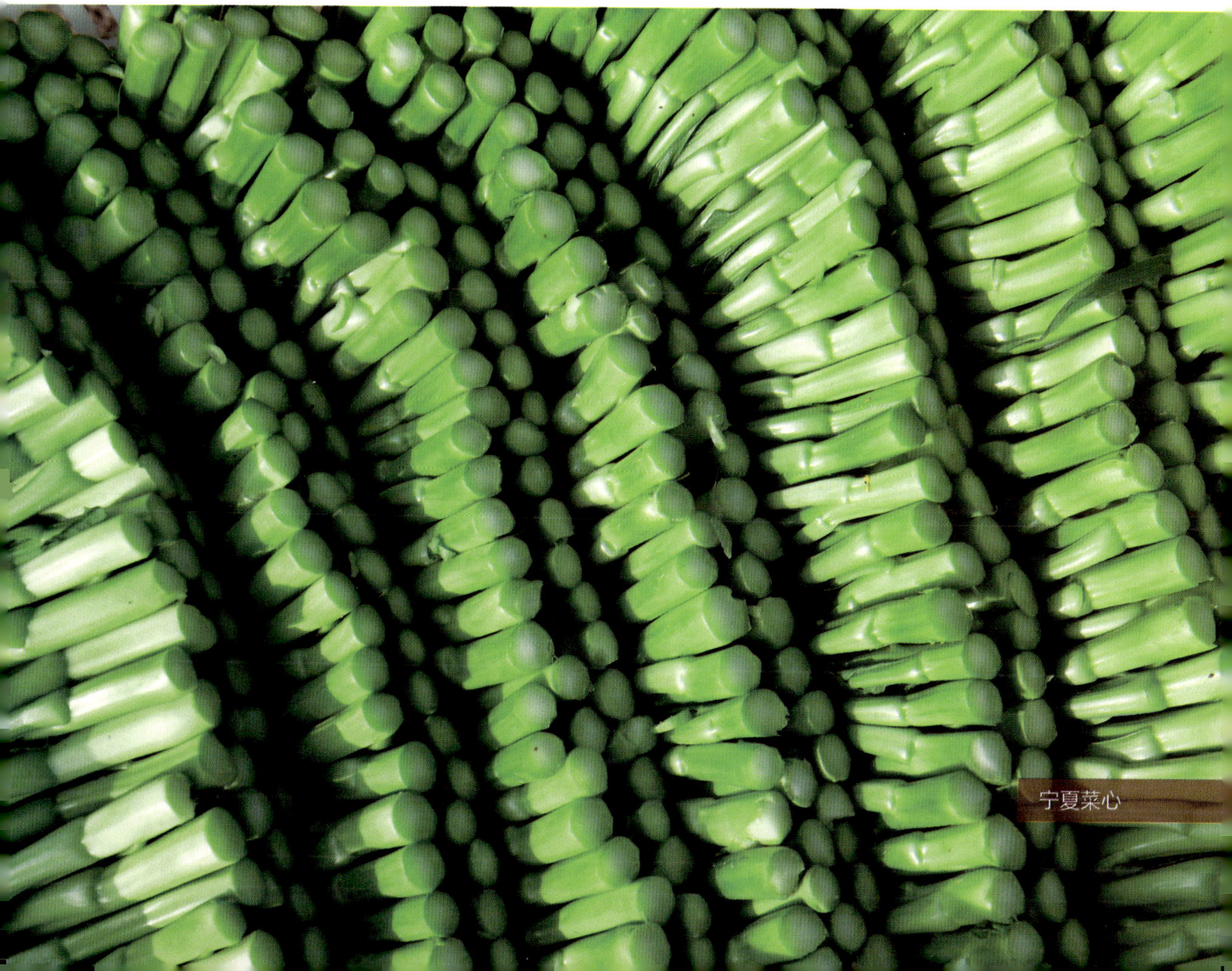

宁夏菜心

农产品地理标志登记保护。2022 年底，宁夏菜心地理标志授权企业达 45 家，种植规模达 20000 公顷，直接带动农户增收 2000 余万元。

宁夏菜心柔嫩、纤维含量少、口感好、营养丰富，每千克可食用部分含蛋白质 13 ~ 16 克、脂肪 1 ~ 3 克、碳水化合物 22 ~ 42 克、钙

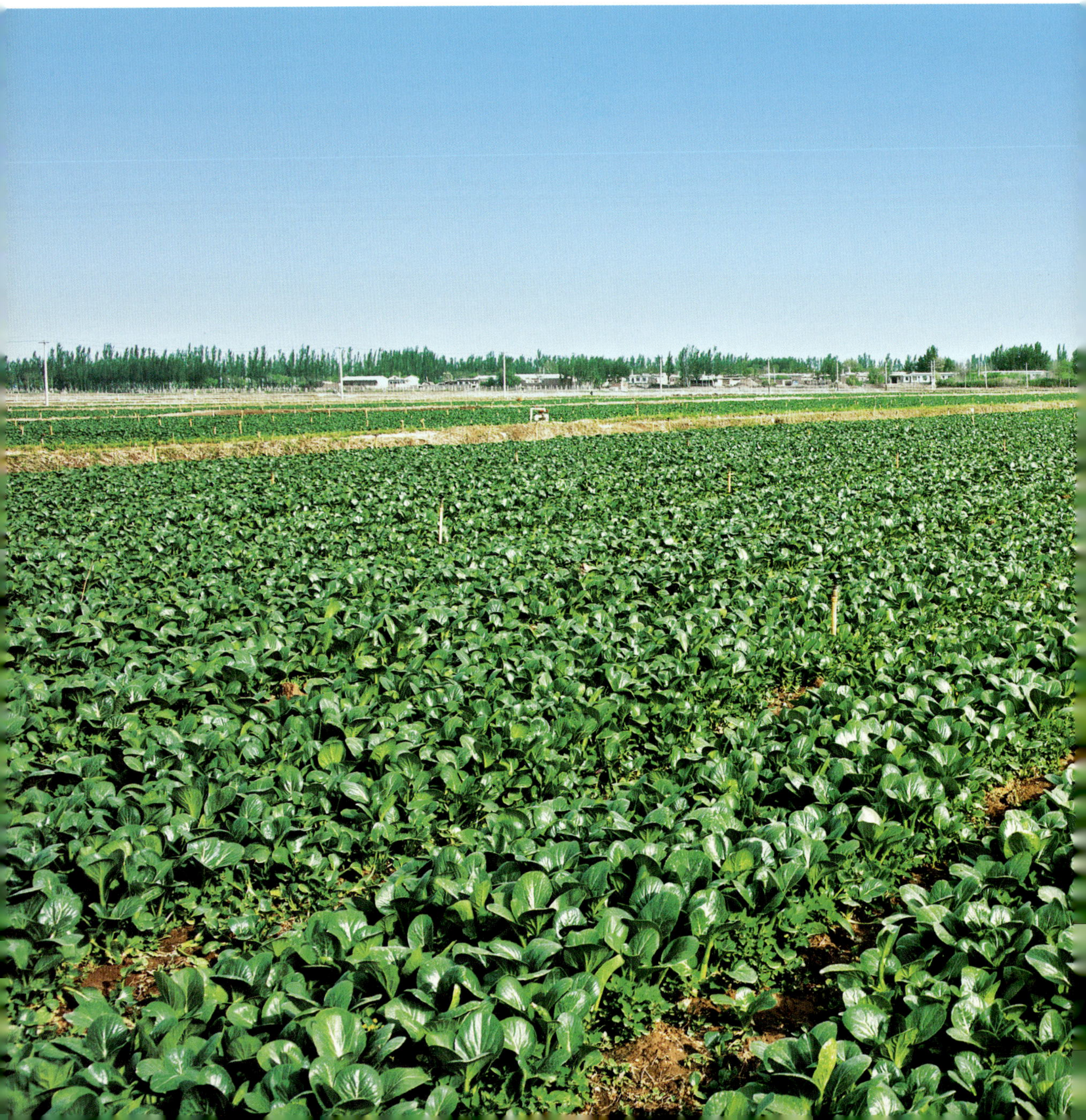

410 ~ 1350 毫克、磷 270 毫克、铁 13 毫克、胡萝卜素 1 ~ 13.6 毫克、核黄素 0.3 ~ 1 毫克、烟酸 3 ~ 8 毫克、维生素 C 790 毫克。宁夏菜心现已成为广州、香港等地宁夏优质农产品的“最佳代言人”，有“宁夏菜心誉粤海”的美誉。

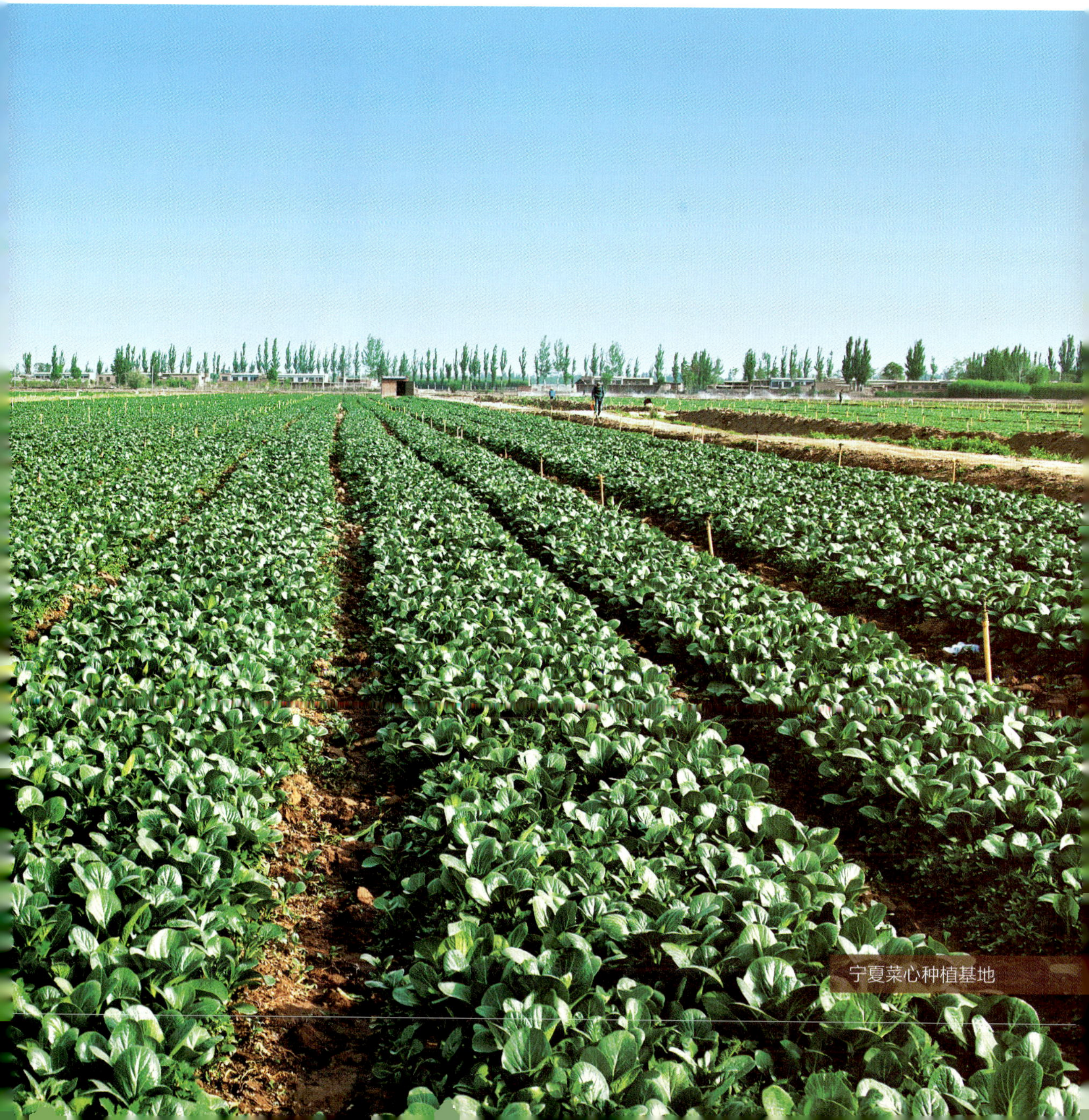

宁夏菜心种植基地

风味美食

手抓羊肉

手抓羊肉是我国西北地区的传统美食，有着近千年的历史，因用手抓食用羊肉而得名，深受银川当地民众喜爱。手抓羊肉被评为“中国菜”之宁夏十大经典名菜，是银川饮食文化的一张名片。

羊肉的众多吃法中，手抓羊肉是最返璞归真的一种。手抓羊肉的原材料选取优质滩羊，经过部位精选、慢火炖煮、分切、装盘等环节，成就一份上好的手抓羊肉。精心把控每个环节是手抓羊肉好吃的终极“密码”：选取生长期在 8 ～ 10 个月的滩羊，用清水泡制一定的时间，将鲜羊肉中的血水浸泡出；捞出羊肉清洗干净并进行煮制；做羊肉的时候，调料的搭配作用也不可忽视，最好放点不去皮的生姜，与羊肉同食还能去掉膻味，烹调羊肉时应少用辣椒、胡椒、生姜、丁香、小茴香等温辛燥热的调味品；将煮出的整块熟羊肉上的油块切去，整形装盘。

吃手抓羊肉，两个部位最被推崇，一是羊脖子，羊脖子肉质最为细嫩，肥肉少，十分美味；二是羊肋排，羊肋排肥瘦相间、肥而不腻，

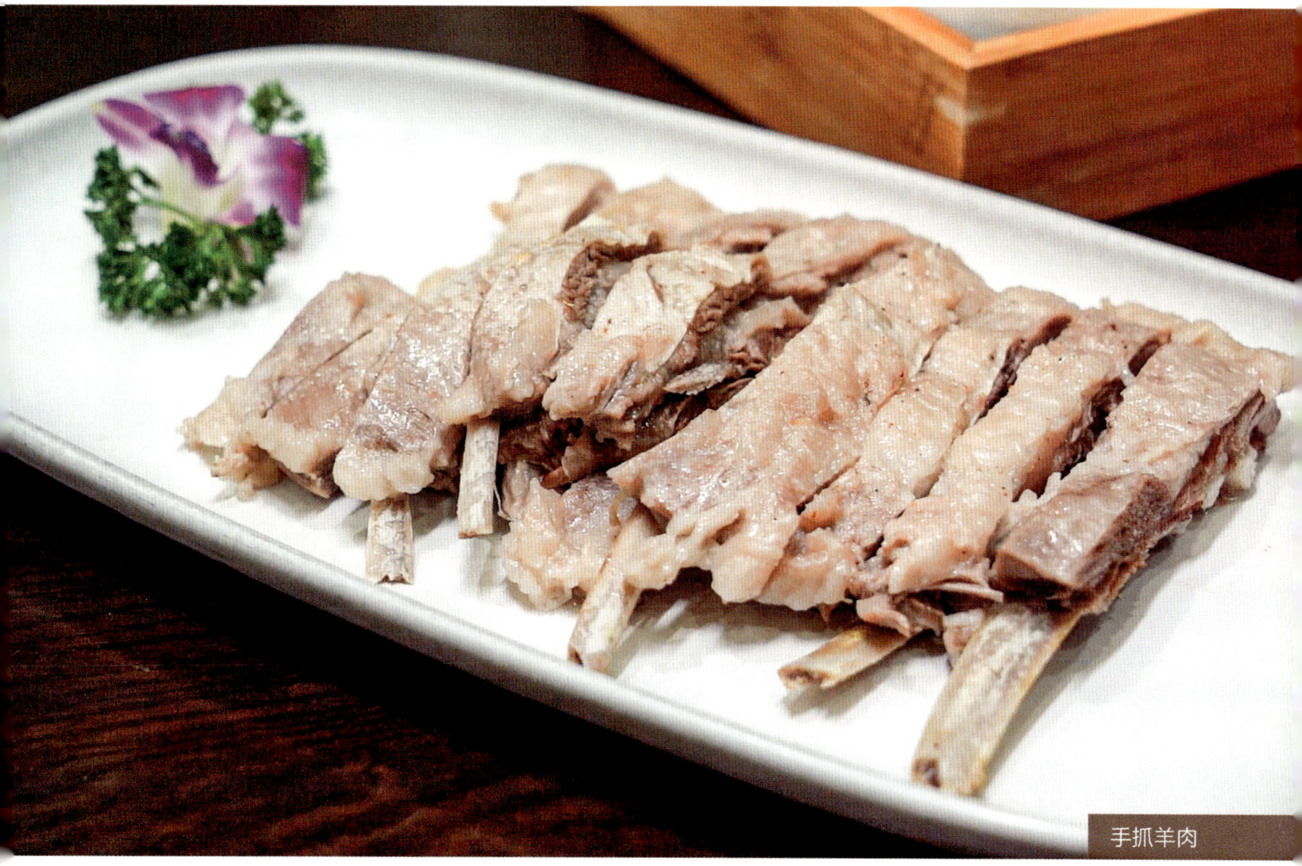

手抓羊肉

风味浓郁，用手轻轻一扯，肥瘦相间的羊肉就掉了出来，还冒着丝丝羊油的香气。此外，配料也非常丰富，如大葱、香菜、蒜末等，为手抓羊肉增添了清新的口感和层次感。吃羊肉不能忘了喝羊汤，原汤放点盐调味，撒上一点香菜，吃口肉，再喝口汤，感觉暖暖的。

羊肉性温，具有温补作用，最宜在秋冬食用。冬季常吃羊肉，不仅可以增加人体热量，抵御寒冷，而且还能增加消化酶，保护胃壁，修复胃黏膜，帮助脾胃消化。手抓羊肉代表了宁夏地区丰富的饮食文化和特色菜肴，它体现了银川饮食文化中对于羊肉烹调的独特技巧和崇尚自然、原汁原味的态度。如今，随着银川旅游业的快速发展，手抓羊肉已经成为一道标志性的特色美食，受到越来越多美食爱好者的喜爱。

羊排小揪面

羊排小揪面是银川本地人的家常美食，其做法是：将羊排剁成小块炒出香味，放入葱、姜、蒜、辣椒等调味料，再煸炒一段时间，将西红柿、土豆、萝卜、豆腐等配菜切丁与羊排一起煸炒成羊排臊子，然后加入羊骨头熬的汤，最后将面片揪进臊子汤里一起煮熟，再放点韭菜、香菜，一碗香喷喷、热乎乎的羊排小揪面就出锅了。一碗面里，羊排肉香浓郁，各类配菜新鲜、清香，汤汁浓香，食材完美地融合在一起，令人回味无穷。

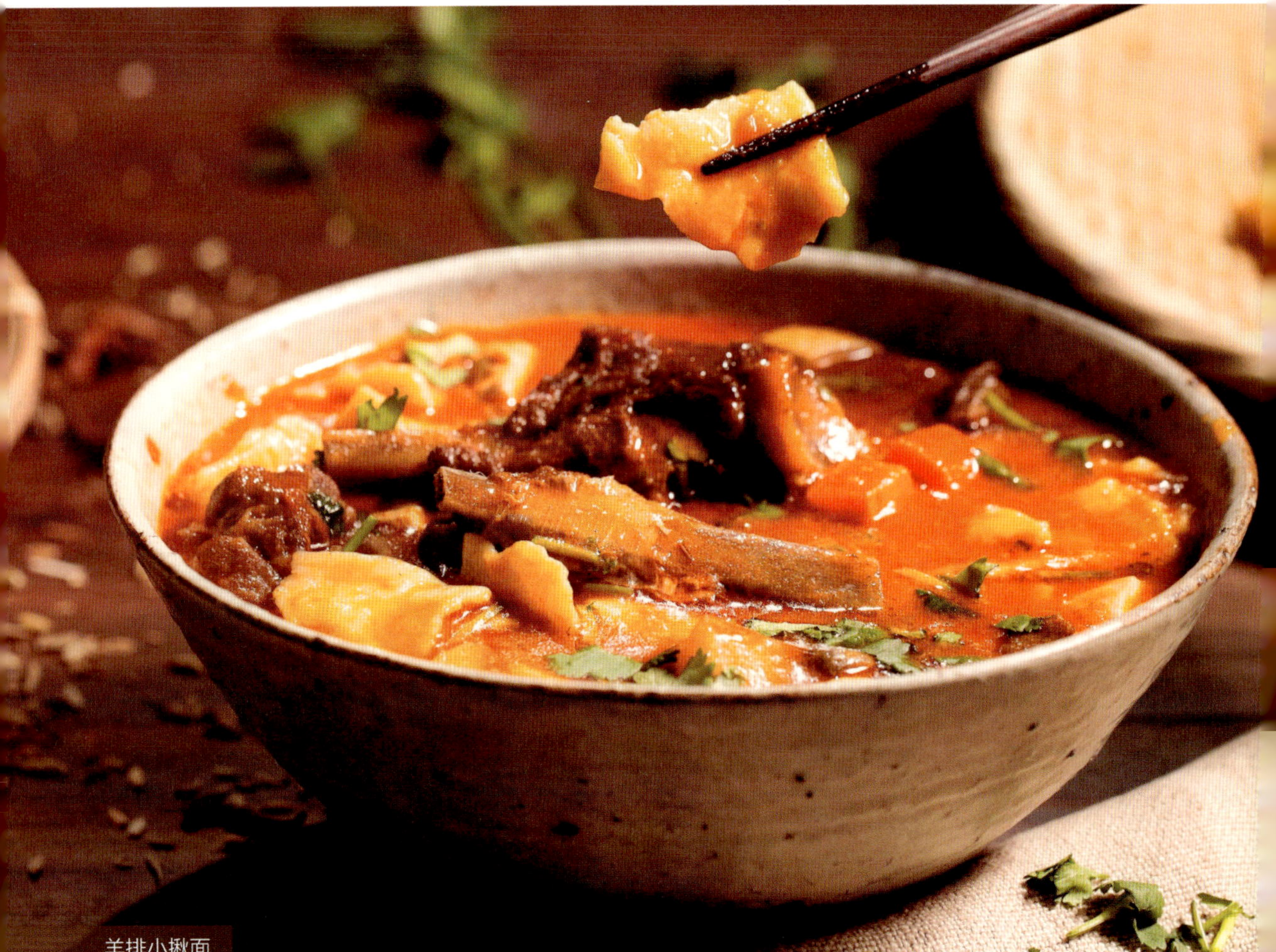

羊排小揪面

政区域。在园区的中轴线打造以凤凰为主题的光彩熠熠的凤凰广场，广场两侧穿插“宁夏二十一景”中的十三景，并分布有时尚创意商业盒子；凤凰广场戏台西侧的巷子里有“赛博国风”的创意烧烤市集——烟火集；以“葡萄酒 + 融合发展”为主题，打造独树一帜的靓丽紫色新名片——葡萄酒广场；翎羽路通过凤凰灯饰阵列、特色外立面招牌场景营造，增强街区的多元化氛围感。

银川文化城凤凰幻城打造园区街区休闲旅游新亮点——沉浸式实景演艺，让游客在身临其境的新奇体验中感受文化的魅力。

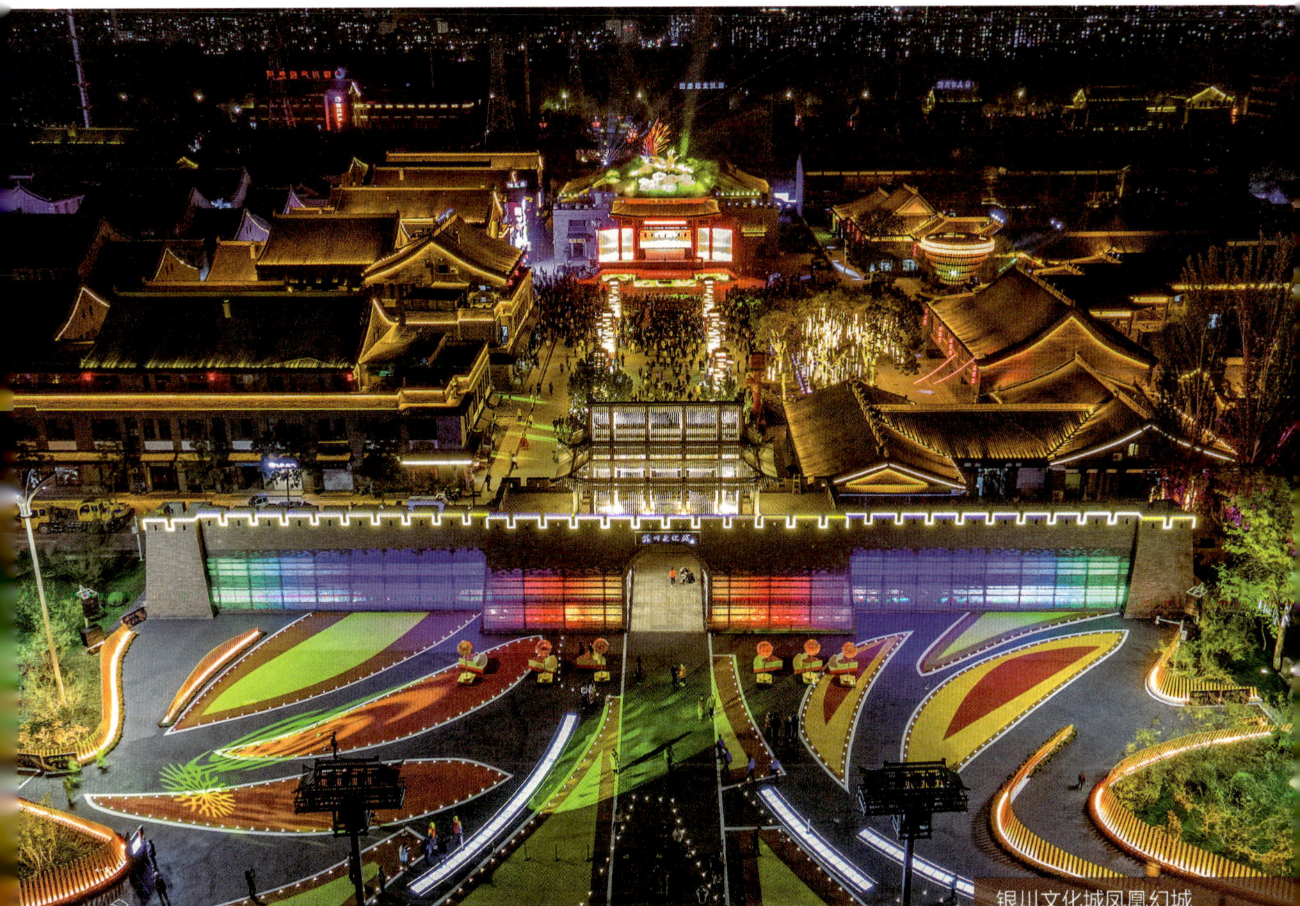

银川文化城凤凰幻城

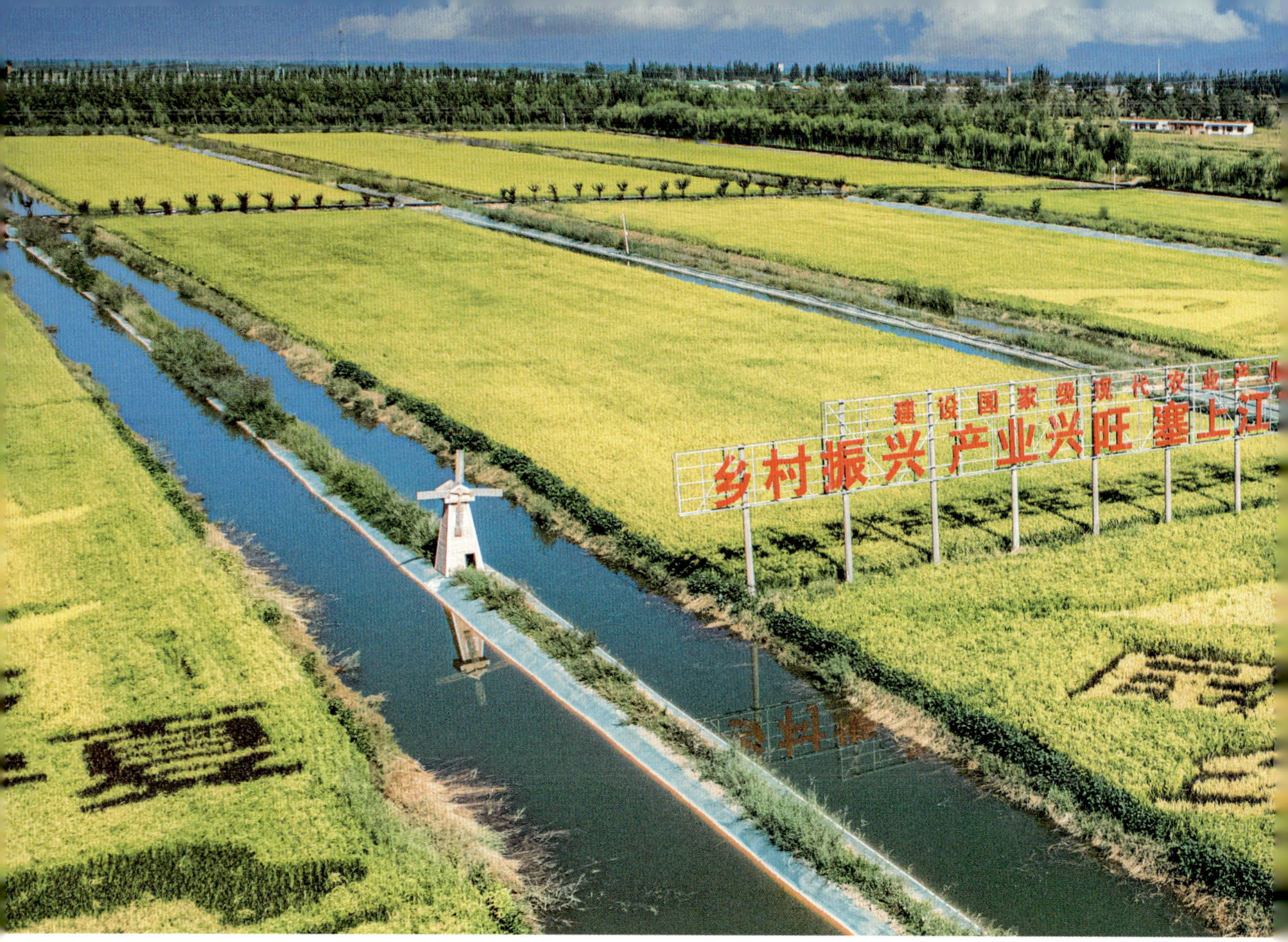

稻渔空间

宁夏稻渔空间乡村生态观光园位于贺兰县常信乡，占地面积约为 173.33 公顷，是依托农业原生态田园景观打造的休闲旅游景区。2012 年，园区通过土地整治、以渔治碱、循环种养、统防统治等措施，改良了盐渍化土壤，改善了村内基础设施，提高了园区内的自然生态系统质量和生态产品供给能力。稻渔空间乡村生态观光园集种植、渔业养殖、产品初加工、生态旅游于一体，实现了从传统种植到稻、鱼、蟹、鸭等和谐共生的稻渔综合种养，再到一二三产业融合发展的转型升级，获得了耕地保护、生态改善、产业提质、农民增收等多重效益。

园区通过“一产”提质、“二产”带动、“三产”提效，形成了种植、养殖和加工、物流、电商等社会化服务互相渗透、互相提升的

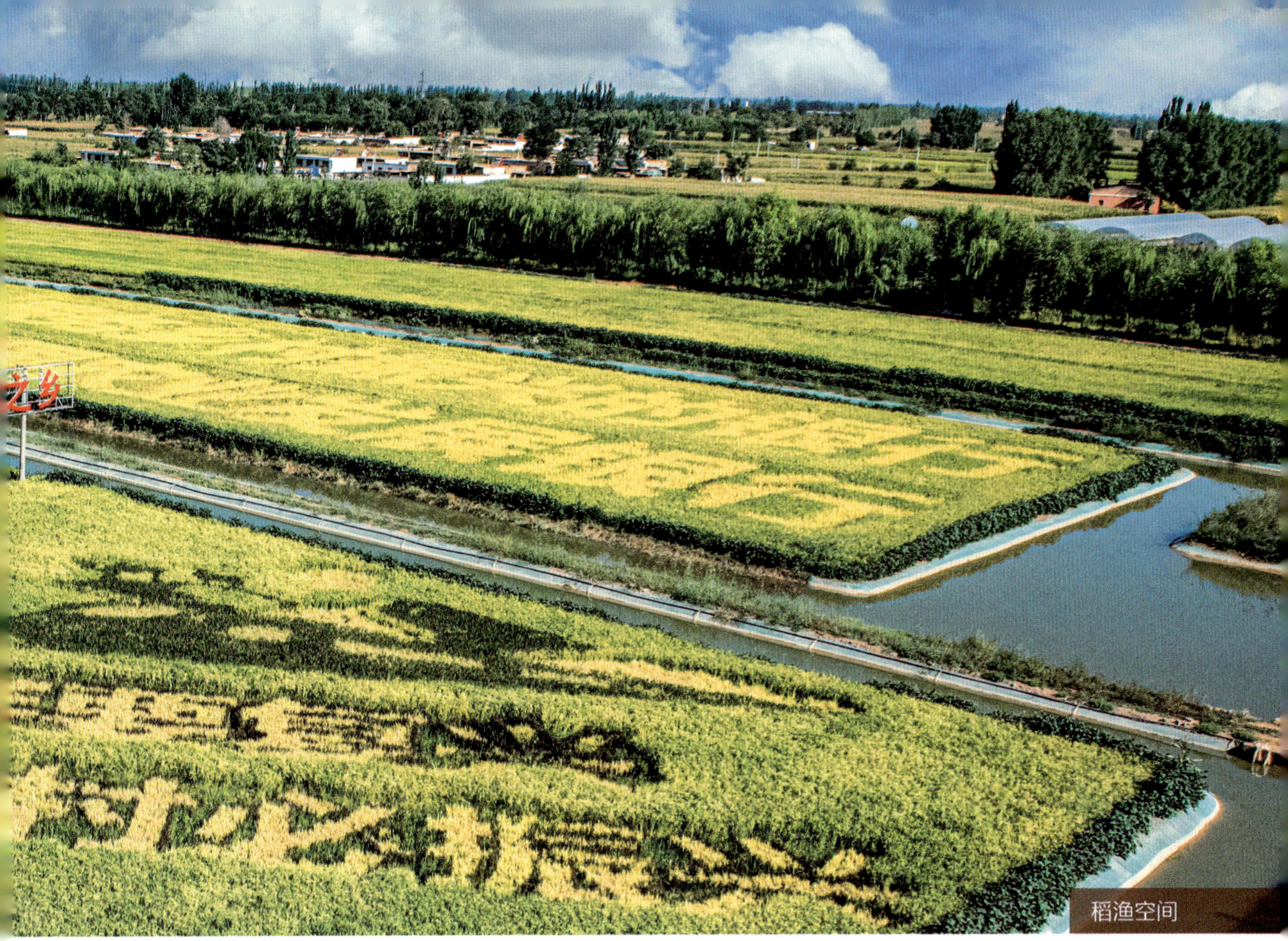

稻渔空间

一二三产业深度融合发展模式，在不断做大做强有机水稻立体生态种养、大米加工产业和拓宽产品销售市场的同时，利用自身优势大力发展“互联网 +”农业、电子商务、“粮食银行”、现代休闲农业和农业社会化综合服务等，不断延伸产业链条，提高了农产品附加值，培育农村新业态，拓宽了农民增收渠道。

稻渔空间 2018 年 10 月被农业农村部评为中国美丽休闲乡村，2021 年 12 月被评为国家 3A 级旅游景区。稻渔空间以现代农业建设为核心，以农事活动为基础，以农业生产经营为特色，把种植业、渔业和休闲旅游结合在一起，充分利用田园景观、自然生态资源，结合农牧渔业生产和经营活动，吸引周边市民到园区收割作物、摸鱼、垂钓、品尝特色美食……充分领略“塞上江南、鱼米之乡”的优美景色。

漫葡·看见贺兰沉浸式演艺小镇

漫葡·看见贺兰沉浸式演艺小镇位于镇北堡镇110国道与镇苏路交会处、镇北堡西部影城斜对面，地处宁夏西线旅游核心地带，2016年9月建成运营。

漫葡小镇整体风貌以大漠风格为主，结合商业街仿古建筑风格，以在地文化为核心，突出贺兰山的包容与共生，旨在讲好宁夏故事。漫葡小镇业态丰富，建有温泉酒店、贺兰山天籁艺术村、葡萄酒文化艺术

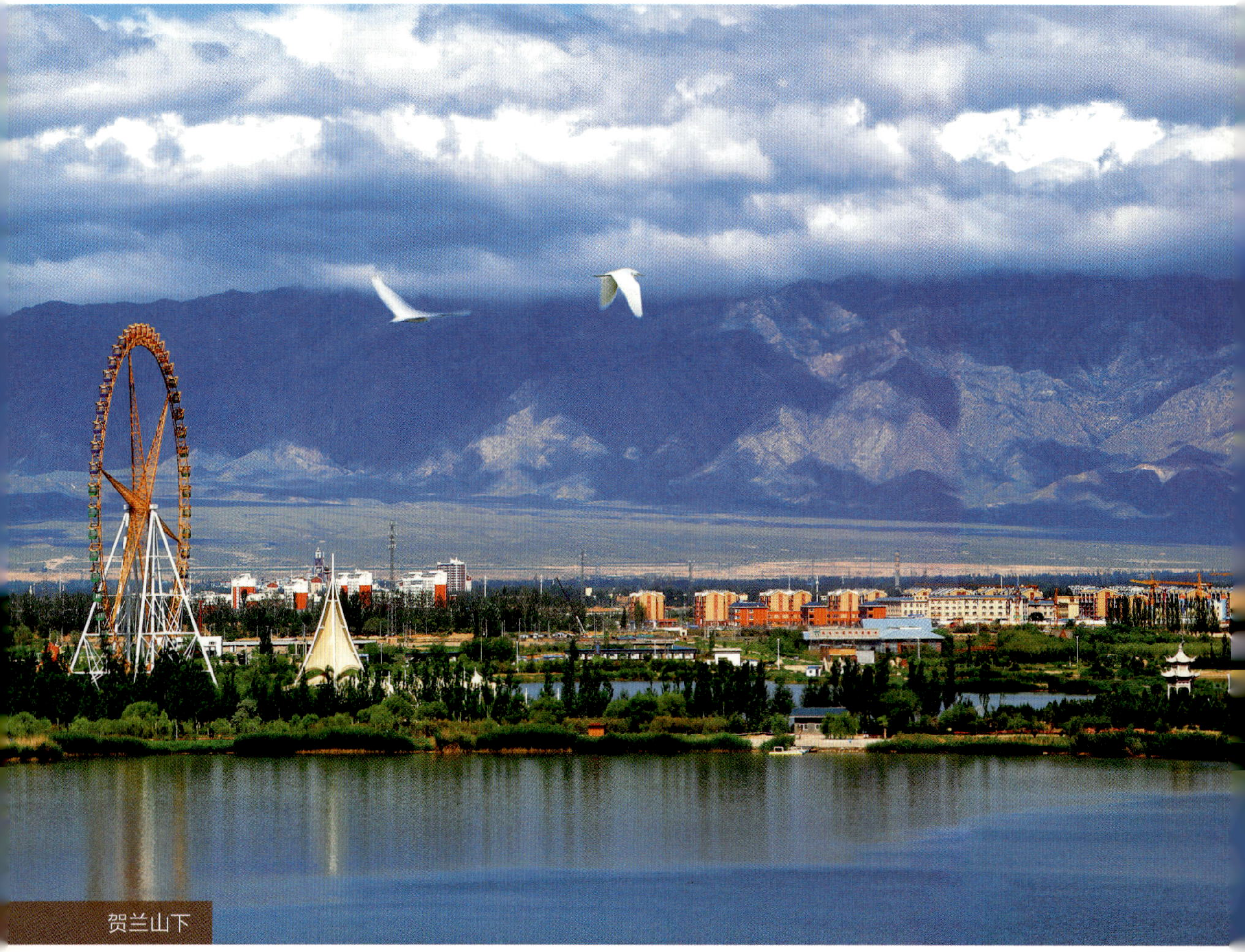

基地、镇北堡集市等，重点打造以“大柳树”为标识的柳树巷，复原老银川的“非遗”街区。

小镇经过不断的沉淀摸索，于 2023 年 6 月重磅推出了“看见贺兰”沉浸式演艺。该演艺以超高颜值呈现贺兰之美，以烟火街区讲述宁夏故事，通过 16 种精彩演艺、36 出连台好戏、168 个穿越古今的人物、268 分钟沉浸式夜游，让游客获得集看沉浸演艺、吃西北美食、逛“非遗”街区、游艺术小店、住特色主题民宿等多种内容于一体的文旅新体验。

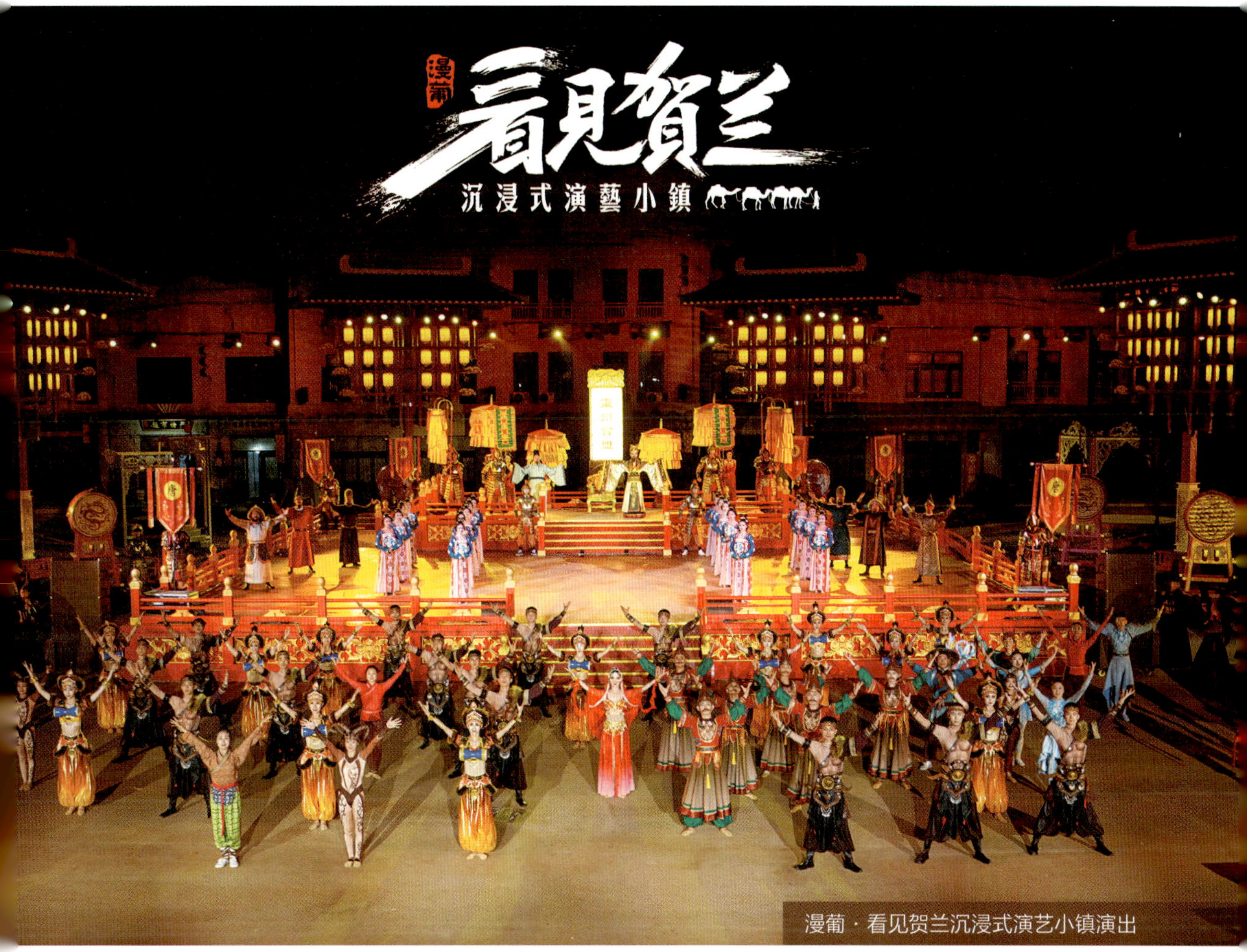

漫葡 · 看见贺兰沉浸式演艺小镇演出

怀远观光夜市

怀远观光夜市位于西夏区怀远路与文萃北街的十字路口，毗邻众多高校，是银川有名的夜市之一，汇聚着宁夏本地特有的美食小吃。经过10余年发展，面积达到1公顷，形成了集餐饮、文化、旅游、观光、休闲、体验等多业态于一体的夜间经济消费市场。目前有500余家商户在此经营，年客流量达到1300万人次，累计解决就业人数超过1万人。

为培育商业业态，以聚集人气商气，西夏区按照“文化＋旅游”“创意＋科技”规划，利用先进的声、光、电、多媒体影像等技术，对怀远夜市进行了多次全面改造升级，不断引入时尚元素，培育多元夜

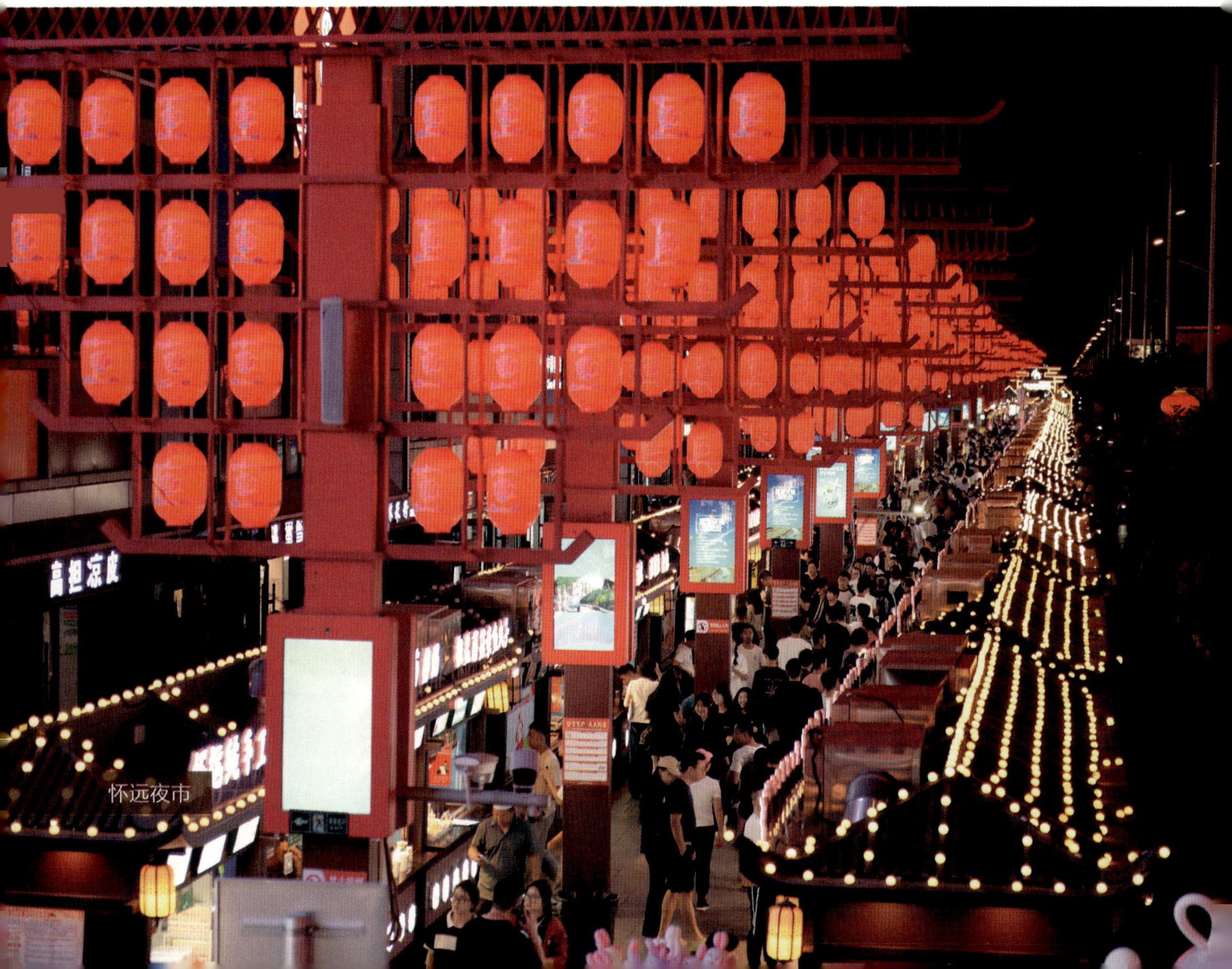

怀远夜市

间消费热点，推出舌尖美食游、城市购物游，丰富城市休闲旅游业态，满足不同消费群体需求。2022 年，怀远旅游休闲街区建成银川市又一大型标志性环形天桥项目——凤还桥，该桥既缓解了交通拥堵，又为怀远旅游休闲街区增添了一个新景点。

近年来，怀远观光夜市获评国家级夜间文化和旅游消费集聚区、国家级旅游休闲街区、自治区特色商业示范街等称号。2017 年，怀远夜市先后登上中央电视台《消费主张》和湖南卫视《天天向上》节目，在全国范围内打响了品牌知名度，不仅成为游客来宁夏必到的打卡点之一，也是展示宁夏独特魅力的一个标志性窗口。

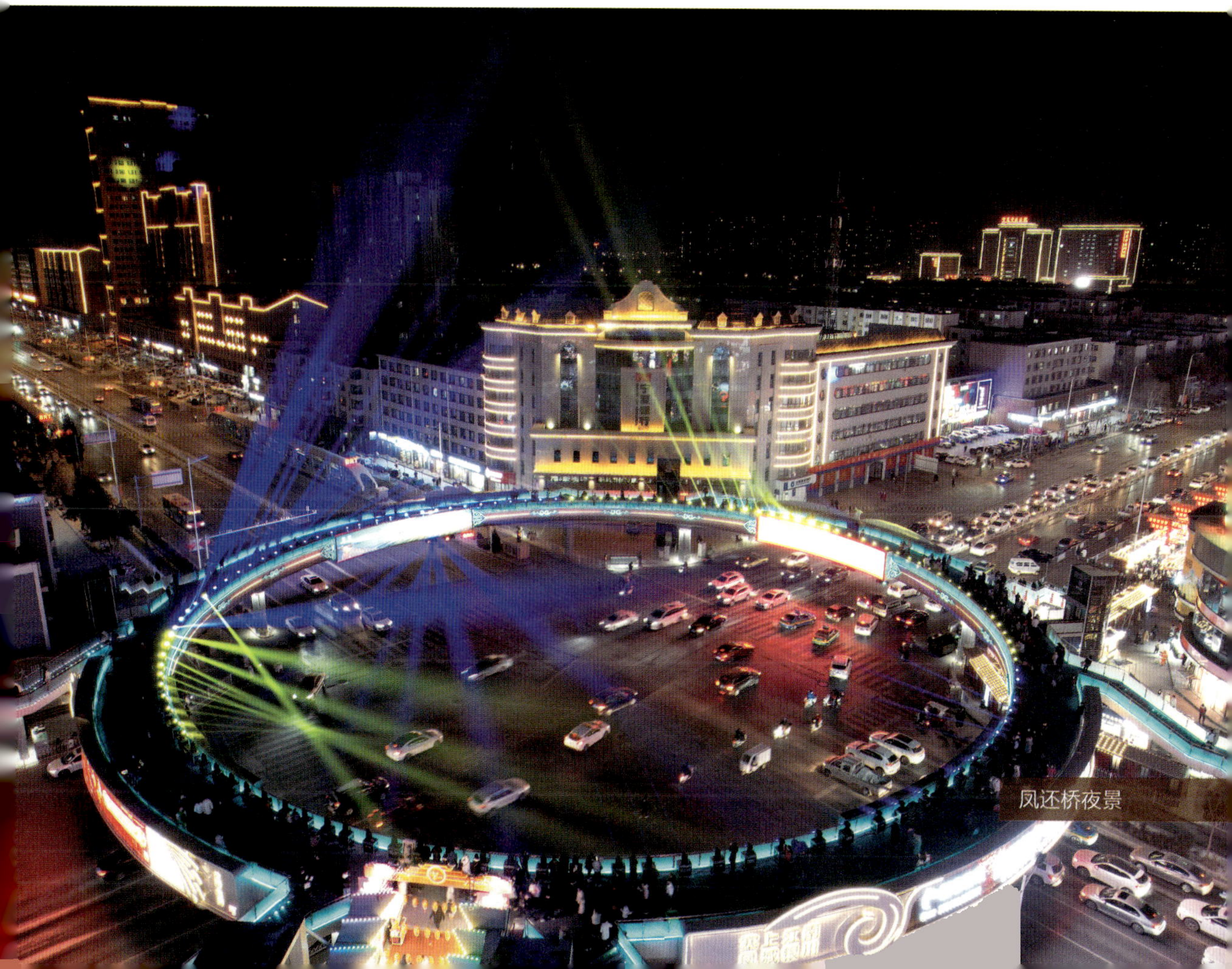

凤还桥夜景

华夏河图·银川艺术小镇

华夏河图·银川艺术小镇是宁夏重点文化旅游产业项目之一。小镇内集银川当代美术馆、国际艺术家村、雕塑公园、禾乐村、艺术史公园、稻田公园、鱼塘湿地公园等场所于一体，依托基地资源禀赋和国际高端文化交流活动，以建设文化旅游项目为契机，构建了一个人居环境与社会生活协同整合、充满生机与活力、田园牧歌式的生态小镇。

银川当代美术馆作为华夏河图·银川艺术小镇的龙头项目，占地面积约为5.81公顷，2015年8月8日开馆，是中国西北最大的单体当代美术馆。美术馆的外观犹如一个“运动中”的地质断面，设计灵感来自两千多年来黄河丰富的地质变化所形成的岩石褶皱肌理。

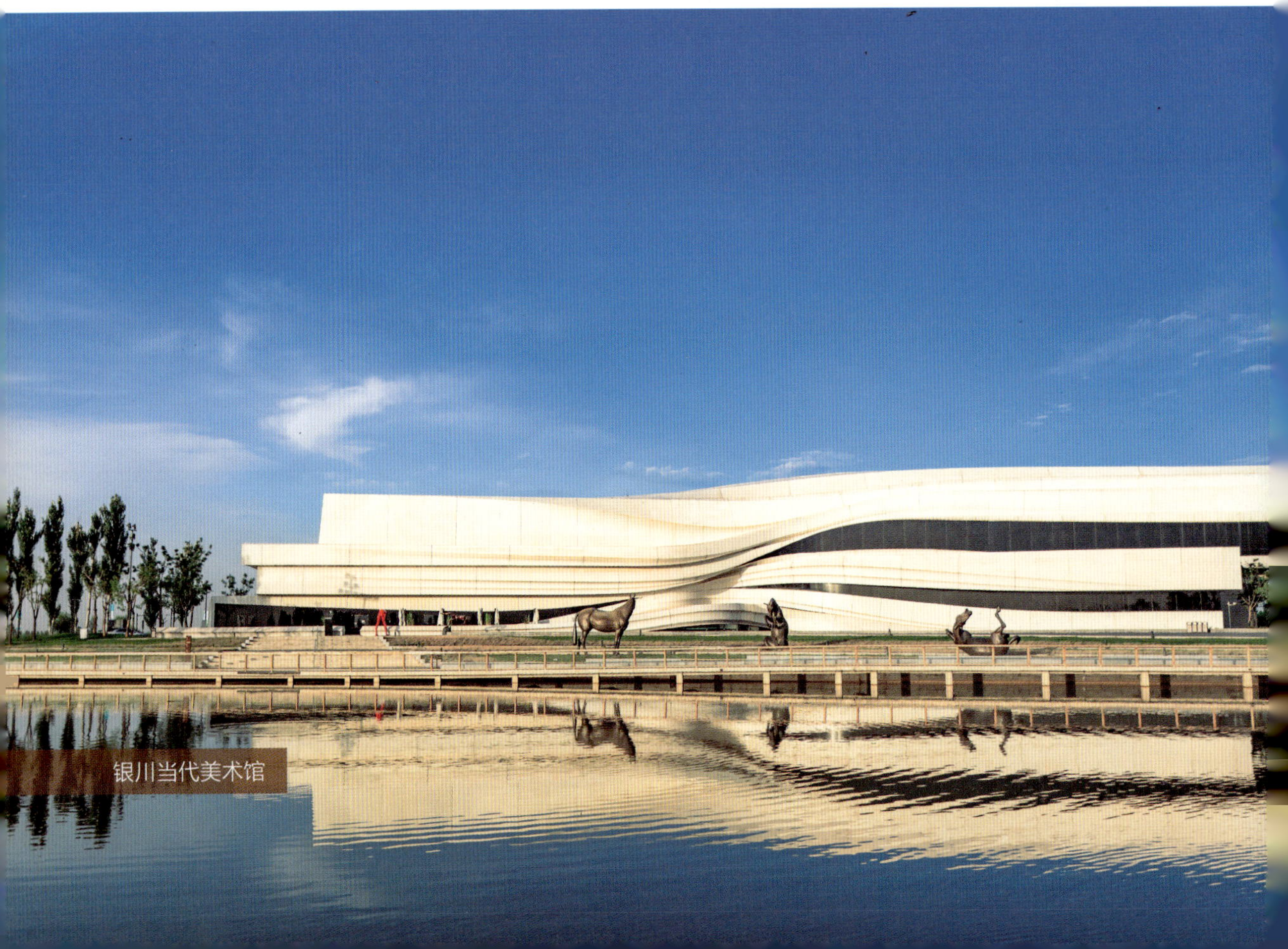

银川当代美术馆

银川当代美术馆立足本土，每年举办多个不同主题和不同艺术领域的国际性展览，打造了银川双年展、国际动漫展、黄河展、走向西部系列、中国制造系列等多个艺术 IP，共有 300 多位国外艺术家、400 多位国内艺术家的作品在此展出。已成功举办“文明的维度”开馆系列展、首届和第二届银川双年展、“饮水思源——忆 50 年代的宁夏”宁夏回族自治区成立 60 周年特展、中俄建交 70 周年画展、摄影 180 年在中国等 50 余场国际性展览活动，每年累计参观人数 10 ~ 15 万人次。随着品牌影响力的不断传播，银川当代美术馆已然成为国际化强、专业度高、聚合性强的综合文化艺术平台，美术馆的影响力已经在全国范围内形成了重要的名片效应。

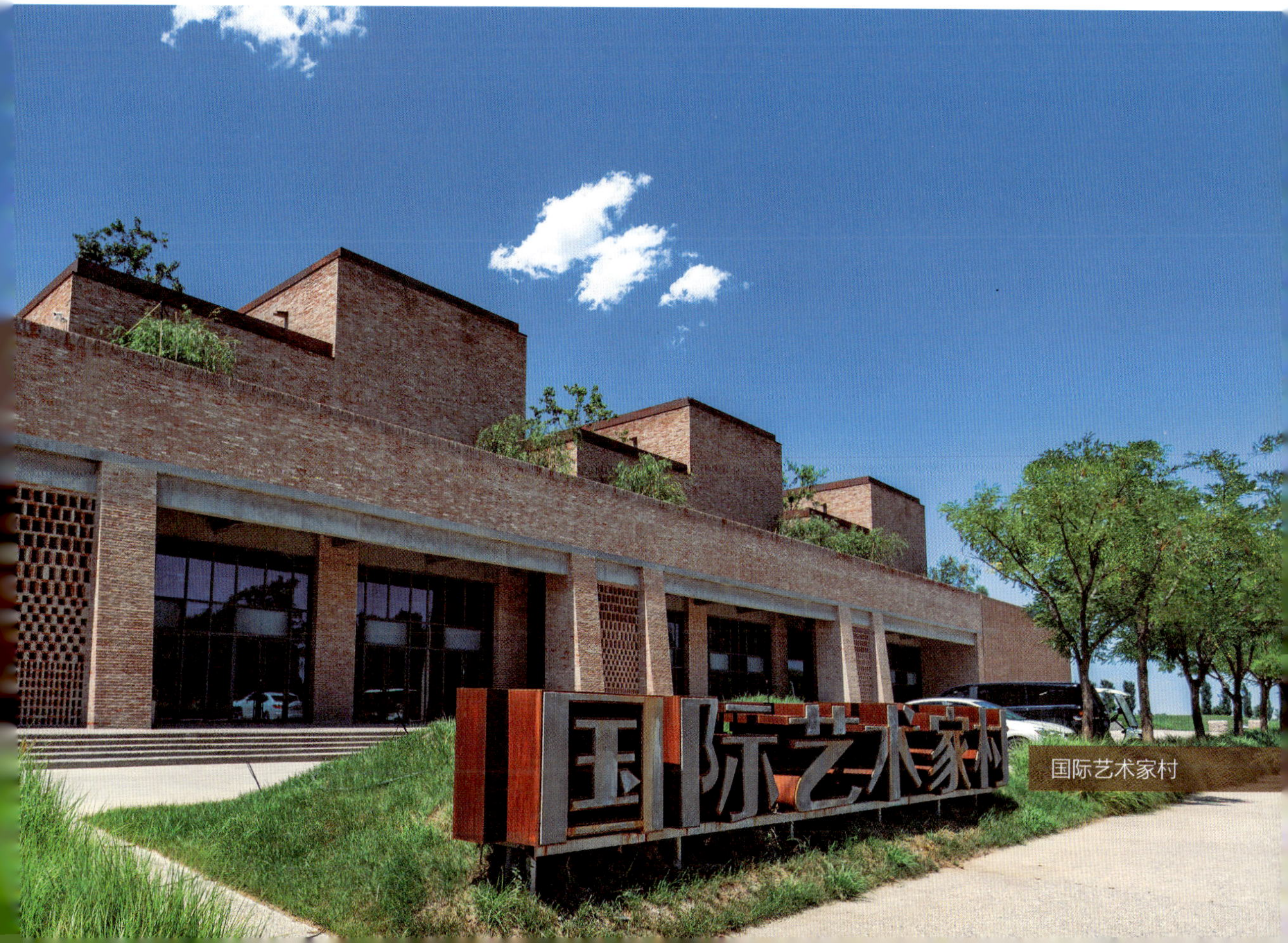

国际艺术家村

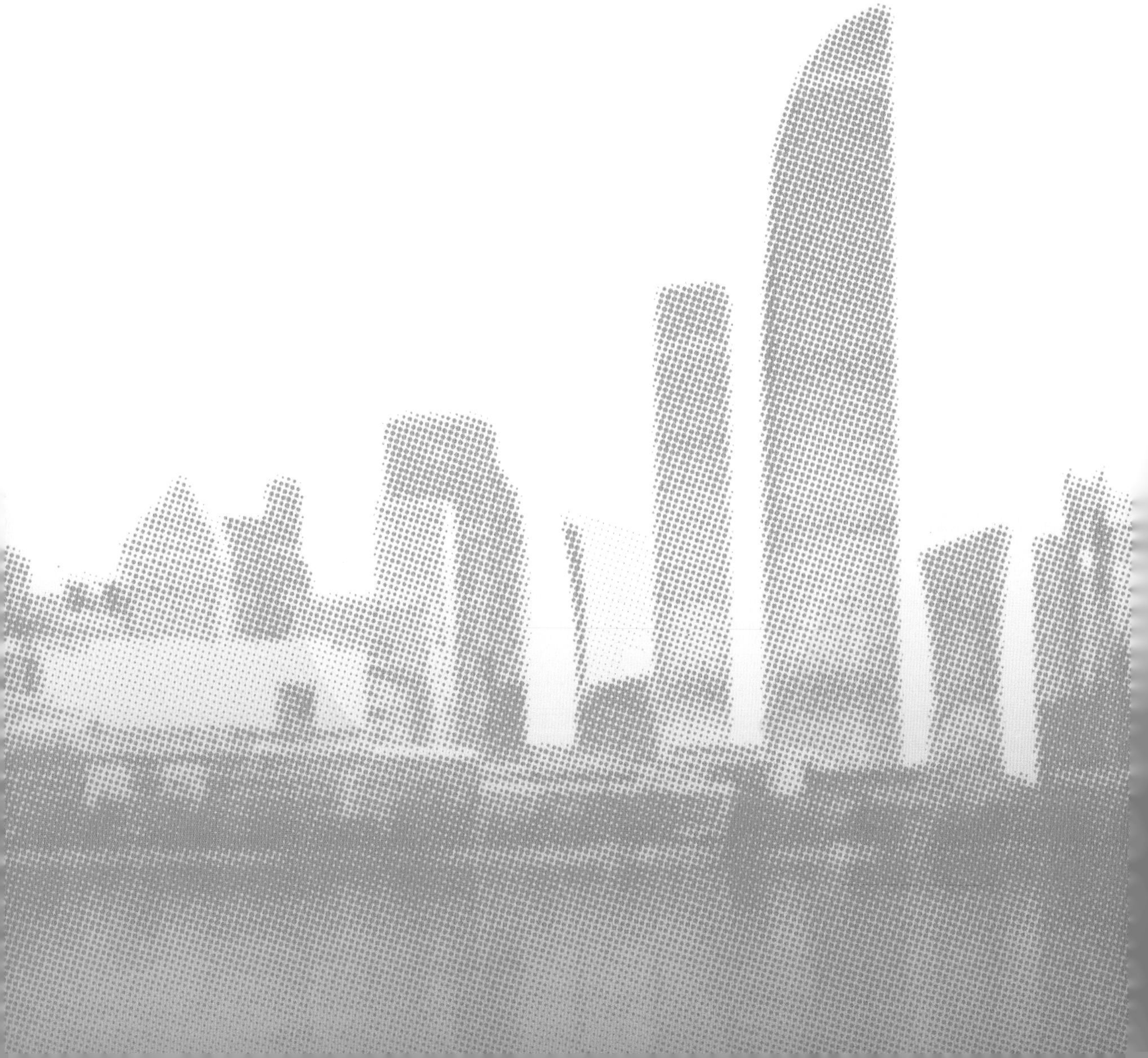

时代嬗变

创新发展
产业园区
闽宁新貌

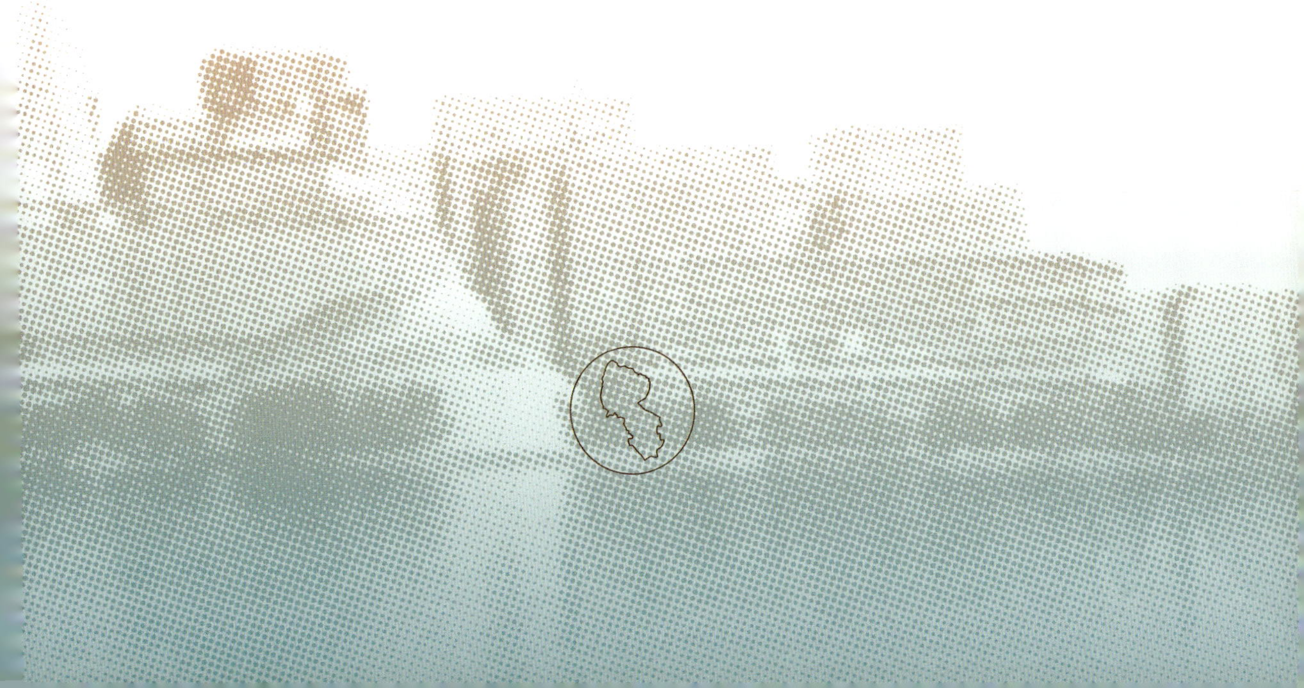

创新发展

世界葡萄酒之都

宁夏贺兰山东麓位于东经 105° 45′ ~ 106° 47′、北纬 37° 43′ ~ 39° 23′，日照充足，热量、矿物质丰富，土壤透气性好、昼夜温差大、降水量少、黄河灌溉便利。这里出产的酿酒葡萄具有香气发育完全、色素形成良好、糖酸度协调、病虫害少等特征，具备了高品质葡萄酒生产的基础，酿出的葡萄酒具有“甘润平衡”的典型东方风格，是世界公认的酿酒葡萄种植的黄金地带，也是世界上少有的能生产高端葡萄酒的绝佳产区之一，2003 年荣获“中国葡萄酒国家地理标志产品”保护区认证。

银川市作为贺兰山东麓葡萄酒产业发展的起航地、核心区，1984 年起步发展葡萄酒产业，依托独特风土条件，引进先进技术、吸引国内外投资、出台支持政策、开展国际合作，产业基础日渐厚实。自 2011 年以来，贺兰山麓先后有 50 多家酒庄的葡萄酒在国内外各类品鉴评比中获得 1000 多个奖项，其中贺兰红、长城天赋、张裕摩塞尔、银色高地等葡萄酒荣登国宴酒单。2020 年银川市“贺兰山东麓酿酒葡萄”成功

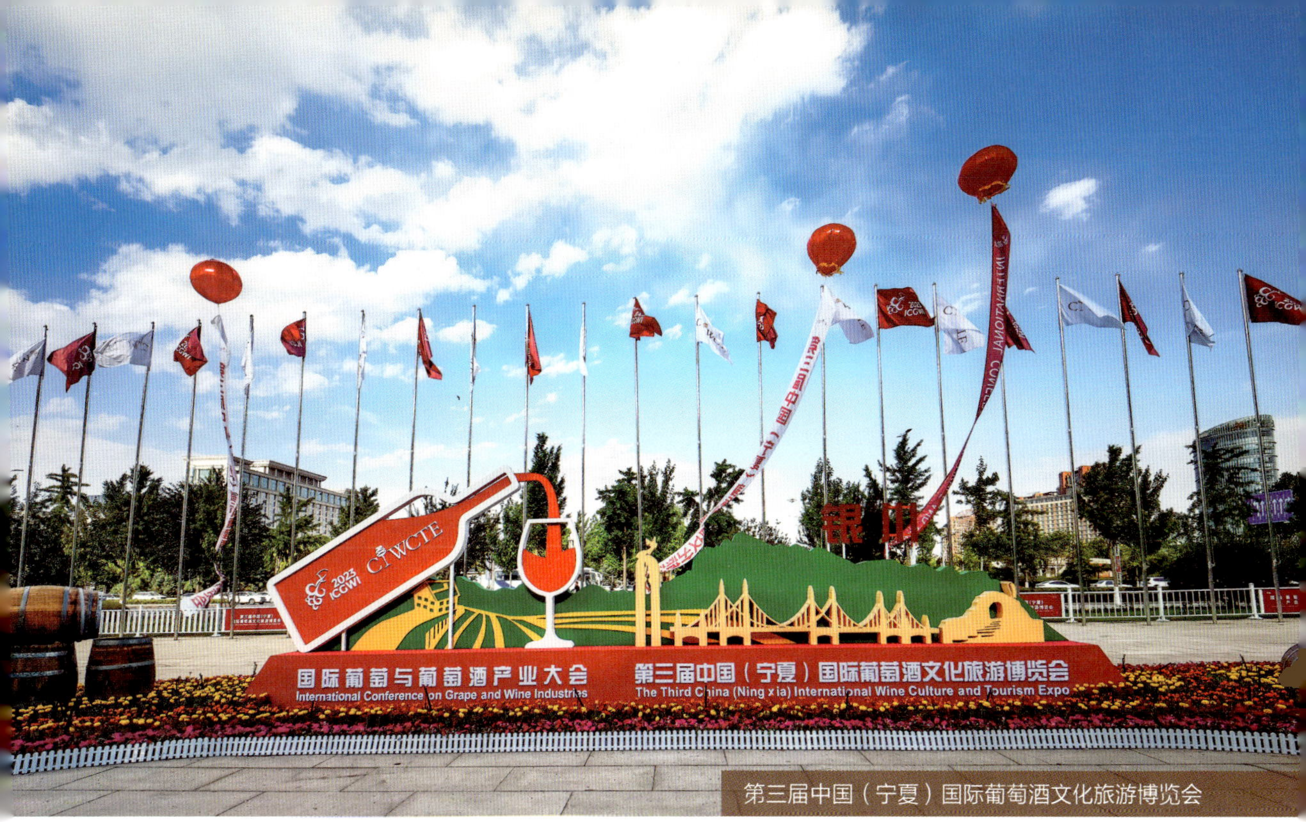

第三届中国（宁夏）国际葡萄酒文化旅游博览会

获选中国特色农产品优势区；2021 年，宁夏国家葡萄及葡萄酒产业开放发展综合试验区、中国（宁夏）国际葡萄酒文化旅游博览会两个“国字号”平台落户银川，标志着宁夏葡萄酒产业发展进入国家层面，开启产业发展新纪元；2022 年，贺兰山东麓葡萄酒国家地理标志产品保护示范区成功获批筹建，贺兰山东麓葡萄酒产业园区获得第六批“绿水青山就是金山银山”实践创新基地称号；2022 年贺兰山东麓葡萄酒以 301.07 亿元品牌价值位列全国地理标志产品区域品牌榜第 9 位，贺兰山东麓葡萄酒的国内外影响力得到了极大的提升，有力地推动了“世界葡萄酒之都”建设。

截至 2022 年年底，全市酿酒葡萄种植面积为 26.2 万亩，在册酒庄及种植企业 144 个，其中建成投产酒庄 66 个，列级酒庄 37 个，酿酒葡萄年产量 8.4 万吨，葡萄酒年产量 7000 万瓶，2A 级以上旅游景区酒庄 9 家，酒庄年接待旅游人数达 100 万人次，产业综合产值达 260 亿元。

银川部分著名酒庄分布示意图

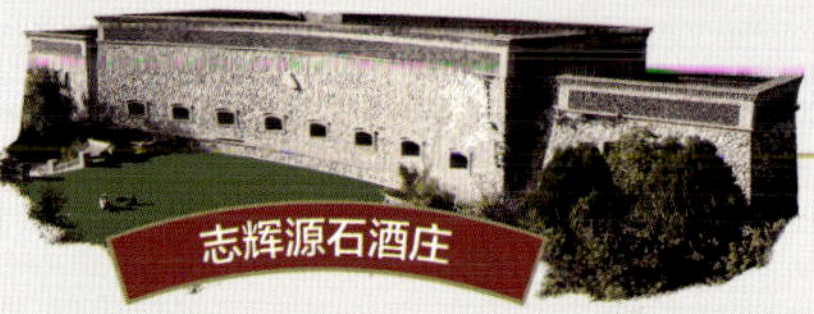

志辉源石酒庄

志辉源石葡萄酒庄成立于2013年，位于银川市西夏区镇北堡镇，酒庄占地面积为1200公顷，是集葡萄种植、葡萄酒生产、生态旅游、葡萄酒文化传播等功能于一体的综合性园区。

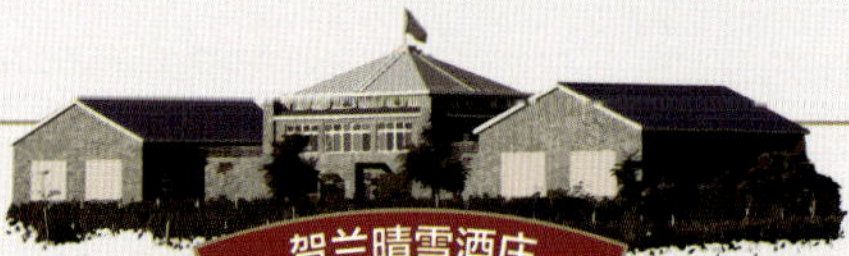

贺兰晴雪酒庄

宁夏贺兰晴雪酒庄创立于2005年，是首批宁夏贺兰山东麓二级列级酒庄。酒庄占地面积为26.6公顷，种植霞多丽、赤霞珠、美乐、马瑟兰、马尔贝克、黑比诺等品种，年产葡萄酒60000瓶。

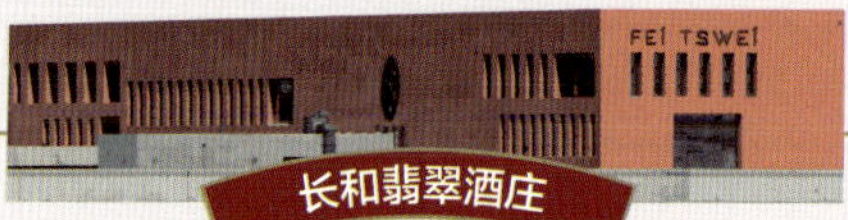

长和翡翠酒庄

长和翡翠酒庄建于2013年，由香港长和酒业投资建设，位于黄羊滩农场三号园区，酒庄设备齐全，采用传统法手工酿造工艺，生产高标准优质葡萄酒。

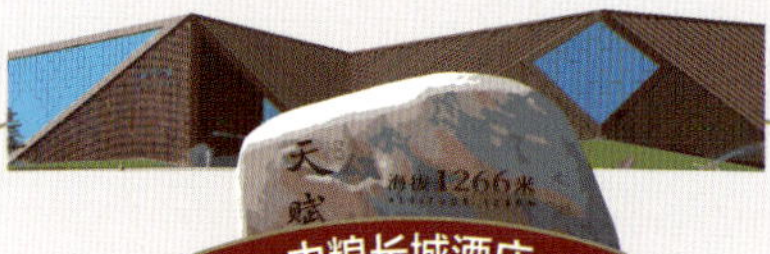

中粮长城酒庄

中粮长城酒庄于2012年建成，目前年产葡萄酒1.2万吨，集科研、种植、酿造、品评、旅游观光、文化体验、餐饮会议为一体，先后从法国、意大利引进先进生产设备，生产高标准优质葡萄酒。

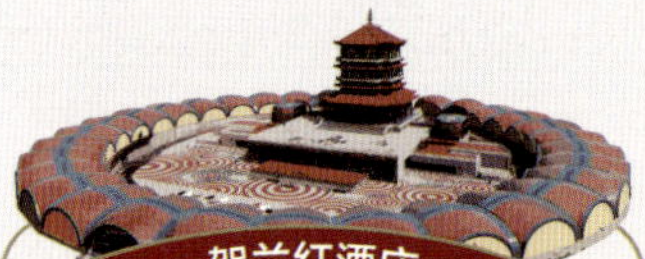

贺兰红酒庄

贺兰红酒庄是集葡萄种植、葡萄酒酿造、葡萄酒博览展示、葡萄酒交易、商务会议、葡萄酒文化推广为一体的贺兰山东麓葡萄产业总部经济体，致力于将“贺兰红”葡萄酒品牌打造成中国乃至世界的知名品牌。

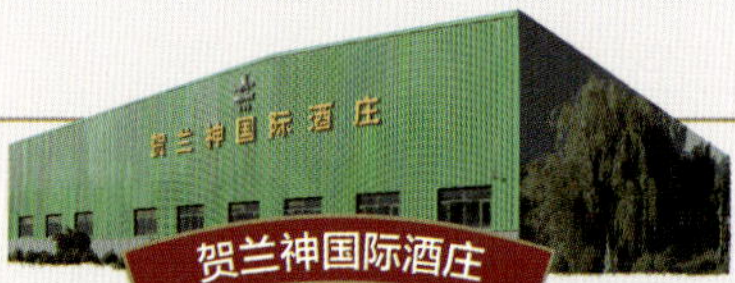

贺兰神国际酒庄

贺兰神国际酒庄建设于2007年，种植各类高标准有机酿酒葡萄1666公顷、防风林近466公顷，已建造年产5000吨有机葡萄酒庄1座，所酿“贺兰神”系列葡萄酒多次斩获国内外大赛大奖。

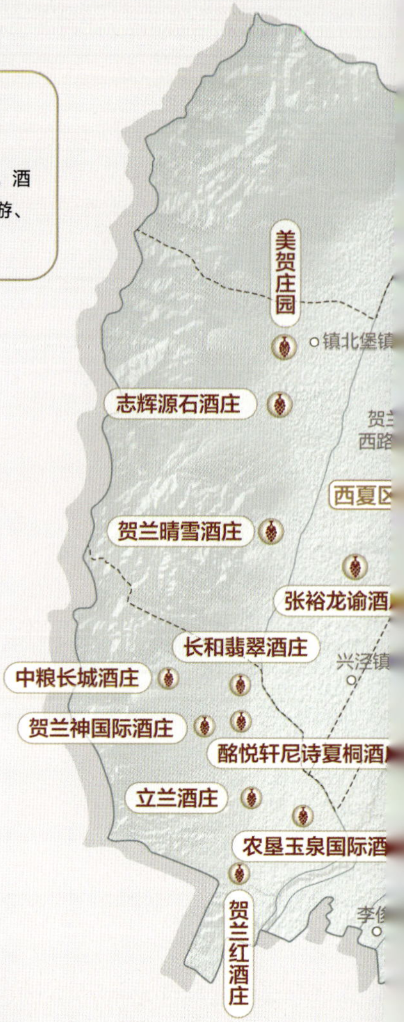

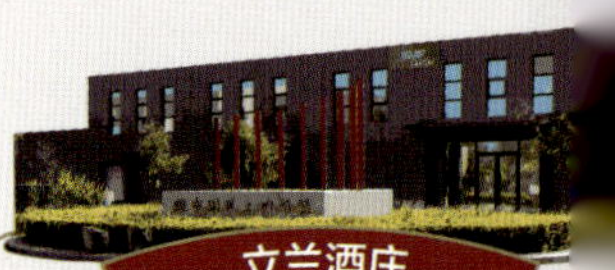

立兰酒庄

立兰酒庄建于2012年，2021年 评宁夏贺兰山东麓二级列级酒庄，酒庄设备齐全，采用传统法手工 造工艺，酿造具有中国风土特色 精品葡萄酒。

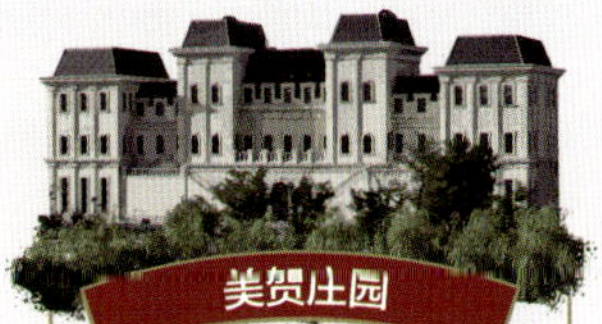

美贺庄园

美贺庄园位于银川市西夏区镇北堡影视城西4千米处，占地面积为120公顷，采用智能灌溉设备、科学施肥方式以及先进栽培技术，严格规范葡萄种植、葡萄酒酿造工艺全过程，2021年获评宁夏贺兰山东麓产区三级列级酒庄。

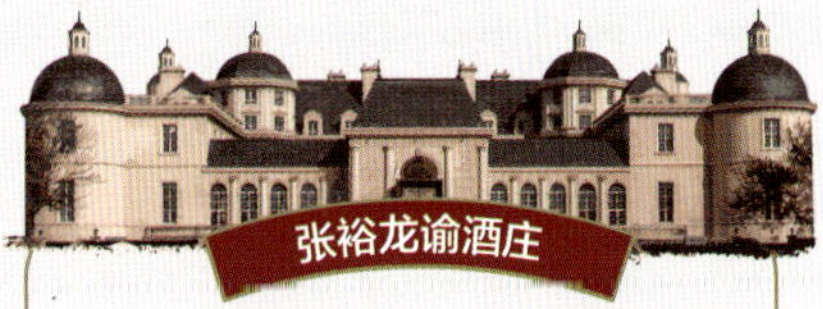

张裕龙谕酒庄

张裕龙谕酒庄拥有400公顷葡萄基地，是集葡萄种植、高端酒庄酒酿造、葡萄酒文化旅游以及葡萄酒主题餐饮于一体的三产融合联动发展的综合型酒庄，2015年酒庄被批准为国家4A级旅游景区。

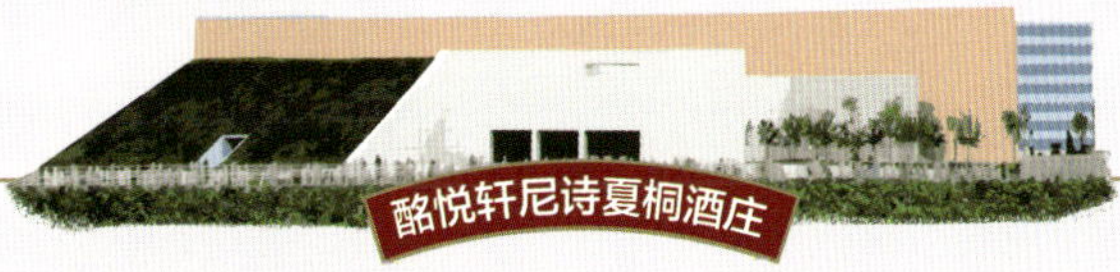

酩悦轩尼诗夏桐酒庄

夏桐酒庄隶属于法国酩悦轩尼诗酒业集团，配备有国际一流的起泡葡萄酒生产设备，葡萄种植面积为68公顷，种植霞多丽和黑比诺葡萄品种。2022年夏桐天然高泡葡萄酒在国际权威葡萄酒大赛“品醇客”上获得95分金奖，这也是中国起泡葡萄酒唯一金奖产品。

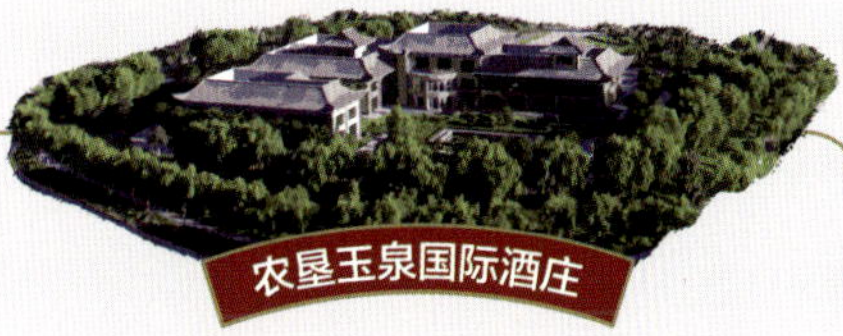

农垦玉泉国际酒庄

农垦玉泉国际酒庄酒庄位于宁夏贺兰山东麓葡萄产区玉泉葡萄小镇，其前身为宁夏农垦玉泉营葡萄酒厂，始建于1984年，年产200吨高档葡萄酒佳酿，集葡萄种植、葡萄采摘、葡萄酒生产、葡萄酒文化旅游、葡萄酒品评培训等功能为一体，是目前西北最大、功能最全的个性化中式葡萄酒庄。

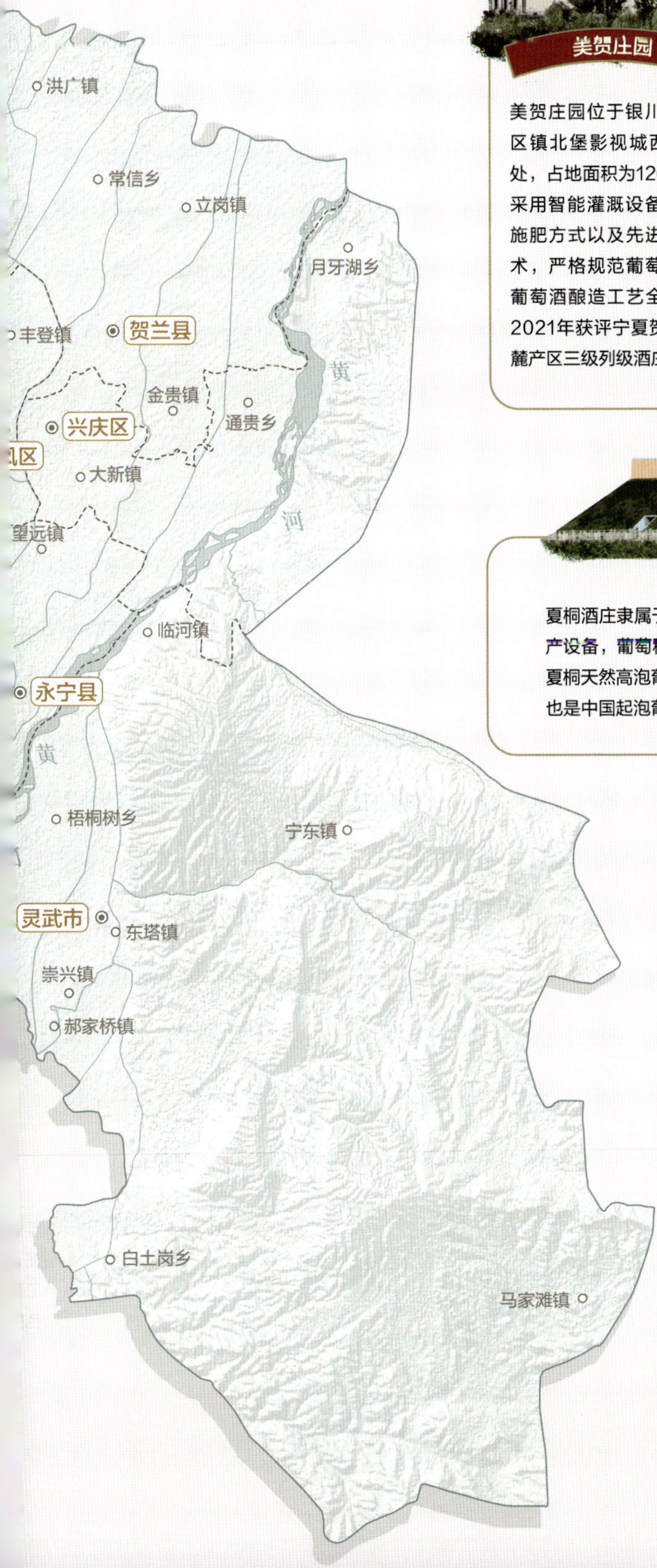

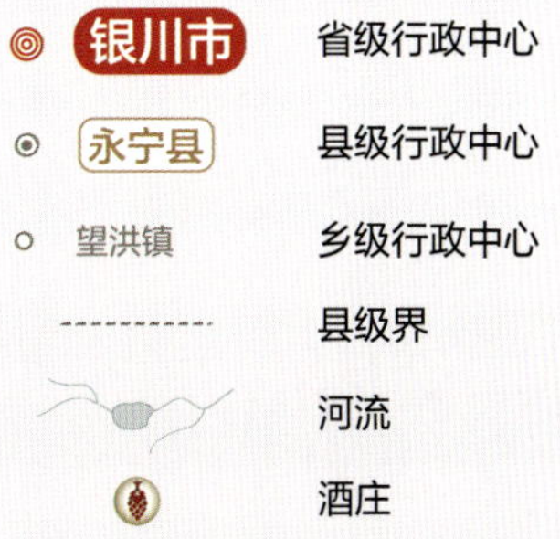

中国新硅都

2022年以来，银川市抢抓国家提出“双碳”目标和宁夏回族自治区建设国家新能源综合示范区的双重战略机遇，把光伏产业作为能源转型升级的主攻方向，着力打造“中国新硅都”，聚集银川隆基硅材料有限公司、宁夏中环光伏材料有限公司（以下简称隆基、中环）等22家光伏行业龙头企业，建成具有全国影响力的光伏材料制造基地。

全产业链基本形成。光伏材料产业形成了拉晶、切片、电池以及配套的碳碳、坩埚、串焊机等较为完整的产业链，2022年实现单晶硅

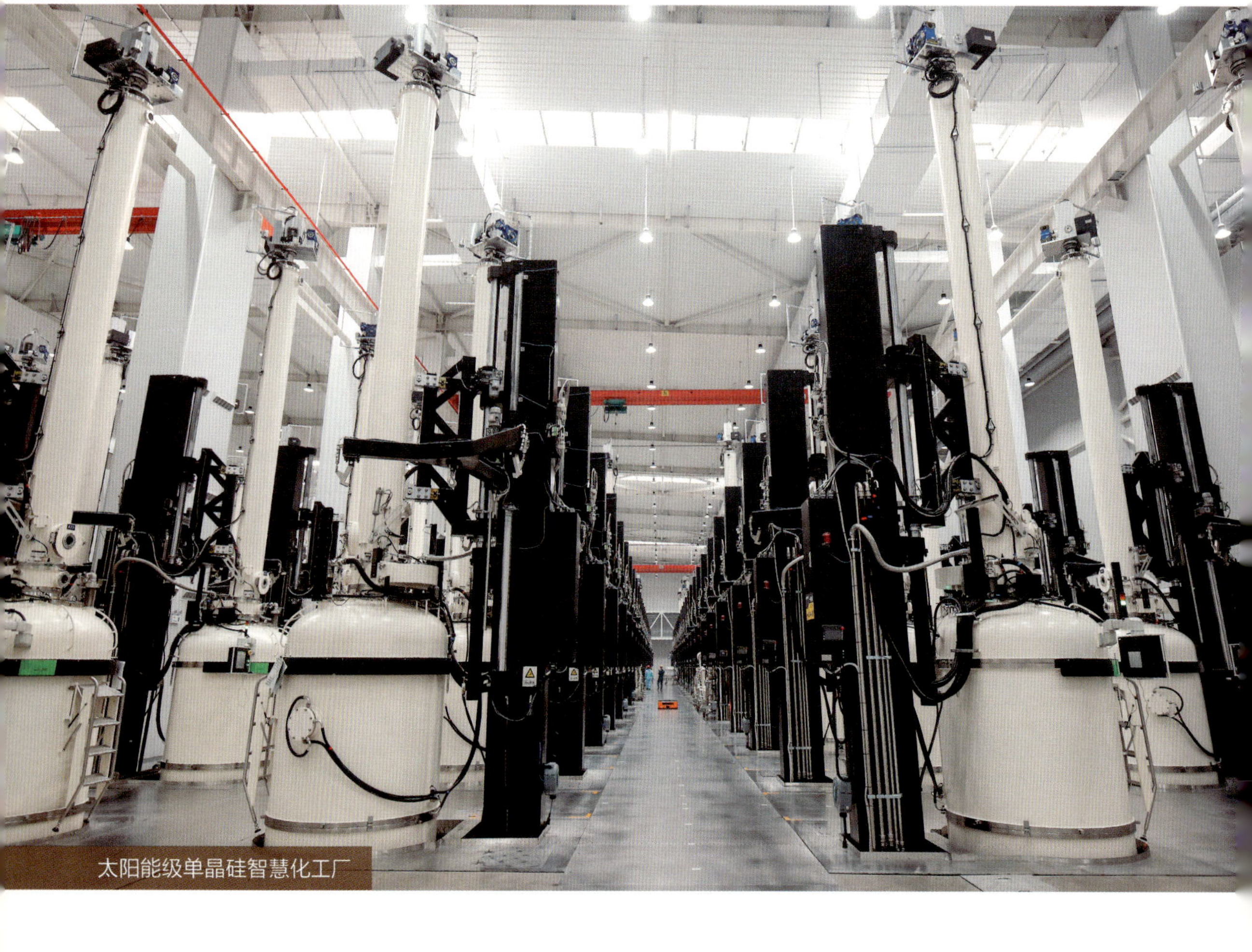

太阳能级单晶硅智慧化工厂

棒产能 110GW（产能全国第一）、硅片产能 45GW（产能全国第二）、单晶电池产能 15GW、石英坩埚产能 20 万只、串焊机产能 1800 台、金刚线产能 10000 万千米。2022 年，硅材料及配套产业实现产值 465.5 亿元，同比增长 71%，已形成集链成群的发展格局。

关键技术行业领先。拥有光伏材料、太阳能化学转化技术 2 个自治区级重点实验室，高效单晶硅片制备、半导体级硅晶圆材料工程技术中心等 6 家自治区级及以上研发平台。隆基自主研发的单晶炉单炉月产能和单晶硅棒直径均处于行业最高水平，其生产的太阳能电池转换效率达 24.06%，位于全行业领先地位。中环拥有行业领先的拉晶技术研发能力，最新的第八代技术对比第一代，可使设备产能提升 28% 左右。

绿色低碳优势明显。建成绿色工厂 2 家，龙头企业节能技术先进，隆基、中环等重点项目单位工业增加值能耗低于 1 吨标准煤／万元，是全自治区平均水平的六分之一，进一步拉低市级单位工业增加值能耗强度，为全市实现“双碳”“双控”目标作出了积极贡献。支持光伏行业企业建设数字化车间和智慧工厂，中环打造太阳能级单晶硅智慧工厂样板，光伏行业领域累计建成数字化车间 4 家、智能工厂 2 家。

算力之都

银川打造“算力之都”拥有区位优势明显、基础设施完善、能源保障充足、创新发展能力强等优势。银川是西北地区重要中心城市，连接宁夏、甘肃、内蒙古西部算力“金三角”，年平均气温 8.8℃，平均空气相对湿度 57%，是国家认定的最适宜建设数据中心的一类地区，是数字信息产业、算力产业发展的“天然大工厂”。银川是全国一体化算

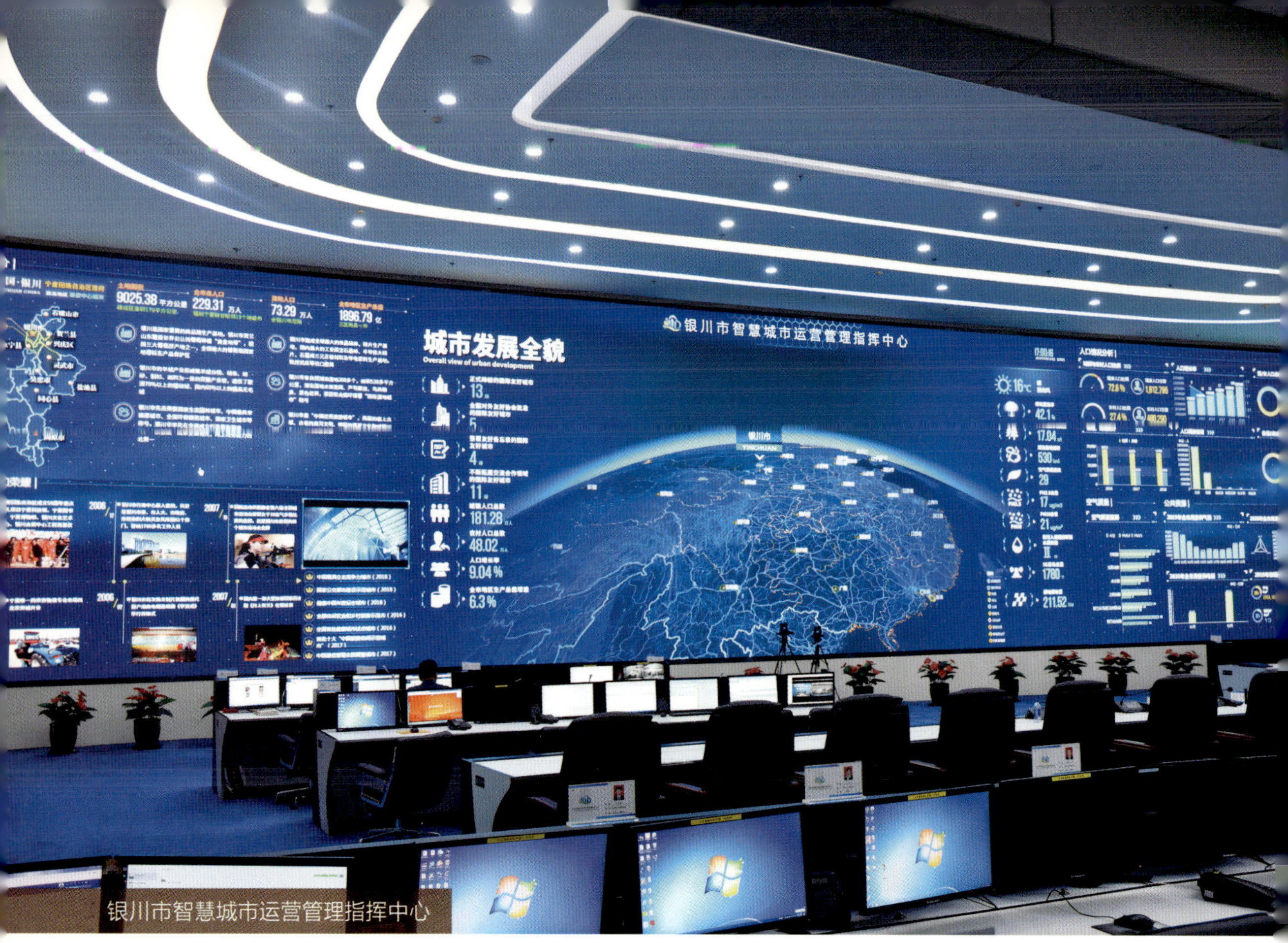

银川市智慧城市运营管理指挥中心

力网络宁夏枢纽的首府城市，是全区首个全国千兆城市、西北首个信息消费示范城市；建成西北唯一国家新型互联网根服务器，是国家新型互联网基础设施的西部桥头堡；积极申报建设国家级互联网骨干直联点，网络基础设施水平走在前列。宁夏是全国首个新能源综合示范区，人均发电量 3.08 万 kW · h 居全国首位，电源供应稳定可靠，新能源装机超 3000 万 kW，新能源利用率达 98%，居西北第一，为算力产业发展提供充足的能源保障。银川聚集自治区“专精特新”中小企业 159 家，国家级专精特新“小巨人”企业 12 家，科技型企业占全区 50% 以上，科技创新平台占全区 60% 以上，研发投入占全区近 70%，是西北唯一“科创中国”创新枢纽城市，创新活力强劲。

目前已获工信部支持建设人工智能芯片软硬件适配基地，为人工智能产业创新发展提供了良好的开发与测试环境。智慧城市和产业数字化场景丰富,“互联网 + 医疗健康”、数字治水等新兴产业特色鲜明,同泰怡高性能服务器制造、算能科技算力产业园、西部内容审核产业园(AIGC)、沐曦集成电路研发等算力产业项目签约落地,产业链布局初具规模。银川将以高水平创建国家人工智能创新应用先导区为目标,以引进培育国内知名通用和行业大模型为切入点,重点推进“智算”“智能”“智产”,建设“算力之都”。

新型电池制造基地

银川市抢抓国家新能源示范区建设机遇,围绕清洁能源的绿能开发、绿电生产、绿色发展目标,积极推进电化学储能等新型储能产业发展,全力打造新型电池制造基地。鼓励支持有实力的企业紧盯国内外储能电池领域最前沿发展方向,就中试平台建设、项目孵化、科技成果转化,提前谋划布局,加强产业协作。支持园区锚定相关领域的国内头部企业,重点引进上游:正极材料、负极材料、石墨烯改性、电解液、隔膜、PCS 主材;中游:电池、电池管理系统、逆变器、电芯制造、储能系统;下游:电子产品、交通工具、储能电站等相关企业,打造全产业链条。继续推动“绿电园区”建设,加强与传统能源相关规划衔接,依托宝丰储能全产业链项目,强化苏银产业园与宁东宝丰电池材料以及灵武宝丰 6GW 光伏发电项目的联动衔接,畅通全产业链各环节,加速技术迭代和更新,推动储能产业“百花齐放”。

以宝丰昱能、汉尧科技、墨工科技、赛迈科等企业为重点,推进磷酸铁锂、三元正极锂离子电池等项目建设,博尔特年产 500 吨锂电池负极材料项目已建成。目前,已形成 13000 吨三元正极材料产能,具备

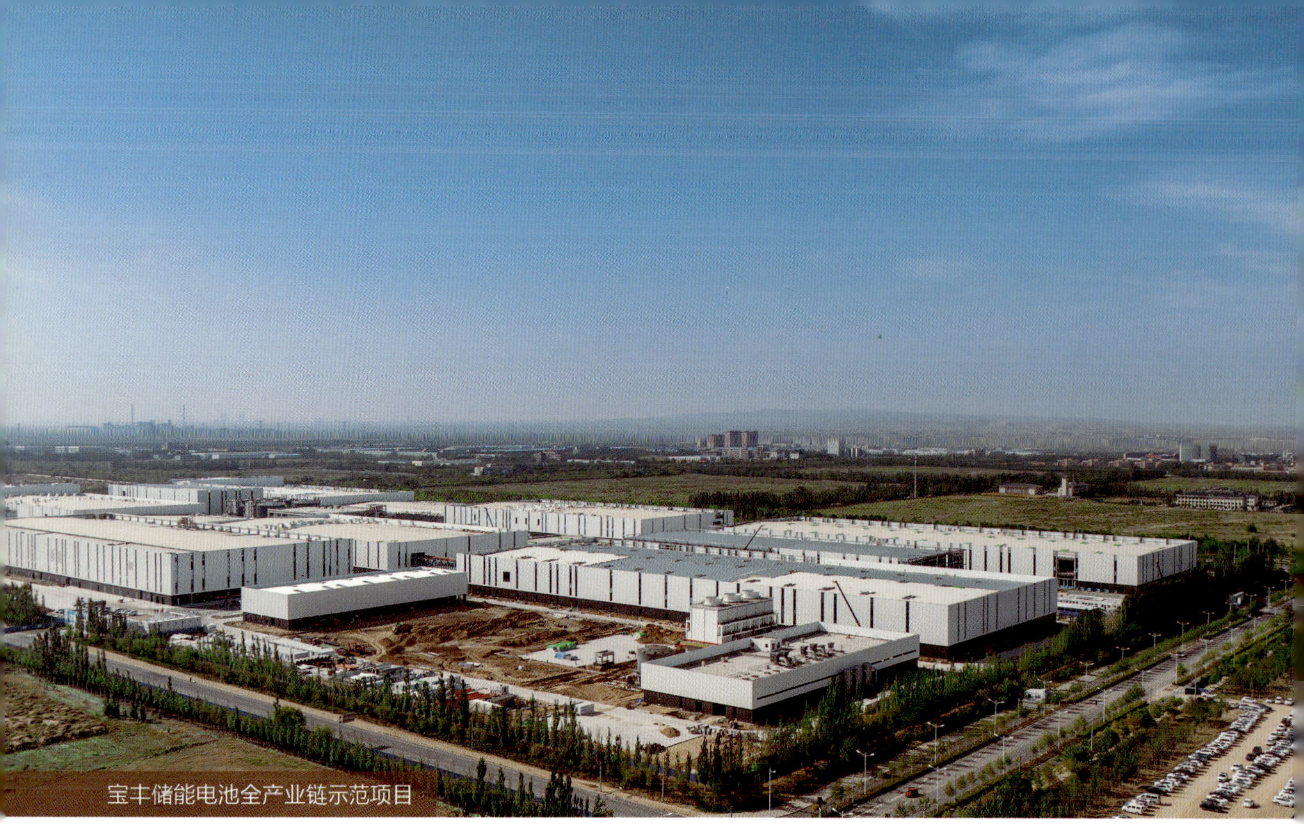
宝丰储能电池全产业链示范项目

年产 20 吨高品质石墨烯粉体及 2000 吨石墨烯浆料的生产能力。汉尧石墨烯率先成为全球唯一实现富锂锰基材料产业化的企业，市场占有率超 90%，无钴化产品供应宁德时代新能源企业。重点建设总投资 692 亿元的宝丰储能电池全产业链示范项目，建成后将形成我国单体规模最大的储能电池生产项目，对优化全区产业结构、保障国家能源安全、助力碳达峰目标实现具有重大意义。

到 2025 年，力争电池产业链产值突破 1500 亿元，建成稳步发展壮大、创新力量相对集中的千亿级新型电池制造基地。

智能终端材料和半导体材料生产基地

近年来，银川市抢抓我国当前智能终端和半导体产业快速发展、“东数西算”示范基地建设等新机遇，以产业链和创新链协同发展为途径，突出智能终端、数据存储、物联互联、信息应用，聚焦延链补链强

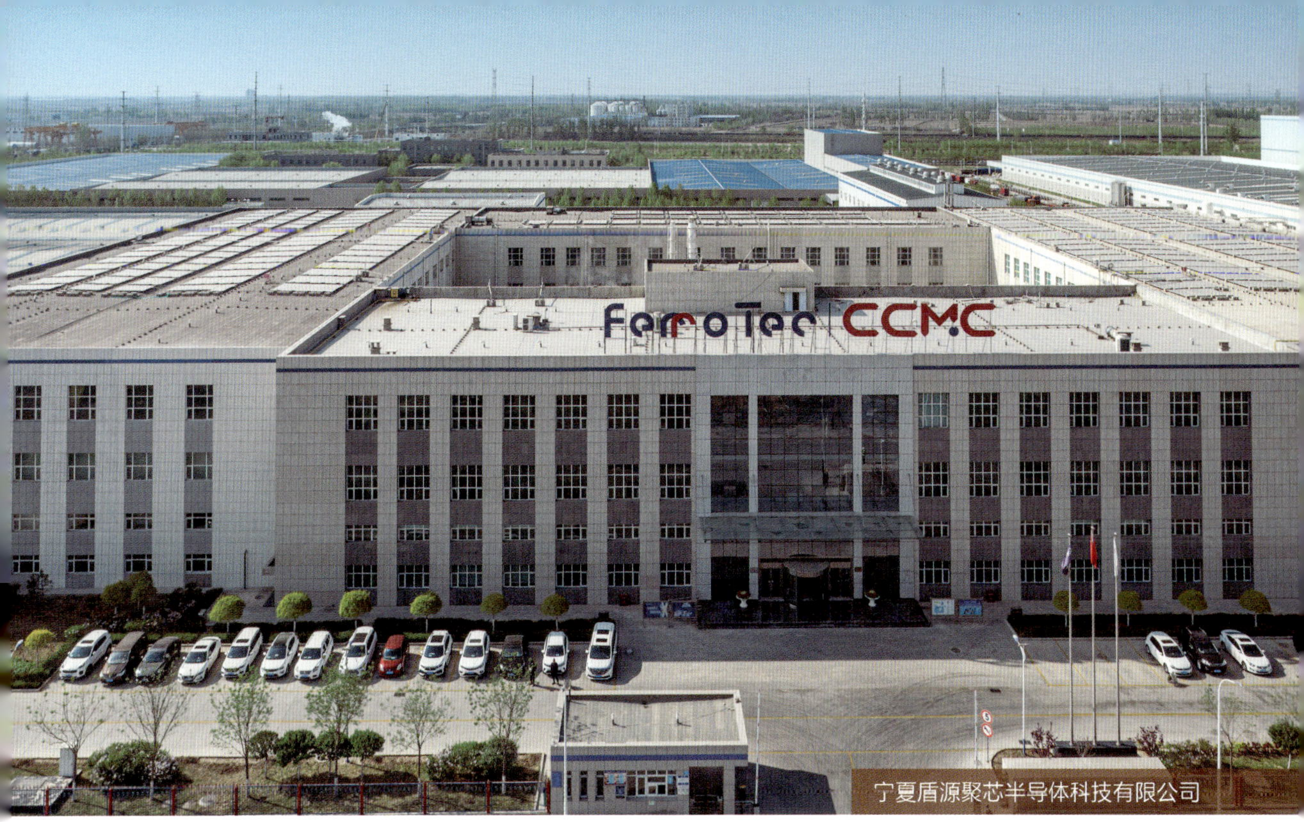

宁夏盾源聚芯半导体科技有限公司

链，多措并举，引进培育了一批国内外知名智能终端、半导体材料、云计算、互联网服务企业，推动银川市智能终端材料和半导体材料产业扩大整体规模、提升产业集聚、丰富产品种类、引领技术创新、构建绿色发展，打造智能终端材料和半导体材料生产基地。工业蓝宝石产能全国领先，依托天通银厦和鑫晶盛等头部企业，已形成8200吨蓝宝石晶体、2160万片蓝宝石晶片的生产能力，建成蓝宝石晶体生长技术工程研究中心，拥有全国领先的蓝宝石长晶技术，建成国内最大的工业蓝宝石晶棒生产基地。正在加快从长晶到切、磨、抛深加工及下游消费电子产品等智能终端应用的产业链布局。半导体材料正在加快布局，依托中欣晶圆、盾源聚芯等重点企业，形成年产480万枚6英寸、540万枚8英寸、240万枚12英寸半导体硅片和4万只半导体级石英坩埚的产能，大尺寸晶圆、半导体级石英坩埚、硅部件成为国内外芯片供应链上重要的配套产业，大尺寸硅片填补了国内空白。其他智能终端材料方兴未艾，依

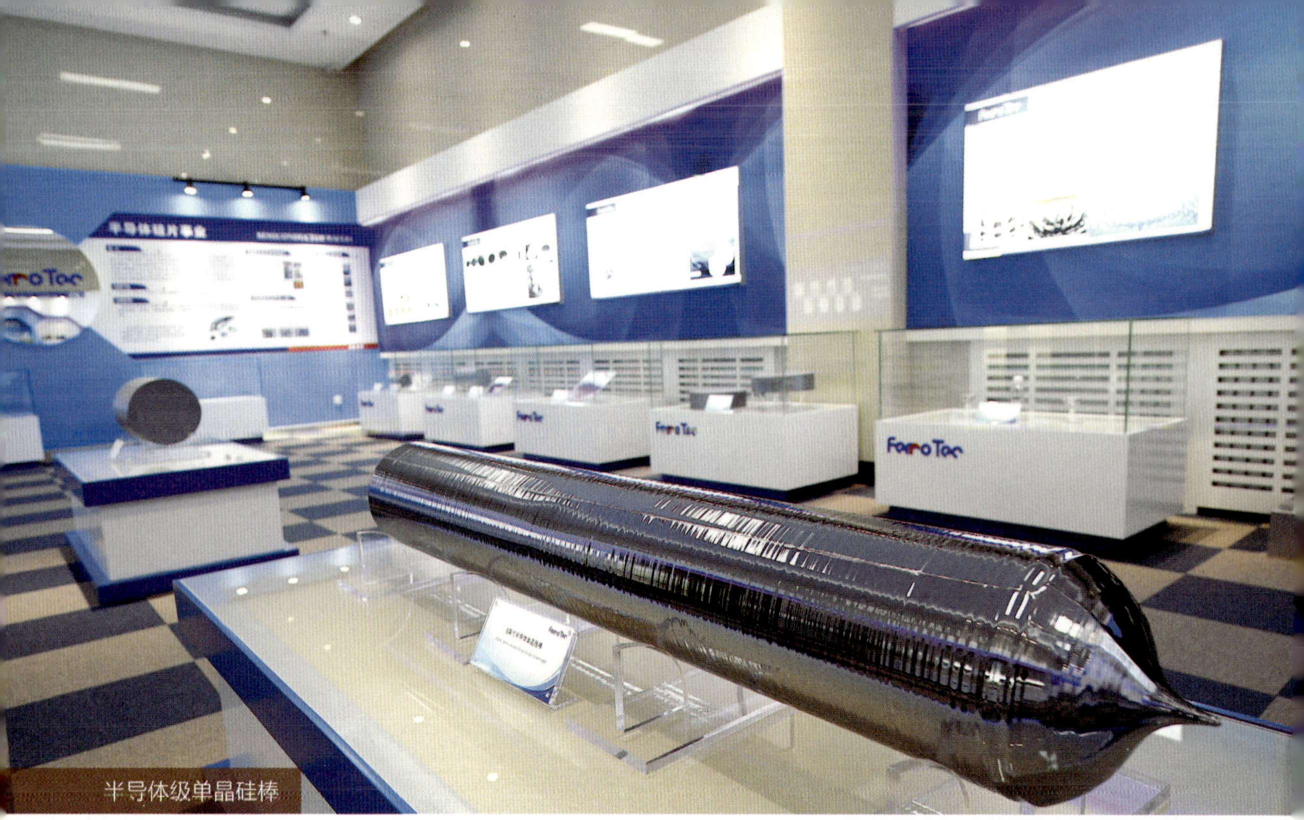

半导体级单晶硅棒

托宁夏北瓷新材料、时星科技等企业，重点布局氮化铝和氮化硅陶瓷基板及结构件等电子级陶瓷材料。正在加快建设北瓷新材料年产 430 吨氮化铝粉体、5 万片氮化铝陶瓷基板、10 万片氮化硅基板，时星科技 600 吨 / 年氮化铝粉研发生产线、200 万片 / 年高导热氮化铝陶瓷基片研发生产线等项目。宁夏储芯科技建有 2 条微组装生产线和 1 条多芯片封装线，填补了银川市在芯片封装测试领域的空白。

枸杞精深加工基地

近年来，银川市立足产业集群优势，逐步形成了以银川经开区、贺兰工业园区为中心的两翼集聚，辐射贺兰县、西夏区的枸杞产业集群，产品涵盖枸杞干果、枸杞原浆、果酱等九大类 60 余种，拥有各类枸杞精深加工生产线 79 条，鲜果加工转化率达 30%。全市枸杞种植保有面积 1.19 万亩，创建沃福百瑞、百瑞源、厚生记、杞里香等自

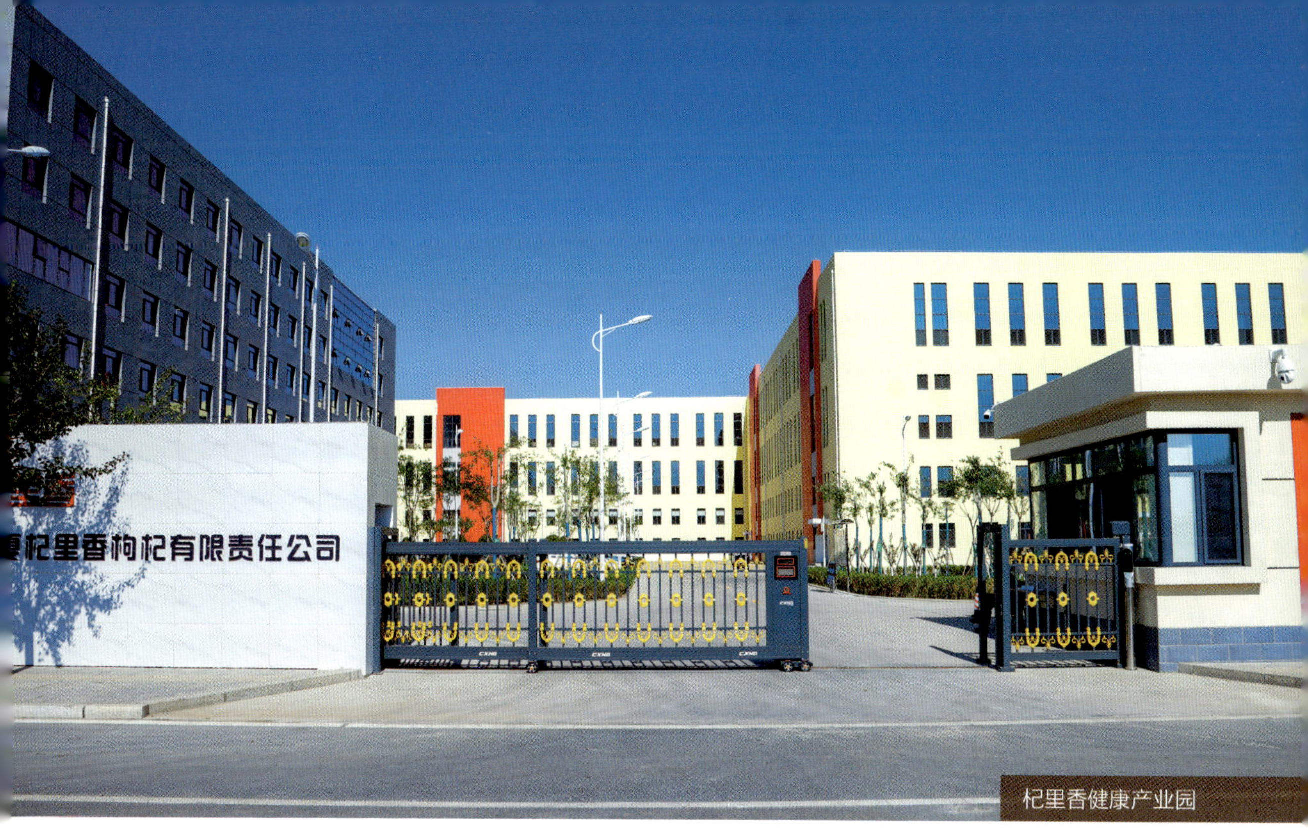

杞里香健康产业园

主品牌 30 余个。目前全市有枸杞企业 364 家，其中加工企业 92 家，流通型企业 272 家；枸杞产业规上企业 15 家；国家及自治区级龙头企业 8 家；年加工产值 1 亿元以上的企业 6 家；2022 年综合产值为 102.8 亿元。

创新研发驱动不断加速。银川市充分发挥“产业 + 院所”创新引擎，以首个“国字号”枸杞研究院挂牌为标志，现已形成省部共建枸杞工程技术研究中心、枸杞检测重点实验室、技术创新中心、院士站等科研机构 6 家。培育国家级高新技术企业、自治区级农高企业及科技小巨人企业 5 家，先后取得枸杞黄酮护肤、枸杞常温保鲜工艺、超临界二氧化碳萃取枸杞籽油生产法等 258 余项发明专利，部分科研项目已实现成果转化，枸杞酵素生产工艺处于国际领先水平。同时，“企业 + 院所”机制逐步形成，目前，全市有十余家枸杞加工企业拥有自主科研团队。

市场发展空间不断扩大。产品市场依托“互联网 +”，线上线下协同拓宽销售渠道，在全国地级以上城市建成宁夏有礼、塞上江南、红玛瑙等特色购物店、专卖店、销售专柜1000余个；以杞里香、华夏京龙等企业为代表的枸杞产品网络直播带货日渐兴旺，覆盖天猫、淘宝、京东等50余个电商平台，2022年全年完成销售额56亿元。

品牌文化效应持续放大。银川先后打造沃福百瑞、百瑞源、厚生记、杞动力等枸杞品牌20余个，其中百瑞源、厚生记、森淼品牌荣获中国驰名商标。百瑞源枸杞入选金砖国家领导人厦门会晤国宴，"宁夏枸杞"地理标志证明商标经国家知识产权局核准，结束了宁夏枸杞"只有名气，没有商标"的历史。2023年，百瑞源枸杞成为杭州亚运会官方供应商。

产业融合发展开辟新道。以全域旅游示范区建设为抓手，先后培育宁夏百瑞源枸杞博物馆、厚生记观光工厂等A级以上枸杞旅游景区6家，推出枸杞采摘体验式旅游线路12条，培育扶持银川枸杞产品名优店10家。2023年，随着百瑞源殷红子熟枸杞庄园正式投运，以产、学、研、游为一体的枸杞田园综合体为银川市枸杞精深加工基地建设探索出了一条融合发展的新赛道。

高端奶产业基地

银川市地处"黄金奶源带"，气候环境适宜，光热资源丰富，灌溉条件便利，沿黄灌区地形平坦、土壤肥沃、空气洁净、冬少严寒、夏少酷暑，是最适宜发展高端奶产业的地区之一，独特的资源禀赋为银川牛奶产业高质量发展奠定了坚实的基础。

近年来，银川市聚焦牛奶产业，着力建设"高端奶产业基地"，在转型升级中做大做强，在高端、高质、高效上实现了新的转变。一是生

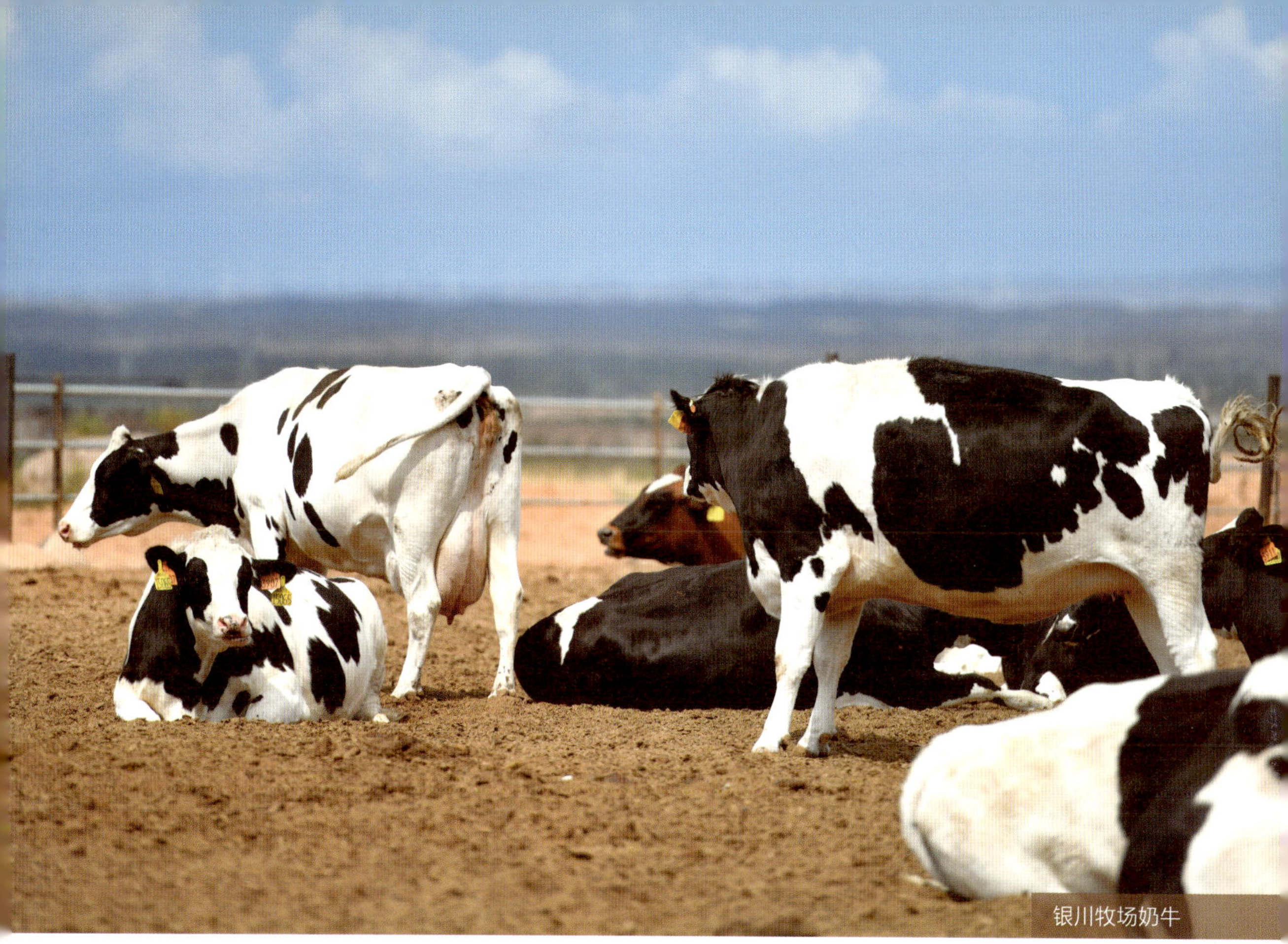
银川牧场奶牛

产能力显著提升。奶产业持续快速发展，奶牛存栏量、生鲜乳产量呈现快速增长态势。截至 2023 年上半年，奶牛存栏量为 29.75 万头，同比增长 14.4%；生鲜乳产量为 71.89 万吨，同比增长 23.84%。单产水平和乳品品质跻身全国乃至世界第一梯队，成母牛单产达到 9600 千克（高出全国水平 400 千克），生鲜乳平均乳脂率为 3.9%（高出国标 0.8%），乳蛋白率为 3.3%（高出国标 0.35%），体细胞数低于 20 万 / 毫升（国标为低于 100 万 / 毫升），生鲜乳抽检合格率连续 10 年保持 100%，质量达到欧美标准。二是养殖水平逐步规范。银川市聚焦品种良种化、养殖设施化、生产规范化、粪污无害化、防疫制度化、管理智能化，通过外引内培，建有“品种优、技术优、管理优、品质优、价格优”的标准化奶牛养殖场 115 家，规模养殖场（存栏 200 头以上）113 家，规

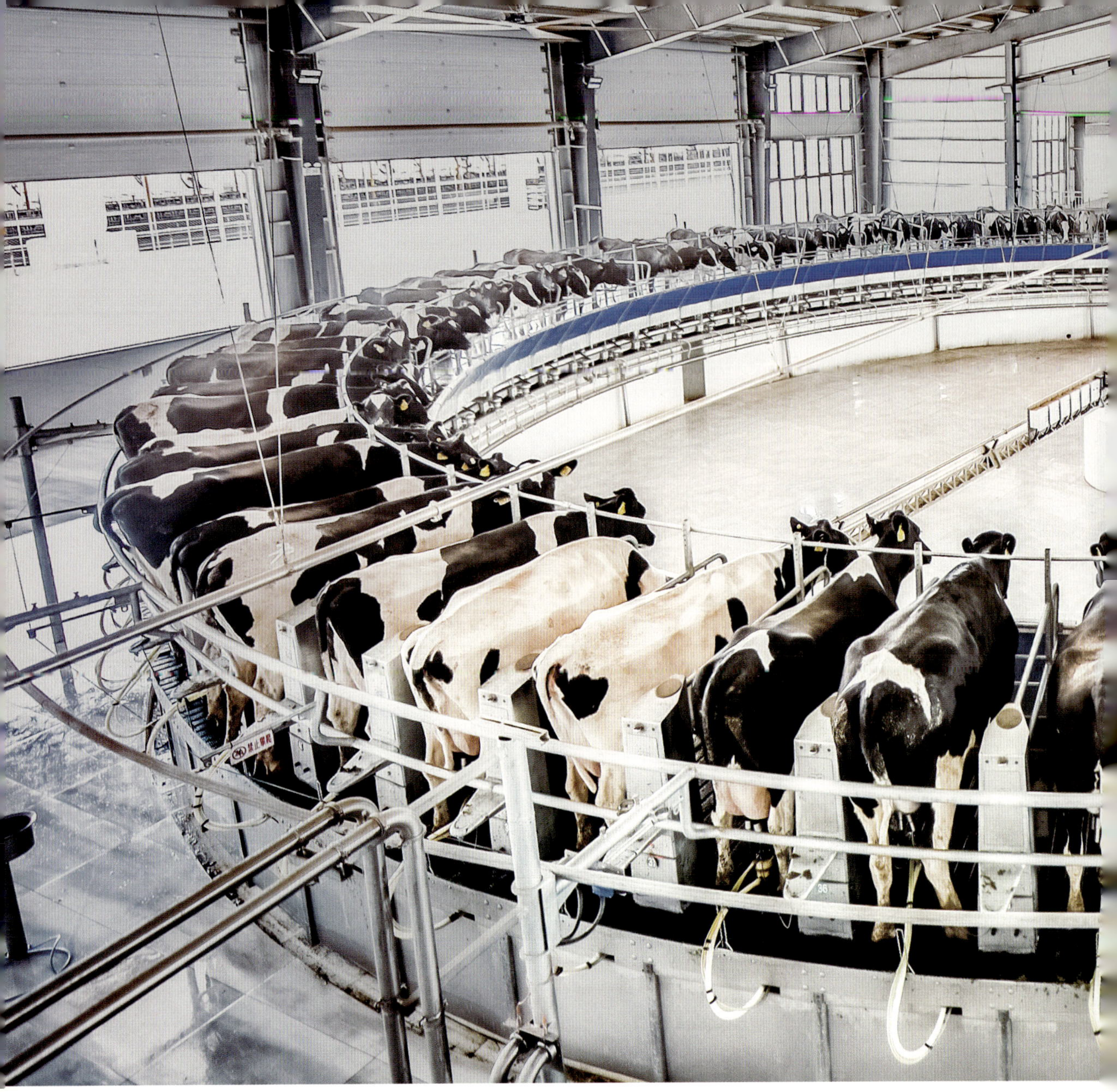

模化率在98%以上，高于全国平均水平30%。建成国家级畜禽养殖标准化示范场4家、自治区级13家。规模养殖场奶牛良种化率、机械化挤奶率、青贮饲喂率、粪污处理设施设备配套率均达到100%。三是加工方式快速转变。银川市将精深加工作为奶产业高质量发展的金钥匙，积极推进奶产业从单一、低附加值的初加工向系列化、精深加工转变。全球单体最大液体奶工厂蒙牛乳业宁夏工厂正式落成投产，该工厂全

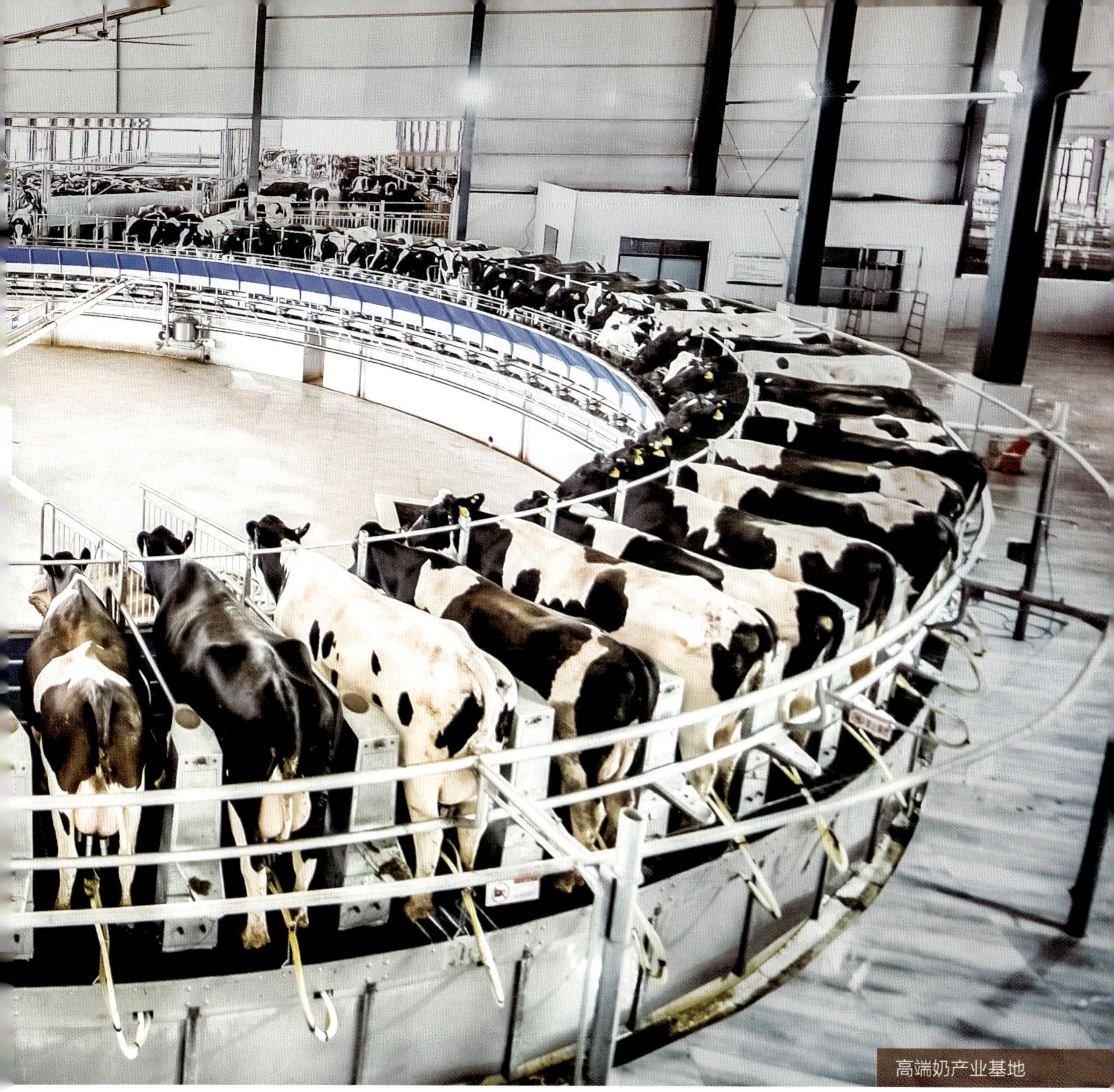

高端奶产业基地

面投产后可实现“三个一百”，即100人创造100万吨年产量、100亿元年产值，助力中国乳业抢占全球乳业智能制造世界级高地。“宁垦牧场”A2β—酪蛋白鲜牛奶项目、金河塞尚乳业300吨厚乳等特色乳制品加工提升改造项目建成投产。乳制品加工初步形成了以龙头企业蒙牛为引领，塞尚金河、北方乳业等8家“银字号”企业为基础的高端奶产业发展新格局。

能源转型示范基地

近年来，银川市抢抓“双碳”战略和宁夏建设国家首个新能源综合示范区机遇，对标对表自治区“六新六特六优”产业布局，立足煤炭和风光资源，聚焦光伏、风电、储能等重点能源领域，加快调整能源结构，推动传统能源转型升级。

煤电新能源协同发展。加快永利电厂等灵活性调节燃煤机组建设，实施国能灵武电厂、银川热电厂等重点火力发电机组节能降碳改造、供热改造、灵活性改造，实现煤电机组深度调峰安全应用，全市（含宁东）统调燃煤电厂装机容量 1805 万千瓦。随着国家第一批 300 万千瓦“沙戈荒”光伏基地并网，截至 2023 年年底，银川市光伏、风电项目装机容量达 784.7 万千瓦，同比增长 37%；新能源发电量达 114.24 亿千瓦时，同比增长 40.0%。

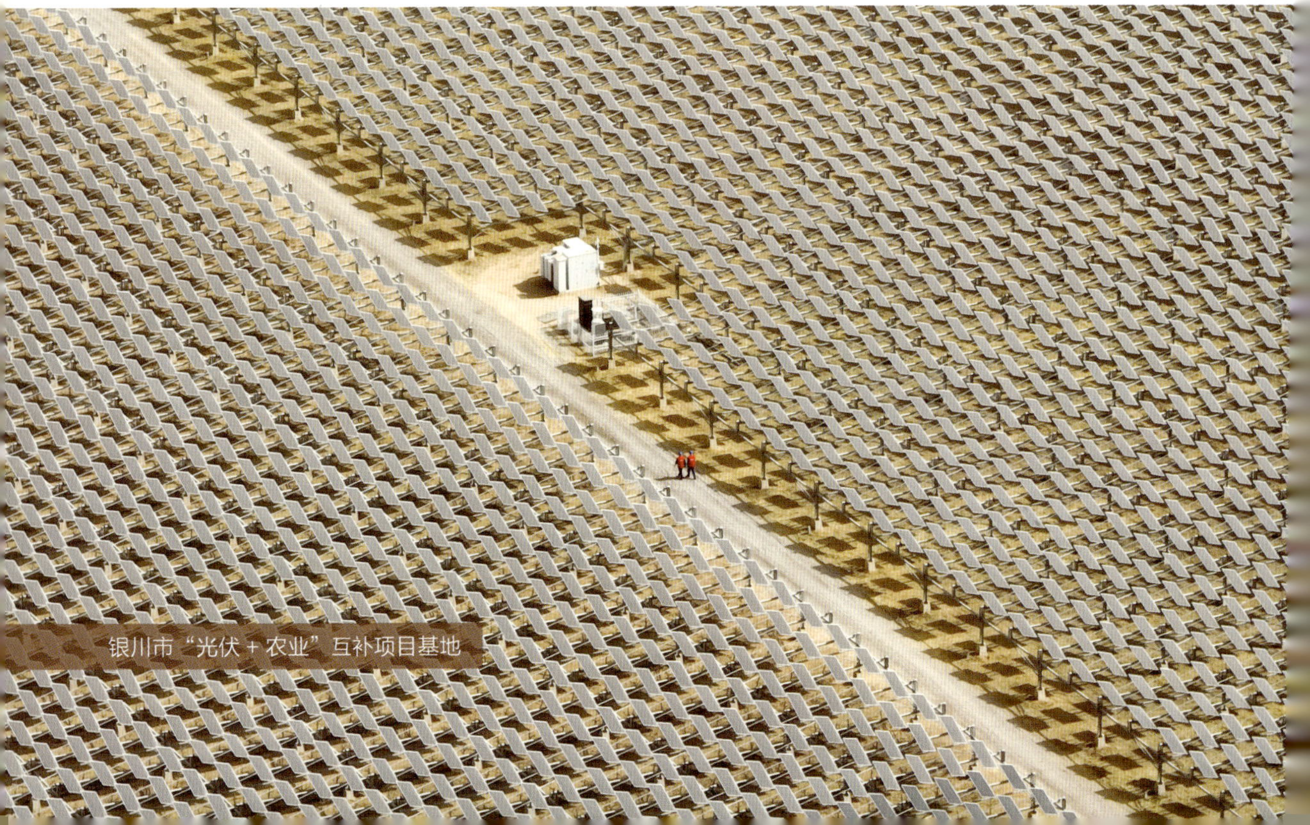

银川市“光伏 + 农业”互补项目基地

绿电创新应用积极推广。国能灵武电厂飞轮储能是国内首个、全球单体储电量最大和单体功率最大的全容量“飞轮储能 + 火电联合调频”项目。华电共享储能电站项目一期、宁夏电投青龙山共享储能项目一期、苏银产业园锦阳绿储共计 262 兆瓦 /524 兆瓦时共享储能项目并网运行，约占全区已投运并网储能规模（2150 兆瓦 /4300 兆瓦时）的 12.18%。共建成新能源电动汽车公用充电站 328 座、充电桩 3794 个。

新能源制造业发展迅猛。引进隆基、中环、银星能源、威力传动、宝丰昱能、汉尧科技等龙头企业，达到 110 吉瓦拉棒、45 吉瓦切片、15 吉瓦电池、1200 套风机塔筒的生产能力，拥有光伏硅 2 个自治区级重点实验室、6 家自治区级以上研发平台。初步形成了从单晶硅到光伏发电应用、从风机塔筒制造到风电设备集成组装、从电池正负极材料到储能电池全产业链的发展格局。

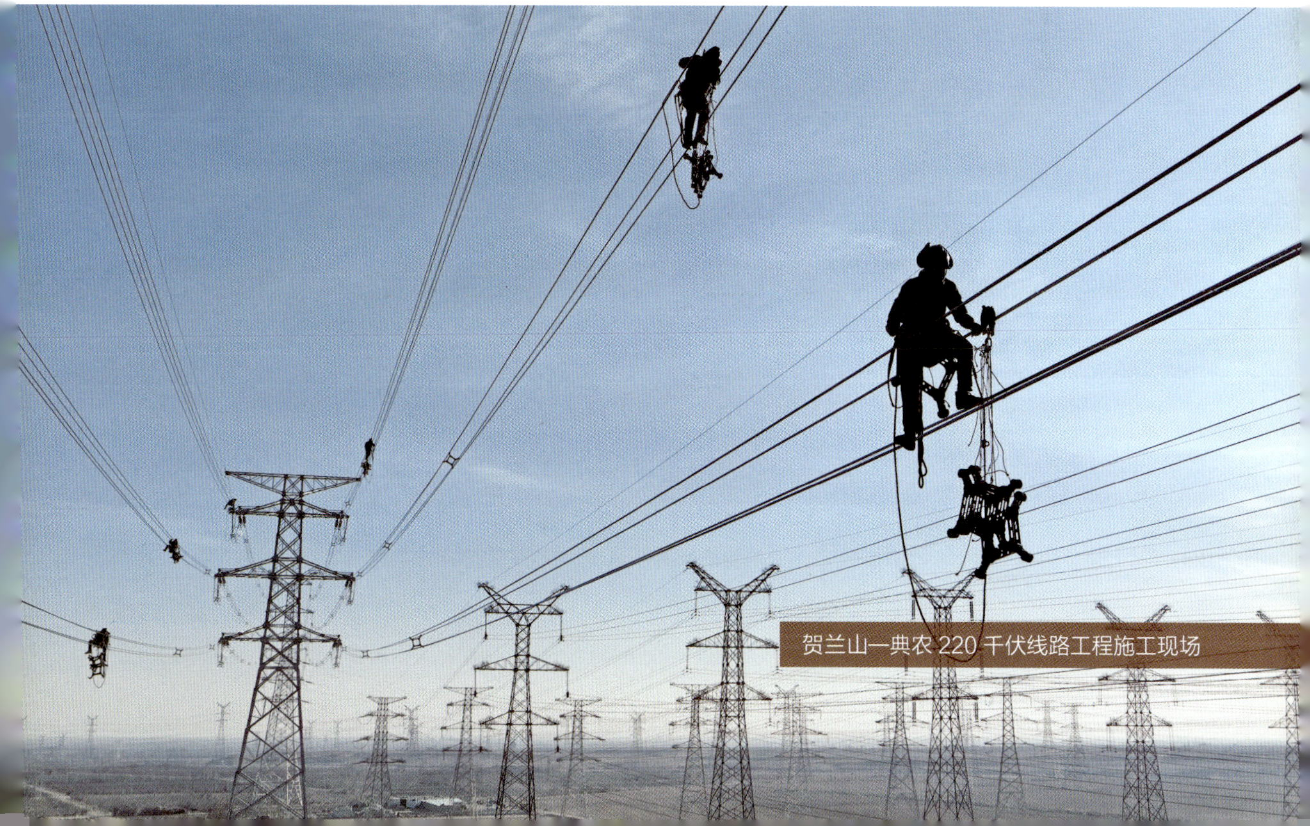

贺兰山—典农 220 千伏线路工程施工现场

产业园区

银川经济技术开发区

银川经济技术开发区是2001年经国务院批准设立的国家级开发区，规划面积近60平方千米，建成区面积约44平方千米，现有各类企业9800多家，其中工业企业345家，规上工业企业106家，累计培育国家高新技术企业117家，专精特新企业百余家，国家及自治区级研发创新平台145个，规上工业企业研究与试验发展（R&D）投入强度达3.5%，是银川市经济发展的“主战场”和“排头兵”，先后获得“国家新型工业化产业示范基地”“国家级双创示范基地”“国家级绿色工业园区”“国家外贸转型升级基地”等荣誉。2022年完成工业总产值725亿元，同比增长45%，工业增加值同比增长25%以上，固定资产投资同比增长26%；综合考评位列全国230家国家级经济技术开发区第69名，居西部47家开发区第7位，国家孵化器、众创空间数量居全国经济技术开发区第21位，万人发明专利拥有量排名第13位，实现了两年经济总量翻番、再造一个经济技术开发区的跨越式发展。

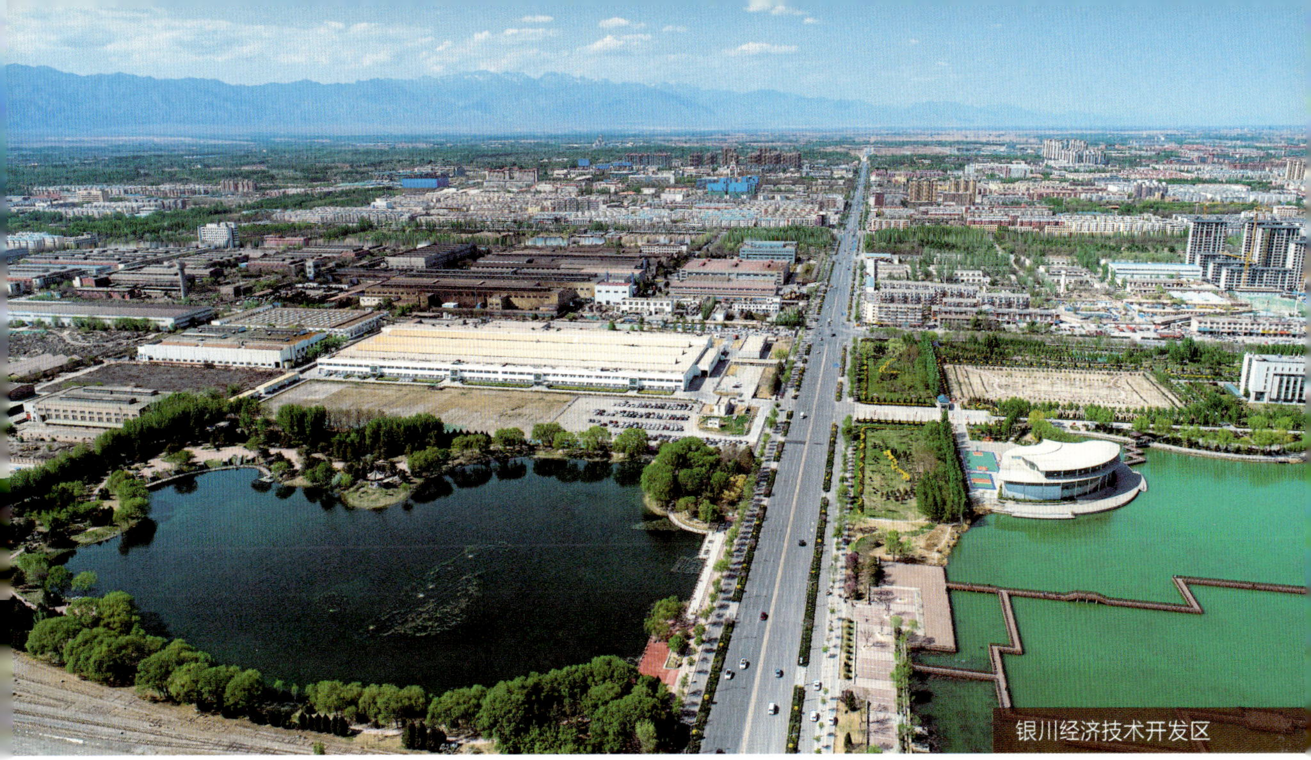

银川经济技术开发区围绕“双碳”目标，抢抓“东数西算”机遇，已形成以新材料、高端装备制造、大健康和数字经济、现代物流为主的“3+2”现代产业体系。新材料产业现有规上企业23家，已建成全球单体规模最大的单晶硅棒和工业蓝宝石生产基地，形成了在全国具有一定影响力的光伏材料生产基地，“中国新硅都”名片愈加靓丽。高端装备制造产业现有规上企业50家，以共享智能装备为龙头的智能铸造领跑全国，威力传动获“国家科学技术进步奖”、小牛自动化填补国内空白，以小巨人为代表的数控机床西部领先，科技创新助力银川的“大国重器”品牌更加亮眼。大健康产业现有规上企业18家，蒙牛、沃福百瑞、北京同仁堂、龙谕等龙头企业引领高端精深加工，助力银川市建设国内有影响力的绿色食品生产加工基地。数字经济产业立足算力枢纽节点，中电算力、梦驼铃等数字平台实现算网融合、算力赋能，数字领域和算力产业新成果显著。现代物流产业抢抓“商贸服务型国家物流枢纽”建设机遇，以海铁联运、多式联运和中欧班列通道，搭建开放高效的物流平台和区域物流中心。

银川综合保税区

银川综合保税区是宁夏建设内陆开放型经济试验区的重要平台，于 2012 年 9 月 10 日由国务院批准设立。该保税区东临银西高铁，北接银川河东国际机场，西连银昆高速，南靠太中银铁路，实际管理范围 6.1 平方千米（批复规划围网内面积 4 平方千米、网外代管区域 2.1 平

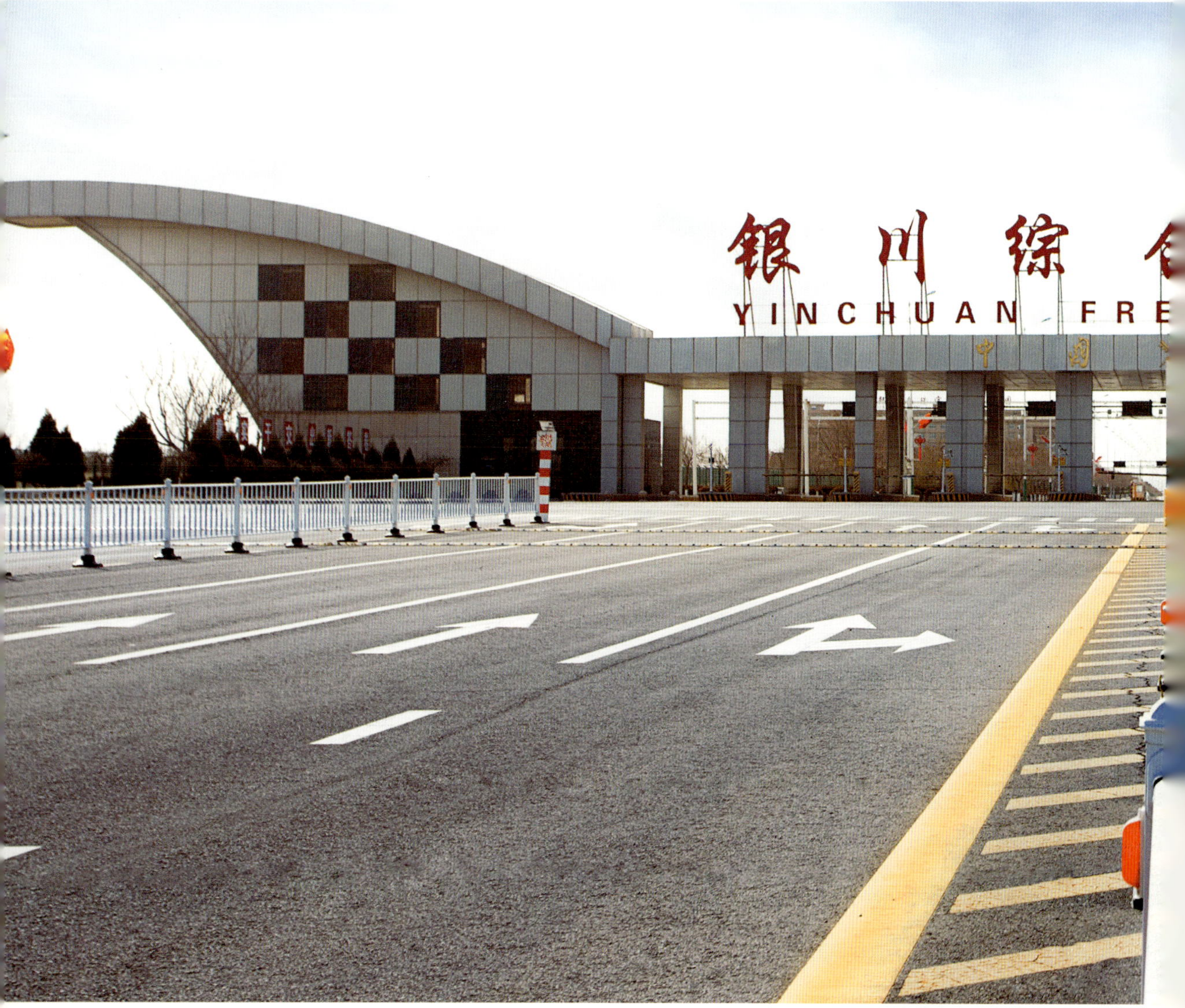

方千米），可用土地面积约 6 平方千米。

封关运营以来，银川综合保税区紧扣“引领全区、面向全国、融入世界”的总体定位，坚持以“扩大开放功能、创新联动发展”为主线，全面深化对外开放合作，形成区域特色鲜明、内外开放联动、贸易便利化程度高的对外开放新平台。累计实现进出口贸易额 757.15 亿元，

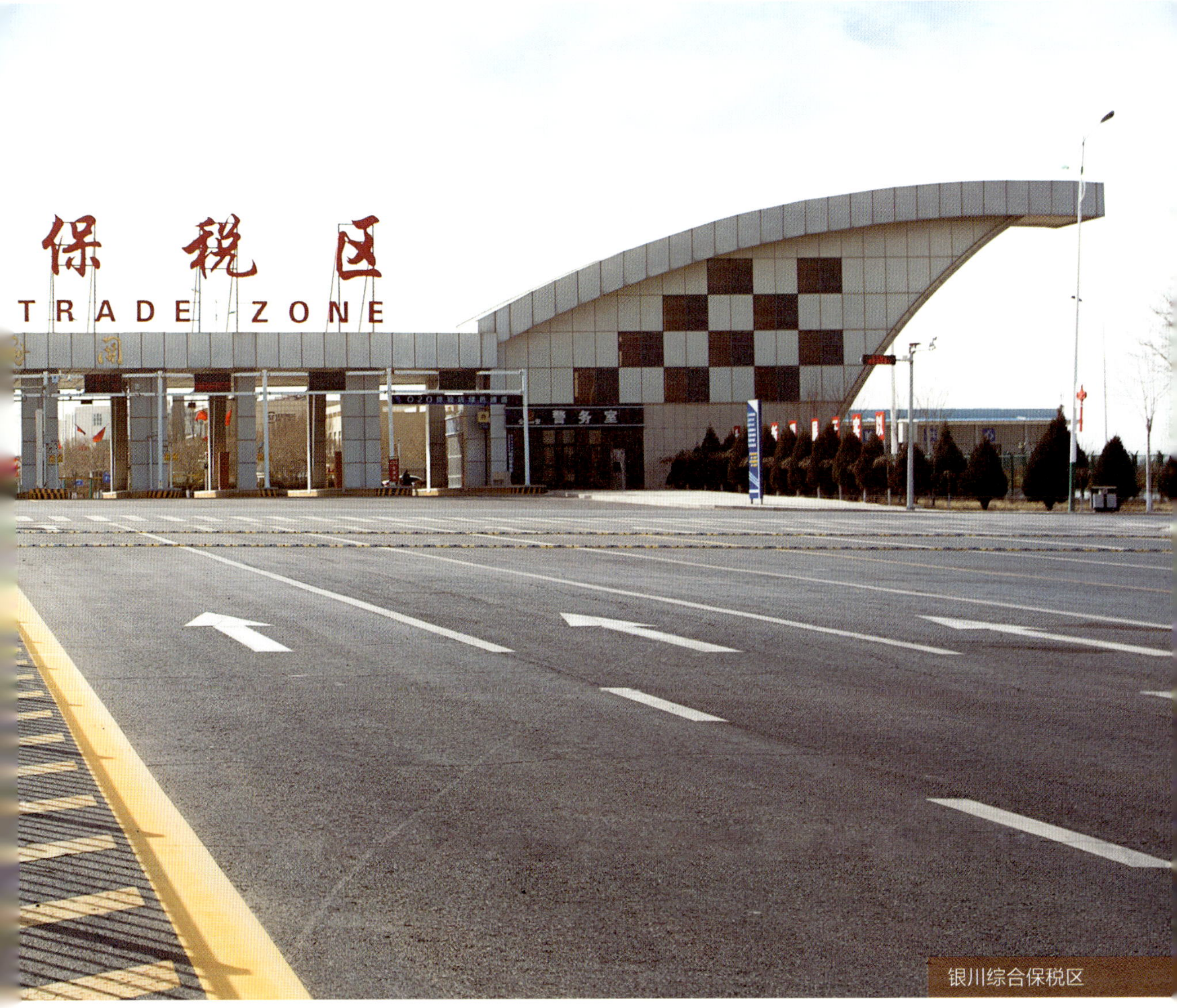

银川综合保税区

招商引资到位资金62.44亿元，外贸加工企业累计上缴关税超5亿元，缴纳地方税3618万元。

近年来，银川综合保税区利用保税加工、保税物流、保税服务的功能定位和“先行先试”的政策优势，充分发挥开放引领和辐射带动两大作用，重点发展大宗农产品进出口加工、绿色食品、电子信息、跨境电商以及其他新业态等产业，全面提升商业配套服务、开放政策辐射和开放型经济服务水平，着力推动建设面向“一带一路”国家的国际货物集疏运中转基地、西北有一定影响力的保税加工与保税物流基地和辐射宁夏全域的外贸综合服务平台。

苏银产业园

苏银产业园是江苏、宁夏两省区，苏州、银川两地市践行区域协调发展战略，探索东西部优势互补、协调发展合作共建的产业园区。苏银产业园于2018年11月开园，2019年1月获批成为自治区级高新技术产业开发区。园区按照“东西合作、政府主导、市场化运营”的原则统一规划、分期开发，规划总面积为53平方千米，包括景城、横城两个片区。

苏银产业园积极学习借鉴苏州工业园区先进理念和成功经验，设立“一级财政、一级金库”，实现“充分授权，独立运作”。自治区党委、政府出台《关于加快苏银产业园开发建设的若干意见》，为园区长远发展打下坚实政策基础。成功搭建“1+1+N”规划体系，为园区高质量发展夯实地基。

近年来，园区累计签约项目116个，总投资550.4亿元，来自中东部的项目占比超过60%。累计新增国家级高新技术企业4家、规上企业14家、新投产企业24个。规模以上工业总产值年均增长17%，固定资

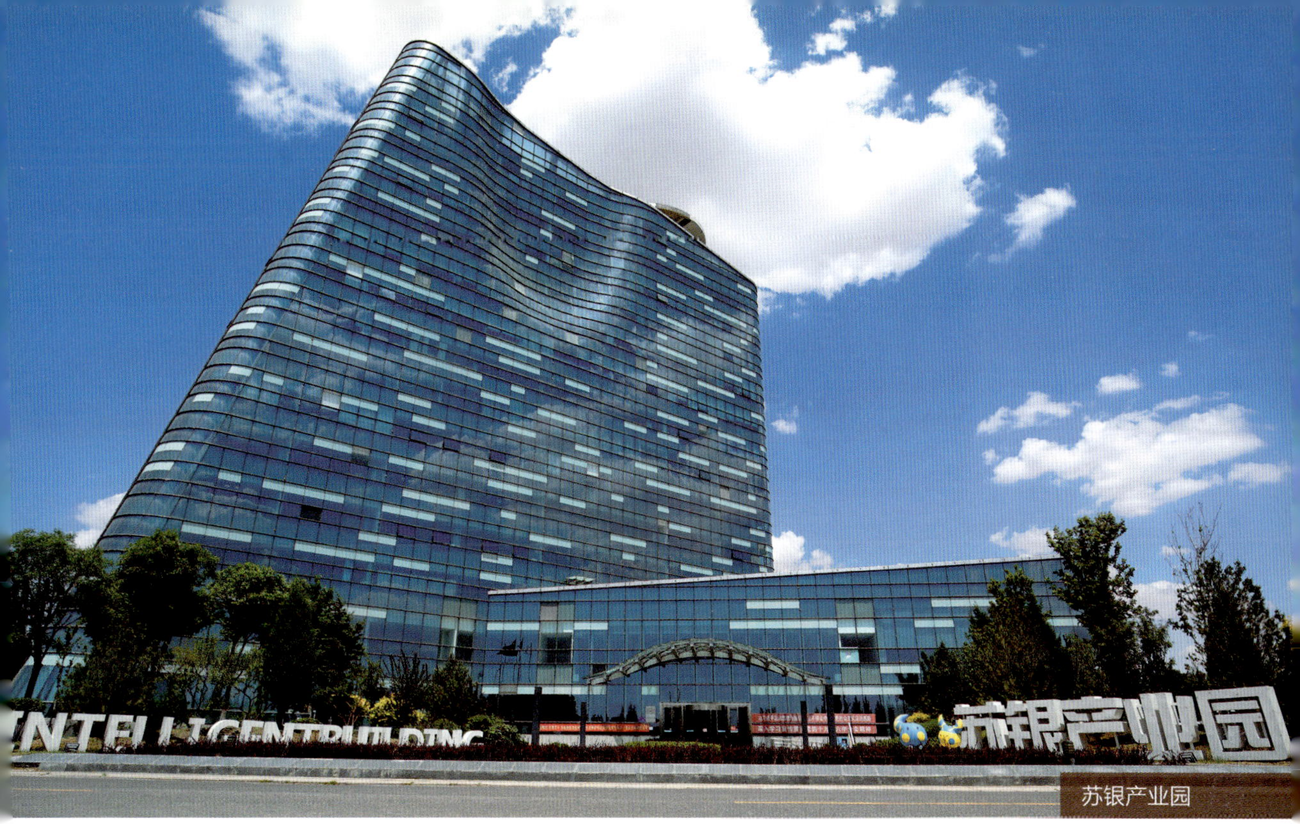

苏银产业园

产投资年均增长 89%，全口径税收年均增长 32%，招商引资到位资金年均增长 4.7 倍，主要指标快速增长，发展势头日趋强劲。

近年来，园区紧紧围绕自治区“六新六特六优”产业和银川市“三新”产业、“三都五基地”建设目标，聚力发展新能源新材料、医疗健康和装备制造等产业。重点发展锂离子、钠离子、液流电池组装生产及光伏电池、组件生产和循环利用，着力构建储能电池制造产业链，培育新能源产业集群。依托欧美同学会银川海归小镇，构建医疗器械、生物医药、保健品研发生产产业格局，2022 年国家健康医疗大数据研究院落户小镇。2023 年，园区被批准为“海智计划”工作基地。

园区坚决落实“创新发展引领市”工作部署，全面优化创新环境，强化企业创新主体地位，R&D 投入强度逐年增长。截至目前，全区第一个新能源汽车智能充换电高端装备制造项目落地投产，造出全区第一块磷酸铁锂储能电池，建成全区第一个药物和医疗器械 CDMO 平台，获发全区第一张药品上市许可持有人《药品生产许可证》，建成并网全市第一座电化学共享储能电站。2023 年获批“绿电园区”。

未来，苏银产业园将积极推动东西部产业协作，锚定“银川市经济发展新增长极”建设目标，着力开展“产业建链、园区改革、科技提升”攻坚行动，向建设“高新技术产业及研发集聚区、东西部合作共建示范区、产城融合发展示范区、智慧园区先行区”迈出坚实步伐。

银川高新技术产业开发区

银川高新技术产业开发区（以下简称银川高新区）的前身是宁夏灵武羊绒产业园区，是一个以羊绒制品精深加工为主的特色产业基地，始建于 2003 年 4 月，2006 年 3 月被自治区人民政府批准为自治区级工业园区，2010 年 11 月被国务院批准升级为国家级高新技术产业开发区。2018 年，自治区全面启动了开发区整合优化和改革创新工作，对银川高新区实施整合优化，将灵武市再生资源循环经济示范区整体并入银川高新区，将灵武临港产业园作为产业区块纳入银川高新区统一建设管理。

银川高新区核心区已形成以现代纺织、循环制造、绿色食品三个主导产业和数字经济、新材料、新能源为主导的“3+X”现代产业体系，入园企业 552 家，其中规上企业 28 家。经过多年发展，现代纺织产业实现了由初加工向精深加工、初级产品向高端产品、贴牌产品向自主品牌、松散型经营向产业集群发展的“四个转变”，形成了集羊绒分梳、绒条、纺纱、制衫、面料为一体的完整产业链，赢得了“世界羊绒看中国、精品羊绒在灵武”的美誉。银川高新区先后被国家有关部委授予“中国精品羊绒产业名城”“中国灵武国际精品羊绒之都”等称

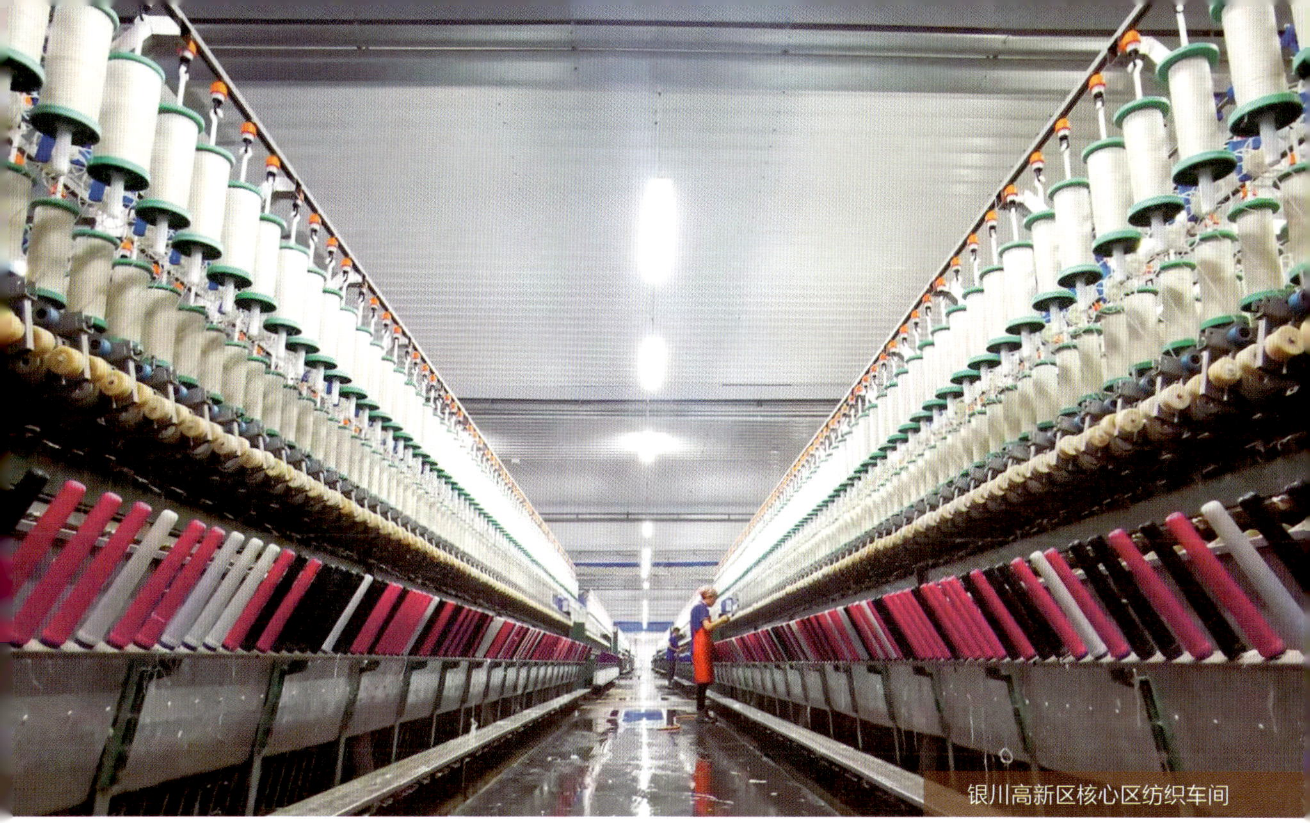

银川高新区核心区纺织车间

号，并被列入中国纺织产业集群试点地区。循环制造产业已规划形成再生资源回收集散、再生有色金属资源化利用、电子废弃物资源化利用、报废汽车拆解再利用、再生非金属资源化利用和陆港物流产业为主的“5+1”产业体系，建立覆盖周边10余省区的1100多个回收网点，产能2000万吨，年回收处理各类废旧资源量约280万吨。银川高新区是西北地区及周边省市重要的报废汽车拆解、废旧物资回收、有色金属加工集散地和聚集中心，被国家发展改革委、财政部确定为国家“城市矿产”示范基地、“国家绿色园区”和“国家绿色产业示范基地”。绿色食品加工产业立足“黄金奶源带”区位优势，聚焦打造“高端奶之乡”目标，重点发展奶制品、航空高铁食品及牛羊肉、特色农产品精深加工等新食品产业。抢抓新能源、新材料产业发展机遇，规划建设马家滩新材料产业基地，积极引进昆工年产2000万kVAh新型铅炭储能电池项目，逐步打造储能电池产业链。

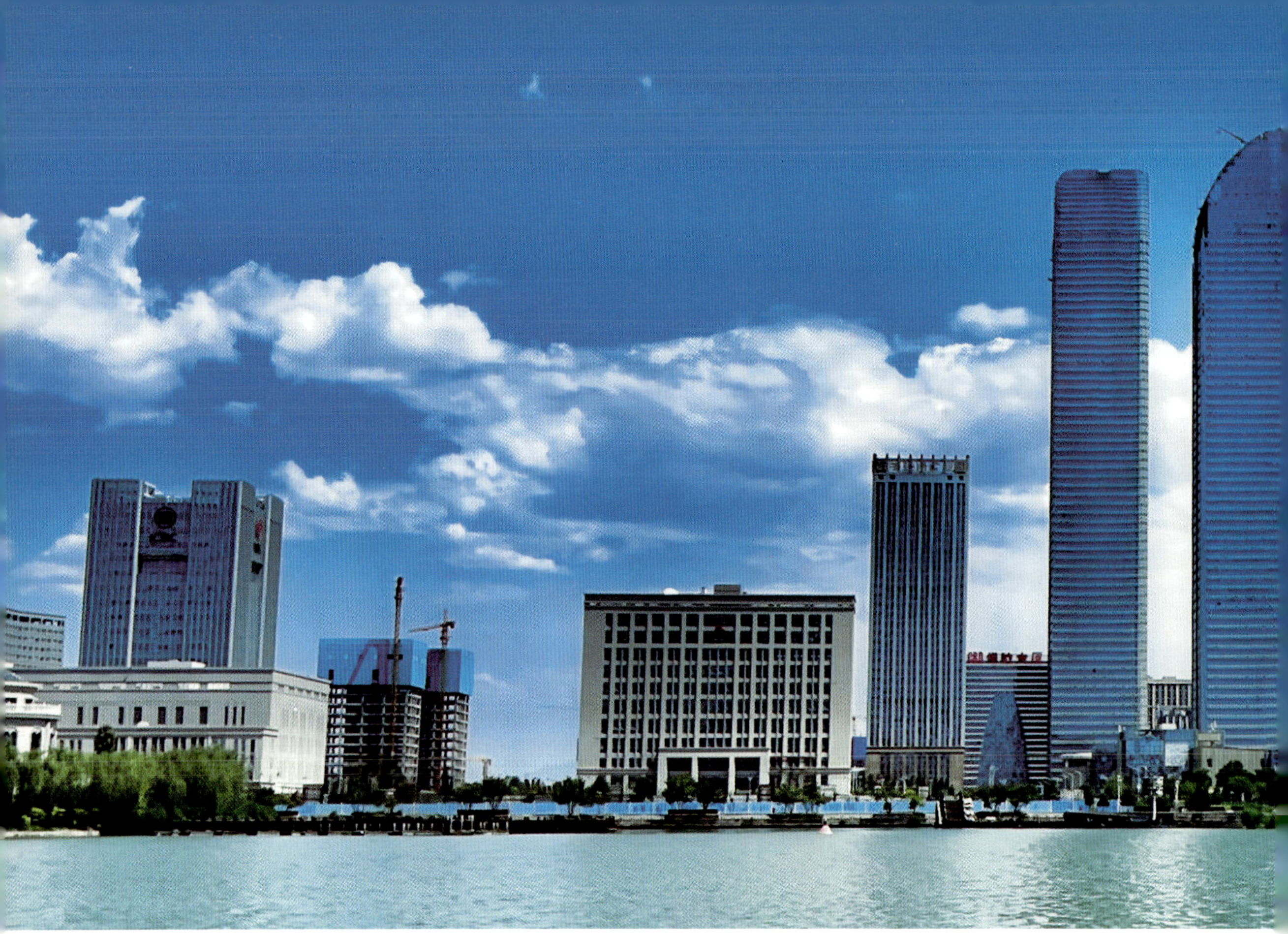

银川阅海湾中央商务区

银川阅海湾中央商务区作为全区首批现代服务业集聚园区，形成了以数字经济、现代金融、区域总部、高新技术等为主导的产业体系，助力园区提前实现了百亿级产值目标。2022年园区实现税收13.4亿元，同比增长79%；“四上企业”完成营业收入163.8亿元，增速2.4%；招商引资到位资金37.2亿元，同比增长4.4%；完成固定资产投资6.3亿元，同比增长48.3%。

经过多年发展，银川阅海湾中央商务区产业集聚力、人才吸附力和综合影响力不断增强。围绕“六新六特六优”产业推进以商招商、市场化招商、平台招商、网络招商等多种招商方式，抢抓“东数西算”全国一体化宁夏枢纽战略机遇，依托楼宇资源禀赋，全力培育数字经济新产业、新业

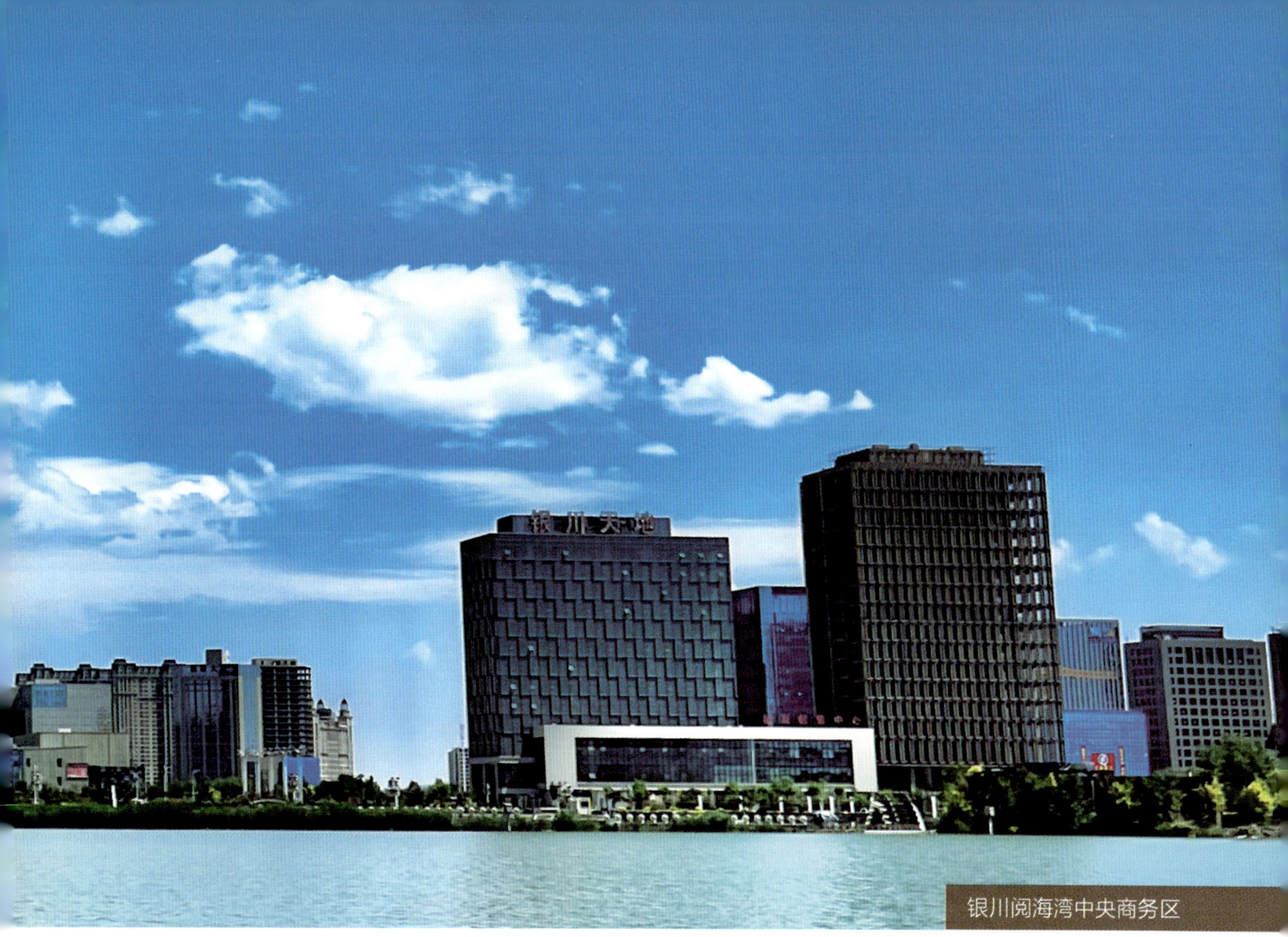

银川阅海湾中央商务区

态，获批中国楼宇经济标杆商务区、自治区现代服务业聚集区、自治区数字经济产业园、杭州长三角飞地园区、中国科协海智基地，跻身中国商务区综合实力20强，数字经济产业聚集效应持续增强，引领园区经济高质量发展。完善园区跨境电商贸易服务平台，充分发挥中国（宁夏）—蒙古国大宗商品跨境交易直通平台带动作用，承办蒙煤入宁经贸洽谈会，带动周边地区对俄罗斯大宗商品的进口，已成为宁夏联通"一带一路"沿线国家大宗商品交易和深化中蒙两国经贸合作的重要渠道和平台。与马来西亚宁夏国际总商会签订战略合作协议，利用电商平台，促进两国之间的贸易往来；谷道外贸牛与新加坡企业合作共建宁夏销售中心，帮助宁夏企业拓展海外市场，对接宁夏与新加坡以及东南亚的市场资源，不断助力商务区内跨境贸易企业做大做强，扩大国际"朋友圈"。

银川新型工业化产业示范基地分布示意图

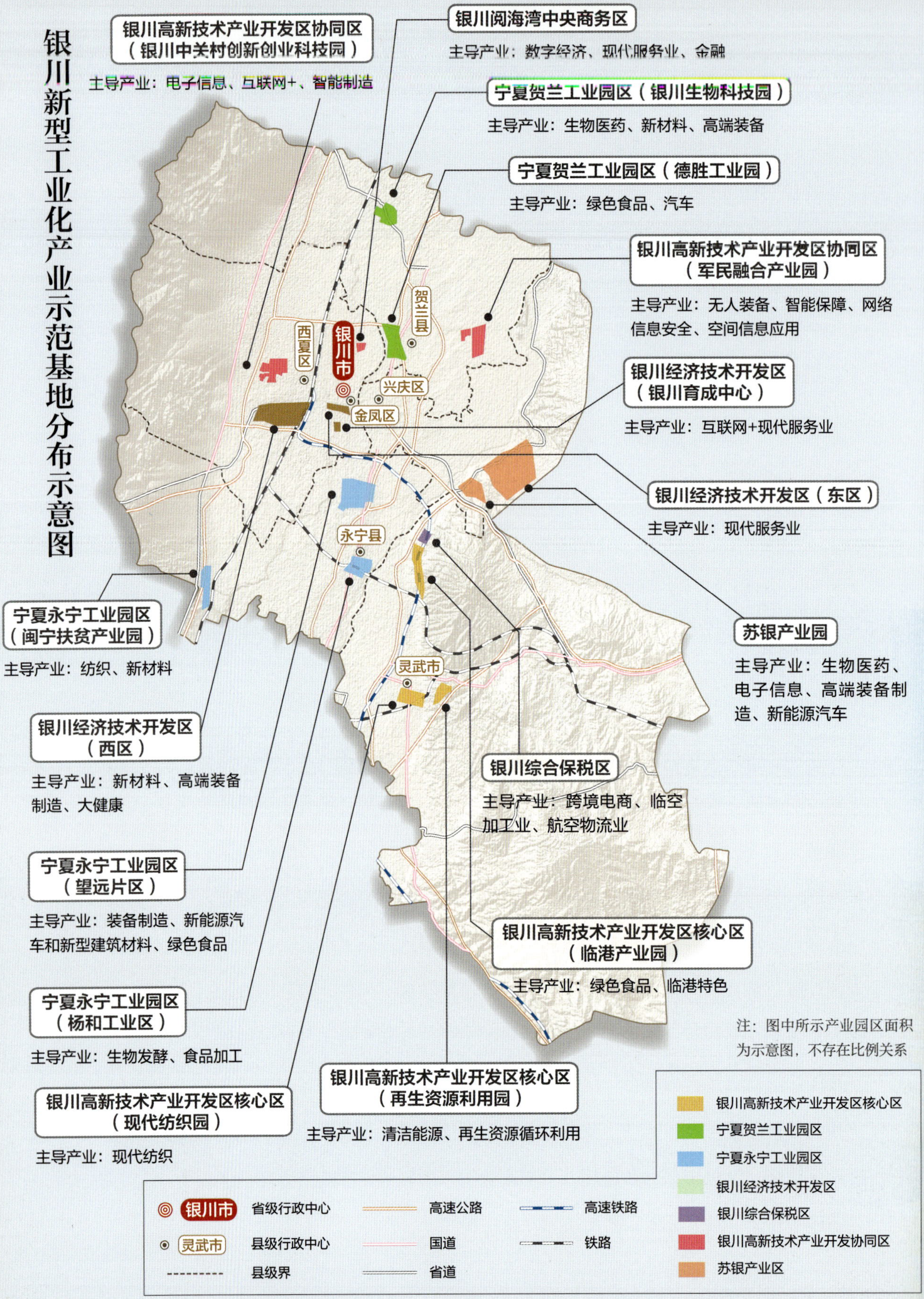

银川中关村创新创业科技园

2017年，银川市与北京中关村发展集团达成战略合作，共同建设银川中关村创新创业科技园。银川中关村创新创业科技园聚力发展“电子信息、智能制造、‘互联网＋’”产业，布局“一中心、一基地”，着力打造百亿级互联网数字经济特色园区。创新中心以打造中关村—银川协同创新示范区为目标，搭建“公共服务、产业支撑、技术研发”三大类创新服务平台，聚集了一批新一代信息技术、“互联网＋医疗健康”、跨境电商、数字治水、检验检测、智能制造等创新型企业，构建起科技、产业、服务、人才、资金等全要素聚合的创新创业生态系统，推动

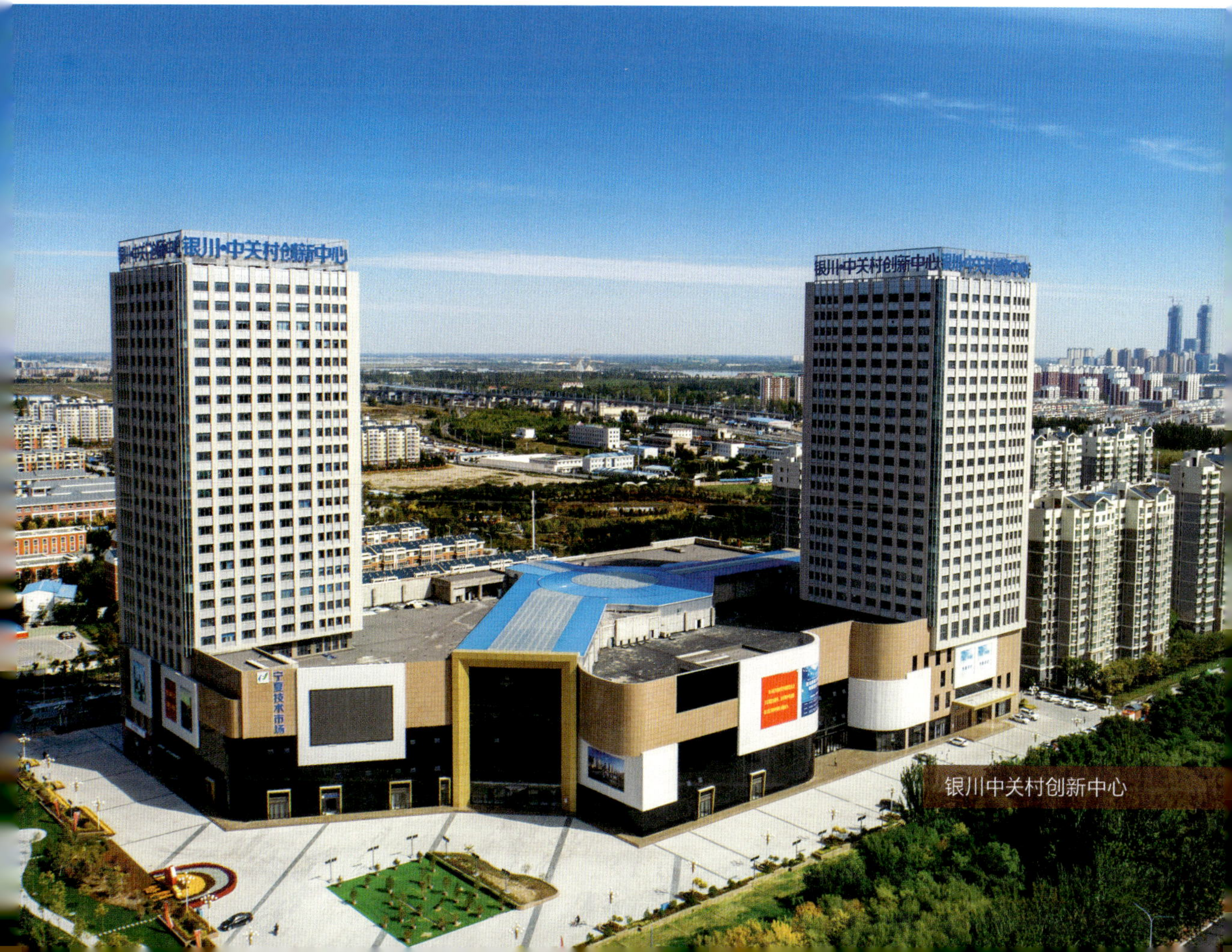

银川中关村创新中心

产业发展和项目合作从一中心向一基地集聚。产业基地聚集以科技研发、成果转化、智能制造为主的产业类项目，已先后引进中建材互联网产业园数据中心、杞里香枸杞健康产业园、大连科德数控机床等项目，成为“产业集聚＋平台应用＋人才培养＋环境支撑”的产业新高地。

银川中关村创新创业科技园先后引入80多家“互联网＋医疗健康”企业，产业集聚效应不断凸显。中建材工业互联网产业园落户园区，大数据中心项目开工建设。园区聚焦黄河流域生态保护和高质量发展先行区建设，发挥宁夏水治理先行先试的实践优势、银川市创业创新的平台优势和清华大学综合学科的研究优势，打造“研究院＋试验区＋产业园”创新模式，推进宁夏水联网数字治水产业园加快建设，形成了城乡供水、水利“放管服”、数字灌区等多项创新典型。银川中关村创新创业科技园先后获评国家小型微型企业创业创新示范基地、国家级科技企业孵化器、自治区电子商务示范基地、自治区数字经济示范园区、自治区数字经济“飞地园区”、自治区双创示范基地、自治区级科技企业孵化器、自治区小微企业创业创新示范基地和银川市创业孵化示范基地。

宁夏永宁工业园区

宁夏永宁工业园区始建于1997年，2006年3月经宁夏回族自治区人民政府批准为自治区级工业园区，是自治区循环经济试点园区、银川市重要工业基地，规划控制面积约为26平方千米。

宁夏永宁工业园区位于银川市区南部，南距永宁县城12千米，北距银川市市区8千米，东靠黄河，西邻征沙渠农牧业开发区。园区距银川河东机场仅12千米，109国道呈南北向穿越园区，京藏高速公路和银川城市南环高速分别在园区东侧和北侧通过并有出入口与园区相连，银西高铁也从园区内通过，园区通过空铁交通能够快速对接全国主要城市，交通十分便利。

2022 年，银川市明确园区的主导产业为生物产业和新型建筑材料及装饰材料、新材料和现代商贸物流业。截至 2022 年年底，园区共有 414 家工业企业，其中规上企业 52 家、银川市重点企业 2 家、国家高新技术企业 15 家、国家级孵化器 1 家、国家科技型中小企业 7 家、自

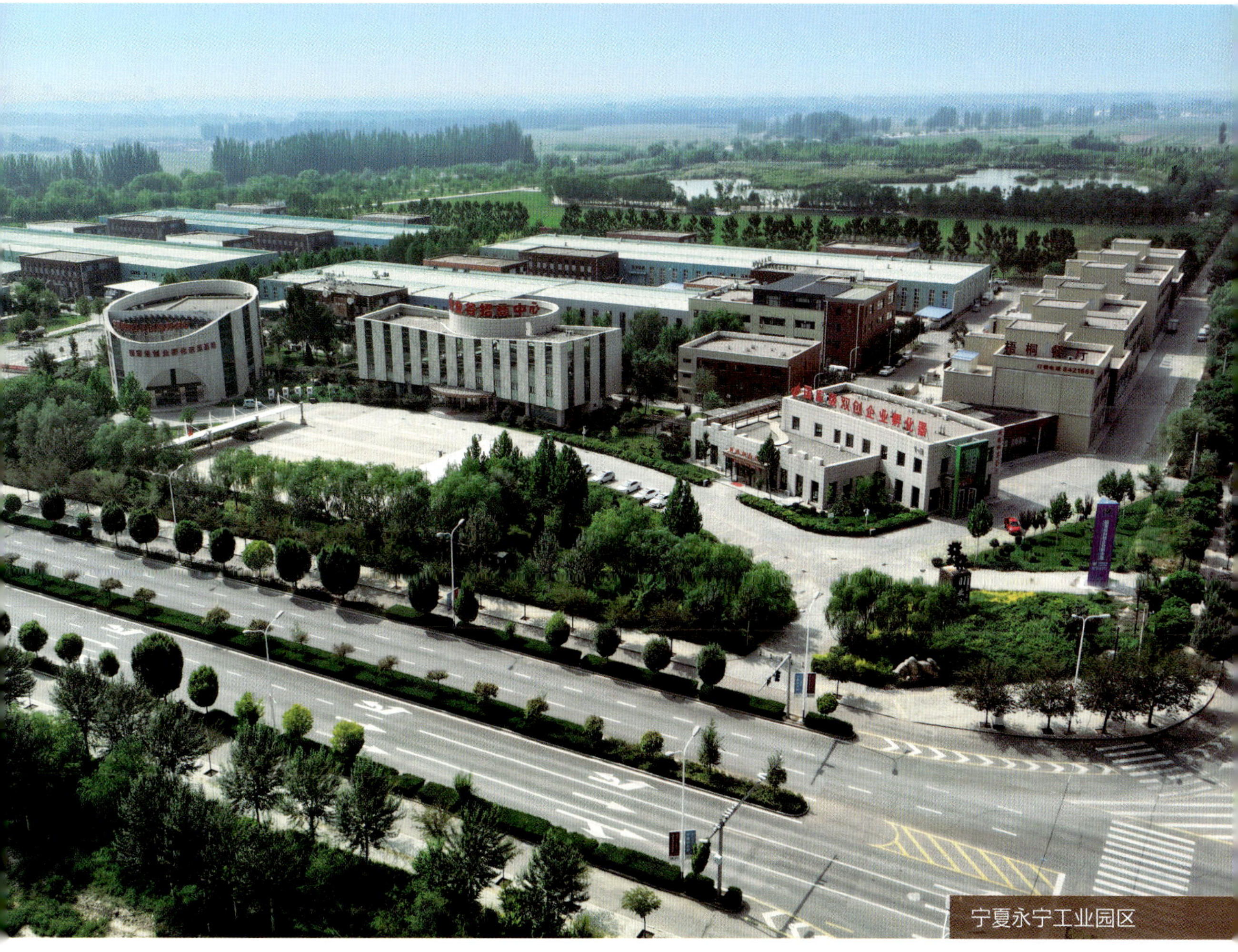

宁夏永宁工业园区

治区技术创新中心 8 家、专精特新企业 17 家、绿色工厂 2 家、上市企业 1 家。

近年来，园区引进赛迈科特种石墨、墨工石墨烯、智能岩板等新材料项目，逐步形成新材料产业集群。园区共有现代商贸物流园 15 家，年交易额突破 200 亿元，是首府银川生产生活重要的保供基地。

宁夏贺兰工业园区

宁夏贺兰工业园区为自治区级工业园区，总体规划面积为 51.02 平方千米，建设用地面积为 31.66 平方千米。园区设党工委、管委会，实行一个机构、两块牌子的管理体制，由贺兰县代管。2018 年，园区率先推行体制机制改革，形成“一园三区”发展格局，下设德胜、暖泉、金贵三个片区。

德胜片区规划面积为 20.5 平方千米，建设用地面积为 17.4 平方千米，重点发展新食品、新兴服务业和现代物流产业，培育了昊裕油脂、塞尚乳业等 15 家全区新食品标杆企业和“百瑞源”“杞动力”等 7 个中国驰名商标；培育快递物流集散区，聚集了中通、韵达、顺丰等 13 家快递物流企业，快递出港量占全区快递出港量的 65%；打造医药配送集聚区，聚集了 17 家商贸医药销售企业；聚集汽车 4S 店 72 家，入驻汽车品牌 53 个，打造“买好车在德胜”品牌，汽车销售额占全区汽车销售额的 60%。暖泉片区规划面积为 10.52 平方千米，建设用地面积为 7.86 平方千米，重点发展智能装备制造、新材料和生物医药产业。暖泉片区打造了现代生物医药产业园和全区新型材料产业基地，泰益欣、恒康医药等公司生产的部分产品全球独占鳌头。金贵片区规划面积为 20 平方千米，一期批复建设用地面积为 6.4 平方千米，重点发展新能

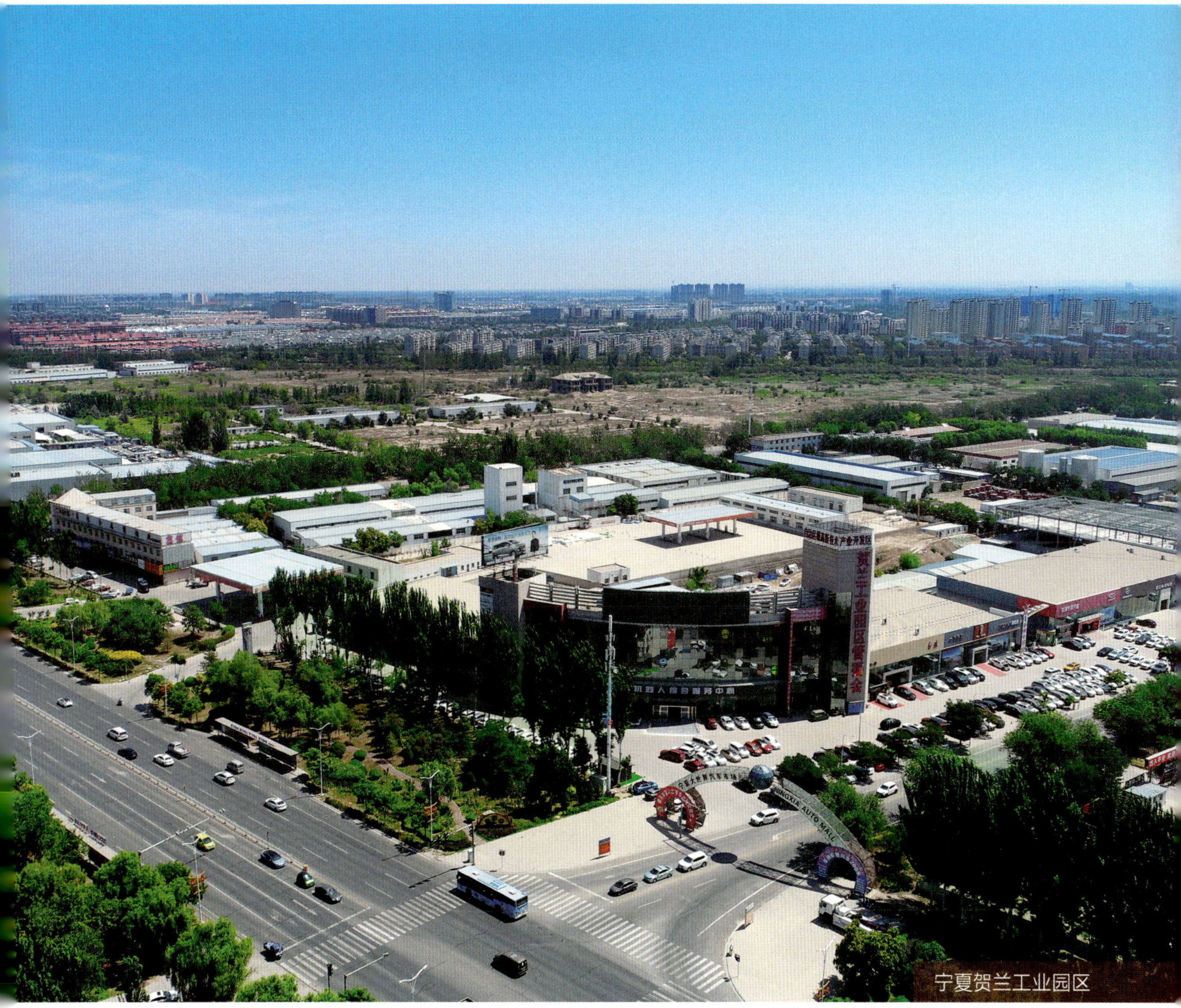
宁夏贺兰工业园区

源和电子信息产业。宁夏贺兰工业园区现有各类市场主体 1216 家（德胜 1118 家、暖泉 78 家、金贵 20 家），其中规上工业企业 71 家，限额以上商贸企业 95 家。2022 年，园区内规上企业完成工业总产值 105 亿元，同比增长 12.8%，限额以上商贸企业完成销售额 199 亿元，同比增长 9.4%，固定资产投资额 8.8 亿元，招商引资实际到位资金 32.4 亿元，实现税收 8.15 亿元。

闽宁新貌

闽宁镇是以两个省区简称命名的移民乡镇，是闽宁协作的窗口，也是全国易地扶贫搬迁、东西部扶贫协作的典范。1996年，党中央、国务院部署实施东西对口扶贫协作，决定由福建省对口帮扶宁夏回族自治区。1997年4月，习近平同志深入宁夏贫困地区调研，决定将西海固不适宜生存地区的部分贫困群众易地搬迁到银川平原待开发的荒地，建设新家园，由此开创了省区共同组织易地扶贫搬迁的先河。1997年7月15日，在时任福建省委副书记习近平同志的倡导下，福建、宁夏两省区在第二次联席会议上确定，共同投资在吊庄移民点成立闽宁村，作为两省区合作的窗口和平台。2001年1月，自治区批复成立闽宁镇。2016年7月19日，习近平总书记来宁视察期间，专程到闽宁镇实地察看移民搬迁和脱贫产业发展情况，并作出了“闽宁镇从当年的‘干沙滩’变成了今天的‘金沙滩’，探索出了一条康庄大道，我们要把这个宝贵经验向全国推广”的重要指示。2021年2月25日，在全国脱贫攻坚总结表彰大会上，习近平总书记向闽宁镇颁发“全国脱贫攻坚楷模”牌匾。

20 多年来，两省区干部群众接续奋斗、久久为功，一任接着一任干，引企业、育产业、惠民生，扶贫又扶志，引才亦引智，用智慧和汗水创造了东西部扶贫协作的“闽宁模式”。

以闽宁镇为原型拍摄的《山海情》于 2021 年 1 月播出，同年 6 月摘得第 27 届上海电视节白玉兰奖四个奖项，2022 年 11 月荣获中国广播电视大奖、第 33 届中国电视剧“飞天奖”（2020—2021 年度）优秀电视剧奖。该剧生动形象地展示了闽宁镇从“干沙滩”变成“金沙滩”

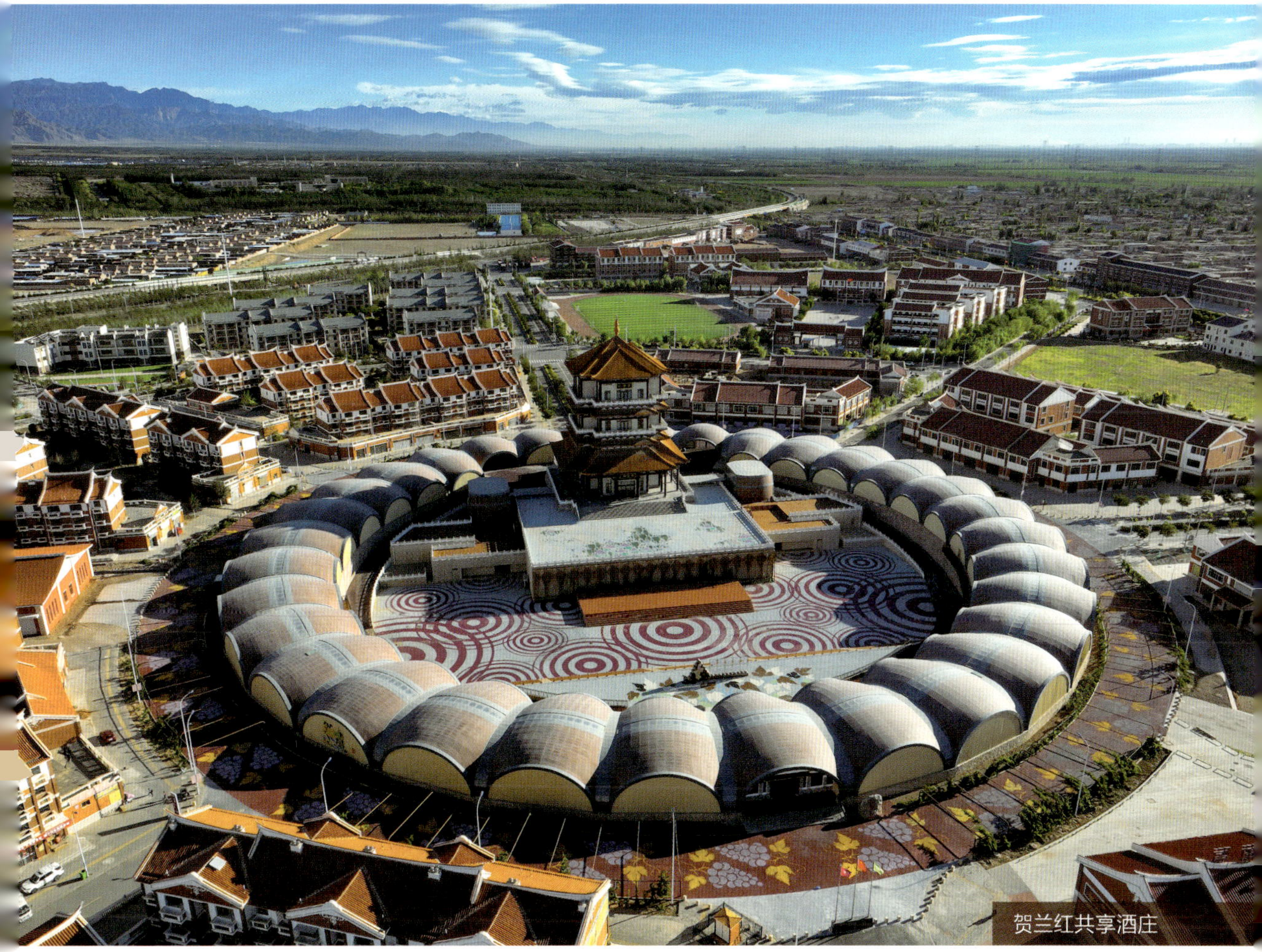

贺兰红共享酒庄

的历程，极大提高了闽宁镇的知名度。

闽宁镇位于贺兰山东麓、永宁县西部，东邻西干渠，110国道贯穿镇区，南与青铜峡市邵岗镇甘城子交界，北至西夏陵，距银川市区50千米、永宁县38千米。闽宁镇行政面积为419.87平方千米。截至2022年4月，闽宁镇常住人口有11984户56409人（户籍人口9553户38762人）。全镇移民年人均可支配收入由搬迁之初的500元跃升到2022年的16775元，2020年6个贫困村全部出列，1633户7046名贫困人口全部脱贫退出。

闽宁镇的发展离不开东西协作、福建的对口帮扶。闽宁镇先后与漳州台商投资区和厦门市湖里区、思明区结对共建，不断改进和提升“联席推进、结对帮扶、产业带动、互学互助、社会参与”五项机制。2016年以来，进一步加强教育、医疗、文化、产业等多领域协作，累计投入3.4亿元闽宁协作资金用于闽宁镇经济社会发展，先后有200余名福建援宁干部和专业技术人员在闽宁镇开展帮扶工作，培养本地技术骨干900余名，引进闽籍企业35家，年产值达3.17亿元。2016年，漳州台商投资区捐资3000万元建成闽宁镇角美小学闽宁二小；2018年，宁闽合发双孢菇工厂化栽培基地正式落地闽宁镇；厦门市湖里区、思明区与永宁县合作共建闽宁产业园。

闽宁镇已形成特色养殖、特色种植、文化旅游、光伏产业、商贸物流、劳务产业等优势产业。特色养殖方面，建成10个规模化养殖基地，肉牛存栏2.4万头，羊存栏11万只。特色种植方面，全镇种植酿酒葡萄总面积达5333.33公顷，建成大小酒庄13家，葡萄酒年产量2.6万吨，宁夏国家葡萄及葡萄酒产业综试区在闽宁镇挂牌，建成特色种植基地8个。文化旅游方面，打造扶贫移民文化旅游资源、贺兰山自

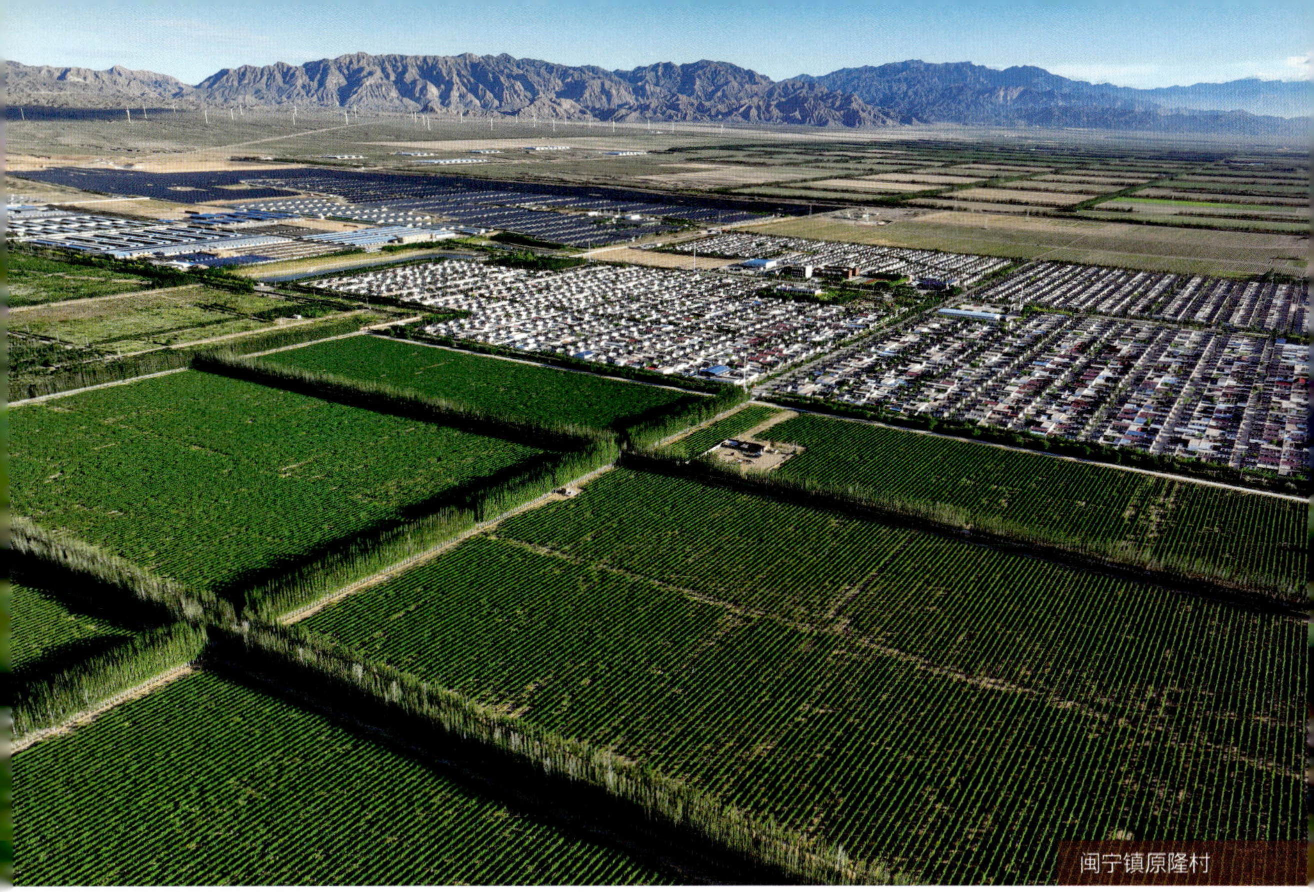

闽宁镇原隆村

然生态文化、红酒文旅“非遗”产业等多张名片，现有 2A 级以上景区 4 个，2021 年接待游客数 15 万人次。光伏产业方面，先后引进 5 家光伏龙头企业落户，累计装机容量超过 155MW，全额购买光伏电力公司股份，村集体入股分红。商贸物流方面，依托新镇区及 110 国道两侧商贸物流带，成功运营闽宁红酒街，引进多家电商及物流快递公司，探索打造“乡韵闽宁”消费公共品牌。劳务产业方面，全镇总劳动力 26997 人，其中务工人员 20691 人，开展城乡劳动力职业技能培训，依托帮扶基地、车间带动就业人员达 3000 余人，政策性移民中有劳动力家庭至少有一人外出务工。

闽宁镇从无到有、从穷到富，从“赤贫”生活走向全面小康的变迁，是以闽宁协作为代表的东西协作的缩影，是易地搬迁脱贫的成功典范，是社会主义制度优越性的集中体现。

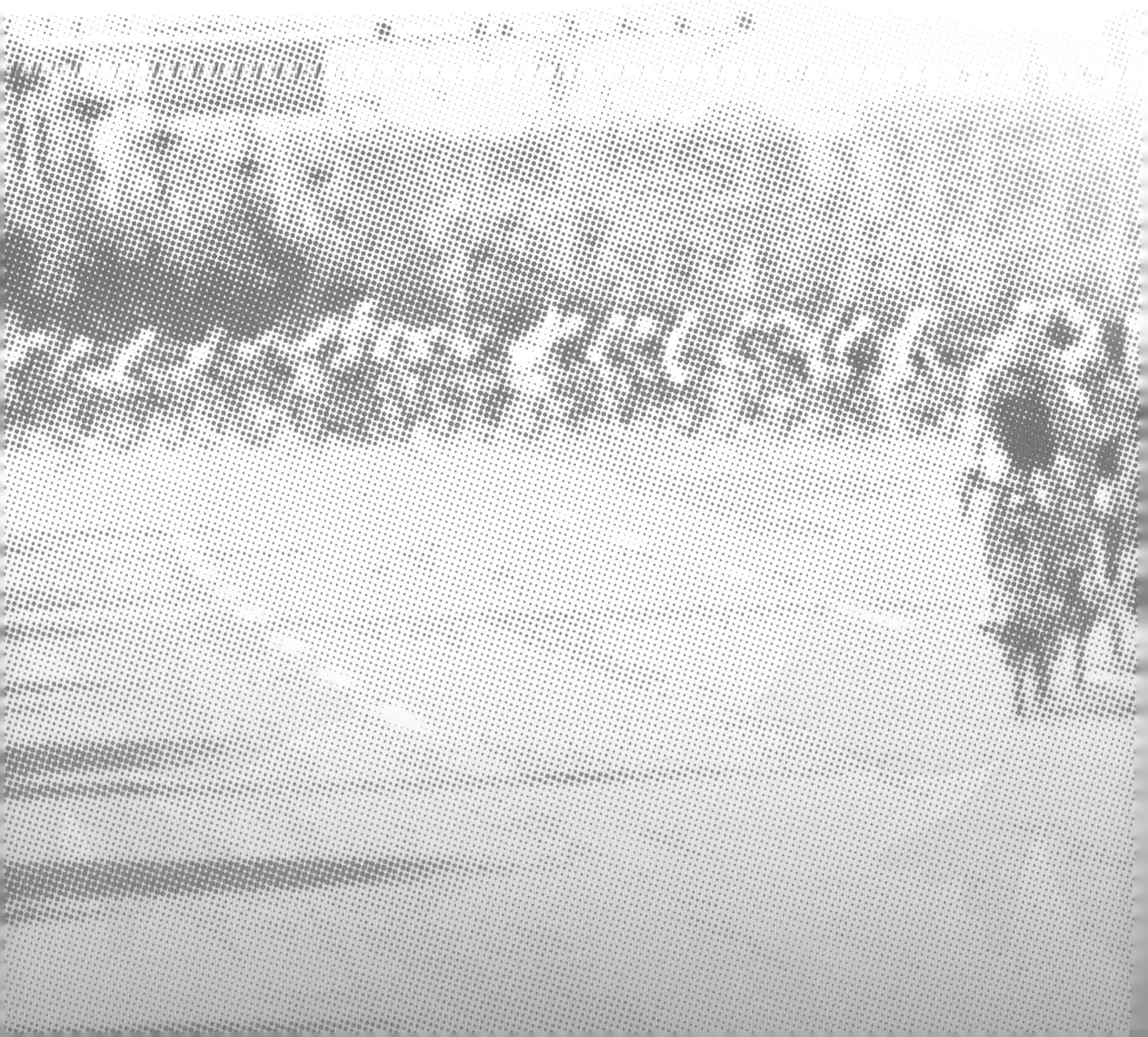

发展成就

综合实力
改革开放
生态建设
民生福祉
基层治理

综合实力

近年来，银川市重点聚焦新材料、新能源、新食品“三新”产业，全力打造“三都五基地”，全市经济综合实力不断提升，发展质量效益不断提高。2022 年 GDP 达到 2554.19 亿元，增速高于全国 1.1%，三次产业结构为 3.6∶49.2∶47.2。全市研究与试验发展（R&D）经费投入强度为 1.85%，获评全国首批“科创中国”创新枢纽城市、全国创新驱动示范城市。

大力实施“工业强市”战略，已建成全球最大单晶硅棒、硅片生产基地，全国最大的工业蓝宝石晶棒、半导体大硅片、石墨烯三元正极材料及导电浆料生产基地，形成了从单晶硅到光伏电池、从蓝宝石到智能终端应用、从半导体材料到关键部件、从正极材料到电池材料的全产业链。特种变压器、智能电表、桁架机器人等研发生产水平达到国内一流。

现有阅海中央商务区、数字经济产业园、公铁物流园等现代服务业集聚区 27 个，数字经济产值达到 693 亿元，成功创建国家“千兆城市”，跻身全国数字城市百强、国家信息消费示范城市。

2012—2022 年

GDP 年均增长 8.0%

人均 GDP 年均增长 4.4%

规模以上工业增加值年均增长 9.9%

固定资产投资年均增长 5.8%

社会消费品零售总额年均增长 7.5%

城镇居民人均可支配收入年均增长 8.6%

农村居民人均可支配收入年均增长 10.2%

银川是全国重要的区域性物流节点城市，获批商贸服务型国家物流枢纽、全国供应链创新与应用示范城市。成功创建了一刻钟便民生活服务圈试点城市、家政服务业领跑者行动重点推进城市等。

2019 年、2020 年，银川市连续两年位列全国营商环境标杆示范城市行列，一体化政务服务能力连续六年位列西北第一；荣获“中国十大大美之城”、全国市域社会治理现代化试点“合格城市”；连续两年荣获“中国投资热点城市”称号，蝉联“中国年度最佳引才城市”殊荣。

改革开放

坚持以改革促开放，以开放促发展。数字经济跻身全国数字城市百强，“放管服”等改革事项走在全区全国前列，惠企政策“直通车”、“政企通”服务平台、“五个一”极简审批等典型经验向全国推广，政务服务、执行合同、市场监管等 12 项指标位列全国标杆。用水权、土地权、排污权、山林权、用能权、碳排放权“六权”改革全面展开，率先在全区排污权二级市场开展“第一笔”交易，颁发全区国有农用地经营权“第一证”，开展土地存贷“第一笔”交易等；国有企业改革三年行动基本完成，297 家市属国有企业重组整合为 110 家，构建“2+7+2+N”国资运营体系，国企发展活力显著增强。

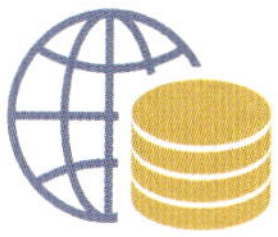

2022 年进出口总额 156.6 亿元，同比增长 24.3%，占全区外贸总值的 60.8%

2023 年上半年，进出口总额 69.65 亿元，同比增长 39.0%，占全区外贸总值的 66.1%

银川至西安、成都、青岛高铁通车，至天津港铁海联

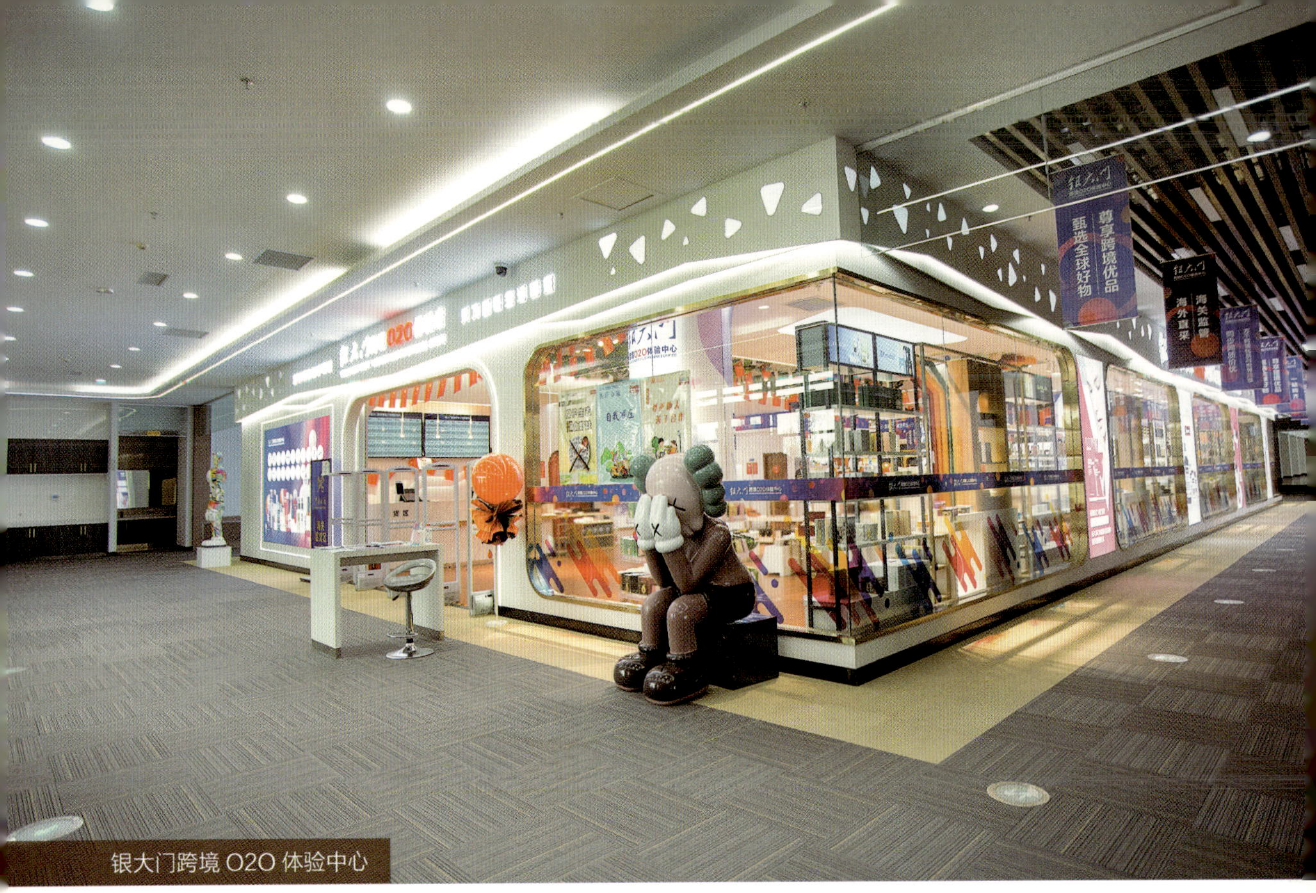

银大门跨境 O2O 体验中心

运班列开通运行，至布达佩斯、安扎利港国际货运班列实现首发，与“一带一路”沿线 9 个城市实现通关一体化，国际卡车班列、货运班列常态化运营；建成跨境电商平台，成功入选国家商贸服务型物流枢纽建设名单、国家综合货运枢纽补链强链支持城市。开通国内航线 136 条、国际航线 13 条，河东机场旅客吞吐量突破 1000 万人次大关。

生态建设

环境空气质量优良天数比例为 83.8%

近年来，银川市深入贯彻落实习近平生态文明思想，聚焦在生态建设上示范引领目标任务，深入打好污染防治攻坚战。

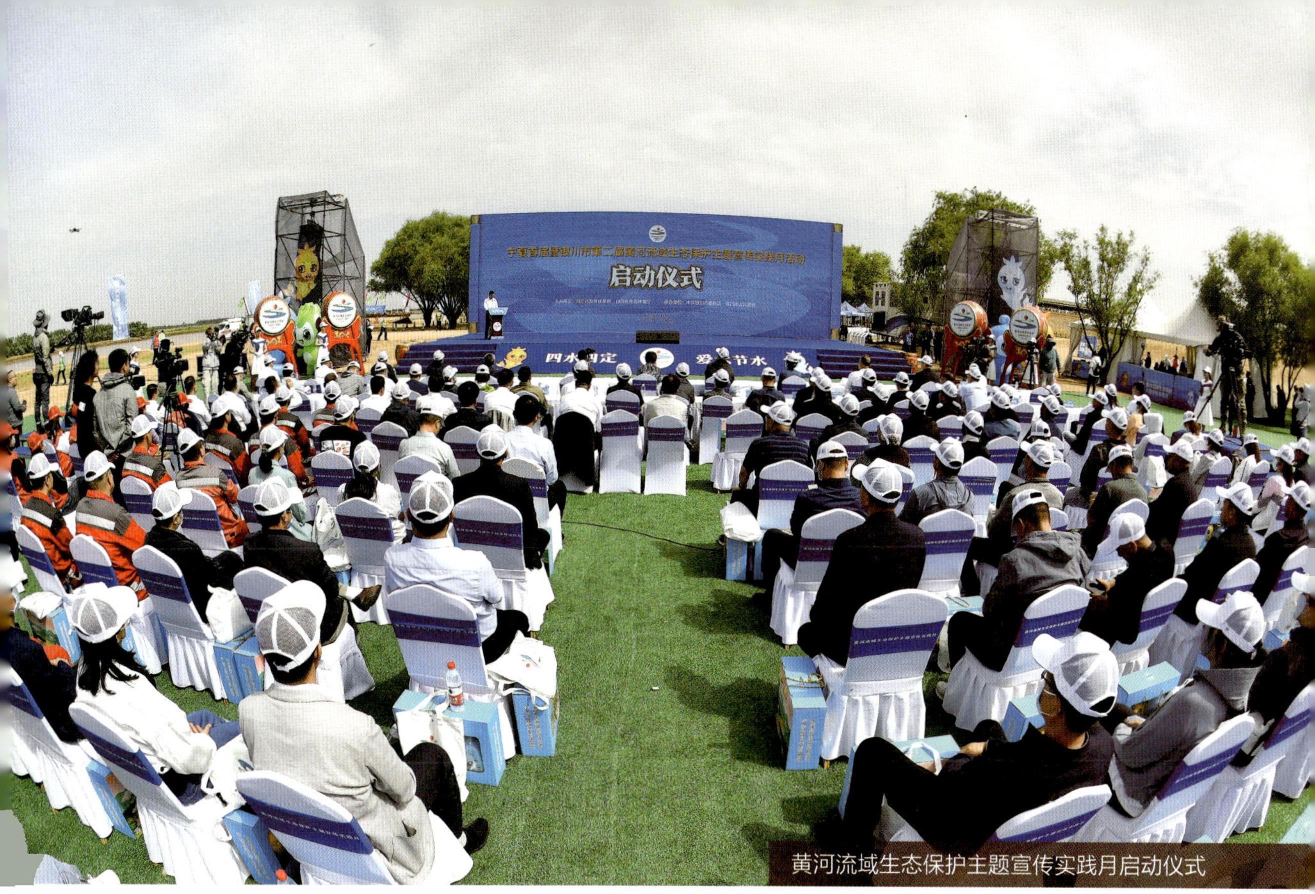

黄河流域生态保护主题宣传实践月启动仪式

银川市先后荣获首批国际湿地城市、中国最具生态竞争力城市、全国黑臭水体治理示范城市等称号，获批成为黄河联合研究“一市一策”驻点帮扶城市，被生态环境部确定为“十四五”时期“无废城市”建设城市、全国首批区域再生水循环利用试点城市、葡萄酒产业清洁生产审核创新试点，成功入选北方地区冬季清洁取暖城市、全国海绵城市建设示范城市。

银川市在全国率先以立法形式设立“黄河流域生态保护主题宣传实践月”，高标准连续举办两届“黄河流域生态保护主题宣传实践月”活动，携手黄河流域八省区省会（首府）城市，联合发布《共同保护母亲河联合倡议书》，共抓大保护、协同大治理。银川的天更蓝、地更绿、水更美，绿色生态底色更加浓郁。

地表水国控断面水质达标率 **100%**

森林覆盖率达 **14.13%**

建成区绿化覆盖率、绿地率、人均公园绿地面积分别达 **40.6%、40.91%、16.53** 平方米

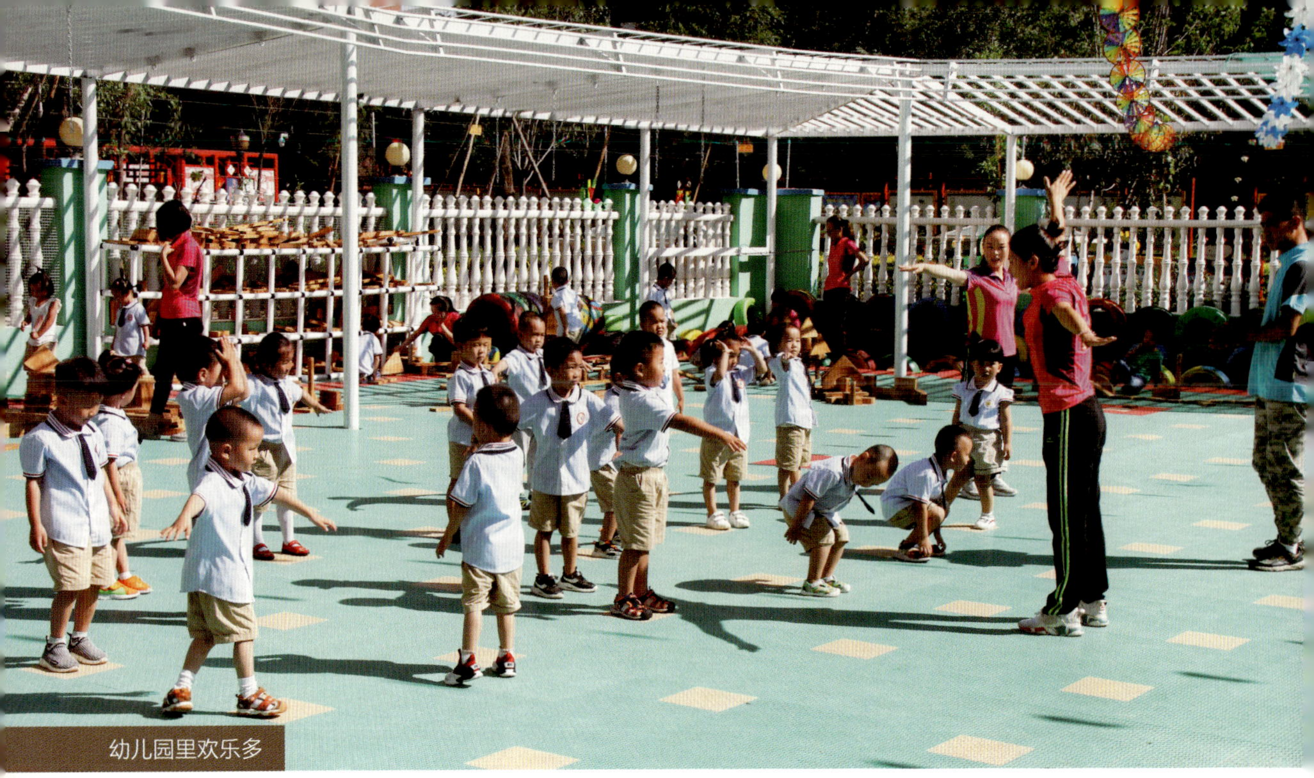
幼儿园里欢乐多

民生福祉

提高教育质量，让群众更满意。截至 2022 年年底，全市共有中小学、幼儿园 758 所，在校学生 516405 人、教职工 42277 人，率先在全区实现义务教育均衡发展全覆盖，“互联网 + 教育”被教育部评为“新型教与学模式实验区”，为基础教育综合改革试验区国家级试点城市。

建设健康银川，让群众更安康。深入推进“互联网 + 医疗健康”示范区建设，建设了符合中央要求、契合基层实际、顺应群众需求的“互联网 + 医疗健康”模式，创新打造市级医疗专科联盟 4 个，成立西北首家公立耳鼻咽喉头颈医院，国家健康医疗大数据研究院建成投入使用。银川市成为全国互联网医疗发展的样板城市，“互联网 + 医疗健康”产业实现经济、民生双丰收。

“互联网 + 医疗健康”

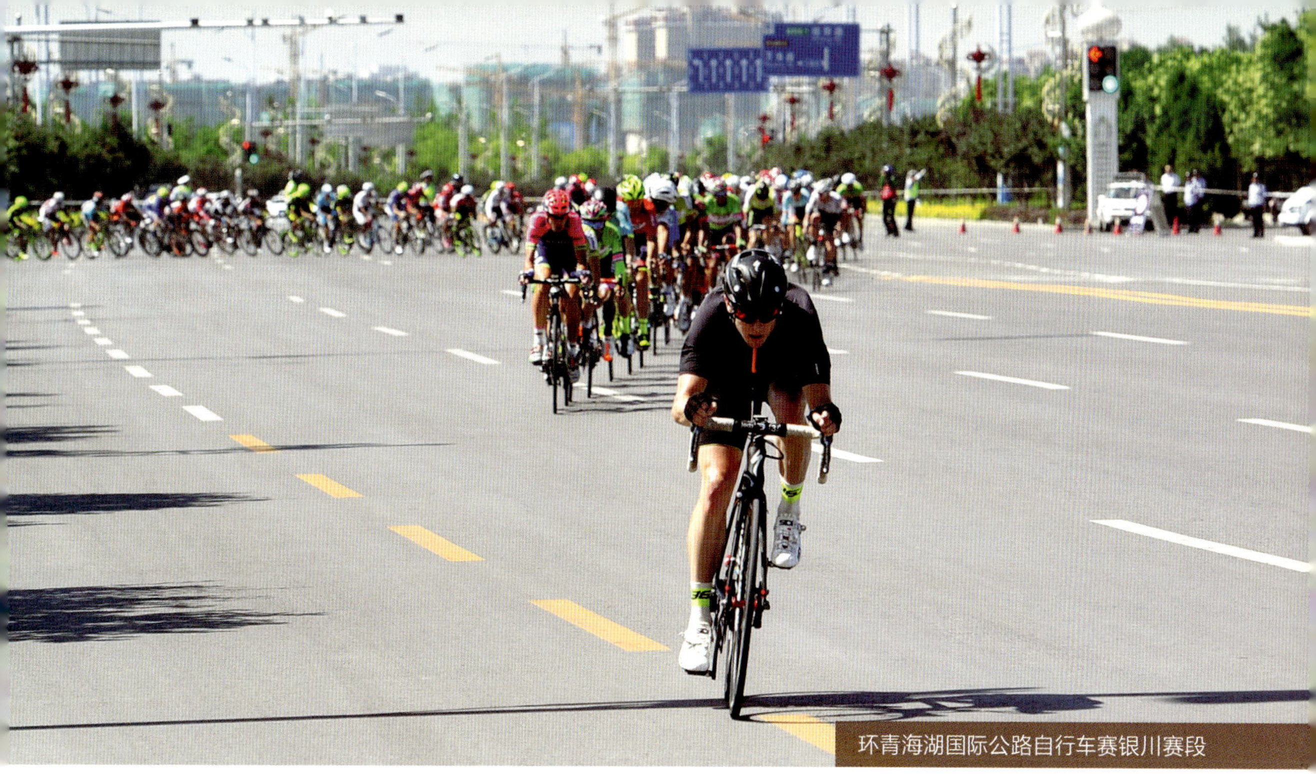

环青海湖国际公路自行车赛银川赛段

健全保障体系，让群众更受益。持续提升服务保障水平，2022 年发放 3.13 亿元兜底保障资金惠及困难群众，一年两次调增城乡居民基础养老金，人均增加 10 元，达到 270 元 / 月，标准位列西北省会（首府）城市前列，成为全国个人养老金先行城市。兜牢基本民生保障网，托起群众“稳稳的幸福”。

优化服务供给，让群众更安心。着力解决群众急难愁盼问题，深入开展“办证难”专项整治行动，18 万套历史遗留房产证问题已化解 87.1%，解决了近 40 万群众数十年来的难事愁事。深入实施文明城市创建“十大惠民工程”“八项提升行动”，启动长城、黄河国家文化公园建设，工人文化宫建成投用，新建基层综合文化服务中心 20 个。

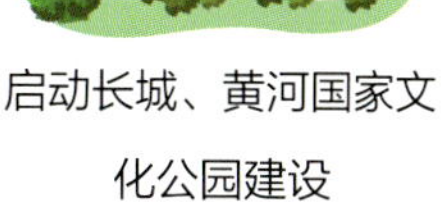

启动长城、黄河国家文化公园建设

巩固脱贫成果，让群众更舒心。银川市紧盯“两不愁三保障”目标任务，尽锐出战，39 个贫困村全部出列、5.15 万名建档立卡贫困人口全部脱贫，累计完成易地搬迁

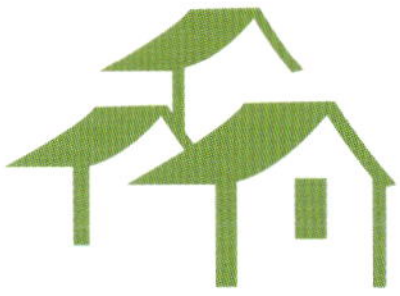

闽宁镇获得“全国脱贫攻坚楷模”荣誉称号

《塞上儿女心向党》获全国群众文艺最高奖“群星奖”

安置 2281 户 10081 人，占全区县外移民安置总任务的 21.9%，涉及 4 个县（市）区 5 个移民安置点。闽宁镇成为全国东西部扶贫协作的样板，在 2021 年 2 月 25 日举行的全国脱贫攻坚总结表彰大会上，闽宁镇获得全国脱贫攻坚楷模荣誉称号，书写了中国减贫奇迹的银川精彩篇章。

繁荣文化事业，让群众更幸福。全市县级两馆、乡镇文化站、农家书屋覆盖率实现 3 个 100%。推出《习近平的山海情》《非凡十年“川”流不息》等特刊，《情系贺兰》被中宣部、中国文联、中国剧协列入“2020 年脱贫攻坚主题戏剧作品进京展演”优秀剧目，原创民族广场舞《塞上儿女心向党》斩获全国群众文艺最高奖“群星奖”。

搞活体育赛事，让群众更欢心。人均体育场地面积达 3.3 平方米，高于全国平均水平。成功举办“丝绸之路”宁夏·银川国际马拉松赛、环青海湖国际公路自行车赛、冰雪嘉年华、国际风筝邀请赛、ITF 世界男子网球巡回赛（银川站）等赛事。

基层治理

银川市不断探索具有银川特色、市域特点的社会治理新模式，着力打造共建共治共享的社会治理格局。坚决防范“五类风险”，充分发挥“五治作用”，倾力打造“区域特色”，让小平安凝成大平安，从小细节写出大文章，加快

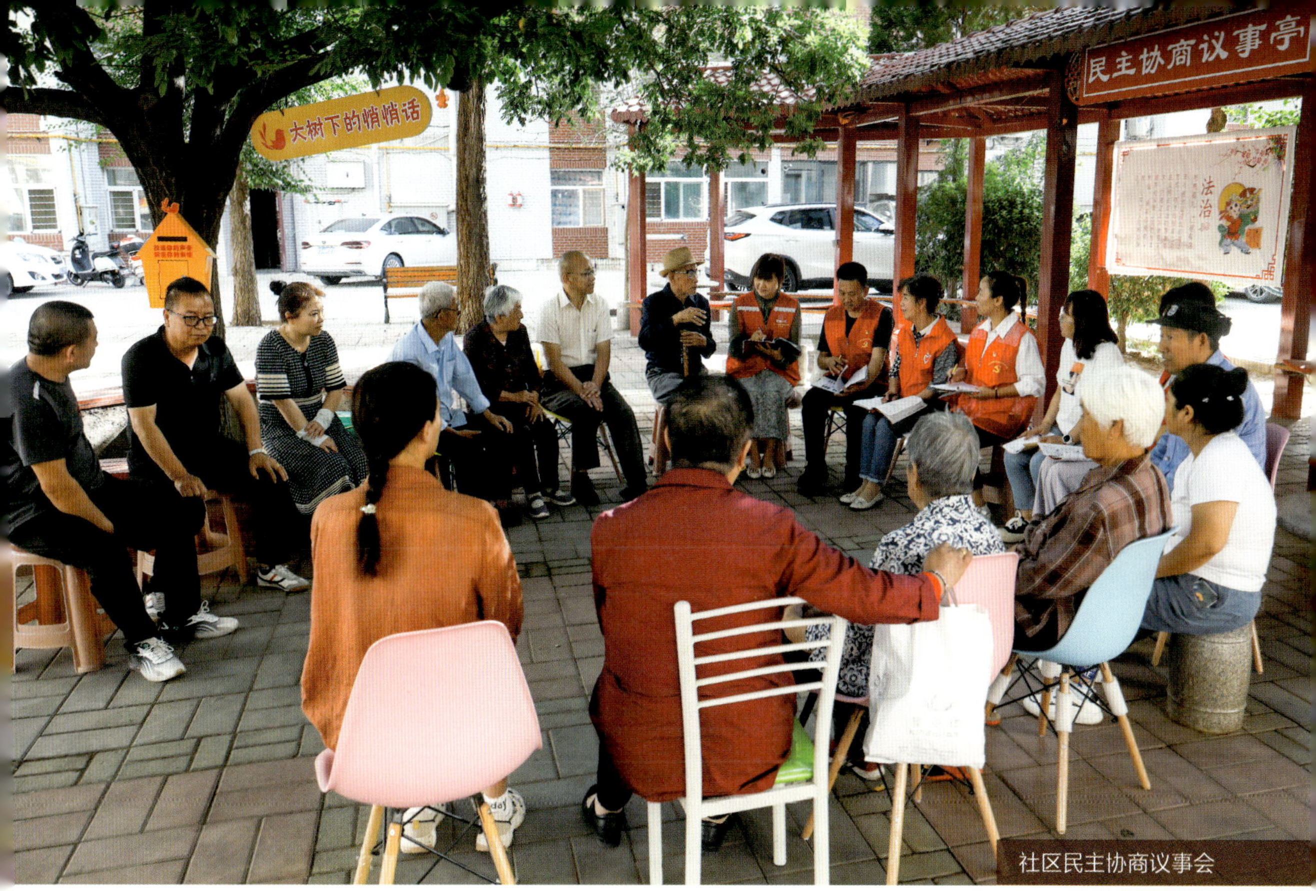

社区民主协商议事会

推进市域治理现代化，用市域治理答卷绘就百姓幸福底色。

持续深化平安银川建设，公共服务质量连续三年被评为西北省会（首府）城市第一。荣膺“全国市域社会治理现代化试点合格城市”，连续 4 年入围全国最安全城市 30 强，防控体系银川经验被公安部总结推广。“八五”普法有序开展，严厉打击各类违法犯罪，打击整治养老诈骗专项行动、打击治理电信网络诈骗成效显著；健全完善矛盾纠纷多元化解机制，“一重点两重复”专项治理深入推进，市信访局荣获全国信访系统先进集体，国务院办公厅向全国推介“@ 问政银川”赋能市域社会治理经验做法。有力有效防范化解风险，组建 12 个暗访督查组防风险、保安全，深入开展维护政治安全“十大专项行动”，严密防范化解各类风险隐患，大力排查化解经济、生态等领域风险，完

连续4年（2019至2022年）
入围全国最安全城市 30 强

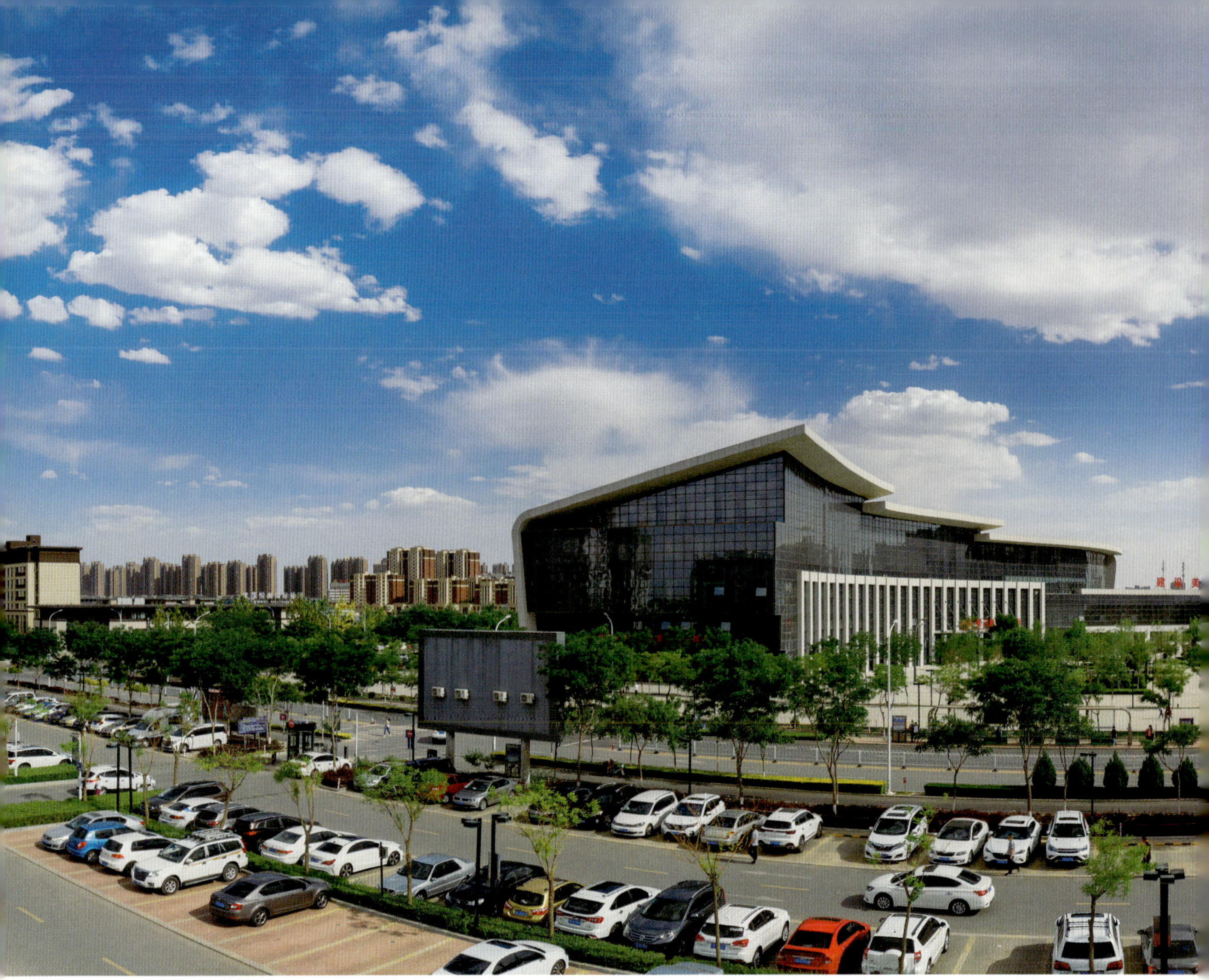

成年度政府债务化解任务，国企资产体量有效扩大、资产质量不断提升，守住了不发生区域性系统性金融风险底线。银川市推进行政审批制度改革获得全国法治政府建设示范项目奖，成为西北地区唯一获此殊荣的城市。

实行政务服务事项
清单制管理

银川市不断深化市域治理与基层党建融合，构筑纵向到底、坚强有力的“社区党委（党总支）+ 网格（居民区）党支部 + 楼栋（院落）党小组”三级战斗堡垒，切实提升基层党组织引领社会治理水平。实行政务服务事项清单管理，全市 569 个村（社区）便民服务站均可代办 48 项政务服务事项。扎实开展住宅小区管理服务能力提升行动，

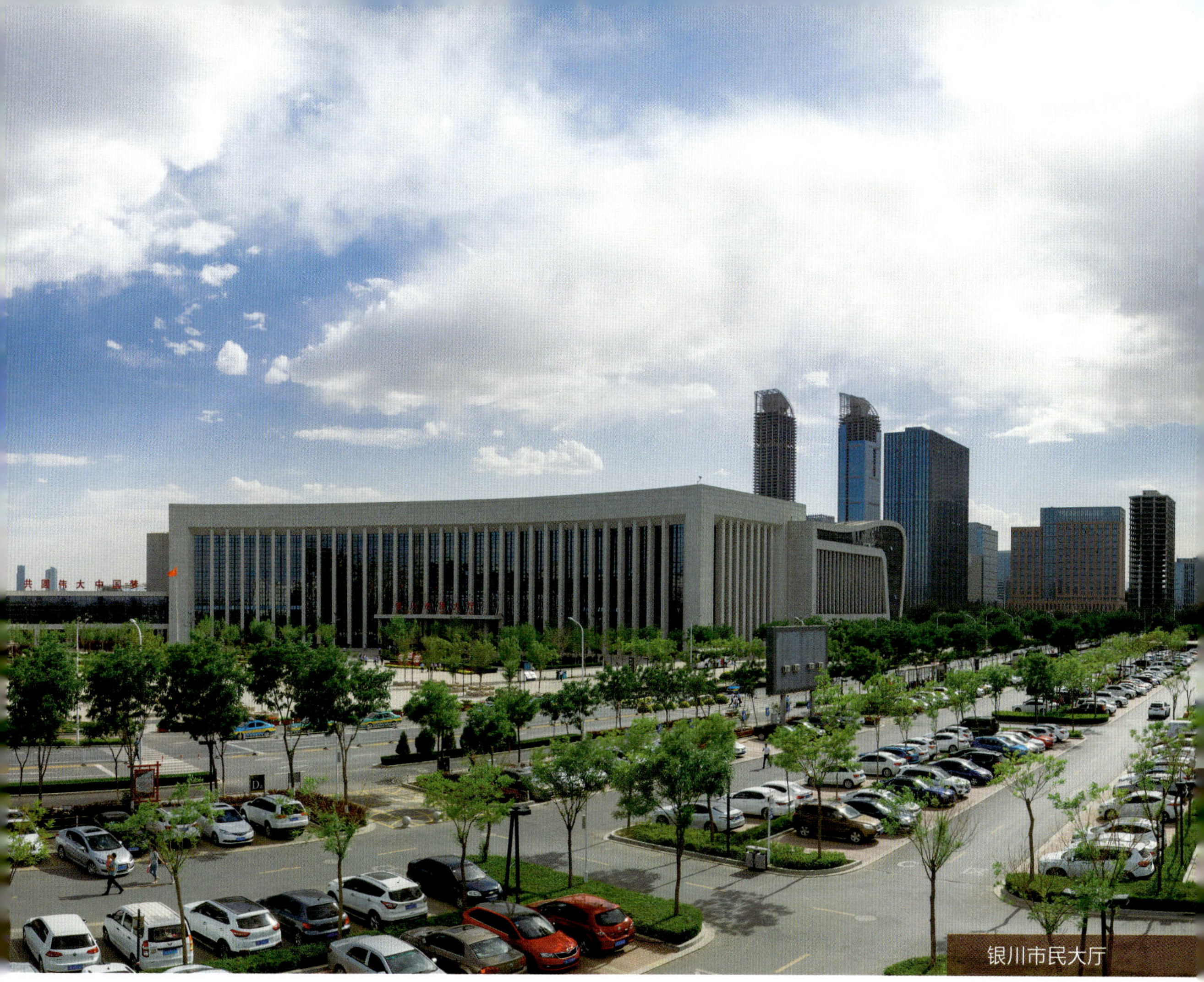

银川市民大厅

建立“红色物业”244 家、示范点 60 个，986 个小区开展党建引领物业行业融入基层社会治理工作。全面推行“15520”网格化治理模式，建立“网格化 + 综治中心 + 大数据”治理体系，打造集矛盾纠纷排查调处、情报信息分析研判、网格化服务管理、法律咨询服务等功能于一体的实战平台。将新业态新就业群体纳入基层治理体系，组建以党员快递小哥、外卖骑手、网约车司机等为骨干的新业态新就业群体志愿服务队，创建“爱要一起”志愿服务品牌，注册志愿服务组织 1698 个，调动 45.7 万余名志愿者积极参与平安建设，激发基层治理效能。

“15520”网格化治理模式

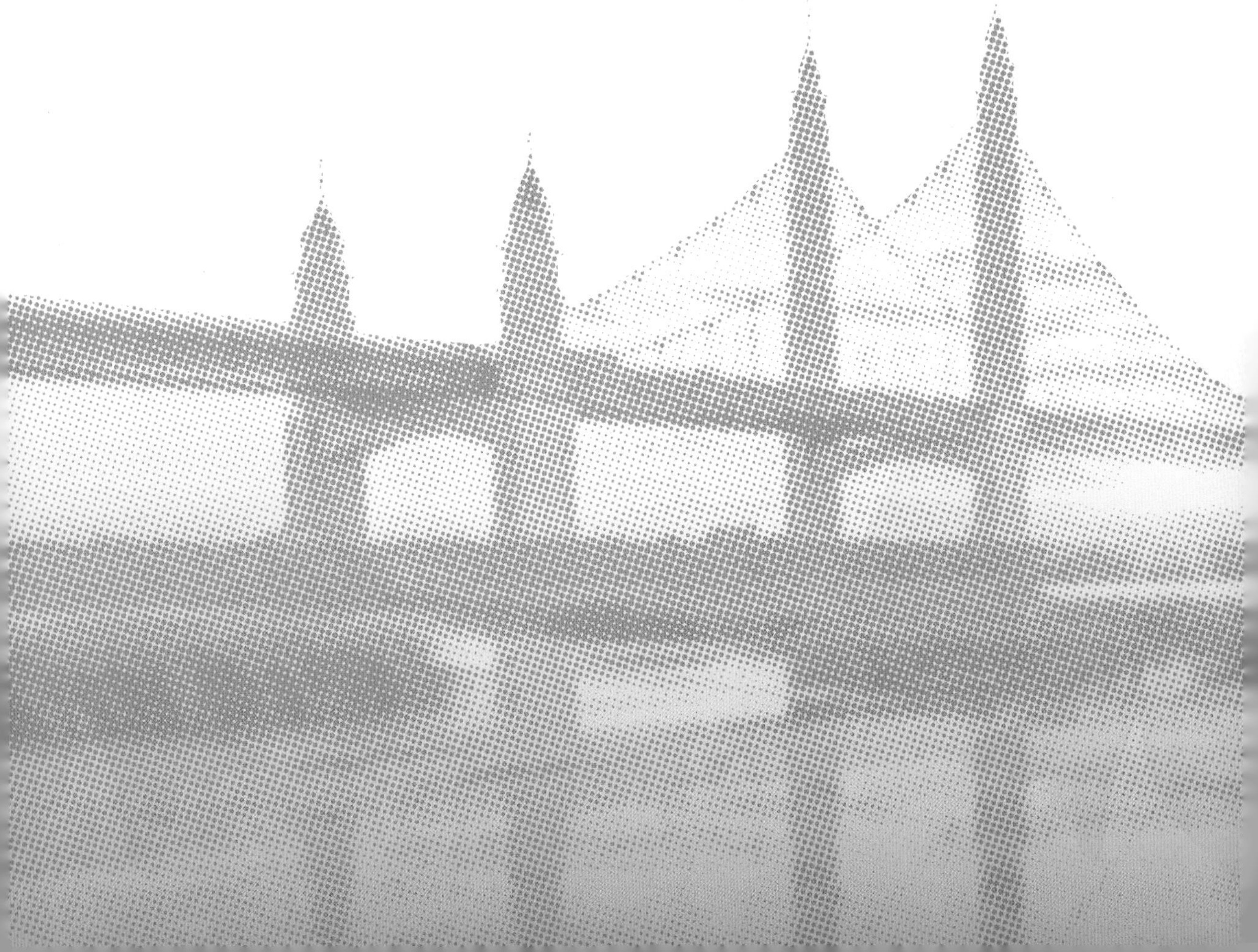

时代使命

建设黄河流域生态保护和高质量发展先行区示范市

打造铸牢中华民族共同体意识示范市

建设黄河流域生态保护和高质量发展先行区示范市

银川市坚持以习近平新时代中国特色社会主义思想为指导，抢抓国家赋予宁夏建设黄河流域生态保护和高质量发展先行区的重要机遇，以推动高质量发展为主题，聚焦黄河生态经济带建设，发挥北部绿色发展区核心区作用，坚决扛起政治责任，抓好黄河生态修复保护、环境污染治理、生态经济发展、黄河文化传承弘扬等重点任务，保障黄河银川段长治久安、人水和谐，推动先行区示范市建设取得新突破。

战略目标

示范引领黄河堤防安全标准区建设。力争银川河段堤防建设达到 200 年一遇的防洪标准。

示范引领生态保护修复示范区建设。建立健全覆盖全域的空间规划体系，力争增强林草水源涵养功能，大幅减少水土流失，防沙固沙取得明显成效。

示范引领环境污染防治率先区建设。建立健全污染防治长效机制，力争在黄河流域率先解决环境污染问题。

示范引领经济转型发展创新区建设。坚持生态优先、绿色发展，形成节约资源和保护环境的空间格局、产业结构、生产方式、生活方式。

示范引领黄河文化传承彰显区建设。发挥银川历史文化名城优势，深度挖掘黄河文化的时代价值，使首府银川成为彰显黄河文化、展示黄河文化的重要窗口。

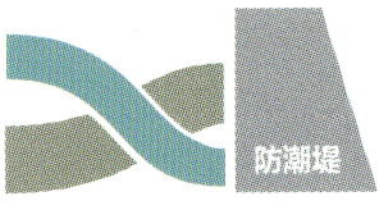

黄河堤防安全标准区

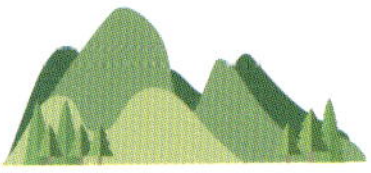
生态保护修复示范区

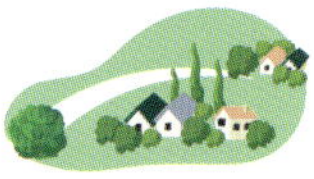
环境污染防治率先区

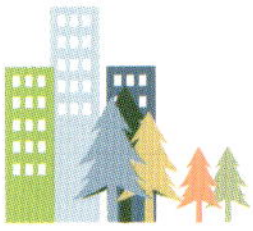
经济转型发展创新区

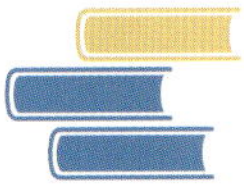
黄河文化传承彰显区

规划布局

以“一河两屏”为生态坐标，强化沿河、沿山、沿渠地区的生态保护和培育，统筹推进森林、湿地、流域、农田、城市等生态系统建设，推动形成“三廊三区”的生态保护治理功能布局，让黄河成为造福人民的“幸福河”，让贺兰山成为生态平衡的“守护山”。

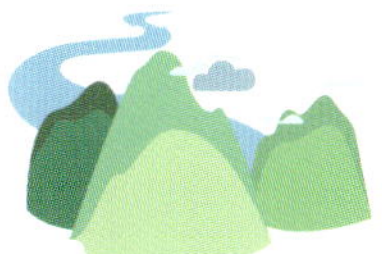

“幸福河”“守护山”

主要目标

力争到 2025 年，黄河银川段基本实现人水和谐，水患基本消除，重点领域污染基本得到治理，生态环境质量总体改善，绿色发展格局初步形成。

水安全保障能力明显提高。全方位贯彻落实“四水四定”（以水定城、以水定地、以水定人、以水定产）原则，到 2025 年，实现全市万元 GDP 用水量下降幅度不低于 16%，非常规水利用率提高到 50% 以上，银川段防洪标准提高到 200 年一遇。

“四水四定”原则

生态保护修复实现重大进展。到 2025 年，国土绿化、湿地保护修复及退化草原生态修复面积分别达到 2.27 万公顷、2.2 万公顷和 6000 公顷，成功创建国家生态文明建设示范区、国家生态园林城市、国家森林城市。

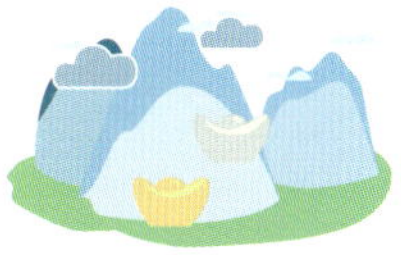

绿水青山就是
金山银山

污染防治取得更大成效。空气质量优良天数占比达到 85% 以上；重点湖泊和入黄排水沟水质保持在Ⅳ类以上，黄河干流断面水质保持Ⅱ类优；危险废物实现安全处置，一般工业固体废物综合利用率达到考核要求，城市生活垃圾基本实现全收集全处理。

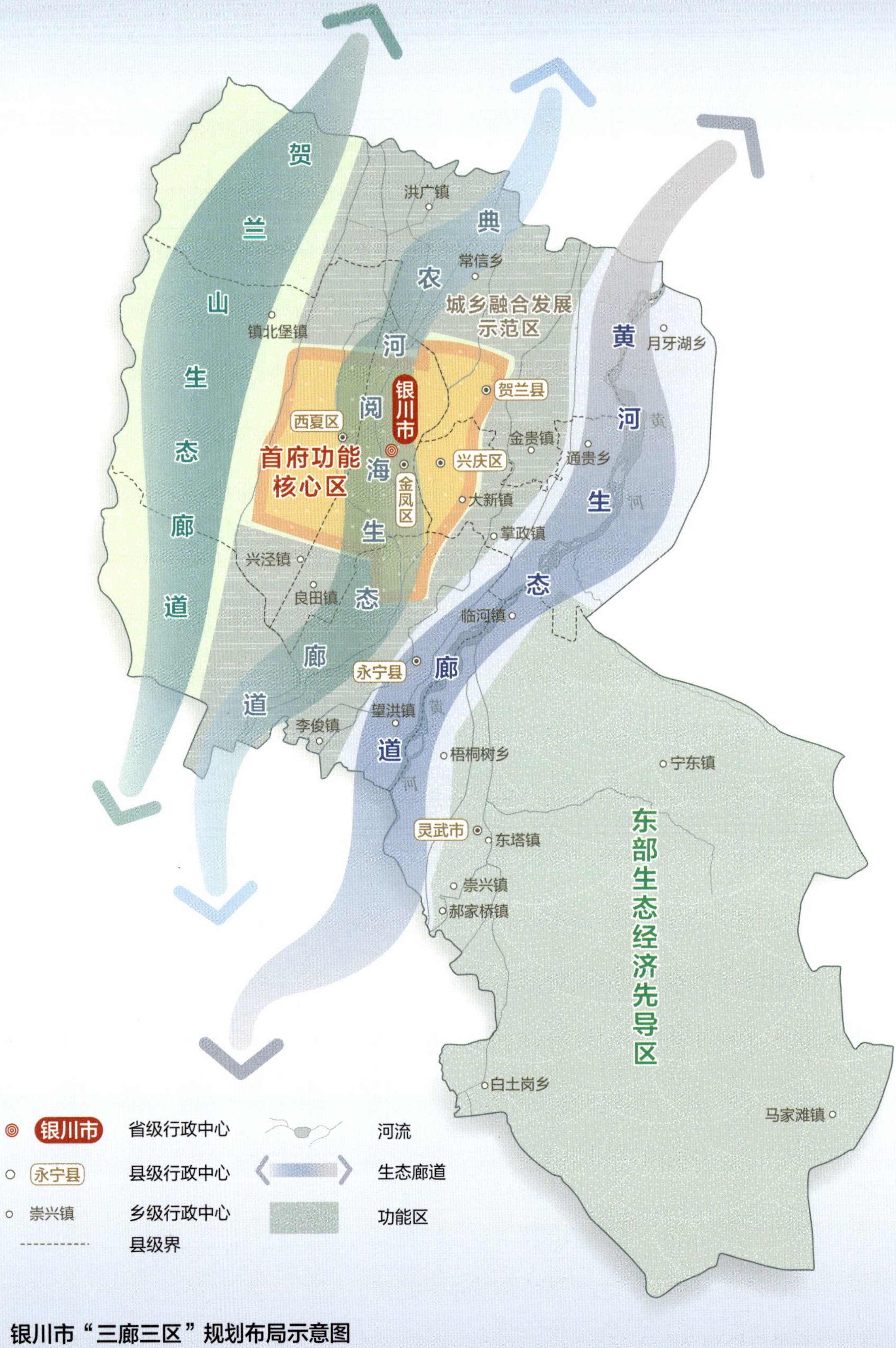

银川市“三廊三区”规划布局示意图

高质量发展迈出重大步伐。围绕“六新六特六优”产业，以“三都五基地”建设为重要抓手，大力推进实施科技创新支撑、新型工业强市、特色农业提质、现代服务业扩容、数字赋能五大计划，加快构建绿色产业体系。全市社会科学研究与试验发展经费投入强度领跑全区。经济结构更加优化，生态经济占 GDP 比重大幅提升，示范引领北部绿色发展区建设。

“六新六特六优”产业

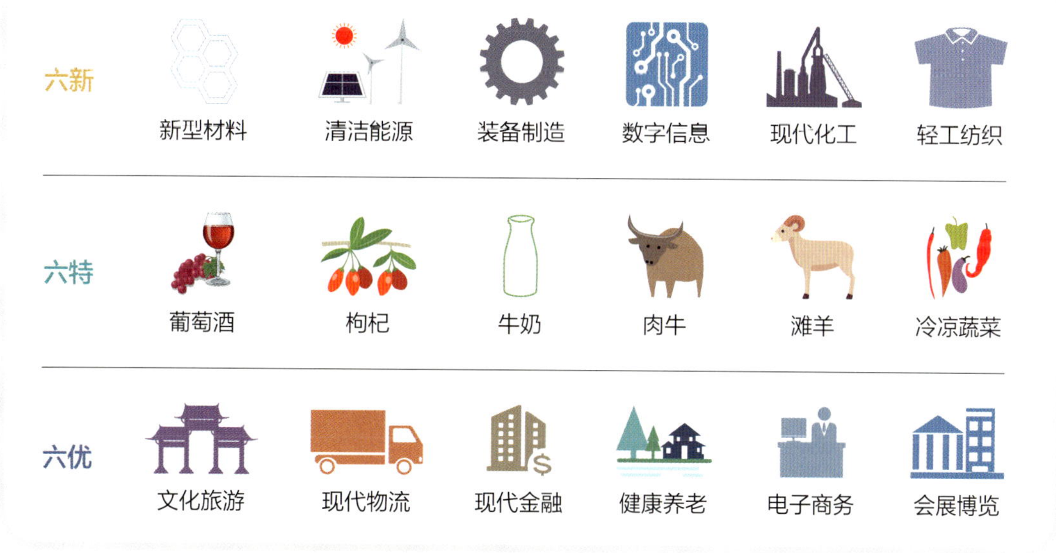

“三都五基地”

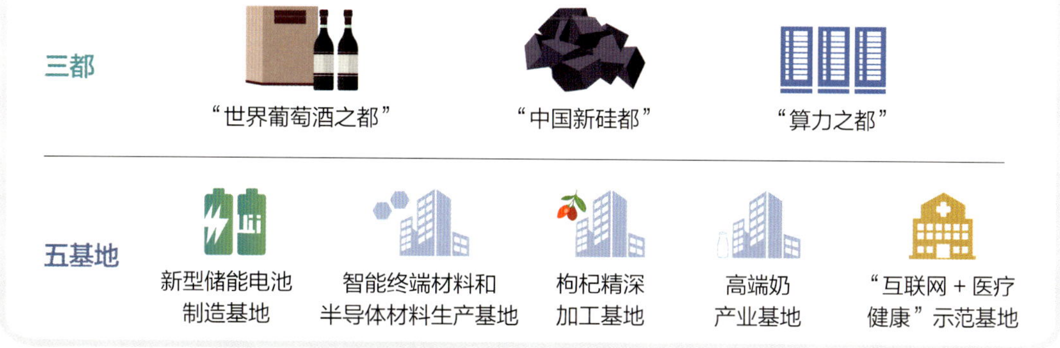

到 2025 年，文化及相关产业增加值占 GDP 比重达 4%

文化传承创新实现新突破。黄河文化遗产保护利用设施逐步完善，重点文物保护单位开放率大幅提升；加快文化产业发展，探索形成黄河文旅深度融合新路径；黄河国家文化公园（银川段）、长城国家文化公园（银川段）建设取得重大成果，成功创建国家全域旅游示范市、国家文

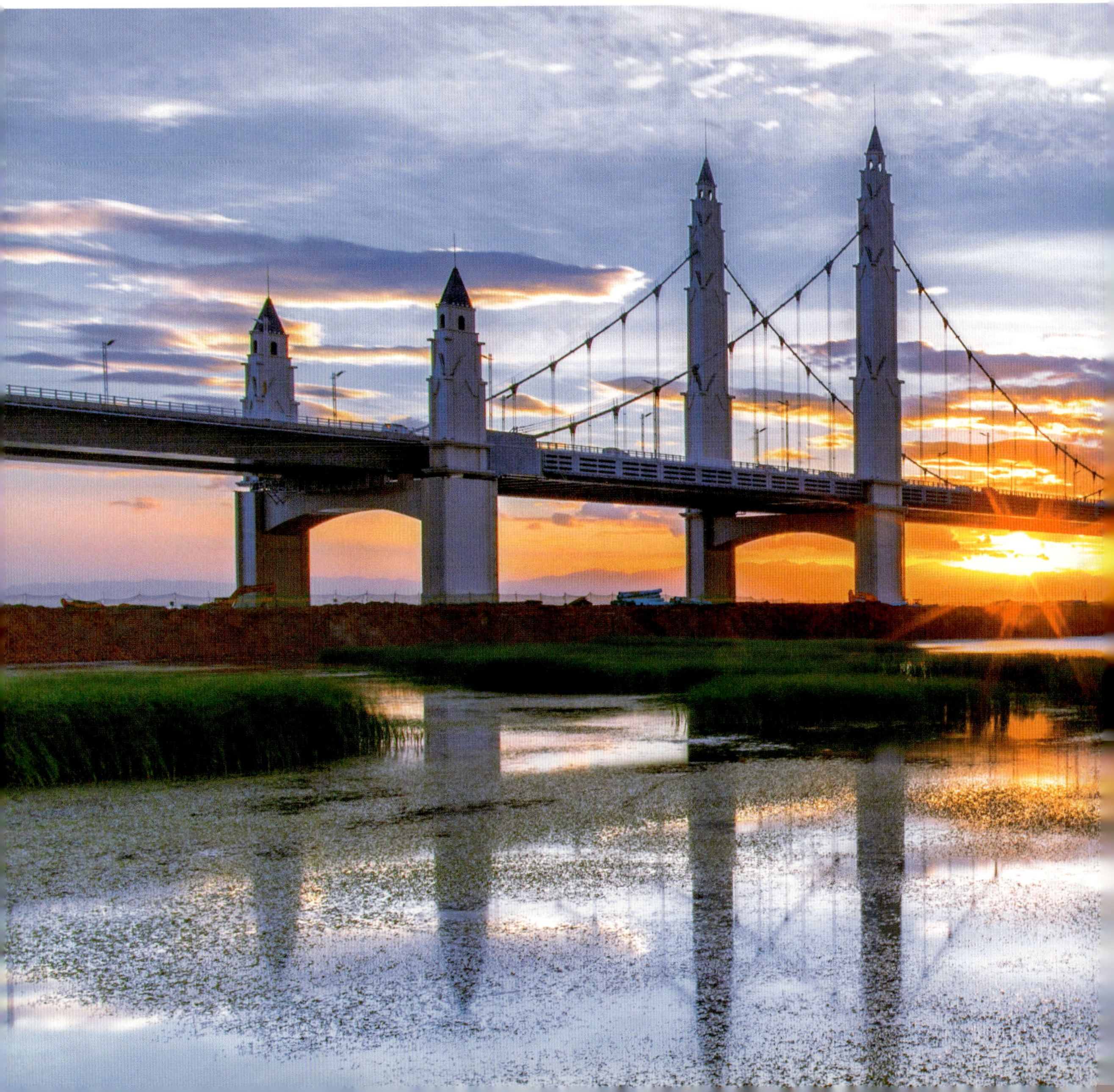

化和旅游消费示范市。

民生事业发展取得新成就。教育、医疗、文化等服务水平明显提升，民生福祉持续增进，基本公共服务达到全国中上水平，多层次社会保障体系更加健全，城市治理现代化取得新进展。

到 2025 年，居民人均可支配收入达到 45000 元以上

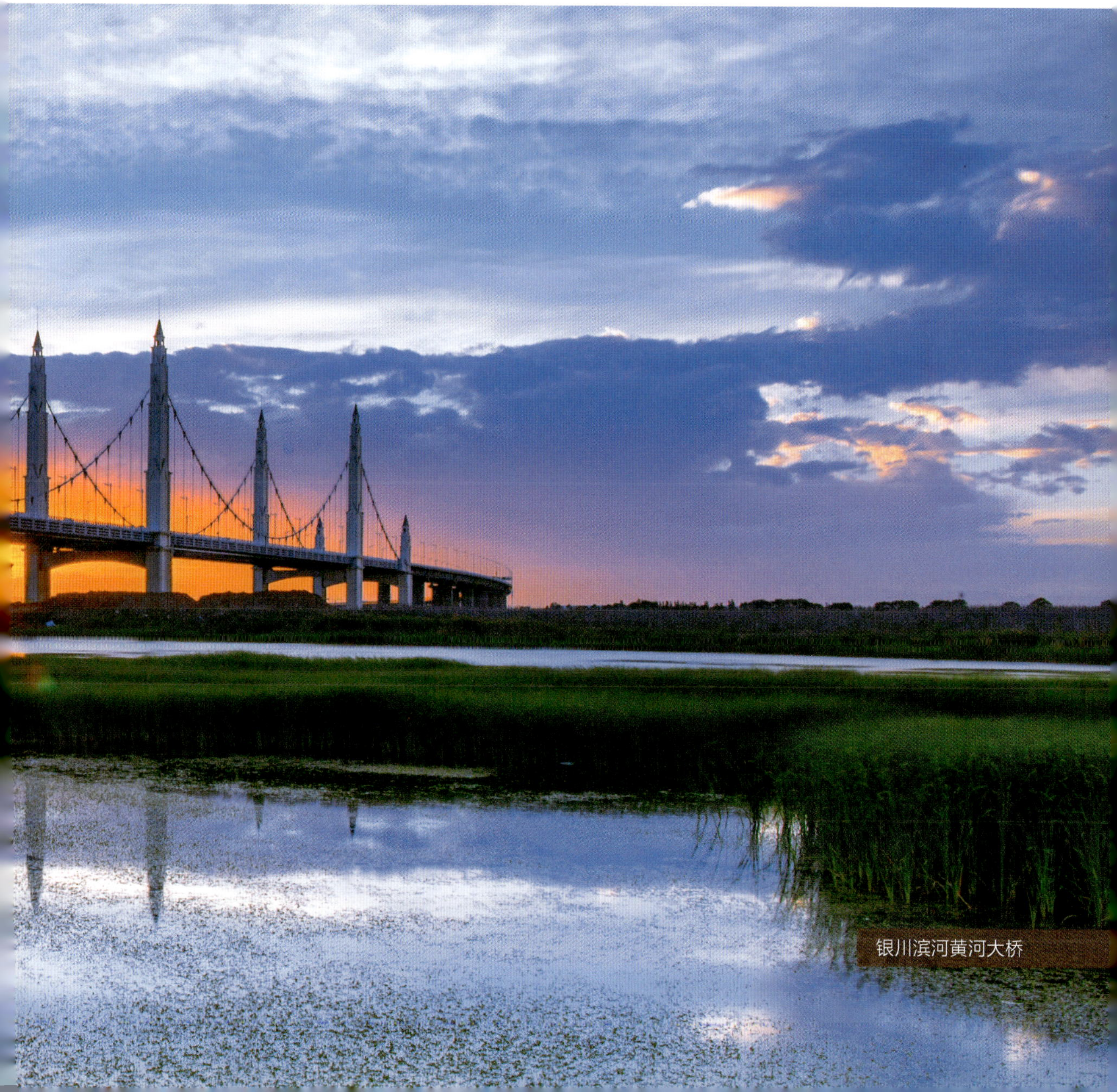

银川滨河黄河大桥

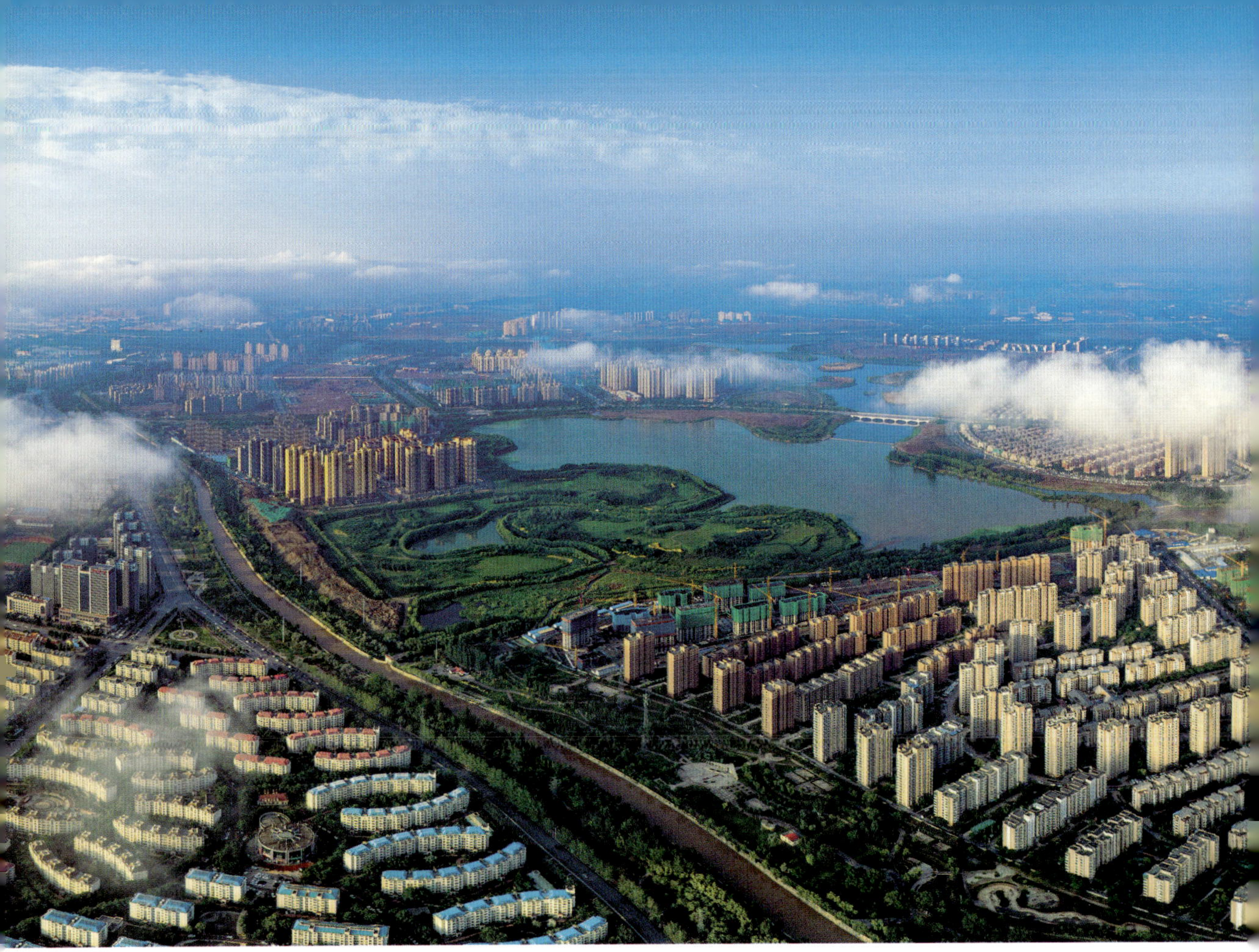

推进新时代民族工作
高质量发展

打造铸牢中华民族共同体意识示范市

银川市坚持以习近平新时代中国特色社会主义思想为指导，全面贯彻落实习近平总书记关于加强和改进民族工作的重要思想，按照中央民族工作会议、全国宗教工作会议、自治区党委十二届十三次全会、银川市第十五次党代会和市委十四届十三次全会部署，牢牢把握“十二个必须”的根本遵循，围绕自治区创建铸牢中华民族共同体意识示范区“555”工作思路，始终聚焦铸牢中华民族共同体意识主线，打造铸牢中华民族共同体意识示范市，推进

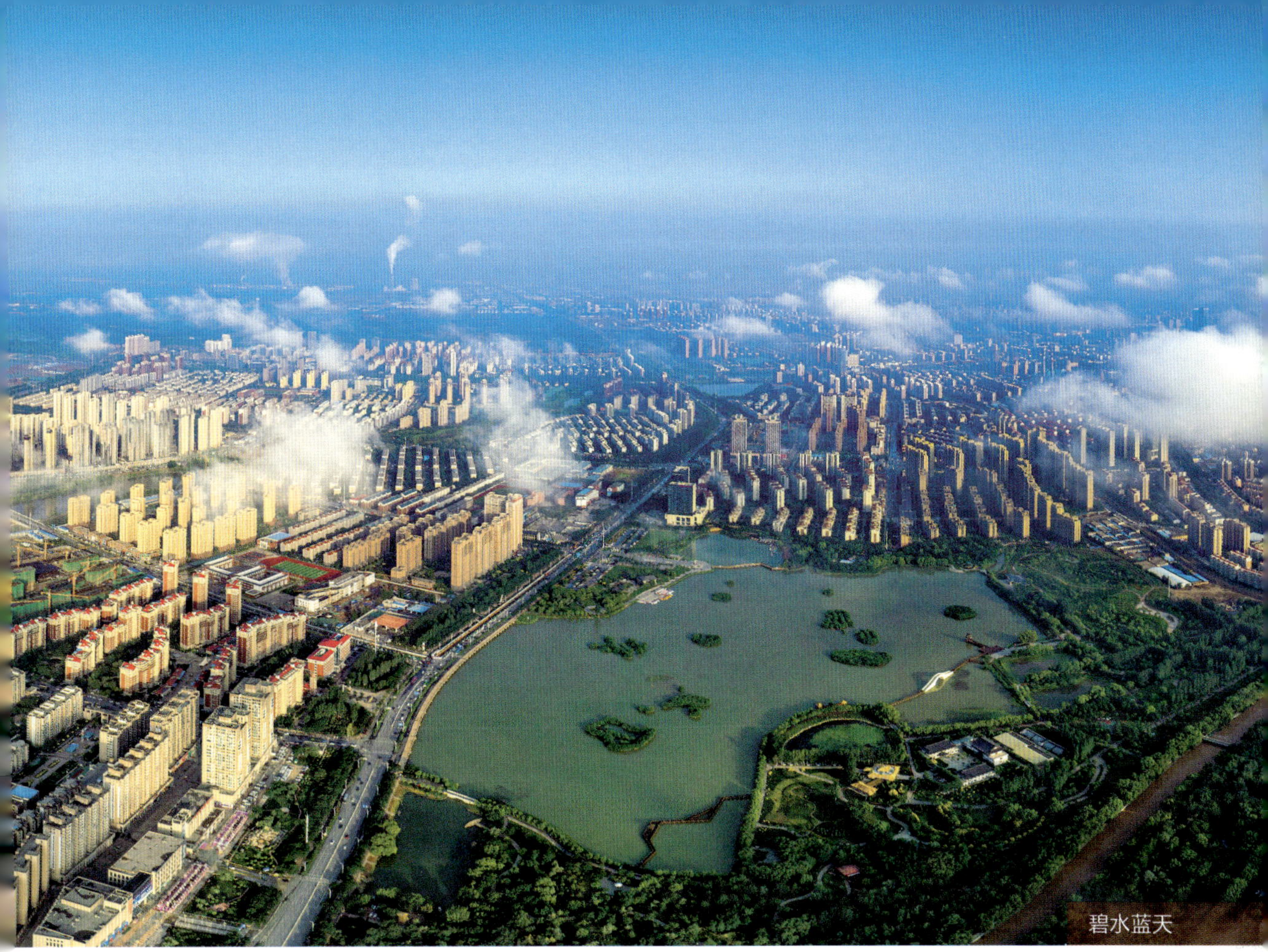

碧水蓝天

新时代民族工作质量和民族地区发展质量实现“双提升”，在自治区创建铸牢中华民族共同体意识示范区中走在前列、作出表率。

总体目标

加强党对民族工作的全面领导，深入打造铸牢中华民族共同体意识示范市，实现中华民族共同体意识显著增强、社会主义现代化取得显著成效、各民族交往交流交融显著拓展、民族事务治理能力和治理水平显著提升、党对民族工作的领导显著加强，全面推进新时代银川民族工作高质量发展。

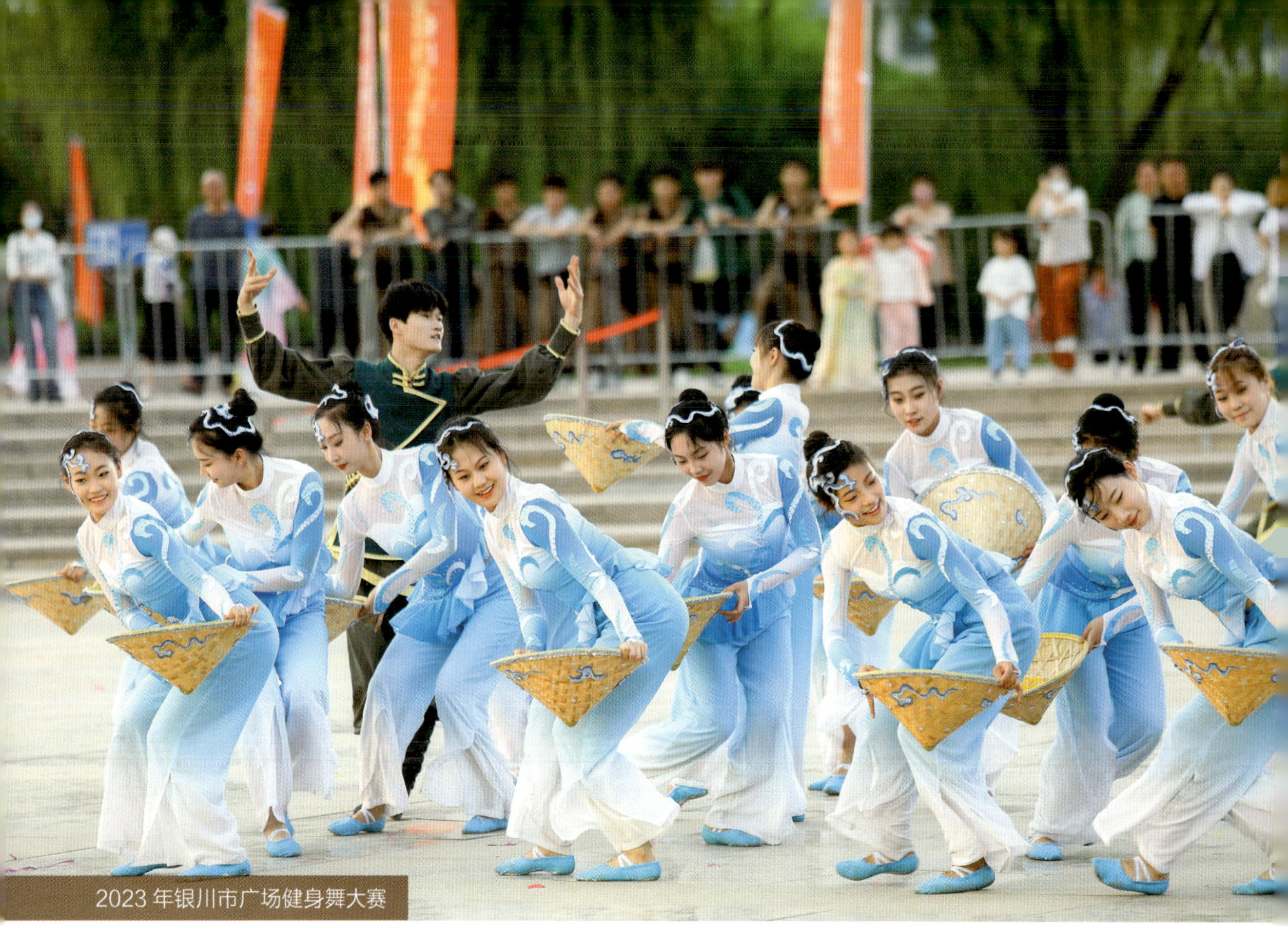

2023 年银川市广场健身舞大赛

政治基础

打牢铸牢中华民族共同体意识的政治基础。各级党组织在铸牢中华民族共同体意识、带领群众致富、维护社会稳定等方面的战斗堡垒作用充分彰显，干部队伍建设持续加强，党中央和自治区党委关于民族工作的各项决策部署全面贯彻落实。

思想基础

打牢铸牢中华民族共同体意识的思想基础。习近平总书记关于加强和改进民族工作的重要思想深入人心，马克思主义国家观、历史观、民族观、文化观、宗教观牢固树立，国家意识、公民意识、法治意识显著增强，对伟大祖国、中华民族、中华文化、中国共产党、中国特色社会主义的认同更加牢固，休戚与共、荣辱与共、生死与共、命运与共的共同体理念在全社会形成共识。

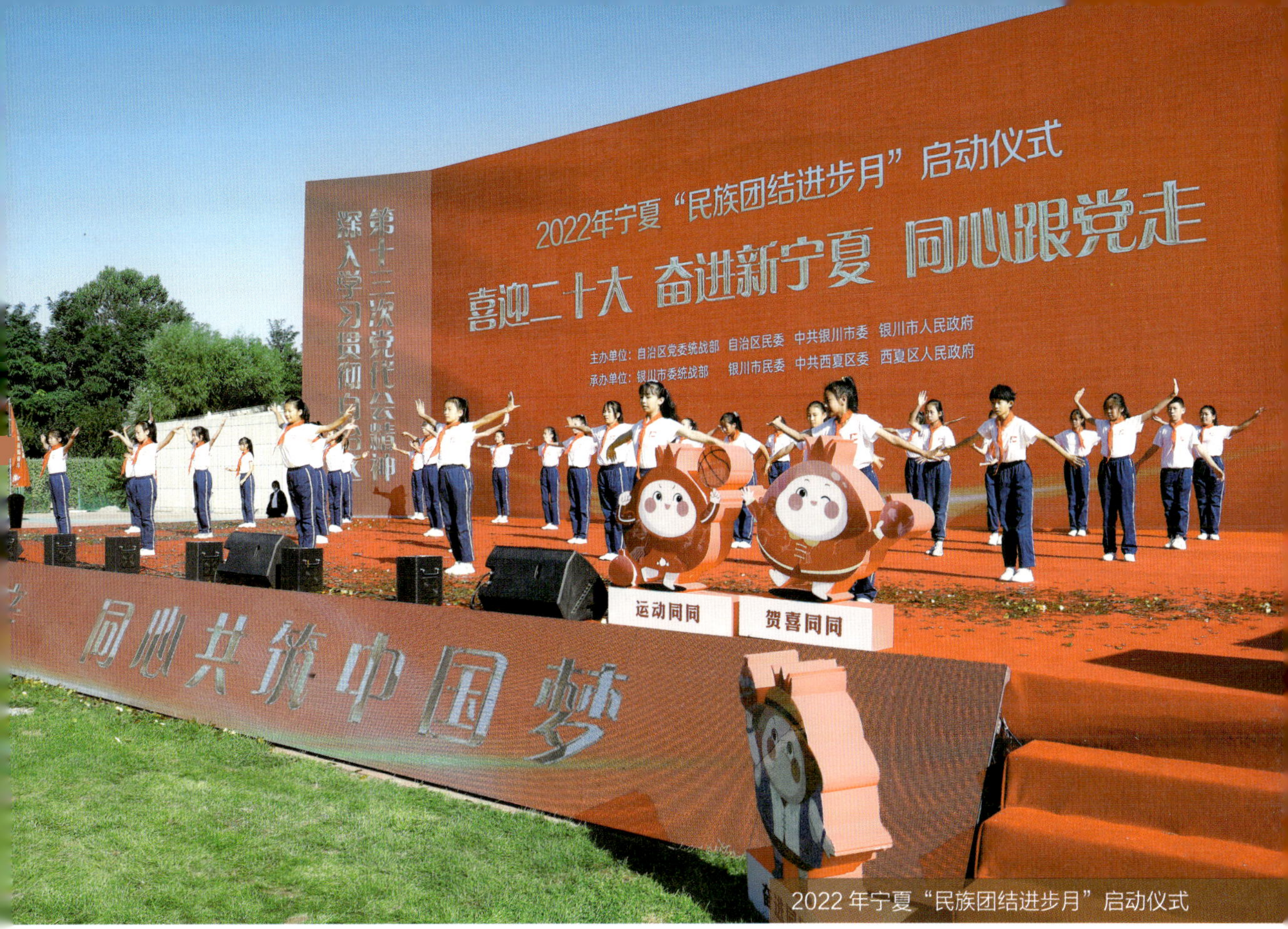

2022 年宁夏“民族团结进步月”启动仪式

打牢铸牢中华民族共同体意识的发展基础。黄河流域生态保护和高质量发展先行区示范市建设成效明显，现代化建设稳步推进，居民人均可支配收入与经济发展实现同步增长，就业、教育、医疗等社会事业水平明显提升，乡村振兴战略全面推进，各族人民物质生活更加殷实，精神文化生活更加丰富，共同富裕迈出坚实步伐。

发展基础

打牢铸牢中华民族共同体意识的社会基础。民族团结进步创建工作持续深化、提质增效，互嵌式社会结构和社区环境加快建设，各民族共居共学、共建共享、共事共乐和迁徙流动的社会条件更加完备，各民族交往交流交融显著拓展，各族群众守望相助、手足相亲的社会氛围更加浓厚，平等团结互助和谐的社会主义民族关系

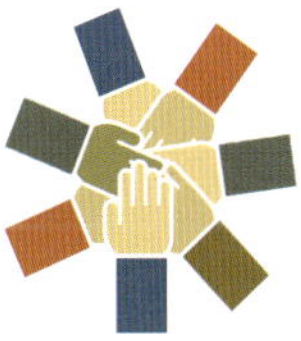
社会基础

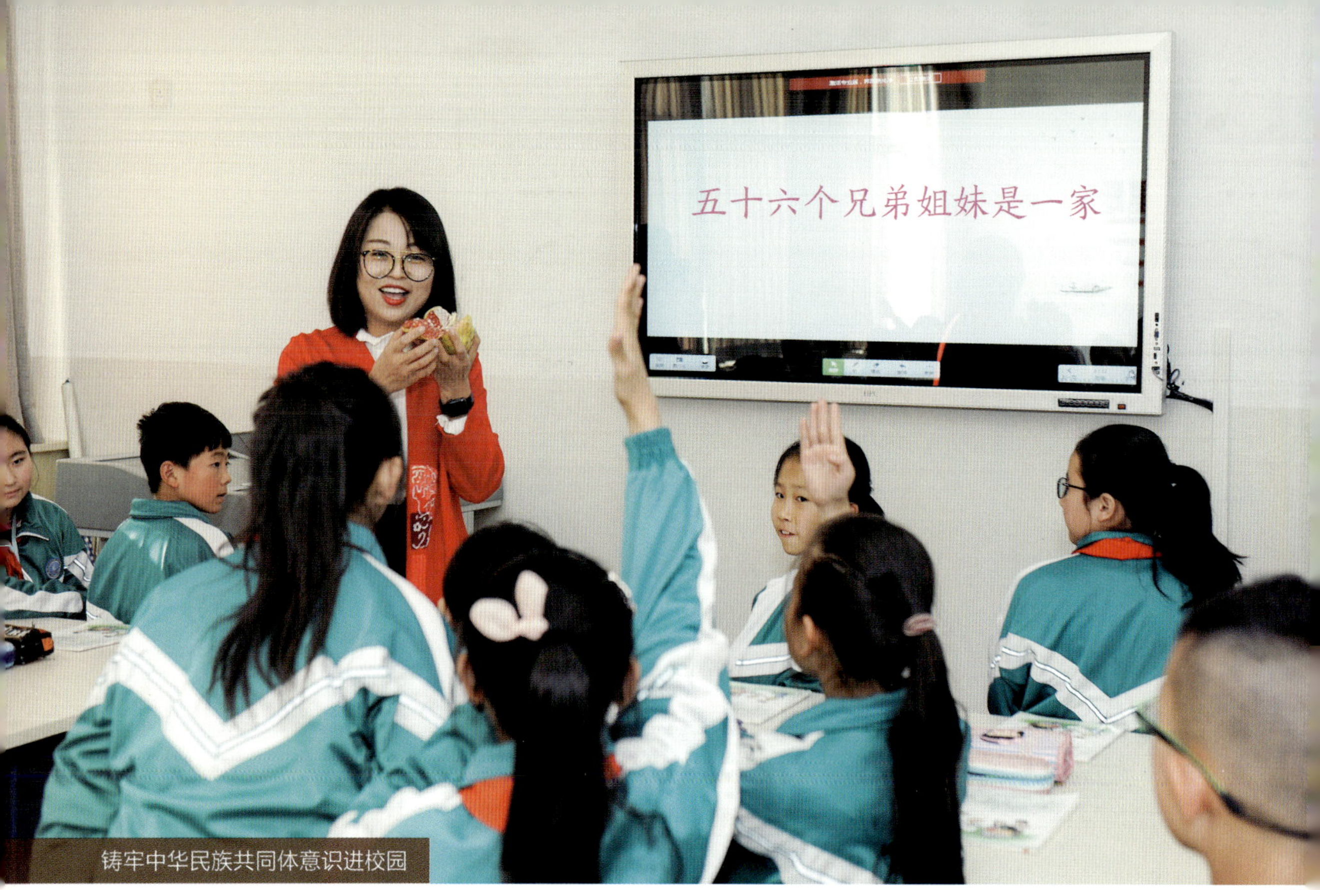

铸牢中华民族共同体意识进校园

更加牢固。

法治基础

打牢铸牢中华民族共同体意识的法治基础。民族区域自治制度得到全面贯彻落实，民族宗教领域风险隐患有效防范化解，依法治理民族事务能力明显提升，民族治理体系现代化稳步推进，各族群众合法权益得到依法保障，社会大局始终保持和谐稳定。

具体目标

按照一年全面推开、两年打造成功、两年巩固提升的要求，在市、县、乡镇（街道）、村（社区）层层开展铸牢中华民族共同体意识示范市、县（市）区、乡镇（街道）、村（社区）、机关、企业、学校打造工作，到 2024 年，铸牢中华民族共同体意识示范市打造成功，铸牢中华

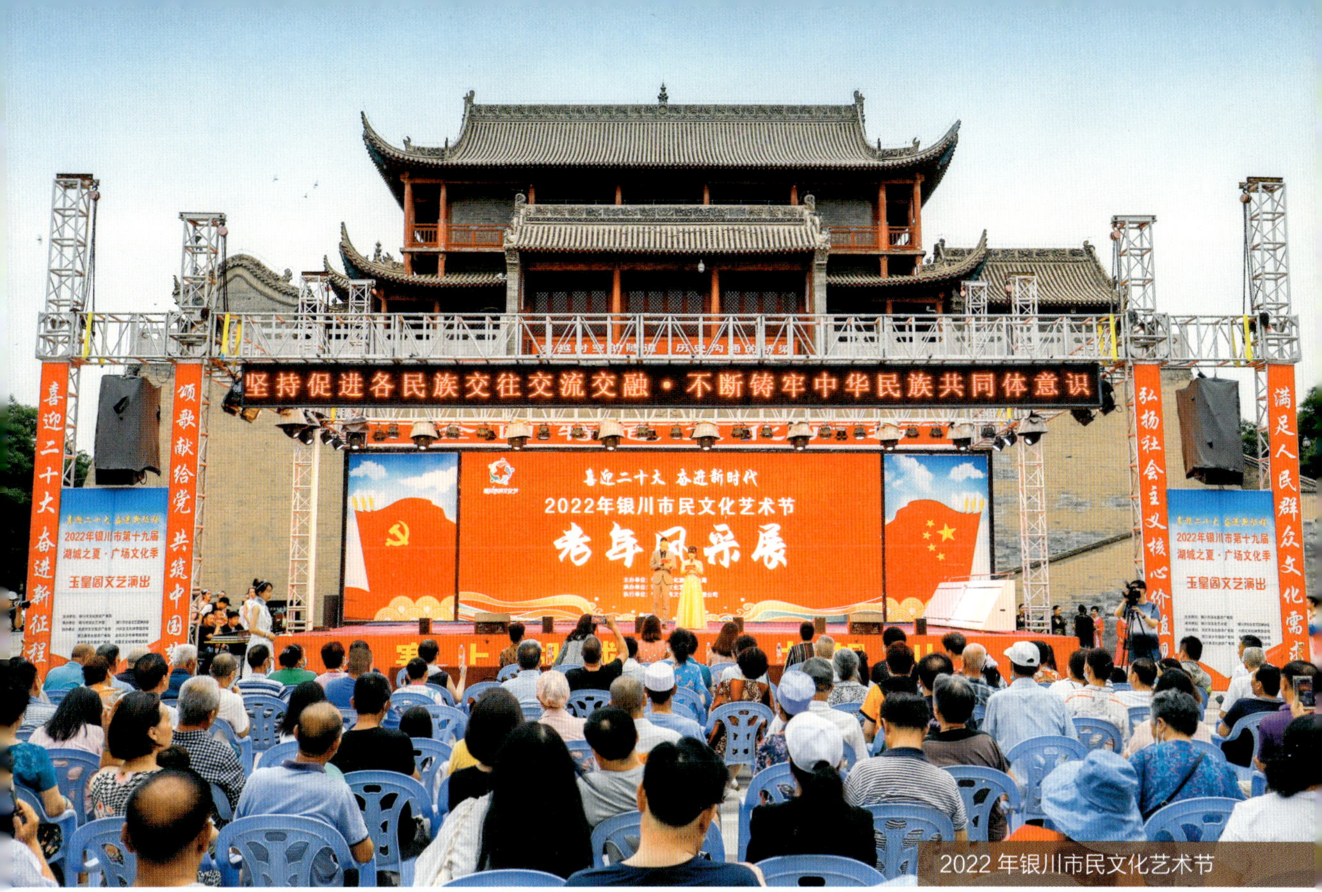

2022 年银川市民文化艺术节

民族共同体意识示范县区不少于 4 个，铸牢中华民族共同体意识示范乡镇、街道打造比例达到 60% 以上；到 2026 年，铸牢中华民族共同体意识示范市进一步巩固深化，铸牢中华民族共同体意识示范县区、乡镇、街道实现全覆盖。

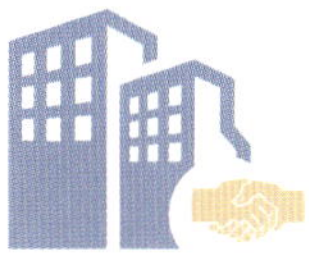
一年全面推开、两年打造成功、两年巩固提升

重点工作

在加强党对民族工作的全面领导上作示范。

在中华民族共同体意识宣传教育上作示范。

在建设中华民族共有精神家园上作示范。

在推动各民族共同走向现代化上作示范。

在促进各民族交往交流交融上作示范。

在推动民族事务治理体系和治理能力现代化上作示范。

在防范化解民族领域风险隐患上作示范。

附 录

《中国国家人文地理·银川》文字、图片资料由银川市委办、银川市政府办、银川市委宣传部、银川市委统战部、银川市委政法委、银川市委政研室、银川市档案馆（市志办）、银川市委党史研究室、银川市新闻传媒中心，银川市发改委、银川市工信局、银川市民委、银川市自然资源局、银川市生态环境局、银川市交通运输局、银川市水务局、银川市农业农村局、银川市商务局、银川市文旅广电局、银川市卫健委、银川市国资委、银川市网信局、银川市统计局、银川市园林管理局、银川市乡村振兴局、银川市政府研究室、银川市葡萄酒产业发展服务中心、西夏陵区管理处、贺兰山岩画管理处，银川市文联，银川经济技术开发区、银川综合保税区、苏银产业园、银川高新技术产业开发区、银川阅海湾中央商务区、银川中关村创新科技园、宁夏永宁工业园区、宁夏贺兰工业园区，兴庆区委宣传部、金凤区委宣传部、西夏区委宣传部、灵武市委宣传部、永宁县委宣传部、贺兰县委宣传部等单位提供。

本书第 012、023、027、028、032、033、038、041、058、059 页图片由视觉中国提供